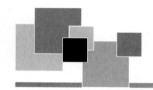

国家卫生健康委员会"十三五"规划教材

全国高等学校研究生规划教材 | 供口腔医学类专业用

口腔黏膜病学

第 2 版

主　编　周曾同

副主编　程　斌

编　者（以姓氏笔画为序）

王小平（同济大学口腔医学院）　　　　周　刚（武汉大学口腔医学院）

王文梅（南京大学医学院附属口腔医院）　周红梅（四川大学华西口腔医学院）

仪　红（哈尔滨医科大学口腔医学院）　　周曾同（上海交通大学口腔医学院）

刘宏伟（北京大学口腔医学院）　　　　夏　娟（中山大学光华口腔医学院）

孙　正（首都医科大学附属北京口腔医院）陶人川（广西医科大学口腔医学院）

张　英（中国医科大学口腔医学院）　　蒋伟文（上海交通大学口腔医学院）

陈瑞扬（南开大学医学院）　　　　　　程　斌（中山大学光华口腔医学院）

主编助理　沈雪敏（上海交通大学口腔医学院）

U0208027

人民卫生出版社

·北京·

图书在版编目(CIP)数据

口腔黏膜病学/周曾同主编. —2 版. —北京:
人民卫生出版社,2022. 11
ISBN 978-7-117-21679-1

Ⅰ.①口… Ⅱ.①周… Ⅲ.①口腔粘膜疾病–医学院
校–教材 Ⅳ.①R781.5

中国版本图书馆 CIP 数据核字(2018)第 058846 号

人卫智网	www.ipmph.com	医学教育、学术、考试、健康,
		购书智慧智能综合服务平台
人卫官网	www.pmph.com	人卫官方资讯发布平台

口腔黏膜病学
Kouqiang Nianmobingxue
第 2 版

主　　编:周曾同
出版发行:人民卫生出版社(中继线 010-59780011)
地　　址:北京市朝阳区潘家园南里 19 号
邮　　编:100021
E - mail:pmph @ pmph. com
购书热线:010-59787592　010-59787584　010-65264830
印　　刷:北京华联印刷有限公司
经　　销:新华书店
开　　本:787×1092　1/16　　印张:39
字　　数:949 千字
版　　次:2010 年 12 月第 1 版　　2022 年 11 月第 2 版
印　　次:2022 年 11 月第 1 次印刷
标准书号:ISBN 978-7-117-21679-1
定　　价:198. 00 元

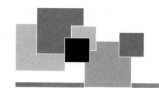

出版说明

　　根据国家社会事业发展对口腔医学人才的需求，以及口腔医学人才培养规律，人民卫生出版社30多年来，在全国高等医药教材建设研究会口腔教材评审委员会和教育部口腔医学专业指导委员会的指导和支持下，组织全国口腔医学专家陆续规划编辑出版了口腔医学专业的中职（第3版）、高职高专（第3版）、本科（第7版）、住院医师规范化培训教材（第1版）、研究生（第2版）共5个系列教材，广泛应用于口腔医学教育教学的各个层次和阶段。其中，研究生教材是目前口腔医学教育最高水平的临床培训教材，2010年出版了第1版，深受广大研究生培养单位、研究生导师、研究生以及高级临床医师的欢迎。

　　原国家卫生和计划生育委员会全国高等院校研究生口腔医学专业"十三五"规划教材即第2版口腔医学研究生教材是住院医师规培教材的延续，也是口腔医学专科医师培训教材的雏形，更接近临床专著的水平。第2版研究生教材以"引导口腔研究生了解过去，熟悉现在，探索未来"为宗旨，力求对口腔研究生临床能力（临床思维、临床技能）和科研能力（科研思维、科研方法）的培养起到科学的指导作用，着重强调实用性（临床实践、临床科研中用得上）和思想性（启发学生批判性思维、创新性思维）。

　　本套教材有以下几大特点：

　　1. 关注临床型研究生需求　根据第1版教材的调研意见，目前国内临床型研究生所占比例较大，同时学习方向更为细化，因此作出以下调整：①调整品种，如针对临床型研究生的实际需求，将《口腔修复学》拆分为《口腔固定修复学》《可摘局部义齿修复学》《全口义齿修复学》；②大幅增加图片数量，使临床操作中的重点和难点更清晰、易懂。

　　2. 彩图随文，铜版纸印刷　更大程度展现纸质版教材中图片的细节信息。

　　3. 编者权威，严把内容关　本套教材主编均由目前各学科较有影响和威望的资深专家承担。教材编写经历主编人会、编写会、审稿会、定稿会，由参加编写的各位主编、编者对教材的编写进行了多次深入的研讨，使教材充分体现了目前国内口腔研究生教育的成功经验，高水平、高质量地完成了编写任务，确保了教材具有科学性、思想性、先进性、创新性的特点。

　　4. 教材分系列，内容划分更清晰　本版共包括2个系列17个品种，即口腔基础课系列3种、口腔临床课系列14种。

　　（1）口腔基础课系列：主要围绕研究生科研过程中需要的知识，从最初的科研设计到论文发表的各个环节可能遇到的问题展开，为学生的创新提供探索、挖掘的工具与技能。特别注重学生进一步获取知识、挖掘知识、追索文献、提出问题、分析问题、解决问题能力的培养。正确地引导研究生形成严谨的科研思维方式,培养严肃认真的科学态度。

（2）口腔临床课系列:以临床诊疗的回顾、现状、展望为线索,介绍学科重点、难点、疑点、热点内容,在临床型研究生临床专业技能、临床科研创新思维的培养过程中起到科学的指导作用:①注重学生专科知识和技能的深入掌握,临床操作中的细节与难点均以图片说明;②注重思路培养,提升临床分析问题和解决问题的能力;③注重临床科研能力的启迪,相比上版增加了更多与科研有关的知识点和有研究价值的立题参考。

全国高等院校研究生口腔医学专业规划教材（第2版）目录

	教材名称	主编	副主编
基础课系列	口腔分子生物学与口腔实验动物模型（第2版）	王松灵	叶玲
	口腔颌面部发育生物学与再生医学（第2版）	金岩	范志朋
	口腔生物材料学（第2版）	孙皎	赵信义
临床课系列	龋病与牙体修复学（第2版）	樊明文	李继遥
	牙髓病学（第2版）	彭彬	梁景平
	牙周病学（第2版）	吴亚菲	王勤涛
	口腔黏膜病学（第2版）	周曾同	程斌
	口腔正畸学（第2版）	林久祥	王林
	口腔颌面-头颈肿瘤学（第2版）	俞光岩	郭传瑸、张陈平
	正颌外科学（第2版）	王兴	沈国芳
	口腔颌面创伤外科学（第2版）	李祖兵	张益
	唇腭裂与面裂畸形（第2版）	石冰	马莲
	牙及牙槽外科学★	胡开进	潘剑
	口腔种植学（第2版）	刘宝林	李德华、林野
	口腔固定修复学★	于海洋	蒋欣泉
	可摘局部义齿修复学★	陈吉华	王贻宁
	全口义齿修复学★	冯海兰	刘洪臣

★:新增品种

全国高等学校口腔医学专业
第五届教材评审委员名单

名誉主任委员

邱蔚六　上海交通大学　　　　王　兴　北京大学

樊明文　江汉大学

主任委员

周学东　四川大学

副主任委员（以姓氏笔画为序）

王松灵　首都医科大学　　　　赵铱民　空军军医大学

张志愿　上海交通大学　　　　郭传瑸　北京大学

委　员（以姓氏笔画为序）

王　林	南京医科大学	孙宏晨	吉林大学
王　洁	河北医科大学	许　彪	昆明医科大学
王佐林	同济大学	李志强	西北民族大学
王建国	南开大学	吴补领	南方医科大学
王美青	空军军医大学	何三纲	武汉大学
王晓娟	空军军医大学	何家才	安徽医科大学
王晓毅	西藏大学	余占海	兰州大学
王慧明	浙江大学	余优成	复旦大学
牛卫东	大连医科大学	谷志远	浙江中医药大学
牛玉梅	哈尔滨医科大学	宋宇峰	贵阳医科大学
毛　靖	华中科技大学	张祖燕	北京大学
卢　利	中国医科大学	陈　江	福建医科大学
冯希平	上海交通大学	陈谦明	四川大学
边　专	武汉大学	季　平	重庆医科大学
朱洪水	南昌大学	周　洪	西安交通大学
米方林	川北医学院	周　诺	广西医科大学
刘建国	遵义医科大学	周延民	吉林大学
刘洪臣	解放军总医院	孟焕新	北京大学
闫福华	南京大学	赵　今	新疆医科大学

赵志河	四川大学	唐　亮	暨南大学
赵信义	空军军医大学	唐瞻贵	中南大学
胡勤刚	南京大学	黄永清	宁夏医科大学
宫　苹	四川大学	麻健丰	温州医科大学
聂敏海	西南医科大学	葛立宏	北京大学
徐　欣	山东大学	程　斌	中山大学
高　平	天津医科大学	潘亚萍	中国医科大学
高　岩	北京大学		

秘　书

于海洋　四川大学

前　言

未来医学研究者告诉我们，在可以预见的将来，医学将经历医学模式的转变。

正如40年前当"生物医学模式"不能适应人类对医学发展的期望时，"生物-心理-社会"的现代医学模式应运而生一样，现今这一模式的局限性在面对严重危害人类健康的诸多实际问题时，越来越暴露出捉襟见肘之势。孕育新的医学模式已成为历史的必然，未来医学模式的转变终将到来。

医学模式是人类对健康和疾病总体特征及其本质的哲学概括，反映人类对自身生命、生理、病理、预防、治疗、保健、美容及养生等问题的基本观点，是医学科学思想论与方法论的总纲，体现一定时期内医学发展的指导思想。因此，医学模式的转变，必将影响医学宗旨、诊疗理念、治疗手段和临床疗效评价的改变。可以说医学模式制约着医学各门学科的发展水平、趋向和目标。

尽管目前提出的多种未来医学模式并不统一，但不同版本都将"人"列为核心。其含义是：医学的宗旨应该以人为本（由"治已病"转变为"治未病"，由"关怀病痛"转变为"关怀人的整个生命周期"——优生优育、保健、疗疾、美体、美容、长寿、无疾而终）。医学的诊疗理念应该是治"人"（由治"人的病"转变为治"病的人"——整体治疗、个性化治疗、主动治疗）；医学效果评价应该用人的内在系统和人与环境的外在系统的协调平衡状况来评判（由"检验指标评价"转变为"个人的身心健康状况和生活质量评价"）。

正是基于对未来医学模式核心内容的理解，参加第2版教材编写的专家们取得了"要在编写了第1版研究生规划教材《口腔黏膜病学》基础上，汲取研究生教学实践中的成功经验和教学改革成果，以突出思辨、判断、整合处置能力的培养为主线来取舍编写内容"的共识。针对口腔黏膜病学交叉性、实践性、探索性强的特点，从口腔黏膜病学科发展方向、诊断治疗的最新理念和技术进展、疑难病例讨论入手，引进相关临床学科、基础学科和科研技术的新概念、新理论、新方法、新技术，突出交叉、整合、借鉴、贯通、创新，以期培养有临床科研思维能力、较高临床素养和实践能力的口腔黏膜病专业医学人才。

本教材除了帮助学生开阔眼界、把握趋势的第一章"口腔黏膜病学的发展趋势"内容外，还依据临床诊治的思维逻辑，安排了"口腔黏膜病的诊断""口腔黏膜病的整合治疗""口腔颌面部肿瘤围术期和癌前病变的评估和处理""口腔黏膜病的药物治疗及其研究""口腔黏膜病的非药物治疗""口腔黏膜病病案讨论"等第二章至第七章的内容，用以突出临床思辨和处理能力的培养。

需要指出的是，口腔黏膜病学是一门交叉性很强的新兴学科，尽管参加本书编写的教授均是有丰富口腔黏膜病学临床、科研、教学经验的学者，但是为了达到本教材具有"综合性、交叉性、先进性"的要求，教授们查阅了国内外大量文献，请教了内科学、传染病学、皮肤科学、精神科学、口腔颌面外科学、牙周病学等临床学科，以及分子诊断学、干细胞研究和免疫学、疾病遗传学、现代肿瘤学、口腔药理学、分子中药学、中药药效学、学科学、循证医学等诸多学科的专家，尽可能将这些学科的新概念、新理论、新方法、新技术和自身积累了几十年的临床经验介绍给大家。

教材中汇聚了教授们的临床经验和见解，但如果将它看成"金科玉律"，不加分析地全盘接受，那就有违教授们编写此教材的初衷了。例如，在涉及疾病治疗方案的部分，专家们尽可能将自己对口腔黏膜某一疾病的治疗经验写进去，但是，对于涉及其他学科领域而又与口腔黏膜病有关的疾病，专家们只能提出整合治疗的原则意见，其具体用药方案（包括药物、剂量、用法等）需要读者链接有关专科的诊疗指南、临床路径或专科教材。此外，由于口腔黏膜疾病的复杂性和多轴心系统分类决定了对同一个具体病种的多样特征进行研究，可以编入不同的章节，因此本书中的某些疾病可能多次出现在不同章节中，尽管主编已经在编辑过程中删除了冗余部分，但仍不可避免同一疾病在不同章节多次出现的现象。因此，请读者在学习时相互参阅相关章节。

与第1版一样，本教材适合于口腔医学（科研型和临床型）专业的硕、博士生及相关的科研人员，以及已获取医学学士或相当于学士水平、具有一定的医学基础知识的学生参考。但愿本教材能为您的成才助一臂之力。

最后，要感谢卫婕、马肃、马力为、王茜、王红健、刘瑶、刘晨路、孙洪、李宏、吴少鹏、吴芳龙、张静、陈琛、周海文、赵厚明、柳杨、段宁、洪筠、姚辉、黄吉燕、梅国城、韩莹、雍翔智、薛婷君、魏铁力协助各位教授编写本教材。

周曾同

2018 年 12 月 10 日

目　录

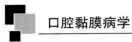

第一章 口腔黏膜病学的发展趋势

第一节 未来医学走向

在本教材的第一章第一节为什么要开宗明义地谈及"未来医学"这一话题呢？源于四个原因：一是医学是动态发展的；二是医学对象对医学功能的要求是动态发展的；三是医学的未来发展是有规律可循的；四是了解了未来医学走向的医师能自觉适应医学模式的转变，不断修正诊疗理念，努力掌握先进技术，从而在提高疗效和未来医疗评价体系中得到肯定。

未来医学研究，属于"未来学"的研究范畴，是目前国内外诸多学者研究的热点，并且有许多研究成果可供参考。对于一个将要以医学为终生事业的医学研究生来说，在这方面增加一些知识，可能比熟悉某一项具体的医疗技能更重要。

一、医 学 模 式

（一）医学模式的概念

医学模式是人类对健康和疾病总体特征及其本质的哲学概括，反映出人们对自身生命、生理、病理、预防、治疗、保健、美容及养生等问题的基本观点，是医学科学思想论与方法论的总纲，体现一定时期内医学发展的指导思想。医学的宗旨是防治疾病，评价医学的标准是临床疗效，而临床疗效是受医学模式制约的。不同的医学模式反映出不同历史阶段医学发展的特征、水平、趋向和目标。

（二）医学模式的动态发展

回顾人类医学发展史，医学模式曾经历了"神灵医学模式""自然哲学医学模式""机械医学模式""生物医学模式"等阶段。这种医学模式的动态发展有其自身内在的规律，即与人们对健康、疾病的总体和本质的认识程度，掌握的科学技术手段以及时代需要解决的主要健康问题相一致。例如，在一战、二战时期，感染性疾病和外伤是当时严重危害人体健康并导致死亡的主体疾病，以"生物医学模式"为代表的西医学发明了抗生素，并将手术作为主要治疗手段，内科学和外科学大为发展，对感染和伤残等躯体疾病的治疗做出了极为重要的贡献。但是，当人类社会发展到 20 世纪 80 年代，生活环境发生了很大变化，感染性和外伤性疾病已不再是主体病症。高血压、心脑血管病和癌症等社会因素和生活方式引起的难治病取而代之，"生物医学模式"已经不能适应。此时"生物-心理-社会医学模式"应运而生。

（三）现代医学模式的提出及其局限性

现代医学模式是由美国医学家恩格尔（G. L. Engle）于1977年在《需要新的医学模式：对生物医学的挑战》一文中提出的。恩格尔指出："生物医学模式的特点是强调生物体自身的异常变化，认为疾病完全可以用偏离正常的、可测量的生物学变量来说明，要求根据躯体（生化或神经生理）过程的紊乱来解释行为的障碍，把疾病视为独立于社会行为的实体；认为生物学指标是决定疾病的最终标准。在它的框架内没有给病患的社会、心理和行为方面留下余地"。他在评价生物医学模式同时，又提出了一个新的医学模式，即"生物-心理-社会医学模式"。该模式增加了社会心理因素，在认识论上较前者有了提高，因而得到学界的认同，成为目前处于主导地位的"现代医学模式"。

然而，正如生物医学模式不能适应当年的疾病变化一样，现代医学模式也存在局限性。自从恩格尔1977年提出现代医学模式至今已近40年，审视今天的医学临床现状，发现生物医学模式的"对症治疗""缓解症状"依然是临床主流。与40多年前相比，高血压、心脑血管病和癌症的发病率和死亡率不但没降，反而升高。对于占疾病总数约80%的慢性疾病至今没有较好办法。说明"生物-心理-社会医学模式"并不能有效解决当今严重危害人类健康的诸多实际问题。

现代医学模式的局限性源于医学认识论的偏差。其要害是将患者视做被动治疗对象。将"人"的"病"作为医学发挥作用的唯一目标，忽视了对"病"的"人"发挥医学作用。建立在这种认识基础上，医学专业依靠药物、手术、理疗、心理咨询等外源干预方法来调整失去生理（或心理）平衡的机体，这类"缺什么补什么"的办法，虽然会对患者有一定的治疗作用，但因缺乏调动患者内源性潜能，缺乏人与环境之间的平衡等观念和措施，对付各种复杂疾病疗效往往低下，很难解决根本症结。同时还可能产生一些医源性疾病。

（四）未来医学模式探讨

针对现代医学模式的局限性，学者们提出了各种未来医学模式的构想。

有人提出"生物-心理-社会和被动与主动相结合的医学模式"，命名为"新世纪医学模式"。其强调的重点是"主动治疗"，即是在医师指导下的非药物疗法、运动处方或行为处方。包括：执行"维多利亚宣言"主张的合理膳食、适量运动、戒烟限酒和心理平衡的健康四原则；采用自然疗法、物理疗法、艺术疗法、文娱疗法、体育疗法、针灸疗法、刮痧疗法、以情制情疗法、饮食疗法和导引锻炼疗法等。该模式与现代医学模式最大的区别在于：主动治疗在重视局部（患部）治疗的同时，也重视患者整体（全身）的辅助治疗，通过改善、调动和增强患者整体健康水平而影响、带动和促进局部患处的不利因素向好的方面转化，以达到整体治疗的目标。

有人提出"自然-生物-心理-社会系统医学模式"，并认为这一模式将成为未来最佳的系统医学模式。该模式建筑在系统论基础上，认为从系统科学的角度出发，人体本身就是一个复杂的内在系统；同时人与自然环境和社会环境又分别构成两个更加复杂的外在系统。健康既有赖于人体内在系统的自稳性，又需要依靠人与自然、社会环境两个外在的系统的和谐性。由此得出了认识疾病和健康问题的关系式："自然因素-身体疾病-心理疾病-社会因素"。这个四位一体的系统医学模式说明了四个问题。第一，人类生活环境分为自然和社会两大环境；第二，人体后天疾病也相应分为两大类，即躯体性疾病和心因性疾病，两者既相联系又不等同;第三,自然因素引起躯体性疾病,社会因素引起心因性疾病;第四,心因性疾病与躯体性疾病可以相互传导、相伴存在。由此,医学应该在系统科学思想指导下,兼顾人体内部的整体统一以及人体与外部环境的统一,据此制订出的疾病防治措施才能更科学、更完美。由此看来,中医学是以整体系统观作为指导的,中医药在复杂性疾病和慢性病方面的疗效优势就是该医学模式的一个证据。

还有人提出"个性化医学模式",其基础是系统生物医学和生物信息学的发展成果。美国西雅图系统生物学研究所创办人李·胡德(Lee Hood)博士,作为一位在基因组学和系统生物学领域中发明了一系列新技术的科学先驱,因推动系统生物学进入医学实践的战略眼光而闻名遐迩。近年他在接受《自然-生物技术》杂志采访时,就"采用系统生物医学和生物信息学的新方法和新手段将会改变人们对健康和疾病认识"的话题谈了他的想法。他认为未来10年将是"个性化医学模式"发展的10年。因为在今后10年中,为患者诊治疾病的医师们将要面对数以十亿计的由数据点组成的"虚拟云",为此,他们将运用信息技术来减少这些数据的多维复杂程度,并将其转换成关于健康和疾病的简单假设。人们已经知晓,人与人之间的基因组平均差异为600万核苷酸,因此,一些旧的基于群体的研究方法所得结果,都只能得到呈钟形分布的曲线变化,所以,不管患者个体处于何种疾病的状态,都不能根据这种研究结果得出他个人的具体症结所在。与之相反的是,个性化医学模式需要单独面对并治疗每个患者个体,而不是针对某一群体。这也是4P医学——"预测、预防、个性化、参与性"(predictive,preventive,personalized & participatory)的一个主要内容和未来医学的发展方向。胡德还认为个性化医学模式将完成从疾病治疗到疾病预防的模式转换。这是因为对疾病的系统认识给我们带来了鉴定药物靶标的全新战略。如果理解了疾病扰乱网络的本质,就可以将被疾病扰乱了的网络通过再工程化恢复到正常状态。在大多数情况下,这种认识可以很清晰地指导用药,我们将需要一些良好的生物标记物来检测这些网络的早期变化。通过从基因组序列中预测得到的信息设计出来的药物,可以用来预防潜在的疾病扰乱网络进入疾病紊乱状态,从而得到真正的预防性药物来用予临床。

综上所述,尽管目前提出的多种未来医学模式并不统一,但不同版本都将"人"列为核心。其含义是医学的宗旨应该"以人为本"(由"治已病"转变为"治未病",由"关怀病痛"转变为"关怀人的整个生命周期"——优生优育、保健、疗疾、美体、美容、长寿、无疾而终);医学的诊疗理念应该治"人"(由治"人的病"转变为治"病的人"——整体治疗、个性化治疗、主动治疗);医学的效果应该用人的内在系统和人与环境的外在系统的协调平衡状况来评价(由"检验指标评价"转变为"个人的身心健康状况和生活质量评价")。

总之,未来的医学模式将突出患者个体潜在能力的主动发挥;突出追求患者内外系统的平衡;突出预测、预防、个性化和参与性四位一体;突出与现代科技水平同步发展。

二、诊 疗 理 念

随着医学模式的转变,医学的疾病诊疗理念也将发生变化。医学的诊疗理念应该治"人",由治"人的病"转变为治"病的人",整体治疗、个性化治疗、主动治疗将占主导地位;祖国医学中"治未病"、"天人合一"、"辨证施治"等重要观念,将在未来医学诊疗中发挥重要作用,并且得到现代科学的诠释、充实和深化。从而制订出身心疾病防治的双能措施,建立更科学的疾病防治体系。

1. 躯体性疾病的预防　人体既要遵循生命规律,适应自然环境变化;又要防范异常自然因素对人体的侵袭。

2. 躯体性疾病的治疗　既要从人的整体系统角度进行"标本兼治";又要考虑到自然、社会因素对治疗效果的干扰。

3. 心因性疾病的预防　既要有适应社会变化的心理状态;又要有对社会突发事件的心理应对措施。

4. 心因性疾病的治疗　既要有针对性对个体进行心理、药物、非药物的系统治疗,又要考虑到自然、社会因素对治病效果的干扰。

三、评 价 体 系

疗效评价体系也将发生变化。评价医学干预的成功不再是"临床疗效"那么单一,而是将核心指标从疾病症状转移到身心健康上。医学的效果应该用人的内在系统和人与环境的外在系统之间协调平衡状况来评价,即由"检验指标评价"转变为"个人的身心健康状况和生活质量评价"。目前已经有人关注并着手开发一些度量指标来评估个体的身心健康状况。未来的医学的评价体系将完全是动态化地、信息化地关注人的整体状况。将来,个人将拥有类似苹果随身听那样的先进资讯工具,以实现对数量庞大的个人数据进行记录,并将其传递到服务器中进行分析。这将随时监控个人的身心健康状况,并随时发送个人的健康状况报告,并根据个人的实时状况发出"请慢点吃"之类的关怀信号来干预人的行为。

未来医学一切的出发点与终极目标——为了人类的健康、长寿、美形与美容而提供尽善尽美的服务,并且按这个目标的实现程度来设计评价内容。

1. 在人未得病之前　未来医学应为人们提供并教会他们掌握和实行科学、积极、简便、廉价、有效的预防方法。

2. 人若患病　医学应为患者提供高效、速效、特效、长效、安全,无(或尽量少)创痛(甚至舒服)的,无任何毒、副、致癌、致畸、致突变作用的最佳治疗方案,以期尽快康复,并且不(或不易)复发。

3. 治疗康复时　让患者获得促进新陈代谢、强化自身功能、提高整体健康水平,兼得保健、养生和美容的收益。

4. 健康人群　能让人们享受不断发展的医学新理论、新方法、新技术、新学科带来的服务。

第二节　口腔黏膜病学的发展趋势

一、口腔黏膜病学的形成

口腔黏膜病学定义的沿革和内涵

1. 口腔黏膜病学定义的沿革　翻开教科书,可以看到口腔黏膜病学的当前定义是"研究口腔黏膜病的基础理论和临床诊治的学科"。然而,这个定义并不是一开始就有的,也不是永远不变的。这是因为任何学科的发生发展都有其客观规律。了解了这个规律,就有可能把握学科发展方向,从而自觉适应和促进它的发展。

陈燮君在"关于开创学科学的思考"[社会科学,1987(12):56-61]中提出:"学科学"是一门在学科不断更新、组合、交叉、渗透的现今开创出来的专门研究学科发展规律的横断科学。它以学科为研究对象,研究学科的定义、分类、结构、模型、形态、特征、更替、衍生、周期、战略、动力、方法、传播、证伪、流派、组织、管理和预测的一般规律,以及学科战略、学科崛起、学科迁移、学科指标、学科主体、学科内在动力、学科环境机制、学科转换、学科认同、学科相似、学科仿生、学科周期、学科跨度、学科队伍、学科分类、学科时空布局、学科预测、学科传播等理论。它涉及哲学、时间学、空间学、系统论、控制论、科学学、战略学、决策科学等多种学科。以哲学方法为指导,借鉴一般科学方法,采用概括学科发展特定层次相互交错的综合方法,宏观剖析老学科与新学科、潜科学与显科学、常规学科与超常学科、宏观性学科与微观性学科、纵向学科与横断学科的辩证关系和转换机制,旨在强化学科整体意识,协调学科群体网络,加强学科科学管理,扶植新兴学科,自觉拓展学科未来,更好地推动学科整体运动。

"学科学"理论认为,新学科的孕育和崛起并不是偶然的,它有破土而出的历史条件,有历史使命和时代的需要,有一定的理论准备和学科带头人的大胆开创和积极探索,是诸多学科群体攻关和学科交叉的结果。有了对学科之林普遍联系的全方位思考,就容易找到新学科的突破点,在学科的"结合部"爆发出新学科的"萌芽"。

因此,只有从"学科学"的角度出发,回顾口腔黏膜病学定义的沿革历史,才能从对口腔黏膜病学的发生发展有一个清晰、客观的认识,从而有助于看清发展趋势,把握口腔黏膜病学的未来发展方向。

口腔黏膜病(oral mucosal diseases)是发生于口腔黏膜及其黏膜下软组织的疾病和症状的总称。口腔黏膜作为全身黏膜系统中的一个部分,有其特殊性。它不仅具有一般黏膜的机械性屏障功能,而且具有分泌、免疫、味觉、温度调节、药物吸收等功能。由于其与全身诸多系统的关系密切,发生于口腔黏膜上的病症很有可能是全身性疾病的表征。但无论如何,口腔黏膜病是人体疾患在特定区域内的表现,是一种客观存在的病症结合体。这就是"学科学"所谓的学科产生的"必然性环境机制"。

与任何新学科诞生的规律一样,口腔黏膜病学必然要走过"学科结构的朦胧意识时期""学科结构的自觉认识时期""学科结构的整体把握时期"和"学科结构的系统综合研究时期"。我国东汉末年张仲景在《伤寒论》中提到的"狐惑病",国外由土耳其皮肤病医师 Hulusi Behçet 于 1937 年首先描述的白塞病,及世界各地集中于日本、韩国、中国、中东和地中海地区有关白塞病报道,使之被称为"丝绸之路病"的白塞综合征;1885 年 Henry Trentham Butlin 出版的《舌部疾病》,1882 年 Heinrich Irenaeus Quincke 描述的"奎英克水肿",这些均说明了古今中外对发生在口腔黏膜的疾病和病症早已有所研究,只不过由于研究病种的稀少和缺乏系统性,而处于"学科结构的朦胧意识时期"罢了。其后,随着独立的口腔黏膜疾患或系统性疾病口腔黏膜症状的不断发现,有关口腔黏膜病的研究逐渐成为皮肤病学中的一个分支,或病理学关注的一个领域。从 19 世纪 20 年代出版的《牙龈和口腔黏膜病》(Kenneth Weldon Goadby),到在某些国家有关口腔黏膜病的研究出现于《内科学》《传染病学》《综合征》等著作中,可以看出,口腔黏膜病学开始进入了"学科结构的自觉认识时期"。最典型的"学科结构的自觉认识"事件,发生于我国 1978 年。当时因发展医学保健工作的需要,由我国原卫生部和原中国人民解放军总后勤部卫生部组织原上海第二医学院附属第九人民医院及北京医院等8个单位,成立了以许国祺教授为组长的"口腔白斑病和扁平苔藓及其癌变防治协作组"(后简称"两病协作组"),第1次有组织地对口腔黏膜病领域重要病种的病因学、流行病学、病理学、诊断学、治疗学的进行了系统性研究。这项专病研究不仅推动了我国有关"口腔白斑病"和"口腔扁平苔藓"的研究到达了新的高度,还开创性地为其他黏膜病的研究提供了楷模。从此,我国的口腔黏膜病学快速进入"学科结构的自觉认识时期",学科领域初见端倪。在"学科学"所谓的"偶然性环境机制"催生下,10年后成立了"中华口腔医学会口腔黏膜病学组",并于1998年扩大为"中华口腔医学会口腔黏膜病专业委员会",标志着口腔黏膜病学的学科结构的正式诞生和崛起。

然而,与我国口腔医学领域的其他学科相比,口腔黏膜病学只有短短的几十年历史,是一门新兴学科。其发展远没有跨入"学科学"所谓的"学科结构的整体把握时期"和到达"学科结构的系统综合研究时期",因此,有关口腔黏膜病学的定义一定会随学科结构的不断成熟而变化。

2. 口腔黏膜病学的内涵　就目前我国的口腔黏膜病学定义,口腔黏膜病学的内涵应该包括发生于口腔黏膜及其黏膜下软组织的病因、病理、发病机制、流行病学特征、症状、诊断、鉴别诊断、药物治疗以及其他治疗方法、预后判断、预防等内容。其结构特点是围绕"口腔黏膜"的"聚化"研究,突出"局部",淡化"全身"。

目前,由于国外口腔黏膜病学学科的形成大多还处于"潜学科"状态,与我国的"显学科"状态有所不同,因此对于口腔黏膜病学的内涵亦与我国不同。国外不少学者将口腔黏膜病归之于 Oral Medicine(口腔内科学),即"有关口腔和口周组织的健康和疾病研究的特殊学科,它主要探讨与口腔疾病有关的内科学原则以及采用药物进行口腔疾病治疗的规律"。从这个定义出发,Oral Medicine 的内涵不仅包括口腔黏膜的感染性疾病和性传播疾病、非感染性疾病、口腔癌前病变和损害、系统性疾病的口腔表征等内容,还包括口腔颌面部疼痛及神经疾病、唾液腺疾病、口腔软组织疾病、口腔颌面部肿瘤、药物反应和变态反应等内容。其结构特点是围绕"口腔黏膜"的"泛化"研究,发自"局部",强调"全身"。

3. 口腔黏膜病学学科归属及其对学科发展的影响　任何一个学科都不是孤立的,尤其在学科诞生和成长的早期还会有许多概念的不确定性、学科边界的模糊性、学科重心的飘移性和学科存在的忽然性。我国的口腔黏膜病学正处于早期阶段,重视和认清所处的学科群环境以及归属,对于增强学科的生命力和认识学科的发展空间至关重要。口腔黏膜病学学科不仅存在于口腔医学领域的学科群中,同时还在皮肤科学、内科学等大医学领域的学科群之中。这一特殊的"学科群时空整体格局"决定了口腔黏膜病学在医学学科布局中不可替代的地位和存在的必要性,同时也决定了它的"学科群时空迁移格局"。

"学科学"有关"学科群时空迁移格局"的理论是讲新学科的重要发展趋势和发展动态模式的。当下的口腔黏膜病学结构体系尚不成熟,这可以从它的教材发展中看出。早期的口腔黏膜病学是《口腔内科学》教材的一小部分;在相当长的一段时间内口腔黏膜病学在《口腔内科学》教材里不断"扩容",增加了新的内容;近年来,口腔黏膜病学教材才成为一部独立的教材。虽然如此,所有教材对口腔黏膜病的疾病分类仍不统一,有病因分类、有症状分类、有病理分类、有部位分类。版本颇多,但无论哪一种分类,均不能将口腔黏膜病的所有病种囊括,仅此就说明口腔黏膜病学学科还有很大的发展空间。按照"学科群时空迁移格局"的发展规律,新学科的继续发展应突显学科的新特征,应遵循"凝集内核在先""扩展外延在后"的动态模式。据此可以发展出口腔黏膜病病因学、口腔黏膜病病理学、口腔黏膜病诊断学、口腔黏膜病药物治疗学、口腔黏膜病鉴别诊断学、口腔黏膜病流行病学、口腔黏膜病预防医学等。从而使学科结构完整化、紧密化,逐步走向成熟。同时,还可以在口腔黏膜病学与其他密切相关学科的界面上发展出中医口腔黏膜病学、中西医结合口腔黏膜病学等。事实上,口腔黏膜病学界的先行者们,已经开始此项工作,2008 年出版的由徐治鸿主编的《中西医结合口腔黏膜病学》就是一例。

依照"学科学"有关"学科群时空相关格局"理论,新学科应从有益于学科发展的相关效应出发,拓展新的相关学科,由此展现生命力。人体内客观存在着"黏膜联合系统"——人体的所有管道、腔隙的内层都由黏膜组织覆盖,其伸展面积在成人可达 $400m^2$。既然口腔黏膜是全身黏膜系统的一个组成部分,那么就可以口腔黏膜病学为基础,拓展出人体黏膜病学的学科领域来,进而衍生出人体黏膜生理学、人体黏膜生物化学、人体黏膜免疫学、人体黏膜微生物学、人体黏膜病理学、人体黏膜药理学等黏膜基础学科,以及人体黏膜病病因学、人体黏膜病诊断学、人体黏膜病治疗学、人体黏膜病预防医学、人体黏膜病流行病学等黏膜病临床学科,专门研究全身黏膜系统疾病的发生、发展及其防治规律。

二、祖国医学中的口腔黏膜病学

虽然祖国医学中没有明确的口腔黏膜病学学科,但是有关口腔黏膜病的研究和记载并不罕见,主要涉及三个方面。

(一) 脏腑经络和口腔黏膜病

脏腑是中医学的重要概念。与西医的器官名称不同,中医的脏腑不仅仅是内脏的称谓,同时又是某种生理功能的总称。中医称心、肝、脾、肺、肾为"五脏",它们共同的生理功能是"化生和贮藏精气"。而胆、胃、小肠、大肠、三焦、膀胱则称为"六腑",其生理功能是"受盛和传化水谷"。口腔是人体与外界相连的孔窍,其健康状态与五脏六腑密切相关。口腔黏膜是口腔的表面组织,它的健康与否必然与五脏六腑的功能状态有关。

中医认为"形之于外而多发之于内",因此,发生于口腔黏膜的病症,都可以在脏腑的功能失调中找到答案。例如,"舌为心之苗","心与小肠相表里",因此,发生于舌部的溃疡、水疱、斑纹、糜烂都可能与"心""小肠"的"气虚""血瘀""实热"等病理状态有关。又如,"脾主口""口唇者,脾之官也""脾与胃相表里",因此发生于口唇的黏膜病症——唇炎、盘状红斑狼疮、唇部扁平苔藓、唇部变态反应性疾病等,均与"脾虚""胃热""湿困""胃阴不足"等病理现象有关。再如,"肝藏血,主疏泄,开窍于目","肝与胆相表里",因此以口干目涩为特征的干燥综合征、萎缩性舌炎以及与情绪有关的灼口综合征、味觉异常等口腔黏膜病都可因"肝阳上亢""肝气郁积""肝阴血虚""肝胆湿热"而发病。

根据中医理论,经络是将口腔黏膜与脏腑联络起来的组织。"经络",顾名思义就是"循径"与"联络",它是将人体所有脏腑、形体、孔窍联系为整体的通道。与西医的血管、神经、淋巴系统的"具象化"不同,经络更加强调的是"运行气血、营养脏腑、联络器官、沟通内外"的"抽象化"生理功能。因此,口腔与脏腑的联系是通过经络作用来实现。换言之,脏腑化生的阴阳、气血、精气通过经络而达口腔,使之获得阴阳、气血、精气的濡养,以保证其组织生理活动的正常运行及生理功能正常发挥,使脏腑与各器官诸窍生理协调相互为用。若脏腑功能失调,气血阴阳失衡亏虚,则可通过经络影响到口腔而发病;相反,口腔功能失调病变,亦可通过经络而伤及脏腑。经云:"诸经皆循经于口",十二经脉和奇经八脉均直接或间接到达口腔颌面部,是经络系统将人体的脏腑与口腔颌面部联络起来的。

由于经络有一定的循行部位和经属脏腑,因而可以反映所属脏腑的病症。在临床上,可根据口腔黏膜病症出现的部位,结合经络循行的走向和所系脏腑,作为疾病诊断及治疗的依据。例如狐惑病(相对应于西医的"白塞病"),就是因为可见"肝经绕阴器,上连目系,络舌本,挟口环唇",而出现一系列与肝经循行相关脏器的病损,包括口腔和生殖器溃疡、眼睛病变等。所以了解经络在口腔颌面部的循行部位,不仅有助于理解为何会出现表面看似无关的解剖部位之间的联合病变,还能给诊治与口腔黏膜有关的诸多"综合征"提供思路和方法。正如中医古籍《医学入门·运气》所说"医者不明经络,犹人夜行无烛",掌握一些脏腑经络知识确实很重要。

(二) 辨证施治与口腔黏膜病表征

如上所述,既然脏腑经络均与口腔黏膜病有关,那么,通过探究口腔黏膜病表征与脏腑经络生理功能失调之间的关系,就能够找到治疗的正确方向。这种"由表及里"追根寻缘的思维方式,及其之后的"依理定法"的处理原则,就是中医"辨证施治"的精髓所在。可以用于口腔黏膜病辨证的方法很多,除了前述的脏腑学说、辨证学说,还有八纲辨证、气血津液辨证等。

因中西方之间历史沉淀、文化背景和思维方式的差异,中西医之间的理论体系亦存在很大差别。虽然有些十分有效的中医诊治方法至今还很难用现代科技手段阐明机制,但不可否认中医药在某些疾病治疗中的有效性,口腔黏膜病就是其中之一。对于口腔黏膜病专科医师要求其掌握一些辨证施治的基本知识和技能不为过。与此相反,对中医药知识的无知而无端漠视,甚至武断地否认中医药在口腔黏膜病防治中的作用和地位的态度是万万要不得的。

有关口腔黏膜病的辨证施治以"八纲辨证"为例。"八纲"即"阴阳""表里""寒热""虚实"。每一纲,都有特定的证候群。口腔黏膜病患者的局部病损和全身不适症状,均可以"对号入座",确定属于某一"证"后,即可按"理-法-方-药"的顺序给予处理。"阴虚"者"补阴",可用"六味地黄丸"等;"阳虚"者"补阳",可用"肾气丸"等;"寒者热之"可用"小建中汤"等;"热者寒之"可用"普济消毒饮"等;"病在表"要"解表",可用"麻黄汤""桑菊饮"等;"病在里"宜"清里",可用"白虎汤""清营汤""黄连解毒汤""导赤散"等。当然,遇到一些比较复杂的病例。可能存在疾病的表征与其本质不一致时,也可以考虑使用"寒因寒用""热因热用""塞因塞用""通因通用"等非常规的"反治法"。

(三) 中西医口腔黏膜病病名对照

列出"中西医口腔黏膜病病名对照"的目的,是为了便于读者阅读和研究中医药古籍中有关口腔黏膜病的历史资料,从中了解和借鉴中医药诊治口腔黏膜病的经验。同时,病名的一致性和认同程度也是学科成熟的重要标志。遗憾的是,由于中医理论体系中,对"症"和"证"的研究远远超过对"病"研究,因此,要将以"病"的研究见长的西医病名与中医的病症名称完全对应几乎是不可能的。为此,本节只能将徐治鸿主编的《中西医结合口腔黏膜病学》中有关"口腔黏膜病中西医结合病名对照表"（表1-1）全录于后,同时分别录下西医《疾病诊断代码ICD-10》（表1-2）和《中医病症分类与代码》（表1-3）中有关口腔黏膜病的病名以供参考。

表1-1 《中西医结合口腔黏膜病学》口腔黏膜病病名对照表

西医病名	中医病名
球菌性口炎	口糜
坏死性龈口炎	齿疳　牙疳　风疳　啮疳　风热牙疳
疱疹性口炎	口疮　口糜　口疳　口舌生疮　热毒生疮
复发性疱疹性口炎	热气疮　热疮
带状疱疹	甑带疮　火带疮　缠腰龙　蛇丹　蜘蛛疮　蛇串疮
黏膜白斑	白斑　茧唇
扁平苔藓	口癣　口糜　口破　口蕈
多形性红斑	雁疮　猫眼疮　赤疵　血风疮　红云风　血热疮
药物过敏性口炎	药毒　口糜　音药风
结节病	唇风　唇肿　瘰疬　痰核
天疱疮	浸淫疮　天疱疮　天灼疮　蜘蛛疮　火赤疮
阿弗他口炎	口疮　口破　口疳　口糜　口舌生疮
舌溃疡	舌疮　舌疳　舌疡
白塞病	狐惑病　抓蜮病
沟纹舌/裂纹舌	舌裂　舌上龟裂　裂沟舌
盘状红斑狼疮	鬼脸疮　日晒疮　猫眼疮　红蝴蝶斑　马缨丹
慢性唇炎	唇风　唇瞤　驴嘴风　唇疮　唇裂　唇肿　舌舔疮
口角炎/口角糜烂	口吻疮　口丫疮　燕口　口角疮　剪口疮　夹口疮　燕口疮　肥疮
地图舌/游走性舌炎	舌剥　舌裂
急性唇炎	唇疮　唇痈
血管神经性水肿	面游风　唇风
口臭	口气秽臭
口腔念珠菌病	鹅口疮　雪口　口糜
唇痈	唇疔　反唇疔　唇疽
坏疽性口炎	走马牙疳　牙疳　走马疳　口颊坏疽
流涎症	滞颐　流口水　淌口水
口腔结核	瘰疬　痨疬　口舌疽
舌出血	舌衄

表 1-2　西医疾病诊断代码（ICD-10）口腔黏膜病病名

代码	口腔黏膜病病名	代码	口腔黏膜病病名
K13.012	唇疼	K13.752	复发性口腔溃疡
K13.013	唇炎	K13.753	口腔黏膜病
K13.015	口角炎	K13.754	口腔黏膜溃疡
K13.051	巨口疮［腺周口疮］	K13.755	口腔黏膜良性过度角化病［口腔厚上症］
K13.052	感染性口角炎		
K13.053	脓肿性腺性唇炎［贝尔茨氏病］	K13.756	口腔黏膜血肿［创伤性血肿］
K13.054	肉芽肿性唇炎［肥大性唇炎或巨口］	K13.757	软腭麻痹
		K14.001	舌溃疡
K13.055	唇周溃疡	K14.002	舌脓肿
K13.151	颊或唇咬伤	K14.003	舌乳突炎
K13.201	腭白斑	K14.004	舌炎
K13.202	口腔黏膜白斑症	K14.005	舌炎性肿块
K13.203	舌白斑	K14.051	舌下感染
K13.351	毛状白斑	K14.052	默勒舌炎［慢性舌乳头炎］
K13.401	口腔黏膜恶性肉芽肿	K14.101	地图舌
K13.402	口腔黏膜肉芽肿	K14.102	移行性舌炎
K13.451	口腔黏膜的疣状黄瘤	K14.151	局限性剥脱性舌炎
K13.452	口腔黏膜的嗜酸性肉芽肿	K14.152	良性游走性舌炎
K13.501	口腔黏膜纤维变性	K14.251	正中菱形舌炎
K13.551	舌淋巴纤维组织增殖	K14.301	黑毛舌
K13.552	舌黏膜下纤维变性	K14.351	舌乳头肥大
K13.601	腭增生症	K14.352	舌苔
K13.602	颊部炎性增生	K14.401	舌乳头萎缩
K13.603	口腔黏膜增生	K14.402	萎缩性舌炎
K13.651	口腔黏膜刺激性增生	K14.501	裂缝舌
K13.701	腭部瘢痕组织	K14.601	舌痛
K13.702	腭黏膜息肉	K14.801	舌出血
K13.703	腭黏膜炎症	K14.802	舌肥大（后天性巨舌症）
K13.706	颊部炎性假瘤	K14.803	舌尖瘘管
K13.707	颊部炎症	K14.804	舌良性过度角化症
K13.708	颊黏膜脓肿	K14.805	舌淋巴组织增生
K13.709	颊黏膜下慢性炎症	K14.806	舌鳞状上皮增生
K13.710	口腔内血管增生	K14.807	舌囊肿
K13.711	口腔黏膜出血	K14.808	舌肉芽肿
K13.712	口腔肿物	K14.809	舌萎缩
K13.713	软腭肿瘤放疗后畸形		

表 1-3 《中医病症分类与代码》(GB/T15657-1995) 口腔病病名

代码	口腔病病名	代码	口腔病病名
BRK	口齿病类	BRK060	口疮病
BRK010	牙痛病	BRK070	口糜病
BRK020	牙痈病	BRK080	唇风病
BRK030	牙绞痈病	BRK090	骨槽风病
BRK040	牙宣病	BRK000	口齿病(龋齿病)
BRK050	飞扬喉病		

注:此标准是中华人民共和国国家标准,由国家技术监督局于 1995 年 7 月 25 日发布,1996 年 1 月 1 日开始实施至今。中医的临床诊断要求在明确病名后还需确定证候,用以指导治疗。因中医的病、证是诊疗不可分割的两个重要组成部分,所以该标准除了病名分类外,也列出了证候分类。该标准的"病名分类"以临床科别和专科系统为分类原则,共分为"中医内科、中医外科、中医妇科、中医小儿科、中医眼科、中医耳鼻咽喉科、中医骨伤科"。上述口腔病病名归属于"耳鼻咽喉科",其中与口腔黏膜病直接有关的是"BRK050—BRK080"。以中医学辨证系统归划类目,口腔黏膜病的中医病名虽少,但适用的证候很多,本文限于篇幅,恕不逐一介绍

三、我国口腔黏膜病学学科的形成

(一) 我国口腔黏膜病学学科的学科状态

依照"学科学"的观点,独立学科应具备基本完整的"核心结构"和"形式结构"两个部分。目前我国口腔黏膜病学学科的状态已达到这些要求。

1. 核心结构　即"患者"和"医者"。

(1) 患者:"疾病群"的实体性和"患者群"的客观性是医学临床新学科需要产生和存在的前提。在我国关于口腔黏膜病的相关记载可以追溯到几千年前。口腔黏膜病患者人数众多,近几年,仅我国北京、上海、成都三地医科大学附属口腔医院的口腔黏膜科接诊患者达每年 10 万人次。因此,口腔黏膜病学学科的"疾病群"的实体性和"患者群"的客观性是毋庸置疑的。

(2) 医者:历史上我国对于口腔黏膜病的治疗者早已有之。春秋战国时期《黄帝内经》载有对"口糜""舌本痛""口疮"的诊疗,在其后的漫漫历史长河中,诊治并记录过口腔黏膜病的医者不计其数。新中国成立以后,出现了一批热心于口腔黏膜病临床、教学、科研的医者,成为口腔黏膜病专科医师的先行者。其中,沈国祚、萧卓然、韩桃娟、徐国祺、李辉奉、徐志鸿、李秉琦等教授是这支队伍的杰出代表。目前,我国在口腔医师队伍中已经形成了约600 人的口腔黏膜病专科医师群体,并有逐步扩大的趋势。

2. 形式结构

(1) 临床科室设置:早在 20 世纪 70 年代,我国的口腔黏膜病学学科已有独立的临床科室设置。少数高等医学院校附属的口腔医院,将其单列设置;多数口腔医院将其列于口腔内科下,作为二级临床科室。在一些综合性医院口腔科则有口腔黏膜病临床治疗组。这种临床科室的设置模式,至今在全球仍属少数。目前,已经在北京、上海、成都、武汉、广州、南京等地形成了数个口腔黏膜病的临床诊治中心。2014 年在国家卫生和计划生育委员会的全国

临床重点专科建设项目中,上海交通大学医学院附属第九人民医院口腔黏膜科、四川大学华西口腔医学院口腔黏膜科和北京大学口腔医学院口腔黏膜科成为全国临床重点专科建设单位。

(2) 医科教学课程设置

1) 本科:我国高等医学院校的课程设置中,早在1952年院系调整后就将有关口腔黏膜病的教学内容列入"口腔内科学专业"中。1960年和1977年分别由人民卫生出版社和四川人民卫生出版社出版的《口腔内科学》、1980年第1版全国五年制统编教材《口腔内科学》都将口腔黏膜病列为"章"编入;1993年第3版《口腔内科学》已将口腔黏膜病列为"篇";1998年,在原卫生部教材办公室组织的口腔医学专业规划教材第四轮修订中,口腔黏膜病的教学内容被单列为独立教材,从此,《口腔黏膜病学》成为我国高等医学院校口腔专业15本基本教材之一。

目前,我国各大医学院校均设有口腔黏膜病学教研室或教研组。2007年和2008年四川大学华西口腔医学院和上海交通大学口腔医学院的"口腔黏膜病学"课程,先后被国家教委授予"国家级精品课程"。

至今,已出版或翻译出版与口腔黏膜病学相关的参考书、图谱有40余部。

2) 研究生:20世纪70年代末恢复研究生教育以后,口腔黏膜病学学科在"口腔内科学"名下进入了第一批医学院校研究生招生目录,许国祺教授成为口腔黏膜病学学科的第一位博士生导师。近年,随着口腔医学上升为一级学科,"口腔黏膜病学"的学科层次相应提高,已经与"牙体牙髓病学""牙周病学"并列招生。2010年,由原卫生部教材办公室组织的、由周曾同教授主编的《口腔黏膜病学》研究生教材已经出版,在研究生教学中发挥了重要作用。2014年,原卫生部教材办公室又启动了第2版研究生教材《口腔黏膜病学》的编写工作。

现今,我国口腔黏膜病学的博士点和博士研究生导师数已近数十位。每年毕业的口腔黏膜病博士和硕士达百位数。

3) 进修生:每年进入口腔黏膜病临床诊治中心进修的医师有数十人,参加全国口腔黏膜病继续教育班有数百人。

(3) 科研基金项目:除了地方和各高等医学院校的科研基金向口腔黏膜病开放之外,在我国最具权威性的国家自然科学基金项目设置中口腔黏膜病学学科历来占有一席之地。2010年国家自然科学基金项目指南调整申请代码,"口腔黏膜疾病(H1405)"仍单列于"口腔颌面外科学(H14)"之中,并在"医学免疫学(H10)"里列有"黏膜免疫疾病(H1012)"。多年来,口腔黏膜病学者已申请到包括国家自然科学基金重点项目和面上项目数十项,以及国家卫生和计划生育委员会行业基金、国家科技部"863"项目等一批国家级重大、重点项目。

(4) 学术团体:我国口腔黏膜病学界一贯积极参与中华口腔医学会的活动,1988年成为该学会的学组,1998年成为该学会的二级学术组织——专业委员会。几十年来,口腔黏膜病的学术团体活动正常,在学科建设中发挥了核心作用。上海、北京等全国各地的地方口腔医学会也相继成立了地方的口腔黏膜病专业委员会。

(5) 学术刊物:已有《临床口腔医学》杂志作为学科刊物,在《中华口腔医学杂志》等学术刊物上,常有有关口腔黏膜病的专家论述和专题栏目发表。遗憾的是,目前我国尚无以"口腔黏膜病"命名的专科刊物。

(6) 其他:目前我国口腔黏膜病学学科已制订出"复发性阿弗他溃疡""口腔扁平苔藓(萎缩型、糜烂型)"等两项疗效评价试行标准;"口腔白斑病""口腔黏膜下纤维性变"等两项疗效评价试行标准已基本成型;"复发性阿弗他溃疡"等多种口腔黏膜常见病的临床路径已经试行。

在毕业后教育体系中,已经有"口腔黏膜病专科医师培养计划"。

综上所述,我国的口腔黏膜病学学科已经形成。

(二) 我国口腔黏膜病学学科形成的简史

口腔黏膜病学学科搭建起前述架构整整花费了几代口腔人的毕生精力,历时60年,经历了"入种""触发""破土""成长"几个阶段。因时间跨度大,本书篇幅有限,只能以大事记的方式记录我国口腔黏膜病学学科的"简史"。

1. 入种阶段(1949—1978)

(1) 建国后30年,是我国口腔黏膜病学的入种阶段。

(2) 临床有口腔黏膜病的治疗项目,但无专科。

(3) 含于口腔内科学内的教材开始编写;教学内容开始进入课程。

(4) 有零星学术活动,但无大规模全国性学术活动。

(5) 有学术论文发表,但数量有限。30年来公开发表约250篇论文,以临床报道为主,集中在复发性阿弗他溃疡、感染性口炎等临床常见病、多发病。

此阶段虽然声息不大,但是为此后经过阶段"植入了种子"。

2. 触发阶段(1978—1987)

(1) 临床有口腔黏膜病的专科开始出现。

(2) 含于《口腔内科学》内的教材开始出现"口腔黏膜病"章的编写;教学内容进入课程,课时数有所增加。

(3) 1978年,原国家卫生部和原中国人民解放军总后勤部卫生部组织成立口腔白斑与口腔扁平苔藓及其癌变防治协作组(简称"两病"协作组)。

1978—1984年,召开了4次"两病"协作组会议。

1978—1981年,首次开展全国范围的大规模口腔黏膜病流行病学调查。

1986年"两病"协作组研究成果国家卫生部乙级成果奖。

(4) 1986年,先后出版了《实用口腔黏膜病学》《口腔黏膜病》《口腔黏膜病彩色图谱》等一批口腔黏膜病专著。

在这个阶段,由于"两病"协作组项目的"触发",我国的口腔黏膜病学学科建设进入了活跃期,学科的孕育速度大大加快。10年间公开发表论文约500篇,重点对"两病"进行了全面研究,其水平已居世界先进行列。

3. 破土阶段(1978—1998)

(1) 1988年,成立了以许国祺教授为组长的中华医学会口腔黏膜病学组。口腔黏膜病学学科经过长期酝酿,终于"破土而出"。

(2) 1978—1988年间,共召开了4届全国口腔黏膜病学术大会。公开发表学术论文近千篇,研究领域仍以"口腔白斑与口腔癌前损害""口腔扁平苔藓"为热点,还涉及"复发性阿弗他溃疡""口腔念珠菌病""口腔黏膜下纤维性变"等病种。

(3) 1978 年后,众多医学院校及口腔医院开设了口腔黏膜病专科门诊。

(4) 原上海第二医学院等一批医学院校设立了口腔黏膜病研究方向的硕士点和博士点。

(5) 口腔黏膜病的教学内容以"篇"编入《口腔内科学》。

(6) 口腔黏膜病的研究项目得到包括国家自然科学基金在内的资助。

这一阶段标志了我国口腔黏膜病学学科正式"登台亮相",全国口腔学界以极大的热情迎接这个新学科的诞生,并以无私的态度支持它成长。

4. 成长阶段(1988—)

(1) 1998 年,成立了以李秉琦教授为主任委员的中华口腔医学会第一届口腔黏膜病专业委员会。

(2) 1999—2008 年,召开了 3 届全国口腔黏膜病学术大会,并与口腔病理学科、口腔外科学科、口腔中西医结合学科以联合举办全国性的学术大会的形式进行了交流。

(3) 2004 年,改选以周曾同教授为主任委员的中华口腔医学会第三届口腔黏膜病专业委员会,并确定自该届起实行主任委员只任一届的任期制,标志了学科发展逐步走向成熟。

(4) 2000 年,由李秉琦教授主编的独立的首版《口腔黏膜病学》出版。

(5) 2002 年,由李秉琦教授主编的《口腔黏膜病学》获国家优秀教材二等奖。

(6) 2007 年,四川大学华西口腔医学院"口腔黏膜病学"获国家级精品课程。

(7) 2008 年,上海交通大学口腔医学院"口腔黏膜病学"获国家级精品课程。

(8) 2010 年,由周曾同教授主编的首部《口腔黏膜病学》研究生教材出版。

(9) 2010—2014 年,口腔黏膜病学者已申请到包括国家自然科学基金重点项目和面上项目数十项,以及国家卫生和计划生育委员会行业基金、国家科技部"863"项目等一批国家级重大、重点项目。

(10) 2014 年,在国家卫生和计划生育委员会的全国临床重点专科建设项目中,上海交通大学医学院附属第九人民医院口腔黏膜科、四川大学华西口腔医学院口腔黏膜科和北京大学口腔医学院口腔黏膜科成为全国临床重点专科建设单位。

(11) 2014 年,启动由周曾同教授主编的《口腔黏膜病学》研究生教材第 2 版编写工作。

(12) 1998—2014 年,讨论通过和公布了专业病种疗效评价标准 2 项;启动专业病种临床操作规范 4 项;"复发性阿弗他溃疡"等多种口腔黏膜常见病的临床路径已经试行。

(13) 2014 年,将"口腔黏膜病专科医师培养计划"列入在毕业后教育体系中。

现今,口腔黏膜病学学科博士点、硕士点遍布全国约 1/2 的口腔医学院;每年有口腔黏膜病学者参加重大国际学术大会并作学术交流;每年发表 SCI 收录有关口腔黏膜病的论文达两位数;研究范围进一步扩大,除传统的研究热点外,"灼口综合征""病毒感染""系统性疾病与口腔黏膜病的关系""口腔黏膜病免疫发病机制""癌性病变防治"等多项研究已经成为新的成长点。

在这一阶段口腔黏膜病学学科苗壮成长,但与其他先进学科相比,成长速率不够快,学科交叉不够多,学科特色不够突出,国际交流不够频繁。这也是口腔黏膜病学界学术接班人的任务所在。

四、口腔黏膜病学与其他学科的交互作用

口腔黏膜病学学科同时置身于口腔医学学科群和临床医学学科群的环境之中,学科群与口腔黏膜病学之间的交互作用对学科发展的影响力不可忽视。

口腔医学领域或临床医学领域的其他学科对口腔黏膜病学的影响既有基础研究方面的,也有临床研究方面的。同时这种影响又是双向性的。

例如,病理学研究手段的提高,对口腔黏膜病诊断水平的影响;药理学的代谢机制研究和生物靶点研究对口腔黏膜病药物治疗升级换代的影响;纳米材料的研究进展对口腔黏膜病给药系统的影响;中医药现代化研究成果给口腔黏膜病药物治疗安全性有效性提供的支持等。

又如,口腔黏膜病癌前病变的研究成果对于口腔肿瘤治疗理念的影响;口腔修复、正畸、种植等学科的新技术对口腔黏膜的创伤以及远期影响的顾虑等。

再如,口腔黏膜病学学科与风湿病学学科共同关注疾病群诊疗方法相互借鉴;口腔黏膜病与糖尿病等内分泌疾病的关系;口腔黏膜病患者的营养问题;性传播疾病的口腔黏膜表现与疾病控制等。

这些问题的存在,一方面说明了口腔黏膜病学学科与学科群环境的互相依存的关系;另一方面,也提出了口腔黏膜病学学科值得重视的发展方向和空间定位。

五、口腔黏膜病学的发展趋势和特点

(一) 国内外对口腔黏膜病学学科归属的认识差异

国外没有专门的口腔黏膜病专科,口腔黏膜病是属于口腔内科学的范畴。与此成鲜明对照的是,我国口腔学界对口腔内科学的定义的理解始终停留在 20 世纪 50 年代的学科结构基础上。我国现代口腔医学的教育最早可以追溯至 1917 年由加拿大牙科医师林则在成都原华西协合大学医科中设的牙科系,当时并无口腔内科学。1954 年我国口腔医学教育全面学习前苏联,将口腔医学从原有的十几个分科归为口腔颌面外科学、口腔内科学和口腔矫形科学三大专业为主体的口腔医学教育体系。自此,我国的口腔内科学形成了"牙体牙髓病+牙周病+口腔黏膜病"的"三合一"模式的传统概念,沿袭数十年。虽然在 20 世纪 80 年代,我国的口腔医学教学大纲对传统学科进行了一些改革,传统的"口腔内科学"被分为"牙体牙髓病学""牙周病学"和"口腔黏膜病学"三门学科,但仍然没有顾及国际上"口腔内科学"(oral medicine)和"有关口腔和口周组织的健康和疾病研究的特殊学科"的新概念和定义的变化。这种认识上的差异,对于学科的发展有很大影响。

(二) 我国口腔黏膜病学的归宿——口腔内科学的重要组成部分

"口腔内科学"被作为一门独立学科的提出要归功于美国的莱斯特·柏克特博士。

莱斯特·柏克特博士于1951—1972年担任美国宾夕法尼亚大学牙医学院院长。他对口腔内科学教科书的影响深远,并被认为是美国口腔内科学之父。自那时以来,在全球各国,包括美国在内,口腔内科学作为一门广受关注的研究领域已完全融入牙医学院的课程。显然,该学科的提出,标志着口腔学界已经有人用新的认知模式来联系口腔健康和全身健康以及口腔健康对于全身健康的潜在影响。这种从内科角度审视口腔疾病的观点,为口腔内科学注入了新的内容,尤其是对我国长期将"牙体牙髓病""牙周病""口腔黏膜病"三合为一的"口腔内科学"来说是一个全新的概念。

关注口腔黏膜病学发展前景,需要回顾我国近半个世纪的口腔黏膜病学临床和教学实践。口腔是人体的一个特殊器官,结构复杂、功能多样,其生理和病理的特殊性是口腔医学成为有别于大体医学而成为独立的一级学科的原因。然而,口腔更是人体不可分割的一部分,其一切生命活动都离不开人的整体,因此,口腔医学无论具有多强的特殊性,都在大医学的范畴之内。已经习惯于用局部眼光注视和处理口腔疾病的口腔科医师,必须转换视角,打破思维定势,将口腔疾病置于人的整体背景下进行研究,才有可能深化认识,提高疗效。这一点对于从事口腔黏膜病诊疗事业的口腔专科医师来说更显重要。为此,在邱蔚六院士组织编写的《口腔医学精粹丛书》系列里,并特意安排编写了我国第一部与国际概念接轨的《口腔内科学》。

参考新概念的"口腔内科学"的发源地——美国1986—2001年出版的 *Oral Medicine* 主要版本,从中发现,口腔黏膜病在口腔内科学的学科内涵中占有十分重要的地位。我国的口腔黏膜病学经过近半个世纪的独立发展,在几代口腔黏膜病专科医师的努力下,已经成为我国口腔医学的重要组成部分。但是,口腔黏膜作为口腔的一部分,其生理和病理变化不得不受制于口腔环境的影响,而口腔作为人体的一个器官,又不得不受制于机体的生理和病理状态。将发生在口腔黏膜上的症状和病损集中起来进行研究,无疑有利于对口腔黏膜病的深入认识。但是,脱离了全身状况,局限于口腔黏膜的思维方式,就可能会将视野禁锢在局部,这也就是以往口腔黏膜病的诊疗水平难有突破的重要原因。因此,若要口腔黏膜病学得到长足发展,根本出路在于认清它的学科群环境及其归属。新概念的口腔内科学正是通过内科学与口腔医学的交叉,将与口腔黏膜病有关的各种相关学科组合在一个学科领域中,从而为口腔黏膜病学的发展提供了良好的学科环境。换言之,在我国,"口腔黏膜病学"不仅仅可以作为"口腔内科学"的基础,而且由于"口腔内科学"(oral medicine)不仅存在于口腔医学领域的学科群中,同时还存在于内科学、皮肤科学、肿瘤学、中医学等大医学领域的学科群之中。这一特点决定了包含有"口腔黏膜病学"内容的"口腔内科学"在医学学科布局中有不可替代的地位和存在的必要性,同时也决定了它的"依据全身、聚焦口腔黏膜"的学科迁移格局。口腔内科学因其研究视角的不同决定了它必将成为口腔黏膜病学的归宿。需要强调的是,口腔黏膜病学回归于《口腔内科学》并不是简单的"归并",而是口腔黏膜病学学科"螺旋式"上升的一个机遇,它将使我国的口腔黏膜病学学科焕发出新的生命力。

（三）口腔内科学为口腔黏膜病学的发展提供了深化内涵和外延的空间

1986年由 William R. Tyldesley 等编写出版的 *Oral Medicine*,包括"口腔内科学介绍、口腔黏膜感染(复发性阿弗他溃疡、舌与唇)、皮肤疾病的口腔表现(扁平苔藓、大疱性疾病)、胃肠道疾病(溃疡性结肠炎)、血液疾病及营养异常(血管异常)、药物引起的口腔黏膜改变、内分泌紊乱、白斑及相关病变、感染性过度增殖及肿瘤、唾液腺病、牙齿异常、骨病变、几组常见症状的诊断要点"等13大类疾病以及对口腔内科学定义的介绍。尽管有些粗犷和凌乱,但其已明确提出"口腔内科学"的新概念,并且对该学科的内涵有了一个初步的界定。

1995年由Stephen T. Sonis,Robert C. Fazio,Leslie S. T. Fang等编写的 *Oral Medicine*,全书共16部分48章,包括以下内容。

第一部分:患者评估(病史、体检、实验室评估;口腔疾病诊断)。

第二部分:患有心血管疾病的患者的评估与管理(动脉粥样硬化、高血压、心绞痛、心肌梗死、充血性心力衰竭、心律失常、心动过缓)。

第三部分:具有细菌性心内膜炎风险的患者的评估与管理(细菌性心内膜炎、正在进行心脏手术的患者、已经经历心脏手术的患者)。

第四部分:患有内分泌疾病的患者以及怀孕患者的评估与管理(糖尿病、肾上腺疾病及肾上腺皮质激素治疗、甲状腺疾病、内分泌疾病的怀疑病例)。

第五部分:肺部疾病患者的评估与管理(哮喘、慢性阻塞性肺病、结核)。

第六部分:患有胃肠道疾病的患者的评估与管理(胃溃疡、炎性肠病、肝炎、肝硬化)。

第七部分:患有血液病的患者的评估与管理(贫血、出血性疾病、血液系统恶性肿瘤)。

第八部分:患有关节疾病的患者的评估与管理(关节炎)。

第九部分:患有泌尿生殖系统疾病的患者的评估与管理(慢性肾功能衰竭、透析、移植患者、性传播疾病)。

第十部分:患有神经疾病的患者的评估与管理(癫痫、脑血管疾病、颅面神经疾病)。

第十一部分:患有精神疾病的患者的评估与管理(精神疾病)。

第十二部分:患有口腔黏膜疾病的患者的评估与管理(口腔溃疡性疾病、白色病损、大疱性疾病及自身免疫病、色素改变、口腔软组织常见发育异常)。

第十三部分:患有肿瘤患者的评估与管理(头颈部鳞状细胞癌、良性肿瘤及非鳞状细胞恶性肿瘤、癌症化疗引起的口腔并发症)。

第十四部分:患有唾液腺疾病患者的评估与管理(唾液腺疾病)。

第十五部分:患有颌骨疾病患者的评估与管理(颌骨疾病、颞下颌关节疾病)。

第十六部分:患有口腔感染性疾病患者的评估与管理(细菌感染及抗生素应用、艾滋病及相关疾病、病毒感染)。

该版 *Oral Medicine* 极大地丰富了学科的内涵和外延,并且体现了较强的系统性。

2001年Sol Silverman,LewisR. Eversole,Edmond L等编写的 *Essentials of Oral Medicine* 则突出了"口腔内科学"面临的临床常见病和需要关注的重点疾病,将其分为:①患者检查(病史采集、头颈部体格检查);②带有夹杂症的患者(心血管疾病、肾病及高血压、呼吸系统疾病、肝脏及胃肠道疾病、出血性疾病、恶血质、内分泌疾病、甲状腺疾病及钙代谢异常、药物副作用);③感染性疾病(感染与宿主防御的机制、疱疹病毒及肠道病毒、HIV、人乳头瘤病毒及乳头状口腔病变、乙肝、丙肝、细菌感染、口腔真菌感染、感染控制);④软组织疾病(口腔癌前病变及口腔鳞癌、免疫病理黏膜疾病、口腔黏膜及面部皮肤色素异常、口腔及面部肿胀、肿瘤、口面部肉芽肿及其他感染性疾病、发育性黏膜改变、唾液腺疾病);⑤面部疼痛及神经病变(感觉异常:味觉及嗅觉异常、疼痛机制、疼痛及行为、颞下颌关节疾病、头疼、口面部神经痛及神经性疼痛、非典型性面部疼痛、舌灼痛、区域性及牵涉性口面部疼痛、癌症患者的口面部疼痛)等。与 1995 年的版本相比,虽然学科的内涵和外延没有大的变化,但学科关注的重点发生了变化,体现了学科重心随疾病谱的变化而主动飘移调整的态势,是学科健康动态发展的标志。

以上资料说明,口腔内科学所涵盖的内容虽然正处在一个"由粗犷到精细、由凌乱到系统、由平铺直叙到重点突出"的过程中,但有关口腔黏膜病的内容都已经有机地融合在其中。资料提及的内容,就是口腔黏膜病学学科发展需要深化的内涵和需要扩展的外延。有这样的学科背景,必将为口腔黏膜病的发展提供更加开阔的视野、更加广阔的平台、更加活跃的思维空间。

(四) 国际口腔黏膜病学的主要学术组织、学术刊物、诊疗标准和学术大会

1. 国际口腔黏膜病学的主要学术组织

(1) 美国口腔内科学协会(American Academy of Oral Medicine,AAOM)。

(2) 欧洲口腔内科学协会(European Academy of Oral Medicine,EAOM):成立于 1998 年,代表 20 多个欧洲国家的黏膜病组织。

(3) 英国口腔内科学会(The British Society for Oral Medicine,BSOM):它的主要目的在于提高英国、爱尔兰地区间,以及与国际团体间的沟通、实践和发展,以期达到口腔内科学各个方面的最高标准。

(4) 国际口腔内科学会(International Federation of Oral Medicine,IFOM):是美国口腔内科学协会(AAOM)、欧洲口腔内科学协会(EAOM)联合一些其他国家的代表整合而成。

2. 国际口腔黏膜病学主要的学术刊物

Oral Surgery,Oral Medicine,Oral Pathology,Oral Radiology and Endodontology,它是以下几个官方组织的发行刊物,包括:①American College of Oral and Maxillofacial Surgery;②American Academy of Oral and Maxillofacial Radiology;③American Academy of Oral Medicine;④American Academy of Oral and Maxillofacial Pathology and the Organization of Teachers of Oral Diagnosis。杂志覆盖了口腔内科学、口腔外科学和前沿的全科口腔科学范畴,以实际和完整的视角表明了口腔科实践的 5 个领域中内科学和外科学的相互渗透。主题包括种植、HIV 感染的处理、TMJ 患者的评估和治疗在内的广泛内容。杂志每年发行 12 期,影响因子 1.581。

3. 口腔黏膜病的国际诊疗标准　现有国际共识的诊断标准主要有两个。

(1) 白斑的定义:WHO1972 年公布以白斑为代表的癌前病变的定义。

(2) BD 的诊断标准:1990 年白塞病国际研讨会的诊断标准:①复发性口腔溃疡;②复发性阴部溃疡;③眼疾,色素层炎等;④皮肤病:结节性红斑;⑤过敏反应性试验阳性。凡是具有第 1 项加上 2~5 项中的两项即可诊断。这一标准在一定程度上降低了该病诊断的难度。

4. 国际口腔黏膜病学的主要学术大会

(1) 国际牙科研究协会(the International and American Association for Dental Research,

IADR）每年例会，每年口腔黏膜病和病理学专栏均会有来自各国的优秀的报道。

（2）国际口腔内科学组织的年会：除 IADR 年会外，前述 4 个国际口腔内科学（包括黏膜病学）组织都有每年的例会，会议中有关于口腔黏膜病的专题。例如 AAOM 2010 年的议题即为"口腔黏膜病与免疫"。

（周曾同　沈雪敏）

第二章 口腔黏膜病的诊断

第一节 口腔黏膜病症状学和中医证候

一、口腔黏膜病症状学

（一）口腔黏膜病的基本病损和症状

1. **基本病损及其特点** 人体在致病因素作用下,引起有关组织、器官在形态结构和功能代谢方面发生不同程度的损害和变化,称为病损。客观存在的病损,又称为体征。病损是诊断口腔黏膜病的主要依据之一。病损分为原发性和继发性两大类,但有时两者不能截然分开,例如脓疱可以是原发性病损,亦可以继发于丘疹和水疱。

口腔黏膜病基本病损类型及其特点如下。

（1）斑(macula)：是皮肤黏膜上的局限性颜色改变,与周围皮肤黏膜平齐,无隆起或凹陷,可大小不一,形状可不规则,直径一般小于2cm（图2-1）；若斑密集融合成直径大于2cm的损害,称为斑片（图2-2）。根据斑的颜色不同可分为黑斑、红斑及白斑等。

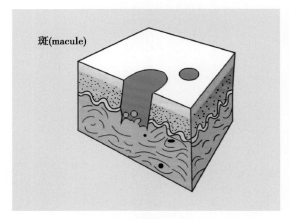

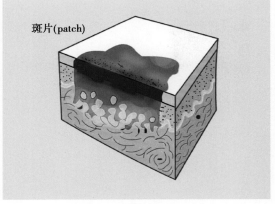

图 2-1　斑模式图
（四川大学华西口腔医学院供图）

图 2-2　斑片模式图
（四川大学华西口腔医学院供图）

1）黑斑：是棕褐色到黑色的斑块（图2-3）。主要源于上皮基底层黑色素沉积。分为生理性和病理性黑斑,前者多见于雀斑或黑色素沉着等,黏膜固有层有陈旧性出血的含铁血黄素存在也可使表面发黑;后者可见于口周色素沉着-肠息肉综合征(普杰病)、Laugier-Hunziker-Baran 综合征、艾迪生病等。

2)红斑:为局部真皮毛细血管扩张、充血所致(图 2-4)。因黏膜固有层血管扩张、增生和充血等所致的红色斑块,压之能褪色;压之不褪色的为黏膜下出血性瘀斑,可见于血小板减少性紫癜或维生素 C 缺乏症。边界清楚的天鹅绒样鲜红色口腔黏膜斑块见于口腔红斑病(又称口腔赤斑)。

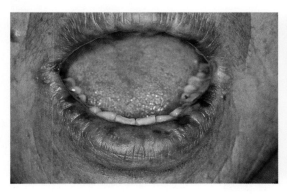

图 2-3 黑斑
(南京大学医学院附属口腔医院供图)

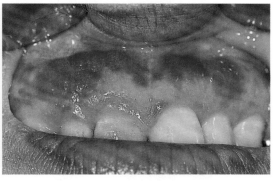

图 2-4 红斑
(南京大学医学院附属口腔医院供图)

3)白斑:是口腔黏膜的白色角化斑块,有的平伏,有的高于黏膜表面,表面不粗糙或略粗糙(图 2-5)。常见于口腔白色角化症、口腔白斑病。口腔扁平苔藓等其他口腔黏膜病也可有白色斑块表现。

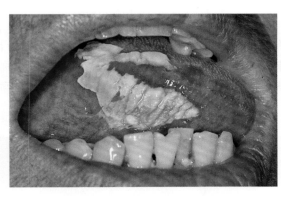

图 2-5 白斑
(南京大学医学院附属口腔医院供图)

(2)丘疹(papule):又称丘斑,是一种直径小于 1cm 的局限性、实质性、表浅隆起性病损(图 2-6)。表面可为尖形、圆形或扁平形。颜色常呈灰白色或红色,消退后不留痕迹。在显微镜下可见上皮变厚,浆液渗出及炎症细胞浸润。口腔常表现为大量排列的针头大小病损(图 2-7)。例如口腔扁平苔藓的临床表现为排列成线状、条纹或网状的白色丘疹。

丘斑是由多个丘疹密集融合而成、直径大于 1cm,界限清楚,大小不等,稍隆起而坚实的病损,又称斑块。口腔白斑病、慢性盘状红斑狼疮可呈现丘斑形病损。

(3)结节(nodule):是突起于口腔黏膜表面的局限性、实质性病损(图 2-8)。黏膜上皮向外突起,形成突起于黏膜表面的大小不一的小结,触之有一定硬度或浸润感,颜色从粉红至深紫色(图 2-9)。因黏膜下炎症渗出或有组织增生形成,例如纤维瘤。口腔结核、恶性肉芽肿等病损都表现为炎症性肉芽组织的增生,临床则表现为结节。

(4)肿块(tumeur/mass):是一种黏膜表面向外突起的实质性生长物,其大小、形状、

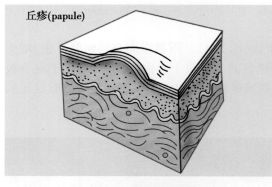

图 2-6　丘疹模式图
（四川大学华西口腔医学院供图）

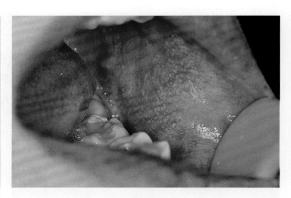

图 2-7　丘疹
（南京大学医学院附属口腔医院供图）

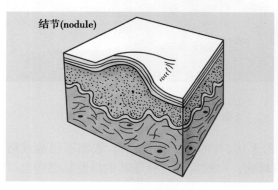

图 2-8　结节模式图
（四川大学华西口腔医学院供图）

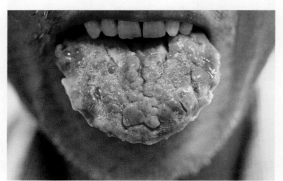

图 2-9　结节
（南京大学医学院附属口腔医院供图）

颜色不同（图 2-10）。按组织病理学可分为真性肿瘤和肿瘤样病损。真性肿瘤又分为良性（图 2-11）和恶性（图 2-12），前者表面较规则，触诊时比较活动；后者表面常不规则，呈肉芽样或菜花样增生，并有溃疡，常较固定。肿瘤样病损有化脓性肉芽肿，乳头状瘤，息肉等。

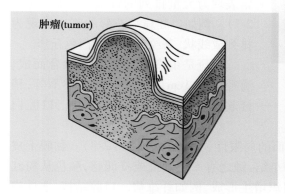

图 2-10　肿块模式图
（四川大学华西口腔医学院供图）

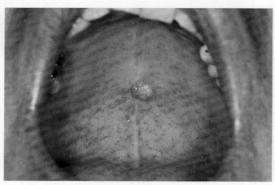

图 2-11　良性肿瘤
（南京大学医学院附属口腔医院供图）

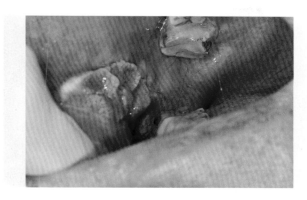

图 2-12　恶性肿瘤
（南京大学医学院附属口腔医院供图）

（5）疱（vesicle）：高出于黏膜表面的突起损害，内含液体，呈半球形（图 2-13）。按照贮留的内容物不同分为水疱、脓疱和血疱。贮有浆液为水疱，天疱疮、类天疱疮初始多见水疱（图 2-14）；贮有血液为血疱，例如创伤、白血病所致的黏膜血疱（图 2-15）；贮有脓液为脓疱，疱液可浑浊、稀薄或黏稠，病损周围常有红晕（图 2-16），可见于脓疱疮。

按照疱的大小可为小疱和大疱。小疱的直径小于 5mm，例如疱疹性口炎多为小疱（图 2-17）。直径大于 5mm 的疱称为大疱（图 2-18），可直接发生或由数个邻接的小疱融合而成，常见于天疱疮、多形性红斑病损。

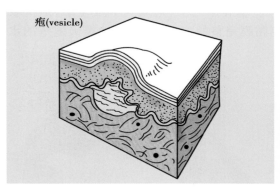

图 2-13　疱模式图
（四川大学华西口腔医学院供图）

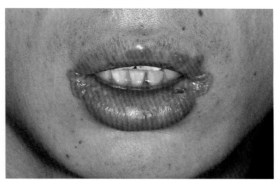

图 2-14　水疱
（南京大学医学院附属口腔医院供图）

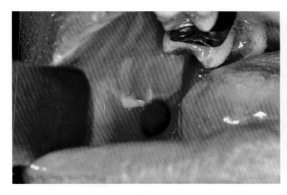

图 2-15　血疱
（南京大学医学院附属口腔医院供图）

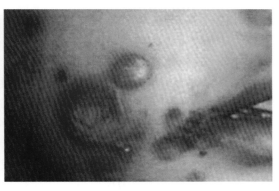

图 2-16　脓疱

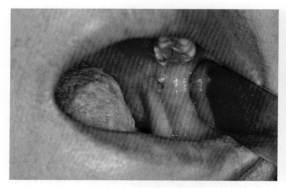

图 2-17　小疱
（南京大学医学院附属口腔医院供图）

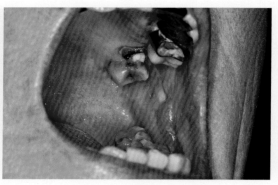

图 2-18　大疱
（南京大学医学院附属口腔医院供图）

　　按疱在上皮的位置分为上皮内疱和上皮下疱。上皮内疱或棘层内疱,位于上皮层内,只有上皮的一部分形成被膜,故疱膜较薄而柔软,极易破裂(图 2-19),临床上典型的上皮内疱见于天疱疮,且伴有棘细胞层松解。疱疹性口炎的水疱亦为上皮内疱,但没有棘细胞层松解。而上皮下疱又称基层下疱,位于上皮基底层之下,疱膜为上皮全层,疱壁较厚,不易破裂(图 2-20),故临床上可见到口腔黏膜完整的疱,例如大疱性类天疱疮的水疱病损。

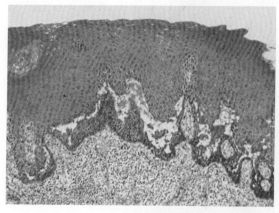

图 2-19　上皮内疱组织病理图

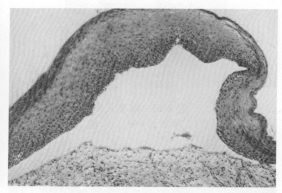

图 2-20　上皮下疱组织病理图

　　(6) 萎缩(atrophy):为口腔黏膜的退行性变。因上皮及皮下结缔组织减少所致。组织细胞的体积变小,但数量不减少(图 2-21)。常表现为上皮变薄,结缔组织内的血管可清楚显露。皮肤表面有细皱纹常呈羊皮纸样,黏膜特有的表现为上皮结构消失,被一薄层上皮取代(图 2-22)。例如萎缩性舌炎、萎缩型扁平苔藓、盘状红斑狼疮等,均可表现为萎缩病损。

　　(7) 糜烂(erosion):为黏膜表浅缺损形成的红色创面。仅有上皮的部分损伤,基底细胞不受累(图 2-23)。表现为局部发红、湿润、有渗出。糜烂面较平坦,周围黏膜充血发红(图 2-24)。黏膜糜烂常见于上皮内疱破溃后,可有痛感,愈后不留瘢痕。例如单纯疱疹、天疱疮等。

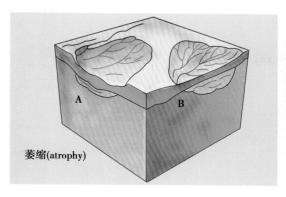

图 2-21 萎缩模式图
（四川大学华西口腔医学院供图）

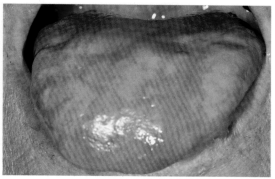

图 2-22 萎缩
（南京大学医学院附属口腔医院供图）

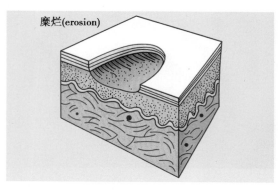

图 2-23 糜烂模式图
（四川大学华西口腔医学院供图）

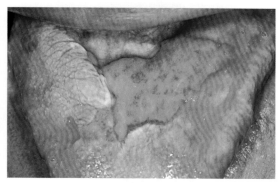

图 2-24 糜烂
（南京大学医学院附属口腔医院供图）

（8）溃疡（ulcer）：是局限性黏膜上皮缺损形成的创面，因表层坏死脱落而形成凹陷（图2-25）。诸多口腔黏膜疾病或全身疾病的口腔表征均可表现为口腔溃疡。溃疡可分为浅溃疡和深溃疡，浅溃疡只破坏上皮层，愈合后不留瘢痕，例如轻型口疮（图2-26）；深溃疡则波及黏膜下层甚至肌层，愈合后留有瘢痕，例如重型口疮（腺周口疮），溃疡的表面被覆假膜，常引起疼痛（图2-27）。疱疹性口疮溃疡的直径较小，数目多，可达十个以上，甚至几十个，散在分布如"满天星"（图2-28），溃疡外形一般为圆形或椭圆形，亦有呈线状或带状。溃疡边缘往往整齐，但也有不规则的，例如结核性溃疡，边缘微隆，呈鼠啮状，并向中央卷曲，形成潜掘形边缘（图2-29）。

（9）皲裂（rhagade）：又称裂隙，为黏膜表面的线状裂口。因炎性浸润使

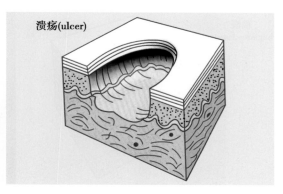

图 2-25 溃疡模式图
（四川大学华西口腔医学院供图）

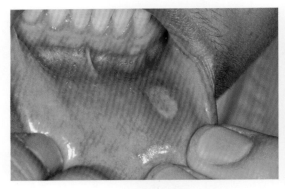

图 2-26　浅溃疡
（南京大学医学院附属口腔医院供图）

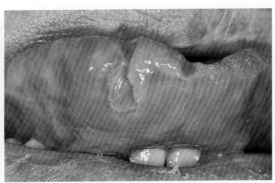

图 2-27　深溃疡
（南京大学医学院附属口腔医院供图）

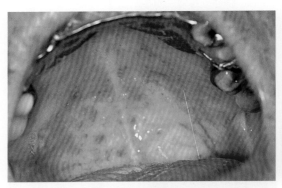

图 2-28　疱疹性溃疡
（南京大学医学院附属口腔医院供图）

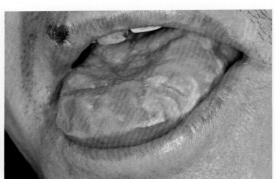

图 2-29　结核性溃疡
（南京大学医学院附属口腔医院供图）

黏膜组织弹性降低，脆性增加，牵拉后裂开形成（图 2-30）。只限于上皮的浅皲裂较易愈合，愈合后不留瘢痕。若皲裂深至黏膜下层，则能引起出血、灼痛，愈合后有瘢痕（图 2-31）。例如慢性唇炎的唇红可皲裂；维生素 B_2 缺乏及念珠菌感染性口角炎可引起口角皲裂。

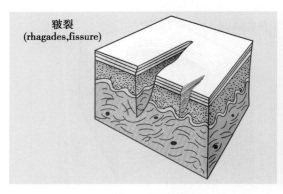

图 2-30　皲裂模式图
（四川大学华西口腔医学院供图）

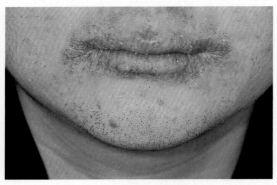

图 2-31　皲裂
（南京大学医学院附属口腔医院供图）

（10）假膜（pseudomembrane）：也称伪膜（图 2-32），为灰白色或黄白色薄膜，覆盖在黏膜的糜烂或及溃疡面上，由炎性渗出的纤维素、坏死脱落的上皮细胞、炎性细胞和病原微生物组成（图 2-33）。假膜可以被擦去或撕脱，例如膜性口炎、坏死性龈炎、雪口病病损的表面假膜。

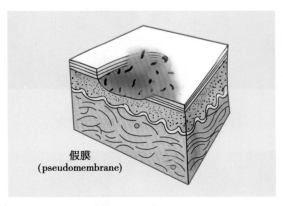

图 2-32　假膜模式图
（四川大学华西口腔医学院供图）

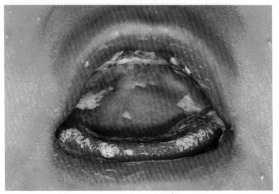

图 2-33　假膜
（南京大学医学院附属口腔医院供图）

（11）痂（crust）：由黏膜或皮肤表面病损中的纤维素性、炎性渗出物与上皮表层粘连凝固而成（图 2-34）。根据混合的成分不同（例如红细胞、脓细胞、变性的上皮细胞、细菌等）可分为血痂（图 2-35）、脓痂（图 2-36）和浆液痂（图 2-37）分别呈现为暗红色、黑褐色、黄绿色、淡黄色。痂可薄可厚，质地柔软或脆硬，附着于创面。多发生在唇红部，例如糜烂性唇炎、盘状红斑狼疮的损害表面。因暴露在空气中，往往较干燥，可因形成皲裂出血而结痂。口腔内的黏膜因有唾液湿润所以不结痂。

（12）鳞屑（scale）：是已脱落或将要脱落的表皮角质层薄片（图 2-38），常由角化过度和角化不全引起，是有红斑或丘疹损害的皮肤病的继发性损害。大多在黏膜干燥或炎症时出现，仅见于唇红部，呈白色片状，舔湿黏膜时见不到鳞屑（图 2-39）。

（13）坏死（necrosis）和坏疽（gangrene）：是局部组织或细胞的病理性死亡，称为坏死。

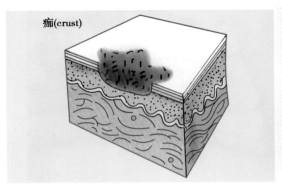

图 2-34　痂模式图
（四川大学华西口腔医学院供图）

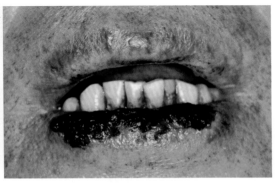

图 2-35　血痂
（南京大学医学院附属口腔医院供图）

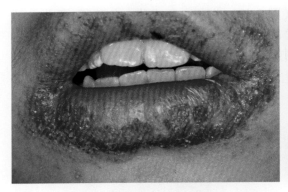

图 2-36　脓痂
（南京大学医学院附属口腔医院供图）

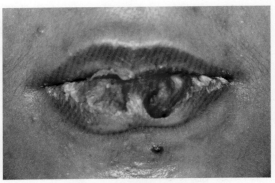

图 2-37　浆液痂
（南京大学医学院附属口腔医院供图）

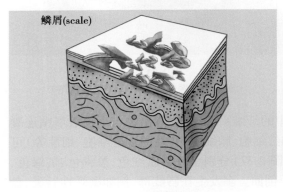

图 2-38　鳞屑模式图
（四川大学华西口腔医学院供图）

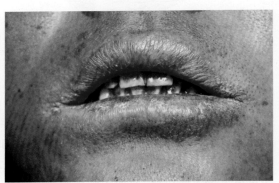

图 2-39　鳞屑
（南京大学医学院附属口腔医院供图）

坏死黏膜组织的颜色苍白，失去正常组织的弹性、正常感觉及运动功能（图 2-40）。较大范围的坏死，因伴有不同程度的腐败菌感染，可使坏死组织呈黑褐色的特殊形态改变，称为坏疽。黏膜组织坏死或坏疽时会形成腐肉脱落，遗留深溃疡。因坏死组织腐败后分解出硫化氢与红细胞崩解后的铁形成硫化铁沉淀，使组织呈暗灰色或黑灰色，有特异性臭味，坏疽者臭味更重。其基本病理表现是细胞肿胀、细胞器崩解和蛋白质变性。坏死性龈口炎、腺周口疮、白血病的牙龈以及口腔黏膜恶性肉芽肿的溃疡属坏死；走马疳属坏疽范畴。

以上口腔黏膜病的基本病损可以单独或先后出现在不同的疾病中，呈现"同病异症"和"异病同症"的现象。这就要求口腔医师不仅仅要牢固掌握基本病损的特征，还要善于观察和总结这些基本

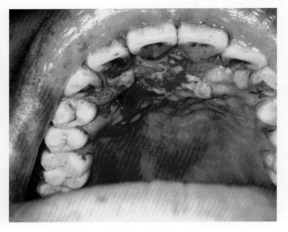

图 2-40　坏死
（南京大学医学院附属口腔医院供图）

病损在不同疾病和不同疾病阶段的表现,从而提高鉴别诊断能力。

例如,口腔黏膜溃疡有浅溃疡、深溃疡;急性溃疡、慢性溃疡;良性溃疡、恶性溃疡之分。

口腔黏膜疾病中:①表现为急性浅表性边缘整齐单发的溃疡有急性口腔溃疡、创伤性口腔溃疡、复发性口腔溃疡、白塞病、Reiter综合征、克罗恩病、肝外表现、肠外表现(如非特异性溃疡性结肠炎)等。②表现为急性浅表性边缘整齐的多发性溃疡有疱疹型复发性口疮、原发性疱疹性口炎、疱疹性咽峡炎、手-足-口病、柯萨奇B组病毒疹、埃可病毒疹、足-口病(口蹄疫)及腺病毒性口炎等。③表现为急性浅表性边缘不整齐溃疡有淋球菌性口炎、斯泼卢口炎、急性铊中毒、梅毒溃疡性黏膜斑、糖尿病黏膜反应、传染性单核细胞增多症、血疱性溃疡(急性期)、急性汞中毒性口炎、多形性红斑、药物变态反应性口炎、带状疱疹等。④表现为慢性浅表溃疡有口腔白斑、扁平苔藓、盘状红斑狼疮、麻风性溃疡、寻常性天疱疮(急性期)、先天性白细胞颗粒异常综合征、人类免疫缺陷病毒感染。⑤表现为急性深层溃疡有坏死溃疡性龈口炎、坏疽性口炎、复发性坏死性黏膜腺周围炎(腺周口疮)、中性粒细胞缺乏症、再生障碍性贫血、急性白血病、鼻疽、尿毒症、炭疽、产碱杆菌感染性面颊坏死、土拉伦斯菌病、系统性红斑狼疮伴皮肤黏膜坏死性溃疡等。⑥表现为慢性深层溃疡有慢性黏膜创伤性溃疡、黏膜营养性溃疡、坏死性唾液腺化生、溃疡残毁性血管瘤病、癌性溃疡、口腔结核性溃疡、麻风、三期黏膜梅毒(梅毒瘤,树胶肿)、三叉神经营养性综合征、慢性肉芽肿病、坏疽性脓皮病、结节病、慢性深层溃疡的真菌感染、特发性中线破坏性疾病——恶性肉芽肿、肉芽肿性血管炎、恶性淋巴瘤、恶性组织细胞病、组织细胞增生症、慢性白血病、巨细胞病毒感染性口炎、口腔小唾液腺肿瘤性溃疡、口腔黏膜嗜酸性肉芽肿等。

以溃疡的基本病损表现为依据,对口腔黏膜常见疾病的鉴别见表2-1、表2-2。

同样思路,对口腔黏膜白色斑块、口腔大疱等基本病损表现为依据的常见口腔黏膜疾病鉴别可见于表2-3、表2-4。

所以,口腔医师首先应掌握口腔黏膜常见病损,认识分辨各种病损的特征,包括其分布部位、范围、颜色、外形、质地及基底情况等,对于正确诊断及治疗口腔疾病非常重要。其次口腔医师在临床工作中,要善于根据口腔黏膜常见病损的特征,观察和认识口腔黏膜疾病的"同病异症"和"异病同症"现象,才能提高鉴别诊断能力。

2. 口腔黏膜病的基本症状及其特点　患者主观觉察到的异常感觉或某些客观病理改变称为症状,亦称自觉症状。症状的轻重与原发病的性质、严重程度以及患者的感觉能力有关。

这里主要介绍口腔黏膜的六种局部症状。

(1) 疼痛(pain)

【定义】

疼痛为临床上最常见的症状之一。指机体对组织损伤或潜在损伤产生的一种不愉快的反应,这是一种复杂的生理心理活动。疼痛感又称痛觉,可以是单一感觉或由大脑皮质综合而成的复合感觉。

【临床表现】

疼痛可按照其持续时间、程度、性质分类。

1) 按照疼痛的持续时间可分为急性疼痛和慢性疼痛。

①急性疼痛:发生于创伤或手术后,有自限性,当组织损伤恢复后即减轻,若不减轻即可发展为慢性疼痛。在口腔黏膜病中常可见于带状疱疹、疱疹性口炎、腺周口疮等。

表 2-1 以浅溃疡为主要表现的常见口腔黏膜疾病的鉴别

病名	病因	好发年龄	易发部位及分布	口腔损害特征	局部症状	复发	全身症状
复发性口疮（轻型，疱疹样）	不明，多因素	青中年	非角化黏膜，散在分布	圆、椭圆形溃疡（黄、红、凹、痛），周边红晕，溃疡数少，单个~几十个	疼痛明显	反复发作	无或轻度不适
创伤性溃疡	局部刺激	中老年	舌、颊、腭黏膜多见	与创伤因子相吻合，沟裂状或片状，周边红晕或微白	疼痛或疼痛不明显	少	无
疱疹性口炎	单纯疱疹病毒感染	<5岁	角化非角化黏膜，成簇分布	溃疡数多，另可见水疱、红斑	疼痛	可有	发热乏力
带状疱疹	水痘-带状疱疹病毒感染	>50岁	单侧，沿三叉神经分布	溃疡成簇或散在，溃疡数多或融合成片，另可见水疱、红斑	剧痛，疱后后神经痛	无	发热乏力
手-足-口病	柯萨奇A16型病毒、肠道病毒感染	<4岁	口腔前庭、颊、舌，散在或成簇	溃疡数较少，另可见水疱、红斑	疼痛	无	低热,上呼吸道感染,指背,足底红斑
癌前病变	不明，如白斑、扁平苔藓、红斑等	中老年	舌、颊、腭多见	溃疡形态多种多样，但仍有原发病种的特有临床表现，无浸润	疼痛不明显	可有	无
白塞病	不明，自身免疫病	青中年	同轻型RAU	同RAU	疼痛明显	反复发作	典型的口腔、生殖器、皮肤和眼的症状
克罗恩病	不明，自身免疫病	15~35岁	颊、唇、牙龈、腭、咽部，尤其颊沟多见	溃疡表面突起，边缘肉芽增生，四周充血	疼痛不明显	反复发作	腹痛,腹泻,肠瘘,发热,乏力,消瘦
Reiter综合征	不明，与感染有关	年轻男性	腭、悬雍垂、颊、舌	溃疡表面突起，周边充血，少量假膜	疼痛不明显	反复发作	尿道炎,结膜炎,关节炎,皮肤黏膜损害

表2-2 以深溃疡为主要表现的常见口腔黏膜疾病的鉴别

病名	病因	年龄	病理	易发部位	口腔损害特征	局部症状	病期	全身表现
腺周口疮	不明,多因素	青壮年	血管炎变化	任何部位,颊、腭,悬雍垂多见	溃疡边缘不规则,深,表面肉芽,愈合后瘢痕挛缩	疼痛明显	1个月~数月	无
褥疮性溃疡	创伤	不定	炎性改变	颊、舌、唇	形状不一或裂沟状,周边突起增生,白色角化	疼痛或不明显	1个月	无
结核性溃疡	结核分枝杆菌	30~60岁	结核结节,干酪样物质	舌、腭、牙龈、唇	表面肉芽颗粒状,周围小结节可干酪融合后破溃,边缘不齐浅凹状,炎性浸润	疼痛或不明显	1个月	结核菌试验阳性,结核临床表现
三期梅毒	苍白螺旋体	20岁~	血管肉膜炎,巨噬细胞肉芽肿浸润	硬腭、软硬腭交界处,舌腭弓、舌背	穿凿性溃疡,缺损,洞穿;树胶样肿结节	疼痛	数月~数年	梅毒血清学试验阳性,其他梅毒临床表现
深部真菌病	真菌	20岁~	真菌感染病理表现(上皮坏死,微脓肿,菌丝,孢子)	唇口周,舌、腭、牙龈	不洁性、化脓性肉芽增生,单个或多发深溃疡	疼痛	1个月~长期迁延	脓液或组织真菌培养阳性,可有内脏感染表现
癌性溃疡	不明,创伤等	老年	相应癌细胞表现(异型性,核分裂象,基底膜破坏)	舌、腭、颊、牙龈、唇	典型菜花样;不典型菜花样有裂沟状溃疡,盘状溃疡,或火山口样溃疡,边缘浸润	疼痛或不明显	1个月~长期不愈	早期一般无全身表现
恶性淋巴瘤	不明	青、中年	R-S细胞;或淋巴组织细胞肿瘤性增生等	腭、咽、舌、口底、牙龈	增生红斑、肿块,口腔溃疡;表面污垢假膜,边缘增生突起	疼痛或不明显	1个月~长期不愈	淋巴结肿大,结外器官症状,发热
恶性肉芽肿	不明	20~50岁	非特异性坏死炎症	面中部:腭、牙龈	面中部进行性肉芽肿性深溃疡,可洞穿,毁容	不明显	1个月~长期不愈	鼻塞、血性分泌物,肉芽肿性溃疡

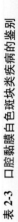

表2-3 口腔黏膜白色斑块类疾病的鉴别

病名	病因	年龄性别	病理	部位	基本损害特征	局部症状	病期	全身症状
白色角化病	长期局部机械或化学刺激	中年男性较多见	上皮过角化,棘层增厚	颊,唇,舌,腭	灰白,乳白色边界不清的斑块或斑片,质地无异常	无症状	较长	无
口腔白斑病	长期局部刺激因素;吸烟,念珠菌感染	中老年男性多见	上皮过角化伴异常增生;棘层增厚;固有层炎细胞浸润	颊,舌,唇,前庭沟,牙龈	白色斑块,多高出黏膜,粗糙稍硬,部分伴溃疡	木涩感,伴有溃疡者自发疼痛或刺激痛	长	无
黏膜下纤维性变	长期局部机械刺激;营养,免疫,遗传等因素	中年,男性,多于女性	上皮萎缩,固有层,黏膜下层胶原纤维变性	颊,腭,舌	斑块状苍白病损,或可扪及纤维条索,可伴溃疡	灼痛感,口干,味觉减退,进刺激性食物疼痛	长	无
口腔扁平苔藓	不明,精神,内分泌,免疫,感染因素有关	中年,女性多见	基底层液化变性;固有层淋巴细胞带状浸润	多左右对称,颊最多,其次舌,唇,牙龈,腭;	白色小丘疹组成线状花纹或白色斑块;部分可糜烂充血	多无症状或者刺激痛,糜烂者疼痛明显	较长	皮肤可出现紫红色多角形扁平丘疹,具有蜡样光泽,边界清楚
苔藓样反应	药物,化学品,口腔科材料,物理创伤	中老年多见	上皮浅层的淋巴细胞浸润	牙龈,腭	糜烂,充血,白色斑纹斑块,且伴有外放射状细纹	无	短	无
白色海绵状斑痣	遗传性或家族性疾病	任何年龄均可发病	上皮增厚,棘细胞空泡性变	颊,口底及舌腹	灰白色的水波状皱襞或沟纹	无	长	无
毛囊角化病	遗传或与维生素代谢障碍,内分泌素乱有关	儿童多见	上皮角化不良,棘细胞层可见异常角化细胞	唇,腭,牙龈多见,舌,颊也可见	肿胀,斑片状白色损害,可见糜烂	一般对光敏感,偶有瘙痒	长	无
Zinsser综合征	隐性性连遗传病	儿童期发病,儿平仅见男性	上皮萎缩,钉突消失,基底层黑色素增加	好发双颊或舌背	不规则红斑,白斑,白斑可呈疣状增厚	无特殊症状	长	指甲营养不良,皮肤萎缩,色素沉着
Withop Von Sallman综合征	常染色体显性遗传病	婴儿,儿童期发病	上皮不全角化,棘层增厚,空泡变性,可见"细胞内细胞"	颊,唇	光滑的乳白色斑块	无	短	球结膜黄斑,角膜泡沫状胶样斑

表2-4 口腔黏膜大疱类疾病鉴别

病名	病因	年龄、性别	口腔部位	病理	口腔损害特征	局部症状	尼氏征	病期	全身表现
天疱疮	自身免疫性疾病	40岁以上多见,女性稍多于男性	唇、颊、舌、口底	上皮棘层松解;上皮内疱	黏膜大疱,易破后形成糜烂、溃疡面,揭疱壁试验阳性	疼痛,影响进食等	阳性	无自限性	皮肤易摩擦部位出现大疱;发热,电解质紊乱,感染
瘢痕类天疱疮	自身免疫性疾病	中老年,男女比约1:2	口腔的任何部位,牙龈最多见,其次为硬腭、颊	无棘层松解,上皮下疱形成	剥脱性龈炎样损害,疱破后变为溃疡面,揭疱壁试验阴性	疼痛不明显	阴性	平均3~5年	皮肤可见疱状损,易瘢痕粘连
大疱性类天疱疮	自身免疫性疾病	老年人,无性别差异	口腔各部位	无棘层松解,上皮下疱形成	疱小,少,不易破;揭疱壁试验阴性	轻微疼痛	阴性	长	皮肤张力性大疱形成,疼痛轻微,多伴瘙痒
类天疱疮样扁平苔藓	自身免疫性疾病	中年	口腔各部位	基底层液化变性,结缔组织淋巴细胞浸润;上皮下疱形成	紧张性大疱;网状细小白色条纹,水疱散在分布	疼痛不明显	阴性	长	皮肤可见水疱透明紧张,扁平苔藓皮肤病损
副肿瘤性天疱疮	自身免疫性疾病,与肿瘤密切相关	老年人多见	口腔黏膜各部位	棘层松解可伴基底层液化变性	黏膜大疱,易形成糜烂和溃疡,揭疱壁为剥脱性病损	疼痛,影响进食等	阳性	无自限性	皮肤可见剥脱性水疱、红斑等,全身情况差
线状IgA大疱性皮肤病	基底膜线状IgA沉积为特点的自身免疫性疾病	儿童及中青年	多发于颊、舌、口周	表皮下水疱,基底膜区破坏	黏膜水疱,不易破,后疱壁不能被揭去	不同程度的瘙痒	阴性	短	疱疹性皮炎,张力性小疱/大疱
大疱性表皮松解症	皮肤结构蛋白的先天性缺陷	婴儿或成新生儿即发病	舌、腭、牙龈、咽喉	棘层松解,出现角质形成细胞;可伴基底层液化变性	黏膜大疱,易破溃疡,糜烂和溃疡	疼痛,影响进食等	阳性	无自限性	皮肤可见脱性水疱,愈合留有瘢痕,全身情况差
多形性红斑	药物、鱼、虾、蟹等过敏原	青壮年多发	唇、颊、腭、舌、口底等多药性损害	无棘层松解,上皮下大疱或细胞内疱形成	红斑、出血,殖器大疱,糜烂溃疡,唇部紫黑色厚血痂	剧痛	/	有自限性	大小红斑和虹膜状红斑;高热,全身不适,关节痛
药物变态反应性口炎	药物引起变态反应而发病	无年龄性别差异,可询问服药史	唇及颊、舌的前2/3部分多发,腭部亦常见	急性炎症,药物,上皮细胞内及细胞间水肿或有水疱形成	起始发红,偶有红斑,水疱,易破形成糜烂或溃疡	剧痛,易流血	/	2~3周	发热,恶心,呕吐;反复发作,常留有瘢痕

②慢性疼痛:指持续时间超过急性损伤或疾病的正常痊愈时间,间隔几个月或几年就复发的疼痛,也可简单定义为持续时间超过 6 个月的疼痛。慢性疼痛会影响生活质量的各个方面,并给就业、社会活动和人际关系带来困难。口腔黏膜病中常可见于灼口综合征等。

2) 按照疼痛的程度可分为微痛、轻痛、甚痛和剧痛。

①微痛:似痛非痛,常与其他感觉复合出现,如痒、酸麻、沉重、不适感等。

②轻痛:疼痛局限,有躯体的疼痛反应。

③甚痛:疼痛显著,躯体的疼痛反应较强烈。

④剧痛:疼痛难忍,躯体的疼痛反应强烈。

3) 按照疼痛的性质可分为:钝痛、酸痛、胀痛、闷痛、锐痛、刺痛、切割痛、灼痛、绞痛等。

【与口腔黏膜疾病相关的疼痛表现】

疼痛可以作为某种口腔黏膜疾病的症状之一表现出来,如复发性口腔溃疡、口腔扁平苔藓的溃疡、糜烂表现出来的疼痛;躯体的疼痛也可以作为一种疾病而成为主要的诊疗内容,这类疼痛多为慢性疼痛,例如口面部痛。口面部痛又分为神经损害性(如三叉神经痛、舌咽神经痛)、继发性(例如茎突舌骨综合征、翼钩综合征、心肌梗死前综合征等)、牵涉性(例如牙源性的口面部痛、鼻窦病的口面部痛等)、心身性口面部疼痛、口腔灼痛综合征和发作性面痛等;疼痛还可作为系统性疾病的口腔症状之一,例如维生素 B_2、烟酸、维生素 C 等缺乏时可致口角炎、唇炎、舌炎及牙龈炎等,此时黏膜充血水肿,舌乳头萎缩,甚至形成溃疡,表现相应受损部位的灼痛、触痛甚至自发痛。

口腔黏膜疼痛根据病因可分为原发性、继发性和牵涉性。原发性口腔黏膜疼痛是由直接机械性或化学性刺激一个或多个位于口腔的痛觉感受器,从而引起口腔黏膜组织所感受的疼痛,如创伤性口腔溃疡等。继发性口腔黏膜疼痛是由于疼痛传导途径的某一部位受到刺激而致口腔组织的疼痛,例如颅内肿瘤压迫三叉神经传导的中枢部分而引起其周缘支分布区的疼痛。牵涉性口腔黏膜疼痛是致痛部位远离疼痛发生部位的疼痛,例如心脏病疼痛时牵涉的左侧下颌部疼痛。

了解疼痛部位、病程,区别疼痛性质并结合局部及全身检查,可为口腔黏膜病的诊断及治疗提供重要线索。

【疼痛的检查与评估】

评估疼痛是治疗疼痛的第一步。准确及时的疼痛评估可以给临床治疗提供必要的指导和帮助,是疼痛治疗必不可少的一步。目前,对痛觉的检查尚无确切的方法,除在临床上用针刺激皮肤黏膜表面同时观察患者反应外,尚可用脑电图的快波或慢波来判断,此外,也可以采用微电刺激仪来测定复合动作电位来判断疼痛。根据文献报道,目前评价疼痛的主要方法有如下五种。

1) 视觉模拟评分法(visual analogue scale,VAS):最常用的疼痛评价方法。国内临床上通常采用中华医学会疼痛医学会监制的 VAS 卡,该卡是一线形图,分为 10 个等级,数字越大,表示疼痛程度越高,疼痛评估时用直尺量出疼痛强度数值即为疼痛强度评分。

2) 数字分级法(numerical rating scale,NRS):由 0~10 共 11 个数字组成,请患者用 0~10 这 11 个数字来描述他的疼痛强度,数字越大疼痛程度越高。此法类似于 VAS 法,NRS 适用于文化程度相对较高的患者,具有较高信度与效度,易于记录。

3) WHO 将疼痛程度划分为 5 个等级。0 度:不痛;Ⅰ 度:轻度痛,为间歇痛,可不用药;

Ⅱ度:中度痛,为持续痛,影响休息,需用止痛药;Ⅲ度:重度痛,为持续痛,不用药不能缓解疼痛;Ⅳ度:严重痛,为持续剧痛伴血压、脉搏变化。

4)McGill 疼痛问卷法(McGill pain questionnaire):该方法是根据患者的疼痛主诉来判断疼痛的强度。0级:无疼痛;Ⅰ级(轻度):有疼痛但可忍受,生活正常,睡眠无干扰;Ⅱ级(中度):疼痛明显,不能忍受,要求服用镇痛药物,睡眠受干扰;Ⅲ级(重度):疼痛剧烈,不能忍受,需用镇痛药物,睡眠受严重干扰可伴自主神经紊乱或被动体位。该方法简单易懂,但主观性大。

5)表情评分法(Wong-Baker 面部表情量表法):用6种面部表情——从微笑、悲伤至痛苦得哭泣的脸谱图画来表达疼痛程度的方法。疼痛评估时要求患者选择一张最能表达其疼痛的脸谱。这种评估方法简单、直观、形象、易于掌握,不需要任何附加设备,特别适用于急性疼痛者、老人、儿童、文化程度较低者、表达能力丧失或认知功能障碍者。

(2)粗糙(roughness)

【定义】

粗糙是指口腔黏膜局部不光滑,导致患者进食、吞咽、发音或舌体接触时的主观不适感。口腔黏膜的粗糙感主要是由上皮过度角化引起的。

【临床表现】

可以引起口腔黏膜粗糙感的疾病主要有以下三种。

1)口腔扁平苔藓的基本病损:由小丘疹连成的线状白色、灰白色花纹。可组成网状、树枝状、环状、半环状、条纹状、斑块状等多种形状。大多数病损左右对称。患者自觉黏膜粗糙、木涩、烧灼感、口干。遇刺激性食物时,病损局部更加敏感、灼痛。

2)口腔白斑病的基本病损:患者可无症状或自觉粗糙、木涩,较周围黏膜硬。①斑块状白斑:呈均质状斑块,界清,平或稍高出于黏膜,触之柔软,患者多无症状或有粗糙感;②皱纹纸状白斑:边界清楚,表面粗糙,但触之柔软,患者自觉粗糙不适,刺激痛;③颗粒状白斑:白色病损呈颗粒状突起,表面不平整,患者自觉刺痛;④疣状白斑:表面粗糙呈刺状或绒毛状突起,质稍硬;⑤溃疡状白斑:增厚的斑块状上有糜烂或溃疡,患者感疼痛。尤其是颗粒状、皱纹纸状白斑患者会明显感觉黏膜粗糙。粗糙症状常常是患者发现疾病及就诊的主要原因。

3)口腔白色角化病的基本病损:呈灰白、浅白或乳白色的边界不清的斑块或斑片。可发生在口腔黏膜的任何部位,以颊、唇、舌部多见。烟碱性口炎发生在硬腭黏膜及其牙龈,呈弥漫性分布的、伴有散在红色点状的灰白色或浅白色病损,多由于长期吸烟造成,因而又称为烟碱性(尼古丁性)白色角化病。烟碱性口炎患者可有干涩、粗糙等自觉症状。

(3)牵拉(limitation of motion,LOM)

【定义】

牵拉是指口腔病损或炎症刺激肌肉组织造成肌肉挛缩,或者口腔黏膜下纤维组织变性,使得口腔活动不顺畅。

【临床表现】

可引起口腔黏膜牵拉感的疾病主要有以下三类。

1)溃疡性疾病:例如复发性口腔溃疡、白塞病等。细菌很容易从溃疡处侵入深部组织,引起感染反应,刺激到肌肉组织时引起肌肉挛缩,特别是刺激到开闭颌肌群时会造成张口受限。

2）口腔黏膜斑纹类疾病：口腔黏膜下纤维性变、白斑、口腔扁平苔藓等。例如口腔黏膜下纤维性变，在黏膜组织中出现胶原纤维变性蓄积以及血管闭塞、密度下降，使得在口腔活动中有不顺畅的感觉。

3）医源性病损：例如在行下牙槽神经阻滞麻醉时，针头损伤翼内肌和翼下颌韧带，或拔牙后感染，使得肌纤维等局部组织充血、肿胀，亦是引起牵拉感，甚至张口受限的原因。

（4）麻木（numbness）

【定义】

麻木是指身体某部为肌肤感觉减退或消失、感觉发麻，对刺激反应不敏感或丧失感觉，为神经受损或感觉异常。中医认为：麻，为肌肤蚁走感，或如触电感；木，为皮肉不仁，有木厚感。由气血俱虚，经脉失于濡养，或气血凝滞，经络失畅，或寒湿痰瘀留阻脉络所致。

【临床表现】

口唇、舌尖等是口腔中易发生麻木的主要部位。口腔黏膜出现麻木主要与以下四点有关。

1）神经损伤：大多都是致病因素作用于神经系统而致。例如口腔黏膜单纯疱疹、白塞病等会造成神经损伤，引起相应部位的麻木。舌尖、硬腭黏膜烫伤也可引起麻木症状。其他例如肿瘤、外伤、炎症等造成的神经损伤亦会引起黏膜麻木。

2）血脂、血糖、血压增高：因血流缓慢、血黏度增高，微循环改变、局部供血不足或脑供血不足引发舌尖麻木。

3）脑卒中先兆：突然感到肢体麻木或一侧面部麻木，或舌、唇发麻，或一侧上下肢发麻；动作不灵活、突然说话不清楚或听不懂他人说话的意思；嘴角歪斜、流口水、头晕或站不稳甚至要晕倒；嗜睡及无法解释的头痛等，都是脑卒中先兆。

4）药物及食物过敏：某些药物例如庆大霉素、链霉素也会引起舌尖和唇发麻。有人进食菠菜或服某些中药（特别是汤药）会出现口唇发麻。

（5）厚重（thickness and swelling）

【定义】

厚重即厚重黏腻感，是口腔黏膜，特别是表现在舌苔的一种特殊症状。口腔或全身发生病变时会出现舌苔厚重等症状，而罹患腺性唇炎时也会出现厚重感。舌苔厚，也是中医的症状名，厚苔多见于里证，薄苔多见于表证。

【临床表现】

口腔黏膜疾病导致口腔黏膜红肿、硬韧，伴有厚重症状，例如腺性唇炎可触及唇部腺体肿大硬韧，唇部黏膜面可见针头大紫红色中央凹陷的导管开口，有黏液性或脓性分泌物溢出，扪诊有粟粒样结节；又例如肉芽肿性唇炎和良性淋巴组织增生性唇炎等口腔黏膜疾病均有厚重症状出现。

口腔黏膜的厚重黏腻感常与舌苔厚腻有密切关系。现代医学认为舌苔的形成，主要为丝状乳头的分化。丝状乳头的末梢分化成"角化树"，在"角化树"分枝的空隙中，常填有脱落的角化上皮、唾液、细菌、食物碎屑及渗出的白细胞等，组成正常的舌苔。口腔黏膜的局部感染或炎症引起的糜烂、溃疡、假膜等病损可伴随舌苔的厚重，而 B 族维生素缺乏易导致舌苔厚重。舌苔厚重还经常会导致口腔异味，甚至出现口臭。

中医认为舌苔是胃之生气。正常的舌苔为薄白一层，苔嫩而不厚，干湿适中，不滑不燥。

苔厚多属病邪较盛,并已入里;或有胃肠积滞;或有痰湿。苔越厚表示邪越盛,病情越重。苔腻多属脾虚湿盛、痰饮、湿浊、食滞等。苔黄多属阴虚火旺、痰湿阻滞、外感风热。苔干多属脾不生津、阴虚火旺。舌苔还能反映出胃气的有无,能形成舌苔反映出患者胃气尚存,反之,少苔则表示机体正气不足,无苔则示胃气大虚,缺乏生发之机。舌面上有不规则的舌苔剥脱,剥脱处光滑无苔,称为花剥苔,多属胃的气阴不足。舌红苔黄厚而干,为气分热盛伤阴。苔白厚腻,边有齿痕,脉细数,多见于脾虚湿盛、痰饮、湿浊、食滞。舌苔白厚堆积如粉,可见于瘟疫初起或有内痈,脉浮滑。

(6) 味觉异常(abnormalities of taste)

【定义】

味觉异常是一种常见的口腔病症。是指在饮食时主观感觉口舌味道异于正常人,有苦、淡、酸、甜、咸等感觉,也可表现为进食无味、味觉减退或味觉完全丧失。

【临床表现】

味觉异常的主要表现有口苦、口涩、口甜、口淡、无味。味觉异常与局部和全身因素密切相关。炎症、营养缺乏、药物、手术及外伤等均有可能引起舌体本身感觉异常,或由传入神经的疾患或功能障碍引起味觉障碍。

常见病因如下。

1) 物理性损伤因素:过烫的食物刺激味蕾造成损害,使味蕾在短期内不能正常辨别味觉,这种症状一般可以自行缓解,无须作进一步处理;放射治疗也可破坏味蕾影响味觉。

2) 唾液量不足:正常唾液量可以使味觉物质分子与味蕾保持接触,并保护黏膜,防止味蕾萎缩。当唾液量不足时,味物质不能到达味蕾感受器,因此影响正常味觉。常见于口干症、干燥综合征的患者。

3) 营养缺乏:锌和维生素 A 都是味觉感受器中味细胞的重要合成物质,锌的缺乏会导致味觉感受器内感受味觉的受体蛋白不能顺利合成,而维生素 A 的缺乏会导致味细胞不能正常代谢合成,从而影响对味觉的感受。铁缺乏会导致味蕾萎缩、受体数量减少以致神经兴奋和信息传递的减弱,最终导致味觉阈升高,常见于缺铁性贫血。

4) 口腔黏膜感染和炎症:口腔黏膜发生病原体感染或炎症时,因舌黏膜溃疡、糜烂、舌苔增厚,味觉可暂时减退。念珠菌可侵袭味蕾产生味觉抑制物质引起味觉障碍;另外大部分白色念珠菌感染的患者会出现唾液减少,从而间接影响味觉。

5) 神经损伤:面神经麻痹、听神经瘤、脑出血所致的神经损伤以及中耳手术可能引起的鼓索神经损害等,均可引起味觉传导路径障碍,从而影响味觉感受。

6) 长期服用某些药物:药物引起的味觉感受是由于唾液中含有该药物及其分解产物所致。例如血管紧张素转化酶抑制剂等抗高血压药物、抗甲状腺疾病药物、卡托普利、伊曲康挫等。

7) 增龄性改变:随着年龄的增长对味觉的敏感性呈下降趋势。也有更年期味觉丧失或障碍的报道。

8) 全身性疾病:例如灼口综合征、帕金森病、糖尿病、肝硬化、脑外伤、胃肠切除、晚期肿瘤等可引起味觉异常。心理性疾患,如假性抑郁症、精神创伤及癔病,也可引起味觉异常。

9) 特发性味觉异常:无明确原因的味觉异常可归于此类。

【味觉检查】

常采用味觉阈检测法。该方法是让受试者品尝一系列浓度逐渐增加的有味溶液,并说出感觉,能感知味道时的最低浓度称为味觉感知阈,能识别溶液属于哪一种基本味道时的最低浓度称为味觉识别阈。

除了味觉阈之外,唾液的流量及流速对味觉也有相当大的影响,唾液流量的测定可分为混合性全唾液收集及腮腺唾液收集。

(二) 以疾病为中心的症状研究

口腔黏膜病的临床症状复杂多变,病种繁多,有常见多发病,也有少见罕见病,临床上还常出现同病异症,或异病同症的现象;有的口腔黏膜病损为口腔黏膜固有疾病,有的则为全身疾病的口腔表征,在各科临床中均可能遇到。教材和相关专著的章节划分大多以病因、病理、器官、系统病种为线索编排,在临床实践中遇到相同症状体征时,常常抓不住要点,容易混淆,以致耽误治疗。为此,本节将从综合征症状、病程症状及预后症状三个部分进行研究,以资诊断、鉴别诊断和判断预后所用。

1. 综合征症状研究　综合征(syndrome)一词来自古希腊文,是指特定的相互关联的一组临床表现的症候群。在各种病理过程中,当出现一个证候时,同时或先后会伴有另外几个证候,这一群定型的证候统一起来被称为综合征。

一些综合征的症候群包括口腔黏膜的相应病损,例如口腔溃疡、黏膜大疱、色素沉着及畸形等。某些口腔黏膜的病损则是综合征早期的标志性临床表现。例如白塞病的首发症状70%～99%为口腔溃疡。又例如干燥综合征患者早期仅仅表现轻度的口干症,或者萎缩性舌炎、念珠性口炎。

由于口腔位置表浅,出现症状易被发现,所以能为综合征的早期诊断提供重要依据。但是,综合征往往涉及多系统损害,临床表现多样,许多综合征至今病因不明,机制不清,如果口腔科医师对综合征认识不清,就很可能将综合征的口腔表现误认为是普通口腔疾病的固有症状,从而延误综合征的诊治。

以临床症状为中心的综合分析是口腔科医师正确诊断综合征的重要依据。综合征临床表现错综复杂,早期症状常常不典型,综合征症状也不会全部表现出来,一些综合征全部症状出现的时间可能间隔长达数十年,因此在综合征症状隐匿期,很可能现象掩盖本质,易造成误诊。

例如白塞病患者几乎全身各系统多脏器均可受累,除了临床的主要特征性症状——口腔、眼、生殖器、皮肤病损外,还可能发生心血管、神经系统病损、动脉瘤、肾性高血压、咯血、步履及言语障碍,这些病症发生概率虽小,但可能危及生命。白塞病的初始病损常常表现为复发性的口腔溃疡,而其在临床上发现动脉瘤的间隔时间可长达20多年。所以综合征的诊断需要全面分析。例如白塞病有反复口腔溃疡并有以下4项中2项以上者,可诊断为白塞病,①反复外阴溃疡;②眼病变:前和/或后葡萄膜炎、视网膜血管炎;③皮肤病变:结节性红斑、假性毛囊炎或丘疹性脓疱;④针刺试验阳性,但还需除外其他疾病。

又例如川崎病(Kawasaki综合征),发热为诊断必备条件,以下症状满足4项即可诊断:①手足硬性肿胀,指(趾)端红斑脱皮;②多形性红斑;③眼结膜充血;④唇干裂、杨梅舌、口腔黏膜弥漫性充血;⑤非化脓性颈淋巴结肿大。

再如灼口综合征目前尚无统一诊断标准,患者有舌或口腔黏膜的灼痛症状时,需要在排除口腔及全身的器质性疾病、排除内因性精神障碍后方能诊断,此属于排除性诊断。

绝大部分综合征可以依据临床症状进行诊断,但是倘若临床资料收集不全面,对患者的病情观察不细致,综合分析不到位,则不易作出诊断。

另外,有些综合征属少见病、罕见病。对于大多数口腔医师来说,因为对这些罕见疾病不了解,成为难以诊断的疑难疾病。但是只要了解这些少见罕见疾病的症状,还是可以作出正确诊断的。例如下颌-面骨发育不全综合征是一种罕见的先天性综合征,发病率仅为1/10 000,出生后有明显的口腔颌面部及全身畸形体征,常伴有唇腭裂、牙列不齐、眼睑倾斜、外鼻面骨发育不全、眶下缘薄、上颌骨发育低下、上颌窦偏小、腭穹高拱、小颌畸形等症状。口腔医师只要了解了该病的先天性面部畸形特征,并且检查到其他发育缺陷作为诊断依据,还是能够正确诊断该病的。

要将整体观念贯穿于整个临床思维和操作之中。对于综合征病史采集特别需要全面系统、真实可靠,反映疾病的动态变化及个体特征。症状是病史的主体,询问症状的特点及演变情况,对于形成诊断有重要作用。在病史采集的基础上,口腔医师应对患者进行全面、有序、重点和规范的体格检查。不能因为患者就诊于口腔门诊,就忽略对全身其他系统的关注。在体格检查过程中,要注意核实和补充病史资料,发现的阳性体征和阴性表现,都可能成为诊断疾病的重要依据。此外,由于社会心理因素在致病过程中起着重要作用,所以除了仔细查体外,口腔医师还要注意患者的心理状态,判断患者的心身健康水平、有无心理障碍等。应选用特异性强敏感度高的临床诊断适宜技术进行检测,并对上述资料进行综合、归纳分析、去粗取精、去伪存真、将各方面资料有机综合,形成初步印象和诊断。经过临床实践验证的初步诊断,可以成为最终诊断。对于一时难于确诊的病例,可以进行诊断性治疗,但需慎重,并追踪病程,仔细诊察,通过治疗效果来反证初次诊断的正确性。

总体而言,口腔医师只有首先掌握综合征的特有症状及诊断标准,遵循疾病诊断原则及步骤,进行详细的病史询问、体格检查、实验学检查,综合分析,才能作出正确的诊断和治疗。

2. 病程症状研究　口腔黏膜病的病理改变及临床表现复杂,不同的疾病会有相同的症状,相同的疾病在不同的病程又可能有相同的症状,因此,除了对"异病同症"需要通过鉴别诊断来正确区分疾病之外,还应该十分重视因"同病异症"带来的病程症状研究。

例如,口腔扁平苔藓的病程往往首先表现为口腔黏膜的白色网纹状改变,患者有粗涩感、紧绷感;而后可以出现糜烂,或溃疡,或水疱,患者有疼痛感;随着病程发展,反复充血糜烂后可以出现瘢痕形成,也可表现为黏膜萎缩。由于口腔扁平苔藓的癌变与反复出现糜烂,或溃疡,或水疱有关,因此掌握其病程症状,尽量减少出现糜烂,或溃疡,或水疱等急性症状,争取病程处于稳定状态,对于提高疗效,降低癌变率具有积极意义。

又如,复发性阿弗他溃疡的早期症状往往溃疡较少(1~2个)、间歇期较长(数月)、疼痛较轻、愈合期较短,发生部位往往在口腔前部;随病程延长,溃疡的数量增加、间歇期变短、疼痛较重、愈合期延长,发生部位往口腔后部延伸。虽然复发性阿弗他溃疡没有癌变的报道,但是掌握其病程症状特征,可以为判断患者的疾病轻重以及选择治疗药物的依据。

再如,副肿瘤性天疱疮的早期症状往往表现为口腔黏膜的大面积糜烂,与天疱疮、药敏性口炎、糜烂型口腔扁平苔藓的某个病程并无二致。但是,随着病程进展,在用于治疗天疱疮、药敏性口炎、糜烂型口腔扁平苔藓等疾病的糜烂症状的有效药物在该疾病的治疗中没有应答时,应该考虑到患副肿瘤性天疱疮的可能,需要进一步做相关免疫检查和PET-CT等检查,往往能够发现隐匿性较强的纵隔肿瘤或腹膜后肿瘤。掌握这种病程症状,对于破解口腔黏膜疑难病症,提高患者生存率无疑有重要意义。

还有,梅-罗综合征患者的病程往往从一侧唇部肿胀开始,随后发展为全唇肿胀、厚实,或有半侧颜面肿胀。病程中可能出现面瘫,伴沟纹舌、地图舌改变。掌握其病程症状,对于正确诊断和治疗有临床意义。

白塞病为慢性疾病,易治疗,但其缓解与复发可持续数周或数年,甚至长达数十年,在病程中可能发生失明、腔静脉阻塞、瘫痪,累及神经系统、血管、胃肠道偶可致死。

赖特尔综合征(Reiter syndrome,RS)有自限性,2~6个月症状有望消退,但有复发倾向。

天疱疮中寻常型是预后最差的类型,它的缓解程度与病情的严重程度和治疗的早期反应有关,因此应及早治疗,多数患者的病情能获得缓解。天疱疮最多见的死亡原因是继发感染,因此应注意抗生素的合理应用,尽量避免糖皮质激素、免疫抑制剂的不必要超量使用。

所以,口腔医师不仅需要检查就诊当时的口腔表征和其他相关体征,还仔细追问病史和患者的初发症状,进行初发症状和当前症状的比较;把握各种疾病的病程特征,从病因、病理、症状、体征、好发年龄、易发部位、复发情况、预后等方面进行把握;要采用血液学检查,血清铁、叶酸、维生素 B_{12} 测定,血清免疫标志物检查;血清免疫球蛋白含量测定、淋巴细胞亚群分类等免疫学检查;活体组织检查;白色念珠菌鉴定等微生物学检查;以及应用口腔黏膜荧光筛查仪等仪器设备进行辅助检查。然后综合资料,认真分析,判断患者所处的病程阶段,并且依此实际情况制定诊治计划。

3. 预后症状研究 以疾病为中心的症状研究不仅对于诊断治疗疾病相当重要,对于预测疾病的可能结局亦具有重要意义。

(1) 根据诊断要点作出明确的诊断,是正确判断预后的第一步。同一种疾病,由于患者个体差异、临床症状的不同、接受治疗的早晚等诸多不同因素,预后也可以有很大的差别。对于可能提示预后的症状的研究,可以为疾病预后提供信息。

例如,盘状红斑狼疮的预后通常较好,全身系统受累者较少见。未治疗的盘状红斑狼疮皮损倾向于持续存在,经过治疗,伴有少许鳞屑的损害可在1~2个月内完全消失,伴有较多鳞屑的慢性损害和一些瘢痕消退较慢。盘状红斑狼疮发展成系统性红斑狼疮的危险性约有6.5%,而播散性盘状红斑狼疮的患者发展成系统性红斑狼疮的危险性为22%,远远高于局限性盘状红斑狼疮的1.2%。在40岁以前罹患盘状红斑狼疮的女性,若伴组织相容性类型为HLA-B8者,其向系统性红斑狼疮发展的危险性增高。当盘状红斑狼疮患者出现原因不明的贫血、血沉增快(>50mm/h)、高 γ 球蛋白血症、肾病、关节病症状、抗核抗体滴度≥1:320、可溶性IL-2受体水平升高时,提示盘状红斑狼疮可能进展为系统性红斑狼疮。盘状红斑狼疮还有0.5%~4.83%的可能发生癌变。癌变部位多位于下唇唇红边缘,男性多于女性。因此,掌握并及早发现盘状红斑狼疮患者的这些症状,对于判断患者演变为系统性红斑狼疮或发生癌变的可能性大小有重要意义。

(2) 同一种疾病,预后症状有很大的差别,不同的疾病更有着不同的预后和转归。例如坏死性龈口炎,早期发现及时治疗,预后良好;急性期未及时治疗,坏死就会向邻近的口腔黏膜及深层组织蔓延,在全身抵抗力急剧下降、同时合并产气荚膜杆菌感染时,大量坏死组织脱落,进一步可造成面颊部穿通性缺损,导致走马疳,愈合后可留有颜面部畸形、瘢痕;治疗不及时则病情发展迅速,可导致患者死亡。因此,掌握并及早发现患者的这些预后症状,对于指导制订积极的治疗方案,改变患者预后有重要意义。

属于癌前病变范畴的口腔黏膜病的病程发展和转归是患者最为关心和国内外学者研究的热点。国内外的研究资料均显示,口腔白斑的癌变率为 4%~40%,扁平苔藓的癌变率为 3%~10%,黏膜下纤维性变也有一定的癌变率。占口腔癌 90% 的鳞状细胞癌患者绝大多数都有癌前损害阶段,因此,研究掌握这些疾病的预后症状,是提高口腔黏膜癌前病变的诊疗水平、降低口腔癌的发病率的前提。目前,检测癌变标记物的研究,就是一种很有开发前途的预后诊断方法。已经进入我们视野的口腔黏膜癌变标志物有人端粒酶逆转录酶(hTERT) mRNA、p53 蛋白、增殖细胞核抗原、FHIT、ATM、Fas、FasL、CD44V6、内皮素 1、p16、bcl-2、p21WAF1 等。随着人类基因组研究计划的进展,以基因组学和蛋白组学为癌变标记物群的研究提供了良好的技术平台。近年来采用基因芯片技术研究癌变过程中的可疑致癌基因群,发现有 30 多个基因可能与口腔白斑癌变有关。因口腔唾液成分与血清类似,所以唾液作为样本进行以上分析,可以避免活体组织检查和抽取静脉血的创伤性,从而大大提高依从性和可重复性。对脱落细胞的深入研究亦有可能取得相同效果。这些研究方法,有助于口腔黏膜病癌变的病程监测,掌握这些与疾病预后有关的信息,可以帮助口腔医师选择适当的治疗方案,对于阻断癌变进程,改善预后有重要作用。

此外,针对可能影响患者预后的因素,有些改变可以影响预后症状。例如对患者宣教,使其正视疾病、改变不良习惯、积极配合治疗,都可能减轻对口腔黏膜病不利的预后症状。对于口腔医师而言,以下各项是减轻口腔黏膜病患者预后症状的关键环节。

1) 明确诊断:通过详细询问病史、完整的专科检查和鉴别诊断则可作出临床诊断,某些疑难病例或怀疑恶变的要通过病理检查来确诊。

2) 明确治疗的目标,制订合理治疗方案。

3) 清除诱因和致病因子,指导患者戒除不良习惯和嗜好,解除患者的恐癌心理和心理焦虑。

4) 了解患者全身情况,通过不同学科间的合作,积极治疗全身系统疾病。

5) 加强与患者沟通,告知患者疾病性质、治疗方法,以及用药最佳时间,说明药物可能引起不良反应或并发症。

6) 要求患者及时复诊,定期复查。尤其是癌前病变患者要求其 3~6 个月随访 1 次。早期控制,防止恶化。

综上所述,早期发现、早期诊断、早期治疗是改善预后症状的前提。致病因子、发病机制、病原性质、病理分期、临床类型、症状表现、病变程度、病情缓急、受损部位、疾病诱因、是否自限、遗传因素、个体差异、年龄性别、诊疗时机、治疗手段、并发症、护理水平、免疫状态、患者精神状态等均是影响预后症状的重要因素。口腔医师有必要掌握预后症状及其影响因素,以改善患者预后,预防疾病的恶化或并发症。

二、口腔黏膜病的中医基本证候

口腔黏膜病学和中医学的关系密切。我国现存最早的中医学理论专著《黄帝内经》(图 2-41)就已经记载了口、齿、唇、舌的大小,提出了口腔组织与人体脏腑之间的生理相互依存性和病理相互影响性,创立了统一整体观的治病思想。例如,提出了"口唇者,脾之官也""脾病者唇黄",指出肾、脾、心、膀胱、小肠等脏腑功能异常;风、热、寒等外邪侵袭,精神情志失调,饮食失宜与口腔黏膜病有关,提出了"丹谷不成,民病口疮""多食酸,则肉胝胸而唇揭"等是引起口腔黏膜病的病因。对于口腔黏膜病的病症记载方面,描述了口糜、唇揭、啮唇、舌烂、舌强、舌痿、啮舌、啮颊、口疮等症状,并对系统性疾病的口腔表征以及辨舌进行了描述,开创了中医对口腔黏膜病辨证施治的先例。

李时珍的《本草纲目》(图2-42)对唇、口、舌有专论,他将唇病分为8候;口病分为4候;舌病分为11候。在药物的主治与附方方面收集了防治口腔疾病的药物500多种,方剂440余首。其中涉及的口腔黏膜病的辨证、治法、剂型、卫生保健等论述,至今仍有重要的参考价值。

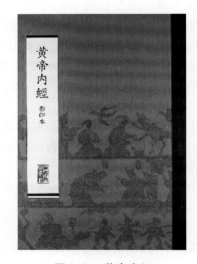

图 2-41 黄帝内经

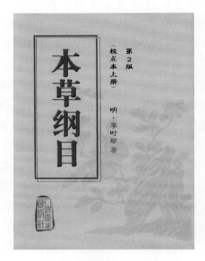

图 2-42 本草纲目(李时珍)

归纳祖国医学的记载和现代中医药学对口腔黏膜病的研究成果,涉及口腔黏膜病症的主要中医证候有湿热证、血瘀证、气滞证、实热证、气虚证、阴虚证等六种。

(一) 湿热证

【病因病机】

湿热,为致病因素。属于六淫风、寒、暑、湿、燥、火(热)中的两邪。

湿热证,是指湿热蕴结体内,脏腑经络运行受阻,可见全身湿热症状的病理变化。湿热证是由于感受湿热秽浊之邪,或脾胃不健、湿热内蕴而成的"湿遏热伏"、"湿热交蒸"病变的概称。多因外感邪气,或素嗜酒酪,伤及脾胃,脾失健运,湿热交阻所致。

所谓湿,即通常所说的水湿,它有外湿和内湿的之分。外湿属于外邪,称为湿邪,多由于气候潮湿或涉水淋雨或居室潮湿,使外来水湿入侵人体而起,其致病具有重浊、黏滞、趋下特性。内湿是一种病理产物,与脏腑功能失调有关。

热,也是一种邪气,具有炎热升腾特性,称为火热之邪。热也可以因机体脏腑功能失调产生,称内热。火热之邪侵犯人体或机体脏腑功能失调产生内热时也可导致热证。热证是感受外邪,或人体机能活动亢进,阳盛阴衰的证候。

湿热证的形成有四个方面原因:①感受外邪;②饮食不节;③脾胃失健;④思情志因素。

上述病因在不同的个体会引起不同的湿热证,如肝胆湿热证、脾胃湿热证、大肠湿热证、膀胱湿热证、湿热痹证等。

【临床表现】

湿热证的一般表现为头身困重,发热多在午后明显,且身热不扬,并不因出汗而减轻;舌苔黄腻(图2-43),脉数。因湿热所在部位不同而具体表现有所差别:在皮肉则为湿疹或疮疱;在关节筋脉则局部肿痛。但通常所说的湿热多指湿热深入脏腑,特别是脾胃的湿热,可见脘闷腹满、恶心厌食、大便溏稀、尿短赤、脉濡数;其他如肝胆湿热表现为肝区胀痛、口苦食欲差,或身目发黄,或发热怕冷交替、脉弦数;膀胱湿热见尿频、尿急、涩少而痛、色黄浊;大肠湿热见腹痛腹泻、甚至里急后重,泻下脓血便、肛门灼热、口渴。

可见到湿热证的口腔黏膜病有复发性阿弗他溃疡、口腔扁平苔藓、白塞病、干燥综合征、多形性红斑、原发性疱疹性口炎、手-足-口病、带状疱疹、天疱疮等。

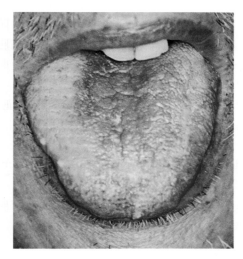

图2-43 湿热证临床表现——舌黄苔腻

(二)血瘀证

【病因病机】

产生血瘀证的原因很多,主要包括五种。

1. 外伤、跌扑等损伤造成体内出血,离经之血未能及时排出或消散,蓄积在体内形成瘀血。

2. 气滞导致血行不畅而形成瘀血。

3. 血寒而致血脉凝滞。

4. 血热而致血液壅聚、血液受煎熬浓缩而成瘀血。

5. 气虚推动无力导致血行缓慢而形成瘀血。

瘀血阻塞络脉,气血运行受阻,以致血涌络破而见出血。由于瘀血停聚体内不除,堵塞脉络,成为再次出血的原因,故其出血特点是出出停停、反复不已;瘀血内阻,气血运行不畅,肌肤失养,因此面色黧黑,皮肤粗糙如鳞甲,甚至口唇爪甲紫暗。瘀血的部位不同,临床表现也不一样。瘀阻皮下,则皮下见瘀斑;瘀阻肌表络脉,皮肤表面出现丝状如缕;瘀阻肝脉,则见腹部青筋外露;瘀阻下肢,则见小腿青筋隆起、弯曲,甚至蜷曲成团;瘀血内阻,新血不生,妇女可见闭经。舌紫暗,脉细涩为瘀血常见之象。

【临床表现】

疼痛如针刺、刀割,痛有定处而拒按,常在夜间加剧。肿块在体表者,色呈青紫;在腹内者,坚硬按之不移,又称为癥积。出血反复不止,色泽紫暗,或大便色黑如柏油。面色黧黑,肌肤甲错,口唇爪甲紫暗,或皮下紫斑,或肌肤微小血脉丝状如缕,或腹部青筋外露,或下肢青筋胀痛。妇女常见闭经。舌质紫暗(图2-44),或见瘀斑、瘀点,脉象细涩,总之以痛、紫、瘀、块、涩为特点。

口腔黏膜病中血瘀证和气滞证常共同致病。

(三)气滞证

【病因病机】

气滞证是指某一脏腑或某一部位气机阻滞、运行不畅所表现的证候。以胸胁脘腹胀闷

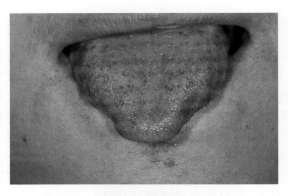

图 2-44 血瘀证临床表现——舌质紫暗
（南京大学医学院附属口腔医院供图）

疼痛,时轻时重,走窜不定,胀痛常随太息、嗳气、肠鸣、矢气而减,脉弦等为常见症的证候。治疗以行气为主。

引起气滞的原因很多,如情志不舒、饮食失调、感受外邪或外伤闪挫等均可引起气机阻滞。此外,痰饮、瘀血、宿食、蛔虫、砂石等病理物质的阻塞,也可使气的运行发生障碍而致气滞。阳气虚弱,阴寒凝滞,亦可使脏腑经络之气机不畅,而成气滞。气滞多见于疾病的早期阶段,故有"初病在气"的说法。胸胁脘腹等部位闷胀、胀痛、窜痛、攻痛、时轻时重,或部位移动,常随嗳气、矢气而减轻、多因情志变化而加重或减轻,脉弦,舌象正常。

由于气滞的病因不同、部位各异,故其证候的表现有各自特点,临床常见有肝气瘀滞证、胃肠气滞证、肝胃气滞证等。

【临床表现】

疼痛胀闷,部位不定,时轻时重,常见攻痛或窜痛,痞胀闷而满,时没时现,时聚时散,可随嗳气或矢气而减轻,与精神因素有关,舌苔薄(图 2-45),脉弦。

可以见到气滞血瘀证的口腔黏膜病有带状疱疹、口腔扁平苔藓,慢性盘状红斑狼疮、口腔白斑、腺性唇炎、肉芽肿性唇炎、灼口综合征、舌乳头炎、淀粉样变、口腔黏膜下纤维变性等。

（四）实热证

【病因病机】

实热证,是邪热亢盛,内外俱实的病症。因热邪入侵,里热炽盛,或痰瘀,宿食阻滞所致。

【临床表现】

壮热烦躁,面红目赤,渴喜冷饮,胸痛痰黄、腹痛拒按,大便秘结,小便短赤,舌红苔黄(图 2-46),脉洪数、滑实等。

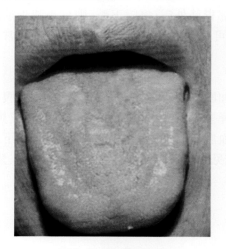

图 2-45 气滞证舌象

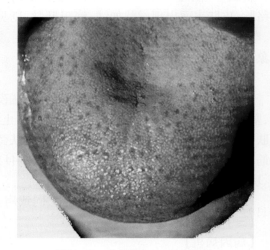

图 2-46 实热证——舌红苔黄

可以见到实热证的口腔黏膜病有沟纹舌、黑毛舌、手足口病、复发性阿弗他溃疡等。

（五）气虚证

【病因病机】

气虚证是人体之气不足导致气的基本功能减退的虚弱证候。此"气"主要指的是全身之气，也涵盖脏腑、组织之气。

【临床表现】

神疲乏力，气短息弱，声低懒言，或面白少华，头晕，自汗，易感冒，活动后诸症加重，舌淡嫩（图2-47），脉虚弱。各脏腑组织气虚证还有各自的特定表现。

气虚证和阴虚证常在口腔黏膜病的同一疾病中辨证。

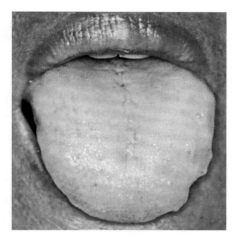

图2-47　气虚证——舌淡嫩

（六）阴虚证

【病因病机】

阴虚证是人体津液亏损导致的病症。

【临床表现】

潮热、心烦、失眠、手足心热、身体消瘦、口燥咽干（图2-48）、干咳少痰、痰中带血、耳鸣耳聋、腰酸遗精。

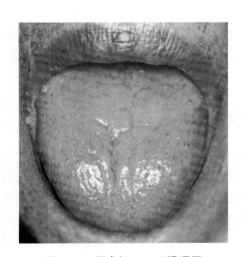

图2-48　阴虚证——口燥咽干

可以见到气阴两虚证的口腔黏膜病有口腔结核、复发性疱疹性口炎、萎缩性舌炎、地图舌、天疱疮、血管神经性水肿等。

从以上口腔黏膜病的中医基本征候可以看出，同一种疾病由于病因病机不同，表现为不同的中医基本征候，即"同病异证"；而不同的疾病也可表现为相同的征候，即"异病同证"，这里的"证"与西医的"同病异症""异病同症"的"症"的区别就在于，前者强调的是疾病某一阶段的综合征，而后者强调的是具体的临床症状。根据中医药的辨证施治原则，对于不同疾病的相同之"证"可以采用相同的方药，而对于同一疾病的不同证型，不能采用同一方药。这就需要口腔医师更加全面地把握患者的全身状态，更加详细地观察患者的临床表现，更加充分地分析患者的疾病信息，才能得出正确的"证"的判断，从而选择正确的方剂。所以说，采用中医药治疗口腔黏膜病的关键是把握"证"的特点，"辨证"正确，是"施治"能取得良好疗效的前提。

（王文梅　周曾同）

第二节　口腔黏膜病的临床分类与病理分类

口腔黏膜病的分类与其他疾病一样,应该依据国际疾病分类(international classification of diseases,ICD)的基本原则,即依据疾病的某些特征,按照规则将疾病分门别类。"分"即鉴别、鉴定、描述和命名,"类"即将一组临床表现相似,生物学特点类似的疾病归于一类。最早的疾病分类法是18世纪意大利病理学家莫尔迦尼按器官病理解剖定位原则划分的。19世纪中叶以后,由于细菌学的成就,一些疾病开始按病因学原则分类。国际疾病分类是由世界卫生组织(WHO)主持编写和发布,作为权威的国际标准供世界各国医务人员从事医疗、教学和科研使用。国际疾病分类已有100多年的发展历史,早在1891年为了对死亡进行统一登记,国际统计研究所组织了一个对死亡原因分类的委员会进行工作,1893年该委员会提出了一个分类方法《国际死亡原因编目》。以后基本上10年修订1次。20世纪40年代,世界卫生组织承担了第6次修订版的工作,首次引入了疾病分类,并强调继续保持用病因分类的哲学思想。1993国际疾病分类第10次修改版在日内瓦完成,在全世界范围内得到了广泛的应用,这就是目前全球通用的ICD-10。2008年,WHO决定研究制定ICD第11版本的编写,在第11版本中,添加了一个章节"传统医学"。目前,ICD第11版已经进入网络测试阶段。新版国际疾病分类发布后,传统医学也将有国际标准统计口径,对中医药学的研究和发展会起到重要的推动作用。

纵观国内外所有口腔黏膜病学教材和专著,包括中医学黏膜病专著,虽然较少提及口腔黏膜病的分类,却都是按照一定的原则将疾病分类成组,编排入章节的。基本上可以满足现阶段口腔黏膜病学的临床诊疗、教学和科研需求。需要指出的是,任何一种疾病分类都是人们对当时疾病认知状态的一种反映,从历史和分类学的角度来看,没有哪一种疾病分类能够做到十全十美的程度。随着人们对各种疾病本质认识的不断深化,疾病分类也在不断变化,且今后的疾病分类必然会日臻完善。

一、口腔黏膜病的分类依据

口腔黏膜病的分类依据基本上与ICD的分类原理是一致的。ICD主要依据疾病的5个主要特征,即疾病病因、发病器官或解剖部位、组织病理变化、发病机制及临床表现进行疾病分类。每一特征构成了一个分类标准,形成一个分类轴心,因此ICD是一个多轴心的分类系统。这种分类系统符合疾病的客观表现形式,一种疾病可以有多种临床表现,不同的疾病可以有相同的临床表现,系统性疾病可以有局部表现形式,局部疾病也可引起全身症状。多轴心或按照疾病临床表现进行疾病分类,客观地反映了临床实际情况。一种疾病由于其临床表现、病理变化、发病机制的特征,可以同时进入2~3个分类轴心系统,这样使临床医师能够顺利地进行疾病的诊断和鉴别诊断,防止和减少疾病的误诊、漏诊,从而获得准确的诊断,实施正确有效的治疗,让患者获得最大的收益。目前,国际疾病分类中编码分类涉及26 000余种疾病,其中涉及口腔黏膜病种类,少于100种。但我国郑际烈教授编著的口腔黏膜病诊断学一书中,汇集了口腔黏膜固有疾病及各临床专科疾病的口腔表现共800多种病症。魏克立编著的口腔黏膜病学论述了323种口腔黏膜固有及相关疾病,而俄文版口腔黏膜病学,记述了 300 多种口腔黏膜相关疾病。

下面简要介绍口腔黏膜疾病的分类。

（一）依据病因分类

根据疾病发生原因进行疾病分类,是 WHO 推崇的一种方法。任何疾病的发生都是有原因的,有些疾病的原因明确,有些疾病的原因不明。有些疾病是由单一原因引起,有些疾病则是多种原因综合作用的结果。一般来说,病因明确的疾病,可以针对病因进行预防和治疗,而且治疗效果优于病因不明的疾病。根据病因进行疾病分类,一般适用于病因明确且病因相对单一的疾病。按照口腔黏膜病的直接病因进行分类,则可分出以下三类。

1. 感染性疾病 微生物分为非细胞型微生物(包括病毒、元病毒);原核细胞型微生物(细菌、支原体、衣原体、立克次体、螺旋体和放线菌等);真核细胞型微生物(真菌含酵母样菌、霉菌)。这三类微生物都可直接感染口腔黏膜。通过口腔感染区的细菌培养,可以识别和鉴定出不同的菌株。通过血清抗体检测,可以识别各类病毒性感染。口腔黏膜感染性疾病可以细分为以下四类。

（1）病毒感染性疾病:急性疱疹性龈口炎(acute herpetic gingivostomatitis)、唇疱疹(herpes labialis)、疱疹性咽峡炎(herpangina)、手-足-口病(hand-foot-mouth disease)、埃可病毒疹(ECHO virus eruption)、腺病毒性口炎(adenovirus stomatitis)、口蹄疫(foot and mouth disease)、HIV 感染(HIV infection)、感染性单核细胞增多症(infectious mononucleosis)、带状疱疹(herpes zoster)、麻疹(measles)。病毒感染性口炎可以通过临床表征和血清学检测结果得以归类。

（2）细菌感染性疾病:卡他球菌性口炎(catarrhal stomatitis)、葡萄球菌性口炎(staphylococcal stomatitis)、链球菌性口炎(streptococcal stomatitis)、肺炎球菌性口炎(pneumococcal stomatitis)、铜绿假单胞菌口炎(pseudomonas aeruginosa stomatitis)、肺炎克雷伯杆菌口炎(klebsiella pneumoniae stomatitis)、阴沟肠杆菌口炎(enterobacter cloacae stomatitis)、鲍曼不动杆菌口炎(acinetobacter baumannii stomatitis)等。细菌感染性口炎可以依据临床表征和细菌培养结果得以归类。

（3）真菌感染性疾病,念珠菌病(candida):包括念珠菌口炎(candidal stomatitis)、念珠菌口角炎(candidal angular cheilitis)、念珠菌性唇炎(candidal cheilitis)、慢性黏膜皮肤念珠菌病(chronic muco-derma candidosis)、组织胞浆菌病(histoplasmosis)、孢子丝菌病(sporotrichosis)、隐球菌病(cryptococcosis)、毛霉菌病(mucormycosis)、曲霉菌病(aspergillosis)、孢子丝菌病(sporotrichosis)等。真菌感染性口炎可以依据临床表征和真菌培养结果得以归类。

（4）特殊感染性疾病:梅毒(syphilis)、淋病(gonorrhea)、结核病(tuberculosis)、麻风病(lepriasis)、走马疳(noma)、急性坏死溃疡性龈炎(acute necrotizing ulcerative gingivitis)、非特异性混合性细菌感染(nonspecific mixed bacterial infections)等。特殊细菌感染可以依据临床表征、细菌培养和血清免疫反应结果得以归类。

2. 遗传及基因突变 发生在口腔黏膜或累及口腔黏膜的遗传性疾病包括:白色海绵状斑痣(white sponge nevus)、遗传性良性上皮内角化不良(hereditary benign intraepithelial dyskeratosis)、毛囊角化病(keratosis follicularis)、遗传性毛细血管扩张症(hereditary hemor-

rhagic telangiectasia）、先天性角化不良（dyskeratosis congenita）、肠病性肢端皮炎（acrodermatitis enteropathica）、掌跖角化-牙周破坏综合征（Papillon-Lefèvre syndrome）、大疱性表皮松解症（epidermolysis bullosa）、黑斑息肉综合征（Peutz-Jeghers syndrome）、家族性良性天疱疮（familial benign pemphigus）、遗传性牙龈纤维瘤病（hereditary gingival fibromatosis）、着色性干皮病（xeroderma pigmentosum）、类脂蛋白沉积症（lipoidproteinosis）、家庭性植物神经功能不全（familial dysautonomia）、唇腭裂与先天性唇瘘综合征（cleft lip-palate and congenital lip pits syndrome）等。遗传和基因突变疾病可以依据临床表征和基因检查结果得以归类。

3. 理化因素所致疾病　物理和化学因素都可导致口腔黏膜损伤。物理因素引起的口腔黏膜疾病主要是外伤性疾病。包括：口腔黏膜外伤、自伤、烫伤、冻伤、爆炸伤、微电流伤（galvanic disease）、辐射（放射）伤等。化学因素引起的口腔黏膜疾病主要包括：化疗药物损伤，化学烧伤（酒精、牙髓失活剂、药物、农药、化学酸碱制剂等化学烧伤）。口腔黏膜理化因素所致疾病，可以依据发病过程，临床表征和临床检查得以归类。

（二）依据病损的发生器官和解剖部位分类

唇黏膜及唇红黏膜和舌黏膜在组织学方面有独特的解剖结构，一些疾病比较容易发生在唇红和舌黏膜组织，形成有独特表现的口腔黏膜病。

1. 唇部疾病　常见的唇部疾病包括（图 2-49～图 2-66）：慢性唇炎（chronic cheilitis），糜烂性唇炎（erosive cheilitis），腺性唇炎（cheilitis glandularis），肉芽肿性唇炎（granulomatosa cheilitis），光化性唇炎（actinic cheilitis），过敏性唇炎（Allergic cheilitis），黏膜良性淋巴组织增

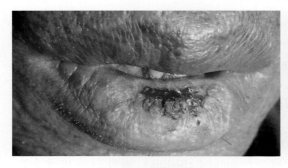

图 2-49　糜烂型唇炎

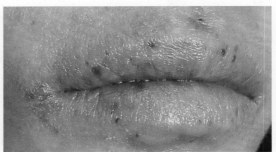

图 2-50　过敏性唇炎（海鲜过敏）

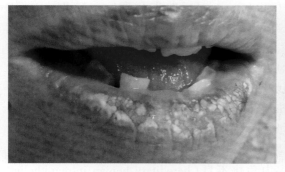

图 2-51　念珠菌性唇炎

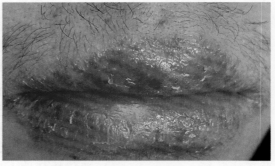

图 2-52　过敏性唇炎（芒果过敏）

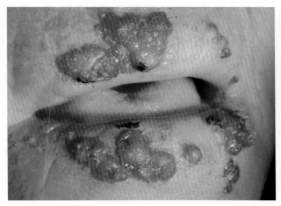

图 2-53　疱疹性唇炎

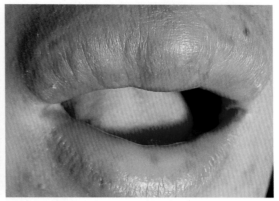

图 2-54　肉芽肿性唇炎（上唇）

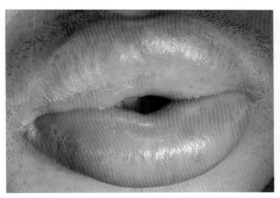

图 2-55　肉芽肿性唇炎（上下唇）

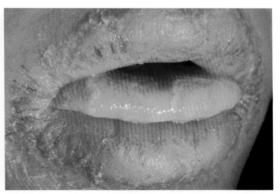

图 2-56　唇部湿疹

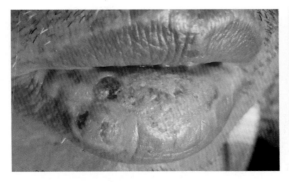

图 2-57　唇增殖性疣状病变

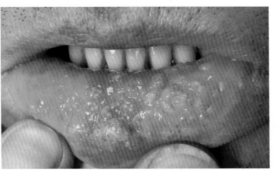

图 2-58　腺性唇炎

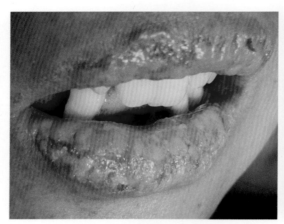

图 2-59　唇部克罗恩病

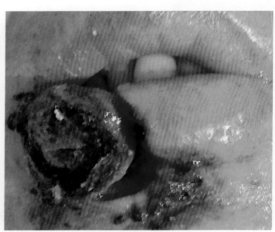

图 2-60　唇部毛霉菌感染

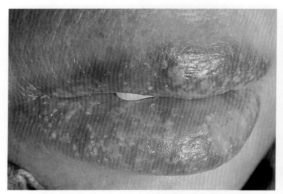

图 2-61　感染性唇炎(球菌)

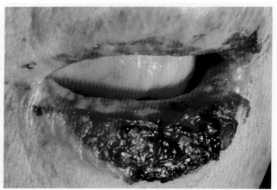

图 2-62　真菌感染性唇炎

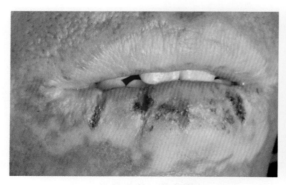

图 2-63　盘状红斑狼疮

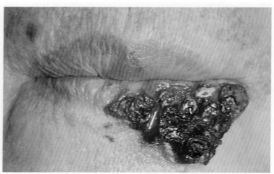

图 2-64　唇部基底细胞癌

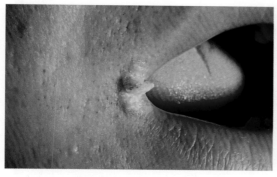

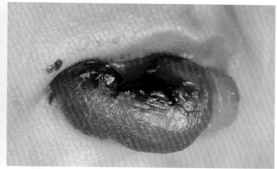

图 2-65　增殖性口角炎　　　　　　图 2-66　唇血管畸形伴有感染

（以上唇部病损图片均由南开大学口腔医院供图）

生症（benign lymphoadenosis of mucosa），梅-罗综合征（Melkersson-Rosenthal syndrome），口角炎（angular cheilitis），慢性盘状红斑狼疮（chronic discoid lupus erythematosus），血管神经性水肿（angioneurotic edema）亦称巨型荨麻疹（giant urticaria），复发性唇疱疹（recurrent herpes labialis），念珠菌性唇炎（candidal cheilitis），唇部良恶性肿瘤（benign and malignant tumours in the lip），先天性唇瘘（congenital lip pits）等。

2. 舌部疾病　常见的舌部疾病包括（图 2-67～图 2-82）：地图舌（geographic glossitis）又称游走性舌炎（migratory glossitis），沟纹舌（fissured tongue），正中菱形舌炎（median rhomboid glossitis），萎缩性舌炎（atrophic glossitis），舌扁桃体肥大（tonsilla lingualis），毛舌（hairy tongue），舌乳头炎（lingual papillitis），舌痛症（glossodynia），舌灼痛症（glossopyrosis），舌淀粉样变性（lingual amyloidosis），舌神经痛（lingual neuralgia），舌咽神经痛（glossopharyngeal neuralgia），舌静脉曲张（lingual varices），舌动脉扩张（lingual artery ectasis），舌脉管畸形（lingual venular malformation），舌异位甲状腺（lingual ectopic thyroidgland），巨舌症（macroglossia），小舌症（microglossia），舌毛状白斑（glossal hairyleukoplakia）等。

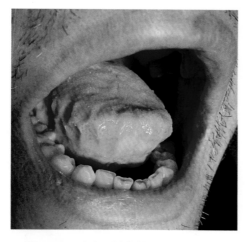

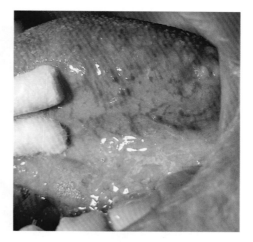

图 2-67　舌淀粉样变性（多发骨髓瘤）　　　图 2-68　舌微小动脉扩张（舌疼痛）

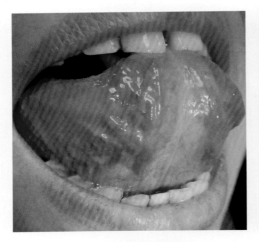

图 2-69　舌静脉曲张

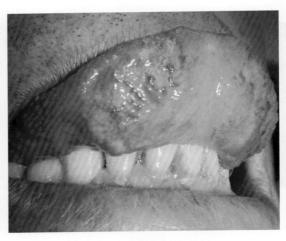

图 2-70　舌动脉扩张静脉曲张

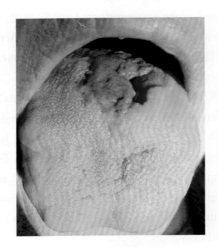

图 2-71　舌毛霉菌感染

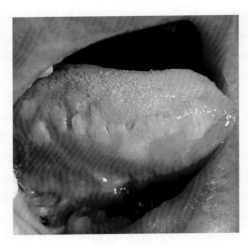

图 2-72　舌梅毒斑

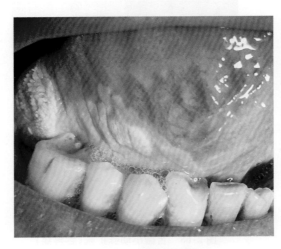

图 2-73　舌尖锐湿疣

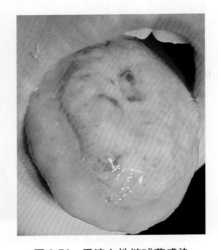

图 2-74　舌溶血性链球菌感染

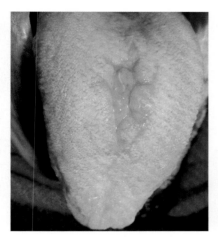

图 2-75　舌正中菱形舌炎(结节型)

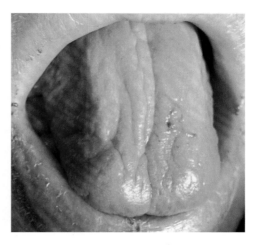

图 2-76　萎缩性舌炎

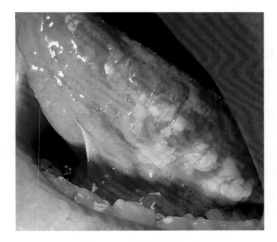

图 2-77　舌非均质白斑

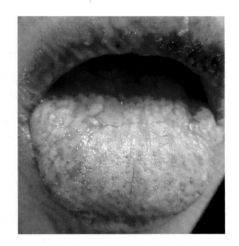

图 2-78　舌部移植物抗宿主病

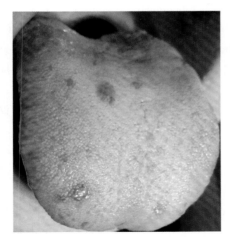

图 2-79　遗传性毛细血管扩张症

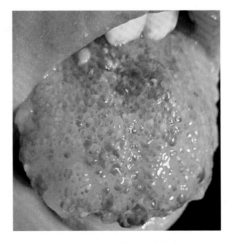

图 2-80　舌血管淋巴管畸形

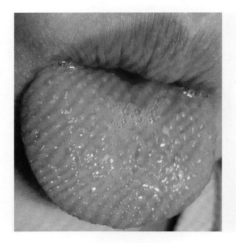
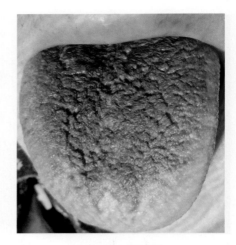

图 2-81　舌乳头炎
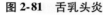

图 2-82　黑毛舌

（以上舌部病损图片均由南开大学口腔医院提供）

（三）根据组织病理变化进行分类

口腔黏膜病的病理分类主要是针对临床表现相似、无法通过肉眼进行区分和识别，只有通过观察病损组织显微结构变化或细胞结构变化才能判断和确定的一组疾病。例如，口腔黏膜疱性疾病的分类就是依据病损组织病理学的改变来确定的。口腔黏膜白色斑纹类疾病，口腔黏膜肿瘤及瘤样病变也主要依据病损组织的病理变化进行鉴别、分类和诊断。还有一些疾病是建立于对其临床表型、免疫表型、遗传表型、分子生物学的改变来进行的疾病分类。这些都属于广义病理学分类范畴。随着分子生物学技术的进步，一些疾病按照分子病理分类，将会对疾病诊断和治疗产生巨大的提升作用。

依据病理学变化进行分类的口腔黏膜疾病主要包括三种。

1. 口腔黏膜疱性疾病　常见的口腔黏膜疱性疾病包括：天疱疮（pemphigus）、瘢痕性类天疱疮（cicatricial pemphigoid）、大疱性类天疱疮（bullous pemphigoid）、大疱性表皮松解症（epidermolysis bullosa，EB）、家族性良性天疱疮（familial benign pemphigus）、类天疱疮样扁平苔藓（lichen planus pemphigoides）、副肿瘤性天疱疮（paraneoplastic pemphigus）、IgA 天疱疮（IgA pemphigus）、线状 IgA 大疱性皮病（linear IgA bullous dermatosis）、多形渗出性红斑（erythema multiforme exudativum）、变态反应性口炎（Allergic stomatitis）等。一般依据组织病理变化可以区分口腔黏膜疱性疾病，依据免疫病理变化，上皮细胞间和基底膜区的免疫反应现象，可以区分不同类型的疱性疾病。

检测血清桥粒芯蛋白抗体（Dsg1，Dsg3）和大疱性类天疱疮抗体（BP180）可以快速诊断天疱疮、类天疱疮。

2. 口腔黏膜斑纹类疾病　口腔黏膜斑纹类疾病通常包括：口腔白斑病（oral leukoplakia）、口腔白色角化病（oral leukokeratosis）、白色水肿（leukoedema）、白色海绵状斑痣（white sponge nevus）、口腔扁平苔藓（oral lichen planus）、苔藓样损害（lichenoid lesion）、口腔黏膜下纤维性变（oral submucous fibrosis）、盘状红斑狼疮（discoid lupus erythematosus）、毛囊角化病（keratosis follicularis）、先天性角化不良病（dyskeratosis congenita）、遗传性良性上皮内角化病（hereditary benign intraepithelial dyskeratosis）等。多数白色斑纹类疾病有其独特的组织病理

变化,例如口腔扁平苔藓的病理变化特征是上皮基底层部分细胞液化变性,固有层淋巴细胞带状浸润。盘状红斑狼疮的组织病理变化特征是表皮角质栓,固有层血管内玻璃样血栓;直接免疫荧光检查,基底膜区呈现翠绿色荧光带,称为"狼疮带"。白斑的组织病理变化特征是上皮增厚,表面过度角化,常伴有上皮异常增生。正是利用这些病损的特征性组织病理变化,可以鉴别本质不同的各类白色斑纹类疾病。

3. 口腔黏膜肿瘤及瘤样病变 基于新的概念,口腔黏膜发生的各类肿瘤和瘤样病变都属于口腔内科学的范畴。口腔黏膜可以发生上皮来源和间叶来源的各类良恶性肿瘤。

(1) 上皮来源的口腔黏膜良恶性肿瘤:主要包括口腔黏膜鳞状细胞癌及亚型。常见的有:疣状癌(verrucous carcinoma)、乳头状鳞状细胞癌(papillary squamous cell carcinoma)、基底细胞样鳞状细胞癌(basaloid squamous cell carcinoma)、棘层松解性鳞状细胞癌(acantholytic squamous cell carcinoma)、梭形细胞癌(spindle cell carcinoma)、腺鳞癌(adenosquamous carcinoma)、基底细胞癌(basal cell carcinoma)等。

上皮来源的腺源性肿瘤也常发生于唇、颊、腭黏膜的小唾液腺,常见的有多形性腺瘤(pleomorphic adenoma)、肌上皮瘤(myoepithelioma)、囊腺瘤(cystadenoma)、腺泡细胞癌(acinic cell carcinoma)、黏液表皮样癌(mucoepidermoid carcinoma)、腺样囊性癌(adenoid cystic carcinoma)、多形性低度恶性腺癌(polymorphous low-grade adenocarcinoma)、基底细胞腺癌(basal cell adenocarcinoma)等。

(2) 非上皮来源肿物:常见于唇、颊、舌、腭黏膜部位的纤维瘤(fibroma)、神经鞘瘤(neurinoma)、疣状黄瘤(verruciform xanthoma)、淋巴管瘤(lymphangioma)、血管瘤(hemangioma)、血管肉瘤(angiosarcoma)、恶性黑色素瘤(malignant melanoma)、纤维肉瘤(fibrosarcoma)、黏膜相关淋巴组织淋巴结外边缘区 B 细胞淋巴瘤(extranodal marginalzone B-cell lymphoma of mucosa-associated lymphoid tissue,MALT lymphoma)、淋巴结外 NK/T 细胞淋巴瘤(extranodal NK/T-cell lymphoma)、朗格汉斯细胞组织细胞增生症(langerhans cell histiocytosis)等。

(3) 肉芽肿性疾病:包括局限性口面部肉芽肿病(localized orofacial granulomatosis)、化脓性肉芽肿(pyogenic granuloma)、浆细胞肉芽肿(plasma cell granuloma)、皮肤嗜酸性肉芽肿(eosinofilic granuloma of skin)、口腔黏膜嗜酸性肉芽肿(eosinophilic granuloma of oral mucosa)、嗜酸性粒细胞淋巴样肉芽肿(eosinophilic lymphoid granuloma)、巨细胞修复性肉芽肿(giant cell reparative granuloma)、结节病(类肉瘤病,sarcoidosis)、恶性肉芽肿(malignant granuloma)、肉芽肿性血管炎(granulomatosis with polyangiitis)、蕈样肉芽肿(granuloma fungoides)等。

口腔黏膜良恶性肿瘤和瘤样病变可依据组织病理变化、免疫病理改变和分子生物学特征得以归类。

(四) 根据疾病的发病机制分类

了解和认识疾病的发病机制是达到正确治疗疾病的关键。同一类疾病其发病机制不一定相同,而且可以存在较大的差异。而不同类疾病的发病机制可能相同或者相似。口腔黏膜病按照发病机制可以分为以下四类。

1. 免疫紊乱性疾病 指口腔黏膜病发病过程中出现全身体液免疫、细胞免疫或局部免疫异常的疾病。狭义范围应包括:复发性阿弗他溃疡(recurrent aphthous ulcer)、口腔扁平苔藓(oral lichen planus)、肉芽肿性血管炎(granulomatosis with polyangiitis)、克罗恩病(Crohn's

disease）、肉芽肿性唇炎（granulomatosa cheilitis）、梅-罗综合征（Melkersson-Rosenthal syndrome）等。广义范围还包括自身免疫性疾病和变态反应性疾病。

2. 自身免疫性疾病　指有确凿证据表明出现自身抗原或抗体的口腔黏膜病，包括白塞病（behcet syndrome）、盘状红斑狼疮（discoid lupus erythematosus）、天疱疮（pemphigus）、类天疱疮（pemphigoid）、IgA 天疱疮（IgA pemphigus）、口腔干燥综合征（Sjören's syndrome）等。

3. 变态反应性疾病　包括药物过敏性口炎（allergic medicamentosa stomatitis）、多形性红斑（erythema multiforme）、过敏性接触性口炎（allergic contact stomatitis）、血管神经性水肿（angioneurotic edema）等。

免疫病包含的内容比较广泛，上述三类疾病均属于免疫病。它们可以归类于经典的四大免疫反应类型和依赖抗体细胞毒免疫反应。还有一些免疫疾病存在交叉免疫反应，发病机制非常复杂，很难将它们归类。

4. 癌前病变或癌前状态　包括口腔白斑病（oral leukoplakia）、口腔红斑病（oral erythroplakia）、念珠菌性白斑（candidal leukoplakia）、梅毒性白斑（syphilic leukoplakia）、口腔扁平苔藓（oral lichen planus）、盘状红斑狼疮（discoid lupus erythematosus）、日光性角化病（actinic keratosis）、口腔黏膜下纤维性变（oral submucous fibrosis）、黏膜良性淋巴组织增生病（benign lymphoadenosis of mucosa）、普-文综合征（Plummer-Vinson syndrome）等。癌前病变和癌前状态主要基于这些疾病的流行病学调查和癌变机制得以归类。

（五）根据病损的特点分类

口腔黏膜病种类繁多，临床表现多样，许多疾病的临床表现类似，为了使临床医师更好地进行诊断和鉴别诊断，按照病损特点进行分类是黏膜病专著的特色。我国口腔黏膜病专家李秉琦教授、郑际烈教授、魏克立教授、徐治鸿教授编著的黏膜病学著作中，很多章节都依据疾病的临床表现特征进行分类。口腔黏膜病的临床表现特征主要是临床病理表现，即溃疡、糜烂、剥脱、疱、假膜、色泽改变、增生、斑纹、角化、皲裂、瘙痒、疼痛、味觉改变等。按照病损的特点进行疾病分类，主要有以下六类。

1. 口腔黏膜溃疡类疾病　包括复发性阿弗他溃疡（recurrent aphthous ulcer）、物理与化学源性溃疡（physical and chemical ulcers），感染炎症源性溃疡（infection inflammatory ulcers）、免疫损伤源性溃疡（immune injury ulcers）、肿瘤破坏源性溃疡（malignant ulcers）等。在此基础上可继续细化分出各类口腔黏膜溃疡性疾病。

2. 口腔黏膜斑纹类疾病　包括口腔白斑病（oral leukoplakia）、口腔白色角化病（oral leukokeratosis）、白色水肿（leukoedema）、白色海绵状斑痣（white sponge nevus）、口腔扁平苔藓（oral lichen planus）、苔藓样损害（lichenoid lesion）、口腔黏膜下纤维性变（oral submocous fibrosis）、盘状红斑狼疮（discoid lupus erythematosus）、毛囊角化病（keratosis follicularis）、先天性角化不良病（dyskeratosis congenita）、遗传性良性上皮内角化病（hereditary benign intraepithelial dyskeratosis）等。主要依据临床表征和病史归类，必要时借助组织病理检查归类。

3. 口腔黏膜大疱类疾病　常见的口腔黏膜疱性疾病包括：天疱疮（pemphigus）、瘢痕性类天疱疮（cicatricial pemphigoid）、大疱性类天疱疮（bullous pemphigoid）、大疱性表皮松解症（epidermolysis bullosa，EB）、家族性良性天疱疮（familial benign pemphigus）、类天疱疮样扁平苔藓（lichen planus pemphigoides）、副肿瘤性天疱疮（paraneoplastic pemphigus）、IgA 天疱疮（IgA pemphigus）、线状 IgA 大疱性皮病（linear IgA bullous dermatosis）、多形渗出性红斑（ery-

thema multiforme exudativum）、变态反应性口炎（Allergic stomatitis）、血疱性口炎（blab bloody stomatitis）等。依据临床表征，例如黏膜疱的张力、是否容易破损、"尼氏征"现象等进行归类。

4. 口腔黏膜色素异常 口腔黏膜色素脱失（incontinentia pigmenti）、黑斑（black macule）、褐色斑（brown macule）、色素沉积（melanin pigmentation）、色素痣（pigmented nevus）、恶性黑色素瘤（malignant melanoma）等。依据临床表征和组织病理检查归类。

5. 口腔黏膜疼痛类疾病 常见的有神经源性疼痛、血管源性疼痛、感染炎症源性疼痛、理化损伤源性疼痛、肿瘤源性疼痛、精神心理源性疼痛等。依据疼痛的性质、部位、时间、伴随情况进行归类。

6. 口腔黏膜感觉异常类疾病 口腔黏膜麻木、肿胀、灼热、瘙痒、粗糙、黏、涩等异常感觉。酸、甜、苦、辣、咸、味觉减退、味觉丧失等味觉异常。依据临床表征和临床检查进行归类。

（六）根据疾病发生的相对独立性分类

因口腔黏膜病病因复杂，病种繁多，临床表现多样化，往往与全身状况关系密切，目前在分类方面还存在一些问题。主要是对一些疾病的病因及发病机制尚不明确，且很多疾病的病损表现或发病部位都有交叉重叠，故无论按病因、病理或病损特点、发病部位等单一特征进行分类。均存在交叉现象，而且不能涵盖所有的口腔黏膜病。如果仅仅将口腔黏膜病分为急性和慢性两大类型则可以包括所有口腔黏膜病，但是疾病的其他特征就反映不出来。为了突出治疗重点，可按疾病的发病原因、病损部位及临床表现的共同特点将口腔黏膜病加以归纳分组。刘宏伟教授尝试用如下分类法，似乎可涵盖所有的口腔黏膜病。

1. 病损单纯或主要发生在口腔黏膜的疾病 包括复发性口腔溃疡、创伤性损害、口腔念珠菌病，细菌性及病毒性感染性口炎，唇及舌的固有疾病，口腔白斑及口腔红斑等。

2. 口腔黏膜和皮肤以及生殖器、眼、鼻腔等黏膜同时或先后发生病变的疾病 包括多形性红斑、药物过敏、扁平苔藓、慢性盘状红斑狼疮、天疱疮、类天疱疮、白塞病等。

3. 全身性疾病在口腔黏膜的表征 包括全身各系统病、营养缺乏、血液疾病、代谢障碍、内分泌紊乱、精神心理障碍、免疫系统疾病，以及结核、梅毒等特殊感染所表现的口腔黏膜病征。

二、口腔黏膜病的临床分类意义

（一）对疾病诊断的指导意义

在口腔黏膜病的分类中，临床表现分类占有重要地位，这是由于大部分口腔黏膜病的病因不清楚，发病机制也不清楚，所以，只能以临床表现来进行分类。口腔黏膜病的临床表现，是每一种疾病最直接的表型特征，临床医师可以根据疾病的临床表型特征进行疾病的诊断和鉴别诊断。实际上，临床医师对疾病的诊断过程，就是鉴别疾病并把疾病归类的过程。如果有比较完善的疾病分类系统，就能引导医师迅速得出准确的诊断。

以口腔黏膜溃疡为例来说明疾病临床分类对疾病诊断的指导作用。口腔黏膜溃疡不是一种疾病，而是许多疾病在口腔黏膜的表型特征，虽然都是黏膜溃疡，但是临床表现又有明显不同，根据溃疡的大小、数目、面积、形态、色泽、部位、发生时间和周期，以及是否伴有角化和疼痛,可以将口腔黏膜溃疡归类于不同的疾病范畴。首先根据溃疡的临床特征分出几类,看它们是否属于复发性阿弗他溃疡、理化损伤性溃疡、感染炎症性溃疡、免疫损伤性溃疡还是肿瘤破坏性溃疡。在确定属于某一类溃疡后再进行细化分类,如果根据临床表现判断属于感染炎症性溃疡,再根据溃疡的特征判断属于哪一类感染,是病毒感染(丛集性小疱疹)、细菌感染(假膜性渗出)、还是真菌感染(绒毛样或萎缩红斑样损害)。如果属于细菌感染,再根据口腔黏膜溃疡的具体表征,判断属于球菌性感染还是杆菌性感染,而球菌性感染还可细化为金黄色葡萄球菌、溶血性链球菌感染,这两种球菌感染口腔黏膜的临床表征是不一样的。杆菌性感染还可以根据临床表征细化为铜绿假单胞菌感染性口炎、阴沟肠杆菌感染性口炎、鲍曼不动杆菌感染性口炎,肺炎克雷伯杆菌感染性口炎等。

细致的临床观察是鉴别诊断的基础,清晰的疾病分类思路可以让医师快速得出准确的诊断。即使是同一种疾病,由于临床表征不一样,还可以分出几种亚型,例如复发性阿弗他溃疡可以分为轻型、重型和疱疹样口炎。唇炎可以分为慢性唇炎、糜烂性唇炎、腺性唇炎、肉芽肿性唇炎、光化性唇炎、过敏性唇炎、念珠菌性唇炎。这种分类或分型方法的意义不仅仅在于准确地诊断,更重要的是在准确诊断的基础之上,可以实施正确的治疗,提高疗效。

(二) 对疾病治疗的指导意义

准确的临床疾病分类,对疾病的治疗至关重要。例如,同样是溃疡性疾病,可以分为理化损伤性溃疡、肿瘤破坏性溃疡(通常为恶性肿瘤)、感染炎症性溃疡、免疫损伤性溃疡、复发性阿弗他溃疡等五大类。此五大类溃疡的治疗方法是不同的。①创伤性溃疡的治疗重点是去除创伤因素,例如消除引起创伤的残破牙根冠,或磨改不合适的义齿,只要去除创伤因素,溃疡往往不治自愈。②口腔黏膜病癌变或恶性肿瘤破坏引发的溃疡,一般药物治疗无效,必须手术去除肿瘤组织,溃疡才能愈合。③感染炎症引发的黏膜溃疡,经过有效的抗炎、抗感染治疗可以痊愈。④免疫损伤引发的口腔黏膜溃疡,治疗相对困难,需要进一步细化免疫损伤的类型,应用相应的免疫调节剂,可能是免疫抑制剂,或是免疫增强剂,或是有双向调节免疫功能的制剂。其中糖皮质激素是治疗各类免疫损伤性溃疡的有效药物,因为糖皮质激素对任何类型的免疫反应和任何类型的炎症反应均有强大的抑制平复作用。⑤复发性阿弗他溃疡,首先要区分轻型、重型、疱疹样阿弗他溃疡。轻型阿弗他溃疡以抗炎和促进黏膜溃疡愈合为主,疱疹样阿弗他溃疡以止痛和抗炎为主,重型阿弗他溃疡累及小唾液腺,以免疫抑制、止痛、抗炎、促进唾液分泌为主。正是这种细化的分类分型,使复发性阿弗他溃疡得到更有效的治疗。从广义上讲,复发性阿弗他溃疡也属于免疫损伤性溃疡,对照经典的几种过敏反应,复发性阿弗他溃疡的临床表征与细胞溶解型免疫反应和依赖抗体细胞毒型免疫反应密切相关,所以采用相应的抗过敏治疗也可以收到较好的疗效。

疾病的临床分类是临床医师鉴别疾病和诊断疾病的分析归类过程,其最终目的是基于准确诊断后对疾病的正确治疗。口腔念珠菌病属于口腔黏膜常见的一组疾病,虽同为念珠菌感染,但其临床表现可以大相径庭,甚至是同一基因型的菌株感染,其临床表现也多种多样。为什么基因型相同的念珠菌感染会出现不同的临床表现呢? 主要原因是因为患者本身的免疫状态不同所致。①当机体的细胞免疫功能低下时,通常出现急性假膜型念珠菌口炎;②当机体的体液免疫功能下降时,通常出现慢性萎缩性念珠菌口炎;③当口腔微生态环境变化时,通常出现急性萎缩性念珠菌口炎;④当身体细胞免疫和体液免疫功能均出现下降时,往往出现慢性增殖性念珠菌感染,出现口腔白斑或肉芽肿样病损。

到目前为止,念珠菌属于条件致病菌的概念并未发生改变。免疫状态正常的人,不会发生口腔念珠菌病。口腔局部或全身免疫异常时才会发生口腔念珠菌的感染,所以祛除发生念珠菌感染的"条件"才是治愈念珠菌病的关键。如果不将念珠菌病进行分类,一律以抗真菌药物治疗,非但达不到预期效果,还可能产生不良后果。所以要强调先分清楚念珠菌病的类型,针对每一种类型念珠菌病发生的"条件"采取相应的治疗措施,才能收到预期的疗效。①临床实践表明,对于急性假膜型念珠菌口炎,提高和恢复细胞免疫功能,比单纯抗真菌治疗更为有效。例如,患者存在白细胞数量低下或贫血,如果不纠正白细胞数量低,不纠正贫血,单纯抗真菌治疗很难奏效。因为患者感染念珠菌的条件就是白细胞数量低下或者贫血,因此不针对条件进行的治疗就不会得到良好的治疗效果。②对于慢性萎缩型念珠菌口炎,重点要恢复患者的体液免疫功能,增加唾液流量,保持口腔局部免疫球蛋白发挥正常功能,从而达到理想的治疗效果。③对于急性萎缩型念珠菌口炎,治疗重点是停用不必要的抗生素药物,调节口腔 pH,恢复口腔微生态环境。④对于慢性增殖性念珠菌病,要同时解决细胞免疫和体液免疫异常情况,还要注意增殖性念珠菌病可能发生癌变的临床表现,联合采用药物、理疗及手术治疗,才能达到较好的治疗效果。⑤对于慢性黏膜皮肤念珠菌病,由于是遗传和先天性的内分泌及细胞和体液免疫异常,且目前尚无良好的纠正方法,故此类念珠菌病治疗效果不佳,患者预后较差。

总之,口腔黏膜病的临床分类,对于治疗效果和预后的判断至关重要,只有分类清楚,针对不同的发病原因和机制进行治疗,才能达到事半功倍的效果。

三、口腔黏膜病的病理学分类意义

(一) 对口腔黏膜病发病机制研究的指导意义

任何疾病在发生、发展过程中,相应的组织器官和细胞都会发生一定的生理、生化、形态方面的变化。正是这些变化为研究疾病的发病机制提供了可能。例如,舌疼痛是口腔黏膜疾病中常见的症状和体征,但舌疼痛并不是单一的实体疾病,而是多种疾病的临床表征。舌疼痛时,舌表面可以有观察得到的病损,也可以有观察不到的病损。舌表面有病损的可以解释舌疼痛原因,但那些看不到病损的舌疼痛是什么原因造成的呢?过去,人们对非损伤性舌疼痛的临床表征不甚了解,很容易将舌疼痛与灼口症或舌痛症相混淆,其实这并非是医师的诊断能力低,而是灼口症、舌痛症在教科书、专业书籍中是同义词,其本身没有一个明确的定义和系统的发病机制研究,只是以临床表现来表述的一组综合征。舌痛症以舌疼痛症状为主,所以一些医师将舌疼痛归类于舌痛症也不为过。

本文作者对一些舌疼痛患者进行临床病理检查后发现,当舌组织结构中的动脉、静脉、神经出现病理变化时,都会引发舌疼痛。如舌小动脉出现微小血管瘤样变化、动脉扩张、静脉曲张、动脉或静脉栓塞会出现舌疼痛。舌神经、舌咽神经受到压迫会出现相对严重的舌疼痛。舌尖区、舌边缘、舌背裂纹、沟纹中的组织出现炎症细胞浸润、组织水肿都会引起舌黏膜局部疼痛。同样是舌疼痛,但是其疼痛的性质、程度、时间、部位、临床特征有很大区别,因此可以根据这些区别,进行组织病理学研究,探讨各类舌疼痛的发病机制。作者试将舌疼痛归纳为神经源性疼痛、血管源性疼痛、理化损伤源性疼痛、感染炎症源性疼痛、肿瘤破坏源性疼痛、精神心理源性疼痛等几类。①神经源性疼痛的发病机制是神经异常放电活动;②血管源性疼痛发病机制是组织缺氧、水肿、压迫末梢神经;③理化损伤源性疼痛的发病机制是直接损伤了神经组织;④感染炎症源性疼痛的发病机制是炎症因子造成的直接组织损伤和间接免疫损伤;⑤肿瘤源性疼痛的发病机制是肿瘤细胞侵袭周边组织,神经组织受到侵袭和压迫损伤;⑥精神心理源性疼痛的发病机制是神经感觉异常。

了解了舌疼痛的不同发病机制,就可以根据舌组织的病理变化和发病机制,定义出新的口腔黏膜疾病或病症,如舌动脉栓塞、舌静脉阻塞、舌静脉炎、舌动脉炎、舌微血管循环障碍、高血压病舌血管表征、糖尿病舌血管表征、高脂血症舌部表征等。进一步的设想是,根据疾病分类原则和方法,重新定义舌痛症和灼口症,从而使口腔黏膜病的组织病理学研究能为临床疾病更合理的分类和口腔黏膜疾病发病机制研究作出贡献。

(二) 对口腔黏膜病癌变机制研究的指导意义

口腔黏膜疾病中具有癌变潜能的疾病有多种。WHO 将口腔白斑、口腔红斑、吸烟者的腭部病损等列为癌前病变。将黏膜下纤维性变、日光性过角化、扁平苔藓、盘状红斑狼疮等列为癌前状态。目前一些学者认为光化性唇炎、腺性唇炎、良性淋巴组织增生性唇炎也有癌变潜能。由于白斑的发病率和癌变率较高,国内外对口腔癌前病变的研究主要集中于口腔白斑。目前,有关白斑的组织病理变化仍然基于上皮异常增生的组织细胞学描述,还没有将分子病理学的研究成果用于白斑的病理分类。令人欣喜的是,国内外医学科研人员采用高通量测序技术对口腔白斑等癌前病变进行深入研究,目前已经对白斑组织细胞的基因谱变化、蛋白组学变化、细胞内和细胞表面抗原免疫表型改变进行了初步研究。结果表明,一些白斑在癌变过程中有数百种基因发生了变化,但是哪些基因是白斑癌变的始动基因,或者是癌变的关键基因,至今仍然没有明确的结论。一些白斑的上皮细胞出现多倍体,基因出现杂合性缺失,细胞免疫表型发生改变,这些研究结果将逐步弄清楚白斑的癌变机制,也可以为白斑的分子病理学分型打下基础。

(三) 对口腔黏膜病诊断和治疗的指导意义

疾病的病理学分类对临床医师准确诊断疾病,防止漏诊、误诊有重要指导意义。如果一种疾病没有进行病理学分类或分型,就无法进行分型的细化诊断,也谈不上对疾病细致完善的治疗。口腔癌是指发生于口腔黏膜的鳞状细胞癌,如果没有鳞状细胞癌的病理细化分型,就可能采用划一的治疗方法,去治疗本不该接受这种治疗的患者。例如,单纯的疣状癌不转移,只需局部切除病灶而不需要做颈淋巴清扫手术。基底细胞癌是局部浸润性肿瘤,几乎不发生转移(小于万分之一),手术彻底切除,预后良好。不能一说是"癌"就一定要做颈部淋巴清扫手术。反之,位于舌根等口腔后部的低分化鳞状细胞癌,即使病灶较小,也需要采取积极的治疗方案。有了病理分型,就可以指导医师采用准确的治疗方案,避免扩大治疗或治疗措施不到位,从而获得最佳治疗结果。

又如,口腔白斑是最常见的口腔癌前病变,目前,对该病只有相对简单的临床病理分类,没有组织细胞亚结构及分子病理分类,这样就限定了白斑的诊断和治疗的精确化。临床医师常常认为非均质型白斑比均质型白斑更容易癌变,但是有时情况并非如此。有时临床上一些较大面积的非均质性白斑,经历 10 年、20 年,甚至更长的时间发展并没有发生癌变,而一些面积较小的均质性白斑在较短的时间内发生癌变。这种情况表明,目前的白斑临床病理分类还远远不能适应临床诊断和治疗的需要。如果有了白斑的组织病理或和更为精细的分子免疫病理分类,就可以使临床医师清晰评估各种不同类型白斑的癌变相对风险,辨别出哪一类白斑会发生癌变,哪一类白斑不会发生癌变,或判断白斑处于癌变过程中的哪个阶段。而要做到这一步,就需要对白斑进行深入的病理学研究,在白斑基因谱表达变化、蛋白组学改变、细胞间分子信号通路调控等研究的基础上,探讨和确定关键的口腔白斑癌变的生物学标志物,建立相对完善的口腔白斑病理学分类。这将会对口腔白斑治疗水平的提高产生划时代的影响。

对疾病的病理分类,每进行一次新的修订,都会对提高诊疗水平产生极大的影响。相对于临床医学的疾病病理分类和口腔其他学科的疾病病理分类,口腔黏膜病的病理分类还处于较低水平。WHO 主导的一些疾病分类,是建立在对疾病组织形态、免疫表型、遗传学以及临床特征综合认识基础之上的。这种分类方法不但有助于临床医师诊断、鉴别诊断和提高已知疾病的治疗水平,还有助于人们发现、定义新的病种或深化对已知疾病的认识。例如,肿瘤病理学中的淋巴瘤过去分类比较简单,临床治疗水平也相对较差,彻底治愈淋巴瘤非常困难。近年来,随着分子生物学研究和免疫组织化学技术的进步,人们对淋巴瘤本质的认识不断深入,现已将淋巴瘤分为近 70 种病理类型,不同病理类型的淋巴瘤,其治疗方法和预后也不同,一些侵袭性强的淋巴瘤需要积极治疗,一些惰性淋巴瘤不需要积极治疗,可以等待和观察。一些具有免疫表型特征的淋巴瘤,例如表达 CD20 的 B 细胞淋巴瘤,经过生物靶向药物治疗后,可能获得彻底治愈。同样道理,如果口腔白斑的组织病理学研究达到类似水平,弄清楚了白斑细胞基因型和细胞膜表面免疫表型或遗传表型的变化,就可以进行口腔白斑的病理学分类,从而更好地区分口腔白斑癌变的危险程度,进一步明确各类口腔白斑独特的临床表征和分子标志物之间的关系,明确哪一类口腔白斑需要积极治疗,哪一类口腔白斑可以保守治疗或无需治疗。

目前,口腔黏膜病的临床医师和病理医师正不懈地努力,对口腔白斑进行分子病理学、免疫病理学多方面的研究。近年来,国内外研究人员通过对数百个肿瘤相关基因进行筛查和检测,相继发现了口腔白斑组织癌变的一些标志性基因,并发现一些与口腔白斑癌变密切相关的分子标志物,如 ABCG2、BMI-1、ALDH1、CD133 等。研究人员利用相应的检查方法,可以对口腔白斑癌变趋势作出比较准确的判别。不难预见,口腔白斑临床表型特征和分子生物学新发现,会在白斑分类中发挥重要的作用。一旦形成口腔白斑的病理学分类,必将极大提高口腔白斑的治疗水平。

(陈瑞扬)

第三节 口腔黏膜病诊断可应用的新技术

一、分子诊断学技术

(一) SNP 在口腔临床的应用潜力

单核苷酸多态性(single nucleotide polymorphism,SNP)(图 2-83),主要是指在基因组水平上由单个核苷酸的变异所引起的 DNA 序列多态性。SNP 在人类基因组中广泛存在,平均每 500~1000 个碱基对中就有 1 个,人类 30 亿碱基中,估计总数可达 300 万个甚至更多,是人类可遗传的变异中最常见的一种,占所有已知多态性的 90% 以上。了解 DNA 序列的差异和单核苷酸多态性以及这些差异所表现的意义,将对疾病的预测、诊断、预后和预防带来革命性的变化。SNP 遍布于整个人类基因组中,根据 SNP 在基因中的位置,可分为基因编码区 SNP(coding-region SNP,cSNP)、基因周边 SNP(perigenic SNP,pSNP)以及基因间 SNP(intergenic SNP,iSNP)等三类。SNP 所表现的多态性只涉及单个碱基的变异,这种变异可由单个碱基的转换(transition)或颠换(transversion)所引起,也可由碱基的插入或缺失所致。目前 SNP 应用涉及关联研究、连锁不平衡分析、杂合性缺失、染色体拷贝数变化、群体遗传学研究、肿瘤遗传学等多个研究领域,被认为是具有广阔应用前景的第三代遗传标记物。检测 SNP 的方法也日益增多。

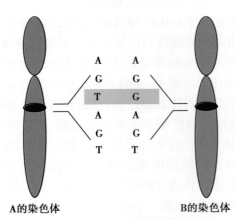

图 2-83　单核苷酸多态性
(上海交通大学口腔医学院供图)

应用 SNP 对口腔黏膜病的研究也日益增多。由于口腔扁平苔藓常同丙型肝炎病毒感染联系在一起,研究者认为 Cytokine 的 SNP 可能影响丙型肝炎病毒传染的 OLP 患者。于是,对感染丙型肝炎病毒的 OLP(OLP-HCV+ve)患者、无丙型肝炎病毒的 OLP(OLP-HCV-ve)患者及健康者的 22 个 Cytokine 相关基因进行了 SNP 检测。结果显示,在 OLP-HCV+ve 患者中 IFN-γ UTR 5644A/T 和 IFN-γ 308G/G 基因型频率增量;反之,IFN-γ 308G/A 基因型频率减少。这些数据提示 Cytokine 遗传背景可能在两者中是不同的。北京口腔医院的研究团队在 151 名 OLP 患者和健康者中,对 TNF-α 的一个位点-308G/A,以及 IL-10 的 3 个位点-1082G/A、-819C/T 和 -592C/A 的多态性进行分析发现,TNF-α 和 IL-10 的 SNP 在这两组中无差别;但是,比较糜烂型 OLP 和健康人,TNF-α-308G/A 基因型在糜烂型 OLP 中频率显著增高。

CTLA-4 的位点 49A/G 单核苷酸多形性改变会导致 IL-2 生产、T 细胞增殖。Fernández-Mestre M 等分析了登革热等感染性疾病、天疱疮和牛皮癣等自体免疫性疾病后发现,CTLA-4 的 49G/G 基因型在天疱疮中有所增加。Gazit 等使用 26 个 SNP 标记物对以色列天疱疮患者进行检测后发现 4 个标记物有显著性,这 4 个标记物均位于 HLA-G 基因上,因此,他们认为 HLA-G 可能与以色列天疱疮患者有关。

Cyclin D1(CCND1)是细胞周期 G1 期的重要调节者。CCND1 的位点-870G/A 基因型在口腔癌前病变中 G/A 型的 OR 值为 1.91(95%CI:1.05～3.48)、A/A 型的 OR 值为 2.38 (95%CI:1.16～4.87)。研究者因此认为-870G/A 基因型可能具有口腔癌前病变易感性,并与癌症发生有关。

SNP 是人类基因组研究的一个热点,其应用范围广泛。如何合理设计研究、合理处理和解释数据信息是对复杂性疾病遗传学研究领域的挑战。SNP 检测方法多样,但目前许多口腔黏膜病仍缺乏 SNP 的相关研究。

（二）miRNA 在口腔临床应用潜力

MicroRNA(miRNA)是一类非编码蛋白质的小分子 RNA,长度约为 18～25 个核苷酸。1993 年,Lee 等于 C. elegans 中首先发现 miRNA。随后,在植物、无脊椎动物、脊椎动物中都发现了序列具有高度保守性的 miRNAs 存在。

miRNA 首先在细胞核内转录为有数百个碱基的 Pri-miRNA,接着在 Drosha 的作用下生成几十个碱基的 Pre-miRNA,并被运送至胞质中。Pre-miRNA 在胞质中 Dicer 切割、加工形成有 22 个碱基左右的成熟 miRNA(图 2-84),参与形成 miRISC(miRNA-induced silencing complex),进而与靶基因的 mRNA 结合,导致其降解或者阻止其翻译,从而抑制蛋白质的合成,发挥调控靶基因表达的作用。目前,已发现一个 miRNA 可以有多个靶基因,而一个 miRNA 可以同时被多个 miRNA 调节。据估计,人体有超过 1/3 的蛋白编码基因被 miRNA 调节,这就构成了一个巨大复杂的基因表达调控网络。由于具有重要而广泛的调节细胞生长、分化、增殖、凋亡等能力,miRNA 表达失调与各系统疾病的发生发展关系密切。自 2002 年首次发现 miRNA 与癌症有关以来,越来越多的数据显示,miRNAs 不仅可以发挥癌基因或者抑癌基因的作用;还可以作为诊断及预后的标志分子;甚至可以作为癌症治疗的靶点。一批与癌症(包括口腔癌症)发生发展密切相关的 miRNAs 分子也已经得到了验证。

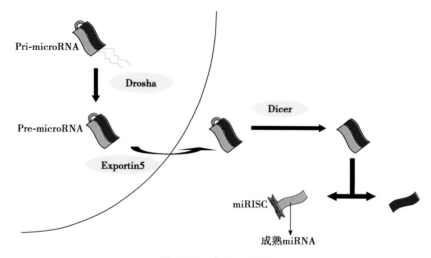

图 2-84 成熟 miRNA
(上海交通大学口腔医学院供图)

目前,已发现在多种癌症中发现 miRNA-31 表达上调,包括结直肠癌、肝癌、口腔癌。Wang 等发现 miRNA-31 在恶性程度高、侵袭性强的结直肠癌中表达较高。研究者发现 miRNA-31 在舌癌组织中表达是癌旁组织中的 6 倍。其他研究显示各种头颈部癌症细胞系及临床标本中 miRNA-31 在癌症中表达上调。这些数据提示 miRNA-31 在头颈部癌症的发生和发展中可能起到了癌基因的作用,也可作为潜在的诊断标记物。

(三) 甲基化在口腔临床诊断应用潜力

DNA 甲基化是一种共价化学修饰,它是由 DNA 甲基化转移酶催化,以 s-腺苷蛋氨酸作为甲基供体,将胞嘧啶转变为 5-甲基胞嘧啶的一种反应。绝大多数胞嘧啶甲基化发生在 5-CpG-3' 二核苷酸,即 5' 端 C 嘧啶环 5 位碳原子发生甲基化,并与其 3' 端的 G 形成 CpG。CpG 寡核苷酸集中在基因组的某些特定区域,称为 CpG 岛。CpG 岛对基因的表达起着调控作用,具有特殊的意义。CpG 岛通常位于基因启动子区,也可延伸至外显子。大约 50% 的人类基因都含有 CpG 岛,这些基因通常是管家基因和组织表达特异性基因。DNA 甲基化是哺乳动物遗传外基因转录的重要调控方式。它作为表观遗传学的一种调控机制是最早被人们发现的。DNA 甲基化在细胞正常发育、基因表达模式以及基因组稳定性中起着至关重要的作用。DNA 甲基化与肿瘤的发生有着密切关系。DNA 低甲基化首先会引起 DNA 非转录区域的改变，导致潜在的有害基因的表达，如插入的病毒基因、非转录基因、原癌基因激活等；同时，DNA 低甲基化也有利于基因重复子的同源性重组，引起整个基因组的不稳定性增加。在癌细胞中，启动子甲基化可以关闭抑制肿瘤发生的关键基因的表达，如 *Rb*、*APC*、*p14/ARF*、*p15/CDKN 2B*、*p16/CDND2A*、*BR-CA1*、*VHL*、*hMLH1* 和 *ER-α* 基因。近来对 CpG 岛高甲基化的机制进行了大量的研究，发现 CpG 岛高甲基化可能和以下因素有关：①CpG 岛保护因子缺失；②肿瘤中 DNMT 过度表达；③ DNMTs 结合因子功能失调；④基因组各部分复制时空紊乱。

过去，甲基化分析方法多采用甲基化特异的聚合酶链反应（MS-PCR）、甲基化敏感的单核苷酸引物延伸法（MS-SNuPE）、限制性标记基因组扫描（RLGS）、结合亚硫酸盐限制性分析（COBRA）等技术。这些技术在实践中得到了广泛的应用。近来，在 DNA 甲基化原有方法上改进以及新检测方法有：甲基化等位基因定量分析（quantitative analysis of methylation alleles，QAMA）、MethylQuant、甲基化 CpG 岛回收测定（methylated CpG island recovery assay，MIRA）、错配杂交和化学发光法（mismatch hybridization and chemiluminescence）、高分辨率融解法（high resolution melting，HRM）。

基因启动子异常甲基化的研究，主要集中于抑癌基因、DNA 修复基因、侵袭转移相关基因及代谢酶基因。这些基因涉及细胞间信号转导、细胞周期调控、凋亡、DNA 损伤修复及肿瘤的侵袭转移等过程。在口腔领域，Kresty 等用甲基化特异性 PCR（MSP）研究重度异常增生的口腔癌前病变标本，57.7% 标本检测到 p16 甲基化，并与 LOH 阳性有显著相关性。Takeshima 等用 MSP 方法研究了有嚼槟榔习惯的口腔癌前病变中 p16 甲基化的表达情况。结果显示，p16 甲基化在中度异常增生及重度异常增生白斑中的表达率分别为 18% 和 55%。刘宏伟等研究发现 *p16* 基因在白斑上皮单纯增生、轻度异常增生、中度异常增生和重度异常增生中甲基化率分别为 5%、18%、10% 和 22%。并且与口腔黏膜组织异常增生程度显著正相关，与 p16 蛋白缺失表达率成正相关。Cao 等对 78 例口腔黏膜轻度和中度异常增生患者平均 4 年的随访发现，存在 p16 甲基化的口腔黏膜异常增生患者 44% 进展为口腔癌，显著高于不存在 *p16* 基因甲基化的患者的 17%。MGMT 即 O6-甲基鸟嘌呤-DNA 甲基转移酶，是一种高效的 DNA 直接修复酶，能修复 DNA 序列中的 6-氧甲基鸟嘌呤损伤。López 等报道了口腔白斑患者唾液中 *MGMT* 基因启动子的甲基化阳性率为 56%。此外，有研究报道 *RASSF1A* 基因在正常口腔黏膜无甲基化，*RASSF1A* 基因 mRNA 呈 100% 表达。而在上皮单纯增生中，1/8 有甲基化，伴随 RASSF1A mRNA 表达下降。上皮异常增生中，3/20 有甲基化。鳞癌组织中，有 40.63% 甲基化，46.88%RASSF1A mRNA 表达下降或无表达。以上这些数据提示，某些抑癌基因甲基化可能是口腔癌变的早期事件，DNA 甲基化标记物可能作为临床早期诊断和早期预防的有利手段。

二、微创诊断技术

（一）甲苯胺蓝染色

甲苯胺蓝是一种活性的噻嗪类碱性染料，溶于水达 3.5%，溶于酒精达 0.5%。此染料与

RNA 及 DNA 有强亲和力,对分裂活跃的细胞也具有较强的亲和力。由于此染色的特异性,并因为癌细胞内有更多的 RNA 和 DNA,而异常增生的上皮细胞具有有丝分裂活跃的细胞,病理科、检验科等曾用作为细胞染色。此外,冷冻切片示甲苯胺蓝的穿透力达 3~10 列细胞。1960 年,Sharwin 首次报道了用甲苯胺蓝(toluidine blue,TB)活体染色的方法。提出甲苯胺蓝可使肿瘤着色,而与正常黏膜区别。因此可用于观察口内及咽部的可疑病变,鉴别其良恶性。之后,甲苯胺蓝染色在确定恶性肿瘤手术切缘中的应用也正受到了人们的关注。有研究对口腔白斑、扁平苔藓等口腔黏膜癌前病变进行了 TB 活体染色,并以病理检查结果对照,以评价 TB 染色的实用价值。发现 TB 活体染色对口腔黏膜癌前病变的敏感性可达 75%,准确率达 74%。观察发现 TB 活体染色假阴性者,其临床表现均有高度角化现象。而 TB 活体染色假阳性者,其临床表现有糜烂或溃疡,在积极控制炎症及去除局部刺激因素后,进行再次染色可降低假阳性率。TB 活体染色作为一种筛选剂对于早期发现口腔黏膜的癌前病变具有临床意义。

(二) 口腔活检刷

口腔活检刷是 20 世纪 80 年代由用于宫颈涂片的宫颈刷衍生而来的。采用这一技术,在临床上表现为良性的黏膜经检测发现了有上皮异常增生或癌症,并且被随后进行的传统的组织学活检术所确认。研究显示口腔活检刷的敏感性和特殊性都达 90% 以上。该技术的特点是,细胞在玻片上分布性好、数量充足;采集上皮全层细胞而不是剥脱细胞;操作简便、无痛;设备简易。

(三) 高精度数码显微镜脱落细胞学诊断

细胞学检测一直以来是宫颈癌筛查的有效手段。随着科学技术的进步,已由原来人工选择细胞测量升级为高精度数码显微镜扫描镜片。DNA 定量倍体分析是通过对细胞核内的 DNA 含量测定来判断细胞的生理状态或病理状态。在宫颈癌检测中,DNA 定量倍体分析技术对脱落细胞的细胞学检测与常规细胞学具有类似的特异性,但敏感性略低。Giaretti 等人的研究显示 DNA 定量分析结合组织学病理活体检测有助于评估口腔癌前病变癌变风险,为口腔癌前病变患者提供合理的治疗方案。无创脱落细胞学检查与 DNA 定量倍体分析技术配合,在口腔癌早期检测中的应用引人注目。并在 2015 年度国家卫生和计划生育委员会公益性行业科研专项中立项。

三、以光为基础的口腔黏膜检测诊断技术

(一) 自体荧光辅助诊断技术

固有荧光诊断黏膜上皮肿瘤在过去的 10 年内受到了相当的重视。通常,临床上诊断疾病是基于评估在白色荧光下的组织反射。当组织内的分子吸收某些频率的光子后,可通过激发态发出分子荧光。由于这种分子荧光是不依赖于任何外源性物质(如经注射或服用的荧光物质),而在人体固有存在的,故被称为"固有荧光"。人体组织含有多种内源性荧光物质,在一定波长的光激发下发出荧光,例如,还原型烟酰胺腺嘌呤二核苷酸 NADH、黄素腺嘌呤二核苷酸 FAD、卟啉、胶原、芳香族氨基酸(包括色氨酸、酪氨酸、苯基丙氨酸)等。由于其各自分子结构不同,所以各种内源性荧光物质的荧光光谱及最佳激发光波长均不同。组织荧光的特征性签名备受关注,这是因为光谱改变可能反映上皮和间质之间代谢活动和其他

交流的改变。已有研究尝试评估和比较肉眼和荧光分辨口腔癌症及癌前病变。有数据显示固有荧光可以区分正常口腔组织和口腔肿瘤组织。对于在正常和病损组织中的荧光改变现象，有人认为荧光改变并不主要来源于肿瘤，而是来源于黏膜下层，尤其是血液成分；或是由于增厚的上皮层细胞。也有研究显示间质、细胞种类、坏死组织和凋亡细胞可能改变荧光。此外，正常组织与癌前病变组织代谢水平不同，各种内源性荧光物质在正常组织和癌前病变组织的含量也有不同。例如 FAD 在癌前病变组织的含量要比正常组织高 17%~40%，而 NADH 的在正常组织的含量要高于癌前病变组织。因此，定量固有荧光检测可能成为潜在的早期诊断口腔癌症的手段。

近来，利用组织自体荧光的特点，区别肿瘤组织的结构和生物代谢改变已显示出是具有前景的辅助诊断工具。具有代表性的商业化产品是加拿大 LED Dental 的 VELscope 自体荧光检测仪。该产品已被美国 FDA 批准为口腔常规检测的辅助工具。VELscope 自体荧光检测仪应用 430nm 波长可见光激发组织自体荧光。理论上，癌症或癌前病变由于代谢改变，自体荧光降低，可能显示暗棕色或黑色。Lane 等的研究显示 VELscope 自体荧光检测仪对口腔癌症和重度异常增生达到 98% 敏感性和 100% 特异性，该设备较白色光源能更高地协助观察和诊断口腔病损。然而，也有研究显示对于溃疡、炎症和色素沉着等良性病损，VELscope 自体荧光检测仪也会显示荧光丧失或降低，因此，该设备作为缺乏专科经验的普通口腔科医师使用的筛查设备意义不大。

（二）其他以光为基础的口腔黏膜检测仪器

除了加拿大 LED Dental 的 VELscope，美国 Zila Pharmaceuticals 的 Vizilite 系统、AdDent 的 Microlux/DL 和 Orascoptic 的 Orascoptic DK 是近年来代表性的商业化的、以光为基础的口腔黏膜检测仪器。Vizilite 系统使用化学荧光代替普通光源照射组织，检测者可见组织呈现蓝光，而病变组织蓝色的亮度、清晰度可能改变。起初，根据 Epstein 等和 Kerr 等在各自的研究，Vizilite 系统可以发现常规口腔检查不能发现的病损。然而，随后其他多个研究团队的研究结果与此相反，Vizilite 系统观察到的病损与常规口腔检查的结果一致，没有改变诊断；而且，该系统不能区分良性组织、炎症和癌前病变；其敏感性为 0%。

四、体液标记物技术

体液标记物技术以简便、准确、无创的方法诊断疾病，给医学领域带来巨大变革和前景。该技术具有以下特点：快速诊断疾病、快速检测病原、快速同时诊断多个疾病或病原。有人认为唾液是人体的一面镜子。然而，唾液中含有信息的成分太少，检测较为困难，随着高敏感、高特异性的新技术拓展，利用唾液标本检测可以提供大量分子生物学信息。虽然目前该技术尚处于起步摸索阶段，但已有研究数据显示，DNA 甲基化异常、miRNA 差异表达不仅可在手术标本中检测到，还可从各种体液例如外周血清中及唾液中检测到，将为提供无创或微创诊断手段提供新的平台，为临床应用带来极大便利。

（蒋伟文）

第四节 诊断依据收集

一、局部诊断依据收集

（一）口腔黏膜局部诊断依据的收集

1. 收集手段

（1）视诊：视诊是检查者以视觉来观察患者全身或局部体征的方法，从中得到定量数据或定性描述（如色泽和对称性）。通过口腔黏膜局部视诊可以了解患者口腔内局部黏膜改变，如黏膜颜色的改变、舌苔的有无等。有时仅靠视诊即可发现某些疾病的重要诊断依据，相对于其他检查方法而言，视诊在口腔检查中尤为重要。

（2）触诊：触诊是检查者应用触觉来判断某一器官特征的方法。触诊可以进一步补充视诊未能明确的体征，如体温、湿度、震颤、波动、摩擦感以及病损的位置、大小、轮廓、表面性质、硬度、压痛及移动度等。

（3）嗅诊：嗅诊是检查者以嗅觉发现来自患者皮肤、黏膜和呼吸道的分泌物、胃肠道的呕吐物或排泄物，以及脓液和血液等病理物质异常气味的方法。检查者用手将气味扇向鼻部，仔细判断气味的特点和性质。口腔黏膜的多种疾病都可闻到口腔异味（如坏死性龈口炎），因此嗅诊在口腔检查中是常用方法。

（4）组织病理学检查：目前，口腔黏膜病的诊断主要依靠病史、临床症状、体征和医师的临床经验。由于许多口腔黏膜病缺乏特征性的实验室指标，组织病理学检查仍是口腔黏膜病的金标准。但是，由于组织病理学检查判读的主观性和患者依从性问题，往往给快速、准确诊断带来困难。随着分子生物学的迅猛发展，许多诊断新技术被引进到口腔黏膜病的诊断中来，包括单核苷酸多态性（single nucleotide polymorphism，SNP）技术、基因芯片技术、蛋白质组学技术、表观遗传学技术、代谢组学技术等。同时作为对组织病理学检查的补充，无创或微创诊断技术也在口腔黏膜病的诊断中崭露头角，例如自体荧光辅助诊断技术、体液（血液、唾液、尿液）标记物诊断技术等。虽然，不少新技术还停留在研究阶段，有些距离临床普遍应用还有一定距离，但是已经展现出良好的应用前景（参见本章第三节）。

2. 收集内容

（1）症状：患者主观感觉到的异常感觉称为症状，亦称自觉症状。症状的轻重与疾病的性质、严重程度以及患者的感觉能力有关。口腔黏膜病的局部症状主要有疼痛、粗糙、牵拉、麻木、厚重、味觉异常等。

口腔黏膜病的临床症状复杂多变，临床上还常出现同病异症、异病同症的现象；有的口腔黏膜病损为口腔黏膜固有疾病，有的则为全身疾病的口腔表征。相关教材内容编排以及专著的章节划分大多以病因、病理或器官、系统的病种为线索，但临床上口腔医师接诊时首先遇到的是症状，因此，要学会以临床病损、症状为线索进行分类研究，才能提高诊断和鉴别诊断能力。

（2）体征：病损是人体病态时在致病因素的作用下，引起的组织、器官在形态结构和功能代谢方面不同程度的损害和变化。客观存在的病损，称为体征。认识病损和体征，对于诊断治疗疾病有重要意义。病损可分为原发性和继发性两大类。常见的口腔黏膜病基本病损类型有:斑、丘疹、结节、肿块、疱、萎缩、糜烂、溃疡、皲裂、假膜、痂、坏死和坏疽等。仔细询问病史,全面检查病损和体征,分辨病损分布部位、范围、颜色、外形、质地、基底等特征情况,为正确诊断提供依据(参见第二章第一节)。

3. 收集顺序　口腔黏膜病的通常检查顺序是先口腔内后口腔外。口腔内依次为唇红、唇黏膜、颊、硬腭、软腭、舌背、舌缘、舌腹、口底,最后为口咽部。检查口咽时,可以让患者放松舌部肌肉,然后将舌轻轻拉出,用压舌板将舌体向下压,就可以清楚地暴露口咽部,且可降低患者的会厌反射。检查舌及口底时最好用一块纱布包住舌体,轻轻地向外、向上或向两侧牵拉。腮腺触诊应用并拢的四指按于耳屏前,由后向前抚摸面颊部,同时观察腮腺导管口是否有澄清的液体流出。另外,还要注意患者呼出的气味。

口腔外检查时应注意观察患者面部的对称性,耳、鼻、眼等器官是否正常,并注意面部皮肤有无丘疹或其他损害。口腔外检查还包括颏下、下颌下,以及颈部淋巴结和甲状腺区的触诊。

在对整个口腔颌面部进行了有序检查后,应该对发现的口腔病损进行重点复查和评估。复查时应当将病损部位的组织表面擦干,仔细观察病损的大小、位置、色泽,扪诊感知病损的质地、硬度等。所有的检查结果均应详细记录并在口腔示意图上注明病损的部位、类型、临床表现特点,例如白色损害或是溃疡。若是白色损害,则应记录能否从黏膜上擦去。若是发疱性病损,应该轻撕疱壁观察其性质。

（二）口腔黏膜以外的诊断依据收集

1. 皮肤　皮肤和口腔黏膜都来源于外胚层,在病理改变上具有很多相似性(图2-85)。口腔黏膜与皮肤疾病的主要病理变化几乎相同。包括过度角化、角化不良、棘层增生、棘层松解、上皮异常增生、基底细胞空泡变性及液化、气球变性、网状变性、海绵样变性、胶原纤维变性、疱、糜烂、溃疡、皲裂、萎缩、假膜、斑、丘疹、鳞屑、水肿、痂、瘢痕、色素异常、坏死和坏疽等。但由于两者在组织结构上存在差异,其病理改变也存在不同:皮肤附属器官的结构特殊性,带来了与其相关的特殊病理变化,包括毛囊角栓、汗孔角栓、出胞(exocytosis)、鳞状回旋(squamous eddy)等。

2. 生殖器　与口腔黏膜有关的综合征,如白塞病、性病性淋巴肉芽肿等,具有特殊的生殖器病理变化,因此,收集生殖器相关的诊断依据,对于口腔黏膜病变的诊断,具有重要参考

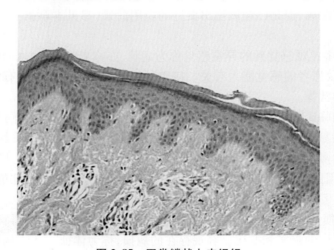

图 2-85　正常鳞状上皮组织

价值,主要观察以下内容。

（1）疱疹:可见于单纯疱疹、性病性淋巴肉芽肿等（图2-86）。

（2）丘疹、尖锐湿疣:可见于软下疳、梅毒等。梅毒可见到特征性的硬下疳改变。患尖锐湿疣时,除了可以见到典型尖锐湿疣外,有时还可见到丘疹状疣、扁平状疣等（图2-87）。

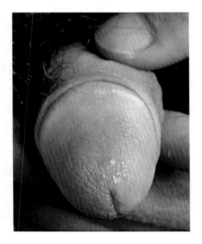

图2-86　生殖器单纯疱疹

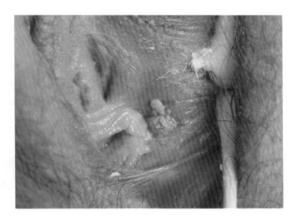

图2-87　丘疹状尖锐湿疣

（3）溃疡:是较常见的生殖器病理改变。软下疳、性病性淋巴肉芽肿、梅毒、白塞病等疾病中皆可见到（图2-88）。

（4）生殖器象皮肿:可见于性病性淋巴肉芽肿。由于淋巴结慢性炎症,淋巴回流障碍,女性患者出现阴唇象皮肿,少部分男性出现阴茎或阴囊象皮肿,表面可出现疣状增殖或息肉（图2-89）。

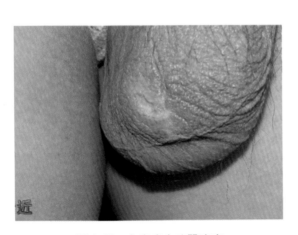

图2-88　白塞病生殖器溃疡

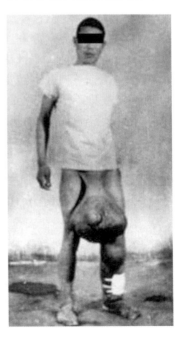

图2-89　阴囊象皮肿

<h1 style="text-align: center;">二、系统诊断依据收集</h1>

（一）口腔黏膜病的系统症状概述

口腔黏膜组织是人体的重要组成部分。除局部原因外,口腔黏膜病损往往是全身系统性疾病的局部表现,或是早期、唯一的表现。而口腔黏膜病也可以在身体其他部位出现症状或体征。把口腔局部症状跟全身系统性表现联系起来,不仅对口腔局部性疾病的诊治有临床意义,而且对全身性疾病的诊治、预防和预后也有重要意义。例如,天疱疮患者除了可以在口腔内见到大疱性病损外,皮肤同样可见大疱,同时血清中可检测出抗棘细胞层细胞间质的抗体。又譬如以口腔溃疡为主诉的患者,可能是白塞病、手-足-口病,也可能是结核性溃疡、梅毒等系统性疾病的表现。这就需要口腔医师重视除口腔外的全身其他部位的临床表现,注意系统诊断依据的收集,结合必要的辅助检查,才能提高诊断准确性。

（二）系统症状收集及检查方法和临床意义

1. 一般体格检查 一般检查是体格检查的第一步,目的是概括性观察患者的全身状况。以视诊为主,配合以触诊、听诊和嗅诊。血压、脉搏、体温是口腔科一般检查中必不可少的重要内容。

（1）血压:血压是当血流通过血管壁时所产生的振动和压力。测量血压至少需要 2 种工具,一是听诊器(膜型或钟型均可),二是血压计。血压计有汞柱式、弹簧式、电子式。常用的是汞柱式。测量血压的方法分为直接测量法和间接测量法。常用的是汞柱式间接测量法。

（2）脉搏:脉搏是通过外周血管来观察心脏节律和每分钟搏动次数。测量脉搏的方法:检查者将右手的示指、中指、无名指的指腹置于患者的桡动脉,以触觉感知桡动脉的搏动(包括脉率、节律、强弱、弹性)。桡动脉触摸不到时,也可以触摸颈动脉。

（3）体温:有口测法、肛测法、腋测法。常用口测法:将消毒过的体温计置于患者舌下,紧闭口唇,5 分钟后取出体温计读数。

2. 实验室检查 口腔科经常涉及的实验室检查项目相对于内科等其他学科来说较少,主要包括确定或排除贫血、白细胞疾病、出血、糖尿病、肾病、肝炎等疾病的检查。还会用到细菌学培养及药敏试验。以下列出的是口腔科经常应用的实验室检查项目(详见本书附录):

（1）血常规:血常规是一项最有价值而且相对低廉的实验室检查,它包括红细胞(RBC)和血红蛋白(Hb)、血细胞比容(Hct)、红细胞比积(PCV)、平均红细胞容积(MCV)、平均红细胞血红蛋白含量(MCH)、白细胞(WBC)和白细胞分类计数、血小板(PLT)等。

（2）尿常规:尿常规在安全用药监护方面有重要作用,同时也能提供炎症、结石、肿瘤、糖尿病、急性黄疸性肝炎等疾病的诊断依据。尿常规检测项目包括酸碱度(pH)、尿比重(SG)、尿蛋白、尿糖(Glu)、尿胆红素(BIL)和尿胆原(UBG)、胴体(Ket)和亚硝酸盐(Nit)等。

（3）粪潜血试验:粪潜血试验能发现肉眼无法察觉的消化道出血,对于了解患者有无消化道溃疡、肿瘤和药物学消化道损伤有重要意义。粪潜血试验应连续 3 天阳性,并排除食物因素后才有诊断意义。

（4）凝血因子检测:对于有潜在出血疾病的患者,有 4 项实验室检查可供参考,即血小板计数(PLT)、出血时间(BT)、凝血酶原时间(PT)以及部分促凝血酶原激酶时间(PTT)等。

(5) 血糖检测:糖尿病与口腔疾病的关联非常密切,因此,口腔医师常常需要排除患者是否患有糖尿病。对于有反复发作口腔感染但无明显的局部因素的牙周病或口腔黏膜病患者,或有多尿、多食、多饮症状的患者,均应检查其是否患有糖尿病。对于糖尿病的高危人群,如果在6~12个月内没有检查血糖的,则有必要对其进行检测。对于有口腔疾病并且正在接受治疗的糖尿病患者,应检测他们的血糖控制水平,了解糖尿病患者日常的自身监测情况。

血糖检测方法包括空腹血糖、糖耐量试验、快速测定血糖。空腹血糖检查需抽取清晨空腹12小时后的静脉血。血糖水平增高见于糖尿病、某些内分泌疾病、应激反应、某些药物损害;血糖水平降低多见于饥饿、严重肝病、胰岛素瘤等。糖耐量试验是通过口服或在患者体内注入100g葡萄糖,然后测定0.5、1、2、3小时后的葡萄糖水平。糖尿病患者在其糖耐量试验中升高的血糖水平会持续较长时间,而且恢复到基线水平也比较缓慢。通过糖耐量试验,可以发现隐匿性糖尿病患者和功能性低血糖患者,因此是糖尿病的筛检项目。此外,糖尿病患者需日常自我监测血糖水平,使用葡萄糖计即可对血糖水平进行自我定量检测。

(6) 肝炎检测:肝炎是我国高发的传染病,根据病原体的不同,分为甲、乙、丙、丁、戊型。其中,乙型肝炎的传播方式以血源传染为主,所以,在口腔科诊疗中的传播可能性最大。近年来,尽管因乙型肝炎疫苗的接种使口腔医务人员感染乙肝的危险性大大降低,但在口腔诊疗过程发生患者-医师、患者-患者间的传染仍有可能。尤其是在没有明确患者是否有乙肝病史和目前具有传染力的情况下,万一消毒隔离措施不到位,传染的可能性将大大增加。所以对来诊的口腔病患者进行这方面的检查非常重要。另外,由于接种并不能赋予终身免疫,口腔医师即使接种过乙型肝炎疫苗,也应当定期检测自身的抗体效价。

检测乙型肝炎的常规方法是放射免疫检测法,用于检测乙肝病毒的表面抗原(HBsAg)、表面抗体(抗-HBs)、核心抗体(抗-HBc)、e抗原(HBeAg)、e抗体(抗-HBe)。这五个指标俗称"两对半"。表面抗原(HBsAg)、e抗原(HBeAg)、核心抗体(抗-HBc)阳性俗称"大三阳",提示患者体内有乙型肝炎病毒大量复制,有强传染性;表面抗原(HBsAg)、e抗体(抗-HBe)、核心抗体(抗-HBc)阳性,俗称"小三阳",提示患者体内有乙型肝炎病毒复制减少,出现于慢性乙型肝炎病毒携带者,传染性弱。"两对半"全阴性表示未曾感染过乙型肝炎病毒。接种过乙型肝炎疫苗者仅有表面抗体(抗-HBs)阳性。

(7) 人类免疫缺陷病毒(HIV)检测:全球由HIV感染引发的艾滋病尚未得到有效控制,我国的防治任务很重。由于艾滋病的首发症状往往是口腔病损,所以由口腔医师最早发现HIV感染,作出病毒携带者或艾滋病患者初步诊断的病例不在少数。此外,由于黏膜的微小创口已被公认是HIV感染的最主要途径,而口腔治疗中操作者和患者都免不了发生微小创口,因此,对HIV感染应保持高度警惕,这不仅是口腔医师自我保护的需要,也是防治、阻断HIV感染途径的医务工作者职责。

一般来说,HIV感染的实验室诊断可分两步进行。首先,通过酶联免疫吸附技术(ELISA)筛选患者的血清中是否含有抗HIV病毒蛋白成分的抗体,如果检测结果为阳性,再采用另一项更为特异的方法来确诊,即WESTERN BLOT杂交来检测个体中的病毒蛋白。

如果口腔医师对来诊患者的某些临床症状有怀疑,应该在征得患者同意后提出HIV感染血清学检测的申请,或将患者转至相关部门做进一步的检查和治疗。

(程斌　夏娟)

第五节 诊断类型及其要求

一、临床诊断准确

（一）临床病损诊断概述

口腔黏膜病病种繁多，临床上出现的同病异症、异病同症现象，给口腔黏膜病的准确诊断带来困难。因此，以临床病损和症状为线索的分类研究和建立在临床观察资料、组织学，以及实验室数据基础上的口腔病损诊断，可能提高临床诊断的准确性。

口腔黏膜病的主要病损诊断大致有以下五类：白色损害、溃疡、大疱性损害、色素性损害和增生性病损（参见本章第一节）。对这些病损的正确诊断，是提高临床诊断准确水平的关键。

1. 白色损害 对口腔黏膜的白色损害诊断首先要区分是"表面坏死"还是"过度角化"。简易的区分方法是用一湿润的舌压板轻刮病损部位，坏死性损害可被擦去，留下暴露的渗血表面；而角化性损害则无明显变化。一般来说，坏死性损害的伴随症状更多。坏死性的白色损害是创伤或感染的结果。创伤常包括化学性或物理性灼伤；真菌感染最常见引起坏死性白色损害，这些白色损害可被轻易擦去。口腔黏膜的角化性损害可源自慢性刺激、系统性疾病、遗传性疾病或肿瘤。常表现为凸出黏膜表面的融合斑块。约10%的过度角化是恶性或癌前病变的临床表现，因此，对不能擦去的白色病变应考虑活检。

2. 溃疡 口腔黏膜溃疡病损很常见，创伤或其他局部、系统性因素均可造成溃疡。溃疡通常是黏膜上的环形损害，边缘光滑或隆起发硬，损害底部可由白色或黄色的坏死组织组成。由于很多原因都可导致溃疡，包括口腔鳞状上皮癌等恶性疾病也会出现溃疡，因此对于口腔黏膜溃疡首先要区分"良性"还是"恶性"，任何发病超过14天而不能自愈的非创伤性溃疡应予重视，对于固定于一处、长期不愈、并且有明显创伤因素的口腔溃疡应该高度警惕，必要时需行组织病理学检查，以鉴别是否恶变，同时还要做好进一步手术的准备。

3. 大疱性病损 为上皮内或上皮下层液体聚集所致，直径一般在5mm以上。通常患者就诊时大疱已破裂，医师很少能观察到完整的水疱，只能见到边缘不齐的溃疡或糜烂面。常见病因有病毒感染、自身免疫性疾病和药疹。细胞学涂片、血清学检查和病理活检都有助于诊断。在可能出现大疱性病损的黏膜病中，要特别警惕副肿瘤性天疱疮。

4. 色素性损害 口腔黏膜色素沉着分为内源性和外源性两种，可弥散分布亦可局限于某处。色素沉着一般不高出黏膜表面，有时是系统性疾病的首发症状，例如Addison病。综合病史、临床检查表现、病理检查和实验室结果综合诊断。在可能出现色素性损害的黏膜病中，特别要警惕口腔黑色素瘤。

5. 增生性损害 口腔黏膜增生性病损绝大多数为良性，仅少部分为恶性，另有一些介于良恶性之间的癌前病变，例如口腔白斑、口腔扁平苔藓等。对于癌前病变疾病要特别注意病损部位的症状变化，尤其是在增生性损害基础上反复出现的充血、糜烂、溃疡，有可能是癌变的先兆，必要时需做组织病理学检查，以明确疾病进展情况。

（二）常见口腔黏膜疾病症状的鉴别诊断

1. 以溃疡为主要表现需要鉴别诊断的疾病（参见本章第一节）

（1）复发性阿弗他溃疡

（2）创伤性溃疡

（3）疱疹性口炎

（4）带状疱疹

（5）手-足-口病

（6）白塞病

（7）结核性溃疡

（8）癌性溃疡

2. 以白色斑块为主要表现需要鉴别诊断的疾病（参见本章第一节）

（1）白色角化病

（2）口腔白斑

（3）黏膜下纤维性变

（4）口腔扁平苔藓

（5）白色海绵状斑痣：该病为一种病因不明的遗传性或家族性疾患，任何年龄均可发病。好发于颊、口底和舌腹黏膜。病损表现为白色水波样褶皱或沟纹，镜下可见上皮增厚，棘层细胞空泡性变。口腔黏膜外，鼻腔、外阴、肛门等处黏膜亦可发生类似病损。

（6）毛囊角化病：是一种少见的角化异常性皮肤病。有学者认为该病发生与维生素代谢障碍、内分泌紊乱有关。皮损好发于皮脂腺丰富部位，如头面部、肩颈部等，初为毛囊性丘疹，肤色正常，以后逐渐增大，颜色变深，表面覆有痂皮，揭去痂皮可见顶端脐凹状。部分患者伴有口腔病损，好发于唇腭部，唇部肿胀、结痂、皲裂和溃疡；腭部可见白色光滑的扁平和脐形小丘疹。患者对光敏感，可有轻度瘙痒，病情与季节有关。病理表现为表皮角化不良或角化过度。

（7）Zinssers 综合征：该病又名先天性角化不良病，属隐形性连锁遗传性疾病。儿童期发病，几乎仅见于男性。口腔黏膜好发于颊和舌背，出现小疱和糜烂，逐渐发展为不规则红斑、白斑。病理表现为上皮萎缩、钉突消失，基底层黑色素增加。除口腔受累外，可出现指（趾）甲营养不良甚至脱落无甲；面颊、胸部等处皮肤色素沉着；眼结膜、消化道、泌尿道黏膜受累；智力发育迟缓等。

（8）Withop Von Sallman 综合征：又名遗传性良性上皮内角化病，为常染色体显性遗传病，常在婴儿及儿童期发病。主要为眼球结膜及口腔黏膜病损。口腔黏膜可出现光滑的乳白色斑块。球结膜出现黄斑，或在角膜上形成泡沫胶样斑片。

3. 以黏膜大疱为主要表现需要鉴别诊断的疾病

（1）天疱疮

（2）瘢痕类天疱疮

（3）类天疱疮

（4）类天疱疮样扁平苔藓：是自身免疫性疾病。在临床表现、组织病理、免疫荧光等检查中呈现典型的扁平苔藓和天疱疮共存的特征，但其循环抗体只针对一种独立的抗原结构。口腔病损表现为紧张性大疱和网状白色条纹病损。皮肤也有相似改变。

（5）副肿瘤性天疱疮：是自身免疫性疾病，与肿瘤密切相关。老年人多见。口腔损害常见持续性水疱、大疱、糜烂、结痂等，尼氏征阳性，伴有明显疼痛和瘙痒。皮肤水疱和大疱较少见,表现为炎症性丘疹、斑疹,形态上类似多形性红斑的皮损。

(6)线状 IgA 大疱性皮肤病:是一种以真皮与表皮间基底膜带线状 IgA 沉积为特点的自身免疫性大疱性疾病。成人和儿童均可发病。患者常有不同程度瘙痒。病损以黏膜水疱和疱疹性皮炎为主要表现,尼氏征阴性。病理表现为表皮下水疱和基底膜区破坏。

(7)大疱性表皮松解症:因皮肤结构蛋白先天性缺陷导致。婴儿期即可发病。黏膜和皮肤剥脱性大疱,尼氏征阳性,疱易破形成大面积糜烂和溃疡,愈合后留有瘢痕。病理表现为棘层松解,可伴基底层细胞液化变性。该病无自限性,预后较差,严重者可致死。

(8)多形性红斑

(9)药物变态反应性口炎

(三)提高临床诊断准确率的方法

1. 提高观察能力　观察是一门最复杂的艺术。口腔医师要有敏锐的观察力,学会对患者症状和体征细心观察方法。首先要掌握疾病各个阶段症状体征的特征,做到心中有数,有意识地重点观察病程特征性症状和体征;其次要养成按固定顺序按部就班地观察症状和体征的习惯,不遗漏,不疏忽;第三要突破习惯思维模式,善于发现新症状或体征。

2. 提高病史采集能力

(1)要有比较扎实的采集内科病史的功底,因为口腔黏膜病与患者的全身状况关系密切,口腔黏膜病的病史采集相比口腔其他临床科室的病史更接近于大内科病史。

(2)要有询问病史的技巧,既要耐心听取患者的讲述,又要有目的有重点地询问病史,准确了解疾病发生的时间(初始时间、持续时间、发展顺序)、部位(局限性还是弥散性)、经过和可能的原因(遗传背景、感染、过敏等)。

(3)要有提取疾病发生发展的关键点的能力。

(4)要能够根据患者病史列出关于症状和体征的主要信息,并且根据病史提出与诊断有关的生理、解剖及病因学上的初步解释。

3. 提高正确选择辅助检查项目能力　随着现代科学的进步,辅助检查层出不穷,其中不少已经成为临床诊断的重要手段。但是,地毯式的辅助检查不仅无助于提高临床诊断水平,而且可能成为妨碍诊断的干扰因素。同时因为漫无目的的检查不仅会增加患者经济负担,还会使患者产生不信任感,影响疗效。所以,要学会正确选择辅助检查项目,其前提是熟悉各口腔黏膜病的特殊检验指标,并且口腔医师需要根据患者的症状体征先作出假设性诊断,才能选择与假设诊断相关的检查项目验证诊断。

4. 提高综合分析能力　有了完整的病史、全面的体格检查记录和实验室检查结果,口腔医师要学会综合分析大量信息,去伪存真,由表及里,得出初步的假设性诊断,并提出可能的鉴别诊断和排除理由。对于一时难以确诊的病例,可以通过更加详细的病史询问和体格检查寻求解答;也可以通过诊断性治疗,去验证或修正假设性诊断,得出新的诊断。但根据医政管理要求,假设性诊断的存在时间不能太长,一般在患者就诊 3 次中应该明确诊断。

5. 提高会诊讨论能力　对于患者 3 次就诊仍不能明确诊断的口腔黏膜疑难病症,可以邀请相关学科的专家进行会诊。但发出会诊邀请的医师应该懂得邀请专家的针对性,并且要准备好病史,会诊时发表自己对会诊病例的看法,整理出需要会诊解决的关键问题。

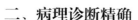

二、病理诊断精确

组织病理学诊断往往是口腔黏膜病诊断的"金标准";借助组织病理学手段诊断疾病具有准确、客观、可靠的优点。口腔组织病理学诊断对口腔颌面部疾病重要辅助诊断手段,有时可能是起"一锤定音"关键诊断手段。

（一）组织病理学诊断信息的收集方法

组织病理学标本包括手术前活检标本、术中取出的冰冻标本、术后切除组织以及穿刺、脱落细胞学标本;口腔黏膜病科可能采集的标本一般包括术前活检标本和口腔黏膜脱落细胞标本。活检标本在收取时要注意切取最典型、最严重的病损部位,切除边缘应位于正常组织内,且不能用有齿镊或钳夹取标本,以免造成组织损伤,影响诊断结果。切取的标本要立即置于固定液中尽快送检。脱落细胞收集前应先清洁口腔,在取样部位采用棉签或专用的细胞刷反复擦拭或刮擦口腔黏膜,完成后连同棉签或细胞刷一起置于缓冲液中送检。

组织病理学活检标本的病理检查一般采用 HE 染色、免疫组织化学染色和免疫荧光染色。HE 染色是用染料把碱性和酸性物质直接染成红色或蓝色,显微镜下可直接观察组织或细胞的形态;免疫组织化学技术和免疫荧光技术是用免疫学基本原理——抗原抗体反应,对组织或细胞内抗原或抗体物质进行定性和定位。普通 HE 染色便于观察疾病组织的病理学改变,可以区分出一般细胞的形态,可以鉴定组织细胞坏死、水肿、变性和炎性细胞浸润等异常病理学改变,在临床上是诊断恶性肿瘤和肿瘤的简易有效方法。但普通 HE 染色方法观察到的细胞变化仅仅是形态学的大致改变,难以区分一些特异性强的组织病理学改变。免疫组织化学技术和免疫荧光技术能够针对特异性细胞标志物来检测特异性细胞数量的改变,也可检测细胞内细胞因子的转位的胞核和胞质分布状态,以及组织中一些特异性蛋白的表达量改变。脱落细胞涂片检查对于某些疾病有特殊的诊断意义,例如发现天疱疮细胞,可为天疱疮诊断提供关键依据。

此外,电子显微镜和特殊染色技术在口腔黏膜病诊断中也发挥着重要作用。应用于临床诊断的电子显微镜主要是透射电镜和扫描电镜。可用于病毒、细菌性疾病的诊断和恶性肿瘤的诊断等。传统的病毒、细菌性疾病诊断方法主要应用免疫学手段,超薄切片可供观察感染细胞内病毒的大小、形态、排列的形态特征。依据电镜下病毒形态结构特征,再结合病毒的核酸和蛋白分子生物学和免疫学特性,可以对致病病毒、细菌进行诊断和鉴别诊断。

透射电镜负染色技术是一种快速简便的操作程序,是病毒性致病因子电镜诊断常用的方法。在肿瘤病理诊断中,电子显微镜对肿瘤的诊断和鉴别诊断得到了广泛的应用;主要通过对超微结构的观察以及寻找各类组织特有的细胞分化标记,从而确诊和鉴别相应的肿瘤类型。近来细胞凋亡的研究取得了突飞猛进的进展,越来越多的资料表明,细胞凋亡与肿瘤有着密切关系,电镜在细胞凋亡研究中也起着不可或缺的作用。因此,利用电镜观察细胞的超微结构病理变化和细胞凋亡情况,能为口腔肿瘤的临床诊疗提供重要的科学依据。

组织病理学的特殊染色技术种类较多,可以对某些特殊口腔黏膜病作出诊断。例如:刚果红法和甲紫染色鉴定淀粉样变。采用苏丹Ⅲ染色或油红 O 染色法对脂肪进行染色可以区分皮脂腺癌;细胞核染色可帮助鉴定肿瘤的良恶性和增殖程度;PAS 染色和银染色可以显示真菌感染;某些病变中的真菌普鲁士蓝染色可以显示含铁血黄素沉积,用于与脂褐素沉积鉴别。总之,在普通染色进行全面观察的基础上,再运用相应的组织化学染色方法,对需要区分或证实的组织及病变成分进行观察对疾病的诊断具有重要的补充意义。

(二) 提高病理诊断精确性的措施

作为诊断口腔颌面部疾病的重要辅助手段之一,组织病理学诊断自身也存在局限性:病理科医师的临床经验、临床工作状态、工作环境等情况不同,都可能影响到对组织病理学标本的判读正确性。甚至两个坐在不同座位的病理科医师观察同一张病理片,都可能得出不同的结论,其原因仅仅是观察光线的差异。加上口腔黏膜疾病病种繁多,不同疾病间很可能具有相似的临床和病理改变,也给病理诊断正确性带来较大困难。因此时常见到口腔临床医师所见与病理医师镜下检查结果不一致的情况。为了提高病理诊断精确性,可以采取以下措施。

1. 对病理特征不明确的口腔黏膜病病理标本的判读,需要双人复核,以减少人为误差因素。

2. 出现口腔临床医师所见与病理医师镜下检查结果不一致的情况时,提倡口腔临床医师与口腔病理医师一起检查患者,既可以有效沟通双方意见,又能在临床与辅助科室间建立良好的合作关系,增加病理诊断的精确性。

3. 遇有临床和病理均无法明确诊断的病例,可以通过网上病理大会诊或现场多学科会诊明确病理诊断。此外,需要提醒口腔临床医师的是病理诊断不能取代临床诊断,当病理诊断与临床印象不符,临床医师应寻找造成诊断差异的可能原因,特别是取材部位是否合适,必要时可作第二次活检。只有抱着对患者极端认真负责的态度,才能避免误诊,提高病理诊断的精确性。

三、预后诊断明确

由于多数口腔黏膜疾病为慢性病,反复迁延,难以根治,对患者的生活质量和情绪影响较大。同时,明确患者当前所处的病程阶段,正确判断疾病可能的发展趋势,对于口腔医师决定采取何种治疗方案和防范措施也有十分重要的指导意义。因此,对疾病发展过程的预测和对疾病最终转归的判断成为必不可少的预后诊断内容。

有些口腔黏膜病经过长期的临床实践,预后相当明确,已经被口腔黏膜病学界接受为共识。例如,复发性阿弗他溃疡不会癌变,但是也不会完全根治,目前依靠药物治疗能够缓解病情,需要让患者了解该病的愈合,可以起到缓和患者恐癌心理,主动配合治疗的作用,对于提高疗效有积极意义。

有些口腔黏膜病属于癌前病变或癌前状态,其疾病性质介于良性病变和恶性病变之间,复发发作可能发展为口腔恶性肿瘤,例如口腔白斑、口腔黏膜下纤维性变、口腔扁平苔藓等。这些疾病的预后具有不确定性,需要口腔医师长期关注,及时发现癌变迹象,给予明确的预后诊断,并且在此基础上考虑修正治疗方案,尽最大可能阻断或推迟不良结局的发生。

有些口腔黏膜病可伴发其他系统和器官的病损或为系统性疾病的口腔表现,口腔病损可反映原发疾病的进程和帮助判断预后。例如红白相间的舌黏膜萎缩,往往与患者营养不良的程度有关,而找出导致其营养不良的原发疾病比治疗口腔黏膜萎缩更重要。临床上常常可以以此为指导,进一步查出缺铁性贫血、慢性失血等疾病。所以重视预后诊断和治疗在实际临床工作中是口腔黏膜疾病诊疗工作的重要组成部分。

（一）预后诊断的依据

1. 临床资料 完整的病史和详细的体格检查是诊断疾病最重要的依据，也是预后诊断的主要依据。患者病损发作时的表现、发作频率、用药史和既往治疗效果等信息，对估计预后十分重要。例如某些女性患者常在月经前后发作的复发性阿弗他溃疡，提示其病因可能与内分泌相关，一般药物治疗效果较差。

2. 组织病理学检查结果 口腔黏膜癌前疾病的组织病理学检查结果对判断疾病转归具有关键意义。例如口腔白斑主要的病理改变是上皮异常增生，轻度异常增生者预后较好，而伴有中度异常增生的患者可能预后较差，需要考虑手术治疗，而有重度异常增生者预后差，需要及时手术治疗。

3. 对预后有预测意义的某些蛋白质或分子的检测 虽然这类检测目前尚未得到学界的一致认可，但却有相当部分可以为明确预后诊断提供辅助依据。不过，在判读这些检测结果时，要留意可能出现的假阳性和假阴性，需要结合临床表现作出判断。

（二）有望用于预后诊断的分子生物学技术（参见本章第三节）

1. 单核苷酸多态性检验 了解单核苷酸多态性以及这些差异所表现的意义将对疾病的预测、诊断、预后和预防带来革命性的变化。SNP 检测包括三方面的内容：①靶序列的扩增；②SNP 特异位点的区分；③数据检测分析。特异位点的区分主要通过分子杂交、PCR、分子构象等来实现。数据分析可以利用凝胶电泳、荧光检测、酶学检测技术、基因芯片、质谱分析等技术。

2. 基因芯片技术 在所有生物芯片技术中基因芯片发展最成熟，又分为表达芯片和测序芯片。基因芯片通过固定在固相基质上的探针与待分析的样品进行互补杂交，进而确定样品中的核酸序列和性质，对基因表达的量和特性进行分析。常用的芯片数据处理有聚类分析、主成分分析和时间序列分析。

3. 蛋白质芯片技术 根据载体上分子固化方式，蛋白质芯片可以分为化学型和生物型两种。适宜的捕获分子是蛋白芯片成功的关键，目前的捕获分子包括抗体、寡核苷酸、多肽、肽样寡聚体及小分子配体。

4. 组织芯片技术 组织芯片将数十个甚至数千个不同个体的组织样本集成在固相载体上所形成的组织微阵列生物芯片，具有高通量、大样本的特点。组织芯片可以与 DNA、RNA、蛋白质、抗原、抗体、细胞、微生物、组织学、免疫组织化学、原位杂交等技术结合进行生物学功能研究。Furin 是一个前蛋白转换酶，与癌症发生相关因子的活化有关。

5. 蛋白质组学技术 是从整体的角度，分析细胞内动态变化的蛋白质组成成分、表达水平与修饰状态，了解蛋白质之间的相互作用与联系的研究领域。包括样本制备、蛋白质的提取、分离、序列测定、数据库查阅和比对序列以鉴定蛋白质。常用的方法有凝胶技术（双向凝胶电泳分离技术）、非凝胶技术（液相色谱法、毛细管电泳技术）、质谱技术（MALDI-TOF-MS、ESI-MS）、蛋白质芯片技术、蛋白质数据库（NCBI、SWISS PROT、TrEMBL）及研究蛋白质相互作用的酵母双杂交系统、细胞共定位系统、免疫共沉淀、表面等离子共振技术及噬菌体展示技术等。

6. 表观遗传学技术 随着表观遗传学的发展，科学家们发现，在基因的 DNA 序列没有发生改变的情况下，基因功能发生了可遗传的遗传信息改变，并可最终导致表型的变化。因此,表观遗传学推动了遗传学新发展,而成为生命科学领域的研究前沿。内容包括:基因选择性转录表达调控方面的研究(DNA甲基化、基因印记、DNA甲基化与转座子稳定性、组蛋白共价修饰、染色质重塑和假基因及基因转录后调控方面的研究(基因组中非编码RNA、微小RNA、反义RNA、内含子、核糖开关)。

7. 代谢组学技术 是一个新兴学科,被定义为生物系统对病理生理刺激或遗传修饰等发生的动态的、多参数的反应,其研究的是代谢产物的完整模式,根据细胞、组织、器官或有机体的发育、生理或病理状态的不同而有质和量的差异。它采用高通量化学分析技术,例如质谱技术和核磁共振技术并结合化学计量学方法对生物体系(细胞、组织或生物体)在给定时间和条件下所有小分子代谢物质的定量分析。基于体液中代谢物的异常来诊断口腔恶性肿瘤或癌前病变的研究越来越受到关注,其技术方法也正向着实用性方向发展。

8. 体液标记物检测 具有快速诊断疾病、快速检测病原、快速同时诊断多个疾病和简便、准确、无创的特点。对唾液的检测可能随着高敏感、高特异性的新技术拓展,渐进入临床实用阶段。

(程斌　夏娟　周曾同)

第六节　口腔黏膜疑难病症的鉴别诊断思路

一、口腔黏膜疑难病症的概念

(一) 疑难病症是一个相对概念

"疑难病症"又称"疑难杂症"。是指当下医疗水平尚不能有效控制的病症,包括"诊断疑难"和"治疗疑难"。从认识论的角度来看,"诊断疑难"的实质,是医者对特定病症的"认识缺位"。不知或知之甚少则生猜疑,疑则虑,虑则迟,迟则生变,这是自古以来的医家大忌。陆机《猛虎行》说:"去疾苦不远,疑似实生患",说的就是这个意思。本节将就"诊断疑难"问题着重讨论口腔黏膜疑难病症的鉴别诊断。

由于医者认识水平的个体差异和专注领域的不同,加之从医经历和经验的差别,疑难病症的概念亦是相对的。例如,口腔医学因其特殊性,很难用大医学的规律和思维方式来认识它。因此,口腔的疾病对于临床医学的医者,往往是"疑难病症"。同理,口腔医学领域中,随着分工的日益精细化和专科研究的日益深入,不同亚专业间的距离日益离散,使得一些口腔亚专业间甚至出现"隔膜带"或"真空带"。口腔黏膜病学与口腔其他经典学科相比,仅有30年左右的历史,而真正出版一本独立的本科教材也只是近年的事,因此,对于口腔其他亚学科的医师来说,黏膜病就是疑难病症。虽然,高等口腔医学教育体系中的口腔黏膜病学课程教育已经起到了一点扫盲作用,但由于口腔黏膜病存在着"症状多样、多变、多雷同;病程复杂、迁延、难根治;病因不清、混杂、需探索;与全身其他系统性疾病关系密切等特殊性,加之口腔黏膜病普遍存在的"异病同症"和"同病异症"现象决定了"异病同治"和"同病异治"的基本疗法,进而影响到诊疗的规范化,所以对于临床实践不多的年轻口腔医师或者虽有口腔通科临床经验但缺乏口腔黏膜病专科临床实践的高年资口腔医师来说,仍会感到困难。

（二）口腔黏膜病疑难病症的层次差别

由于医者对口腔黏膜病的认识程度不同,因此,对于不同情况的医师来说,口腔黏膜病的疑难病症具有层次性。

第一层次:对于刚刚修完本科阶段口腔黏膜病学教程的学生来说,准确分清症状是"疑难"。

口腔黏膜的症状多样、多变、多雷同。虽然已经修完本科阶段口腔黏膜病学的教程,但对于口腔医学生来说,准确掌握和鉴别症状有难度。例如"溃疡"与"糜烂";"结节"和"肿块";"萎缩"与"皲裂";"丘疹"与"丘斑";"斑"与"丘斑";"假膜"与"坏死";"疱"与"丘疹"等雷同症状的准确分清,可以算得上"疑难"了。

第二层次:对于初出茅庐的口腔科医师来说,"见症知病"或"见病识症"是"疑难"。

1. 口腔黏膜病普遍存在着"异病同症"现象,要做到"见症知病"很难。

例如,因"口腔黏膜溃疡"来诊者可能是什么病? 医者心中应该有一个考虑范围:"浅溃疡"可见于复发性阿弗它溃疡、疱疹性龈口炎、手足口病、带状疱疹、疱疹性咽峡炎、白塞病、急性坏死性龈口炎、放疗性溃疡等;"深溃疡"可见于腺周口疮、癌性溃疡、结核性溃疡、褥疮性溃疡、口腔梅毒、念珠菌性肉芽肿、恶性肉芽肿、白血病性口腔溃疡等。又如:"急性口腔黏膜糜烂"的症状可能发生于药物反应性糜烂、黏膜创伤(化学性灼伤、热灼伤、机械性擦伤)、糜烂性梅毒斑、疱疹样脓疱病、糙皮病口腔黏膜症等;"慢性口腔黏膜糜烂"可见于糜烂型口腔扁平苔藓、盘状红斑狼疮、口腔黏膜苔藓样变、剥脱性龈口炎、自伤性黏膜炎(咬颊、咬唇、咬舌)等。

2. 口腔黏膜病还有"同病异症"现象。

例如:发生于口腔黏膜的天疱疮,随着病程的发展,一个部位的水疱可以先后出现疱、黏膜剥脱面、糜烂、假膜、溃疡、瘢痕等症状。并且因不同部位的水疱发生时间有差异,而在口腔内可以同时出现以上所有症状。如果不了解天疱疮的这个特点,见到满口"五花八门"的病损,是会当作"疑难病症"的。

第三层次:对于非口腔黏膜病专科的高年资口腔医师来说,串联症状,整体辨证是"疑难"。

口腔黏膜病中有许多疾病的病因不清,需要探索,因此要靠详细地收集病史、发现体征,并且善于将看似无关的症状联系起来,才能破解"疑难病症"。对于非口腔黏膜病专科的高年资口腔医师来说,也不是易事。例如主诉"口腔黏膜黑色素斑"的患者,不仅仅要查看皮肤是否有类似黑色素沉着,而且要收集其他症状:如果有腹痛腹胀、便血便秘,可能是普-杰氏综合征;有颌骨变形、牙移位、眼突、鼻塞、听力异常,可能是多发性骨性纤维异常增殖症;有指(趾)甲纵行色素条纹带,可能是口唇色素沉着黑甲综合征;有满月脸、水牛背、多毛、性功能障碍等可能是库欣综合征。

第四层次:对于缺乏全身疾病知识的口腔黏膜病专科医师来说,认识系统疾病的口腔黏膜表征是"疑难"。

由于口腔黏膜病与全身其他系统性疾病关系密切,许多所谓的"口腔黏膜病"实际上是全身系统性疾病的口腔表征,或者是系统性疾病的某一"型",如果不认识,就成了"疑难病症"。这一层次对于缺乏全身疾病知识(尤其是内科学知识)的口腔黏膜病专科医师来说也是有困难的。例如,盘状红斑狼疮是红斑狼疮的一型,与系统性红斑狼疮相比是属于相对局限的良性的类型,并有6%的概率转变为系统性红斑狼疮。又如,血液病中有不少病症有口腔黏膜表现:①贫血:口腔黏膜、舌乳头萎缩;口干黏膜创口愈合减慢。②急性白血病:黏膜瘀点瘀斑、牙龈出血;口腔黏膜炎、黏膜糜烂、溃疡、黏膜白色念珠菌感染、带状疱疹。③慢性淋巴细胞性白血病:口腔黏膜紫癜。④白血病化疗对口腔黏膜的毒副作用:口干、唇黏膜皲裂、脱屑;口腔黏膜炎、溃疡、水肿、糜烂、坏死。⑤淋巴瘤:软腭、扁桃体、舌根部、(咽淋巴环)瘤变、吞咽困难,颈/锁骨上淋巴结无痛性肿大,干燥综合征症状。⑥紫癜:舌系带两侧毛细血管扩张成团、痣、瘤状,舌下舌侧瘀点瘀斑。⑦血管性血友病:口腔黏膜明显出血,以牙龈、舌部多见。⑧多发性骨髓瘤(浆细胞病)口腔带状疱疹,舌淀粉样变性,口腔黏膜瘤样增生物。

第五层次:对于缺乏长期积累临床经验的口腔黏膜病专科医师来说,遇到罕见疾病是"疑难"。

口腔黏膜发生率较低的"罕见疾病",包括单纯发生于口腔黏膜的和全身性疾病很少发生于口腔黏膜表征的疾病。见多识广,见少则识不广,口腔黏膜病专科医师如果缺乏长期临床经验的积累,遇到罕见疾病就是疑难病症。例如黑棘皮病,它是以皮肤角化过度、黑色素沉着及棘状增生物为特征的一种少见的皮肤病。皮损好发于颈、腋窝、乳房及腹股沟等皱褶部位。可能与恶性肿瘤、病毒感染、糖尿病、家族倾向有关。该病在皮肤科算不上罕见,但极少发生在口腔黏膜。口腔黏膜的病损表现为大片而范围广泛的棘状突起物,极似杨梅,黏膜明显增厚,可有皱褶或沟纹排列其间,黏膜色泽和柔软度变化不大,病损尤其以颊、舌背、唇黏膜显著。又如口腔黏膜结核,结核病常见于肺,少见于人体其他组织,发生在口腔黏膜上的结核更是罕见。尤其在我国结核病传播基本得到控制的今天,见到该病的机会微乎其微。口腔黏膜结核好发于舌、唇、颊,病程迁延,有"初疮-结核性溃疡-结核性树胶肿"等三阶段,可造成组织缺损。

二、鉴别口腔黏膜疑难病症的常用方法

既然疑难病症是一个相对概念,其实质是"认识缺位",那么,只要重视实践,学会总结,"补缺到位",增加知识,疑难病症就会转化为一般病症。

如何将口腔黏膜的疑难病症"化难为易"?一条基本思路是按照人们对客观事物的认识规律,沿着"认识路径"中的每一个节点,采用正确的方法,逐个层次进行破解。

以下是这一思路的模式图(图2-90)。

(一)病史鉴别法

追溯病史,仔细地查看患者的既往病历,详细地询问和发现有特殊价值的病史,是鉴别口腔黏膜疑难病症最常用的方法。

例如,见到"口腔溃疡",首先要考虑发生率最高的阿弗他口腔溃疡,而根据阿弗他口腔溃疡的病史特点,只要询问到患者有过类似口腔溃疡发作并能自愈,而且没有眼和生殖器溃疡的病史,加之临床观察的溃疡特征,就能诊断阿弗他口腔溃疡。

又如,见到"口腔黏膜大面积糜烂",如何鉴别是药物变态反应性口炎、接触性口炎、多形性红斑、化学性机械性高热性黏膜创伤?还是天疱疮、扁平苔藓、盘状红斑狼疮、口腔黏膜苔藓样变、自伤性黏膜炎?首先应询问是否急性发作,有急性发作病史的倾向于前者,没有急

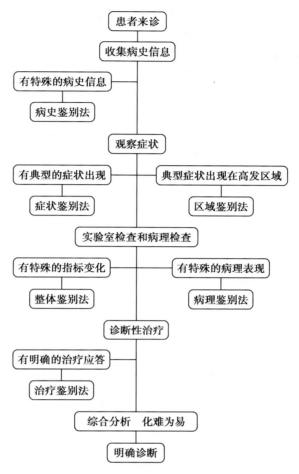

图 2-90 鉴别口腔黏膜疑难病症的思路模式图

性发作病史的倾向于后者。由于慢性发作的口腔黏膜糜烂容易问到明确的原发病史，鉴别并不困难。而急性发作的口腔黏膜糜烂中的药物变态反应性口炎、接触性口炎、多形性红斑往往与天疱疮、剥脱性龈口炎的急性期难以鉴别。这就需要仔细而耐心地询问病史，发现有可疑变应原（药物、食物、牙膏、糖果以及其他物质）和明确的症状关联性，就很有可能是口腔黏膜的变态反应性病损。

可能引起口腔黏膜大面积糜烂的药物有：抗生素类（氯霉素；灰黄霉素）；水杨酸类（阿司匹林）；巴比妥类；碘胺类；酚肽类；地西泮；奎宁；洋地黄；苯妥英钠；氨基比林（安乃近）；需要强调的是，一些中药也可能引起口腔黏膜的变态反应例如：牛黄解毒片；蜂胶；蜈蚣；斑蝥；全蝎等。

再如，"口腔黏膜干燥"并不一定是"干燥综合征"，一些药物也可能引起口腔黏膜干燥。而患者是否正在使用这些药物，还得依靠对患者病史的掌握。可能引起口腔黏膜干燥的药物有：抗抑郁、镇静类药物（颠茄、氯氮草、氯丙嗪、多塞平、阿米替利、二苯及其衍生物、氟非那嗪、丙米嗪、苯乙肼）；利尿剂（乙酰唑胺、伊可里、依他尼酸、呋塞米、美沙酮、螺内酯）；利尿降压药（可乐定、胍乙定、双克、甲基多巴、三氨蝶呤）；解痉药（麻黄碱、阿托品）；抗生素

（四环素等）。

（二）症状鉴别法

某些口腔黏膜病具有特征性临床症状，可以作为鉴别诊断的"标志"。一旦发现，可以首先考虑该病。

1. 天疱疮由于存在棘层松解而有"尼氏症"症状　用手指侧向推压看似正常的黏膜可迅速出现水疱，继续推压或再用舌着力舔水疱，则很容易将水疱擦破使黏膜脱落。

2. 多形性红斑的"靶形红斑"症状　发生于皮肤的圆形红斑。其中央有粟粒大小的水疱。

3. 带状疱疹的"沿单侧周围神经分布的伴剧烈疼痛的簇集性小水疱"症状。

4. 婴儿 Bednar 溃疡的特定位置　发生于硬腭双侧翼突钩表面黏膜的表浅溃疡，有使用橡皮奶头人工喂养史或吮吸大拇指习惯。

（三）区域鉴别法

某些口腔黏膜病有特定的发病区域，或者在某些区域高发特定的口腔黏膜疾病。掌握这种规律，对于鉴别诊断很有帮助。

1. 有特定发病区域的口腔黏膜病

（1）地图舌和沟纹舌，只发生于舌背；正中菱形舌炎只发生于舌背正中线的中后1/3处。

（2）口角炎只发生于口角区。

（3）唇炎只发生于唇红或唇周缘皮肤等。

2. 特定区域的高发的口腔黏膜病

（1）腭部：是肉芽肿的好发部位，包括结核性肉芽肿、嗜酸性肉芽肿、中线肉芽肿综合征（恶性肉芽肿/Wegener 肉芽肿/恶性网站细胞增生病、中线恶性淋巴瘤）等。

（2）牙龈部：是剥脱糜烂性疾病好发部位，包括瘢痕性类天疱疮、大疱性类天疱疮、副肿瘤性天疱疮、药物性口腔黏膜炎、扁平苔藓牙龈糜烂、线性 IgA 病、急性念珠菌病、牙龈银屑病、Kindler 病等。牙龈部的线性红斑则是与 HIV 感染密切相关的重要症状之一，或是艾滋病重要的相关症状之一。

（3）舌部：除了各种炎症外，舌部还是肿物结节的好发部位。包括梅毒斑、梅毒树胶肿、舌结核、舌淋巴组织增生症、舌尖锐湿疣、舌淋巴血管瘤、舌淀粉样变、舌神经鞘瘤、舌横纹肌瘤、舌异位甲状腺、淋巴上皮样囊肿、口腔畸胎样囊肿等。

（4）唇部：除了唇炎外，唇部还是糜烂渗血结痂的高发部位。包括药物性唇炎、盘状红斑狼疮、光化性唇炎、唇扁平苔藓、川崎病、黏膜良性淋巴组织增生病、脓疱疮、唇疱疹、糜烂型唇念珠菌感染、维生素 B_2 缺乏症、肠病性肢端皮炎、口周须疮等。

（四）整体鉴别法

一般来说，单纯的口腔黏膜病缺乏特殊的实验室检查指标。但全身疾病的口腔黏膜表征往往有口腔黏膜以外的症状和特异性的实验室指标可供鉴别。因此，如果怀疑口腔黏膜的非特异性症状可能与全身性疾病有关的话，基于全身性症状和实验室检查指标异常的整体辨证，能够提供有力的诊断依据。

1. 舌乳头黏膜萎缩、口干、黏膜创口愈合减慢，伴头昏乏力、面色苍白、皮肤干燥，而血常规检查见红细胞计数、血红蛋白浓度、血细胞比容低于正常底限，可以考虑"贫血性萎缩性舌炎"。

2. 口腔黏膜明显出血,以龈、舌部多见,伴软组织和深部肌肉血肿、尿血、黑便,并且与生俱来,有凝血因子异常,可能是血友病的口腔黏膜表征。

3. 黏膜瘀点、瘀斑,牙龈出血,口腔广泛黏膜糜烂、溃疡伴口腔黏膜白色念珠菌、疱疹病毒感染,伴发热、胸骨中下段压痛、淋巴结肿大、关节疼痛,骨髓检查原始细胞达骨髓非红系有核细胞的 30% 可以诊断白血病的口腔黏膜表征。

(五) 病理鉴别法

口腔病理是口腔黏膜病疑难杂症鉴别中最重要或最终的诊断方法,但应该注意口腔病理检查也有局限性。对于缺乏特殊病理表现的一些疾病(如感染性疾病),或取材困难的一些疾病(如天疱疮),或需要在特定病程时才有特殊病理表现的疾病(如黏膜癌性病变)一般的病理诊断也会遇到困难。此外,由于病理诊断属于主观性判断,有诸多因素可能影响病理医师的判断准确性。近年来,WHO 主导的疾病分类,强调对疾病组织形态、免疫表型、遗传学以及临床特征的综合认识。建立在这种基础上的分类方法有助于临床医师诊断、鉴别和提高已知疾病的治疗水平。因此,病理学科不断发展出来的方法,如免疫组化、分子病理、免疫荧光检查等,可能弥补大体病理诊断之不足,提高病理诊断的正确率。

口腔病理诊断所需标本的取材有多种方法,包括刮取法、吸取法、切取法等,但以切取法(简称"切取活检")最为常用。为了保证病理检查的质量,病理医师对临床医师切取活检的标本有一定的要求,包括取材部位、大小、深浅、保存、运送时间等,由此制订了《切取活检的临床操作规范》,口腔黏膜病临床医师应严格按照其操作程序和要求进行切取活检的取材。

此外,口腔黏膜的切取活检有一定的适应证,并不是所有口腔黏膜病都需要或适用切取活检。有以下情况的口腔黏膜病需要组织病理检查:①为明确癌前病变的程度;②切取活检的结果对选择治疗有决定作用;③患者恐癌心理强烈,本人坚持要做,而且无禁忌证的。

有以下情况的不主张做切取活检:①口腔黏膜病损局部明显充血糜烂未作治疗时;②高度怀疑癌变而又不可能近期安排手术的;③没有组织病理学特征的口腔黏膜损害。

切取活检毕竟是一种"有创检查"会给患者带来一些痛苦。所以,研究口腔黏膜病的无创性检查方法是提高口腔黏膜疑难杂症鉴别的一个方向。如唾液标记物检测、黏膜表面物质检测、感染物检测、刮取物检测、免疫荧光物涂抹检测等,都是值得探索的领域。

(六) 治疗鉴别法

口腔黏膜某些急性感染性疾病有时很难区别,在病原微生物检测和药物敏感试验尚未结果时,可以对其进行治疗性诊断。治疗鉴别法的关键是密切、仔细的随访,根据患者症状对治疗措施的反应,作出判断,并对已经采取的治疗性诊断方案作出调整。

1. 怀疑由细菌引起的口腔黏膜病用抗生素。可用于治疗性诊断的抗生素药物有:青霉素 G(抗 G^+ 菌、G^- 菌、螺旋体、放线菌);头孢唑林(抗 G^+ 菌);泰能(抗 G^+ 菌、G^- 菌、需氧,厌氧);庆大霉素(广谱抗菌);四环素(抗衣原体、支原性、立克次体);红霉素(抗 G^+ 菌、G^- 菌、螺旋体、衣原体、支原体、立克次体);林可霉素(抗 G^+ 菌为主);SMZ(抗 G^+ 为菌主);氧氟沙星(抗 G^+ 菌为主);替硝唑(抗厌氧菌、原虫)。在选择抗菌素时,可根据可疑细菌的分类挑选相关抗生素,对于一时推断有困难的可以先选择广谱抗生素。

2. 怀疑由病毒引起的口腔黏膜病用抗病毒药。可用于治疗性诊断的抗病毒药物有:阿昔洛韦(治疗口腔各类疱疹、AIDS);利巴韦林(治疗口腔疱疹、手-口-足病)。

3. 怀疑由真菌引起的口腔黏膜病用抗真菌药。可用于治疗性诊断的抗真菌药物有：氟康唑。

4. 由结核杆菌引起的用抗结核药。

三、提高口腔黏膜疑难病症鉴别能力的途径

由于医学是一门实践性学科，因此，"实践以及理论和实践相结合"是提高口腔黏膜疑难病症鉴别能力的唯一途径。具体方法因人而异，但只要贯穿这一宗旨，各种方法可能都有效。以下是一些多年从事口腔黏膜病诊疗工作的专科医师的经验之谈，可能对提高口腔黏膜疑难病症的鉴别能力有帮助。

（一）泛读教材，拓展思路

口腔黏膜病与全身系统性疾病的关系十分密切，因此学会将口腔黏膜病放到全身大背景下考虑问题，发现全身系统性疾病的口腔表征或特定症状，才能拓展思路，了解和解决"疑难病症"。医学教材介绍的学科知识往往比较精练和成熟，诊疗方法往往是当下最有效、最经典的方法，因此泛读相关教材是高效率了解相关知识的一条捷径。

口腔黏膜科医师需要泛读的相关教材可分为"核心教材"和"外围教材"。"核心教材"包括：各种版本的中文《口腔黏膜病学》、英文版 *Oral Medicine*、各种版本的《口腔内科学》、各种版本的中文《内科学》、希氏《内科学》、各种版本的《皮肤病学》《口腔病理学》《口腔药物学》等。"外围教材"包括各种版本的《病理学》《口腔外科学》《外科学》《中医药学》《药物学》等。

（二）博览图谱，见多识广

口腔是一个容易直接观察的器官，口腔黏膜病学是建立在形象观察基础上的一门学科。只要博览图谱，就能见多识广，按图索骥。我国口腔黏膜病专家和皮肤病专家，已经在临诊中积累了大量有价值的临床病例照片，整理出版了一批和翻译出版了一些国外的口腔黏膜病图谱。由于皮肤与口腔黏膜同为人体表面组织，因此在许多皮肤病学的图谱中也不乏口腔黏膜病的临床照片。同时，皮肤黏膜联发疾病的客观存在，也要求口腔黏膜病医师熟悉皮肤病损，因此阅读皮肤病学的图谱也十分重要。

1. 推荐阅读的口腔黏膜病图谱

［1］郑际烈. 口腔黏膜病诊断学彩色图谱. 南京：南京出版社，2002.

［2］TYLDESLEY W R. 口腔内科学诊断彩色图谱. 徐连来，张洁，译. 天津：天津科技翻译出版公司，2001.

［3］TYLDESLEY W R. 口腔颌面部疾病诊断彩色图谱. 张洁，徐连来，译. 天津：天津科技翻译出版公司，2001.

［4］张文清. 口腔黏膜病彩色图谱. 北京：北京医科大学中国协和医科大学联合出版社，1992.

［5］LASKARIS G. 口腔疾病简明图谱. 楚德国，译. 北京：人民军医出版社，2008.

［6］LASKARIS G. 口腔疾病诊疗彩色图谱. 陈江，林珊，译. 福州：福建科学技术出版社，2005.

［7］兰莱斯，米勒. 口腔疾病诊疗手(彩图版). 闫福华，陈江，译. 福州：福建科学技术出

版社,2005.

〔8〕 钟滨,钟伟.口腔组织学图谱.上海:上海教育出版社,2006.

〔9〕 邱蔚六.实用口腔疾病诊治图谱.济南:山东科学技术出版社,1997.

〔10〕 ROBERT P L,JIU S N.口腔常见疾病彩色图谱(第4版).赵继志,译.北京:人民卫生出版社,2010.

2. 推荐阅读的皮肤病学图谱

〔1〕 WHITE G.皮肤病学诊断彩色图谱.车雅敏,刘全中,译.天津:天津科技翻译出版公司,2001.

〔2〕 虞瑞尧.部位皮肤病彩色图谱.上海:人民军医出版社,2009.

〔3〕 李伯埙,王宗发.实用皮肤病性病彩色图谱.西安:世界图书出版公司,1999.

〔4〕 李铁男,宋勇,赵桂兰.常见皮肤病彩色图谱.沈阳:辽宁科学技术出版社,1998.

〔5〕 MORSE S A.性传播疾病和艾滋病图谱(第3版).高兴华,译.北京:北京大学医学出版社,2008.

〔6〕 WISDOM A,Hawkins D A.性传播疾病诊断彩色图谱.刘全中,译.天津:天津科技翻译出版公司,2000.

〔7〕 王健,徐莲芝.艾滋病临床病例图谱.北京:北京科学技术出版社,1999.

〔8〕 SAVIN J A,HUNTER J A,HEPBURN N C.内科病皮肤表现诊断彩色图谱.车雅敏,译.天津:天津科技翻译出版公司,2000.

〔9〕 朱文元,倪容之.疑难皮肤病彩色图谱.北京:人民军医出版社,2008.

〔10〕 马琳,徐子刚.儿童皮肤病彩色图谱.北京:人民卫生出版社,2008.

〔11〕 虞瑞尧.常见皮肤病诊断彩色图谱.北京:金盾出版社,2012.

〔12〕 虞瑞尧.皮肤病鉴别诊断彩色图谱.北京:人民军医出版社,2012.

(三)收集病例,积累经验

临床实践经验的积累除了需要时间,还需要有心、用心、耐心、专心。因为有些罕见的口腔黏膜病病例在有限的执业生涯中可能遇到的机会只有几次;有些病例是经过仔细观察去伪存真后才认识的;有些病例是误诊误治后有深刻教训需要终生记取并提醒同行的;有些是诊治成功值得记取经验的病例。只有善于敏锐发现、勤于积累的人,才能经过一个长期过程,成为临床经验丰富的专家。

例如,一位来自国外的26岁女性华人,因上腭溃疡1个月余来诊。患者主诉溃疡疼痛不明显,有不适感,渐扩大。临床检查见硬腭部中线偏左的后1/3部有一溃疡,长轴呈前后向,2.2cm×0.8cm,溃疡边缘隆起似火山口,溃疡深,底部不平整,色泽不红,略有触痛。来诊前已在国内外数家医院就诊,作了一系列实验室检查。包括血常规、肝肾功能、细胞和体液免疫、梅毒螺旋体颗粒凝集试验(TPPA)、梅毒快速血浆反应素环状卡片试验(RPR)、腭超声检查、腭部CT、腭部核磁共振以及腭溃疡病理切片。病理报告为"(左侧上腭溃疡)黏膜慢性活动性炎伴肉芽增生,浅表溃物形成"。实验室检查除白细胞为 $3.7×10^9/L$、血小板为 $337×10^{12}/L$、CT见上腭窦炎外,无其他阳性指标发现。应与什么疾病鉴别? 根据腭部好发疾病和发病史的思路,对此溃疡进行了包括腭部肿瘤、结核性肉芽肿、嗜酸性肉芽肿、中线肉芽肿综合征(恶性肉芽肿/Wegener 肉芽肿/恶性网织细胞增生病/中线恶性淋巴瘤)、腭梅毒树胶肿、白血病进行了鉴别,皆因症状、病史、病理不合而否定。此后,经查阅相关图谱和《口腔病理学》，发现该患者的症状和病史与"坏死性唾液腺化生"极为相似。该疾病为口腔黏膜病中的少发疾病，好发于腭部小唾液腺，病因不明，但有自愈倾向，一般在4～10周可自愈，良性预后，病理除炎症细胞和肉芽组织外一般无特殊。鉴于此患者的病情与此描述相符并且无恶性预后之虞，故临床采取局部消炎处理并"静观其变"。就诊2周后，溃疡开始缩小变浅，4周后溃疡愈合，留有浅瘢痕。将这一病例收集整理成典型病案，制成多媒体保存并与同道分享，有利于积累经验，提高鉴别能力。

（四）会诊讨论，集思广益

个人的知识面再广也是有限的，因此遇到认识不了的口腔黏膜疑难病症，请相关专家会诊是一种学习和提高解决能力的有效方法。要根据口腔黏膜疑难病案涉及的病因学、诊断学、治疗学疑难问题，请相关专科有学术水平和丰富临床经验的医师出席会诊。包括：口腔外科、口腔病理科、内科（根据患者病况可选择相应的亚学科）、皮肤科、中医科、检验科。必要时还可请肿瘤科、药剂科、理疗科、妇产科等。

为充分发挥会诊作用，①会诊前：要充分熟悉病史和做好相关资料的网上查询准备。②会诊中：要明确提出自己对该病案的思考和疑惑；仔细倾听其他学科医师的意见。③会诊后：及时做好会诊记录和分析报告，并随访会诊意见的执行情况，记录疗效。

（五）其他提高口腔黏膜疑难病症鉴别能力的途径

除了上述方法外，参加继续教育班，到其他院校进修，网上查阅，参加各种学术交流会（包括其他相关学科的学术会议），阅读相关学术刊物，书写综述和论文，参加专著编写等方法都可以提高对口腔黏膜疑难病症的鉴别诊断能力。

（周曾同）

第三章　口腔黏膜病的整合治疗

第一节　内科患者的口腔黏膜病整合治疗

一、心血管内科患者的口腔黏膜病整合治疗

（一）心血管疾病概述

心血管疾病又称为循环系统疾病，是一系列涉及循环系统的疾病。循环系统指人体内运送血液的器官和组织，主要包括心脏、血管（动脉、静脉、微血管），该类疾病可以细分为急性和慢性，一般都与动脉硬化有关。

1. 心血管疾病　根据致病因素分为先天性和后天性两大类。

（1）先天性心血管疾病（先心病）：为心脏大血管在胎儿期中发育异常所致，病变可累及心脏各组织和大血管。

（2）后天性心血管疾病：为出生后心脏受到外来或机体内在因素作用而致病，有以下几种类型：

1）动脉粥样硬化：常累及主动脉、冠状动脉、脑动脉、肾动脉、周围动脉等。冠状动脉粥样硬化引起心肌血供障碍时，称冠状动脉粥样硬化性心脏病（冠心病）或缺血性心脏病。

2）风湿性心脏病（风心病）：急性期引起心内膜、心肌和心包炎症，称为风湿性心脏炎；慢性期主要形成瓣膜狭窄和/或关闭不全，称为风湿性心瓣膜病。

3）原发性高血压病（高心病）：显著而持久的动脉血压增高可影响心脏，导致高血压性心脏病。

4）肺源性心脏病（肺心病）：为肺、肺血管或胸腔疾病引起肺循环阻力增高而导致的心脏病。

5）感染性心脏病：为病毒、细菌、真菌、立克次体、寄生虫等感染侵犯心脏而致的心脏病。

6）内分泌病性心脏病：例如甲状腺功能亢进性、甲状腺功能减退性心脏病等。

7）血液病性心脏病：例如贫血性心脏病。

8）营养代谢性心脏病：例如维生素 B_1 缺乏性心脏病。

9）心脏神经症：为自主神经功能失调引起的心血管功能紊乱。

10）其他：例如药物或化学制剂中毒、结缔组织疾病、神经肌肉疾病、放射线、高原环境或其他物理因素所引起的心脏病，心脏肿瘤和原因不明的心肌病等。此外，某些遗传性疾病

除常伴有先天性心脏血管结构缺损外,也可在后天发生心血管病变,例如 Marfan 综合征伴发主动脉夹层等。

该类疾病随着经济和社会的发展,正发生明显的流行病学转变。20 世纪初期因全球心血管疾病死亡率构成比在仅 10% 以下,到 21 世纪初期,心血管疾病死亡率已占发达国家的死亡率的近 50%,在发展中国家也高达 25%。我国建国 60 余年来疾病谱发生了很大变化,随着传染病得到控制,婴儿死亡率下降,平均期望寿命增长,心血管疾病逐渐成为常见病。国家心血管疾病中心发布的《中国心血管疾病报告 2012》中指出,我国 2012 年心血管疾病患者数为 2.9 亿,每 10 秒就有 1 人死于心血管疾病,目前患者数仍将快速增长。这些疾病通过多种方式严重影响了人民的身体健康和生活质量。

2. 几种最常见的心血管疾病

(1)高血压:当收缩压 ≥140mmHg 和/或舒张压 ≥90mmHg 时定义为高血压。我国自 20 世纪 50 年代以来进行了 3 次(1959 年、1979 年、1991 年)较大规模的成人血压普查,高血压患病率分别为 5.11%,7.73% 与 11.88%,总体上呈明显上升趋势。高血压常见的症状有:头晕、头痛、疲劳、心悸等,紧张状态下可导致以上症状加重。如果突然发生严重头晕与眩晕,要注意可能是短暂性脑缺血发作,或者过度降压,直立性低血压,这在高血压合并动脉粥样硬化、心功能减退者容易发生,口腔科医师接诊到此类患者时应提高警惕。

(2)冠心病:冠心病是由于动脉粥样硬化引起明显的冠状动脉阻塞、痉挛和血栓而形成。口腔感染是动脉粥样硬化心脏病和脑卒中等心脑血管疾病发病率和死亡率升高的潜在危险因素。心绞痛型是冠心病常见的类型之一。该类患者常表现为胸骨中上段及心前区压迫性或紧缩性疼痛,发作时患者往往被迫停止正在进行的动作,直至症状缓解。常由体力劳动或情绪激动(愤怒、焦急、过度兴奋)所诱发。心绞痛按严重程度进行以下分类(表 3-1)。

表 3-1　心绞痛的分级与处理

	轻度	中度	重度
发作频率	最多每月 1 次	最多每周 1 次	每天发作
类型	稳定型	稳定型	不稳定型
发作频率	较固定	近期(<1 年)轻度增加	近半年内有变化
诱发因素	剧烈活动或情绪激动后发生	中度体力活动或情绪波动后,偶尔发生于餐后	静息时,轻度体力活动或情绪改变后,常在餐后发生
药物治疗	硝酸甘油(有症状时含服)	硝酸甘油,长效硝酸酯,β 受体阻滞剂,钙通道阻滞剂	硝酸甘油,长效硝酸酯,β 受体阻滞剂,钙通道阻滞剂
内科会诊			左心室扩大或肥厚(充血性心力衰竭),心电图异常(室早,心律失常)

(3)心力衰竭:心力衰竭是一组临床综合征,是各种心血管疾病的严重阶段,例如心肌梗死、心脏瓣膜病、未经治疗的高血压等都可出现心力衰竭,患者病历中通常会反映出这些相关病史。随着人口老龄化进程的加快和高血压、冠心病等常见心血管疾病发病率的上升,慢性心力衰竭的患病率正逐渐升高。我国 2003 年的抽样统计推断 35~74 岁成人心力衰竭

患者约有 400 万,患病率为 0.9%,并有随年龄上升趋势。心力衰竭分为急性和慢性两种。急性心衰患者常表现为突发严重呼吸困难,呼吸频率常达 30~40 次/分,强迫坐位、面色灰白、发绀、大汗、烦躁,同时频繁咳嗽,咳粉红色泡沫状痰。发病开始可有一过性血压升高,病情如果不缓解,血压可持续下降直至休克。慢性心衰患者可出现不同程度的呼吸困难,咳嗽、咳痰、咯血、乏力、疲倦、头晕、心慌。呼吸道感染、过度体力劳动或情绪激动均可诱发该病。

(4) 心律失常:心律失常是指心脏冲动的频率、节律、起源部位、传导速度或激动次序的异常。心律失常患者表现为不同类型的心电图异常,严重的患者会出现心悸、胸闷、焦虑不安、头晕等症状。吸烟、饮酒、饮茶或咖啡,体力活动及情绪激动,应用肾上腺素、阿托品等药物时均可诱发心律失常特别是窦性心动过速。

(5) 瓣膜性心脏病:瓣膜性心脏病是由于炎症、黏液样变性、退行性变、先天性畸形、缺血性坏死、创伤等因素引起的单个或多个瓣膜结构的功能或结构异常,导致瓣口狭窄及(或)关闭不全。该类患者多有反复链球菌性扁桃体炎或咽峡炎史。感染性心内膜炎是该类疾病常见并发症。口腔内菌斑,龈下菌斑和链球菌均可能是感染性心内膜炎的危险因素。尤其是口腔卫生不良、牙周炎症较重的患者,可因口腔侵入性操作引起口腔内细菌和菌斑及其产生的毒素进入血液循环,形成菌血症,最终导致感染性心内膜炎。

(二) 心血管系统疾病与口腔疾病的关系及心血管系统疾病患者的口腔操作要点

心血管疾病是一种高发病,在口腔疾病诊疗中常常会遇到该类患者,但该类患者容易出现各种意外而危及生命。因此,在进行口腔诊疗的过程当中,应该注意以下几个口腔疾病及口腔操作可能对心血管疾病造成影响的几个途径。

1. 某些患者可能对口腔科环境,以及口腔操作产生应激反应。

应激是指机体在受到强烈的内外环境因素刺激时所出现的非特异性全身反应,又称应激反应。应激时的基本效应分为中枢效应和外周效应;中枢效应表现为兴奋、紧张、焦虑等情绪反应;外周效应表现为血浆肾上腺素、去甲肾上腺素浓度迅速升高,从而导致心脏兴奋,血压升高,心、脑和骨骼肌血管扩张。某些患者本身有口腔科恐惧症,对口腔就诊环境感到恐惧,由于某些口腔操作声音、气雾以及口腔操作部位的特点均可能导致患者出现应激反应。

2. 口腔内微生物与心血管疾病本身的关联或者口腔侵入性操作导致菌血症等对心血管疾病产生影响。

口腔是有菌的环境,口腔内可分离出 700 余种微生物,同一个患者口腔可能分离出 50~70 种微生物。口腔内疾病包括牙体牙髓疾病和牙周病等基本都和菌斑因素相关。口腔内菌斑和血链球菌均可能是冠心病的危险因素。尤其是口腔卫生不良、牙周炎症较重的患者,口腔内细菌和菌斑产生的毒素进入血液循环后,常驻留在血管的易损斑块处,加速斑块溃疡和血栓形成;进入血液的细菌和毒素还能激发单核细胞化学趋化蛋白-1(MCP-1)和核因子κb(NFκb),使炎症放大,刺激炎症细胞分泌细胞因子、前列腺素和血栓素,诱导动脉粥样硬化的发展,甚至引发急性冠脉综合征。牙周病患者血液中的 C-反应蛋白、白细胞介素-6、结合珠蛋白和纤维蛋白原等炎性因子高表达或 LDC-c 和 vWF 低密度脂蛋白胆固醇水平较高等都可能加速冠状动脉高危易损斑块的破裂和血栓形成,最终发生急性心肌梗死。

牙周治疗、牙槽外科手术等均是侵入性操作,因此在对心血管疾病患者进行口腔疾病的治疗及操作过程中,如果处理不当,有可能导致菌血症等诱发或加重某些心血管疾病。

3. 某些口腔局部药物可能加重或导致心血管疾病危象,抗凝剂等心血管疾病常用药物对口腔的影响也应该受到关注。

肾上腺素常被加入局麻药中用于局部麻醉,因具有收缩血管的作用,可使麻醉药吸收的时间延长,从而增加局麻药与神经细胞膜的接触时间,延长麻醉时间,加强麻醉效果,减少手术区出血并减少发生全身毒性反应的机会。但对于心血管疾病患者,应注意使用的剂量,纽约心脏病协会所规定的对心脏疾病患者使用肾上腺素的最大剂量是 0.2mg。此外,心血管疾病常用药抗凝剂可能会对口腔操作的顺利进行造成影响。

4. 不合理的口腔操作器械选用可能对某些心血管疾病患者造成不良影响。

临床上对于心血管疾病的治疗除了药物治疗,还常常使用介入治疗,例如植入心脏支架、人工瓣膜、心脏起搏器等。在口腔治疗操作中,对于安装心脏起搏器的患者,应注意器械的选择。例如超声洁牙机及根测仪可能会影响患者心脏起搏器的正常使用,从而导致严重的后果。

5. 心血管患者在口腔诊疗中体位的改变可能对其血压等产生不良影响。

口腔诊疗过程中往往需要根据诊疗要求调节患者体位。患者体位从坐位到卧位或者从卧位恢复到坐位时都可能导致血压的体位性改变。调整体位前应该先告知患者,并缓慢进行调节,避免体位性血压改变导致患者不适或加重心血管疾病症状。

6. 患者可能产生某些特殊突发状况。

突发状况这里指心血管患者在进行口腔治疗过程中突然发生心绞痛、心律不齐、心肌梗塞症状的情况。所以面对心血管病患者时需谨慎,可以参照以下指导原则进行病情处理:

(1) 正确评估患者病情。包括口腔科医师的评估和内科医师的会诊。

(2) 明确患者服用何种药物,服药的剂量和时间,并注意药物的相互作用和副作用。

(3) 尽可能缩短诊疗时间(不超过 1 小时)。有文献表明,最好将诊疗时间预约在早晨,使患者没有更多的时间积累紧张不安的情绪,如果治疗中出现问题,医师也可有充足的时间采取有效措施。

(4) 术前用药减轻患者的焦虑。也可在术中使用一种含一氧化二氮及氧各占50%的麻醉气体,尤其推荐缺血性心脏病患者使用。

(5) 有效的局部麻醉非常重要。可避免患者在治疗期间情绪过度紧张。但应遵循心血管病患者使用肾上腺素的原则,由于肾上腺素诱发的心动过速可能干扰左心室充盈,加剧心力衰竭。

(6) 对心力衰竭患者应评估其外周性水肿和肺淤血的症状体征,尤其是在仰卧位。并要注意监测血压。

(7) 对于服用抗凝药物的心力衰竭患者,在进行侵入性口腔治疗前有必要确定国际标准化比值(INR,是比较患者凝血酶原时间 PT 和根据国际敏感指数 ISI 调整后的标准凝血酶原时间),而不需要中断服药。认为 INR≤4,可施行口腔外科手术,同时应采用相应止血措施。

(8) 对于心绞痛和高血压患者,在口腔科治疗中可预防性使用硝酸甘油。对于在过去的 6 个月内发作过心肌梗死、严重心律不齐、Ⅱ度以上房室传导阻滞、不稳定性心绞痛、心力衰竭等情况的患者,暂时不宜接受口腔治疗,建议只进行简单的对症处理。

(9) 若患者极度焦虑,应提前终止治疗。在口腔科治疗期间,出现任何心血管症状,应停止所有操作,必要时采取应急措施,所有口腔医师都应做好处理紧急情况的准备。若患者突然晕厥,应及时进行急救,并遵循急救 BCA 原则。此外,麻醉科医师应该辅助诊治医师积极参与抢救。

7. 不同心血管疾病在口腔临床操作上也有相应的注意点。

（1）高血压患者：由于高血压患者在应激情况下血压会急剧升高，有促发心绞痛、心肌梗死、充血性心力衰竭、脑卒中、脑出血等意外可能，因此，在口腔科操作或手术前，必须注意就诊患者的血压水平，有意识地发现无症状的高血压患者，最大限度地降低发生心脑血管事件的危险。更重要的是，口腔科接诊医师应了解患者平时服用何种抗高血压药物及其用药量、近期治疗的变化情况。为了提高口腔操作及手术治疗的安全性，针对高血压患者，应遵循以下规则（表3-2）。

表 3-2 口腔操作及手术治疗的血压评估

1）常规血压评估
①对每位初诊的口腔科患者进行血压测量。
②有以下情况的患者进行复诊时需进行再次血压测量：
　BP<130mmHg/85mmHg 的患者每 2 年进行 1 次血压测量；
　BP =（130～139）mmHg/（85～89）mmHg 的患者每年进行 1 次血压测量；
③已经被确诊为高血压的患者，每次复诊都应进行血压测量。

2）对于血压值偏高的患者
①无症状的患者，BP<159mmHg/99mmHg，无目标器官疾病，可进行正常的口腔操作及手术治疗。
②无症状的患者，BP =（160～179）mmHg/（100～109）mmHg，无目标器官疾病史。先对患者的状况进行评估，在选择合适的口腔治疗方案。
③BP≥180mmHg/110mmHg，无目标器官疾病史。无可选择的口腔操作。
④有目标器官疾病或难以控制的糖尿病。仅当 BP<140mmHg/90mmHg 时，可进行口腔操作。

（2）冠心病：由于冠心病患者在接受口腔操作或手术中可能因情绪紧张或应激状态而诱发心绞痛。因此，口腔科医师应在口腔操作或手术前请心内科医师对冠心病心绞痛患者的病情进行评估，根据不同程度进行相应口腔操作（图3-1）。

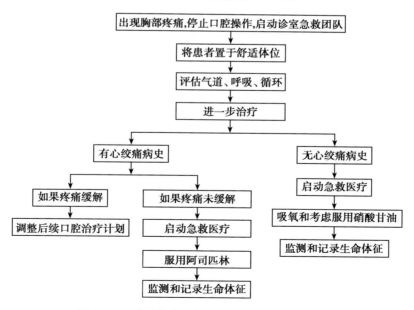

图 3-1 口腔操作中患者突发胸部疼痛的处理步骤

1）轻度稳定劳累性心绞痛患者：可以耐受一般口腔操作、牙体修复等部分操作，以及简单的拔牙手术。复杂的口腔操作或手术则需要有效的麻醉。

2）中度心绞痛患者：能完成一般口腔检查和简单的牙体修复治疗，但在此之前需要预防性的应用硝酸甘油或长效硝酸酯类药物，且同样需要合适的麻醉。

3）重度心绞痛患者：仅能完成一般口腔检查，其他口腔操作或手术必须经过心脏专科医师会诊和监护方可进行。对重度或不稳定性心绞痛患者，在没有征得专科医师同意前，一般不主张进行口腔操作或手术，应推迟到病情稳定后才可实施。

4）对于近1年内曾有心肌梗死的患者，口腔科医师更需要仔细询问病史。排除心肌梗死后的并发症，例如呼吸困难、端坐呼吸、阵发性夜间呼吸困难、周围水肿、心悸或晕厥、胸骨下疼痛等。

5）有并发症或恢复欠佳的心肌梗死患者，最初6个月内不主张口腔操作或手术。如果有口腔急症，则需心脏专科会诊允许后仅做简单而短时的口腔检查和操作，应尽量采取保守的处理方法。其他口腔操作或手术都应推迟到病情稳定超过半年后进行。

6）无并发症的心肌梗死患者：可耐受短时间的非手术操作，应激反应较强的口腔操作最好在梗死后6个月进行，且在口腔操作中应该尽量减少缩血管药物的应用。

7）如果患者在口腔操作过程中有心绞痛发作，必须立即停止操作，尽量使患者镇静，保持45°的倾斜姿势，舌下含服硝酸甘油（口腔诊疗室需具备硝酸甘油片剂），以4~6L/min的流量吸氧。在严密监测血压的基础上，硝酸甘油可以每隔5分钟给予舌下含服，同时监测血压，以避免舌下含服硝酸甘油引起一过性低血压。

（3）心力衰竭

1）低危患者：即轻度心力衰竭，治疗后症状缓解或消失者。可以耐受口腔取模、正畸治疗和根面平整术等简单手术。若要进行根尖切除术、正颌外科等较为复杂的口腔手术，必须事先请专科医师会诊，得到允许后方可实施。

2）中危患者：即中度心力衰竭，治疗后静息时症状缓解，但活动后仍有症状者。可以接受非手术及简单的手术操作。但在患者接受牙体牙髓等治疗和较为复杂的口腔手术之前，必须请专科医师会诊，保证患者的内科情况处于较佳状态。患者的低血钾或洋地黄过量的情况必须被纠正。

3）高危患者：即重度心力衰竭，经治疗仍有呼吸困难、端坐呼吸、夜间阵发性呼吸困难和周围水肿等临床症状出现者。如果需要接受口腔操作或手术，必须事先请专科医师会诊，但对中、大型手术则需谨慎择时进行。

（4）心律失常：具有心律失常的患者要按以下原则实施口腔治疗：①口腔治疗最好能够在一个拥有心电监测并且有急救措施的医疗环境中实施；②将手术分割成若干个短小的手术进行，即分割成相对短暂的治疗时间，尽可能安排在早上，患者完全休息好和有足够的体力支撑时进行；③加强麻醉技术的应用，用局麻药来减轻不适感，应尽量避免使用肾上腺素，因肾上腺素会诱发室性心动过速，甚至危及患者的生命；④操作前或者操作中有意识的使用镇静剂；⑤术后应有良好的镇痛。

根据心律失常的危险性与口腔操作或手术的耐受性，可将其分为六种类型及其相应措施。

1）极低危患者：其心律失常表现为窦性心律不齐、窦房结内游走心律、窦房结与房室交界区之间游走节律。对这类心律失常患者不需特殊治疗,通常能完成口腔操作和手术。

2）低危患者:其心律失常为房性期前收缩、偶发性室性期前收缩、短暂性房性心动过速或心房扑动、非频发性阵发性房颤及没有临床症状的窦性心动过缓。这类心律失常患者常无临床症状,不需要内科积极治疗,一般能完成口腔操作或手术。

3）中危患者:其心律失常为阵发性房性心动过速、阵发性房扑或阵发性房颤或药物治疗心室率控制较好的持续性房颤。这些患者用药物治疗后可能不出现临床症状,可以耐受所有口腔非手术的操作,例如取模、牙体修复治疗和根管治疗术等。经心脏专科医师会诊确认后,在麻醉条件下可以考虑口腔手术,例如单牙拔除、多牙拔除和牙种植术等。如果在操作过程中发生临床症状,应请心脏科医师进行干预,待情况稳定后择期再进行口腔操作和手术。正颌外科和多个牙种植术等大型口腔手术应考虑住院进行。

4）高危患者:常表现为频发性室性期前收缩、室性心动过速或心室颤动。在经药物治疗症状消失的情况下,可以完成一般非手术的口腔操作,例如放射学检查和取模等。经心脏专科医师会诊确认后,在麻醉条件下可以进行牙体修复治疗等非手术口腔操作或如刮除术、牙龈成形术等简单的口腔手术。但对中到大型的手术必须考虑住院进行,以便采取心电监护和更有效的麻醉措施。操作过程中出现不伴有血流动力学障碍的室性期前收缩或室性心动过速时,应迅速请心内科医师会诊,此时必须延迟口腔操作和手术。

5）极高危患者:指接受心脏专科治疗后仍有心悸、头昏、目眩、晕厥症状,或者静息时心率大于每分钟 100 次以上的心律失常患者,需要积极寻找诱发因素及其病因。伴有大于每分钟 100 次的快速心室率的房颤、心悸明显的患者,对此类患者一般不主张进行口腔操作和手术。必须进行者则由口腔科会同心脏科和麻醉科医师一起做出全面的评估,以期最大限度地降低口腔操作和手术的风险。

6）对安装心脏起搏器的患者,必须了解近期的检查报告或心电图记录以证明起搏器功能良好。因为许多心脏起搏器可能被外界的电流和微波辐射所屏蔽,因此超声波设备,微波炉等这些设备不能在装有心脏起搏器的患者附近使用。

（5）瓣膜性心脏病:口腔是有菌环境,常见的口腔科操作均可以引起一过性菌血症。常见的口腔科操作时菌血症发生率见表3-3。

表 3-3 常见口腔科操作时菌血症发生率

口腔操作	菌血症发生率	口腔操作	菌血症发生率
拔牙		根管外仪器操作	0~54%
单个	51%	根管外科	
多个	68%~100%	翻瓣术	83%
牙周手术		根尖切除术	33%
翻瓣术	36%~88%	刷牙	0~26%
牙龈切除术	83%	使用牙线	20%~58%
龈下刮治术和根面平整术	8%~80%	使用牙签清洁邻面	20%~40%
龈上洁治术	0~40%	漱口	7%~50%
根管治疗术		咀嚼	17%~51%
根管内仪器操作	0~31%		

国外有报道称,患有心脏瓣膜病的患者使用刮舌板不当都可能导致感染性心内膜炎,因此,对于心脏瓣膜病患者,在口腔科治疗前,应充分考虑预防性使用抗生素(表3-4)。

表3-4 口腔科操作与预防性使用抗生素降低感染性心内膜炎发生风险

需要预防性使用抗生素的口腔科操作	可考虑不使用预防性抗生素的口腔科操作
拔牙	充填或修复时使用或不使用排龈线
牙周操作:牙周手术,牙周刮治和根面平整,龈下给药	非牙周袋内注射的局部麻醉
种植	戴活动义齿或矫治器
牙再植	调整矫治器
放置正畸带环(不是托槽)	取模
根管治疗(器械超出根尖孔)或根尖手术	乳牙脱落
牙周韧带内注射	拍摄口腔影像
预防性洁治有出血者	使用氟化物
其他导致严重出血的口腔科操作	安置橡皮障
	拆线

抗生素的使用需要按照一定标准,下表介绍了口腔科治疗过程前,不同人群的抗生素使用推荐方案(表3-5)。

表3-5 口腔科操作前使用抗生素降低感染性心内膜炎风险的标准方案

患者类型	口服方案	非口服方案
成人,无青霉素过敏	操作前1小时服用2g阿莫西林	操作前30分钟内肌注或静脉注射2g氨苄青霉素
成人,青霉素过敏	操作前1小时服用600mg克林霉素	操作前30分钟内静脉注射600mg克林霉素
	或操作前1小时服用2g头孢氨苄	或操作前30分钟内肌注或静脉注射1g头孢唑啉
	或操作前1小时服用500mg阿奇霉素或	
	或克拉霉素操作前1小时服用500mg阿奇霉素	
	操作前1小时服用50mg/kg阿莫西林*或克拉霉素	操作前30分钟内肌注或静脉注射50mg/kg氨苄青霉素
	操作前1小时服用20mg/kg克林霉素操作前1小时服用50mg/kg阿莫西林*	操作前30分钟内静脉注射20mg/kg氨苄青霉素操作前30分钟内肌注或静脉注射50mg/kg氨苄青霉素*
幼儿,无青霉素过敏	或操作前1小时服用20mg/kg克林霉素	或操作前30分钟内静脉注射20mg/kg氨苄青霉素
幼儿,青霉素过敏	操作前1小时服用50mg/kg头孢氨苄或	操作前30分钟肌注或静脉注射25mg/kg头孢唑啉或
	或头孢羟氨苄操作前1小时服用50mg/kg头孢氨苄	操作前30分钟肌注或静脉注射25mg/kg头孢唑啉
	或头孢羟氨苄	

（三）常见心血管疾病的口腔表征和药物治疗副作用

总体上讲，心血管疾病本身罕见口腔黏膜表征，口腔黏膜相关的症状主要是由于治疗心血管疾病的药物导致的各种副作用，主要包括口干、牙龈增生、苔藓样反应、偶见狼疮样病损以及多形性红斑等。

下面介绍5种常见心血管疾病的口腔表征和药物治疗副作用。

1. 高血压　高血压本身罕见口腔表征。常见于高血压患者的相关口腔问题主要与抗高血压药物的副作用有关（表3-6）。目前常用治疗高血压的降压药物可归纳为5大类，即利尿剂、β受体阻滞剂、钙通道阻滞剂、血管紧张素转换酶抑制剂、血管紧张素Ⅱ受体阻滞剂。文献报道，使用心血管药物最常见的口腔临床症状是口腔干燥，其次是口腔黏膜苔藓样变和味觉障碍。

表3-6　常见口服高血压药物及口腔副作用

药物种类	口腔副作用
利尿剂	口腔干燥
β受体阻滞剂	口腔干燥、口腔溃疡
钙通道阻滞剂	牙龈增生
血管紧张素转换酶抑制剂	味觉障碍、口腔黏膜苔藓样反应
血管紧张素Ⅱ受体阻滞剂	/

2. 冠心病　冠心病本身也无特殊口腔表征。冠心病患者的用药与高血压患者存在部分交叉，其药物的副作用可参考上述。另外，冠心病患者尤其是介入治疗后，除有禁忌证以外需常规长期服用华法林、阿司匹林等抗凝药物，由此导致凝血功能过低时可能会出现创伤性口腔黏膜血疱，多在不慎咬伤、咀嚼大块干燥、脆硬的食物或吞咽较快时出现口腔黏膜下出血，好发于颊黏膜（图3-2）、软腭、咽旁、舌下等处。

3. 心力衰竭　在心力衰竭晚期，全身免疫功能低下易并发口腔疾病。慢性心力衰竭住院患者因多种原因，例如生活自理能力下降，机体抵抗力降低使口腔自洁作用减弱，使用利尿剂、大量抗生素以及对口腔卫生不重视等，使其不能保持良好的口腔卫生情况。

有文献报道，心力衰竭患者的口腔黏膜可能会出现一些相关表征。Orekhova LIu等通过对80例口腔黏膜活检（病例来自32~72岁慢性心力衰竭患者，按心功能NYHA分级分为Ⅰ~Ⅳ级）进行组织学和免疫组织化学分析。检测到系统性淀粉样变性的患者占15.7%；口腔黏膜局部出现淀粉沉积的患者占58.5%。

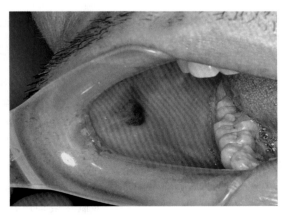

图3-2　冠心病抗凝药物使用者口腔黏膜血疱
（广西医科大学附属口腔医院供图）

另外,慢性心衰患者的静脉血流缓慢,栓塞事件增加,静脉血栓是常见的并发症之一,因此不少患者长期应用药物进行抗凝治疗,也可能出现口腔黏膜血疱。

4. 心律失常　常规长期使用抗心律失常药物,在口腔中会有较多副作用表现出来。例如,长期服用普鲁卡因酰胺会引起狼疮综合征样的口腔病损;长期服用钙通道阻断剂会引起口腔牙龈增生;长期服用奎尼丁会偶发多形性红斑;长期服用普鲁帕酮、达舒平、双异丙吡胺可引起口干症。这些抗心律失常药物的副作用可能会影响牙齿或牙周状况,易引起口腔疾病,增加对口腔护理的困难。因此,就诊于口腔黏膜科有表现以上各种病症者,要注意详细询问全身病史,排查全身使用的心血管疾病药物与口腔黏膜症状的相关性。

5. 瓣膜性心脏病　瓣膜性心脏病与口腔表征的关系主要体现在两者出血与感染方面的相互影响。例如人工瓣膜置换术后的患者因长期服用抗凝药物,导致黏膜、牙龈出血的风险增加,而口腔致病菌的感染以及口腔科操作又容易引起一过性菌血症,造成感染性心内膜炎。

某些疾病(例如白塞病),可能同时累及心血管及口腔黏膜。白塞病是一种慢性、复杂性、累及多系统的血管炎性疾病,当心脏受累时称为心脏白塞病,主要累及瓣膜、心肌、传导系统、冠脉系统、心包。有报道,白塞病患者中有 1%~5% 可累及心脏瓣膜,心脏多普勒超声检查表现为二尖瓣、三尖瓣或主动脉瓣的脱垂、反流或关闭不全,多数患者无明显不适症状,少数会导致血流动力学的改变,预后差。积极控制白塞病病情是治疗其心血管疾病的关键。

(四) 合并心血管疾病患者口腔黏膜疾病整合治疗

1. 口腔黏膜疾病患者合并心血管疾病整合治疗原则和临床诊断思路(图 3-3)。

虽然心血管病患者的口腔黏膜表征可能比较轻,但口腔黏膜病患者却常常可能伴发有心血管的疾病,这就要求口腔医师在口腔操作前应该详细了解病情,请内科医师控制病情,并做好相关防范后进行口腔操作或手术治疗。进行治疗措施之前,首先要对患者全身心血管疾病情况和口腔黏膜病之间的关系进行分析,并及时做出正确有效的治疗计划。故对患者的全身情况的评估尤为重要。在临床诊断中,建议参照图 3-1 确定诊断并理清二者的关系。

2. 合并心血管疾病患者口腔黏膜病整合治疗要点

(1) 对每位来诊患者均应进行血压测量,详细了解系统病史、系统疾病的用药情况,要求在口腔黏膜病治疗前做好心血管病情的评估。同时与患者充分沟通,做好告知,让患者充分认知和理解自身疾病状况、疾病治疗状况以及预后。譬如对于心血管疾病治疗药物副作用的充分认知,并能充分接受当前现状,去除不良情绪。

(2) 对于有较重心血管疾病的口腔黏膜病患者应有家人陪伴就诊。

(3) 因为心血管病患者在口腔的诊治过程中容易出现各种突发情况,例如高血压危象、晕厥、心绞痛等,所以在诊室应该具备各种急救药物及设备,并要求口腔科医师掌握各种急救技术。

(4) 以局部无创伤性对症治疗为主(例如湿敷、含漱、局部涂药、微波治疗),当病情必须全身用药时,不能与治疗心血管疾病的药物冲突,也不能采用可能加重已有的心血管疾病的药物。

(5) 当需要进行有创性操作时(如局部活检),应请内科医师进行病情评估,认为可以操作后,在做好保障措施的前提下进行操作。

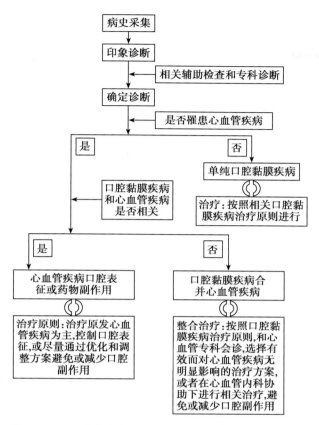

图 3-3 口腔黏膜疾病患者合并心血管疾病临床诊断思路

（6）当口腔黏膜表征严重,必须更换心血管药物以减轻口腔黏膜表征时,需请求内科医师根据患者的具体情况进行换药。

（7）强调患者口腔健康教育和保持口腔卫生。冠心病与口腔健康的关系主要表现在该病与口腔感染的相关性。诸多研究表明,龋齿、龈炎、牙周炎等口腔感染的存在与冠心病密切相关,尤其是龈下菌斑中血链球菌量与冠心病独立相关。如果不注意口腔卫生,存在龋齿、龈炎、牙周炎等口腔感染,就会有一定数量的细菌或病毒反复进入血液,依附在冠状动脉壁上,对血管内皮细胞造成损害,加重或引起粥样斑块不稳定,导致冠状动脉硬化痉挛、狭窄,甚至引起阻塞而诱发心肌梗死。因此,保持口腔清洁健康是降低冠心病风险的预防措施之一。心血管医师及口腔医师都有义务提醒患者积极去除口腔内可能存在的危险因素。

二、呼吸内科患者的口腔黏膜病整合治疗

（一）呼吸系统疾病概述

呼吸系统由呼吸道和肺组成。呼吸道包括鼻、咽、喉、气管及支气管。其中鼻、咽、喉为上呼吸道,气管及各级支气管为下呼吸道。常见的呼吸系统疾病包括十三种。

1. 急性上呼吸道感染和急性气管-支气管炎 急性上呼吸道感染为外鼻孔至环状软骨下缘,包括鼻腔、咽部或喉部急性炎症。主要病原体为病毒,少数为细菌。发病不分年龄、性

别、职业和地区,免疫功能低下者皆易感。通常病情较轻、病程短、可自愈,预后良好。急性气管和支气管炎是由生物、物理、化学刺激或过敏等因素引起的急性气管-支气管黏膜炎症。

2. 肺部的感染性疾病　终末气道、肺泡和肺间质的炎症,可由病原微生物、理化因素、免疫损伤、过敏及药物所致,包括三种疾病。

（1）细菌性肺炎

（2）其他病原菌体所致肺部感染

（3）肺脓肿

3. 支气管扩张　多见于儿童和青年。大多数继发于急、慢性呼吸道感染和支气管阻塞后,反复发生支气管炎症,致使支气管壁结构破坏,引起支气管异常和持续性扩张。主要表现为慢性咳嗽、浓痰或/和咯血。

4. 肺结核　是由结核分枝杆菌引发的肺部感染性疾病。可分为原发型肺结核病、血行播散型肺结核病、继发型肺结核病。各型肺结核临床表现不尽相同,但有共同之处,症状包括咳嗽、咳痰(持续 2 周以上),以干咳为主,1/3~1/2 患者有咯血、胸痛、气急,部分患者有长期午后潮热、乏力、盗汗、食欲减退、体重减轻和月经不调。其中继发型肺结核发病有两种类型,一种发病缓慢,临床症状少而轻;另一种发病快,几周前肺部检查还正常,发现时即出现广泛病变、空洞和播散,痰涂片检查阳性。此型肺结核病有明显的临床症状,是肺结核病的主要传染源。由于结核分枝杆菌主要随痰排出,在体外扩散,因此痰液里查出结核分枝杆菌的患者才具有传染性,为传染源。结核分枝杆菌通过咳嗽、喷嚏、大声说话等方式把含有结核分枝杆菌的微滴排到空气中,是肺结核最重要的传播途径。患者若出现肺结核可疑症状或有结核接触史或肺外结核,均应进行痰抗酸杆菌和胸部 X 线检查。

5. 慢性支气管炎、慢性阻塞性肺病

（1）慢支气管炎是指气管、支气管黏膜及周围组织的慢性非特异性炎症。临床上以咳嗽咳痰为主要症状,每年发病持续 3 个月,连续 2 年或 2 年以上,并排除具有咳嗽、咳痰、喘息症状的其他疾病后可以诊断。

（2）慢性阻塞性肺疾病(COPD)是一组气流受限为特征的肺部疾病,气流受限不完全可逆,呈进行性发展,但可以预防和治疗。COPD 主要累及肺部,但是也可以引起肺外各器官的损害。

6. 支气管哮喘　是由多种细胞及细胞组分参与的慢性气道炎症,此种炎症常伴随引起气道反应性增高,导致反复发作的喘息、气促、胸闷和/或咳嗽等症状,多在夜间或/和凌晨发生,多数患者可自行缓解或经治疗缓解。

7. 肺血栓栓塞症　以各种栓子阻塞肺动脉系统为其发病原因的一组疾病或临床综合征总称。

8. 肺动脉高压与肺源性心脏病　是一种临床常见病症,病因复杂,可由多种心、肺或肺血管疾病引起。肺源性心脏病指由支气管-肺组织、胸廓或肺血管病变导致肺血管阻力增加,产生肺动脉高压,继而出现右心室结构或功能改变。

9. 间质性肺疾病　间质性肺炎是一组累及肺间质、肺泡和/或细支气管的肺部弥漫性疾病。

10. 胸膜疾病　包括胸腔积液和气胸两大类。任何因素使胸膜腔内液体形成过快或吸收过缓,即产生胸腔积液。当气体进入胸膜腔造成积气状态时,即产生气胸。

11. 原发性支气管肺癌　起源于支气管黏膜或腺体的恶性肿瘤。

12. 呼吸衰竭　各种原因引起的肺通气和/或换气功能严重障碍,以致在静息状态下亦不能维持足够的气体交换,导致低氧血症(或不伴)高碳酸血症,进而引起一系列病理生理改变和相应临床表现的综合征。

13. 急性呼吸窘迫综合征与多器官功能障碍综合征　多种原因导致肺等器官的损伤,严重时可以引起急性肺损伤或急性呼吸窘迫综合征和/或多器官功能障碍综合征。

我国 2008 年公布的人口死因调查显示,呼吸系统疾病(不包括肺癌)死亡在各类疾病死因中居第 3 位,仅次于恶性肿瘤和脑血管疾病。而肺癌又是我国大城市居民第 1 位的高发肿瘤。此外,由于大气污染、吸烟、工业污染及人口老龄化等因素,近年来支气管哮喘发病率明显增加,慢性阻塞性肺疾病在 40 岁以上人群中超过 8%,感染性和传染性呼吸系统疾病继续肆虐,我国每年约有 150 000 人死于结核病,2002 年的 SARS 以及近年来的人禽流感暴发无不提示着呼吸系统疾病的危害及其防治工作的重要性和艰巨性。

(二) 有呼吸内科疾病的口腔疾病患者操作要点

由于解剖位置上的相近性与组织学上的部分相似性,呼吸系统疾病与口腔疾病密切相关。感染性疾病常常同时发生在口咽部,并可通过呼吸、飞沫等方式在口腔诊室内传播。除此之外,各种呼吸道疾病导致的呼吸道梗阻更提升了许多口腔治疗的风险。

1. 感染性呼吸系统疾病与口腔疾病的关系

(1) 咽炎和扁桃体炎:常由细菌或病毒感染引起。引起扁桃体咽炎的常见细菌为 A 组 β 溶血性链球菌(GABHS)。GABHS 感染引起的急性扁桃体咽炎常可引起全身各系统的许多疾病,包括急性风湿热、急性关节炎、心肌炎及急性肾炎等。研究表明牙刷及义齿上存留的 GABHS 与患者青霉素治疗 10 天后口咽内 GABHS 的复发有密切联系。GABHS 可在没有清洗过的牙刷上存活超过 15 天。因此 GABHS 的感染者应该每天清洗牙刷和义齿。同时,应该建议急性扁桃体咽炎患者立即更换新的牙刷。

(2) 细菌性肺炎:是最常见的肺炎,也是最常见的感染性疾病之一。引起肺炎最常见的细菌为肺炎链球菌,其次为流感嗜血杆菌。个体吸入含有口腔致病菌的口腔分泌物至下呼吸道时,就有可能导致肺炎发生。研究证实,肺炎感染者肺液中可分离出大量与牙周疾病相关的厌氧菌和兼性厌氧菌,牙周致病菌增加了医院获得性肺炎的易感性。口腔中其他细菌,例如草绿色链球菌也被认为与社区获得性肺炎相关。ICU 病区中患者的口腔菌群中常可检测出呼吸道致病菌,口腔菌群负荷随住院时间增加,还可增加患医院获得性肺炎的可能性。预防性使用 0.12%氯己定含漱液清洁患者口腔可有效降低 ICU 病区中患者医院获得性肺炎的患病率。调查发现,在养老院中未接受口腔护理的老人患肺炎的风险比接受者高出 67%。虽然口腔致病菌对肺炎发生发展的具体影响还有待进一步研究,但是目前可以肯定的是,口腔卫生差是导致个体罹患肺炎的一个风险因素。

(3) 白色念珠菌感染:常可见于口腔,急性假膜性念珠菌病多见于新生儿。口腔起病,可向后延及咽、食管、气管和肺部,甚至引起白色念珠菌败血症。另一种是长期使用抗生素及激素等药,免疫受损,菌群失调患者可产生口腔及下呼吸道真菌感染性念珠菌病,在成人更为常见。

2. 慢性阻塞性肺疾病(COPD)与口腔疾病关系　COPD 发病机制尚不明确,可能与肺部对香烟烟雾等有害气体或有害颗粒的异常炎症反应有关。这些反应存在着个体易感性和环境的相互作用。流行病学调查研究发现,口腔感染与 COPD 存在一定关联性。一些牙周致病菌及草绿色链球菌均在调查中被发现促进 COPD 患者疾病的进展。前瞻研究发现,定植在口腔中的呼吸系统致病菌,可残留在重症患者长期护理设施上,导致重症患者 COPD 患病率升高,提示年长或重症患者应定期接受口腔健康维护,从而降低呼吸道并发症风险。

呼吸系统与口腔疾病的相互关联主要体现在致病微生物的相互影响上。口腔致病菌可以成为呼吸系统感染的源头之一,呼吸系统致病菌也可残留在口腔成为呼吸系统再感染或者诱发口腔疾病的隐患。

3. 呼吸系统疾病患者口腔操作要点　许多呼吸道感染性疾病均可以通过呼吸道在人群中传播、研究发现口腔诊室的气溶胶、飞沫中菌落数较高,超声波洁治过程中产生的气溶胶、飞沫菌落数更高。同时,诊室中气溶胶和飞沫持续时间长,对医务人员和患者构成潜在威胁。对于处于肺结核活动期的患者,因为其有高度传染性,理论上应延期进行口腔操作。必须进行口腔急诊操作或手术时,应先由内科医师评估处理,口腔操作的医护人员需穿隔离衣,戴双层口罩和手套,采取严格的消毒隔离措施,防止疾病的传播。

在口腔操作过程中,要特别注意防止口腔器械坠入呼吸道。橡皮障是口腔内科医师最常用的防止器械坠入呼吸道的有效手段,但能否上橡皮障应视患者呼吸功能而定。一些呼吸系统疾病患者常存在呼吸不畅现象,此时不应使用橡皮障,例如对患有急性上呼吸道感染导致的鼻塞症状严重、慢性支气管炎、慢性阻塞性肺病等疾病患者进行口腔操作前,应评估患者身体状态,预防呼吸窘迫。口腔操作时应尽量保证患者舒适体位,依据患者情况调整每次治疗的时间。

对哮喘患者需要特别注意。支气管哮喘患者不发病时,可无任何症状和体征。一旦发病,若治疗不及时,随时会出现呼吸骤停,因此要高度关注。但哮喘的病因尚不清楚,患者过敏体质及外界环境的影响是发病的危险因素。由于个体差异明显,牙膏、窝沟封闭剂、漱口水等口腔科产品和材料均有报道可引起哮喘发作。对于哮喘患者,口腔医师应做到以下十三点。

（1）哮喘患者应注意氟化物的补充使用,特别是长期服用 β_2 受体兴奋剂的患者。

（2）患者在进行吸入治疗后,要及时清理口腔,保持卫生。

（3）患者应特别注重保持口腔卫生,减少龈炎和牙周炎的发生。

（4）对于长期使用吸入性糖皮质激素的患者,酌情使用局部抗真菌药物。

（5）使用减压技术:在使用清醒镇静技术时,应该避免使用可能引起支气管收缩的药物。例如羟嗪、巴比妥等麻醉药物因有可能引起气道痉挛而不应该在此类患者使用。

（6）尽量避免使用含有甲基丙烯酸甲酯的口腔科材料。

（7）为了减少患者治疗过程中哮喘发作的风险,应尽量避免在清晨和夜间治疗患者。

（8）诊室内预备好氧气和支气管扩张类药物。

（9）局部麻醉使用含肾上腺素的麻醉药原则上不属于该类患者的禁忌证。但是,药物中含有的防腐剂,例如焦亚硫酸钠将会诱导对该类化学物质敏感的患者发生哮喘。而且肾上腺素与患者服用的 β_2 受体兴奋剂可产生协同作用,引起患者血压升高和心律失常。

（10）使用橡皮障。

（11）小心使用吸唾器,防止吸唾器引发患者咳嗽反射。

（12）在建议患者用药前,一定要充分了解患者的药敏史和服药情况。

（13）在治疗过程中,若患者哮喘发作,应立即停止口腔治疗操作,移除口内器械,将患者调整至舒适体位,保证患者呼吸道顺畅,考虑给氧和使用 β₂ 受体兴奋剂。如果患者无改善,需皮下注射肾上腺素(浓度 1∶1 000,0.01mg/kg 体重,最大可使用到 0.3mg)并呼叫急救中心协助急救。

当患者因各种原因出现呼吸窘迫时,可按照以下流程初步急救(图 3-4)。

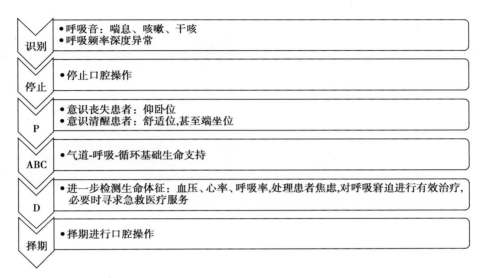

图 3-4　急救流程图

P:position;ABC:airway,breathing,circulation;D:definitive management

4. 呼吸内科疾病患者口腔用药特点

（1）应用抗生素时,应询问患者是否正在使用茶碱类制剂。若正在服用,应该避免使用红霉素和克林霉素,这些药物会增加茶碱毒性。同时应了解患者因呼吸道疾病长期服用哪类抗生素,在治疗口腔炎症时应尽量避免使用同类抗生素,减少耐药性的产生。

（2）对于 1 年内曾连续用过 7~10 天以上皮质激素的患者,在施行口腔手术的当天,可给予 20~40mg 的泼尼松,然后迅速减量维持。重大手术可使用 60mg 泼尼松片,以免手术诱发急性肾上腺皮质功能不全。

（3）口腔操作或术后应用止痛药时,部分哮喘患者可因阿司匹林成分诱发哮喘,要考虑是否应用含有阿司匹林成分的止痛剂。

（三）呼吸内科疾病患者的口腔表征和药物治疗副作用

呼吸系统感染性疾病的病原菌亦可感染口腔,因此部分呼吸系统疾病存在相关口腔表征。同时因为呼吸系统用药种类和给药途径的特点,其用药也可引起部分口腔表征。

1. 呼吸系统疾病的口腔表征

（1）病毒感染:是急性上呼吸道感染的常见病因。鼻病毒、冠状病毒、腺病毒、流感和副流感病毒、呼吸道合胞病毒、埃可病毒和柯萨奇病毒等均可以引起上呼吸道感染。上呼吸道病毒感染在口腔常可表现为软腭处出现小、圆、斑点状红疹(图 3-5)。红疹的出现与病毒感染或与淋巴组织应答有关。舌扁桃体组织丰富的个体还可表现为舌侧缘或舌根部淋巴组织肿大。

（2）口腔结核：可由含菌痰液感染口腔黏膜引起，结核杆菌也可以通过血行播散感染口腔。口腔结核好发于唇（图3-6）、前庭沟、牙槽黏膜。病损为深在溃疡，表面不平，周围轻度浸润，边缘为鼠嗜状，底部为肉芽组织。口角区亦可出现肉芽状溃疡，呈卵石状。单侧淋巴结受感染后肿大而硬，成为淋巴结结核。临床上见到长期坏死不愈的溃疡，同时结合患者病史，可怀疑结核性溃疡。病理切片中可发现结核结节，干酪样坏死及周围淋巴细胞浸润。此类患者为高危患者，因为实施口腔操作或手术时口腔结核病灶是重要感染源。

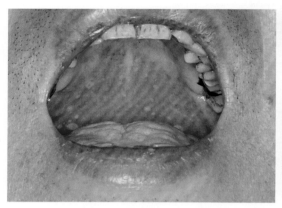

图3-5　上呼吸道病毒感染口腔黏膜表现
（广西医科大学附属口腔医院供图）

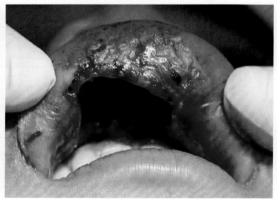

图3-6　口腔结核临床表现
（上海交通大学口腔医学院供图）

（3）鼻窦炎：是鼻窦黏膜的化脓性炎症。在鼻窦中，由于上颌窦最大，窦口高，在中鼻道的位置最后最低，因此受累机会最多。在上颌窦感染的诱因中，在解剖位置上由于上颌窦底邻近上颌后牙根尖区，上颌第二前磨牙和第一、二磨牙的根尖感染、拔牙损伤上颌窦、龋齿残根坠入上颌窦内等情况均可引起上颌窦炎症。反之，上颌窦出现炎症时可牵涉到上颌后牙的牙髓神经而出现"牙痛"。口腔医师应区分疼痛为牙源性疼痛还是上颌窦炎症。通常来说，上颌窦炎患者除了"牙痛"症状外，还有头痛、鼻塞、脓涕等上呼吸道感染症状。而"牙痛"为持续性胀痛，常累及上颌窦所在区域前磨牙和磨牙，使2~3颗牙齿出现叩痛，还伴有上颌窦区域压痛。

（4）鼻咽呼吸道长期阻塞而形成的口呼吸习惯：可导致青少年颌面部发育畸形。当用口呼吸时口腔张开、下颌下垂，舌也随着下降，面部两侧颊肌伸长，张力加大，而上颌牙弓内部由于舌下降而失去动力平衡，上牙弓宽度不能发育，会造成牙弓狭窄，上腭过高，前牙拥挤、突出，唇肌无力、口唇不能闭拢，开唇露齿。

2. 呼吸内科疾病用药对口腔的影响　呼吸系统用药最易引起的口腔表征是口干。上呼吸道感染患者由于服用含有伪麻黄碱的药物、过敏性鼻炎患者服用伪麻黄碱或者第1代抗组胺剂时；治疗哮喘过程中长期服用β_2受体兴奋剂等均会引起唾液分泌减少而出现口干症状。长期的唾液分泌减少会增加患龋概率。

部分患者长期局部使用皮质类固醇激素喷雾将会提高口腔念珠菌病发生率。

（四）合并呼吸系统疾病患者的口腔黏膜病整合治疗

对于合并呼吸系统疾病患者的口腔黏膜病治疗，与合并其他系统性疾病一样，可采用如图示流程（图3-7）鉴别口腔黏膜病损与呼吸系统疾病的关系，针对性采取相应措施。

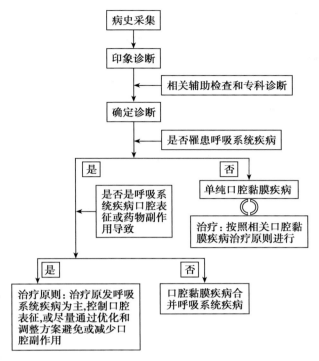

图 3-7 合并呼吸内科疾病患者口腔黏膜病整合治疗思路与注意事项示意图

1. 在病史采集过程中,口腔医师不可仅局限于了解患者口腔情况,应当详细询问患者全身状况。对于已确诊患有呼吸系统疾病的患者,口腔医师应明了患者疾病的种类与严重程度,了解患者的诊疗方案和用药情况。对于有呼吸系统症状,但未行全身系统检查的患者,应建议患者到综合性医院进行系统疾病的诊治排查,不要盲目开始进行口腔治疗。

2. 对于患有呼吸系统疾病的患者,应先鉴别患者出现的口腔表征是否由呼吸系统疾病引起。如果是呼吸系统疾病在口腔黏膜的表征,口腔医师应建议患者咨询专科医师,积极治疗呼吸系统疾病,口腔科则给予局部用药。若口腔表征不是由呼吸系统疾病引起,而是治疗呼吸系统疾病的药物副作用导致,口腔医师应建议专科医师调整全身用药,口腔治疗主要以局部治疗为主。若只是单纯的口腔黏膜疾病,口腔医师在进行用药治疗时,应充分考虑患者全身情况,做到合理用药。同时还需避免口腔用药与全身用药相冲突,协调好局部和全身治疗,短期与长期治疗,预防性与治疗性药物使用,中西医结合治疗等方面,促进患者恢复及保持口腔及全身健康。

3. 对于患有呼吸系统疾病患者,在进行口腔操作时,要特别注意到患者呼吸系统疾病的状态,可以和呼吸内科医师就患者情况共同进行评估,注意其发生口腔并发症的可能,并针对性的采取预防措施。在操作过程中,要特别注意保证患者呼吸道通畅,迁就患者,采用患者舒适体位,并减少每次就诊时间。斟酌是否使用橡皮障。除此之外,口腔医师在操作时应做好防护工作,减少呼吸系统疾病的飞沫传播,保证医护人员和他人健康。

三、肾脏内科患者的口腔黏膜病整合治疗

（一）肾脏疾病概述

肾脏是人体泌尿系统的主要器官，参与生成和排泄代谢物，对维持机体内环境的稳定起着重要作用。肾脏也是一个内分泌器官，主要作用是调节血压、红细胞生成和骨骼生长等。

肾脏疾病主要包括肾小球疾病、间质性肾炎、尿路感染疾病中的肾盂肾炎、肾小管疾病、肾血管疾病和肾功能衰竭。按其病因可分为原发性和继发性。原发性肾脏病包括免疫反应介导的肾炎、泌尿系统感染性疾病、肾血管病、肾结石、肾肿瘤及先天性肾病等；继发性肾脏病可继发于肿瘤、代谢、自身免疫等疾病，也可见于各种药物、毒物等对肾脏造成的损害。口腔医师需特别注意的是肾小球疾病和肾功能衰竭。其主要临床表现为血尿、蛋白尿、排尿异常（例如尿频、尿急、尿痛、少尿、夜尿增多等），以及水肿、高血压、头痛、贫血、视力模糊、心力衰竭，甚至昏迷。肾衰竭患者的口腔还可以有特殊的尿臭味。

1. **肾小球疾病** 肾小球疾病是指一组有相似临床表现（例如血尿和/或蛋白尿），但病因、发病机制、病理改变、病程和预后不尽相同，病变主要累及双肾肾小球的疾病。可分为原发性、继发性和遗传性。其中原发性占肾小球疾病中的大多数，是我国引起终末期肾衰竭最主要的原因。原发性肾小球疾病临床分为五种。

（1）急性肾小球肾炎：简称急性肾炎，是以急性肾炎综合征为主要临床表现的一组疾病。其特点为急性起病，患者出现血尿、蛋白尿、水肿和高血压，并可伴有一过性肾功能不全。多见于链球菌感染后，而其他细菌、病毒及寄生虫感染亦可引起。

（2）急进性肾小球肾炎（RPGN）：以急性肾炎综合征、肾功能急剧恶化、多在早期出现少尿性急性肾衰竭为临床特征的一组疾病。急进性肾小球肾炎患者约半数以上有呼吸道感染的前驱病史，起病多较急，病情可急骤进展。患者常伴有中度贫血。

（3）慢性肾小球肾炎：简称慢性肾炎，起病方式各有不同，病情迁延，病变缓慢进展，可有不同程度的肾功能减退，最终将发展为慢性肾衰竭的一组肾小球病。慢性肾炎可发生于任何年龄，但以中青年为主，男性多见。临床表现呈多样性，蛋白尿、血尿、高血压、水肿为其基本临床表现，可有不同程度肾功能减退，渐进性发展为慢性肾衰竭。

（4）无症状性血尿或/和蛋白尿：既往国内称此为隐匿型肾小球肾炎，系指无水肿、高血压及肾功能损害，仅表现为肾小球源性血尿或/和蛋白尿的一组肾小球疾病。该病可长期迁延，也可呈间歇性或时而轻微时而稍重，大多数患者的肾功能可长期维持正常。但少数患者基本转归可表现为自动痊愈或尿蛋白渐多、出现高血压和肾功能减退转成慢性肾炎。

（5）肾病综合征（NS）：诊断标准为①尿蛋白大于 3.5g/d；②血浆白蛋白低于 30g/L；③水肿；④血脂升高。其中①②两项为诊断所必需。肾病综合征可分为原发性及继发性两大类，可由多种不同病理类型的肾小球疾病所引起。

2. **IgA 肾病（IgAN）** 指肾小球系膜区以 IgA 或 IgA 沉积为主的原发性肾小球疾病，是肾小球源性血尿最常见的病因。为目前全世界范围内最常见的原发性肾小球疾病，也是我国最常见的肾小球疾病，已成为终末期肾病的重要病因之一。IgA 肾病可包含原发性肾小球疾病的各种临床表现，血尿最常见。好发于青少年，男性多见。起病前多有感染，常为上呼吸道感染（咽炎、扁桃体炎），其次为消化道、肺部和泌尿道感染。部分患者常在上呼吸道感

染后 24~72 小时(偶可更短)出现突发性肉眼血尿,持续数小时至数日。可伴有少量蛋白尿,可有高血压,少数肉眼血尿发作的 IgA 肾病患者(<5%)可合并急性肾衰竭。

3. 肾功能衰竭

(1)急性肾损伤(AKI):以往称为急性肾衰竭(ARF),是指由多种病因引起的肾功能快速下降而出现的临床综合征。表现为肾功能在数日或数周内急剧恶化,出现少尿(<400ml/d)或无尿,体内代谢产物潴留及水、电解质、酸碱平衡的紊乱。可发生于既往无肾脏病者,也可发生在原有慢性肾脏病的基础上。约 5% 的住院患者可发生 AKI,在重症监护室(ICU)其发生率高达 30%。尽管肾病学界对 AKI 日趋重视,但目前仍无特异治疗方法,死亡率高,是肾脏病中的急危重症。AKI 诊断标准为:肾功能在 48 小时内突然减退,血清肌酐绝对值升高≥0.3mg/dl(26.5μmol/L),或 7 天内血清肌酐增至≥1.5 倍基础值,或尿量<0.5ml/(kg·h),持续时间>6 小时。

(2)慢性肾衰竭(CRF):是指慢性肾脏病引起的肾小球滤过率(GFR)下降及与此相关的代谢产物潴留,水、电解质及酸碱代谢失衡和全身各系统症状为表现的一种临床综合征。

慢性肾脏病(CKD)是由各种原因引起的肾脏结构和功能障碍≥3 个月,包括肾小球滤过率正常和不正常的病理损伤、血液或尿液成分异常,及影像学检查异常;或不明原因的 GFR 下降(<60ml/min)超过 3 个月。慢性肾衰竭的临床表现在不同阶段各不相同,主要有:①水、电解质代谢紊乱;②蛋白质、糖类、脂类和维生素代谢紊乱;③心血管系统表现:高血压和左心室肥厚、心力衰竭、尿毒症性心肌病、心包病变、血管钙化和动脉粥样硬化。心血管病变是慢性肾脏病患者的常见并发症和最主要死因;④体液过多或酸中毒时可出现气短、气促,严重酸中毒可致呼吸深长;⑤胃肠道症状,主要表现为食欲缺乏、恶心、呕吐、口腔有尿味;⑥血液系统表现,主要为肾性贫血和出血倾向,多数患者均有轻、中度贫血。

(二) 肾内系统疾病与口腔疾病的关系及肾内系统疾病患者口腔操作要点

在口腔疾病诊疗过程中,会遇到患有肾脏疾病的患者,患者肾功能往往有异常,因此在口腔操作过程中,应注意以下三点。

1. 口腔操作对患者心理的影响 某些患者初次进行口腔检查及口腔操作时,对口腔科环境和口腔操作的不熟悉,可能导致出现恐惧、焦虑等情绪反应,特别是对患有肾脏疾病的患者,常伴有肾性血压升高。应在口腔操作前对患者给予充分的沟通和说明,减轻患者的焦虑、恐惧感。

2. 口腔操作与机体微生物感染的关系 肾脏疾病患者,特别是肾功能衰竭患者,可伴肾脏排泄和代谢功能下降,常规的口腔操作也可能导致菌血症等感染性疾病,诱发或加重自身肾脏疾病。

3. 口腔操作使用药物对疾病的副作用 对于患有肾脏疾病的患者,在口腔操作过程中药物的使用尤应谨慎。大多数药物代谢都是通过肾脏完成的,如果药物使用不当,易加重患者肾脏代谢负担,加重肾脏疾病。

因此,在临床诊治肾脏疾病患者时,应参考以下原则进行处理。

(1)正确评估病情:包括对疾病的诊断、时期、药物使用、治疗效果等,均应多当面对疾病进行评估。

(2)明确患者药物使用情况:包括药物的种类、使用剂量和时间、副作用等。

(3)术前与患者和家属进行有效的沟通,使患者明确病情并理解口腔操作的必要性。

（4）有效的局部麻醉,避免患者在治疗期间因疼痛刺激诱发血压一过性升高而导致晕厥等意外的发生。

4. 不同肾脏疾病在口腔操作中有相应的操作要点

（1）对急性肾炎患者:在肾炎的活动期,应尽量避免进行口腔治疗及相应处理,需待病情稳定好转后再考虑治疗。如果是口腔手术急症,则需在内科医师对患者肾炎病情及肾功能进行评估后确定实施治疗方案。

（2）对慢性肾小球肾炎患者:在病情稳定期,对肾功能评估明确血肌酐和尿素氮在正常范围后方可行口腔治疗。口腔医师在进行治疗时,应注意评估患者目前肾小球疾病的用药情况、肾功能情况和控制状态。此外,肾小球疾病患者凝血功能往往异常,因此口腔操作和手术治疗前有计划地停用抗凝药物,口腔治疗结束后,可根据需要继续使用。

（3）对慢性肾衰竭患者:进行口腔治疗时,要特别注意药物毒副作用,随访检查血常规,同时考虑预防性应用抗生素预防感染,但应用抗生素要与其内科医师沟通,尽量避免应用肾毒性及肾排性药物。如果有白细胞下降及感染征象时,应及时请专科医师协助处理。

（三）肾脏疾病患者的口腔黏膜表征和药物治疗副作用

1. 肾脏疾病患者的口腔黏膜表征　早期肾脏疾病患者鲜有口腔表征,但随着肾功能衰退,患者发展为终末期肾脏疾病时,患者常可出现尿毒症口炎,其症状包括三点。

（1）感觉异常:患者出现味觉异常（如金属味或酸味）,唇舌部感觉障碍,其原因为代谢性酸中毒继发的神经炎导致。

（2）唾液改变:唾液量增多;同时由于患者血液中尿素氮水平升高,而导致氨分泌到唾液中增多,引起唾液酸碱度发生变化。

（3）口腔软组织病损:牙龈、颊黏膜出现广泛充血发红、水肿,大面积糜烂,表面渗出多,形成厚的假膜,伴随出血和剧痛。

此外,终末期肾脏疾病的患者可能发生肾性骨营养不良（图 3-8）和甲状旁腺功能亢进性棕色瘤。肾性骨营养不良常发生于颅骨,表现为局灶性、边界清晰的透射区（局限性骨质疏松症）,以及牙槽骨骨硬板呈毛玻璃状吸收。由于其表现与骨纤维异常增殖症和变形性骨炎会出现的骨小梁毛玻璃状改变相似,因此,需要进行骨生化标记物、血尿素氮、肌酐和肾功

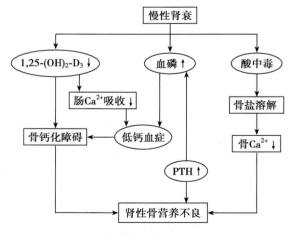

图 3-8　肾性骨营养不良发病机制

能检查鉴别上述疾病。甲状旁腺功能亢进性棕色瘤 X 线表现为下颌骨单房或多房的边界清晰的透射区,病理表现为巨细胞肉芽肿,其出现是由于肾小管功能受损导致继发性甲状旁腺功能亢进,甲状旁腺素水平的升高使骨组织发生脱钙。血清甲状旁腺素水平和肾功能指标的变化可鉴别棕色瘤。

2. 肾脏疾病患者的药物治疗副作用

(1) 肾小球疾病患者往往需要长期大剂量应用激素和免疫抑制剂,因此容易引发口腔干燥、口腔溃疡、口腔念珠菌感染或口腔黏膜炎。

(2) 由于终末期肾衰竭,接受肾移植治疗后的肾病患者也常有口腔黏膜病损,主要表现为牙龈增生、沟纹舌和口腔念珠菌病。

(四) 合并肾脏疾病患者的口腔黏膜病整合治疗

1. 口腔黏膜病患者合并肾脏疾病整合治疗原则和临床诊断思路　肾脏疾病患者的口腔黏膜表征可能比较轻,但口腔黏膜病患者可伴发有肾脏疾病,这就要求口腔医师在口腔操作前应该详细了解病情,请内科医师控制病情,并做好相关防范后进行口腔操作或手术治疗。

对合并有肾脏疾病的口腔黏膜病患者应首先对肾脏疾病和口腔黏膜病之间的关系进行分析,明确口腔黏膜表征的发生是由于肾脏疾病引起或药物副作用导致,还是单纯口腔黏膜病的表现后,根据病因进行对症治疗。如果是由肾脏疾病导致的口腔黏膜表征,则以治疗原发疾病为主,尽量通过优化调整治疗方案避免或减少口腔副作用;如果是为口腔黏膜病合并肾脏疾病,需协调好局部和全身治疗、短期和长期治疗的关系,做出正确有效的治疗计划。

2. 合并肾脏疾病患者口腔黏膜病整合治疗要点

(1) 对每位来诊患者均应详细了解系统病史、系统疾病的用药情况,要求在口腔黏膜治疗前充分做好病情的评估。优先考虑局部无创伤性对症治疗。需要全身用药时,可咨询内科医师,防止用药与肾脏疾病的药物有冲突或加重已有的肾脏疾病。

(2) 对由肾脏疾病本身引起或由肾脏疾病治疗用药引起的严重口腔黏膜表征,需征求内科医师意见,根据患者具体情况进行药物调整以减轻口腔黏膜表征。

(3) 肾病患者多长期应用激素,从而易发生感染、血压升高、类固醇性糖尿病等并发症。当需要进行有创操作时(例如局部活检),应请内科医师进行病情评估,控制和监测血压、血糖,认为可操作后,在做好预防性保障措施的前提下进行操作,术前、术后要注意预防感染。

(4) 向患者强调口腔卫生保健的重要性,帮助患者维持口腔卫生。有研究提示肾衰竭末期的患者更易发生牙周炎,且该期部分患者生活自理困难,几乎不能自己刷牙,很少使用牙线,提示口腔预防保健更应受到重视。建议使用电动牙刷,并加强口腔护理等。

四、消化内科患者的口腔黏膜病整合治疗

(一) 消化系统疾病概述

消化系统疾病涉及食管、胃、肠、肝、胆、胰,以及腹膜、肠系膜、网膜等脏器的疾病。消化系统疾病属常见病、多发病。主要包括胃-食管反流病、食管癌、贲门失弛缓症、胃炎、消化性溃疡、胃癌、肠结核、结核性腹膜炎、炎症性肠病、白塞病、大肠癌、功能性胃肠病、慢性腹泻、普-杰综合征、脂肪性肝病,自身免疫性肝病、肝硬化、原发性肝癌、肝性脑病、胰腺炎、胰腺

癌、消化道出血等。

口腔是消化系统通路的第一个器官。消化系统的部分疾病可有口腔表征,同时口腔疾病也会影响消化系统。口腔医师应该熟悉消化系统疾病,不仅会处理患有消化系统疾病的口腔患者,也应该懂得通过口腔治疗保护患者的消化功能。

以下重点介绍几种常见的与口腔密切关联的消化系统疾病。

1. 消化性溃疡　消化性溃疡主要指发生于胃和十二指肠的慢性溃疡,是一种多发病、常见病,以上腹痛为主要症状,部分患者可无症状或者症状较轻而不为患者注意,可有大量出血、穿孔、幽门梗阻和癌变等并发症。幽门螺旋杆菌感染、非甾体抗炎药是消化性溃疡的主要病因,黏膜侵袭因素与防御因素失衡的结果成为溃疡发生的重要原因,胃酸在溃疡形成中起关键作用。

2. 炎症性肠病　炎症性肠病主要包括溃疡性结肠炎和克罗恩病,病因未明,可能与环境、感染、免疫和遗传等因素有关。

（1）溃疡性结肠炎的临床症状主要表现为持续或反复发作腹泻和黏液脓血便、腹痛、里急后重,伴有(或不伴有)不同程度全身症状。

（2）克罗恩病主要以腹痛、腹泻、体重下降、腹块、瘘管形成、肠梗阻为特点,可伴有发热等全身表现以及关节、皮肤、眼、口腔黏膜等肠外损害。

3. 白塞病(Behçet disease)　又称口-眼-生殖器三联征,是一种慢性全身性血管炎症性疾病。该病病因不明。根据其内脏系统病损的不同分为血管型、神经型、胃肠型。主要临床表现为:①口腔溃疡;②生殖器溃疡;③眼炎;④皮肤病变;⑤关节损害;⑥系统性症状(参见第二章第一节)。

4. 慢性萎缩性胃炎　胃黏膜已发生了萎缩性改变,分为多灶萎缩性胃炎和自身免疫性胃炎。临床上患者可无症状,亦可表现为上腹痛或不适、上腹胀、嗳气、恶心等消化不良症状。自身免疫性胃炎患者可伴有贫血,在典型恶性贫血时除贫血外还可伴有维生素 B_{12} 缺乏的其他临床表现。

5. 胃食管反流病　由胃十二指肠内容物反流入食管引起胃灼热等症状,可引起反流性食管炎,以及口腔、咽喉、气道等食管邻近的组织损害其主要发病机制是抗反流防御机制的减弱和反流物对食管黏膜攻击作用的结果。胃灼热和反流是最常见症状,亦可出现胸痛、咽喉炎、慢性咳嗽和哮喘等症状,以及上消化道出血、食管狭窄和 Barrett 食管等并发症。

6. 食管-贲门失弛缓症(esophageal achalasia)　又称贲门痉挛、巨食管,是由于食管贲门部的神经肌肉功能障碍所致的食管功能性疾病。主要临床表现包括五点。

（1）吞咽困难:无痛性吞咽困难是该病最常见最早出现的症状,占 80%～95% 以上。吞咽困难多呈间歇性发作,常因情绪波动和进食刺激性食物而诱发。

（2）食物反流和呕吐:发生率可达90%,常被误认为"胃食管反流病"。因反流内容物未进入胃腔,故无胃内呕吐物,但可混有大量的黏液和唾液,在并发食管炎、食管溃疡时,反流物可混有血液。

（3）疼痛:约 40%～90% 的患者会出现不同程度、性质不一的疼痛,部位多在胸骨后和中上腹,也可出现在右胸部和左季肋部。随着吞咽困难的逐渐加剧,梗阻段以上的食管进一步扩张,疼痛反而逐渐减轻。

（4）体重减轻:与吞咽困难影响食物吸收有关。

（5）其他：因该病食管内可能存在食物潴留，可反流至口咽部，也可以引起吸入性肺炎。口腔医师对该病应有所了解。

7. 病毒性肝炎　病毒性肝炎是由多种肝炎病毒感染引起的常见传染病，分甲型、乙型、丙型、丁型和戊型肝炎5种，具有传染性强、传播途径复杂、流行面广泛，发病率较高等特点。主要临床表现为疲乏、食欲减退、肝肿大及肝功能异常，部分可有黄疸，并可出现肝性脑病、出血、肝肾综合征以及继发感染等并发症。

8. 酒精性肝病　因长期大量饮酒所致，初期可表现为脂肪肝，进而可发展为酒精性肝炎、酒精性肝纤维化和酒精性肝硬化。

（1）酒精性脂肪肝：常无症状或症状轻微，可有乏力、食欲缺乏、右上腹隐痛或不适以及肝脏不同程度肿大。

（2）酒精性肝炎：可表现为近期大量饮酒后出现全身不适、食欲缺乏、恶心呕吐、乏力、肝区疼痛等症状，可有发热，常有黄疸、肝大并有触痛，严重者还可并发急性肝功能衰竭。

（3）酒精性肝硬化：以门脉高压为主要表现，可伴有慢性酒精中毒的其他表现，例如精神神经症状、慢性胰腺炎等。

9. 肝硬化　是各种慢性肝病发展的晚期阶段，临床起病隐匿，病程发展缓慢。肝硬化早期为肝功能代偿期，症状较轻，可有乏力、食欲缺乏、腹胀不适等，晚期以肝功能减退和门静脉高压为主要表现，常出现多种并发症，例如食管胃底静脉曲张破裂出血、感染、肝性脑病、电解质和酸碱平衡紊乱等。我国以病毒性肝炎导致的肝硬化居多，慢性酒精中毒、血吸虫病、胆汁淤积、肝脏淤血、化学毒物或药物和代谢障碍等也是常见原因。

10. 普-杰综合征　又称黑斑息肉病，是由皮肤黏膜黑斑合并消化道息肉为主要特征的疾病。该病是一种少见的常染色体显性遗传病，约30%~50%的患者有明确的家族史。息肉分布的广泛程度与遗传并不一定有直接关系，但黑斑发生的部位较常一致。该征临床表现不一，个体差异很大。

（1）色素沉着：可出现在任何年龄，主要发生在面部、口唇黏膜、手掌和足底皮肤，以口唇和颊黏膜最明显，下唇尤为突出，呈多种形态的黑色、棕色或黑褐色，一般界限清楚，不高出于皮肤及黏膜表面（图3-9）。临床上多先有色素沉着斑点，然后才发生息肉，但色素斑的数目和深浅与息肉的数目无相关性。

（2）胃肠道息肉：呈多发性，可发生在整个胃肠道，以小肠多见，在胃、大肠、

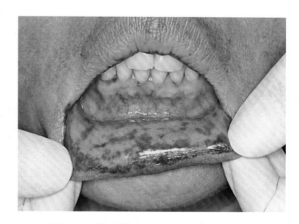

图 3-9　普-杰综合征口腔黏膜色素沉着
（广西医科大学附属口腔医院供图）

阑尾腔也有生长。胃肠息肉可引起患者出现长期腹泻和便血导致贫血，息肉较大时可出现肠梗阻，息肉过多或牵拉可引起肠套叠，有时还可并发直肠脱垂。

绝大部分病例两者同时存在，约5%的患者仅有胃肠道多发息肉或色素沉着。

（二）消化内科疾病与口腔疾病的关系及消化内科疾病患者的口腔操作要点

消化系统是食物摄取、转运、消化、吸收及代谢的重要场所，且消化系统疾病为常见病，

在治疗方面除了饮食、生活安排和精神心理治疗等一般治疗外,还应针对病因、发病环节对症药物治疗,以及手术或者介入治疗。在临床工作中碰到此类患者时,应注意以下几个方面。

1. 了解既往史　需详细询问患者消化系统疾病的类型及诊疗经过,特别是正在服用的药物类型、剂量及了解药物副作用,在口腔诊疗过程中避免使用会引起消化道尤其是肝脏功能损害的药物。

2. 熟悉各种消化道疾病的病因和并发症　在口腔诊治过程中,通过操作时间的控制,体位的调节等减轻患者的不适。

3. 做好防护,防止医源性感染　口腔操作为侵入性,而病毒性肝炎具有传染性,在操作过程中需做好医患双方的防护工作,防止诊室空气污染,以及交叉感染。

4. 防止出血和准备止血　消化系统疾病可影响营养摄入及凝血因子的合成而导致贫血或者凝血障碍。在口腔操作中,肝肾功能、凝血功能、血常规等实验室检测是十分必要的,同时需准备有效的止血措施。

5. 内科会诊　消化系统疾病种类多,临床表现多样,药物治疗复杂,必要时应密切联系消化内科医师会诊协商,全面准确评估患者的状态,寻找安全的操作途径。

以下对几种不同消化系统疾病在口腔操作上的注意点作一简述。

(1) 消化性溃疡:消化性溃疡患者有上腹疼痛病史,可建议患者至内科进一步诊治。此类患者在口腔诊疗过程中,主要以避免增加胃酸产生而加重病情为基本原则。

1) 应尽量缩短操作时间,避免长时间的操作。

2) 避免使用阿司匹林等非甾体类抗炎药,建议患者使用对乙酰氨基酚类镇痛剂。

3) 避免使用类固醇类药物。

4) 使用青霉素 V 代替青霉素 G。

5) 服用抗生素应在制酸剂的前或后 2 小时,防止制酸剂抑制红霉素和四环素等抗生素的药效。

6) 因服用抗胆碱能类药物可导致口腔干燥,可使用人工唾液,咀嚼无糖口香糖以刺激唾液分泌,并注意饮食和口腔卫生。

(2) 炎症性肠病:口腔医师面对炎症性肠病患者应注意五点。

1) 有严重而频繁的腹泻、腹痛从而及导致的贫血,首先应转诊至内科治疗,且在疾病控制前不宜进行口腔操作。

2) 定期复诊,检查口腔卫生,保持口腔软硬组织健康。如果患者服用皮质类固醇类药物,需检测血糖和血压,并评估下丘脑-垂体-肾上腺皮质功能,以决定患者能进行何种口腔治疗。

3) 患者持续存在的口腔溃疡以及肠痉挛可能提示炎症性肠病。此时应筛查血清免疫球蛋白 IgA 肌内膜抗体。为确诊患者的口腔病损的性质(炎症性,感染性或肉芽肿性),必要时可行活检。

4) 治疗炎症性肠病导致的口腔表征,需要局部用药时应注意类固醇类药物只能短程应用,并需严密监测其副作用。

5) 炎症性肠病患者可出现贫血,长期使用免疫抑制剂会影响红细胞和白细胞计数水平以及肝功能。因此根据内科医师会诊的结果,炎症性肠病患者在外科术前应做好以下实验室检查：①血常规；②凝血四项（凝血酶原时间 PT、凝血酶时间 TT、活化部分凝血活酶时间 APTT 和纤维蛋白原 FIB）；③肝功能；④血糖。

（3）胃食管反流病：在诊疗过程中，该类患者应取半仰卧位，术前使用 H_2 受体拮抗剂或者制酸剂。任何可能引起胃肠道反应的药物（例如麻醉剂）需谨慎使用，以免反流和吸入肺部。患者可含漱苏打水以中和胃酸，同时给予牙齿涂氟促进再矿化。服用西咪替丁（现临床上已较少使用）的患者行利多卡因局部麻醉可能会导致利多卡因中毒，口腔医师需谨慎使用此类局麻药物。同时，西咪替丁可抑制抗真菌药物的吸收。胃食管反流可导致食管纤维化造成全身麻醉的插管困难。针对食管裂孔疝患者用药后导致 V 类龋或者根面龋，可请内科医师调整药物的类型或者剂量。口腔医师可同时酌情给予人工唾液，不含酒精的漱口水，或者增加饮水。

（4）肝脏疾病：口腔医师应询问每一位患者的既往史，包括肝病史以及分期和肝功能状态。若患者为病毒性肝炎，应尽量了解患者病毒性感染途径（输血途径、性传播、毒品注射、与病毒携带者接触）并进行肝炎抗原抗体、肝功能检测。如果患者在活动期则必须于口腔治疗前进行评估。如果病情严重而又需行口腔治疗时，建议请内科医师会诊。

肝脏是绝大多数药物的代谢转化中心。肝病患者肝功能的异常可影响药物的代谢，因此在药物治疗口腔疾病时，口腔医师应与内科医师密切联系咨询，了解相关药物对肝功能的影响。

以下是主要在肝脏内代谢的口腔常用药物（表 3-7）。

表 3-7 主要在肝脏内代谢常用药物

药物分类	药 名
镇痛剂	阿司匹林
	对乙酰氨基酚
	2-(4-苯基异丁丙酸)
	可待因
抗生素	盐酸哌替啶
	氨苄西林
	大环内酯类（阿奇霉素，克拉霉素，红霉素）
	四环素类（多西环素，米诺环素）
酰胺类局部麻醉药	利多卡因
	甲哌酰卡因
	盐酸丙氨卡因
	丁哌卡因
	苯二氮䓬（地西泮，三唑仑）
抗焦虑药或镇静剂	巴比妥酸盐（戊巴比妥，硫喷妥钠，烯丙炔巴比妥钠）

肝脏疾病患者的肝功能受损会导致凝血因子合成减少，以及脾功能亢进所致血小板减少，使患者常有出血倾向。因此该类患者术前需要检查凝血四项和血小板计数。通常来说，血小板计数大于 50 000/mm³，且凝血四项在正常值范围可视为口腔手术的安全指征。国际标准化比值 INR 在 1.0~3.5 时，口腔外科手术是安全的，且可采用常规的局部止血方法（可

吸收明胶海绵止血或压迫法等）。国际标准化比值 INR>3.5 时（肝硬化患者 INR>3.0 时），不建议进行口腔操作。若患者口腔急症需行牙周手术或者牙拔除处理，则需请其内科医师会诊和术前输入维生素 K 或者新鲜的冰冻血浆。术后也应避免服用抑制血小板黏附的非甾体类抗炎药（例如阿司匹林）。

患者术后应尽量减少服用对乙酰氨基酚，避免饮酒。同时由于肝功能受损患者免疫功能低下，增加了感染风险，围手术期需服用抗生素。

需行肝移植手术的患者，术前需行必要的口腔处理。例如，拔除严重牙周病的患牙或者去除根尖周感染。肝移植术后的患者，因服用免疫抑制剂（例如环孢素等）可能会导致牙龈增生，则需行牙周手术进行牙龈修整。

（三）常见消化系统疾病的口腔表征和药物治疗副作用

1. 炎症性肠病（溃疡性结肠炎和克罗恩病）　患者可出现反复的口腔溃疡。溃疡呈椭圆形，较小且直径<5mm，多发，持续存在，经久不愈。亦可为组织水肿，呈多结节状以及红斑。同时，有报道称，炎症性肠炎特别是克罗恩病患者牙周炎及龈炎较多发，且其龈下菌群水平较高并与机会性感染菌群相关。抗炎类和磺胺制剂可导致口腔黏膜苔藓样改变。

2. 萎缩性胃炎　导致的贫血可在舌体体现（丝状乳头萎缩，菌状乳头消失，舌背呈牛肉状）。

3. 胃食管反流　患者可出现口腔表征，可能与唾液流量减少和吞咽功能减弱相关。在口腔临床诊治时患者可能会有味觉障碍、牙齿敏感等主诉，可有牙齿遭侵蚀甚至出现牙髓炎症状。同时，由于胃酸的侵蚀，口腔黏膜也会出现红斑或者黏膜萎缩。患者服用 H_2 受体拮抗剂可出现神经系统影响，例如疲劳、嗜睡、精神错乱，甚至谵妄、癫痫发作。此类副作用呈剂量依赖性，并常见于老年患者或者肝肾功能受损者。

4. 食管裂孔疝　患者用药后一般可导致口腔干燥，进而导致 V 类龋或者根面龋。

5. 肝脏疾病　患者由于肝功能受损可继发一系列口腔表征。

（1）由于患者凝血功能受损及黄疸出现，口腔内可见瘀点或瘀斑，龈乳头可有大量出血。

（2）继发贫血和维生素缺乏可导致患者出现黏膜苍白，口角炎和舌炎。

（3）患者免疫状态改变，累及唾液腺时可出现导致舍格伦综合征；累及口腔黏膜时可导致苔藓样病损。

（4）肝脏移植患者长期服用免疫抑制剂可导致系统性感染，并以口咽处的感染为首发症状，例如病毒感染（单纯疱疹病毒，巨细胞病毒），以及不明起源的口腔溃疡。

（四）合并消化系统疾病患者的口腔黏膜疾病整合治疗

对于合并消化系统疾病患者的口腔黏膜病治疗，应针对患者消化系统疾病特点，采取相应措施。

1. 注重病史采集　了解患者口腔局部与消化系统疾病之间的关系，了解消化系统疾病的类型与严重程度，具体诊疗过程以及正在或者近期服用的药物及其副作用。在口腔操作前，对患者消化系统疾病状态无法准确评估时，应请消化内科医师会诊，共同商议口腔诊疗计划。在患者处于消化系统疾病急症时（例如腹痛），一般不予行口腔操作，或者仅作保守处理（如局部止血或漱口水含漱等），应建议患者先至消化内科诊疗。

2. 消化系统疾病患者可能存在凝血功能障碍或者贫血　在行口腔黏膜病损活检、清创去腐等操作前,应密切注意患者的血液生化指标改变,尤其是血常规和凝血功能等变化,并根据患者情况,在术前、术中、术后做好有效止血措施。对于贫血患者,要注意识别可能因贫血导致的口腔黏膜病损,通过内科医师积极治疗,纠正和改善原发疾病,同时联合口腔局部用药,达到治疗口腔黏膜病损与消化系统疾病一起治疗的效果。

3. 在治疗消化系统疾病合并口腔黏膜病的患者时,要充分考虑到口腔常用药物(例如局麻药物,抗生素等)的剂量与使用周期,需根据肝脏功能状态适当调整,且不应影响患者正在服用的药物疗效。同时考虑到,消化系统患者可能存在免疫力低下状态,应注意控制预防患者感染。

五、内分泌及代谢疾病患者的口腔黏膜病整合治疗

(一) 内分泌及代谢疾病概述

内分泌系统是人体分布最广泛的系统之一,除了具有外形特征的垂体、甲状腺、肾上腺、胰岛等内分泌腺外,还有分布于心、肝、脑、肺、肾、胃肠的内分泌组织和细胞。内分泌系统通过内分泌、旁分泌、自分泌以及细胞内分泌,借助于神经系统,将激素等信号物质传递到靶器官、靶组织和靶细胞,与细胞受体结合,促进特殊蛋白合成和酶促反应,表达其生物活性。内分泌系统对于维护机体内环境的稳定和保持机体对外环境的适应有着极为重要的功能。与内分泌有关的任何组织器官的损害、激素水平的异常、传递通路的改变以及与神经系统或免疫系统的不协调,都会导致内分泌疾病。

常见的内分泌疾病包括垂体瘤、巨人症和肢端肥大症、腺垂体功能减退、侏儒症、尿崩症、抗利尿激素分泌失调综合征、甲状腺肿、甲状腺功能亢进症、甲状腺功能减退症、甲状腺炎、甲状腺癌、甲状旁腺功能亢进症、库欣综合征、原发性醛固酮增多症、肾上腺皮质功能减退症、嗜铬细胞瘤等。

代谢性疾病是指机体新陈代谢障碍引起的一系列疾病。通过新陈代谢,使机体与环境之间不断进行物质交换和转化,同时体内物质又不断进行分解、利用与更新,为个体的生存、劳动、生长、发育、生殖和维持内环境恒定提供物质和能量。中间代谢指营养物质进入机体后在体内合成和分解代谢过程中的一系列化学反应。中间代谢的某一环节出现障碍,则引起代谢疾病。常见的代谢疾病包括糖尿病、低血糖症、血脂异常和脂蛋白异常症、肥胖症、水及电解质代谢和酸碱平衡失常、骨质疏松症和高尿酸血症与痛风等。

口腔作为人体的一个重要器官,不可避免地受到内分泌控制。现已清楚,某些口腔疾病本身就可以继发于内分泌和代谢性疾病,而某些口腔疾病控制不好又会加重内分泌和代谢性疾病的病情(如牙周脓肿、口腔念珠菌病等)。因此,口腔医师具有内分泌和代谢性疾病方面的知识,才能进行正确的口腔处理。本节介绍与口腔疾病关系最为密切的甲状腺疾病、肾上腺疾病、糖尿病等疾病。

1. 甲状腺疾病 依据其甲状腺功能的失衡,可有两种甲状腺疾病。

(1) 甲状腺功能亢进症(甲亢):是一种器官特异性自身免疫性甲状腺疾病。甲状腺在起兴奋作用的自身抗体刺激下产生大量甲状腺激素,而且不受内分泌系统调节。患者常有怕热、精神亢奋、易激动、多汗、肌无力、大便次数增多、食欲亢奋和体重下降等症状。老年患者可出现表情淡漠、食欲减退。体检可发现心动过速伴各种心律失常,颈部触诊可发现有肿

大的甲状腺,表面可扪及震颤,有时可在甲状腺附近听到收缩期血管杂音。多数患者伴有一侧或双侧突眼。患者有时有舌尖的细震颤,常见舌质绛红,舌体较小,多有牙龈炎症发生,龋齿的发生率较高。

(2) 甲状腺功能减退症(甲减):是由多种原因引起的甲状腺激素合成、分泌或生物效应不足所致的一组内分泌疾病。由于甲状腺激素过少,细胞间液中可积聚多量透明质酸、黏多糖、硫酸软骨素和水分,引起黏液性水肿。组织细胞可有空泡变性和退行性变。幼年起病者常有智力和发育的障碍,称"呆小症"。体检可发现部分患者的甲状腺肿大,一般质地较硬,患者面色苍白、毛发稀少、皮肤干燥、心动过缓和水肿。口腔检查可发现患者舌体较大、口唇黏膜苍白、鼻唇增厚、说话语调缓慢、声音低哑。有时可伴唾液腺增大。

2. 肾上腺疾病

(1) 肾上腺皮质功能亢进:即"库欣综合征"。由下丘脑疾病(占50%)、腺垂体疾病(25%)肾上腺本身疾病等多种疾病所致。临床表现为满月脸、向心性肥胖、肌肉萎缩、多毛症、易产生瘀斑、伤口愈合差、骨质疏松、高血糖和易感染。

(2) 肾上腺皮质功能低下:即艾迪生病。由肾上腺皮质的自身免疫性破坏(占50%)、结核、肿瘤和手术切除所致。因肾上腺皮质激素的减少而有虚弱、体重下降、高血压、恶心、呕吐、全身皮肤色素沉着、高血钾和低血糖等临床表现。

(3) 肾上腺髓质功能亢进:是因原发于肾上腺髓质的嗜铬细胞瘤引起的。也有少数嗜铬细胞瘤发生于肾上腺以外的嗜铬组织(例如交感神经节)。临床表现为发作性高血压、头痛、出汗、心悸和面色苍白。

3. 糖尿病　是一组以慢性血葡萄糖水平增高为特征的代谢性疾病,是由于胰岛素分泌和/或作用缺陷引起。根据ADA(1997年)建议,空腹血糖≥7.0mmol/L,或随机血糖≥11.1mmol/L,可诊断为糖尿病;空腹血糖≥6.1mmol/L,但<7.0mmol/L可诊断为空腹血糖升高;餐后2小时血糖≥7.8mmol/L,但<11.1mmol/L为糖耐量减退。后两种患者的体内已存在着一定程度的糖代谢紊乱,在应激、感染或不适当地输注了含糖液体以后,可加速进展为临床糖尿病,患者也可发生糖尿病的各种急、慢性并发症,如酮症酸中毒或高渗昏迷等,需特别注意。糖尿病患者的基本临床表现为代谢紊乱症状群,即多饮、多尿、多食和体重减轻,部分患者还伴有皮肤瘙痒。依据发病原因不同,糖尿病可分为1型糖尿病和2型糖尿病。各型糖尿病又有其特点。

(1) 1型糖尿病:与遗传因素、环境因素及某些病毒(例如腮腺炎病毒、柯萨奇B4病毒、风疹病毒)的感染导致体液免疫异常有关,其中自身免疫占主导地位。多在30岁以后发病。多饮、多食、多尿明显,起病较急。血浆胰岛素和C肽水平明显下降。患者需依赖外源胰岛素生存,一旦停用可出现酮症酸中毒,表现为恶心、呕吐、口腔酮味、气急,血糖升高,尿酮体阳性。

(2) 2型糖尿病:目前认为2型糖尿病病因与胰岛素抵抗和胰岛B细胞分泌功能减退有关,是多种遗传和环境因素共同作用的结果。多发生于40岁以上,占糖尿病总人数的80%以上,起病较缓慢,病情较轻,患者可长期无代谢紊乱症状,往往在体检时发现或出现并发症时才被诊断为糖尿病。空腹血浆胰岛素水平正常,餐后胰岛素水平可偏高。故在无应激时无酮症倾向,不依赖外源胰岛素。

(3) 目前糖尿病的治疗主要包括以下几方面:第一,饮食治疗:是糖尿病的治疗基础。

第二，口服降糖药：目前用于治疗糖尿病的口服降糖药主要有5大类：①磺脲类降糖药：包括甲磺脲、氯磺丙脲、格列本脲、格列吡嗪、格列喹酮、格列美脲等。②双胍类降糖药：常用二甲双胍。③葡萄糖苷酶抑制剂：常用阿卡波糖、伏格列波糖等。④噻唑烷二酮类：常用罗格列酮和吡格列酮等。⑤苯甲酸衍生物：常用瑞格列奈，是胰岛素促分泌剂。第三，胰岛素治疗：适用于1型糖尿病患者，以及出现酮症、妊娠、口服降糖药血糖控制不良、有各种严重并发症手术感染等应激情况的2型糖尿病患者。

（二）内分泌和代谢性疾病与口腔疾病的关系，以及内分泌和代谢性疾病患者口腔操作要点

不同的内分泌和代谢性疾病有不同的特点，因此在口腔操作上也有不同的注意事项。

1. 甲状腺疾病 甲状腺疾病患者常常有口腔的临床表现，而口腔患者大约有1%的人可合并有甲状腺疾病。因此，正确评估患者的病情，无论是处理甲状腺疾病患者的口腔疾患，或是发现口腔患者的甲状腺疾病，都十分重要。甲状腺疾病患者的口腔评估可分为三类。

（1）低危患者：指6个月内经过实验室检查基本正常且无症状者，可进行各种常规口腔操作和手术。

（2）中危患者：指6个月内未经实验室检查但无明显症状者。虽然多数患者能耐受一般的口腔操作和手术过程，但口腔科医师需要特别小心，要避免应用肾上腺素类的心血管收缩剂，可应用镇静和麻醉剂减少药物对中枢神经系统的抑制。要进行中等以上的手术前必须由内科医师重新对患者进行医学评估。

（3）高危患者：指无论在6个月内是否进行过医学评估，只要有明显症状均为手术反指征。应由内科医师对其进行充分治疗，控制病情后经再次评估后方能考虑。万不得已必须进行的口腔操作和手术，只能做简单治疗，并需请内科医师会诊。

2. 肾上腺疾病

（1）库欣综合征患者：由于糖皮质激素分泌过多而导致免疫功能低下，容易发生白色念珠菌等口腔真菌感染，也易发生手术伤口感染、愈合时间延长、骨质疏松、牙槽骨吸收、龋齿和牙齿松动等。该症状因有特殊的"库欣面容"而易在口腔操作和手术治疗前被识别。对此，口腔医师必须注意患者的机体免疫状况、血糖是否升高以及血压是否升高等情况，估计手术风险。必要时应由内科医师查明：过去治疗史；是否进行过肾上腺手术、是否用过激素及其品种剂量和持续时间；是否接受过放、化疗，确定目前的肾上腺功能状态（检查血皮质醇、ACTH）。最后得出可以进行或暂不可以进行口腔操作和手术的结论。

（2）其他：由于肾上腺被炎症、肿瘤、手术等破坏而需要长时间服用肾上腺糖皮质激素治疗者，会造成肾上腺抑制，在机体面对最大应激时肾上腺不能产生最大量的皮质醇（相当于60mg/d的泼尼松），这种医源性的肾上腺功能不足可因应激（包括手术、感染等）而加重，甚至出现肾上腺危象。无论什么原因曾在过去1年里接受过每天20mg剂量的泼尼松治疗，持续7~10天以上的患者，或者目前正在接受每天10~20mg维持量的患者，都应被视为有肾上腺抑制的可能。为了提高口腔操作和手术安全性，在口腔治疗前必须由内科医师对患者的肾上腺功能进行以下内容的评估和指导：①肾上腺抑制程度；②已有肾上腺抑制的患者面临应激情况（口腔手术）时的激素替代方案；③除非有感染或严重疼痛等，术后激素2~3天逐步减至维持量的用药方案；④用适当的镇痛镇静手段减少应激；⑤用有效的抗生素预防和控制感染（表3-8）。

表 3-8　肾上腺疾病患者接受口腔治疗时的肾上腺皮质激素使用参考方案

肾上腺抑制程度	手术前激素量	手术类型	措　施
低度	无肾上腺疾病服用泼尼松隔日 5~10mg 者	中型	手术应在服用激素日实施,手术当天激素量加倍。术后第 1 天用量同手术日,次日起恢复到原来隔天用量
中度	在过去 1 年中,曾用泼尼松治疗 20mg/d,7~10 天者	中型 全麻手术	手术日 60mg 泼尼松 术后第 1 天 20~30mg/d,术后 2 天逐渐减量
重度	有肾上腺疾病,用泼尼松维持量治疗(10~20mg)者;无肾上腺疾病用泼尼松(20~60mg/d)者	大型 全麻手术	术前 1 天泼尼松 60mg 手术日 60~80mg 泼尼松,以后 2~3 天每日减半直至维持剂量

　　(3) 肾上腺髓质功能亢进(嗜铬细胞瘤):如患者有不明原因的阵发性高血压且发作时伴心动过速、面色苍白、胸闷有濒死感等症状,必须咨询内科医师以排除嗜铬细胞瘤,否则不宜作口腔操作。对已明确诊断嗜铬细胞瘤,并已手术切除,病情稳定的患者,可按一般口腔患者处理。

　　3. 糖尿病　口腔医师对每一个患者都要警惕是否患有糖尿病,尤其是对否认糖尿病史,但有糖尿病家族史的患者,或发现患者同时伴有多饮、多食、多尿和体重下降应指导患者进行血糖监测。对有明确糖尿病史的患者,应进一步了解其起病时间、糖尿病治疗措施(包括饮食控制情况、口服降糖药种类、胰岛素的种类和剂量)以及最近的血糖控制水平。全面评价糖尿病与口腔疾病的关系,明确患者的总体状况,给予不同的分级,决定处理原则。一般而言,糖尿病患者的口腔门诊治疗注意事项有:进行口腔治疗时饮食控制的基本目标是避免治疗期间的代谢失衡,患者应该严格控制饮食,规律进餐,以减少高血糖和低血糖的发生。一般伴焦虑的糖尿病患者会在口腔治疗前少吃或不吃饭。这就大大增加了发生低血糖的危险。为此,口腔操作和手术应该尽可能安排在上午进行。有必要特别嘱咐患者吃一定量的早餐,最好将血糖水平控制在略高的状态,以减少治疗过程中发生低血糖。如果口腔治疗持续时间较长,不能及时进下一餐,则应在手术中设法让患者适当补充糖分,避免出现低血糖。在口腔治疗后患者不能咀嚼时,应指导患者进流质饮食(例如糊状的快餐、牛奶、汤或打碎的蛋),以维持他们正常的热量摄入。对于不同分级糖尿病患者的口腔操作和手术处理原则可按以下处理。

　　(1) 低危患者:处于良好的代谢状态,没有酮症酸中毒或低血糖史,没有糖尿病并发症。空腹血糖<11.2mmol/L(200md/dl),HbAlc<7%。对于低危患者,施行简单手术时,可按上述一般原则处理。施行复杂手术时,可使用适当的辅助镇静技术,术前半量胰岛素注射,必要时需要咨询内科医师。

　　(2) 中危患者:处于理想的代谢控制状态,近年来没有酮症酸中毒或低血糖史,几乎没有糖尿病并发症。空腹血糖<11.48mmol/L(250mg/dl),HbAlc 7%~9%。对于中危患者,施行简单手术时,按照一般原则处理,辅助镇静手段。施行复杂手术时,需咨询内科医师后调

整胰岛素剂量,必要时考虑住院治疗。

（3）高危患者:处于较差的代谢控制状态,有明显的糖尿病症状,经常出现酮症酸中毒或低血糖,有多种糖尿病并发症。空腹血糖>11.48mmol/L（250mg/dl）,HbAlc>9%。对于高危患者,简单手术也需要待代谢状态稳定后进行,尽量选用小手术代替大手术,有明显感染时应该彻底清创。复杂手术需要住院治疗,并联合内科医师共同治疗。

（三）常见内分泌代谢疾病的口腔表征和药物治疗副作用

内分泌及代谢疾病并发症或药物副作用均可引发某些口腔黏膜表征,主要表现为萎缩性舌炎,口腔念珠菌感染,黏膜灼痛、口干等。下面分别介绍常见内分泌及代谢疾病的口腔表征。

1. 甲状腺疾病

（1）甲状腺功能亢进:甲状腺功能亢进患者,牙齿萌出较早,可加重牙周病及根尖周病。舌出现纤细震颤,伴有麻木或灼痛感。此外,甲状腺功能亢进患者可继发甲亢性贫血,在口腔表现为萎缩性舌炎。甲亢性贫血多由营养不良、铁代谢紊乱、维生素 B_{12} 与叶酸代谢紊乱等所致,也有人认为可能与红细胞寿命缩短有关。

（2）甲状腺功能减退:口腔检查可发现患者舌体较大、口唇黏膜苍白、鼻唇增厚、说话语调缓慢、声音低哑,有时可伴唾液腺增大。甲状腺功能减退也可继发贫血,口腔黏膜表现为萎缩性舌炎。甲状腺功能减退性贫血在国外报道发生率占甲状腺功能减退症患者的 30% ~ 50%。国内有单位报道占 56.8%。

2. 肾上腺疾病　舌和舌肌活动度减退,口腔黏膜可出现棕褐色色素沉着,而且由于糖皮质激素分泌过多而导致免疫功能低下,容易发生白色念珠菌感染（如鹅口疮等）。长期服用皮质激素患者也可出现相应的症状。

3. 糖尿病　依据《中国 2 型糖尿病防治指南（2013 版）》,糖尿病口腔疾病可分为五类

（1）口腔黏膜病损:主要是因为患者唾液分泌减少,导致黏膜干燥,患者因此易出现感觉异常（例如烧灼感和味觉异常等）;患者黏膜抵抗力下降,易受微生物侵入,出现感染性口炎和口腔白色念珠菌病。

（2）龋齿:患者唾液质和量的改变,助长菌斑形成和黏附在牙齿表面,促进龋齿的发生发展。

（3）龈炎和牙周炎:糖尿病易引起或加重牙周疾病,而牙周感染又加重糖尿病的病情。表现为牙龈炎症,呈暗紫色,易出血。牙周部位可出现牙周脓肿、牙周袋形成,并有脓性渗出。此病已被公认为糖尿病的常见并发症之一。

（4）牙槽骨吸收和牙齿脱落松动:龈缘呈肉芽组织样;反复出现牙周脓肿,牙槽骨吸收迅速,以致牙松动脱落;易在短时间内形成大量牙石。随着患者年龄增大,牙槽骨吸收和牙齿脱落现象更为普遍。

（5）颌骨及颌骨周围感染:口腔颌面部有相互连通的筋膜间隙,内有疏松结缔组织,抗感染能力低,在发生化脓性炎症时可以迅速蔓延。龋齿、牙髓炎、根尖周炎易波及颌骨及颌骨周围组织。创口愈合迟缓,即使轻微创伤,也可能导致炎症扩散及广泛的组织坏死。糖尿病易引起或加重牙周疾病,而牙周感染又加重糖尿病的病情。表现为:①牙龈炎症,呈暗紫色,易出血,龈缘呈肉芽组织样;②反复出现牙周脓肿,牙槽骨吸收迅速,以致牙松动脱落;③易在短时间内形成大量牙石;④唾液少而黏稠,口腔黏膜干燥,舌体肿大,丝状乳头萎

缩,菌状乳头充血,有时表现为地图舌样改变;⑤患者常感到黏膜灼痛,口干及味觉异常。口腔菌群失调,包括念珠菌、溶血性链球菌、葡萄球菌引起继发性感染等。龋齿、牙髓炎、根尖周炎的患病率增高。创口愈合迟缓,即使轻微创伤,也可能导致炎症扩散及广泛的组织坏死。

(四) 内分泌代谢疾病患者口腔黏膜整合治疗

1. 内分泌代谢疾病可引起多种急慢性并发症,合并口腔疾病时常表现为萎缩性舌炎、口腔念珠菌感染、黏膜灼痛、口干症、牙龈肿痛、牙齿松动等,所以在临床工作中需注意口腔黏膜疾病与其他器质性疾病相鉴别。在诊疗开始时需进行详细的病史询问及采集,加强口腔局部检查。

2. 对内分泌代谢疾病引起的口腔黏膜疾病者,口腔医师需与内科医师密切合作,积极控制原发内分泌代谢疾病,应服从全身系统性疾病治疗需要,用药不宜与其有冲突。

3. 对内分泌代谢疾病合并口腔黏膜病者,治疗前应进行相关实验室检查,必要时在内科医师会诊后方可进行口腔操作。对需接受口腔黏膜手术治疗的患者,应进行术前评估,包括患者病情状况、目前用药、最近的实验室检查结果等。对于经评估目前不能进行手术的患者,应由内科医师进行治疗后择期手术。尽量采用姑息性手术降低手术风险,术后必须由内科医师继续观察治疗,以防止各种综合征的发生。

六、血液系统疾病患者的口腔黏膜病整合治疗

(一) 血液系统疾病概述

血液病是原发于造血系统的疾病,或影响造血系统伴发血液异常改变,以贫血、出血、发热为特征的疾病。造血系统包括血液、骨髓单核-巨噬细胞系统和淋巴组织。凡涉及造血系统病理、生理,并以其为主要表现的疾病,都属于血液病范畴。可分为:①红细胞疾病:缺铁性贫血、巨幼细胞性贫血、再生障碍性贫血、溶血性贫血、地中海贫血、自身免疫性溶血性贫血、药物性溶血性贫血、阵发性睡眠性血红蛋白尿症、急性失血性贫血、慢性病贫血、血色病等。②粒细胞疾病:粒细胞缺乏症、中性粒细胞分叶功能不全、惰性白细胞综合征及类白血病反应等。③单核细胞和巨噬细胞疾病:炎症性组织细胞增多症、恶性组织细胞病等。④淋巴细胞和浆细胞疾病:各类淋巴瘤、急慢性淋巴细胞白血病、多发性骨髓瘤等。⑤造血干细胞疾病:再生障碍性贫血、阵发性睡眠性血红蛋白尿、骨髓增生异常综合征、骨髓增殖性疾病以及急性非淋巴细胞白血病等。⑥脾功能亢进。⑦出血性及血栓性疾病:血管性紫癜、血小板减少性紫癜、凝血障碍性疾病、弥散性血管内凝血以及血栓性疾病等。

以下是五种常见的血液系统疾病。

1. 贫血 是指人体外周血红细胞容量减少,低于正常范围下限的一种常见的临床症状。由于红细胞容量测定较复杂,临床上常以血红蛋白(Hb)浓度来代替。我国血液病学专家认为在我国海平面地区,成年男性 Hb<120g/L,成年女性(非妊娠)Hb<110g/L,孕妇 Hb<100g/L 为贫血。

基于不同的临床特点有不同的贫血分类。按贫血进展速度分为急、慢性贫血;按红细胞形态分为大细胞性贫血、正常细胞性贫血和小细胞低色素性贫血(表3-9);按血红蛋白浓度

分为轻度、中度、重度和极重度贫血（表 3-10）；按骨髓红系增生情况分为增生性贫血（例如溶血性贫血、缺铁性贫血、巨幼细胞贫血等）和增生低下性贫血（如再生障碍性贫血）。

表 3-9 贫血的红细胞形态分类

类型	MCV/fl	MCHC/%	常见疾病
大细胞性贫血	>100	32~35	巨幼细胞贫血、伴网织红细胞大量增生的溶血性贫血、骨髓增生异常综合征、肝疾病
正常细胞性贫血	80~100	32~35	再生障碍性贫血、纯红细胞再生障碍性贫血、溶血性贫血、骨髓病性贫血、急性失血
小细胞低色素性贫血	<80	<32	缺铁性贫血、铁粒幼细胞性贫血、珠蛋白生成障碍性贫血

表 3-10 贫血严重度划分标准

血红蛋白浓度	<30g/L	30~60g/L	60~90g/L	>90g/L
贫血严重程度	极重度	重度	中度	轻度

贫血的病因，血液携氧能力下降的程度，血容量下降的程度，发生贫血的速度和血液、循环、呼吸等系统的代偿和耐受能力均会影响贫血的临床表现。

贫血常见的临床表现有五点。

（1）神经系统：头昏、耳鸣、头痛、失眠、多梦、记忆减退、注意力不集中。小儿贫血时可哭闹不安、躁动，甚至影响智力发育。

（2）皮肤黏膜：苍白是贫血时皮肤、黏膜的主要表现（图 3-10）。溶血性贫血，特别是血管外溶血性贫血，可引起皮肤、黏膜黄染。

（3）呼吸循环系统：气急或呼吸困难，大都是由于呼吸中枢低氧或高碳酸血症所致。故轻度贫血无明显表现，仅活动后引起呼吸加快、加深并有心悸、心率加快。贫血愈重，活动量

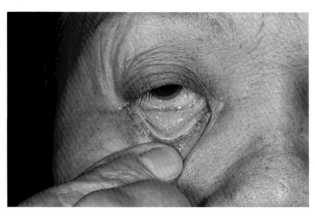

图 3-10 贫血患者睑结膜发白
（广西医科大学附属口腔医院供图）

愈大,症状愈明显。重度贫血时,即使平静状态也可能有气短甚至端坐呼吸。

(4) 消化系统:贫血时消化腺分泌减少甚至腺体萎缩,进而导致消化功能减低、消化不良,出现腹部胀满、食欲减低、大便规律和性状改变等症状。长期慢性溶血可合并胆道结石和脾大。缺铁性贫血可有吞咽异物感或异嗜症。巨幼细胞贫血或恶性贫血可引起舌炎、舌萎缩、牛肉舌、镜面舌等。

(5) 泌尿生殖内分泌系统:血管外溶血出现无胆红素的高尿胆原尿;血管内溶血出现血红蛋白尿和含铁血黄素尿,重者甚至可发生游离血红蛋白堵塞肾小管,进而引起少尿、无尿、急性肾衰竭。长期贫血影响睾酮的分泌,减弱男性特征;对女性,因影响女性激素的分泌而导致月经异常(如闭经或月经过多)。无论男女,性欲减退均多见。

2. 白细胞减少和粒细胞缺乏症　健康成人血液中白细胞计数一般在$(4 \sim 10) \times 10^9/L$($4000 \sim 10\,000/mm^3$);健康成人中性粒细胞绝对值(等于白细胞总数×中性粒细胞%)为$(2 \sim 7.5) \times 10^9/L$($2000 \sim 7500/mm^3$)左右。若多次检查血液中白细胞计数持续低于$4 \times 10^9/L$($4000/mm^3$)而中性粒细胞百分数正常或稍低时,称为白细胞减少症;中性粒细胞绝对值低于$1.5 \times 10^9/L$($1500/mm^3$)则称为粒细胞减少症;只有白细胞数低于$2 \times 10^9/L$($2000/mm^3$)而中性粒细胞极度缺乏或完全消失才称为粒细胞缺乏症,这时中性粒细胞绝对值多已降至$0.5 \times 10^9/L$($500/mm^3$)以下。

白细胞减少症患者多数有头昏、疲乏、下肢沉重、失眠和多梦等症状,有的易感染(例如感冒、肺炎和气管炎等);少数无症状,也无感染,仅在检验时发现。因此,有反复感染伴乏力、头昏的患者应检查血白细胞计数和分类计数。然而,粒细胞减少症和缺乏症,尤其是急性,起病急骤,病情凶险,伴有畏寒、高热、头痛、多汗,常有咽峡炎、扁桃体脓肿和肛周溃疡等症状,常见原因是患者对药物(氨基比林、保泰松等)或化学品(某些化妆品等)过敏所引起。此时必须检查白细胞和分类计数确诊,并作有效的治疗。

3. 白血病　是一类造血干细胞恶性克隆性疾病。克隆性白血病细胞因为增殖失控、分化障碍、凋亡受阻等机制在骨髓和其他造血组织中大量增殖累积,并浸润其他组织和器官,同时正常造血受抑制。按起病的缓急可分为急、慢性白血病。急性白血病细胞分化停滞在早期阶段,以原始及早幼细胞为主,疾病发展迅速,病程数月。慢性白血病细胞分化较好,以幼稚或成熟细胞为主,发展缓慢,病程数年。按病变细胞系列分类,包括髓系的粒、单、红、巨核系和淋巴系的T和B细胞系。临床上常将白血病分为急性淋巴细胞白血病(ALL)、急性髓细胞白血病(AML,以往称为急性非淋巴细胞白血病)、慢性粒细胞白血病、慢性淋巴细胞白血病等。

儿童及青少年急性白血病多起病急骤。常见的首发症状包括发热、进行性贫血、显著的出血倾向或骨关节疼痛等。起病缓慢者以老年及部分青年患者居多,病情逐渐进展。此外,少数患者可以抽搐、失明、牙痛、牙龈肿胀、心包积液、双下肢截瘫等为首发症状。

(1) 发热:是白血病最常见的症状之一,表现为不同程度的发热和热型。发热的主要原因是感染,其中以咽峡炎、口腔炎、肛周感染最常见,肺炎、扁桃体炎、龈炎、肛周脓肿等也较常见,耳部发炎、肠炎、痈、肾盂肾炎等也可见到,严重者可发生败血症、脓毒血症。发热也可以是急性白血病本身的症状,而不伴有任何感染迹象。

(2) 感染:病原体以细菌多见,疾病后期由于长期粒细胞低于正常和广谱抗生素的使用,真菌感染的可能性逐渐增加。病毒感染虽少见但凶险,须加以注意。

（3）出血：出血部位可遍及全身，以皮肤、牙龈、鼻腔出血最常见，也可有视网膜、耳内出血和颅内、消化道、呼吸道等内脏大出血。女性月经过多也可以是首发症状。

（4）贫血：早期即可出现，少数病例可在确诊前数月或数年先出现骨髓增生异常综合征（MDS），之后再发展成白血病。患者往往伴乏力、面色苍白、心悸、气短、下肢水肿等症状。贫血可见于各类型的白血病，老年患者更多见。

（5）骨和关节疼痛：骨和骨膜的白血病浸润引起骨痛，可为肢体或背部弥漫性疼痛，亦可局限于关节痛，常导致行动困难。逾1/3患者有胸骨压痛，此征有助于该病诊断。

（6）肝脾和淋巴结肿大：以轻、中度肝脾大多见。ALL比AML肝脾大的发生率高，慢性比急性白血病脾脏肿大更为常见，程度也更明显。淋巴结肿大ALL也比AML多见，可累及浅表或深部如纵隔、肠系膜、腹膜后等淋巴结。

（7）中枢神经系统白血病（CNSL）：CNSL系急性白血病严重并发症，常见于ALL和AML中的M4和M5，但其他类型也可见到。由于常用化疗药物难以透过血脑屏障，因此成为现代急性白血病治疗的盲点和难点。浸润部位多发生在蛛网膜、硬脑膜，其次为脑实质、脉络膜或脑神经。重症者有头痛、呕吐、项强、视乳头水肿，甚至抽搐、昏迷等颅内压增高的典型表现，可类似颅内出血，轻者仅诉轻微头痛、头晕。脑神经（第Ⅵ、Ⅶ对脑神经为主）受累可出现视力障碍和面瘫等。

（8）其他组织和器官浸润：ALL皮肤浸润比AML少见，但睾丸浸润较多见。睾丸白血病也常出现在缓解期ALL，表现为单或双侧睾丸的无痛性肿大，质地坚硬无触痛，是仅次于CNSL的白血病髓外复发根源。白血病浸润还可累及肺、胸膜、肾、消化道、心、脑、子宫、卵巢、乳房、腮腺和眼部等各种组织和器官，并表现相应脏器的功能障碍。

（9）慢性粒细胞白血病的症状：起病缓慢，早期常无自觉症状，多因常规体检或因其他疾病就医时才发现血象异常或脾大而确诊。随着病情发展，可出现乏力、低热、多汗或盗汗、体重减轻等新陈代谢亢进的表现。由于脾大而出现左上腹坠胀、食后饱胀等症状。检查时最为突出的是脾大，往往就医时已达脐平面。病情可稳定1~4年，之后进入加速期，迅速出现贫血及更多症状，然后很快进入急变期，可以急变为AML或者ALL，临床表现与急性白血病完全一样，治疗效果和预后则比原发性急性白血病更差，通常迅速死亡。

4. 出血性疾病 是一类由于止血机制异常所致的疾病统称。出血性疾病大体可分为遗传性和获得性两大类，临床表现主要为不同部位的出血。出血性疾病种类繁多，发病机制各异，临床上应根据不同病因及发病机制给予相应治疗措施。

（1）血管壁异常

1）先天性或遗传性：例如遗传性毛细血管扩张症、家族性单纯性紫癜、巨大海绵状血管瘤、全身弥漫性血管角化病、共济失调毛细血管扩张症等。

2）获得性：①免疫性：例如过敏性紫癜、药物过敏性紫癜、自身免疫性紫癜等。②非免疫性：例如维生素C缺乏症、机械性紫癜、单纯性紫癜、感染性紫癜、皮质激素性紫癜、老年性紫癜和体位性紫癜等。

（2）血小板异常

1）血小板数量异常：①遗传性血小板生成减少：例如Wiskott-Aldrich综合征、Trousseau综合征、地中海血小板减少症伴巨大血小板、Alport综合征、Chediak-Higashi综合征、Fanconi贫血、血小板减少伴桡骨缺失综合征等；获得性血小板生成减少：例如再生障碍性贫血、肿瘤性骨髓浸润(例如白血病等)、理化生物因素所致巨核细胞及血小板生成受抑(例如放射线、药物性、感染性等)等。②血小板消耗或破坏过多:免疫性:例如免疫性血小板减少性紫癜、药物性免疫性血小板减少性紫癜、结缔组织病(例如系统性红斑狼疮);非免疫性:如弥漫性血管内凝血、血栓性血小板减少性紫癜、肝素性血小板减少症、药物性非免疫性血小板减少性紫癜等。③血小板增多:如原发血小板增多症和其他骨髓增殖性疾病,部分患者可出现出血表现。

2)血小板质量异常:①遗传性:例如血小板无力症、Bernard-Soulier 综合征等。②获得性:由抗血小板药物、感染、尿毒症、异常球蛋白血症、肝病、骨髓增殖性疾病造成的血小板质量异常引起出血症状。

(3)凝血因子数量及质量异常:分为遗传性和获得性两大类。

1)遗传性:例如血友病 A、B 及遗传性 Ⅱ、Ⅴ、Ⅶ、Ⅹ、Ⅺ、Ⅻ、Ⅷ因子以及纤维蛋白原缺乏症等。

2)获得性:例如维生素 K 依赖性凝血因子缺乏症、肝脏疾病导致的凝血因子异常、获得性凝血因子抑制物等。

(4)抗凝与纤溶异常:例如抗凝剂或溶栓药物使用过量、蛇咬伤、鼠药中毒等。

(5)出血性疾病的临床表现:主要为不同部位的出血。对于出血性疾病进行初步评估时,应详细询问患者的出血病史、家族史、症状并仔细检查患者的出血体征,对于患者的诊断非常重要。在采集病史是应注意患者的性别、出血时年龄、出血频度、药物、手术、外伤史、无家族史等。

临床表现常因发病机制的不同而异。

1)皮肤黏膜下出血:各种出血性疾病特别是血管及血小板疾病,最常见、最易发现的症状和体征是皮肤、黏膜下出血。其表现因出血程度、范围及出血部位不同而不同。

①出血点:指皮肤上直径 2mm 以内的出血,多如针头大小,通常不高出皮面,按压不褪色。早期呈暗红色,1~2 周内完全吸收。出血点可散在分布全身各部位,以四肢较多见,躯干下部较常见。

②紫癜:为直径 3~5mm 的皮下出血,不高出皮面,压制不褪色,其性质、特点、部位及临床意义与出血点相同。

③瘀斑:为直径 5mm 以上的皮下片状出血,分布部位与出血点、紫癜相同。单发及多发小片状瘀斑,一般提示为血管或血小板疾病;大片瘀斑常见于严重血小板减少或功能缺陷及严重凝血功能障碍。

④血疱:口腔黏膜血疱常为重症血小板减少的表现。

⑤鼻出血:血小板疾病、遗传性毛细血管扩张症常见。但高温、气候干燥情况下,正常人也可出现鼻出血。如果只有一侧鼻腔出血,局部血管因素要比凝血功能障碍的可能性大。

⑥牙龈出血:是血小板疾病和血管性疾病的常见症状。

2)深部组织出血:深部组织出血常见于较深皮下、肌肉、关节腔及浆膜腔等部位。

①血肿:较深部皮下、肌肉及其他软组织出血。血肿较大时可引起胀痛,压迫邻近组织器官引起疼痛及功能障碍等。轻度外伤或自发血肿常见于凝血机制障碍(如血友病等)。

②关节出血:常见于负重关节(例如膝、踝、肘、腕及髋关节等)。早期可见关节肿胀、疼痛,关节穿刺可抽出不易凝固的陈旧性血液。反复关节出血可导致关节永久性畸形及严重

功能障碍。关节出血常见于凝血机制障碍,例如血友病等。

③浆膜腔出血:主要见于腹腔、胸膜、心包及睾丸鞘膜出血。原因不明或自发性浆膜腔出血多见于凝血机制障碍,例如血友病等。

④眼底出血:多见于严重血小板减少及严重血管病变者,其他出血性疾病较少见。

⑤内脏出血:表现为咯血、呕血、便血、血尿、中枢神经系统出血,出血量较大。除相应器官、系统症状外,还可伴有失血引起的循环障碍,甚至休克等症状。主要见于重症血小板减少症及凝血因子缺乏症。

5. 淋巴瘤(lymphoma)　起源于淋巴结和淋巴组织,其发生大多与免疫应答过程中淋巴细胞增殖分化产生的某种免疫细胞恶变有关,是免疫系统的恶性肿瘤。根据瘤细胞分为非霍奇金淋巴瘤(NHL)和霍奇金淋巴瘤(HL)两类。

(1) 淋巴瘤最典型的表现是浅表部位的淋巴结无痛性、进行性肿大,表面光滑,质地较韧,触之如乒乓球感或似鼻尖的硬度。以颈部和锁骨上淋巴结肿大最常见,腋窝、腹股沟淋巴结次之。也有患者以深部的淋巴结肿大为主要表现,例如纵隔、腹腔、盆腔淋巴结肿大,起病较隐匿,发现时淋巴结肿大往往已比较明显。

(2) 进行性肿大的淋巴结可能对周围的组织器官造成影响或压迫,并引起相应的症状。例如纵隔巨大淋巴结可压迫上腔静脉,导致血液回流障碍,表现为面颈部肿胀、胸闷、胸痛、呼吸困难;盆腔和腹腔巨大淋巴结可压迫胃肠道、输尿管或胆管,造成肠梗阻、肾盂积水或黄疸,并引起腹痛、腹胀。

(3) 淋巴瘤也可以侵及淋巴系统以外的器官,表现为相应器官的受侵、破坏、压迫或梗阻。例如胃肠道淋巴瘤的表现如同胃癌和肠癌,可出现腹痛、胃肠道溃疡、出血、梗阻、压迫症状;皮肤淋巴瘤常被误诊为银屑病、湿疹、皮炎等;侵及颅脑者,可能出现头痛、视物模糊、言语障碍、意识不清、性格改变、部分躯体和肢体的感觉及运动障碍,甚至瘫痪;侵及骨骼,可致骨痛、骨折;侵及鼻咽部者,可出现鼻塞、流涕、鼻出血,类似于鼻咽癌的表现。

(4) 淋巴瘤是全身性疾病,因此,除了上述局部症状,约半数患者还可能出现发热、盗汗、乏力、消瘦、食欲缺乏、皮疹、瘙痒、贫血等全身症状。

(二) 血液内科疾病与口腔疾病的关系以及血液内科疾病患者口腔操作要点

1. 对贫血口腔患者的评估和处理

(1) 口腔评估:口腔评估不仅需要评估患者的临床状态,还需要鉴别贫血的病因。请内科医师会诊,共同对这些患者进行适当处理是非常重要的。

患者可能会有以下症状:虚弱、头晕眼花、呼吸困难或者易疲劳。尽管这些症状并非贫血的特有体征,但仍然要测血细胞计数,发现或排除贫血。通常,若患者有贫血史,那么应详细询问患者贫血的确切病因、曾接受过哪些治疗和服用过什么药物。同时也应了解患者目前有无症状。血细胞计数的近期报告(6个月内)对于全面评估患者来说是十分重要。

通过病史和血细胞计数报告,患者可被分为以下不同类型。

1) 低危患者:①患者曾有贫血史但已纠正,目前没有贫血症状,而且红细胞比容在正常范围;②患者有明确病因的轻度贫血,但不需要治疗,红细胞比容>30%;③患者有明确病因的轻度贫血,目前正在接受治疗,但没有症状,红细胞比容>30%;④患者的贫血是慢性疾病所致,但目前没有症状,红细胞比容>30%。

2) 高危患者:①患者以往不知有贫血,但是通过口腔检查发现有贫血;②患者的红细胞比容<30%,同时患有冠状动脉疾病;③患者有进行性出血迹象;④患者有止凝血疾病和贫血。患者需通过反复输血来减轻贫血症状。

(2)口腔处理:贫血患者的口腔处理应该根据患者的临床状态决定。口腔医师必须知道患者贫血的病因和程度。如果贫血史由原发病所致,那么对原发病的治疗应优先于口腔治疗。应该询问内科医师关于患者的临床状态是否可接受口腔治疗。尤其重要的是应了解贫血是否由止凝血疾病所致,应对此情况特殊处理。

1)低危患者:这类患者可接受正常的口腔处理。

2)高危患者:对于以前未明确诊断的贫血患者,应直到明确贫血的病因并且治愈后才可接受口腔治疗。有进行性出血的患者、凝血病患者、需多次输血才能改善贫血症状的患者,都应先达到临床状态稳定后才能接受口腔治疗。择期的口腔处理应该延期,直到患者达到最佳临床状态才能进行。同样,对于红细胞比容<30%患者的口腔操作治疗也应该延期。但对高危患者即使临床状态达到稳定时,仍只能接受短时间的对牙最小压力的口腔操作治疗。口腔操作或手术中可以使用产生镇静作用的技术。为了更好地监测,对于要进行口腔外科手术的高危患者应住院治疗。

2. 对出血性疾病口腔患者的评估和处理

(1)口腔评估:由于口腔操作不可避免地会出现创口,因此出血性疾病对于口腔操作或手术安全性有很大的威胁,所以应对所有口腔患者常规评估有无出血性疾病的存在。可询问患者是否有皮肤瘀点、瘀斑,或者事后存在出血或凝血功能异常,是否有月经过多、经常性鼻出血、外伤或手术时止血困难,尤其应了解拔牙或牙周手术时有无出血过多。还需了解患者有无出血性疾病家族史和可疑用药史,尤其是阿司匹林和抗凝血药物的用药史。由于有超过200种药物中含有阿司匹林成分,要发现患者在不明情况下服用的这些药物成分往往很困难,所以口腔医师应该了解常用药物的相关成分,并仔细询问用药史。

血常规和凝血常规是最基本和最有效的实验室检查。包括血小板计数、PT、APTT、TT和Fg。在进行口腔操作或手术前,口腔医师应根据病史、体征和实验室数据,将患者分为以下三类:

1)低危患者:①患者没有出血性疾病病史,体检正常,血小板计数、PT、APTT、TT和Fg均正常;②患者有非特异性的过多出血史,但是目前血小板计数、PT、APTT、TT和Fg均正常。

2)中危患者:①患者长期使用口服抗凝药物PT在可接受治疗范围内(PT为对照值的1.5~2倍);②患者有长期服用阿司匹林药物史。

3)高危患者:①患者有出血性疾病,例如血小板减少症、血小板病或凝血因子缺乏;②患者没有出血性疾病,但是目前血小板计数、PT、APTT、TT或Fg异常。

(2)口腔一般处理

1)因人而异制订治疗方案:口腔医师治疗患有出血性疾病的患者应请内科医师会诊,详细讨论患者的治疗方案。根据患者的具体情况制订相应的治疗方案。

2)根据评估分级进行口腔科处理:低危患者可接受正常程序的口腔科处理。中危患者应先接受止血治疗,应请内科医师会诊,根据不同病因详细讨论患者的治疗方案再接受治疗。

3)出血性疾病的治疗原则:是对症处理和积极去除病因并重。对症处理除一般性处理外还包括局部止血和使用药物止血。这一部分知识正是口腔医师需要掌握和熟悉的。

①一般性对症处理：活动性出血时应注意卧床休息，以免加重出血。出血恢复期应避免剧烈活动，预防外伤。肌肉血肿、皮下血肿不宜盲目切开引流，避免造成伤口感染和出血加重。消化道大出血时，应禁食，静脉补液，补充热量，输血纠正贫血。注意保暖，预防感冒，饮食应清洁卫生，防止消化道感染。避免使用抑制血小板功能的药物，如果有感染存在应适当使用抗生素治疗。应避免一切可能促使出血加重的因素，例如不使用血管扩张剂、羟乙基淀粉、右旋糖酐、山梨醇、罂粟碱；亦不使用影响血小板功能的药物（例如阿司匹林）、双嘧达莫（潘生丁）、α-肾上腺素能抑制物、非类固醇类抗炎药，禁用抗凝剂和溶栓药物。

②局部止血：鼻腔、口腔可触及部位的出血，首先采用最简便而迅速的局部压迫和堵塞方法止血，特别适用于有血管壁异常或血小板数量和治疗异常所引起的出血。皮下血肿或皮肤切口止血可采用加压包扎止血，对血管异常性出血有效。急性肌肉出血形成局部大血肿时，首先应卧床休息减少活动，局部冷敷减少出血，将肢体放置于功能位，保护肌痉挛所致的关节畸形和疼痛（可用石膏托或皮肤牵引）。如果肌肉出血量较大，范围广，出现肢体骨筋膜综合征，可在 B 超引导下，严格无菌操作进行肌肉分层穿刺减压。

4）掌握止血药物的使用。

①可供局部止血使用的药物：有凝血酶制剂，纤维蛋白（原）制剂，吸收性明胶海绵，胶原可吸收止血剂，微纤维胶原止血剂，氧化纤维素，醛基纤维素，褐藻胶止血纱布，黏合止血剂（BCA），血凝酶，中药三七类外用止血剂。

②维生素 K：适用于维生素 K 缺乏引起的出血，例如双香豆素、水杨酸钠、敌鼠钠等药所致的凝血因子 II、VII、IX、X 减少引起的出血。

③收缩血管、增加毛细血管致密度、改善其通透性的药物：此类药物可以作为辅助治疗、减轻和预防出血，例如维生素 C、芦丁、酚磺乙胺（止血敏）等。

④雌激素治疗：对遗传性出血性毛细血管扩张症患者出血有一定的效果。

⑤腺垂体素：适用于严重鼻出血、消化道出血、咯血、月经量过多、产后出血。

⑥抗纤溶药物：相应药物有氨基己酸（6-氨基己酸，EACA）、氨甲苯酸（止血芳酸，PAMBA）等。

5）了解抗凝药物的使用情况：积极处理原发疾病应该是内科或血液病专科医师的工作，但口腔科医师需要了解哪些因素可能引发出血性疾病，并尽量避免使用可能引起出血性疾病的药物。对于有抗凝药物等特殊服药史的患者更需要予以重视和特别处理。

（3）口腔特殊处理

1）对服用抗凝药患者的口腔治疗注意点：使用口服抗凝药的患者往往患有血栓栓塞疾病，如果长期服用抗凝药会产生严重的出血并发症。所以口腔医师在处理这类患者时应权衡出血并发症与血栓栓塞的危险性。在进行口腔操作治疗前应请内科医师会诊，根据患者的情况给予适当的抗凝治疗。

①对于不需进行手术或是进行小型手术、小部分中型手术的患者，其治疗可在门诊进行。长期服用抗凝药物的患者应进行凝血酶原时间测定，如果凝血酶原时间在治疗范围内（为对照值的 1.5~2 倍），可接受治疗。但应在手术前 2 天停用抗凝药物，并在手术当天早上复测凝血酶原时间。如果凝血酶原时间小于对照值 1.5 倍，口腔医师可进行手术，但应小心出血情况。口服抗凝药在手术后当晚或次日早上恢复服用。

②对于要接受大型手术和大部分中型手术的患者,应住院接受治疗。但过程同上。

③如果在手术后出现大量出血的情况,则可局部使用凝血酶、明胶海绵。少数病例在局部用药后,仍然有大量出血,并威胁生命,应马上住院治疗,停用抗凝药并及时输注新鲜血浆。但应强调的是,只有在极端情况下才采取上述措施,因为使用抗凝药物的患者,如果完全停用抗凝药,将会面临血栓栓塞的危险。应该在医疗检测前提下停用抗凝药物。

2)对长期服用阿司匹林患者的口腔治疗注意点

①长期服用阿司匹林的患者在接受口腔治疗前,应先完成相关的出凝血实验室检查。对大部分患者来说,阿司匹林的摄取对出凝血影响很小,其出血造成的危害也很小。但部分患者对阿司匹林特别敏感,应引起注意。对这部分患者要在内科医师会诊后方可接受某些不会引起大量出血的无创性口腔操作。涉及下颌骨神经丛的操作、洁牙术、引起严重的牙龈出血的操作和所有的口腔外科手术都要延期。患者需停用阿司匹林或含有阿司匹林成分的药物1周,且出凝血检查在正常范围内才可接受口腔治疗。在确定术后出血的风险已达最小,且软组织完全愈合后才可恢复继续服用阿司匹林,通常在术后1周内禁用阿司匹林。

②如果在停用所有对血小板有影响的药物7~10天后,出凝血实验室检查仍有异常,应考虑患者是否有遗传性的血小板功能缺陷疾病。可请内科医师会诊明确诊断。

③对高危患者,即有明确异常出血因素的患者,在接受口腔操作时会面临很大的风险。首先要明确出血性疾病的原因,因为病因不同,治疗方案也不同。这类患者应住院接受治疗,且在进行手术前请内科医师会诊,确定是否可以接受口腔治疗。

3)对血小板减少症患者的口腔治疗注意点

①血小板减少的患者由于牙龈出血而就医。如果确诊为血小板减少症,则在接受口腔操作前进行医学检查。

②如果患者的血小板减少是因药物、饮食引起,或是化疗后继发的血小板减少,那么口腔操作可延期,直至血小板恢复至合理范围后进行。

③如果患者的血小板减少是由于肿瘤侵入继发骨髓衰竭或是脾亢引起,其血小板计数不会因时间而恢复。这类患者只有在输注血小板后才能接受口腔操作。

④患者的血小板计数在 $(50\sim100)\times10^9/L$ 的范围内,可接受不会引起大量出血的无创性口腔操作,操作过程中应警惕出血。

4)对血小板病患者的口腔治疗注意点

①药物引起的血小板病的口腔操作可延期,直至血小板恢复至合理范围后进行。

②尿毒症患者有严重出凝血异常,在接受治疗前一定要做凝血测定,如果出现凝血异常,则应请内科医师会诊,共同制订治疗方案。

③遗传性疾病造成血小板功能异常患者中血管性血友病占大部分,这类患者可用冷沉淀物治疗。极少数患者同时患有其他类型遗传性疾病而造成血小板病,只有通过输注血小板来治疗。

5)对遗传性凝血病患者的口腔治疗注意点:这类患者有遗传性凝血因子缺乏,处理比较困难。血友病A(Ⅷ因子缺乏)、血友病B(Ⅸ因子缺乏)和血管性血友病(血管性血友病因子缺乏)占遗传性凝血病90%以上。疾病严重程度根据血浆中凝血因子的活性来判定。血浆中凝血因子活性小于50%的患者可能会有术后出血,而血浆中凝血因子活性小于20%的患者会有严重的出血。有严重遗传性凝血病患者应住院接受口腔治疗。口腔医师应与内科医师或血液科专家一起制订治疗方案。

6）对获得性凝血病患者的口腔治疗注意点

①如果患者因服用抗凝药物引起凝血病,其处理如上所述。如果患者因由于维生素 K 缺乏或是肝脏疾病引起凝血病,其处理是用肠道外维生素 K 进行治疗。同时要检测 PT。

②严重的肝病患者自身不能合成某些凝血因子,这类患者需在进行口腔操作前 2 小时输注新鲜冰冻血浆。同样需检测 PT。禁用影响血小板功能的药物。

3. 对白血病口腔患者的评估和处理

（1）口腔评估

1）对未确诊为白血病患者:口腔医师如果发现患者有牙龈渗血、黏膜瘀点、瘀斑、血肿,反复细菌感染导致的口腔溃疡和糜烂、咽炎、淋巴结炎和其他口腔感染、牙龈增生,加上实验室检查发现有白细胞增高和血小板急性下降等异常,应进一步详细询问病史、仔细检查有关白血病的其他症状。进一步完善实验室检查。如果高度怀疑患者患有白血病则应请血液科医师会诊。明确诊断,制订下一步治疗方案。

2）对已确诊为白血病患者:口腔医师应明确患者除了有目前的口腔症状外,是否还存在潜在的口腔感染及其他的口腔疾患。

为了降低口腔操作和手术的危险性,对白血病患者进行治疗前,口腔医师应请内科医师会诊,将患者分类为:

①低危患者:这类患者已完成全部的白血病治疗,且没有恶变的迹象,也没有骨髓抑制。这类患者不需接受药物治疗。

②中危患者:这类患者已完成了早期白血病治疗,骨髓及外周血中没有恶变的迹象,其骨髓抑制是由于化疗造成的。

③高危患者:指处于进展期的白血病患者。这类患者的骨髓和外周血中有大量的白血病细胞并抑制正常造血,表现为贫血、出血、感染和白血病细胞浸润等征象。高危患者还包括接受抗白血病治疗期间骨髓抑制的患者。

（2）口腔处理:应根据白血病的评估分级进行不同的口腔处理。

1）低危患者:这类患者可接受正常的口腔处理。但是由于白血病患者口腔特别容易感染,所以应避免潜在的感染和刺激。大型的修补术、腭裂修复术、口腔矫正手术等均应避免或用其他方法代替。部分患者第三磨牙刚萌出时易发展为冠周感染,故可拔除。没有涉及牙髓的龋齿可进行修复,涉及牙髓的龋齿应拔除。刮治术、保持口腔卫生、含氟物漱口水漱口等对减少牙周病及感染很重要。

2）中危患者:这类患者没有疾病恶变的迹象,但常因化疗持续作用而引起骨髓抑制。通常在接受化疗后的 14 天内骨髓抑制较明显,应避免进行口腔操作。骨髓抑制恢复后或化疗结束 21 天后,可进行口腔处理。在进行处理前,需请内科医师会诊,并复测白细胞和血小板。如果白细胞计数$<3.5×10^9$/L 或血小板计数$<100×10^9$/L,口腔操作要延期,但口腔的一般处理可正常完成。小型手术需在白细胞恢复和预防性抗生素使用后进行。以上处理可在门诊进行。如果要进行中型以上手术,患者应住院接受治疗,以便更好地监测,并能静脉使用抗生素来预防潜在感染。同时,口腔医师还需与内科医师一起讨论患者有无耐受口腔治疗的能力和预后,权衡利弊后决定操作方案。

3）高危患者:这类患者特别容易感染和出血。当白血病患者的骨髓和外周血中白血病细胞大量增生并抑制正常造血,可出现严重的贫血、出血、感染和白血病细胞浸润等症状,需要紧急住院接受化疗,期间患者会有骨髓抑制。对这类患者的口腔处理仅限于紧急处理。患者如果出现口腔感染,应静脉使用广谱抗生素来抵抗口腔病原菌。如果患者有牙周疾病,则应使用抗厌氧菌药物。口腔医师应与内科医师共同制定这类患者的治疗方案。

4. 对合并淋巴瘤的口腔患者的评估和处理

(1) 口腔评估:口腔医师需通过询问病史及体检来初步鉴别是淋巴结病还是炎症引起头面部和颈部的淋巴结肿大。在完成询问病史及体检后,如果口腔医师认为该淋巴结病是局部因素引起,则可先进行适当的处理(可切开引流、牙髓摘除和使用抗生素),并要求患者2周后复诊。如果淋巴结肿大不能用炎症或局部感染来解释,则应进行淋巴结活检。如果患者有淋巴结病,且伴有夜间盗汗、发热、体重下降等症状,不能用其他疾病来解释时,应首先考虑为淋巴瘤。

(2) 口腔处理

1) 对霍奇金淋巴瘤患者:口腔医师进行口腔治疗时要注意3点。

①霍奇金淋巴瘤患者的自身免疫力较差,易感染,某些慢性的口腔感染可转变为急性感染,且对患者产生严重的影响。所以,在治疗前应先与内科医师共同制订治疗方案,并进行体检,一定要口腔 X 线摄片,在治疗中也应尽量避免造成口腔感染。

②霍奇金淋巴瘤患者常采用包括颈部和下颌骨下缘斗篷式口腔局部放疗。由于头面部和颈部的放疗涉及下颌下腺和舌下腺,常导致口干症。尽管放射剂量很小,也有放射性骨坏死的可能,尤其是年轻患者。所以,对进行头面部和颈部放疗的患者应进行预防性处理,包括低糖饮食、刺激唾液腺分泌和常规使用氟化剂。

③霍奇金淋巴瘤患者也可能接受化疗。但化疗常导致骨髓抑制和口腔感染、出血。

2) 对非霍奇金淋巴瘤患者:常因口腔病损或是治疗后的口腔并发症来口腔科就医。口腔内非霍奇金淋巴瘤可以是原发的,也可能继发于其他肿瘤。非霍奇金淋巴瘤最常见的口腔表现是不愈合的无痛性溃疡,溃疡表面粗糙不平,边缘不齐并伴有周围黏膜破坏。恶性淋巴瘤常侵犯到口腔黏膜,尤其是牙龈,腭和扁桃体区最易受侵。非霍奇金淋巴瘤的治疗主要是化疗和放疗,化疗的患者常伴有口腔并发症。

(三) 血液疾病患者的口腔黏膜表征和治疗副作用

1. 贫血　贫血患者的口腔改变主要是特异性造血物质缺乏和溶血性贫血。

(1) 特异性造血物质缺乏性贫血的口腔改变

1) 缺铁性贫血:口腔表现包括患者诉说口腔黏膜灼痛;口腔检查发现黏膜苍白,舌背丝状乳头和菌状乳头萎缩,光滑,犹如反光的镜面。舌背的这种萎缩性表现可以局限在个别部位成斑片状,也可以累及整个舌背。同时,常伴发口角炎及白色念珠菌感染,也可发生伤口愈合延迟等现象(图 3-11)。

2) 维生素 B_{12} 缺乏:最常见的症状是舌炎,约占维生素 B_{12} 缺乏性贫血患者的 50% ~ 60%。与其他物质缺乏所导致的贫血相同,萎缩性舌炎常累及丝状、菌状和轮廓乳头,出现红色光滑舌(图 3-12)。在萎缩进程中,舌由于粗糙或裂口愈合而对外界刺激特别敏感,一旦矫正了维生素 B_{12} 的缺乏,口腔改变可在 48 小时内得以恢复。维生素 B_{12} 缺乏产生口角炎的比例比缺铁性贫血小,口角炎不是维生素 B_{12} 缺乏所致恶性贫血的特征。

3) 叶酸缺乏:叶酸缺乏所致的口腔改变与维生素 B_{12} 缺乏导致的恶性贫血的症状相

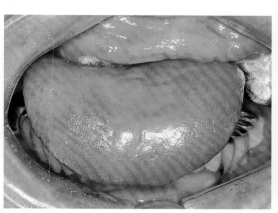

图 3-11 萎缩性舌炎（缺铁性贫血患者）
（广西医科大学附属口腔医院供图）

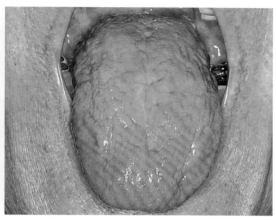

图 3-12 萎缩性舌炎（巨幼细胞贫血）
（广西医科大学附属口腔医院供图）

似。口角炎较后者多见。另外有数据显示，叶酸缺乏患者中 15% 的人患有复发性口腔溃疡，纠正叶酸缺乏后，口腔溃疡自然消退。

（2）溶血性贫血的口腔改变：与溶血性贫血相关的口腔改变是由于髓腔代偿性增生，已破坏的血红蛋白沉积在口腔组织或者牙龈而产生的。珠蛋白生成障碍性贫血或者镰状细胞性贫血的患者由于髓腔的代偿性增生导致上颌骨过长，从而有明显的牙间隙形成，进一步发展为错位咬合。X 线片可看到明显增宽的小梁和髓腔的增生。色素沉积在口腔组织内可导致组织变色。胎儿幼红细胞增多症患者脱落的牙齿有棕绿色沉积，这是由于牙本质形成过程中胆红素沉积在牙体组织中所致。部分溶血性贫血患者的牙龈上可见稀薄的微黄色沉积物。重金属中毒后发生的溶血性贫血，可在患者牙龈边缘见到红细胞结合金属的沉积，形成特殊的"铅线"，即在患者牙龈边缘和乳头处出现一条深蓝色的色素沉着。

2. 出血性疾病 出血性疾病患者的最常见口腔改变是在口腔黏膜出现瘀点、瘀斑、渗血、血疱和口腔颌面部血肿（图 3-13）。严重的出血性疾病，可有自发性牙龈出血和口腔操作中出血或渗血不止。

3. 白血病 急性白血病患者的口腔表现往往伴有骨髓功能抑制。患者可有牙龈出血、瘀点、瘀斑、血肿，或因反复的细菌感染导致口腔溃疡、咽炎、淋巴结炎和口腔感染。患者由于白血病细胞大量增加，渗透入牙龈导致牙龈增生（图 3-14）。

慢性白血病患者除了以上口腔症状外，还可能存在潜在的口腔感染及口腔疾患，通常接受过化疗的白血病患者有很高的口腔疾病发病率。因此白血病患者抵抗感染的能力很低和白血病细胞侵入，极易造成感染。

白血病患者化疗后可出现顽固性口腔溃疡及

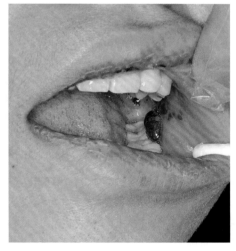

图 3-13 口腔黏膜血疱（血小板减少症患者）
（广西医科大学附属口腔医院供图）

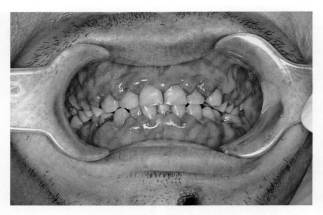

图 3-14　白血病患者牙龈表征
（广西医科大学附属口腔医院供图）

真菌感染。干细胞移植的白血病患者可出现慢性移植物抗宿主病（chronic graft-versus-host disease，cGVHD），口腔黏膜会出现白纹、红肿、糜烂、溃疡、息肉样增生等临床表现（表 3-11）。

表 3-11　化疗及骨髓移植后可能的口腔表征

损伤分类	口腔表征	
	直接损伤作用	间接损伤作用
急性	口腔黏膜损伤	骨髓抑制
	黏膜炎症（黏膜萎缩、溃疡）	中性粒细胞减少症
	腺体功能紊乱	免疫抑制反应
	口干	贫血
	神经损伤	血小板减少
	味觉功能紊乱	感染
	牙本质敏感	病毒（HSV，VZV，CMV，EBV）
	神经痛	真菌（念珠菌、曲霉素）
	颞下颌关节紊乱	细菌
		胃肠黏膜炎症
		恶心及呕吐
慢性	口干症及口干引起的猛性龋	急性移植物抗宿主反应病
	牙齿及骨骼的生长发育异常（儿科患者）	慢性移植物抗宿主反应病
	第二原发肿瘤	晚期感染（HSV，VZV，HPV）
		复发性疾病的复发

注：HSV-单纯性疱疹病毒；VZV-水痘病毒；CMV-细胞巨化病毒；EBV-EB 病毒

4. **淋巴瘤**　淋巴瘤患者的口腔改变：患者有本身的口腔表现，例如无痛性颈部、锁骨上及下颌下淋巴结进行性肿大，肿大的淋巴结可以活动，也可互相粘连，融合成块，触诊有软骨样感觉。咽淋巴环病损最多发生在软腭、扁桃体，有咽喉痛，吞咽困难。还常发生累及口腔的带状疱疹。恶性淋巴瘤常侵犯到口腔黏膜，尤其是牙龈、腭和扁桃体区最易受侵。

淋巴瘤患者还可有治疗该病后的口腔并发症，例如霍奇金淋巴瘤化疗导致的骨髓抑制和口腔感染、出血、口干等；非霍奇金淋巴瘤放化疗后不易愈合的口腔溃疡，边缘不整齐的口腔黏膜广泛性糜烂等。

（四）血液系统疾病患者的口腔黏膜病整合治疗

1. 整合治疗要求

（1）因为血液系统疾病可能危及患者生命，所以在临床工作中要特别重视有血液疾病病史的患者；初诊以出血为主诉的患者；检查有瘀点、瘀斑、血疱、血肿的患者；以及在进行有侵入性出血治疗前，均应常规做血常规及出凝血常规检查排查血液系统疾病，避免出现出血不止、感染等情况。

（2）对有血液系统疾病的患者治疗应在内科医师会诊后，方可行口腔操作。

（3）血液系统疾病患者就诊时均应有人陪同就诊。

（4）对血液系统疾病患者的口腔黏膜病损的治疗应尽可能局部用药（湿敷、含漱、局部涂药、微波治疗），口服用药不能与治疗血液系统疾病的药物冲突。

（5）因在临床工作中可能发生突发出血或出血不止情况，所以要求在诊室中备好各种止血物品、药品（例如肾上腺素、可吸收明胶海绵、酚磺乙胺等），并要求口腔医师熟练掌握止血技术。

2. 整合治疗　血液系统疾病患者的口腔黏膜病治疗均应在内科医师控制好血液系统疾病，不会发生危及生命的情况下进行。

（1）贫血引起的萎缩性舌炎的治疗：主要是特异性造血物质缺乏性贫血引起的口腔改变，所以以全身治疗补充足够的造血物质为主，局部予以抗真菌等为辅。

（2）出血性疾病引起的口腔血疱：未破溃时可以不做处理。也可以调磨尖锐牙尖，嘱勿咬过硬食物；注意口腔清洁，可以局部使用漱口水防止感染；当血疱破溃形成糜烂或溃疡时，局部可以使用止痛、消炎、抗炎、促上皮愈合、去腐生肌的药物。

（3）贫血及化疗后引起的口干治疗：这类患者的口腔干燥主要是腺体萎缩或者是腺体抑制引起，因此以局部用药为主，局部抗真菌、人工唾液、促唾液分泌。

（4）血液系统的放化疗及骨髓移植术、干细胞移植术后引起口腔黏膜炎症的局部处理：应以局部治疗为主，首要是减轻疼痛和保持口腔卫生。局部可以使用止痛、消炎、抗炎、促上皮愈合、去腐生肌的药物。

七、神经系统患者的口腔黏膜病整合治疗

（一）神经系统疾病概述

神经系统疾病是指脑、脊髓、周围神经和骨骼肌的疾病。神经系统具有复杂的构造和功能，完成感知分析、处理外界信息和做出反应、协调指挥机体内部其他系统器官、保持机体内环境和谐稳定，因而与包括口腔在内的所有人体器官组织有密切关联。本节简要介绍影响口腔颌面部及与口腔治疗密切相关的神经系统性疾病，例如全身性神经系统疾病中最常见的脑血管病、癫痫病及一些相关神经肌肉疾病。

1. 脑血管病　指由于各种脑血管（包括动脉和静脉）的病变导致的脑功能急、慢性损害疾病。常见病因有动脉硬化、心脏病、高血压、血液病、动脉瘤、动脉畸形等。常见的脑血管病有急性脑血管病（包括脑梗死、脑出血、蛛网膜下腔出血）、颅内静脉及静脉窦血栓形成、高血压性脑病等。主要临床表现是由不可逆的脑缺血导致的一系列运动功能障碍，感觉消失，

视力下降,语言能力降低。

脑血管病是中老年人的常见病、多发病。经统计我国50岁以后脑卒中者占脑卒中总数的79.5%~86.1%。2006—2010年我国脑血管病死亡率为124.01/10万,发病率高、致残率高、死亡率高。在美国,脑血管病患者发病占总人口的0.8%,每年超过40万人被诊断为脑卒中,被列为死亡原因的第3位。我国每年死于脑血管病的病例约100万,成为第二大死因。幸存者75%以上有不同程度的后遗症,需长期护理,加重了社会、家庭及个人的负担,严重影响了老年人的生活质量。

(1) 急性脑血管病:急性脑血管病也称为"脑卒中"(stroke)、"中风"。通常是指由脑动脉血管病变导致急性、局限性或弥漫性脑功能障碍的脑血管病症。近年来,流行病学调查的结果表明,我国急性脑血管病发病率正在逐年增多,已列我国死亡率第3位、致残率最高的疾病。脑卒中的症状特点表现为突然发病,剧烈头痛、呕吐、意识障碍、偏瘫、偏盲、偏身感觉障碍。高血压、糖尿病,高脂血症、心脏病、肥胖、吸烟、酗酒、体力活动减少、气候条件的剧烈变化、不恰当的药物治疗,以及家族中存在高血压、脑卒中史等是诱发急性脑血管病的因素。口腔医师接诊中若发现患者有舌麻木、头痛、肢体无力、血压波动、视力变化等先兆症状,应熟悉处理原则。

(2) 短暂性脑缺血发作:确切病因尚不完全清楚,患者往往有动脉粥样硬化、心脏病、血液病、高血脂、糖尿病等慢性疾病史。其发病机制可能与微栓塞、脑血管痉挛、血液成分或血流动力学改变等有关。由于局部脑动脉反复发作性短时缺血,导致一过性神经功能异常。每次发作持续数分钟到数小时,不超过24小时即完全恢复。好发于中老年人。男性多于女性。临床主要表现为突然发病,迅速出现神经系统功能障碍,5分钟达到高峰,持续时间短,恢复快,不留后遗症。一般无意识障碍。反复发作。每次发作的症状相对恒定。反复发作者易发生脑梗死。一过性脑缺血症状虽然轻微,但此种大脑的"间隙性跛行"是脑梗死的特级警报,口腔医师一旦发现患者有面瘫、一侧或双侧面部或口周麻木、吞咽困难或构音不清等与口腔有关的短暂性脑缺血发作症状,必须引起高度重视。

(3) 脑梗死:由于脑动脉的阻塞导致脑灌注血流持续降低,相应供血区内的脑组织因缺血、缺氧、水肿而坏死。脑梗死的临床常见类型包括脑血栓形成、脑栓塞和腔隙性梗死,其中以脑血栓形成最为常见。脑血栓形成多数在安静或休息状态下起病,进行性发展。神经系统局灶性症状一般在10小时至2天内达到高峰。除了大面积梗死或脑干梗死,一般很少有意识障碍。脑栓塞临床表现与栓塞血管供血范围有关,根据损伤部位不同脑组织可相应出现脑功能异常症状,例如眩晕、眼球震颤、复视、同向偏盲或皮质盲、眼肌麻痹、构音困难、吞咽困难、肢体共济失调、交叉性瘫痪或四肢瘫痪等。脑栓塞患者因为栓子栓塞部位比较大,常常来势凶猛,可发生严重脑水肿、颅内压增高、昏迷及抽搐发作,病情危重。常见于在高动力(活动、激动等)状态下或手术后诱导发生。

(4) 脑出血:脑出血是指原发性非外伤性脑实质内出血。高血压是脑出血最常见的原因。老年人随着动脉硬化的发展,脑内动脉壁薄弱,内层肌细胞及外膜结缔组织均少,且缺乏外弹力层;年龄越长病变越重,脑出血的发病率越高。常发生在50~70岁,男性略多见,冬春季发病较多。多有高血压病史。患者常有突然头痛、头晕、肢体麻木、言语困难等前驱症状,数分钟到数小时内病情达到高峰。重症患者可以因为巨大脑内血肿导致急性颅内压增高出现剧烈头痛、呕吐、血压增高,脉搏缓而有力的症状,数分钟内可转入意识模糊或昏迷。

脑出血的临床体征与出血部位、范围、机体反应和全身状况有关。通常在活动和情绪激动时突然发病,大多数病例无预兆。口腔治疗过程对这些患者可能是一种强烈的刺激,可能引发脑出血。

(5) 蛛网膜下腔出血(SAH):蛛网膜下腔出血是多种病因所致脑底部或脑及脊髓表面血管破裂的急性出血性脑血管病。血液直接流入蛛网膜下腔,又称原发性蛛网膜下腔出血。因脑实质内、脑室出血、硬膜外或硬膜下血管破裂,血液穿破脑组织流入蛛网膜下腔者,称为继发性蛛网膜下腔出血。蛛网膜下腔出血的病因很多。动脉瘤破裂是原发性蛛网膜下腔出血中最常见的原因。高血压动脉硬化性动脉瘤出血多见于老年人,女性多于男性。典型临床表现是突然发生剧烈头痛、呕吐。因发病年龄、病变部位、破裂血管的大小及发病次数不同,临床表现各异,轻者可无明显症状和体征,重者突然昏迷并在短期内死亡。绝大多数病例发病后数小时内出现脑膜刺激征,也可有脑神经症状、轻偏瘫、感觉障碍、眩晕、共济失调和癫痫发作等。发病前多有明显诱因,例如剧烈运动、过劳、激动、用力、排便、咳嗽、饮酒等,少数可在安静条件下发病。

(6) 颅内静脉及静脉窦血栓形成:海绵窦血栓形成是常见的静脉窦血栓之一,常继发于牙、鼻或眼部皮肤的严重感染,是一种罕见但严重的并发症。患者出现眼眶内的软组织、眼睑、眼结膜、额部头皮水肿、眼球突出、眼睑下垂、眼球邻近的静脉出血、眼眶内淤血、浆液渗出。角膜反射消失,眼球有时疼痛。少数人可以出现视乳头水肿。一般视力不受影响,少数由于视网膜淤血、出血等引起视力减退甚至失明。急性海绵窦血栓形成的经典神经系统症状是双侧眼球突出、充血和眶周水肿,眼球固定不能活动。视网膜静脉血栓形成,可导致致命性危害。炎性窦血栓可并发海绵窦附近脑膜炎和脑脓肿等。因此,对于头面部(包括鼻窦、鼻旁和上唇在内)的感染灶要注意避免挤压,以防感染经面浅静脉扩散到海绵窦。海绵窦血栓形成的治疗原则是抗感染和抗凝治疗。

2. 其他神经肌肉性疾病

(1) 帕金森病:是一种以肌强直、静止性震颤、行动迟缓为主要临床特征的神经退行性疾病。最常见的形式是震颤麻痹,但通常被认为是在各种机体紊乱后发生的(例如脑炎后帕金森病、动脉硬化性帕金森病和创伤后帕金森病以及闭合性颅脑损伤),特发于中老年人。报道显示其发病率是797/10万人每年,60岁以上人群发病率较高。患者口腔的表现为吞咽困难,言语费力,咀嚼能力减弱,牙磨耗严重。这些表现均导致口腔治疗有一定难度。

(2) 脑瘫:指生前或出生后发生的非进行性脑损伤导致智力低下的一组疾病。脑瘫的发病率大概为每1000名活产婴儿中有2~6名。发病原因有分娩时缺氧缺血,先天性感染(例如风疹、巨细胞病毒病、单纯疱疹、梅毒、流感等)。患者常常出现构音困难,语言及吞咽困难,并伴有流涎症状。

(3) 重症肌无力:是一种继发于神经肌肉接头处在劳累时进行性肌肉无力的疾病。是因为自身抗体结合于乙酰胆碱受体处阻碍了冲动的传达。自身抗体来源尚未清楚。女性发病率高于男性。常好发于30~40岁。患者伴有眼睑下垂,复视,咀嚼无力,吞咽困难,呼吸无力等症状。

(4) 癫痫:是因反复发作的大脑神经元异常同步放电,导致暂时中枢神经系统功能失常的一组综合征。异常放电可能会造成感觉和运动异常以及意识丧失。癫痫是神经系统常见的慢性病。据世界卫生组织报道,全球约有 5000 万人是正在发作或需要治疗的癫痫患者,我国约有 900 多万患者,发病率男性高于女性,以儿童、青少年和老年人群发病率高。其发作类型包括强直—阵挛性发作(大发作)、失神发作(小发作)、部分性发作和部分性发作进展成全身性发作、癫痫的持续状态。其中大发作是最常见的发作形式,以意识丧失和全身对称地抽搐为特征。发作可以分成 3 个阶段:①患者突然意识丧失,跌倒在地,两眼凝视前方或一侧;憋气和口唇青紫;随后两睑上翻,眼球上窜,喉部痉挛发出叫声,全身骨骼肌强直性收缩成角弓反张样,持续 10~20 秒后出现震颤。②四肢和全身强直、震颤幅度逐渐增大,速度逐渐变慢,同时伴有呼吸急促而深大,持续 1~2 分钟。③在最后一次强烈抽搐后突然停止,肌肉松弛。患者可以同时出现血压增高、心率加快、瞳孔散大、汗液、唾液和气管内分泌物增多。抽搐停止后患者呼吸、心跳、血压和瞳孔逐渐恢复正常,肌肉松弛并且意识逐渐恢复正常。也有患者进入昏睡状态。清醒后患者自觉头痛,全身酸软无力,对抽搐全无记忆。此外,患者因长期服用抗惊厥药,会出现不同程度的牙龈增生、龈炎等口腔问题。激素类药物可诱发癫痫的发作。

(二) 神经内科疾病与口腔疾病的关系,以及神经内科疾病患者口腔操作要点

神经内科疾病中的脑血管疾病是老年人群高发病,在口腔门诊中常会接诊到有潜在可能发生脑血管疾病的患者,一旦发病容易出现各种意外,危及患者的生命。因此,在进行口腔诊疗的过程当中,应该注意口腔疾病及口腔操作可能对脑血管疾病造成的影响。

1. 某些患者可能对口腔科环境以及口腔操作产生应激反应。

某些患者由于有口腔科恐惧症,对口腔就诊环境感到恐惧,某些口腔操作,由于声音、气雾以及口腔操作部位的特点均可能导致患者的出现应激反应。应激时患者出现兴奋、紧张、焦虑等情绪反应;还可引起血浆肾上腺素、去甲肾上腺素浓度迅速升高,从而导致血压升高。这些均是诱发脑血管病的危险因素。对于这类有口腔科恐惧症的并是脑血管病的高危患者,口腔医师要特别注意防止因应激引起脑血管疾病突发。

2. 口腔内微生物与脑血管疾病本身的关联或者口腔侵入性操作导致菌血症等对脑血管疾病产生影响。

与口腔感染性疾病相关的脑血管疾病主要是海绵窦血栓形成,该病一般是因为耳源性、鼻窦、口腔内,以及眶面部的化脓性感染(例如中耳炎、根尖周炎、鼻窦炎),或是全身性感染所致的。口腔颌面部是血管非常丰富的区域,头面部(包括鼻窦、鼻旁和上唇在内)的静脉与颅内静脉及静脉窦关系密切,该部位的静脉没有静脉瓣,所以无论是何种感染病菌均能够通过静脉回流到海绵窦,并在其中留存,导致血流速度减缓,而且有的感染凝块在进到海绵窦之后,会导致静脉内皮细胞水肿,从而引发血栓。因此,口腔医师要高度重视口腔颌面部的感染灶,进行侵入性操作(例如根管治疗、牙槽骨手术)或颌面有感染灶时均应避免细菌入血。此外,少数不明原因的脑栓塞可能由感染性因素引起,来自颌面部疾病手术治疗中的感染性栓子进入颅内血管,也可以引发细菌性血管炎性栓塞。

3. 某些口腔局部药物可能加重或诱发神经系统疾病,抗凝剂等脑血管疾病常用药物对口腔的影响也应该受到关注。

口腔麻醉中为了延长麻醉时间和加强麻醉效果常会加入肾上腺素,肾上腺素会引起血压增高,进而影响脑血管病。研究表明,类固醇激素等可诱发癫痫,口腔黏膜疾病患者有时会用到激素治疗,需要慎用。此外,脑血管疾病常用的抗凝剂也会对口腔操作造成一定影响。

4. 脑血管疾病患者在口腔诊疗中体位的改变可能对其血压等产生不利影响。

血压密切影响脑血管疾病的发生,口腔诊疗过程中患者体位的改变可对血压产生一定影响。患者体位从坐位到卧位或者从卧位恢复到坐位时都可能导致血压的体位性改变。调整体位前应该事先告知患者,并轻柔操作,避免体位性血压改变导致患者不适或诱发脑血管疾病。

5. 患者可能产生某些突发状况。

许多脑血管疾病都可能在毫无征兆的情况下发病,因此,口腔门诊均应具备急救设备、药物、措施,所有口腔医师都应做好处理紧急情况的思想准备。若患者突然晕厥,应及时进行急救,并遵循急救 ABC,此外,麻醉科医师应该辅助诊治医师积极参与抢救。

6. 对每位有可能患脑血管病的患者都应进行评估治疗。

(1) 口腔医师应该常规询问患者是否患有高血压、糖尿病、高脂血症、心脏病、无症状性颈动脉杂音等病症,是否吸烟、酗酒、缺乏体力活动等不良生活习惯,有否高血压、脑卒中家族史,是否有过脑卒中等情况,掌握情况后开始制订治疗计划。

(2) 对于有过脑血管病的患者应该列为重点防护对象,应在详细了解患者接受何种"卒中二级预防"措施和效果的前提下,根据患者目前的情况制订治疗计划。

口腔医师应在口腔操作或手术前对患者脑卒中风险进行评估(表 3-12),可参考美国麻醉协会的标准(American Society of Anesthesiologists, ASA),根据不同程度进行相应口腔操作。脑卒中风险随分级增加而增加。

表 3-12 脑卒中风险因素分级及处理

分级	风险因素	处理
ASA1	无风险因素	按正常处理
ASA2	1 个或 1 个以上风险因素	请内科会诊治疗风险因素或劝说患者在风险因素控制后再进行口腔治疗
ASA3	口腔治疗前 6 个月至少 1 次以上短暂性脑缺血发作或脑卒中病史	有或无神经系统后遗症,通过医疗设备检查后根据后遗症程度进行适当治疗
ASA4	口腔治疗前 6 个月以内出现短暂性脑缺血发作或脑卒中	延迟口腔治疗

(3) 如果发现患者有唇舌麻木、头痛、肢体无力、血压波动、视力变化等脑血管病先兆症状,要提请患者做相应的诊治。口腔医师更容易发现患者是否有面瘫、一侧或双侧面部或口周麻木、吞咽困难,或构音不清等与口腔有关的短暂性脑缺血发作的临床症状,一旦发现应提醒患者先请神经内科医师排除脑血管病诊断后,开始口腔操作。

(4) 对于有先兆但不能确诊脑血管病而又有口腔急诊手术指征的患者,应该请神经内科或内科医师到场协助诊疗。

(5) 口腔治疗过程中一旦发现有卒中可能的患者,应尽快转入神经内科做规范化治疗。

(6) 对有明确脑梗死后遗症的口腔患者要给予特殊照顾,对他们的肢体不便和语言障碍要充分同情,并细心检查,必要时要询问陪同家属了解病情,作出治疗方案前要征求家属意见,了解神经内科主治医师对该患者目前状况的评估意见,根据患者的脑梗死后遗症严重程度和能承受程度决定操作或手术范围。

（7）口腔治疗过程中发现有突发神经系统疾病可能,应按以下原则处理。

1）立即终止口腔操作,请神经内科会诊。

2）将患者置于舒适体位(清醒者取直立位;意识丧失者取背靠位,忌仰卧位)。

3）检查是否有呼吸,若无呼吸则行气道开放抢救。

4）监测生命体征。

5）及时用药,发病3小时以内者用血栓溶解疗法。

6）患者给氧,忌用镇静药。

7）症状未缓解者,要及时转院治疗。

7. 对其他一些神经内科疾病,口腔医师也应注意其疾病特点,采取相应措施。

（1）帕金森病

1）口腔医师操作时,患者必须取立坐位,患者会因紧张加重颤抖和僵直,必须特别警惕咽反射导致误吸,及时吸尽口腔内多余液体。

2）操作结束时,要注意患者从仰卧位到站立位会发生一过性低血压。干燥综合征也是帕金森病患者服药的常见并发症,需要特别注意维护口腔卫生。

（2）脑瘫:脑瘫患儿常发生釉质缺陷以及流涎等症状,解决办法之一是切除舌下腺并重新将腮腺导管放于扁桃体窝处,或者全身用药(如抗胆碱药物)。

（3）重症肌无力

1）重症肌无力患者很有可能发生呼吸危象,所以口腔治疗必须在能行气管切开的医院进行。

2）术中保持气道清洁,充分吸尽口腔内液体,可使用橡皮障,术中禁止使用影响神经肌肉活性的药物(如麻醉药、镇静药、巴比妥类药物),禁用抗生素(例如四环素、链霉素、磺胺类、克林霉素)。

（4）颅内静脉及静脉窦血栓形成

1）口腔颌面部是血管非常丰富的区域,头面部(包括鼻窦、鼻旁和上唇在内)的静脉与颅内静脉及静脉瘘关系密切,该部位的感染容易引起颅内感染,因此,口腔医师要高度重视口腔颌面部的感染灶,要及时果断处理,合理使用抗生素。

2）要告诫患者严禁挤压口腔颌面部的疖、痈、疔、疮,采取正确的护理方法,防止感染经面浅静脉扩散到海绵窦,从而导致严最后果。

（5）癫痫

1）在询问口腔患者的病史时要注意有无癫痫史,了解其发作的类型,尤其要注意是否有失神发作(小发作)情况。治疗中如果出现失神发作(小发作),口腔医师应暂停操作,待其平息后视患者情况决定是否继续进行。如果患者一时不能复原,则应改约时间继续治疗。

2）治疗中如果出现大发作,则应及时用纱布塞入患者的上下牙列之间,以防咬舌。

3）口腔用药应避免诱发癫痫的药物。如对有明确癫痫病史的口腔黏膜病患者,应慎用激素。

（三）神经系统疾病患者的口腔黏膜表征和药物治疗副作用

神经系统疾病患者口腔黏膜相关的症状主要是由于神经系统疾病导致患者躯体感觉和运动障碍及治疗时药物副作用所致。

1. 躯体感觉及运动障碍　患者出现舌唇部麻木、烫伤、颊舌黏膜咬伤(图 3-15)。由于该类患者不能良好的控制口腔卫生,患者还可出现龈炎、牙周炎症状。

2. 药物副作用　治疗神经系统疾病药物副作用与心血管系统疾病的药物副作用类似。常见有降压药引起的口腔干燥、牙龈增生,抗凝药诱发的牙龈出血、创伤性口腔黏膜血疱。特别是癫痫患者长时间服用苯妥英钠会导致牙龈增生和舌炎(图 3-16)。

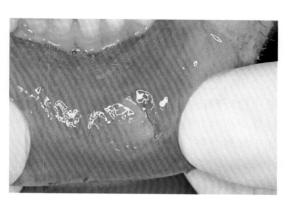

图 3-15　癫痫患者口腔黏膜损伤
(广西医科大学附属口腔医院供图)

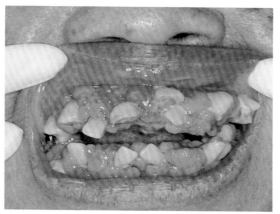

图 3-16　苯妥英钠引起的牙龈增生
(广西医科大学附属口腔医院供图)

(四) 合并神经系统疾病患者口腔黏膜病整合治疗要点

神经系统患者的口腔表征可以分为三方面:神经系统疾病感觉障碍导致的口腔表征,运动障碍导致的口腔表征和药物副作用引起的黏膜损害。对每位患者(尤其年老的患者)首先要详细询问病史,评估患者的全身情况,分析是否有发生脑血管病的潜在可能,因神经系统疾病患者在口腔的诊治过程中容易出现各种突发情况,例如脑出血、脑梗死、高血压危象、晕厥、癫痫发作等,所以口腔科诊室应该配备各种急救药物及设备,并要求口腔医师掌握各种急救技术。对于已经有神经系统疾病发作史的患者,尤其要详细询问目前的疾病治疗或控制情况以及用药史,弄清神经系统患者的黏膜表征是何种原因引起,再对症治疗。神经内科患者伴发黏膜损害,按图 3-17 原则处理。

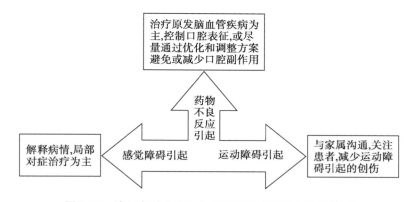

图 3-17　神经内科疾病患者口腔黏膜疾病整合治疗原则

1. 若患者的口腔黏膜表征是由神经系统疾病感觉障碍所引起,包括唇舌麻木,进食引起烫伤、咬伤、癫痫发作时无意识咬伤等,应耐心与患者沟通,告知其麻木不适等是因神经损害引起的不可逆后遗症,让患者充分认知和理解自身疾病状况,并能接受现状,在日常生活中要注意避免使用过烫、过度刺激、过硬、或含尖锐骨刺的食物,以免引起黏膜损伤。嘱家属在癫痫患者发作时于其牙齿之间放置纱布防止咬伤黏膜。对于已造成的黏膜损伤,则主要以局部无创伤性对症治疗为主(湿敷、含漱、局部涂药、微波治疗),若损伤严重需要全身用药时,不能与治疗神经系统疾病的药物冲突,也不能采用可能加重已有神经系统疾病的药物。

2. 若患者的口腔黏膜表征是由神经系统疾病运动障碍所引起(例如偏瘫后自理能力下降引起的系列牙周问题),要向患者解释保持口腔卫生的重要性,嘱患者或其家属加强口腔的局部护理,教会其使用电动牙刷进行口腔清洁,使用口腔护理漱口液,预防发生牙周疾病,或适当使用山梨醇和羧甲基纤维素钠溶液以及氟化物凝胶预防因干燥导致龋病。要以对症治疗为主,在控制血压或凝血等问题后,适当进行牙周洁治、刮治。

3. 若患者口腔损害为药物副作用引起(例如干燥综合征、药物性牙龈增生等),应以治疗原发神经系统疾病为主,控制口腔表征,尽量优化和调整治疗方案避免或减少口腔副作用。局部黏膜疾病按相应处理原则处理,若经过局部处理口腔表征仍无好转,可与神经内科医师协商换药或停药。

4. 部分神经系统疾病患者可能伴有精神症状(例如痴呆、抑郁等),此类患者的处理可参见本节"八、精神疾病患者的口腔黏膜病整合治疗"内容。

八、精神疾病患者的口腔黏膜病整合治疗

(一) 常见精神疾病概述

1. 口腔医师需要了解的心理学及精神病学的几个基本概念

(1) 心理状态的正常与异常:"正常"和"异常"是个人心理的不同状态。正常心理状态的消极概念是无精神障碍,积极概念是除了无心理障碍外,还能正常发挥自己的心理功能。而"健康"和"不健康"是在指无精神障碍范围内讨论正常的水平高低和程度的一对范畴。健康的心理活动是一种出于动态平衡的心理过程,不健康的心理活动是一种处于动态失衡的心理过程。异常的心理状态大致区分为以下三种情形:一般的心理卫生问题、神经症性精神障碍及精神病性精神障碍。

(2) 精神疾病、主要症状及分类:精神活动由认知、情感和意志行为三部分组成。精神障碍是一类具有诊断意义的精神方面的问题,特征为认知、情绪、行为等方面的改变,可伴有痛苦体验和功能损伤。精神障碍的症状表现可根据精神活动类型分为感知觉、思维、情绪、注意、记忆、智能、意志和动作行为障碍等。

ICD-10 将精神和行为障碍分型如下。

0 型:脑器质性精神障碍与躯体疾病所致精神障碍

1 型:精神活性物质与非依赖性物质所致精神障碍

2 型:精神分裂症,分裂型障碍和妄想性障碍等精神病性障碍

3 型:情感性精神障碍(心境障碍)

4 型：神经症与心理因素有关的精神障碍

5 型：与心理因素有关的生理障碍

6 型：人格障碍、意向控制障碍（冲动控制障碍与性变态）

7 型：精神发育迟滞

8 型：儿童少年期精神障碍

9 型：其他精神障碍及司法鉴定和心理卫生相关的几种情况

2. 口腔医师需要了解的几种关系

（1）精神障碍与精神健康的关系：存在精神障碍并不表明其心理活动所有方面都是异常的，而精神健康也不是没有任何心理问题。例如，某人的人格可能有某些方面的缺陷并伴有思维障碍，但是，他的感觉、知觉可能是正常的。

正常心理活动和异常心理活动之间，有相互转化的可能性。有心理异常的人经过系统治疗，异常部分也可能得到改善或完全矫正。因此，心理正常活动和异常活动在人群中会永远并存。

（2）生理功能的改变与心理活动的改变存在身心反应：即心理因素会导致生理功能方面的变化，生理功能的改变，也会引起心理活动的改变。因此器质性病变可能与精神障碍共存。

（3）诊断精神疾病：首先要诊断或排除器质性病变。而精神障碍的诊断目前主要依赖于病史、精神检查并辅以必要的物理检查与心理测量等完成。精神科诊断不等同于心理诊断。心理诊断即是临床心理学家运用心理学的方法和技巧，对人们的心理状态、心理异常及行为表现进行评估，并确定其性质和程度的过程。精神科诊断是精神科医师对心理状态异常的个体是否存在某种精神障碍的临床判断，它是以个体为目标通过相关诊断来确定个体行为与常模偏离的程度和距离。譬如某人受暗示程度，以及这种程度在自然分布中的位置，由此，判断是否存在心理状态的异常。

（4）心理诊断与精神科诊断的重要性：在于帮助正确选择治疗方法和制订治疗方案，通过相关诊断可对当事人的智力、情绪和个性有一定的了解；对他的个人生活史、目前状况、人际关系、工作性质有一定的了解；对他的心理问题或精神障碍的形成发展、严重程度以及对其心理活动的影响，有一个确切的判断，选择最恰当治疗方法和制订符合实际情况的治疗方案。

因此，口腔医师针对有心理问题或心理异常患者需要合作的专科包括精神科医师、临床心理学工作者（心理咨询师）、内科医师或神经内、外科医师等，以排除全身器质性病变。

（5）常见躯体疾病所致心理行为异常：健康心理学是"保健、诊病、防病和治病的心理学"，是心理学接着"现代医学模式"主动介入医学领域的结果。医学临床上的各种躯体疾病患者，既有共同的心理压力（例如悲观、焦虑等），又有各自独特的心理压力（例如高血压患者的性情急躁、癌症患者的绝望等）。疾病患者的心理压力可以严重影响疾病的转归和愈合。躯体疾病患者的一般心理特点包括五点。

1）对客观世界和自身价值的态度发生改变，这些主观态度的改变，可以使患者把自己置于人际关系中的特殊位置上（好像已经或将要被人群抛弃）。

2）把注意力从外界转移到自身的体验和感觉上，他们往往只关心自己身体的机能状态。由于注意力的转移和兴趣的缩小，患者心理的各个方面会相应地发生一时性的改变。

3）情绪低落,运动减少,语言平淡无趣。

4）感觉时间发生变化,非快即慢,往往陷入往事的回忆中,有时很强烈,抑制对未来的信心。

5）精神偏离日常状态。由于疾病可能破坏正常的生活节律,影响患者的日常劳动,休息,睡眠节奏,成为一种极为强烈的信号,冲击患者的内心世界,再加上对疾病症状的体验,患者的兴趣,爱好,思维方式,都可能发生某些变化。

（6）以下以艾滋病患者心理变化为例说明其相关心理过程。

在患者未怀疑自己感染 HIV 时,或者即便感染了但未意识到自己感染了 HIV 时,往往无明显心理变化。

当 HIV 病毒感染者抗体检查确认阳性时可能出现相应的心理变化如下。

1）否认期:怀疑是否弄错,多次化验。

2）怨恨期:自责或迁怒于他人,或实施报复。

3）妥协期:求医问药,祈求生机。

4）抑郁期:丧失信心,绝望轻生。

5）接受期:面对现实,过一天算一天。

对于出现症状才确诊的 AIDS 患者,多数会引发心理危机。

肿瘤性疾病的心理变化过程和 AIDS 患者类似。

（7）心理生理障碍:即生理障碍,例如头痛、失眠、心悸、消化不良等。但无躯体疾病基础,并且明显受患者心理状态影响,而患者却无确定的精神障碍。

某些器质性疾病本身可能导致精神障碍。器质性病变导致的精神障碍主要特征包括:有躯体、神经系统及实验室检查证据;有脑病、脑损伤,或可引起脑功能障碍的躯体疾病,并至少有下列 1 项:智能损害综合征;遗忘综合征;人格改变;意识障碍;精神病性症状;情感障碍综合征;解离、转换综合征;神经症样综合征。

3. 需要注意的几种精神疾病

（1）神经症性精神障碍:神经症是一组主要表现为焦虑、抑郁、恐惧、强迫、疑病症状,或神经衰弱症状的精神障碍。用于描述精神障碍,例如焦虑症状、恐惧症状、强迫症状、疑病症状、人格解体等。该障碍有一定的人格基础,起病常受心理社会（环境）因素影响。症状没有可证实的器质性病变作基础,与患者的现实处境不相称,但患者对存在的症状感到痛苦和无能为力,自知力完整或基本完整,病程多迁延。精神性疾病可与其他疾病共存,各种神经症性症状或其组合可见于感染、中毒、内脏、内分泌或代谢和脑器质性疾病,称神经症样综合征。

神经症的诊断等级由强到弱包括:癔症、抑郁性神经症、强迫症、恐怖症、焦虑症、疑病症、神经衰弱。

1）神经衰弱:是神经症中最轻微的一种,以脑和躯体功能衰弱症状为主,特征是持续和令人苦恼的脑力易疲劳（例如感到没有精神,自感脑子迟钝,注意不集中或不持久,记忆差,思考效率下降）和体力易疲劳,经过休息或娱乐不能恢复,并至少有下列症状中的 2 项:①情感症状,例如烦恼、心情紧张、易激惹;②兴奋症状,例如感到精神易兴奋,但无言语运动增多。有时对声光很敏感;③肌肉紧张性疼痛或头晕;④睡眠障碍;⑤其他心理生理障碍。

2）躯体化障碍:是一种经多种多样、经常变化的躯体症状为主的神经症。症状可涉及身体的任何系统或器官,最常见的是胃肠道不适(例如疼痛、打嗝、反酸、呕吐、恶心),异常的皮肤感觉(例如瘙痒、烧灼感、刺痛、麻木感、酸痛等),皮肤斑点,主诉性及月经方面的异常很常见,常存在明显的抑郁和焦虑。常为慢性波动性病程,常伴有社会、人际及家庭行为方面长期存在的严重障碍。女性远多于男性,多在成年早期发病。

3) 疑病症:是一种以担心或相信患严重躯体疾病的持久性优势观念为主的神经症,患者因为这种症状反复就医,各种医学检查阴性和医师的解释均不能打消其疑虑。即使患者有时存在某种躯体障碍,也不能解释所诉症状的性质、程度,或患者的痛苦与优势观念,常伴有焦虑或抑郁。对身体畸形(虽然根据不足)的疑虑或优势观念也属于该症。该障碍男女均有,无明显家庭特点(与躯体化障碍不同),常为慢性波动性病程。疑病症的临床特点包括:对身体健康的过虑和担心害怕;对身体的过分注意,过分察觉和感觉过敏;患病行为的特殊模式;疑病观念。

(2) 精神病性精神障碍:精神病性精神障碍是指以精神病性症状为主要表现的疾病,主要包括精神分裂症、偏执型精神障碍及分裂情感性精神病。

1) 精神分裂症:是一组病因未明的精神病,多起病于青壮年,常有感知、思维、情感、行为等多方面的障碍和精神活动的不协调。一般无意识障碍和智能障碍,病程多迁延。

2) 偏执型精神障碍:是指一组以系统妄想为主要症状,而病因未明的精神障碍,若有幻觉则历时短暂且不突出,在不涉及妄想的情况下,无明显的其他心理方面的异常,30 岁以后起病者较多。

3) 分裂情感性精神病:指分裂症状和情感症状同时存在又同样突出、常反复发作的一种精神病。分裂性症状为妄想、幻觉和思维障碍等阳性精神病性症状,情感性症状为躁狂或抑郁。

(二) 精神疾病患者的口腔操作注意点

1. 因为精神疾病是一大类疾病,包括不同类型精神障碍,不同病程阶段或不同心身状态下具体表现也存在差异。对于已诊断精神疾病患者的治疗,原则上要在精神疾病的稳定期进行,并且需要有家属或监护人陪同就诊。口腔诊治的检查应该尽量首选客观的检查方式,对需要患者主观判断配合进行的一些测试结果要谨慎。如果必须完成口腔治疗,可以选择在固定防护或者全麻状态下进行。

2. 对于表现为精神病性症状(例如幻觉、妄想为主者),原则上要控制症状,经由精神病专科医师进行评估,病情控制后再行口腔操作。否则,患者会把医师必要的、常规的和正确的操作诊疗幻想为别的内容,导致患者情绪异常,甚至发生过激行为,导致不良后果和病情加重。

3. 对于抑郁、焦虑为主的患者,也需要进行相关评估。评估的时间应该在口腔操作前和口腔操作后,同时要有一定时间和密度的随访。这类患者主要由于敏感,过度忧虑的特质对后果产生过度的担心,可能导致患者病情加重,或者因为沟通不畅导致医患纠纷。

4. 对于有精神疾病患者又必须进行口腔操作的患者,除了做好上述评估之外,应考虑抗精神病药物对口腔操作的影响。有的抗精神病药物对全身麻醉有一定影响,多数抗精神病药物可能与麻醉药物有一定程度的协同作用,如果要全身麻醉,需要和精神科医师会诊,在病情稳定地情况下,口腔手术前一天停药,手术过后再逐步加用抗精神病药物。抗精神病药物对局部麻醉无影响。

（三）精神疾病患者的口腔黏膜表征以及相关药物副作用

1. 精神疾病患者的口腔黏膜表征　单纯精神障碍患者主要是心理和行为异常，大多数不具备器质性病变基础。一些神经症性障碍患者可表现为自主神经功能紊乱或者躯体化症状。例如，神经衰弱患者可表现为异常的疲劳、肌肉紧张性头痛或其他慢性躯体不适表现，患者因为明显感到脑和躯体功能衰弱，影响其社会功能，为此主动求治。

口腔是消化系统的起始部位，躯体化障碍为主的神经症可能表现为口腔无味或自述舌苔过厚，口腔黏膜麻木等症状。但口腔检查往往无明显异常，相关实验室检查也不能发现口腔黏膜病损，经过医师解释和检查结果印证往往都不能打消患者的顾虑而不断求诊。

由于口腔功能的重要性和口腔在消化系统外在可以观察的位置，往往成为患者对自己身体过分注意的部位之一，某些疑病症患者可形成以担心和相信口腔患有严重疾病的持久性优势观念为突出的表现。

2. 精神病科常用药物的副作用　药物治疗是诊疗精神障碍患者重要手段之一。精神疾病专科常用药物大致包括抗精神病药物、抗抑郁和抗焦虑药物。这些药物往往有一定的副作用及不良反应。有些副作用可以表现为口腔部位的症状或患者主诉。

（1）抗精神病药物：抗精神病药物主要用于治疗精神分裂症和其他具有精神病性症状的精神障碍包括：氯丙嗪、氟哌啶醇等典型抗精神病药物和氯氮平、利培酮、奥氮平、喹硫平等非典型抗精神病药。该类药物的副作用包括以下几个方面。

1）锥体外系反应

①急性肌张力障碍：呈现不自主的奇特表现，包括眼上翻、斜颈、颈后倾、面部怪相和扭曲、吐舌、张口困难、角弓反张和脊柱侧弯等。

②不能静坐：表现为无法控制的激越不安、不能静坐、反复走动或原地踏步。

③类帕金森病：运动不能、肌张力高、震颤和神经功能紊乱。

④迟发性运动障碍：以不由自主的、有节律的刻板式运动为主要特征。多见于长期服药者，表现为口腔周围或四肢的不自主运动，例如面部肌肉抽动、下颌颤动、四肢的舞蹈动作、捻丸动作，在紧张时加重、睡眠时消失。

2）其他神经系统不良反应

①恶性综合征：意识波动、肌肉强直、高热和自主神经功能不稳定。

②癫痫发作。

3）自主神经的副作用：口干、视力模糊、排尿困难和便秘。

4）代谢内分泌的副作用

①催乳素分泌增加。

②体重增加。

5）精神方面的副作用：过度镇静。

6）其他：肝损伤。

7）过量中毒。

总之，抗精神病药物副作用在口腔的主要表现包括口腔感觉异常和口腔运动异常，表现为口腔异味感，口干及口腔运动障碍，影响语言和咀嚼吞咽等功能。

（2）抗抑郁药：抗抑郁药包括：丙米嗪、阿米替林、多塞平、氯米帕明、地昔帕明等三环类抗抑郁药，目前较为常用；以马普替林为代表二环类、四环类抗抑郁药；吗氯贝胺及苯乙肼等单胺氧化酶抑制剂由于毒性较大,现已少用。

抗抑郁药物常见的副作用主要表现为困倦,口干,视物模糊,便秘,心跳加快,排尿困难和体位性低血压,这类副作用一般不影响口腔治疗,在治疗过程中可逐渐适应;严重的心血管副作用,尿潴留和肠麻痹少见。过量可致急性中毒甚至死亡。

(3) 抗焦虑药:抗焦虑药主要用于缓解焦虑和紧张。以苯二氮䓬类为主,包括氯氮䓬、地西泮及其衍生物。这类药物治疗效果好,安全度大,副作用小,兼具抗焦虑、松弛肌紧张、抗癫痫及镇静安眠等作用,临床应用最为广泛。其中,抗焦虑药物的常见副作用有困倦、眩晕、乏力、嗜睡、便秘;大剂量可发生震颤、视力模糊、兴奋不安、失眠、共济失调及皮疹等。特别表现在口腔的药物副作用较少。

（四）精神疾病患者口腔黏膜病的整合治疗

鉴于部分精神疾病患者有以口腔为主要部位或相关部位的各种主诉,以及精神疾病药物的某些不良反应可以表现在口腔部位,因此,在口腔黏膜疾病诊疗中,应该遵循整合治疗的原则,在排除全身器质性疾病的基础上,进一步排除精神疾病的口腔表征或药物的口腔不良反应,正确区分口腔黏膜疾病与全身身心疾病的关系。尤其是在诊治与心理精神因素可能相关的几类口腔黏膜疾病时,更应该注意疾病的鉴别诊断。例如在诊断以感觉异常为主的口腔黏膜疾病(灼口综合征、慢性疼痛、味觉异常等)时,要注意充分收集病史,完善相关检查,并和相关专科医师合作,必要时排除精神疾病诊断。在诊治口干为主的患者时,要排除是否为全身药物不良反应。在诊治口腔运动异常(例如舌颤等)时注意其是否可能为锥体外系反应,可能系抗精神病药物不良反应。若患者有精神疾病史,应建议患者及家属及时到精神疾病专科就诊。对某些口腔表征可以在精神病专科医师指导下进行相关对症治疗。

1. 神经症性障碍中的躯体症状障碍(美国2013年新采用的名称,替代以往躯体形式障碍,包括疑病症,癔症转换障碍和躯体化障碍)可能表现为口腔颌面部不适或怀疑罹患口腔疾病等以担忧为主诉的患者,需在严格口腔局部检查,并通过充分的实验室检查排除口腔部位器质性病变后,积极联络精神科医师会诊以尽早明确患者精神障碍的诊断和施行相应干预,以免造成医源性损害。

另外,心理正常和异常状态可能发生转化。临床上的躯体疾病患者往往有一定的心理特征。尤其是某些病因不清,治疗周期长又缺乏特效药物的疾病(例如复发性口腔溃疡),或者某些预后不确定、存在一定癌变风险的疾病(例如口腔黏膜癌前病变或癌前状态或肿瘤术后患者),以及重大系统性疾病的口腔表征(例如 AIDS 患者)均可引发心理问题。例如,一个复发性口腔溃疡患者,可能在网上查询得知复发性口腔溃疡可能是艾滋病口腔表征,而进一步查询 HIV 感染后又具备窗口期的特点,即便他反复去查血液 HIV 均为阴性,也不能消除顾虑。这些患者由于躯体疾病和患者的人格特征以及相关社会生活环境,可能导致患者出现心理问题甚至伴发精神障碍,出现精神疾病与躯体疾病的共病状态。

2. 口腔黏膜科医师要善于了解患者的心理特征,在向患者进行病史采集的时候开始,充分了解患者的心理背景,做好充分有效的沟通,尤其在上述相关疾病的病情告知和预后告知时,要用心理学的知识和相关技能,对患者进行疏导,引导患者正确认知本人的疾病状况。对于可能因认知错误导致的情绪或行为障碍等心理问题,可以建议通过适当的心理咨询或认知疗法进行疏通,去除患者的心理问题。对于可疑精神障碍的患者,需要告知患者家属及时到精神卫生科进行相关诊断,排除精神障碍,或者针对精神障碍及时治疗。

精神疾病患者口腔黏膜疾病整合治疗原则见图 3-18。

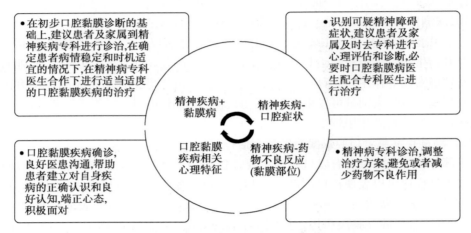

图 3-18　精神疾病患者口腔黏膜疾病整合治疗原则

3. 对于确定伴有心理问题或精神障碍的患者,口腔黏膜科医师在诊断口腔黏膜疾病的同时,要明白患者的心理精神状态,必要时求助于相关心理咨询师或者精神病专科医师,建议患者及家属首先寻求相关帮助,并在精神状态稳定的情况下进行口腔黏膜疾病的治疗。对于抗精神病药物或者抗抑郁药物等引起的口腔不适或相关药物不良反应,需要和精神病专科医师会诊,考虑能否调整药物,优化药物治疗方案,避免或减少口腔副作用。如果出现药物不可避免的口腔副作用,可以对症处理。

4. 对于有心理不健康或者精神异常相关口腔黏膜感觉异常等为主诉的患者,口腔黏膜病医师有必要建议患者及其家属进行相应专科诊治排除或诊治相关疾病。

5. 对于可能导致患者重大心理变化的口腔黏膜疾病的诊治,口腔黏膜病医师应该做好相关的工作,和患者充分沟通,引导患者建立对自身口腔黏膜疾病的正确认知,去除患者不必要的顾虑。

九、中毒性疾病患者的口腔黏膜病整合治疗

(一) 中毒性疾病概述

进入人体的化学物质达到中毒量所产生的组织和器官损害,引起全身性疾病称为中毒性疾病。引起中毒的化学物质称毒物。根据毒物来源和用途分为:工业性毒物;药物;农药;有毒动植物。根据接触毒物的毒性、剂量、时间,将中毒分为急性中毒和慢性中毒。本文主要介绍与口腔相关的较常见的几种中毒性疾病,包括铅中毒、汞中毒、磷中毒、铋中毒和铊中毒。

1. 铅中毒　以无机铅中毒多见,多见于长期吸入铅烟、铅尘、含铅废气以及铅壶盛酒和含铅废水等引起,大多为慢性铅中毒。约有 95% 的铅经血液转移至骨骼,形成难溶的磷酸铅沉积。铅主要通过肾脏排泄。主要损害造血系统、神经系统、消化系统和肾脏。

慢性铅中毒患者较常见的症状:神经衰弱,常伴有头晕、头痛、疲倦乏力、消化不良等症

状,还可以出现腹绞痛、便秘以及贫血等症状;血铅水平高的儿童会表现出多动症、厌食症、低智商和糟糕的学习成绩等情况。铅可通过胎盘使孕期妇女出现胎儿子宫内死亡、早产和低出生体重儿。

根据职业史、临床表现和实验室检查结果进行诊断。血铅、尿铅增高提示体内吸收了过量的铅。尿铅正常值的上限为 0.08mg/L。

2. 汞中毒　是因汞与蛋白质巯基结合而抑制了酶的活性、阻碍了细胞的正常代谢引起的中枢功能紊乱及消化道和肾损害。汞在常温下即可蒸发,汞蒸汽主要经呼吸道进入机体,随血液而分布全身。

汞矿开采和冶炼、仪表工业、制镜业、口腔内科临床工作者长期暴露在汞蒸汽和汞化合物粉尘的环境中有可能慢性汞中毒。汞的排出主要经肾脏,还可由头发、粪便、乳汁、汗液、唾液等少量排出。

(1) 急性汞中毒:在口服升汞等汞化合物数分钟到数十分钟内立即引起急性腐蚀性口腔炎,伴恶心、呕吐、腹痛、腹泻等。

(2) 慢性汞中毒:首先出现神经衰弱的症状,例如头晕、健忘、多梦、多汗、情绪不稳定。

急慢性汞中毒的病情发展到一定程度时都会表现出汞毒性肢体震颤和神经情绪改变。前者先见于手指、眼睑、舌,然后累及四肢和头部;后者表现为头昏、头痛、失眠、多梦、抑郁、焦虑、胆怯和躁动不安以及面红、多汗等自主神经紊乱症状。皮肤可发生汞接触性皮炎。

根据职业病史、典型临床表现,以及尿汞检测可做出诊断。正常人尿汞不超过 0.05mg/L。尿汞量的升高只说明有汞吸收,不一定出现汞中毒症状,所以应结合全身情况诊断汞中毒。

3. 磷中毒　多见于有机磷杀虫药对人畜的毒性。当操作者在无防护或防护失败的情况下,接触有机磷杀虫药经过胃肠道、呼吸道、皮肤和黏膜吸收入体内,抑制了乙酰胆碱酯酶活性,引起乙酰胆碱蓄积,使胆碱能神经受到持续冲动,导致先兴奋后衰竭,严重者可因昏迷和呼吸衰竭而死亡。

磷中毒导致的肝损害可引起中毒性肝炎,患者有吸收不良、腹痛、黄疸及神经衰弱综合征。常常表现为较严重的贫血,骨组织受累,特别是颌骨。

根据有机磷杀虫药接触史及实验室检查可作出诊断。血液中胆碱酯酶活性测定是判断有机磷中毒的重要指标。若以正常人胆碱酯酶活力值作为 100%,有机磷杀虫药急性中毒时胆碱酯酶活力值大多在 70% 以下,但肝炎、肝硬化、原发性肝癌、营养不良等亦可能下降。

4. 铋中毒　是因金属铋摄入超过一定标准引起的中毒症状。以慢性铋中毒常见。

铋剂常用于止泻、杀灭螺旋体的治疗。长期服用此类药物易造成体内积蓄而致中毒。主要表现为肾脏损害和皮肤色素沉着。

5. 铊中毒　机体摄入含铊化合物后的中毒反应。铊具有强蓄积性毒性,可以对患者造成永久性损害,主要有毛发脱落、胃肠道反应、神经系统损伤、肌肉萎缩、肝肾永久性损伤及口腔表现。

人体摄入铊化合物的途径可以是误食含铊化合物、饮用含铊水源、食用含铊果蔬、职业接触等。铊对哺乳动物的毒性高于铅、汞等金属元素,与砷相当,对成人的最小致死量为 12mg/kg,儿童为 8.8~15mg/kg 体重。

临床表现包括毛发脱落(不仅是头发脱落,胡须、腋毛、阴毛也会脱落,但眉毛通常不脱落）；恶心、呕吐、食欲减退、腹痛等胃肠道反应；头痛、睡眠障碍、焦虑不安、人格改变、双侧下肢周围神经炎性麻木等神经系统症状；视力下降乃至完全丧失光感；指甲出现白色横纹的"米氏线"、难忍的皮肤灼痛感等皮肤症状；肌肉萎缩；肝肾永久性损伤等。

根据接触史和病程的发展，铊中毒可以分为急性铊中毒和慢性铊中毒，急性铊中毒是短时间内大量摄入铊所引起的中毒反应，接触途径多为口服，主要表现为神经系统和消化系统症状；慢性铊中毒一般由长期职业性接触导致，症状与急性铊中毒类似，但病程较长，临床表现较为缓和。

脱发、周围神经炎、恶心、呕吐、腹部隐痛、指甲出现"米氏线"等特征症状以及铊接触史和对血液、尿液、毛发等样本的检测可作为诊断铊中毒的依据。其中尿液检测量最为重要，由于铊在体内几乎完全经肾代谢，故尿液铊浓度直接反映患者铊接触状况，尿铊浓度超过0.015mmol/L便可以确诊铊中毒。由于铊中毒较罕见，易被忽略导致误诊。

（二）口腔疾病及口腔操作对中毒性疾病的影响和口腔操作要点

1. 铅中毒　牙龈铅线不需要特别处理但应重视口腔卫生，清除牙结石、治疗牙周病袋及龈炎。

2. 汞中毒　对症治疗汞中毒患者，同时注意保持口腔卫生。

由于口腔医务人员长期使用银汞合金，不易清除，加之汞蒸发对环境造成的污染，口腔医务人员长期暴露易导致慢性汞中毒。故口腔医务人员必须警惕此种职业暴露，重视遵守职业卫生规则，个人防护及定期体检；管理者要加强相关制度建设，完善口腔科各项制度，减少职业暴露危害；口腔治疗室要有独立完善的通风、排风系统，经常开窗使空气对流，可使用碘空气净化法；为减少汞的吸收可用过氧乙烯喷刷墙面和地面；采用密闭式调拌法，挤压银汞合金等操作时要避免皮肤直接接触并戴好帽子、口罩和一次性手套；要有专门的余汞收集器，严密封闭储汞瓶。

3. 磷中毒　慢性磷中毒治疗时应注意磷毒性颌骨骨髓炎的早期症状，早期治疗龈炎、牙周炎，拔除松动的患牙，应用抗菌药物，防止继发感染，已发生颌骨坏死者，应及早手术治疗。

4. 铋中毒　出现铋线应停用铋剂药物换用其他药物，同时进行牙周洁治，注意口腔卫生。

5. 铊中毒　主要是对症治疗口腔内出现的病损，特别是牙龈糜烂、溃疡等影响患者生活质量的症状。

（三）常见中毒性疾病的口腔表征和药物治疗副作用

1. 中毒性疾病具有特异性口腔表征。

（1）铅中毒：慢性铅中毒患者口内有金属味，牙龈可出现铅线，常位于前牙至第一磨牙的颊侧牙龈，由距龈缘约1mm、宽约1mm的灰蓝色颗粒组成，可呈带状或不规则斑片状，是机体吸收的铅与龈沟内污物形成的硫化铅微粒。但铅线只能说明铅吸收，不能作为铅中毒根据。有文献报道也可出现口腔黏膜糜烂、溃疡，唇部出现坏死的痂皮。

（2）汞中毒：口腔炎是慢性汞中毒的早期症状之一，口内有金属味，黏膜充血，舌尖震颤明显。牙龈红肿，可出现牙槽骨吸收、牙齿松动脱落，少数病例出现牙龈灰蓝色汞线。患者可有流涎症状。口腔炎表现为牙龈红肿酸痛、糜烂出血、牙齿松动、龈槽溢脓，口腔有臭味。

（3）磷中毒：有蒜样口臭，有口炎、龈炎、牙周炎、牙龈红肿。磷毒性颌骨骨髓炎的早期牙齿松动和颌骨坏死，常可检查到小块死骨，可出现严重的下颌骨畸形，但上颌骨较少发生。X线片对诊断磷中毒的颌骨损害有十分重要的意义。

（4）铋中毒：主要为色素沉着，好发于前牙游离龈缘和龈乳头，尤其口腔卫生状况较差的患者发生色素沉着的机会更大。表现为沿游离龈下约 1mm 宽、连续的蓝黑色线性波浪状的"铋线"。此外，颊黏膜和舌缘等部位也可出现蓝黑色不规则斑片状色素沉着。口腔黏膜抵抗力降低，易溃疡。常伴有口腔灼痛，唾液增多，淋巴结肿大压痛，口腔炎。

（5）铊中毒：口腔黏膜任何部位均可受损，表现为口腔炎、舌炎、牙龈糜烂、明显充血水肿、疼痛、饮食困难。

2. 中毒性疾病药物治疗副作用 有机磷中毒是由于磷与体内的乙酰胆碱酯酶（AchE）形成磷酰化 AchE，该酶不能自行水解，从而使 AchE 丧失活性，造成乙酰胆碱（Ach）在体内大量积聚，引起一系列中毒症状。阿托品为特异性、高效能解毒药物，能迅速对抗体内乙酰胆碱的毒蕈碱样作用，表现为松弛多种平滑肌、抑制多种腺体分泌、加快心律和扩大瞳孔等，当出现口干（分泌减少）、皮肤干燥、肺湿啰音消失、心率加快、瞳孔扩大时即达到阿托品化，但如果阿托品用量过大，会造成阿托品中毒，表现为托品化的症状出现或不全，或消失；重要器官的功能受抑制或衰竭，因而出现危象。故需特别注意阿托品化和阿托品中毒之间用量的微小变化。

上诉五种中毒性疾病药物治疗除磷中毒外鲜有药物治疗副作用。

（四）合并中毒性疾病患者口腔黏膜疾病整合治疗（图 3-19）

1. 对于蓄意服毒（含急性中毒）患者往往不能正确提供病史。有时需向其家人，同事，亲友或者现场目击者了解情况。慢性中毒患者是长时小量毒物进入人体蓄积引起，起病缓慢，病程较长，缺乏特异性中毒诊断指标，容易误诊、漏诊。因此，对于怀疑慢性中毒的患者要认真询问病史和查体。慢性中毒常见于职业中毒。

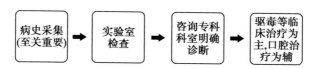

图 3-19 合并中毒性疾病患者口腔黏膜疾病整合治疗

2. 整合治疗原则

（1）立即终止毒物接触；

（2）紧急复苏和对症支持治疗；

（3）清除体内尚未吸收的毒物；

（4）应用解毒药；

（5）预防并发症。

口腔医师要分清轻重缓急，应由专科医师进行驱毒治疗，在确保患者生命体征平稳时才进行口腔黏膜及其他对症治疗。

3. 对于蓄意服毒患者抢救成功后口腔医师也要联合其他相关科室进行心理沟通、辅导，避免其日后再发生类似事件。

4. 以上五种中毒性疾病的口腔黏膜整合治疗分叙如下。

（1）铅中毒：铅中毒应由职业病防治机构进行驱铅治疗，多采用螯合剂。然后针对相应的口腔表征进行对症治疗。

（2）汞中毒：全身治疗包括急性抢救和慢性排汞。前者需立即洗胃和50%硫酸镁导泻。后者常用二巯丙磺钠、二巯丙醇、乙酰消旋青霉胺等汞解毒剂排毒。慢性汞中毒应由职业病专科医疗机构进行，驱汞原则是：小剂量、间歇用药。待生命体征平稳后对相应的口腔黏膜病损进行处理。

（3）磷中毒：通常因服食有机磷农药引起，所以应迅速清除毒物，同时进行紧急复苏，肺水肿时应应用阿托品，不能应用氨茶碱和吗啡。根据病情，要早期、足量、联合和重复应用解毒药（阿托品和AChE复活药），并且选用合理给药途径及择期停药。口腔医师要协助专科医师通过口腔唾液的分泌及黏膜状态的改变共同判断是否已达阿托品化。抢救成功后针对相关口腔表征进行处理。

（4）铋中毒：治疗原则及方法基本同上，口腔医师接诊见到有特异性口腔黏膜表征——铋线的患者，应告知其停用铋制剂换用其他药物或者多药联合治疗。

（5）铊中毒：基本治疗原则是脱离接触，阻断吸收，加速排泄。至今尚无理想的治疗药物，临床常用金属络合剂、含硫化合物、利尿药等治疗。例如普鲁士蓝、二巯基丙酸钠、硫代硫酸钠等可促进铊离子排泄；口服氯化钾溶液促进铊经肾代谢；用利尿药加速铊排泄；除了药物治疗，还可以用过血液透析协助排铊。

5. 中毒性疾病患者因为其他口腔黏膜疾病来就诊时需要注意的问题

（1）中毒性疾病患者的其他口腔黏膜病治疗均应在内科医师控制好中毒性疾病、解除了生命危险的情况后进行，对于重度中毒性疾病患者的治疗应有家属陪同。

（2）口腔黏膜检查时因注意各种阴性及阳性表征，进行其他口腔黏膜疾病与中毒性疾病的鉴别诊断，避免把其他口腔黏膜疾病的病损误作为中毒性疾病的口腔黏膜病损，造成误诊和漏诊。

（3）当汞中毒患者因龋病来诊时，要避免采用银汞合金进行龋病的治疗，同时也因尽量避免其接触到其他患者治疗龋病时的银汞合金材料。

（4）以局部无创伤性对症治疗为主（例如湿敷、含漱、局部涂药、微波治疗），必要时才采用全身用药。

（5）由于中毒性疾病患者可能有消化系统、泌尿系统等全身不同系统的损伤，口腔黏膜疾病用药治疗时，要注意药物的肾毒性、肝毒性，避免治疗药物造成对中毒性疾病患者系统功能的再次损伤。

6. 强调患者口腔健康教育和保持口腔卫生。

十、药物反应与变态反应患者的口腔黏膜病整合治疗

（一）药物反应与变态反应疾病概述

1. 药物反应与变态反应概念　药物反应（drug reaction）是指药物通过各种途径进入人体后，引起器官和组织的不良反应，即药物导致的躯体及心理的副反应、毒性反应、变态反应等非治疗所需的反应，既包括可以预期的毒副反应，也包括无法预期的过敏性或特异性反

应。各种药物反应的区别如表3-13。

表3-13　各种药物不良反应的区别

反应种类	反应性质	药物条件	患者条件
过量反应	药理学作用加强	过量或蓄积	非患者因素
不良反应	药物固有的作用	正常剂量	同上
菌群失调	抗生素的间接作用	常用量长时间或短时间大剂量	同上
赫氏反应	抗生素的间接作用	常用量,首次用	同上
相互作用	药理作用增强或渐弱	常用量,多种药	同上
不耐受	药理作用或不良反应加强	常用量或小剂量	易感性个体
特异质	反应性质异常	常用量	遗传性酶缺陷
变态反应	反应能力特异性改变	常用量	易感性个体

　　随着药物品种的日新月异,伴随新药出现的不良反应类型也不断增多。在药物不良反应中,约有1/3~1/4累及皮肤,故曾有人提出皮肤药物反应(cutaneous drug reactions)一名。在所有皮肤和黏膜药物反应中,又以药疹(drug eruption)最为常见,是患者和医者最易察觉的药物反应。药疹,又称为药物性皮炎(dermatitis medicamentosa),是药物注射、口服或其他方式进入人体后引起的皮肤黏膜发疹,外用药经皮肤黏膜吸收后也可引发药疹。

　　药物反应对患者的危害不容忽视。重症者可引起剥脱性皮炎、中毒性表皮坏死松解症、重型多形性红斑,甚至致死。较轻者停药后一般可自愈,但如果停药不及时也会引起重症反应。还有些药物反应是全身性过敏反应的前驱症状(例如血管神经性水肿),也有一些伴有肝、肾和血液病变。因此,要谨慎对待药物反应,即使发现致敏药物,以减少患者的损害。

　　2. 药物反应与变态反应的发病机制　药物反应大多数是由变态反应机制引起,但有些病例不能用单一机制阐明,还涉及光敏感性反应、药理学反应、毒性反应和其他机制等。

　　(1) 变态反应机制:药物的变态反应是指以药物为反应原而引起的变态反应。1963年Gell和Coombs根据免疫损伤形成的机制不同,将变态反应分为4型。Ⅰ~Ⅲ型为抗体介导,Ⅳ型为T细胞介导。1977年Holbrow和Reeves又提出Ⅴ型(细胞刺激型)和Ⅵ型(依赖抗体细胞毒型),与药物相关的变态反应主要是Ⅰ~Ⅳ型。

　　1) Ⅰ型变态反应:又称速发型超敏反应。临床表现主要有过敏性休克、荨麻疹、哮喘等,例如口腔黏膜病中的药物过敏性口炎、血管神经性水肿。这类变态反应的发生是因为药物的特异性免疫球蛋白E(IgE)抗体诱导了肥大细胞和嗜碱性粒细胞释放出炎症介质组胺、缓激肽、5-羟色胺等物质,后者作用于相应的效应器官引起各种症状。胰岛素和其他蛋白质与Ⅰ型变态反应有关。

　　2) Ⅱ型变态反应:又称细胞溶解型或细胞毒型变态反应,在摄入药物数小时后才发生。药物与机体蛋白结合后形成完全抗原,刺激机体产生药物特异性免疫球蛋白G(IgG)抗体和(或)免疫球蛋白M(IgM)抗体,在补体参与下与吸附在靶细胞表面的抗原相结合而导致细胞溶解,但反应也可以没有补体参与。IgG或IgM抗体可直接与带有抗原的细胞相结合,然后被吞噬细胞吞噬。临床常见的疾病有粒细胞减少症、血小板减少性紫癜。青霉素、先锋霉素、磺胺类药物、利福平可引起Ⅱ型变态反应。

3）Ⅲ型变态反应：又称免疫复合物型变态反应，是由于抗原轻度或中度过剩时形成抗原—抗体复合物引起的变态反应。参与此型反应的抗体为IgG、IgM、IgA。免疫复合物沉积于毛细血管的基底膜上或肾小球的基底膜上，进而激活补体，损伤血管及邻近组织，引起血管炎。循环免疫复合物引起的药物反应称为血清病。发热、关节炎、肾炎、神经炎、水肿和迟发性荨麻疹等是其常见的临床表征。奎宁、水杨酸盐、氯丙嗪和磺胺类药物可引发Ⅲ型变态反应。

4）Ⅳ型变态反应：又称迟发型变态反应。往往在机体与抗原接触24小时以上才发生反应。抗原与致敏的T淋巴细胞接触，引起T淋巴细胞增殖、活化并产生和释放淋巴因子，引起以淋巴细胞为主的单核细胞浸润，最后发生血管炎症，形成结节性病变，并使组织坏死。过敏性接触性口炎、过敏性接触性皮肤炎都属于此型发病机制。局部使用新霉素可引起Ⅳ型变态反应。

5）变应性药物反应的共同特点：①第1次接触治疗药物无有害反应；②药疹反应只发生在再次用药后的几天内；③药疹反应只发生在少数人群中；④药疹的发生与药物剂量无关；⑤再次接触可疑药物或相似化学结构的药物可再次发生药疹反应。

（2）非变态反应机制：变态反应是药物反应的主要发病机制，但非变态反应机制也可导致药物反应的发生，包括药物固有的药理学反应、毒性反应、药物间的相互作用、菌群失调、雅-赫反应（产后梅毒增剧反应）、Jarisch-Herxheimer反应、特异质等。

1）药物固有的药理学反应：例如长期服用米帕林，由于吞噬细胞吞噬药量增加，使皮肤黏膜发黄，这类反应一般只在药量增加时出现。

2）药物的毒性作用：因药物剂量过大或过久，造成药物或其代谢产物慢性积聚在皮肤黏膜内引起的变化。例如，长期服用铋剂引起的牙龈色素沉着、长期大量使用抗癌药物引起的骨髓造血功能障碍或肝损害。

3）免疫效应途径的非免疫性活化：阿司匹林及其他非甾体抗炎药物可改变花生四烯酸的代谢，导致组胺等肥大细胞介质的释放，在没有抗体参与情况下导致过敏反应。X射线增强剂、乙醇、细胞因子、鸦片制剂、西咪替丁、奎宁、硫酸肼屈嗪（降压药、血管扩张药）、阿托品、万古霉素，以及筒箭毒碱等也可通过各种不同途径直接导致肥大细胞释放。

4）菌群失调：人体中存在着保持共生状态的细菌和真菌，抗生素应用破坏了他们的平衡，使某种属的微生物得以加快繁殖，从而引起药疹。例如长期大量应用广谱抗生素可能导致念珠菌感染。

5）Jarisch-Herxheimer反应（赫氏反应）：是一种间接由微生物释放的细菌内毒素或微生物抗原因为的药物诱导反应。其特征是发热、淋巴结压痛、关节痛、斑疹、风疹及原先皮肤病变加剧。药物治疗过程中症状会消失，因此不必停药。Jarisch-Herxheimer反应常见于应用青霉素治疗梅毒，而使二期梅毒疹加剧，这种皮疹可能是由于对大量死亡的梅毒螺旋体释放物的过敏反应。皮肤癣菌感染的灰黄霉素或酮康唑治疗等也可发生此类反应。

6）特异质：患有传染性单核细胞增多症的患者在使用氨苄西林时易发药疹。免疫抑制的患者发生药疹的概率比正常人高10倍。对于HIV感染的患者，磺胺类药物引起的中毒性表皮松解坏死（TEN）的发病率高。尽管HIV感染可导致机体对其他免疫刺激素无反应性，但与免疫正常和HIV阴性的免疫缺陷相比，其药物过敏性反应的发生率明显增高。这反映了免疫调节障碍,TH1 辅助细胞缺陷使得参与过敏反应的 TH2 细胞占优势。

7）光敏反应:某些具有光敏性的药物与日光暴露联合作用时,可使致敏个体发生药疹,分为光变态反应性反应和光毒性反应。前者是由于吸收光能而使药物变性或成为完全抗原引起的过敏反应,通常发生在光照 2~6 小时后,在光照部位出现晒伤性反应。后者则是外用或内用光毒性药物后,皮肤对光敏感性增加而产生晒伤性反应,与免疫机制无关。在接受一定波长和强度的紫外线照射后 24~48 小时内发生,药疹不仅局限于光照部位,也可见于未收光照部位。引发光变态反应所需的药物剂量比光毒性者要小。大多数的光敏药物的作用谱为 VVA,氯丙嗪、硫利达嗪、磺胺、四环素族、灰黄霉素、磺酰脲类和噻嗪类可引起光敏反应。

8）药物的相互作用:即药物竞争相同的血浆蛋白结合部位,抑制或刺激其降解所需的重要酶类,或影响另一药物的排泄引起的药疹。

（二）药物反应与变态反应疾病和口腔疾病的关系,以及药物反应与变态反应疾病患者的口腔操作要点

1. 口腔操作前应详细询问病史,了解患者药物反应及变态反应等情况。确定口腔操作的适宜时机及方案。

药物反应与变态反应患者在实施口腔操作前,应详细询问患者全身健康状况,有无慢性病灶,药物服用史,全身系统性疾病或变态反应病史。目的在于明确患者的临床表现是否由某一特定的过敏原（例如某一药物）所致;了解上次发生变态反应与本次发病的时间、变应原接触情况及接触变应原和症状出现的时间。特别注意可疑变应原或者致敏药物是否为常规口腔操作过程中使用的材料及药物。要根据患者现状对患者情况进行评估,结合需要进行的口腔操作特点,具体评估患者和判断口腔操作时机。并根据患者既往情况,对计划口腔操作中可能使用到的药物及材料进行评价和筛选,帮助患者选择相对安全的药物和材料,尽量避免使用引起变态反应的可疑致敏材料及药物。

2. 药物反应与变态反应患者的口腔操作注意点

（1）对于曾有药物反应与变态反应患者及存在皮肤病损而未出现口腔病损的患者,在进行口腔操作前,应详细询问病史,可以帮助术者有效筛选出口腔操作中可能致敏的药物及材料,选用安全的口腔治疗药物及材料,预防变态反应发生。操作过程中,应动作轻柔高效,避免操作时间过长,以缩减药物和材料接触口腔内软组织的时间,敷料及暂封材料尽量选择低刺激或者无刺激材料。

（2）对于口腔内已出现药物反应与变态反应患者,若病损面积较大且疼痛明显,可暂缓口腔操作,待病损基本愈合后再行操作。若口腔病损面积局限且范围较小,可先选择必要的口腔操作,待后期病损愈合后再行二次操作。操作过程中应减少机械摩擦产热对口腔黏膜的灼伤。

（3）对于全身症状严重的药物反应与变态反应患者,需请皮肤科医师会诊,必要时应先暂缓口腔操作,先转诊至皮肤性病科进行检查处理。口腔医师应配合使用有效足量的局部药物,达到减轻疼痛、防止口腔局部感染以及促进创面愈合。

3. 口腔操作中如有相关药物或材料等导致或引发的药物变态反应,应做好相关处理并做好随访。

若操作过程中出现药物反应或变态反应,首先应明确变应原,有效杜绝再次接触变应原,立即停用及去除致敏药物和材料,视病变的程度、范围以及严重程度予以口腔局部药物治疗,必要时行全身支持治疗,抑制变态反应,减轻疼痛、促进愈合。如果全身过敏症状严重(呼吸道的梗阻、晕厥、休克),可能会导致生命危险,应及时实施抢救。对于药物反应引起的超敏反应,要注意更换的药物不能是同类致敏药物。

4. 口腔操作结束一段时间后出现的由于口腔材料或者药物引发的药物反应或变态反应,应嘱咐患者及时就诊,并做好相应处理。在操作过程中部分患者可能无明显的不适反应,但在术后数小时到数日甚至更长时间后出现相应问题。因此,对于敏感体质的患者,需要加强随访。

（三） 药物反应与变态反应疾病患者的口腔黏膜表征

药物反应的临床表现具有多样性,可有皮肤黏膜反应,也有全身症状。大多数药物反应为轻症或中等严重的皮疹,对生命和病后的健康无大碍。但有少数重症反应,有明显的全身反应和器官损伤,甚至可危及生命。

药物反应的皮肤黏膜表征,是患者和医者最易察觉的药物反应,因此对药物反应的诊断和治疗具有重要意义。其临床类型多样,最常见的为皮疹(46%)、荨麻疹(23%)、固定性药疹(10%)、多形性红斑(5.4%),其他表现少于5%。药物反应的口腔黏膜反应也是口腔黏膜病的常见重要症征,根据发生机制,大致分为两大类。

1. 与变态反应及可能变态反应有关的临床表现　包括过敏症、发疹型药疹、荨麻疹与血管性水肿、固定性药疹、多形性红斑、结节性红斑样药疹、紫癜性药疹、血清病样综合征、湿疹样发疹、水疱性发疹、狼疮样综合征、变应性血管炎、大疱性表皮坏死性松解样药疹、剥脱性皮炎型药疹、光敏感性皮炎、苔藓样药疹、玫瑰糠疹样药疹、银屑病样药疹、皮肤瘙痒等。

2. 非变态反应性的有关临床表现　包括黑色棘皮样症反应、痤疮样反应、脱发、色素沉着、牙龈增生、皮肤肿瘤等。其中口腔患者较为常见的有血管性水肿、固定性药疹、多形性红斑、苔藓样变、牙龈增生、色素沉着。

3. 以下就最常见的药物反应及变态反应的口腔表征以及与药物密切相关的几种疾病作简单介绍。

（1） 药疹(drug eruption):药物通过内服、注射、吸入、塞治和局部外用等途径进入人体而引起皮肤黏膜的反应称为药疹。药疹是一个总的概念,与口腔有关的药疹主要是猩红热样药疹、麻疹样药疹、固定性药疹。药疹诱因多样,临床表现轻重不一,从轻微的红斑至严重的剥脱性皮炎等,还可伴有药物热及肝肾损害等全身性表现。全身症状多见于药物所致的剥脱性皮炎、大疱性药疹(史-约综合征)及中毒性表皮松解等严重药疹。

1） 猩红热样药疹

①口腔黏膜临床表现:口腔黏膜可出现散在略呈对称性片状红斑或丘疹性红斑,随后1~2 天或3~5 天可扩展至整个口腔黏膜,呈鲜红的充血性大片状红斑,压之褪色。舌质红,丝状乳头可有轻度肿胀,但没有猩红热样的"口周苍白圈"和"桑葚舌"体征,通常口内不发生水疱和溃疡损害。患者偶有口干及灼热感。病程1 周左右,红斑消退,唇红部可见糠秕状脱屑。

②皮肤临床表现:出现对称性泛发性大片状鲜红色红斑,约1~3 天迅速扩展至全身,压之褪色,无明显水肿,患者自觉轻度瘙痒及灼热感或针刺感(图3-20)。皮疹历时2 周左右,可出现大量脱屑,如果抓破可继发感染。

图 3-20 猩红热样药疹

2）麻疹样药疹

①口腔黏膜临床表现：该型是药疹中常见的轻型。口腔黏膜上可见针头大小的、高出黏膜面的红色丘疹，多散在分布于任何部位，数目通常数十个以上。不出现猩红热样大片状红斑，有时见针头大小淤点，压之不褪色。此后 1 周左右，在唇红部黏膜表面可出现糠状脱屑，随后丘疹消失，不留瘢痕。

②皮肤临床表现：开始为分散的高出皮肤的棕红色斑疹，可呈对称分布，丘疹往往发生在小片状红斑的基础上。一般先出现于四肢，以后逐渐扩展至颜面、躯干。红斑可逐渐融合成片状红斑，色泽较淡，无全身症状，历经 7～10 天脱屑而愈（图 3-21）。

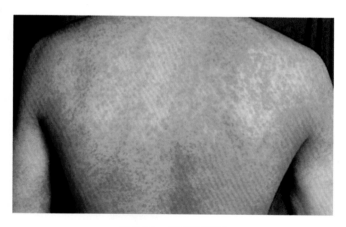

图 3-21 麻疹样药疹

3）固定性药疹

①口腔黏膜临床表现：临床表现多样，发生于唇部有两种情况：一是唇红部黏膜与皮肤交界区出现圆形或椭圆形的、界限清楚的、局限性水肿性暗红色红斑，虽反复发作而始终不出现水疱及糜烂，可持续数月不退，愈后留有色素沉着。二是唇红部及唇部皮肤损害，发病早期在红斑中央出现水疱。发生于口内者发病急骤，多为多形性红斑样表现。可发生在多

个部位,大小不一,多少不等的相对局限的片状糜烂和红斑,水疱易破溃,糜烂周围仍有红斑的边缘,有的病例还可见浅表性溃疡。多分布在唇红、唇黏膜、颊、口底部、舌缘,腭部少见。舌背部水疱较多见。常伴有生殖器黏膜的损害。每次复发具有固定于原来部位及相对对称分布的特征。

②皮肤临床表现:皮肤损害多见。为大小不等的紫红色斑片,中心可起水疱,一个至数十个不等,多发于皮肤黏膜交界处、四肢、会阴部。严重者可演变为重度多形性红斑或大疱表皮松解型药疹(图3-22)。

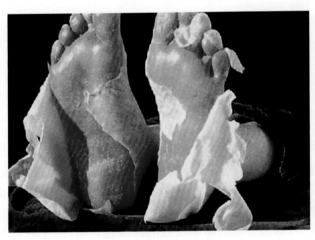

图3-22　大疱表皮松解型药疹

(2)多形性红斑:是一种急性炎症性、自限性、复发性黏膜皮肤病。因皮肤黏膜出现红斑、丘疹、水疱、大疱、糜烂、渗出、结痂、结节等多形态损害而命名。临床上将原因不明者称为"特发性多形性红斑",原因明确者称"症状性多形性红斑"。病程2~4周。

1)口腔黏膜临床表现:多为较大的鲜红的片状红斑,分布于唇、颊、舌、软腭等处,咀嚼黏膜的牙龈及硬腭黏膜也可发生,继而形成较广泛的糜烂面,糜烂表面有大量渗出物形成的假膜。糜烂面周围仍可见到红斑样损害,糜烂面易渗血及刺激性出血,可因感染而出现小片状溃疡。疼痛剧烈。唇红部损害明显,唇组织肿胀明显,红斑色泽鲜艳,唇红与皮肤交界的唇红缘早期可查见小的丘疱疹或小水疱,唇红黏膜广泛糜烂,血性浆液渗出明显,结痂,去痂后出血明显(图3-23)。

2)皮肤临床表现:特发性多形性红斑,皮损为扁豆大、圆形、界限清楚的水肿性红色斑片及黄豆大小丘疹水疱与大疱,对称分布于手背、足背、前臂和小腿,面部与颈部两侧,红斑还可表现为环形或多环形。初期的暗红色斑疹或荨麻疹斑块在24~48小时内略微扩大,至最大

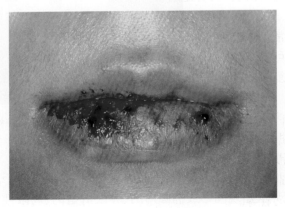

图3-23　多形性红斑
(广西医科大学附属口腔医院供图)

直径 2cm,中央逐渐变为青紫色或紫癜样。水疱发生于红斑中央,周围绕以暗红色晕,形成特征性"虹膜状疱疹",多分布于腕踝及手背、手掌等处,是该病的特征性表现,具有诊断价值。多形性红斑症状,可轻可重,轻者表现与特发性多形性红斑相似。重者发病急骤,全身中毒症状严重,皮损为广泛性红斑,大小水疱、血疱、紫癜样淤斑及生殖器黏膜损害。

（3）过敏性接触性口腔炎:是过敏体质者在局部接触过敏物质后发生变态反应而引发的一种炎症反应。接触物本身并不具有刺激性,仅在过敏体质者发病。其临床表现多样,大致可分为皮肤黏膜损害型和全身反应型。机体接触过敏原后,一般经 2~3 天才出现病理反应,且首先在接触部位发生病损。皮肤黏膜表现可以是局限性的轻度红斑或者黏膜表面的白色斑纹,也可以是多发性大面积的疱疹、糜烂。溃疡和组织坏死。病损除发生在接触部位外,也可向邻近部位扩展。患者自觉症状为口干、多涎、异物感、发痒、灼热或剧痛。口腔临床常见为修复材料引起的接触性口炎。一般在戴义齿 2~3 天后,与义齿基托相接触部位的黏膜充血、发红、肿胀。患者有灼热、刺痛感。重者可形成水疱、糜烂或溃疡。及时去除过敏因素,不戴义齿后病变可于 1~2 周内好转(图 3-24)。

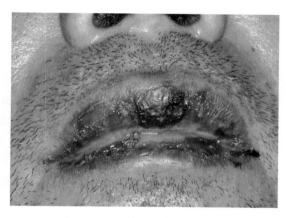

图 3-24　过敏性接触性口腔炎
(广西医科大学附属口腔医院供图)

（4）苔藓样反应:苔藓样反应主要由药物变态反应引起,例如抗结核药、抗高血压药、降糖药、利尿剂等。苔藓样反应发病骤然,损害对称、广泛,剧烈瘙痒。皮损在临床和组织学上极似扁平苔藓,皮疹为紫红色或暗红色扁平丘疹,有光泽,Wickham 纹呈阴性,但鳞屑显著,有时伴有湿疹样反应,愈后有明显色素沉着及色素减退。与真正的扁平苔藓不同,停药后皮疹逐渐消退,有的亦呈慢性,持续很长时间。苔藓样药疹很少累及颊黏膜。特征性的病损表现为白色条纹状病损。也有人认为苔藓样药疹不是一种新的病损,而是潜在的扁平苔藓的表现,或加剧了原有的扁平苔藓表现。

（5）牙龈增生:苯妥英钠、环孢素、钙离子通道阻滞剂以及口服避孕药是引起牙龈增生最常见的药物。开始表现为无痛性的龈乳头增生,后增生扩展到颊舌侧的龈边缘。牙龈增生可累及全口牙龈,但以上下颌前牙区最重。去除菌斑保持良好的口腔卫生有助于较快的恢复以减轻牙龈增生的程度,但牙龈增生不会完全减退。

（6）色素沉着:药物引起的皮肤黏膜色素改变主要为色素沉着,可单独发生,也可与药疹伴发,可为局限性或全身性、暂时性或持久性,有的停药后也不会完全消退。其临床表现根据色素沉积的部位而不同,例如金属造成的牙龈缘的金属沉积线;服用抗疟药可致皮肤呈弥漫性暗黑色,口腔上唇、颊黏膜、腭部出现黑灰色,形状不一,可持续不退,也可为蓝黑色的色素斑;长期服用米诺四环素可见日晒部四肢孤立斑,眶下皮肤、腭及牙龈部灰蓝、灰褐色线条沉着等。

（四）合并药物反应与变态反应疾病患者口腔黏膜病整合治疗（图 3-25）

1. **完整采集信息**　各类药物反应与变态反应疾病尚无特异性检验指标,病理诊断尚不

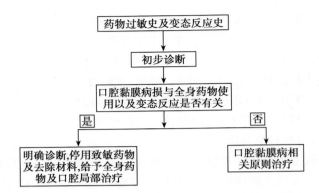

图 3-25 合并药物反应与变态反应疾病患者口腔黏膜病整合治疗

统一,缺乏实验室和病理学诊断依据。此外,该类疾病的全身临床症状及口腔临床症状有不少雷同点,需要对病史做详细及全面的了解,并需详尽的检查,尤其需注意采集皮肤症状及口腔黏膜症状,尽可能多地掌握有利于诊断的临床信息。对于合并药物反应与变态反应疾病的口腔黏膜病患者,治疗时应尽量选择不会加重全身及口腔变态反应的全身及局部药物,无法把握药物种类选择时,可请皮肤科医师会诊并指导用药。

2. 药物反应与变态反应疾病治疗思路　主要是针对变态反应发生、发展过程中的某个环节,采取干扰、切断的方法,以终止变态反应的继续发展,控制变态反应组织的病理反应,从而改善临床症状。比较常用的途径有使用药物抑制各种活性介质的产生及阻止其释放;改善效应器官的反应性;对抗、中和被释放的各种活性介质以及抑制白细胞的吞噬步骤和阻止溶酶体的释放。这些措施起效迅速而明显,方法简便,但往往随着药物降解而于短期内失效,故需要反复用药以维持疗效。

3. 局部治疗　以对症治疗、预防继发感染为主。口腔病损可用 0.05% 氯己定溶液等作唇部湿敷或者含漱;疼痛明显者可用 2% 利多卡因稀释液含漱或者局部涂布;局部病损处涂抹消炎、防腐、止痛药物,例如抗生素类及氟轻松软膏、溃疡糊剂等药物。对于皮肤病损,红斑、丘疹可用 2% 硼砂钠或者生理盐水冲洗后扑以消毒粉剂、皮质类固醇霜剂;对于水疱且有渗出者,可用 2% 的硼砂水湿敷,对大疱可用消毒注射器抽出疱液。眼部受累时,应加强眼部护理,冲洗眼部,外用抗菌或皮质类固醇软膏。皮肤及眼部病损严重者,必要时请皮肤及眼科医师会诊,以防止并发症的发生。

4. 全身治疗　药物反应及变态反应性疾病在选用全身药物时,应考虑患者正处于超敏阶段,过敏性往往增高,因此用药应慎重,不急需的药物可暂不使用,以防接触新的过敏原加重过敏反应。

常用的全身药包括抗组胺药物,肾上腺皮质激素,色甘酸钠,钙剂,交感神经兴奋剂,抗生素类及中医中药。

(1) 抗组胺药物:作用机制是可抑制药理活性介质的释放,降低机体对组胺的反应,减少变态反应症状。

(2) 肾上腺皮质激素:除了有较强的抗炎作用外,也是一类免疫抑制剂,可减少 5-羟色胺及其他活性物质的形成和释放,从而减轻变态反应所引起的充血、水肿、渗出等各种反应,此外还能改变淋巴细胞的功能,减轻结缔组织的病理性增生,提高中枢神经系统的兴奋性,对各型变态反应性疾病都有不同程度的疗效。

（3）色甘酸钠：可稳定肥大细胞和嗜碱性粒细胞的细胞膜，抑制致敏活性介质的释放。

（4）钙剂：具有增加血管致密性，减少渗出，减轻炎症反应的作用。

（5）交感神经兴奋剂：在超敏反应严重时选用，其机制在于激活腺苷酸环化酶，促进环磷酸腺苷增加，可抑制有 IgE 引起的药理活性物质的释放，从而减轻变态反应引起的充血、水肿及渗出，并且可以缓解平滑肌痉挛。但有心血管系统疾病、甲亢及糖尿病患者禁用。

（6）抗生素：为了防止继发感染，必要时可谨慎选择一种抗生素，但需注意的是所选药物与致敏药物在结构上不可相似，以防止发生交叉变态反应。

（7）中西结合疗法：也可使变态反应症状快速缓解，促进恢复。

5. 对于症状严重的患者　应补充大量蛋白及维生素，注意保持水、电解质平衡，进食困难者可以静脉补充，嘱患者多饮水，加速致敏物质的排泄。在处理药物反应及变态反应疾病的诊治中，要注意某些情况的应急处理。例如，发生喉头水肿者，可在口内含化冰块，减轻水肿，防止窒息；呼吸困难者，应立即皮下注射肾上腺素或者其他抗组胺类药物，必要时需做插管或者气管切开，避免窒息；心跳呼吸骤停者，可注射肾上腺素，并进行人工呼吸及吸氧。

6. 注意与口腔操作引起的反应相鉴别　值得注意的是口腔操作后口腔黏膜出现不适的情况时，口腔医师应该仔细判断口腔黏膜表征是否与口腔药物或材料有关，需要进行鉴别。口腔操作中，气枪、喷砂、高速手机等不正确使用可导致的唾液腺肿胀，黏膜下气肿或皮下气肿，应与药物反应及变态反应中水肿的症状相区别；口腔操作之后导致的一过性根尖激惹，牙源性及医源性颌面部间隙感染、拔牙后干槽症、龈上洁治及龈下刮治后残留牙结石诱发的牙周脓肿等情况也应与变态反应肿胀疼痛等症状相鉴别；复发性口腔单纯疱疹及局部反复摩擦等机械刺激诱发的口腔单纯疱疹需与变态反应中水疱的症状相鉴别，通常前者病损局限，皮肤病损仅累及口周皮肤；复发性口腔溃疡及口腔操作中患者可能由于紧张焦虑等应激反应导致的溃疡应与变态反应中溃疡、糜烂症状相鉴别；口腔操作不当导致的口腔黏膜和牙周组织的机械创伤，例如车针机械摩擦引起的软组织糜烂充血，烫伤，刺伤要与变态反应中的充血糜烂相鉴别。

另外，口腔操作过程中使用的某些药物及材料也可导致口腔局部的不良反应属于变态反应。例如，根管冲洗消毒液次氯酸钠，盐酸米诺环素软膏，某些敏感个体甚至使用橡皮障都可能致敏。口腔操作中使用的某些化学药品引起的软组织化学性灼伤，例如牙髓失活剂砷剂的放置不当造成的根尖孔外溢。在口腔黏膜病治疗中，也可能导致药物不良反应，例如某些患者对含漱液过敏。发生变态反应后，应立即停用及去除致敏药物和材料，予以抗过敏治疗。

（陶人川　梅国城　周曾同）

第二节　感染性疾病和性传播疾病患者的口腔黏膜病整合治疗

一、细菌感染患者的口腔黏膜病整合治疗

【细菌感染性疾病概述】

细菌感染性口腔黏膜病是指一组化脓性球菌、杆菌和螺旋体等细菌感染引起的一类有

口腔表现的疾病总称。

【细菌感染性疾病口腔操作注意点】

该类疾病因由微生物感染而致病,具有明确的病因且病损局部可分离或培养出病原体,口腔医师在检查和操作时首先要做好自身防护,同时要按照无菌原则尽量采用从健康组织到病损组织的顺序进行,动作轻柔,不仅可以减轻患者痛苦,还可避免致病菌的扩散和移植。为预防医源性感染,接触患者的病损和物品后要按规范严格消毒,并杜绝同时接触和处置多个患者。

【细菌感染性疾病常见的口腔黏膜表征和整合治疗基本要求】

尽量寻找局部及全身致病原因和相关因素,查实相关证据并将对因治疗作为首要步骤。对高度怀疑、不能明确病因的,可为预防该病或避免加重采用试验性治疗,依治疗效果及时调整方案。

口腔病损局部治疗需采用药物、物理及其他(例如手术等)方法治疗。用药方式依病情需要采纳湿敷、涂布、封闭、雾化吸入等,为确保疗效,配制药物应确保有效浓度。在不影响药效、不产生配伍禁忌及副作用的前提下灵活运用对症药物。在病程的不同阶段,调节用药剂量和方式。

全身用药须谨慎,应严格掌握适应证,认知并预防副作用,疗程和剂量遵从说明书要求。对系统疾病的治疗须取得相关专科的会诊配合及有效治疗,注意口腔用药与其他药物的关系,避免与药物相佐及不良反应累加。

中医药治疗尽量采纳中成药和成方药,应用需由具备中医药基本知识的医师或药师严格把关,特别对有系统疾病的患者用方要严加审方,避免应用错误及副作用。

心理治疗应贯穿临床检查及治疗过程,必要时可采纳相关专业医师的系统治疗,对特殊患者(例如残疾、智障、卧床)和极端患者(例如精神病)的用药应用家属告知用法,请其配合掌控,以防突发事件的发生。

尤其重要的是,口腔医师应该警惕和掌握有地方耐药模式的疾病,对这类疾病重新评估治疗策略的能力和理念。必要时请上级专家会诊。

(一) 脓疱疮(impetigo)

【病因】

又称寻常型脓疱疮、脓疱病、黄水疮、接触传染性脓疱疮,属急性脓疱性传染病,由金黄色葡萄球菌和乙型链球菌单独或混合感染引起。在细菌分离研究中发现金黄色葡萄球菌较常见。自体和异体接触传染性均强,在家庭或托儿所内易传染流行。凝固酶阳性的金黄色葡萄球菌Ⅱ类71型菌引起的新生儿大疱性脓疱疮,口腔黏膜极易受累,并可导致败血症、肺炎等而致死,应予重视。近年国外报道,分娩过程及医源性传染、婴儿尿布、衣物的感染不可忽视。

【临床表现】

夏、秋季多见。因皮肤娇嫩,抵抗力差,又易污脏及外伤,故婴幼儿多发。颜面、口腔、四肢等为好发部位。

1. 口腔病损 以唇红部黏膜最常发生,多数由唇部皮肤损害蔓延而来。初起为数个散发红色小丘疹、斑疹或水疱,迅速形成米粒至黄豆大的脓疱疹。基本损害为脓疱,疱壁较薄,破溃后结痂,米黄色或灰黄色,脓疱破溃后形成糜烂、渗血、有脓血痂。因分泌物的流溢可不断把细菌带到其他部位,周围不断有新疹出现。如果不治疗病程往往绵延数周至数月。发生于口角黏膜皮肤时,由于开口动作易发生皲裂出血。口腔内黏膜疹较少,由于脓疱疹疱壁极薄加之口腔活动,常易破裂而表现为粟米至黄豆大的圆形表浅性糜烂面或溃疡,有时可融合成片。

2. 皮肤病损　皮疹初起为散发的鲜红色丘疹或水疱,米粒至黄豆大小,迅速扩大、化脓形成黄豆大或更大的半球形水疱,疱壁较薄,由紧张变为松弛,疱周红晕或有或无,脓性疱液最后沉积于脓疱下部形成半月形沉积。水疱易破溃,结厚痂,蜜黄色或灰黄色。因搔抓及分泌物的流溢,易将细菌带到其他部位,以致新疹出现。治疗不力者病程往往绵延数周至数月。如果水疱不断扩大到蚕豆或核桃大,可称大疱性脓疱疮(bullous impetigo)。如果脓性水疱扩展或相互融合,中央好转后形似圆圈状外形,可称环形或回形脓疱疮。当发生于外耳轮廓等褶皱部位时表现为潮红、褶烂、渗出、结痂、裂口、出血,状似湿疹样改变,谓之湿疹样脓疱疮(图 3-26,图 3-27)。

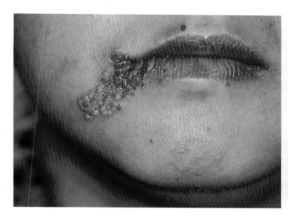

图 3-26　脓疱疮
(中国医科大学附属口腔医院供图)

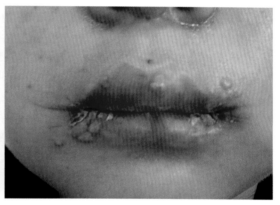

图 3-27　脓疱疮
(中国医科大学附属口腔医院供图)

3. 其他　该病有接触传染性,蔓延迅速的特点,如果病菌毒力较强,常并发淋巴结炎,甚至引起败血症或急性肾小球肾炎,后者主要由乙型链球菌感染引起,严重者可致死亡。

【组织病理学检查】

表皮角质层下脓疱,疱内含有大量破碎中性粒细胞和纤维蛋白,有时可显示球菌存在,多见于细胞外或中性粒细胞内。疱底能见到少数棘突松解细胞。棘层可有中性粒细胞渗入,真皮上部亦有炎性反应,见有淋巴细胞浸润,同时有血管扩张、充血,胶原和弹力纤维破坏,网状纤维消失。

【诊断】

按发病季节、部位,基本损害为脓疱及其临床特征,具有接触传染性,蔓延迅速等特点,一般不难诊断。必要时应进行细菌学检查。

【鉴别诊断】

需与早期寻常型天疱疮及大疱性类天疱疮鉴别。

1. 寻常型天疱疮　该病无论是在口腔黏膜还是皮肤均有明显的棘层松解特征。皮肤表现在外观正常的皮肤上起疱,疱壁薄而易破,不易愈合,尼氏征阳性,且口腔损害常早于皮肤损害出现,免疫病理检查有助于确诊该病。

2. 大疱性类天疱疮　该病多发于中老年人,口腔病损较轻,疱破后易愈合。皮肤表现在外观正常或红斑上起疱,疱液饱满,但较易愈合。口腔损害多在皮损出现后发生,口腔病情易缓解。

【整合治疗原则】

1. 同时进行对因及对症治疗。

2. 以抗菌、消炎和干燥为目的,局部外用药物治疗为主,以减少细菌定植和感染。

3. 积极治疗原发病灶,及时治疗瘙痒性皮肤病。

4. 减少疾病的传播,隔离患者,对已污染的衣物及环境及时消毒,保持清洁卫生。

5. 早期进行支持治疗。

6. 对耐药患者及时调整治疗方案。

【具体治疗方案】

1. 局部治疗　口唇部和口周皮肤病损如果有较大脓疱可用消毒针吸干脓液,疱未破的可用炉甘石洗剂外用,疱破或结痂者可选用消炎溶液湿敷,例如 0.05%氯己定溶液、1∶5000 高锰酸钾、1%聚维酮碘溶液,每日 3 次。然后用消炎软膏涂敷患处,每日 3 次,例如红霉素软膏、0.5%新霉素软膏、5%四环素甘油糊剂、5%金霉素甘油糊剂、3%磷霉素软膏。对口腔黏膜疼痛明显者必要时可加麻醉药物。不宜用甲紫液外涂。近期 1∶10 000 高锰酸钾冷敷 5 分钟后外涂莫匹罗星(百多邦),每日 3 次;酸性氧化电位水(electrolyzed oxidizing water, EOW)可杀灭微生物,对皮肤无刺激,可用于寻常型新生儿脓疱疮。

2. 全身治疗　病情严重者选用金葡菌敏感的头孢类抗生素,必要时根据细菌学检查和药敏试验选择抗菌药。加强营养,补充维生素 B_1、维生素 B_2、维生素 C 或复合维生素 B,重症患者应注意水电解质平衡,必要时输液。对免疫力低下者可服用免疫增强剂,如胸腺素肠溶片、转移因子等。

(二) 臁疮(ecthyma)

【病因】

又名深脓疱疮。致病菌为乙型溶血性链球菌和继发感染的凝固酶阳性葡萄球菌。卫生条件差,营养不良,伴发慢性消耗性疾病为其诱因,也可继发于虫咬、外伤、瘙痒性皮肤病。

【临床表现】

该病主要累及皮肤,偶可波及唇红部黏膜。皮损从绿豆到黄豆大小,一般病损数目不多。原发病损为红斑基础上的水疱或脓疱,继而被渗出物形成的厚痂所覆盖,呈蛎壳状,难以剥去,周围水肿伴红晕充血明显。如果强行去痂可见不规则溃疡底部有脓性分泌物。一般皮损 3~4 周愈合,可自我接种,新疹不断出现,病程延长。个别患者发生组织坏死,遗留明显瘢痕(图 3-28)。

【组织病理学检查】

组织病理检查可见非特异性溃疡,真皮内及溃疡基底渗出浆液较多,并有中性粒细胞浸润。

【诊断】

根据临床表现特别是厚痂特点可行初步诊断,细菌学检查可进一步证实。

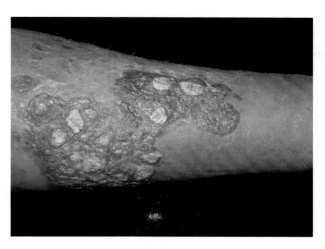

图 3-28　皮肤臁疮
（中国人民解放军沈阳军区总医院供图）

【整合治疗原则】

1. 对因及对症联合治疗。

2. 以抗菌、消炎和干燥为目的，局部外用药物治疗为主，以减少细菌定植和感染。

3. 积极治疗原发病和瘙痒性皮肤病。

4. 减少疾病的传播，隔离患者，对已污染的衣物及环境及时消毒，保持清洁。

5. 早期进行支持治疗。

6. 对耐药患者及时调整治疗方案。

【具体治疗方案】

1. 局部治疗　3%硼酸热溶液或1∶5000高锰酸钾热溶液浸泡去痂后外用抗生素软膏，例如红霉素软膏、0.5%新霉素软膏、5%四环素甘油糊剂、5%金霉素甘油糊剂、3%磷霉素软膏，每日3次，涂敷患处。

2. 全身治疗　病损广泛和病程长者可给予青霉素类药物全身应用。加强营养，补充维生素，重症患者应注意水电解质平衡，及时输液。对免疫力低下者可服用免疫增强剂，必要时输注血浆、全血或丙种球蛋白。

（三）葡萄球菌皮肤烫伤样综合征（staphylococcal scalded skin syndrome，SSSS）

【病因】

又名新生儿剥脱性皮炎（dermatitis exfoliativa neonatorum）、Ritter 病。是严重的急性传染性皮肤病，绝大多数为金黄色葡萄球菌，也有人认为链球菌可以导致该病，由凝固酶阳性的葡萄球菌Ⅱ类71型或55、71型菌感染最常见。

【临床表现】

常发生于婴幼儿，成人也可见。

1. 口腔病损　该病的口腔病损往往由口周皮损蔓延所致。起初累及唇红部，表现为鲜红色斑，红斑迅速蔓延至唇颊部黏膜或口内其他部位，并出现大小不一的水疱、大疱，破溃后形成广泛糜烂及溃疡。累及口角区时潮红、渗出、皲裂、结痂，流涎明显。

2. 皮肤病损

（1）大疱性脓疱疮：初起为小水疱，迅速增大为 2~5cm 直径的大疱，大疱破裂，留下鲜红剥脱面。在新生儿，皮损可迅速扩散，亦称为新生儿天疱疮。有时水疱向周围扩散，中间结痂略凹陷，产生奇异的匐行性损害。

（2）新生儿剥脱性皮炎：早期表现为明显的口周红斑，迅速蔓延，1~3 天内遍及全身，并出现表皮大片纸样剥脱，类似"中毒性坏死性表皮松解症"，偶然出现尼氏征（Nikolsky）强阳性的大疱。

（3）成人型：可先出现眼睑、结膜、口或生殖器的轻度炎症，10~14 天后发生皮损。初起于腋部和腹股沟，为显著压痛的红斑，迅速扩展全身；继之，在红斑基础上发生大量大疱，尼氏征阳性。然后，疱顶浸渍坏死的表皮开始剥脱。留下裸露的、有渗出和压痛的、烫伤样的大面积损害，皮损通常在 14 天左右痊愈。

3. 全身及其他病损　鼻黏膜及眼结膜、角膜也可波及。全身症状有嗜睡、腹胀、厌食、呕吐，可有低热，70%~80% 可有局部淋巴结肿大。如果继发败血症、支气管肺炎会导致死亡。

【组织病理学检查】

角质层呈编篮状，角化不全，颗粒层消失，棘层松解形成表皮内大疱，伴有核固缩及溶解，有的呈空泡样变。剥离的表皮细胞上部细胞变性，呈嗜酸性坏死，下部细胞则呈嗜碱性改变。真皮水肿及炎症细胞浸润。

【诊断】

根据发病年龄、临床特点、疱液培养结果较易诊断。

【实验室检查】

据国内报道有 90% 以上病例的血常规见白细胞数增高，中性粒细胞数亦增高。

【鉴别诊断】

1. 中毒性表皮松解症　该病大多因药物过敏引起，主要见于成人，皮损像多形性红斑，触痛比较轻，病理显示整个表皮剥脱形成表皮下水疱，尼氏征偶见阳性。

2. 重症多形性红斑　以红斑、水疱为主，虹膜状红斑为典型病损，各腔孔受累，发病有自限性和复发性，尼氏征阴性。

3. 脱屑性红皮病　以皮肤大片红斑，全身反复脱屑为主。无皮肤大片剥脱。

【整合治疗原则】

据近年文献阐述，该病病情严重，病因明确，全身抗生素治疗为国际标准，基于实验和临床证据，禁忌应用类固醇。应尽早联合、足量应用抗生素，重视全身支持治疗。疼痛控制和局部皮肤护理是主要关键。

【具体治疗方案】

1. 局部治疗　口腔治疗主要用配有麻醉药物的抗生素或抗真菌药物软膏进行局部治疗。常用莫匹罗星和红霉素软膏。皮肤治疗可按 II 度烧伤标准，根据情况使用各种抗生素软膏和湿敷。国外报道在新生儿和婴幼儿中使用替代敷料（substitutes suprathel）治疗葡萄球菌烫伤皮肤综合征，包括石蜡和吸水纱布固定层与弹性网，用以覆盖裸露的皮肤，可缓解皮肤疼痛，不会产生低温。

2. 全身治疗　全身用药一般优先选择青霉素类，对青霉素过敏者选用红霉素，随后根据药敏试验选择有效抗生素治疗。补充维生素,维持电解质平衡,应及时输血和补充白蛋白。国外建议选择镇痛药物,必须根据患者需要,首选阿片类药物。

(四) 白喉(diphtheria)

【病因】

白喉是由白喉棒状杆菌引起的急性呼吸道传染病。传染源为白喉患者及带菌者,主要由飞沫传播,亦可经被污染的手、食物、玩具、衣服、用具等间接传染流行,偶见通过破损的皮肤和黏膜感染。白喉棒状杆菌是革兰氏阳性杆菌,一端或两端膨大呈棒状,耐寒、耐干燥,但加温56℃10分钟即可杀死。按菌落形态的不同及使淀粉发酵的特点,白喉杆菌又可分为轻、中、重三型,但所产毒素相同。细菌在易感者上呼吸道黏膜表层繁殖,产生强烈的外毒素——白喉毒素。该毒素进入细胞后抑制细胞蛋白质的合成,继而引起组织坏死。血管中渗出的纤维蛋白将炎症细胞、黏膜坏死组织和细菌凝固在一起形成假膜。外毒素可在局部吸收,并经血液和淋巴管散布于全身,与细胞结合引起病变。其中以心肌、末梢神经最敏感,可引起心肌细胞的变性坏死及中毒性神经炎,偶见肾脏和肾上腺皮质等处病损。假膜越广泛,吸收的毒素量也越大。白喉曾经是一个常见和可怕的疾病,可以导致大流行,如俄罗斯在1994—1995年间发生过,造成大批患者死亡。现在实行婴幼儿接种疫苗的国家该病已很难见。

中医病机认为该病是素体肺胃阴虚加之干燥气候的影响,温疫疠气或疫毒燥热时邪,易从口鼻而入,直犯肺胃,酿成阴虚阳热而发病。咽喉为肺胃之通道,外感疫病之毒,直犯肺胃,疫毒与气血相搏,故红肿热痛,腐烂而成伪膜,以致气道不顺或阻塞。热毒内陷心肾,耗伤阴气,致阴虚阳微之候。热毒流注,阴损络伤,故致麻痹。邪毒痰浊,窒于喉间气管,使肺气的升降清肃功能发生障碍,轻者出现发热喘咳,干咳如吠,声音嘶哑等的痰浊壅盛证候;重者出现面色苍白,痰鸣唇绀,吸气困难等喉部梗阻证候。

【临床表现】

白喉通常发生在学龄前儿童。潜伏期1~7天,多数为2~4天。以咽、喉等处黏膜充血、肿胀并有灰白色假膜形成为临床特征。

1. 咽白喉 最常见,依据病变部位,可分为以下类型。

(1) 普通型:起病较缓。有咽部疼痛或不适感,咽中度红肿,扁桃体有片状假膜,呈灰色,周缘充血,假膜不易剥脱,用力擦去周围有渗血。常有下颌下淋巴结肿大、压痛。全身症状有轻度发热、乏力、食欲减退。婴幼儿表现为不活泼、哭闹和流涎。

(2) 轻型:咽部轻痛及红肿。假膜局限于扁桃体,其一侧或两侧有点状或小片状假膜。全身症状有低热、乏力。

(3) 重型:普通型未及时治疗,假膜迅速扩大,由扁桃体扩展至腭垂、软腭、咽后壁、鼻咽部和喉部。假膜厚,边界清楚,呈灰黄色或黑色,周围黏膜红肿明显。扁桃体明显肿大。颈淋巴结肿大、压痛,周围组织可有水肿。全身症状严重,有高热、面色苍白、高度乏力。常并发心肌炎和周围神经麻痹。

(4) 极重型:起病急。假膜范围广泛,多因出血而呈黑色。扁桃体和咽部高度肿胀,呼吸受阻,口中有腐臭。颈淋巴结肿大,软组织水肿明显,形如"牛颈"。全身中毒症状极重,有高热、面色苍白、呼吸困难、脉细速、血压下降、皮肤黏膜出血。可出现心脏扩大、心律失常、奔马律。

2. 喉白喉　多为咽白喉向下蔓延所致，原发性少见，主要表现为进行性梗阻症状，有声音嘶哑或失音、呼吸困难、犬吠样咳嗽、呼吸时有蝉鸣音。梗阻严重者吸气有"三凹征"，并有惊恐不安、大汗淋漓、发绀，甚或昏迷。如果未及时作气管切开，常因窒息缺氧和衰竭死亡。假膜也可向下延至气管、支气管，形成气管、支气管白喉。此时呼吸困难更重，气管切开后，一度缓解的呼吸困难短期内再度加重，假膜若被吸出或咳出后，呼吸困难立即减轻或缓解。

3. 鼻白喉　见于婴幼儿，多与咽、喉白喉同时发生，单纯性鼻白喉很少见，主要表现为鼻塞、流黏稠的浆液性鼻涕，鼻孔周围皮肤发红、糜烂、结痂，经久不愈，鼻中隔前部有假膜，张口呼吸。继发性鼻白喉，除上述表现外，中毒症状较重。

4. 口腔白喉　临床上原发于口腔的白喉极少见，多从咽喉、扁桃体延伸而来，可波及舌腭弓、软腭、腭垂、硬腭、舌背及颊黏膜。黏膜表面紧附一层灰白色假膜，若撕去假膜，表面出血，此后，病损变深，邻近淋巴结肿大及压痛，口腔有明显腐臭味。有口腔表现的白喉，其全身中毒症状较重。如果患者抵抗力较低或感染细菌的毒力强，假膜可增大，变厚，不易剥去。若用力拭去，可出现少量出血，并在24小时内又形成新的假膜。

5. 其他部位白喉　皮肤、眼结膜、耳、外阴部、外阴部、新生儿脐带、食管、胃等，也可发生白喉，但极少见。

6. 并发症

（1）中毒性心肌炎：最常见，发生率约10%，心电图异常者可达25%左右。多发生在病程的第2~3周。心电图检查有心肌损害、传导阻滞等改变。

（2）周围神经麻痹：多见于病程的第3~4周。主要侵犯脑神经，以舌咽神经受损引起的腭咽肌瘫痪最为常见。此外，可见眼肌、面肌、四肢远端肌、肋间肌、膈神经肌、膈肌等瘫痪。白喉引起的神经麻痹，一般可在2~3个月内恢复，不留后遗症。

【组织病理学检查】

有并发症者以眼、腭、咽、喉及心脏等神经的损害为最常见。早期心肌呈水肿、细胞肿胀及脂肪变性，继而有多发性、灶性坏死、细胞浸润及肌纤维断裂。心传导束亦可有病变，末梢神经呈中毒性神经炎。肾有水肿，肾小管上皮脱落，偶可见小出血点。肝有脂肪浸润和肝细胞坏死。

【诊断】

根据流行病学资料和临床表现可作出诊断。

1. 流行病学　当地有流行史，秋冬季节高发，患者大多未接受过白喉预防接种，有与白喉患者接触史。

2. 临床表现　有假膜，且不易和黏膜下组织分离。

3. 实验室检查

（1）血象：白细胞总数及中性粒细胞均增高。

（2）涂片：取假膜周缘分泌物作涂片，镜检发现白喉杆菌可初步诊断。病损处经涂片发现白喉棒状杆菌可以确诊。

（3）细菌培养：鼻、咽等拭子培养。取分泌物做培养，找到白喉杆菌基本可确诊。培养阴性者不能完全除外白喉。

（4）免疫学检查：白喉杆菌毒素试验及毒力试验均呈阳性者应视为白喉患者，毒力阴性者为带毒者。两者均阴性则可否定该病。

【鉴别诊断】

咽白喉应与急性扁桃体炎、咽峡炎、鹅口疮相鉴别。

1. 急性化脓性扁桃体炎　该病较白喉起病急,热度高,咽痛剧烈,红肿显著,扁桃体上的点或片状黄白色渗出物松散、易剥去且不易出血。

2. 鹅口疮　多见于消化与营养不良体质虚弱的婴幼儿,多不发热,假膜呈凝乳状,且多在口腔前部,涂片可见念珠菌。

3. 传染性单核细胞增多症　咽部也有白膜,但症状多轻,且血片可发现异常淋巴细胞增高(10%~30%或绝对值在 $1×10^9$/L 以上),血清嗜异性凝集试验阳性。

【整合治疗原则】

1. 传染科隔离治疗。

2. 尽早开始抗毒素、抗生素治疗。

3. 防范复杂感染发生(例如肺炎或链球菌感染等)。

4. 对症及支持治疗。

【具体治疗方案】

1. 局部治疗　保持口腔清洁,防止继发感染,可给予 0.05% 氯己定或复方硼砂溶液含漱。局部有症状者对症处理。

2. 全身治疗

(1) 患者应隔离卧床休息 3 周以上,减少活动。给予高热量易消化饮食。

(2) 宜早期应用白喉抗毒素,在病程最初 3 日应用者效果较好,以后疗效会显著降低,故宜早期、足量使用。在皮试(抗毒素 1:20 皮内注射 0.05ml,30 分钟后观察反应)阴性后早期、足量 1 次注射,一般 2 万~10 万 U,能使损害迅速愈合及消失。

(3) 应用白喉抗毒素的同时立即给予抗生素,首选青霉素,每日 40 万~80 万 U 肌注,每日 2 次,约需使用 7~10 日,至症状消失和白喉杆菌培养阴转为止。也可用红霉素,400mg/(kg·d),分 4 次口服或静脉给药,疗程同上。

(4) 中毒症状严重患者酌用皮质激素;并发心肌炎患者静脉滴注高渗糖、能量合剂、维生素 C、维生素 B_6;白喉有梗阻或应用抗毒素后喉假膜脱落堵塞气道者,应行气管切开;出现神经麻痹患者可用 B 族维生素 B_1、B_6、B_{12} 等;烦躁不安者,可给镇静剂,例如注射硫酸镁。

(5) 我国长年采取预防接种为主的措施,已基本消灭该病。主要措施包括及时处理鼻咽白喉患者及带菌者;接触者进行 7 天医学观察,若体弱儿童,每天给予青霉素,40 万 U,并肌内注射白喉抗毒素 1000U;对学龄前儿童和学龄儿童普遍进行白喉预防注射,一般用:①吸附精制白喉类毒素,皮下注射,每次 0.5ml,第 1 年注射 2 次,间隔 1~2 个月,第 2 年注射 1 次,以后每隔 3~5 年加强注射 1 次;②白喉、百日咳、破伤风混合疫苗,皮下注射 3 次,第 1 次 0.5ml,第 2 次和第 3 次各 1.0ml,每次间隔 4~6 周。

3. 中药联合治疗　内治法主要针对疫毒犯肺型、疫毒化火型、肺气阻遏型、阴虚肺燥型、心神亏损型和毒窜经络型。外治法主要用于含漱,黄芩、竹叶、薄荷、银花、甘草等煎汤含漱。

(五) 猩红热(scarlet fever)

【病因】

由乙型 A 族溶血性链球菌引起的炎症反应、毒素反应、变态反应三种病变。主要传染源是患者及带菌者,通过呼吸道飞沫直接传播引起咽部化脓性病变,毒素入血引起毒血症。冬、春季多发,儿童(尤以 3~7 岁)为主要的易感人群。链球菌是革兰氏染色阳性、呈链状排列的球菌。该菌在体外生命力不强。在痰液、脓液和渗出物中能生存数周。在 40℃ 30 分钟,碘酊或 0.5% 苯酚和 0.2% 升汞中 25 分钟即可灭活。根据其细胞壁中多糖抗原的不同,将链球菌分为 A~V 等 20 族,对人有致病作用的链球菌 90% 属于 A 族。根据细菌在血平板生长时,菌落周围血细胞的溶血情况,将其分为不完全溶血的甲型溶血性链球菌、完全溶血的乙型溶血性链球菌和不溶血的丙型溶血性链球菌。A 族链球菌能完全溶血。A 族链球菌的致病性与其产生的多种胞外酶和毒素有关。引起猩红热的 A 族链球菌产生致热外毒素,亦称红疹毒素。该毒素能改变血脑屏障的通透性,直接作用于下丘脑引起发热,对皮肤组织有毒性,形成皮肤红疹,严重时肝、脾、肾、心肌、淋巴结也可出现炎症性病变。个别患者于发病 2~3 周后可在全身多器官组织产生变态反应性疾病。

中医病机认为该病因肺胃伏热,外感温热时毒之邪自口鼻吸入,引动内热。咽喉为肺胃之门户,毒热上冲咽喉,则发生红肿热痛,化腐成脓。肺主皮毛,温热时毒蕴结于肺胃,外透肌肤,发为痧疹。

若时毒由表入里,化燥为火,充斥气分营分,可现气营两燔之重证。正气素亏者,则邪毒内陷厥阴,使心火内炽,肝风内动,风火相煽,出现高热、神昏、惊厥之证。血热甚者,可致血热妄行,而出现皮疹紫红或瘀点,甚至内闭外脱凶险局面。疾病后期,热耗阴津,肺胃阴伤,由实转虚,以及热毒伤心,流注关节,或损伤肺、脾、胃、肾水液代谢功能,则发生种种变证。

【临床表现】

国外研究显示该病现已少见,可能是因为抗生素治疗减少了传播可能。该病主要发生在年幼的孩子。潜伏期 1~7 天,平均 3~5 天,感染持续约 2 周。其临床表现轻重差别较大,有几种不同类型。

1. 普通型典型病例　可分为以下三期。

(1) 前驱期:起病较急、从发热到出疹数小时到 24 小时,表现为发热、头痛、呕吐、咽痛、全身不适。体温 38~40℃。畏寒战栗、头痛呕吐、咽部及扁桃体充血水肿明显,扁桃体腺窝处可有点状或片状白色脓性分泌物,易剥离。稍后软腭处可见针尖大小出血点或红疹。病初舌背白苔,红肿的乳头突出于白苔之外,称为“白草莓舌”,以后白苔脱落,舌面光滑鲜红,舌乳头红肿突起,称为“红草莓舌”。颈及颌下淋巴结常肿大并有压痛。

(2) 出疹期:皮疹多在发热第 2 天出现,于 24 小时内布满全身。典型的皮疹为全身充血性红斑,最先见于颈部、腋下和腹股沟、耳后、胸上部,有密集针尖样血疹,呈细砂皮样,手按压可消退,去压后红疹又出现(图 3-29)。面部皮肤潮红而口鼻周围皮肤发白,形成“口周苍白圈”。皮疹在皮肤皱褶处(例如腋窝、肘窝、腹股沟处)密集并伴有出血点,形成明显可见紫红色的横纹线,称为帕氏线(Pastia 征)。也可伴发心、肾、关节损害。

(3) 恢复期:一般情况好转,体温降至正常,皮疹按出疹时的顺序 3~4 天内消退,疹退 1 周后开始脱皮。脱皮程度与出疹程度一致,轻者呈糠屑样,重者则大片状脱皮,个别患者可持续长达 2~7 周。面部为细小脱屑,呈糠秕状,手足往往为大片状,严重时呈手套袜子状。

2. 轻型　发热、咽炎和皮疹等临床表现轻微型,易被漏诊,常因脱皮或并发肾炎等症时

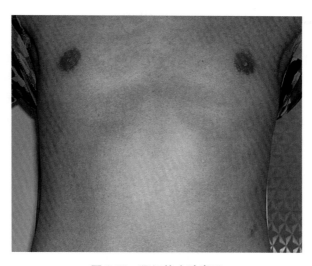

图 3-29 猩红热皮肤表现
（中国人民解放军沈阳军区总医院供图）

才被回顾诊断。

3. **重型** 又称中毒型,病势发展迅速,突发高热,全身中毒症状严重,常伴有嗜睡、谵妄、呕吐、昏迷、惊厥。皮疹呈片状红斑,且伴有出血点或瘀斑,病情严重时可引起各种化脓性并发症(例如化脓性脑膜炎、肺炎、败血症等),细菌代谢产物被吸收,可引起毒血症及感染性休克,中毒性肝炎。

4. **外科型** 从局部伤口侵入,形成局部化脓性炎症,多继发于皮肤创伤、烧伤或产道感染。其特点是皮疹首先在伤口周围出现,再波及全身,无咽部炎症,预后良好。

5. **口腔黏膜特征性病损** 有"草莓舌""黏膜内疹"和"口周苍白圈"。发热后 2~24 小时,面颊部皮肤潮红而口鼻周围皮肤不红,表现为环形苍白圈,称之"口周苍白圈"。此时口内黏膜,尤其颊、软腭黏膜有充血或大片状红斑,红斑上有红色小丘疹,压之褪色,炎症明显时该部可见小出血点,称"黏膜内疹"。舌黏膜病损很有特征,病初即现。舌苔白厚,丝状乳头红肿突出,以舌尖及舌前部舌缘明显,状似草莓,称"草莓舌"。2~3 天后,舌苔脱落,舌面光滑充血明显,呈肉红色剥脱面,充血肿胀的舌乳头仍明显突起,舌面很像杨梅,故又称"杨梅舌"(图 3-30)。

【组织病理学检查】

乙型甲组溶血性链球菌感染在人体免疫力低下,或细菌毒力较强时,可由局部经管腔或淋巴管进入邻近组织,产生扁桃体周围脓肿、鼻窦炎、中耳炎、乳突炎、颈部淋巴结炎、蜂窝织炎等。少数情况下细菌可侵入

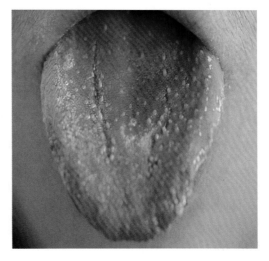

图 3-30 猩红热舌表现
（中国医科大学附属口腔医院供图）

血液循环形成败血症或迁延性化脓病灶。

红疹毒素可引起真皮层炎性渗出,上皮细胞增生,表皮角化加速。在毛囊周围皮肤水肿,上皮细胞增生和单核及淋巴细胞浸润,形成丘状鸡皮疹。恢复期,表皮坏死角化层脱落,形成特征性脱皮。黏膜充血,有时呈点状出血。肝脾淋巴结等间质血管周围有单核细胞浸润,小血管内皮肿胀,并有不同程度的充血及细胞脂肪变性。心脏胶原纤维可有浑浊及变性,严重者可坏死。肾组织呈肾小球肾炎的病理改变,肾脏呈间质性炎症可表现为非化脓性炎症。关节滑膜呈炎症改变。心、肾、关节的病损形成均与免疫反应有关。

【实验室检查】

血常规见白细胞数增高,中性粒细胞数增高。

【诊断】

根据起病急,特征性的皮疹及口周、口腔表现诊断较易。诊断要点为三点。

1. 流行病学　在流行季节有病原接触史。

2. 临床表现　发热、口周苍白环、杨梅舌。

3. 实验室检查　血常规:白细胞数增高>12×10^9/L,中性粒细胞>75%;细菌培养及免疫荧光法检查显示阳性,血清抗 O 实验阳性。

【鉴别诊断】

1. 麻疹　初起有明显的上呼吸道卡他症状,口腔黏膜可见柯氏斑。皮疹在第 4 天出现,大小不等,形状不一,为暗红色斑丘疹,皮疹之间有正常皮肤,面部皮疹尤多。全身中毒症状较轻。

2. 白喉　该病的咽峡炎比猩红热患者轻,为灰白色假膜且假膜较坚韧而不易剥离。

3. 急性扁桃体炎　体温较高而中毒症状较轻,其咽部炎症与猩红热的咽峡炎很难区别,但不出现全身性皮疹。

4. 药疹　有用药史,皮疹有时呈多样化表现,既有猩红热样皮疹,同时也有荨麻疹样疹。皮疹分布不均匀,出疹顺序也不像猩红热那样由上而下,由躯干到四肢,瘙痒较剧。无杨梅舌,无咽峡炎症状及全身毒血症等表现。

【整合治疗原则】

1. 隔离患者。

2. 支持治疗和全身疗程用药。

3. 预防控制并发症。

【具体治疗方案】

1. 局部治疗　通常无需局部用药,只有在合并病毒及真菌感染致病时才应用。有报道,预防性应用碳酸氢钠含漱可预防菌群失调。

2. 全身治疗　首先注意应隔离患者 1 个月左右,以防传染他人。温和的猩红热只需要卧床休息,抗生素、止痛药或退烧药和对症治疗。除要注意卧床休息,增加营养,应用抗生素外,可能需要应用免疫血清和抗毒素。

足量青霉素静脉内滴入是首选治疗方案。青霉素过敏者,可改用红霉素及其他抗生素。但有报道称,2012 年某市调查猩红热患者对红霉素、克林霉素、四环素有耐药性分别为100%、100%、94.4%,而对青霉素、万古霉素、氯霉素、头孢曲松钠、左氧氟沙星为 100%敏感性,提示正确选择敏感抗菌素在该病治疗中十分重要。

（六）　结核病（tuberculosis）

【病因】

结核是一种慢性传染性肉芽肿性疾病，由结核分枝杆菌引起。

【临床表现】

由于结核分枝杆菌的数量、毒力及机体抵抗力的差异，可呈现不同的临床表现。结核病的口腔表现被认为是罕见的，并且它很容易与肿瘤或创伤性溃疡混淆。

1. 口腔结核　根据感染途径，口腔结核可分为内源性和外源性。外源性常为结核菌通过黏膜损伤而感染。例如，接触被结核菌污染的用具，饮用未消毒的含有牛型结核分枝杆菌的牛奶等。内源性感染为患者体内器官和组织中有结核病灶，在免疫力低下时，病灶内的结核菌通过血液、淋巴液等传播到口腔黏膜，或由呼吸道将结核菌排至口腔而发病。口腔结核有下面几种主要类型。

（1）结核性初疮：结核初疮临床少见，是机体第一次接触结核菌，由结核菌接种于皮肤口腔黏膜引起的损害，多见于儿童。口腔黏膜作为结核杆菌侵入的先发部位，结核菌素试验阴性，2～3周潜伏期后，在口咽部或舌部入侵处有一小结，并发展成顽固性溃疡，周围有硬结。

（2）结核性溃疡：包括结核性初疮形成的和继发性口腔黏膜结核的溃疡。后者的结核性口腔溃疡是口腔结核病最常见的类型。该病主要是内部器官结核病（例如肺结核）在机体抵抗力弱、疾病蔓延或自身接种至口腔黏膜形成溃疡。任何年龄均可发病，预后不佳。溃疡面可查见结核分枝杆菌。口腔损害开始为黄褐色粟粒状小结节，很快破溃形成环形或不规则形、表浅、微凹的病损。溃疡边界清楚，边缘微隆，呈鼠啮状外观，并向中央卷曲。溃疡底部平坦，有少量脓性渗出物，擦去渗出物，可见暗红色的桑葚样肉芽颗粒，溃疡基底的质地与周围正常黏膜组织近似，周围组织呈炎性硬化。患者可有疼痛或压痛。若口腔溃疡单独发生在口腔黏膜上，该病多见于无肺结核病的患儿，溃疡发生相对较慢，患者疼痛程度不等，但舌部溃疡疼痛明显，除局部损害外，常累及局部淋巴结。淋巴结肿大，干酪样坏死形成脓疡。最后，破溃形成瘘管。

（3）黏膜狼疮（lupus mucosa）：是皮肤寻常狼疮在口腔的表现。以唇、腭部多见，也可发生于牙龈，舌部少见，唇红部黏膜单独或伴随皮肤损害出现，或由唇部皮肤损害波及而发生。初起为半球形苹果酱色黄豆大小斑丘疹或结节，数量一个到数个不等，结节破溃形成圆形或椭圆形较深的溃疡。边缘呈鼠啮状溃疡，溃疡底面不平可有颗粒状肉芽，或黄褐色假膜。严重者唇红及唇黏膜融合成穿凿样深大溃疡，继而唇部深层组织逐渐坏死而导致组织缺损，形成毁容性损害，状似狼噬，故称"狼疮"。溃疡周围用玻片压诊，黏膜下可见特有的1.0mm左右的淡黄色或黄褐色的狼疮结节，其具有诊断价值。

（4）发生于牙龈者可致牙周膜溃烂、牙松动脱落；发生于口角可有深的皲裂；发生于鼻腔可经腭前孔扩散到硬腭黏膜。

2. 肺结核　通过吸入含菌的飞沫微粒或尘埃，结核分枝杆菌极易进入肺泡引起肺部感染。肺结核的临床表现多种多样，以咳嗽、咳痰、痰中带血和咯血为典型症状，同时伴有长期低热、盗汗、消瘦、贫血和全身虚弱等结核毒性反应症状。

3. 肺外感染　免疫力低下的患者中，结核分枝杆菌可经血液、淋巴液扩散侵入肺外组织器官，引起相应的脏器感染。常见的有以颅内高压为主要表现的结核性脑膜炎；以尿频、尿急、尿痛和尿脓为初期症状的肾结核；还有骨结核，关节结核和生殖系统结核等。开放性肺结核患者吞下含有结核菌的痰液，或因饮用未经消毒的含有结核分枝杆菌的牛乳、乳制品而患肠结核，该病的主要临床症状是右下腹或脐周持续性隐痛、胀痛伴有腹泻，粪便呈糊样，常不含黏液和脓血。腹部触诊常可及回盲部肿块。肺外感染者均可表现轻重不同的结核毒性反应症状。

4. 皮肤结核　好发于颜面部，鼻、颊、耳廓常受累，也可发生于臀、四肢。病损为半球状、半透明酱色小结节，数量不断增多、扩散、融合（图3-31~图3-33）。由于机体免疫力、结核分枝杆菌的毒力和侵入途径的不同可在临床上引起以下几种主要类型：

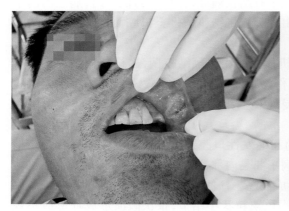

图3-31　唇结核
（中国医科大学附属口腔医院供图）

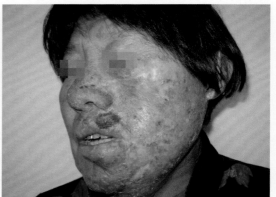

图3-32　颜面皮肤结核
（中国人民解放军沈阳军区总医院供图）

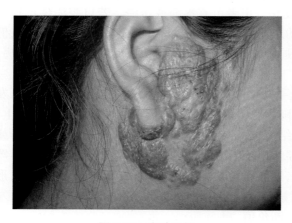

图3-33　皮肤结核
（中国人民解放军沈阳军区总医院供图）

（1）寻常狼疮（lupus vulgaris）：系最常见的一型皮肤结核。多见于青少年，好发于面部、臀部及四肢。面部损害多见于鼻、上唇及颊部。由损伤直接接种或经淋巴管转移而发病。基本损害为针头至黄豆大的小结节，呈褐红色，质地柔软，用玻片压诊呈棕黄色（苹果酱色），用探针轻压很易刺入。病损可向四周扩展，相互融合成斑片，边界非常明显。结节溃破，形成溃疡，复有黄褐色痂皮，也可形成边缘穿凿不齐的溃疡。结节可自行吸收，遗留下瘢痕，瘢痕上又可以出现新的结节，可因鼻翼软骨毁损而呈鸟啄状，口唇毁损似狼噬状。

（2）溃疡性皮肤结核（tuberculosis cutis ulcerosa）或腔口性结核溃疡（tuberculosis cutis orificialis）：好发于皮肤自然开口部，以口腔多见，其次为肛门及女阴部，可向皮肤黏膜交界处扩展。通常发生在有严重内脏疾病的青年人或结核病的终末期，口腔、鼻部病损多继发于肺、喉等呼吸道结核，肛门部病损多由肠结核引起，肾及内生殖器结核可致尿道口及外生殖器皮肤黏膜结核。皮损初起为针尖大黄色或淡红色颗粒性结节,溃破后形成边缘不规则的溃疡,溃疡不断向四周扩展,边缘则呈穿凿不整鼠咬状改变,溃疡很浅,但结核菌甚多。

（3）疣状皮肤结核(tuberculosis cutis verrucosa):是结核菌再感染有免疫力的机体所产生的局限性结核病。皮损常见于暴露部位,以手背及手指背部最为多见。病损常为单个,初起为黄豆大小紫红色丘疹,丘疹向外扩大,中央角质增厚形成疣状增生,加压时常有脓液从缝中流出,外周为暗紫色浸润带,最外围为平滑红晕区。

（4）瘰疬性皮肤结核(scrofuloderma,tuberculosis cutis colliquativa):多发于儿童,好发于颈部。皮损呈带状,不规则形,常同时可见结节、脓肿、溃疡、瘘管、瘢痕等多形病损。

【组织病理学检查】

病灶呈典型的结核结节。结节中心有干酪样坏死,周围上皮样细胞,外面有淋巴细胞、巨噬细胞和成纤维细胞。

【诊断】

根据临床表现,结核病症状,结核菌素试验(OT 试验),X 线、肠镜等辅助检查;痰液、脓汁、脑脊液等标本经齐一尼染色找到结核菌及典型的结核结节病理表现可以确诊。在原发结核病例,痰和活检可为抗酸杆菌阴性;继发性口腔结核病例,多表现为空洞病灶在肺部和痰阳性抗酸杆菌表现,然而活检也可为抗酸杆菌阴性。

【鉴别诊断】

口腔结核应与癌瘤、梅毒硬下疳、创伤性溃疡等进行鉴别。

1. 癌瘤　鳞癌多呈溃疡形式,溃疡基底有硬结,边缘部位比结核病损坚硬。下颌下及颈部淋巴结常可触及,肿大坚硬、粘连、固定。

2. 梅毒硬下疳　一、二、三期梅毒均可有溃疡表现,晚期可出现梅毒瘤样浸润,类似结核性病变,可通过梅毒血清学检测进行鉴别诊断。

3. 创伤性溃疡　溃疡的形态与慢性机械刺激因子相符合,除去创伤因素后,损害在 1~2 周左右愈合或明显好转。

4. 深部真菌感染　例如孢子丝菌病,芽生菌病和球孢子虫病,都可能有类似结核的溃疡和肉芽肿的表现。可以采用真菌培养、活检等鉴别。

【整合治疗原则】

1. 及时将患者转入传染病专科(或传染病医院)行全身抗结核治疗,早期、足量、规则、全程及联合应用抗结核药。消灭残存菌,巩固治疗效果,避免持存菌日后生长繁殖造成复发。

2. 仅有口腔病损者,亦应进行全身和局部联合抗结核治疗。

3. 消除口腔局部刺激,控制继发感染,促进溃疡愈合。

4. 支持治疗,加强营养。

5. 注意全身和局部禁用糖皮质激素。

【具体治疗方案】

1. 局部治疗　口腔局部用药有 0.02%氯己定、复方硼酸(1:5稀释)、1%聚维酮碘等消炎防腐溶液含漱。口腔局部孤立的溃疡可采用链霉素于病损基底局部封闭,每日、每次 0.5g。异烟肼每次 25mg,局部封闭,每日或间日 1 次。利福平膜,贴敷患处,每日 3 次。用弱碱性含漱液保持口腔清洁。酌情给予达克罗宁等止痛或其他麻醉药物。康复新、贝复济等也作为口腔局部用药。

2. 全身治疗　经典疗法是用链霉素、异烟肼、利福平、吡嗪酰胺等一线抗结核药物和对氨基水杨酸钠(PAS-Na)、卡那霉素、乙胺丁醇等二线药物,根据病情选择二联或三联方案,一般需服药1.5~2年,至体征和症状消除,结核菌彻底清除。有关结核病治疗的近年文献具有参考价值。

①2012年,抗结核新药贝达喹啉(bedaquiline,TMC207)已被美国FDA批准上市,并可用于治疗耐多药结核病。免疫治疗及治疗性疫苗在临床结核病中的研究也取得了一定的进展。②一项采用经过热处理灭活的Mycobacterium indicus pranii(MIP)及糖皮质激素联合化疗治疗结核渗出性心包炎的国际多中心随机、双盲、安慰剂对照研究值得关注。③有学者将肝炎治疗性疫苗V5用于治疗结核病进行随机、双盲、安慰剂对照Ⅱb期临床研究。④《气管支气管结核诊断和治疗指南(试行)》中介入治疗方面介绍较系统。⑤在结核病外科治疗方面骨结核尤其是脊柱结核手术治疗的新方式及其应用得到关注。⑥抗结核治疗新方案在耐药结核病治疗中的应用也进行了深入的研究。⑦结核病合并HIV感染的治疗包括MTB与HIV双重感染的预防性抗结核治疗、结核病治疗、抗逆转录病毒治疗、抗结核药物与抗逆转录病毒治疗药物之间相互作用、临床治疗效果、治疗不良反应,以及免疫重建炎症综合征取等取得了较大的进展。

(七) 丹毒(erysipelas)

【病因】

丹毒由A组β溶血性链球菌侵入皮肤或黏膜引起的皮肤和皮下组织淋巴管及周围组织的炎症。也有些病例是由A组以外的β溶血性链球菌引起。它与脓疱病、蜂窝织炎和毛囊炎是四个最常见的细菌性皮肤感染。

【临床表现】

1. 口腔病损　较少见。好发于唇、颊黏膜。口腔损害多由面部红斑扩展到唇颊部而发生。表现为边缘隆起的进行性扩展的局限性红斑,但界限不如皮肤损害清晰,且肿胀更为显著,呈厚唇及唇外翻,疼痛、灼热感明显,慢性复发性丹毒时,唇部皮肤、黏膜可致局部永久性肥厚性纤维性变。有些初发或复发病例,可因牙或牙周组织的链球菌感染灶所引起。

2. 皮肤病损　可发生于包括面部在内的任何部位,但以下肢为多。最常见于小腿和面部,皮疹初起为1个灼热感的红色斑片,迅速扩展成大片水肿性猩红色斑,表面光亮,边界清楚略微隆起,局部皮温增高,按之质韧,压痛明显。数日后,皮疹逐渐消退,脱屑,体温正常(图3-34,图3-35)。炎症反应严重时,红斑上可出现水疱或大疱,称为疱型丹毒,有时甚至因坏疽性丹毒而毁容。皮肤淋巴管由于受损被阻塞,可继发象皮肿。常见于下肢,称为"象皮腿"。慢性丹毒复发病程可在几周或几年,症状会逐渐减轻。

【诊断】

主要根据临床特点诊断。必要时进行血液和局部的细菌学检查。

【整合治疗原则】

1. 及时对因、对症治疗。

2. 全身抗感染。

3. 患者应卧床休息,增加营养。

4. 中医辨证施治。

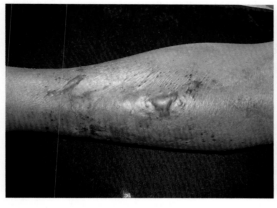

图 3-34 下肢丹毒
（中国人民解放军沈阳军区总医院供图）

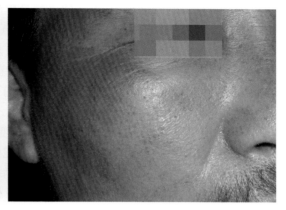

图 3-35 面部丹毒
（中国人民解放军沈阳军区总医院供图）

5. 保持皮肤卫生清洁，勤晒衣袜，形成良好生活习惯。

【具体治疗方案】

1. 局部治疗　患肢抬高，加压治疗，可减轻水肿，皮损表面可用抗菌药物，约需数周恢复正常。

2. 全身治疗　包括口服或静脉注射抗生素。首选青霉素疗程半个月左右，过敏者可用大环内酯类抗菌药物。由于存在再次感染风险，初次痊愈后还要使用预防性抗生素 1 周。复发性丹毒患者在活动期间需大剂量抗菌药物治疗。

3. 中药辨证施治　中医认为丹毒是由湿毒蕴于肌肤所致，治疗应用清热凉血之剂，健脾除湿。可用针灸、磁极治疗等综合治疗。

（八）鼻硬结病（rhinoscleroma）

【病因】

鼻硬结病是一种慢性进展性上呼吸道肉芽肿性感染性病变，由鼻硬结克雷伯杆菌（Klebsiella rhinosc leromatis，KR）引起，人类是唯一确定的宿主。该病已影响人类至少 1500 年，甚至认为早在公元 300—600 年中美洲即已流行。但第 1 例确切描述于 1870 年，由皮肤科医师 Ferdinandvon Hebra 报道。1882 年 von Frisch 确认致病菌为鼻硬结克雷伯杆菌。该菌革兰氏染色阴性，可单独、成对或呈短链状，经常存在于病损内并易培养，具有低传染性。该病好发于不发达地区（例如中非、埃及、热带非洲、印度、东南亚、中东欧等）。我国山东属于好发区域。人口拥挤、卫生环境差、营养不良是病原体传播的必条件，贫血及缺铁者易感。尽管如此，真正的感染机制尚不明确。

据 Alexandria Main 大学医院自 1999—2009 年的研究表明，100% 累及鼻子，还有鼻咽部、腭中、皮肤、喉癌、气管、鼻泪管也有不同比例受累，无淋巴结侵袭。另有报道，鼻硬结该病变可累及呼吸道的多个部位，鼻受累者占 95%～100%，咽受累者占 18%～43%，喉受累者占 15%～80%，但单独喉受累者少见，其他受累部位还包括腭、咽鼓管、鼻窦、中耳、口、眼眶、气管（12%）及支气管（2%～7%），受累黏膜附近的皮肤（例如上唇、鼻背）亦可受累，甚至有 1 例背部病损的报道。病损也可能侵犯脑组织；也有学者观察到 1 例鼻腔鼻硬结病，逐渐出现腮腺受累。病损常最早发生于上皮间的交界处，例如鼻前孔的鳞状上皮与深部柱状纤毛上皮的交界处。有学者报道,血道感染的受累部位与通过呼吸道感染的有一定差异,通过向大鼠静脉内注射 KR 观察感染受累器官,鼻为 66.17%、喉为 46.17%、肺为 26.17%、肝为 20%。

该病进展缓慢机制尚不明确。机体对病菌的抵御主要依靠细胞免疫。首先,细菌侵入黏膜后,中性粒细胞反应不够充分,虽然吞噬了细菌,但似乎过快死亡,接着又将大量细菌释放入间质。另外,CD4(+)淋巴细胞明显减少,CD8(+)淋巴细胞数目增多,因此,CD4(+)/CD8(+)比例下降,提示 T 细胞应答减少或改变。变化了的 CD4(+)/CD8(+)淋巴细胞比率只产生无功能的吞噬细胞继续吞噬细菌,吞噬体融合扩张形成米库利兹细胞。这种细胞不能破坏细菌,反而允许细菌在细胞内增殖,最后细胞崩解,释放细菌入间质并引起无效的迟发型过敏反应。联合表达 CD8(+)PCD56(+)抗原的细胞毒性细胞数目绝对增多,CD3(+)细胞数目相对减少,CD19(+)细胞行为不确定。T 淋巴细胞这种状况的改变是出现在细菌侵入机体之前还是之后尚不明了。因此认为,导致病变发生的主要原因不是细菌本身而是免疫系统的反常表现。另外,鼻硬结杆菌本身也有许多特征以抵御机体的排斥,例如覆以菌毛的复杂的荚膜、多形性及能够在细胞内外旺盛生长的能力。

【临床表现】

女性易受感染,有报道男女比为 1:13,在流行地区有与牛、羊接触史,病程缓慢。死于鼻硬结病的患者相当罕见,死亡病例多因伴隐匿疾病或手术过程中并发呼吸道梗阻。

1. 口腔病损　口腔病损可以是原发或是由其他部位蔓延而来。唇、腭、舌、颊黏膜及牙龈等处均可波及。早期位于黏膜下的结节,界限清、可推动,以后增大相互融合成表面颗粒状的浸润性硬结,粘连而固定,无痛,数年后质地坚硬,口腔功能障碍。

2. 鼻部病损　病变分为 3 个阶段:渗出期、增生期及瘢痕期,三期可互相重叠。渗出期亦称萎缩-卡他期,初始症状像普通感冒,鼻腔分泌增多,以急性或慢性活动性炎症为特征,可分泌有臭味的脓涕,因此也称"臭鼻症",黏膜肿胀充血,局部有脓性分泌物及结痂。患者表现为单侧或双侧鼻塞,黏膜可萎缩。鼻黏膜脓痂形成,以后在黏膜上出现坚硬小结节,逐渐增大相互融合形成肉芽肿性斑块,质硬如石。历经数月至数年之后,病损可进展至增生期,亦称肉芽肿期或结节期,患者常有鼻出血、鼻变形;当其他部位受累时,患者亦可出现相应症状。例如,喉受累时会出现声嘶,支气管受累时可以表现为喘鸣,以致被误诊为支气管哮喘;甚至可侵犯骨组织。斑块纤维化及瘢痕形成,继之瘢痕挛缩牵拉造成毁容。

【组织病理学检查】

该病的病理变化主要见于网状内皮系统,在淋巴结、脾、肝有大单核细胞及上皮样细胞增生,形成肉芽肿,其他系统亦可累及。镜下黏膜萎缩或增生,后者更常见。主要表现为上皮增生、上皮脚下延、甚至互相吻合成假上皮瘤性增生;鳞状上皮化生,上皮下中性粒细胞浸润,可见肉芽组织形成,丰富的小血管,间质含有许多慢性炎症细胞,以密集的淋巴细胞、浆细胞浸润及 Russell 小体为特征。最引人注目的是成群、成簇或成片的巨大空泡状组织细胞,此种细胞称为米库利兹细胞(Mikuliz cell),1877 年以波兰外科医师 Johannvon Mikuliz 名字命名,胞质呈空泡状,内含病原菌,单个核被空泡挤压至一侧。有时还可见多个米库利兹细胞融合形成一个巨大的多核空泡细胞。少数病例米库利兹细胞不典型,但可见成群的嗜酸性胞质的组织细胞,提示病损可能先表现为具有嗜酸性胞质的组织细胞,然后逐渐演变成典型的空泡状的米库利兹细胞。当病损表现为前者时,诊断应除外软斑及颗粒细胞性肿瘤;

因为病损早期有大量淋巴细胞浸润,因此也要注意与淋巴瘤相鉴别。镜下可见受累组织广泛致密瘢痕化时,残存的肉芽肿周围绕以玻璃样变的胶原纤维;Russell 小体及米库利兹细胞罕见,血管成分明显减少。

鼻硬结杆菌长 1~3μm,常规 HE 染色切片中不易观察,但在 Warthin-Starry(W-S)浸银染色中因菌体呈黑色而较明显。Giemsa 染色呈红色。PAS 染色时,细菌呈空心状,不如 W-S 及 Giemsa 明显。免疫组化染色时组织细胞 CD68 和溶菌酶阳性,CK 和 A1 抗胰蛋白酶阴性。透射电镜观察可见米库利兹细胞胞质内含有大小不等的吞噬体、少量线粒体、粗面内质网及溶酶体,核被大小不等的吞噬体挤压至细胞的一侧,溶酶体不发达。KR 大多位于大吞噬体内,为短棒状无鞭毛,菌壁为双层荚膜,外层为电子密度较浅的细颗粒层和电子密度较高的粗颗粒所包围。偶可见细胞外 KR 被浆细胞的细胞突起所包围,菌壁周围无粗颗粒物质发现。

【诊断】

在流行地区有与牛、羊接触史和长期发热、多汗、关节痛和全身乏力等症状者,应考虑该病。通过分离病原体和进行血清凝集试验可以确诊。50%~60%患者细菌培养阳性(血培养或麦康基琼脂培养)。因为早期的炎症表现不具特异性,因此很难准确诊断。患者就诊时,最常处于第二期,即肉芽肿期,该期病变具有特征性表现,而且易于查找病原菌,故不难诊断。至终末期时,因为病损无特异性、米库利兹细胞及 KR 难以检见,因此临床及病理诊断困难。

【鉴别诊断】

常规应除外其他病原菌感染,临床上还应与许多表现为肉芽肿或肿块的疾病鉴别,包括风湿热、细菌感染所致的结核(干酪样坏死)、放线菌病(组织或脓汁内可见/硫黄颗粒)、梅毒树胶肿(微脓肿,梅毒性小血管炎,W-S 染色可见梅毒螺旋体)、麻风(炎症细胞成团分布伴肉芽肿形成,其内外可见嗜酸性麻风杆菌)等;真菌感染所致的组织胞浆菌病、芽生菌病、副球孢子菌病(结合临床表现及真菌培养);利什曼病(真皮浅层的组织细胞内外可见利什曼原虫);系统性病变如结节病(非干酪样坏死之肉芽肿性炎)、Wegener 肉芽肿(坏死性肉芽肿性小动脉、小静脉及毛细血管炎)及血管瘤等。

【整合治疗原则】

抗菌素对因及对症治疗,必要时手术治疗。

【具体治疗方案】

1. 局部治疗 通常无需应用,对卡他性渗出明显者,可应用抗生素药液滴鼻。

2. 全身治疗 氯霉素为首选药物,其他如四环素、链霉素和磺胺类药物也有效,但需连续使用 1 个月以上。也可用金霉素、链霉素等与皮质激素联合治疗,但易有抗药性。在体外,鼻硬结杆菌对许多抗生素均敏感,但不同药物有效率不同。例如,氯霉素为 0%、链霉素为 46%、多西环素 63%、利福平为 100%等,其他有效药物还包括阿莫西林、克拉维酸钾、三甲氧苄二氨嘧啶、磺胺类药物、头孢菌素类等。但在体内,有显著疗效的是链霉素、多西环素、利福平、第二及第三代头孢菌素类、磺胺类药物。因治疗需要长期使用抗生素,链霉素因有很严重的毒性作用(尤其是对前庭系统)在许多国家已经禁用。该病即便积极治疗仍有可能进展至瘢痕期,进而引起缩窄。处于不同病变阶段的患者治疗方法也有差异,第一期患者仅需抗生素治疗;第二期及第三期,患者对于有急性危及生命的并发症或慢性呼吸道变形或因

为呼吸道瘢痕形成引起梗阻者,临床治疗还应包括手术清除病灶及修补硬化缺损。以下研究报道有参考价值:

(1) 利福平:疗效肯定但需要监视其毒性,曾有口服利福平毒性作用明显,改用 3% 利福平局部涂敷成功的报道。因为鼻硬结杆菌是细胞内菌,理论上能够渗透入吞噬细胞的药物应该最有效,例如利福平及氟喹诺酮类。

(2) Borgstein 等(1993)报道,连续使用环丙沙星 4 周,2 个月后再对病损部位取活检培养,结果阴性;6 个月后临床表现明显好转且复发率低。但许多研究者对环丙沙星的使用时间有分歧,认为应使用 6 周~6 个月,甚至更久,直至再次培养或组织学检查阴性。

(3) 在埃及曾有治疗麻风的氯法齐明成功用于治疗鼻硬结病的报道。

(4) 近年国内报道鼻内镜下手术联合环丙沙星治疗,有严重呼吸道阻塞症状者可气管切开。

(5) 该病有较高复发率,因此需临床随访以早期发现。有研究发现复发病例,在 10 年后高达 25%。在流行区域,预防需基于卫生环境的改善及整体生活水平的提升。

(九) 土拉伦斯菌病(tularemia)

【病因】

又称"野兔病"。由土拉伦斯菌引起的人畜共患的急性发热性传染病。1911 年从美国黄鼠首次分离出该菌。野兔和鼠类为病原菌主要宿主,偶可传染给人。我国报道人对此菌的易感性较高,传染途径常见的有:①接触患病动物;②经吸血昆虫传染(例如染菌蜱类),在叮咬人体时传播病原菌;③摄入含病原菌的食物或水;④病原菌经呼吸道、眼结膜等黏膜侵入。该病主要分布于北半球。我国最早在内蒙通辽发现,山东半岛曾有暴发。土拉伦斯菌呈多形性,有球状、短杆状、哑铃状、长丝状或微粒状,约 0.3~1.0μm。无荚膜,亦不产生芽孢。革兰氏染色阴性。感染小鼠或豚鼠的脏器压印片可见明显假荚膜结构。在普通培养基上不生长,葡萄糖半胱氨酸血琼脂培养基上,48 小时可形成直径约 1.0mm 的菌落,分离株的菌落及细菌形态明显。分离株与标准血清作玻片凝集时,接触后即形成大片状凝集块,将分离株制菌液(每毫升 20 亿~30 亿菌)作抗原,与标准血清作试管凝集反应,结果基本达到原效价,沉淀反应也为阳性,而各对照组皆阴性。土拉菌与布鲁氏菌在抗原结构上有相似之处,血清学试验可出现交叉凝集现象,即高效价的土拉菌免疫血清,与布鲁氏菌产生低效价凝集,用吸收试验处理的被检血清,可排除布鲁氏菌产生交叉凝集反应。发酵性能观察 10 天结果分解葡萄糖、麦芽糖等,不分解山梨醇、甘露醇、卫矛醇和甘油,瓜氨酸酰尿酶试验阴性。

【临床表现】

潜伏期 3~7 天。初发为畏寒、发热及头痛等毒血症状。由于传染途径不同,临床上表现各不相同。

1. 口腔病损 当病原体经口腔黏膜特别是扁桃体侵入人体时可出现口腔症状。常见扁桃体上覆盖白色薄膜,渐渐形成坏死病灶,伴下颌下、颈部淋巴结肿大。

2. 皮肤及其他病损 在病菌侵入部位(手指、颈部等)发生 1 个丘疹或结节,很快破溃成为无痛性溃疡,6 周左右愈合形成瘢痕。局部淋巴结可肿大和疼痛。若病菌经眼结膜感染(一般经手带入眼睛),常表现为单侧的结膜炎和结膜溃疡,出现流泪、畏光和疼痛症状,严重可发生角膜穿孔而失明。此外,皮肤上还可出现丘疱疹、脓疱、多形性红斑等非特异性皮疹。

【诊断】

根据接触史、有关症状和血清学试验、培养及动物接种等检查结果不难诊断。取原发性皮损、淋巴结、血液、痰液等在葡萄糖、胱氨酸血琼脂或卵黄培养基上可培养到病原菌。渗出液涂片以荧光染色,若有特殊荧光抗体,可确诊。血清凝集试验的凝集价在 1∶100 以上,具有诊断意义。协同凝集反应法可快速检测该菌敏感。

【整合治疗原则】

排查病因;针对性应用抗生素治疗要足量和疗程;有效杜绝再次接触病原体,避免复发。

【具体治疗方案】

1. 局部治疗　可应用康复新、贝复济等治疗。

2. 全身治疗　链霉素对该病有特效,应早期应用,剂量为 0.5~1.0g,每 12 小时 1 次,肌内注射,但应注意该药的毒副作用。四环素或氯霉素,剂量为 0.5g,每日 4 次,口服,必要时可以静脉注射。该病易复发,症状消退后应继续用药 5 天。青霉素、红霉素、先锋霉素和多黏菌素 B 不敏感。磺胺类是否有效报道不一。

（张英　李艳杰）

二、病毒感染患者的口腔黏膜病整合治疗

【病毒感染性疾病概述】

病毒感染性口腔黏膜病是指一组由单纯疱疹病毒、水痘-带状疱疹病毒、多种肠道病毒等引起的口腔黏膜病,以及 EB 病毒、HIV 病毒、HAV 病毒、HBV 病毒、HDV 病毒、HEV 病毒等病毒感染后发生的口腔黏膜病损。本文主要介绍由单纯疱疹病毒、水痘带状疱疹病毒、多种肠道病毒等引起口腔黏膜病。

病毒是感染性疾病的主要致病微生物,大部分病毒感染性疾病具有传染性。病毒感染后,人体的免疫系统会被动员,产生免疫反应,在机体抵抗力尚健时,一般均有发热等全身反应,机体可能自行恢复正常。但当机体反复受到病毒感染,免疫力下降后,发热等全身反应可能减少,但病程可以迁延反复。

病毒感染患者的口腔黏膜表现以疱疹居多,疱疹破溃后会出现黏膜充血或糜烂,如果有细菌性继发感染,则可以出现假膜。

【病毒感染性疾病口腔操作注意点】

1. 该类疾病因病毒感染引起,往往具有传染性,因此口腔医师在检查和操作时要做好自身防护,同时要采取消毒隔离措施,防止发生医源性传染。

2. 因病毒感染患者的口腔黏膜疱疹容易破溃、充血、糜烂,或者有继发性引起假膜,黏膜病患者局部疼痛明显,因此口腔医师在检查和口腔操作时要特别注意动作轻柔,以此减轻患者痛苦,避免病毒扩散。

3. 为预防医源性感染,接触患者的病损和物品后要按规范严格消毒,口腔医师要进行手消毒。

4. 口腔医师不要同时接触和处置多位患者。

【口腔病毒感染性疾病整合治疗的基本要求】

病毒感染性疾病常常有口腔黏膜表征,其整合治疗的基本要求包括七点。

1. 尽早确定致病原因及病毒种类,可采用病毒培养与分型、细胞涂片直接或间接免疫荧光检查、细胞培养与病毒分离鉴定、PCR 技术等分子生物学的方法检查确诊病毒感染,但费时较长。

2. 对高度怀疑病毒感染性疾病,不能确诊的,可采用抗病毒的治疗性诊断,但治疗时间不要超过 2 周。

3. 口腔病损局部治疗可采用含漱、含片、中药散剂涂布、雾化吸入等方法治疗。

4. 全身用药须谨慎,严格掌握适应证,认知并预防副作用。抗病毒药物常有损害功能的副作用,因此不宜长期使用。

5. 中医药对病毒感染性疾病有较好疗效,以清热解毒药物为主。但应注意中药也可能有不良反应。因此需要辨证施治,切忌在不了解药性和药物副作用的情况下盲目使用。在可能的情况下治疗尽量采纳中成药和成方药,并请经中医学专业培训,具备中医药基本知识的医师或药师把关。

6. 该类因病毒感染引起的疾病往往具有传染性,因此发现首例患者后的消毒隔离措施对防止疾病传播有极为重要的意义。

7. 嘱平时注意劳逸结合、适当锻炼、增强体质,对于该类疾病有预防作用。

(一) 单纯疱疹

【病因与发病机制】

单纯疱疹(herpes simplex,HS)是由单纯疱疹病毒(herpes simplex virus,HSV)引起的、以口腔或生殖器周围皮肤黏膜红斑水疱为特征的传染性疾病。虽然部分感染者表现为疱疹性口炎(herpetic stomatitis,HS)或生殖器疱疹(genital herpes,GH),但绝大部分感染者呈潜伏感染或表现为亚临床感染,很容易漏诊。而这部分无症状感染者往往是 HSV 传播的高危人群。

HSV 主要通过飞沫、唾液或疱疹液直接接触传播。传染途径主要经由呼吸道、口腔、眼结膜、生殖器黏膜或皮肤破损处进入人体。

1. HSV 的生物学特征　　HSV 属于疱疹病毒科,α-疱疹病毒亚科,单纯疱疹病毒属。有 HSV-1 和 HSV-2 两型。HSV 系双链 DNA 病毒,病毒直径约 120~200nm。该病毒由壳粒(capsomer)蛋白构成,具有 72 面体的衣壳(capsid)结构,包含病毒 DNA 和酶等物质。最外层为包膜,由宿主细胞膜和包膜糖蛋白(glycoprotein)组成。衣壳和包膜间是皮层,为病毒基质成分。HSV-1 与 HSV-2 具有以下生物学特征:①感染细胞后均可产生细胞致病作用;②病毒复制过程皆有序而复杂;③均有特异性编码的酶或蛋白质并参与核酶代谢、DNA 合成和蛋白质加工。较主要的酶有胸苷激酶(TK)、DNA 多聚酶和蛋白激酶(PK);④均可引起原发性或复发性感染。

2. HSV 的致病机制　　至今 HS 的发病机制仍不十分清楚。已有的研究认为 HSV 通过包膜上的糖蛋白 gc-5 与靶细胞膜上的硫酸肝素非特异性结合,再经由病毒包膜糖蛋白 gD 与靶细胞膜上的 HVEM/NF/NGF 等受体家族特异性地结合,完成吸附。进而通过病毒包膜糖蛋白 gB 和 gH-gL 与靶细胞膜进一步结合,最终使病毒包膜与靶细胞膜发生融合。HSV 进入宿主细胞胞质后通过病毒介导的转运,衣壳与核孔结合使其 DNA 进入宿主细胞核。病毒穿入细胞核早期,双链 DNA 形成环状并在皮层病毒蛋白 VP16 作用下表达 α 蛋白,α 蛋白启动双链 DNA 表达 β 蛋白。进入后期阶段后,HSV 的 DNA 大量复制,β 蛋白启动双链 DNA

大量表达 γ 蛋白和包膜糖蛋白,而 γ 蛋白会进一步分解成壳粒蛋白,与 DNA 组装成新的病毒体。新病毒体进入宿主细胞内质网系统形成包膜,经糖蛋白修饰后与宿主细胞膜融合进而释放出细胞。这一过程导致病毒体大量增殖,致使靶细胞损伤并感染更多周边细胞。HSV 扩散感染的方式有三种:①感染邻近的上皮细胞;②经淋巴和/或血行感染远处靶细胞;③感染外周神经系统。

3. HSV 具有嗜神经特性　该病毒可沿感觉或自主神经末梢由轴索逆行并潜伏在神经节的神经元中。HSV-1 主要潜伏于三叉神经节内,HSV-2 则多潜伏于骶神经节内。当有诱因导致人体免疫力改变时,HSV 在神经节内大量复制并沿神经纤维顺行至皮肤黏膜引起临床病损会复发。此时,HSV 也可不断释放病毒抗原诱发超敏反应。

【临床表现】

初次感染 HSV 的人群仅有不到 30% 的患者会出现症状与体征成为原发性 HS,其余患者处于潜伏状态。潜伏感染人群中有部分可以复活成为复发性 HS 或亚临床 HSV 复活(subclinical reactivation)。

1. 原发性疱疹性口炎(primary herpetic stomatitis,PHS)　指患者首次出现的临床损害,以婴幼儿多见。多表现为疱疹性口炎。其特征是口唇皮肤和黏膜、颊、腭黏膜等处发生红斑、水疱和糜烂。如果为生殖器疱疹,则会在生殖器的皮肤黏膜出现类似损害。患者还可伴有全身症状,例如发热、倦怠、食欲缺乏等。3~5 日后症状减轻,整个病程约 2 周(图 3-36,图 3-37)。

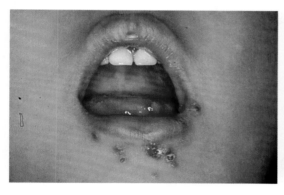
图 3-36　口周皮肤及舌黏膜 PHS
(同济大学口腔医学院供图)

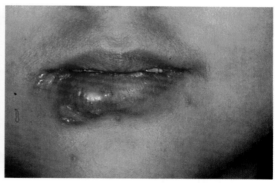
图 3-37　口周皮肤黏膜 PHS
(同济大学口腔医学院供图)

2. 复发性疱疹性口炎(recurrent herpetic stomatitis,RHS)　原发性疱疹感染愈合以后,30%~50% 的患者可能发生复发性损害。一般复发感染的部位在口唇或接近口唇处,故又称复发性唇疱疹。复发的口唇损害有两个特征:①损害总以红斑水疱开始,常为红斑基础上发生多个成簇的疱,疱破后形成糜烂或溃疡;②损害复发多出现在原先发作过的位置。

诱使疱疹性口炎复发的刺激因素较多,包括阳光暴晒、局部机械损伤、感冒发烧等。虽然复发性唇疱疹是该病最常见的复发形式,但少数复发损害会影响到牙龈和硬腭,其感染仍有自限性。如果为生殖器疱疹,则会在生殖器皮肤黏膜出现类似损害。患者全身反应较轻。病程约 7~10 天(图 3-38,图 3-39)。

3. 亚临床 HSV 激活　单纯疱疹病毒在体内被激活后可不断复制、增殖并突破宿主细胞

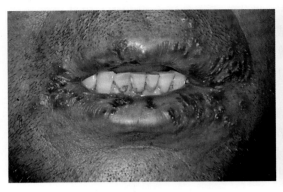

图 3-38　口周皮肤黏膜 RHS
（同济大学口腔医学院供图）

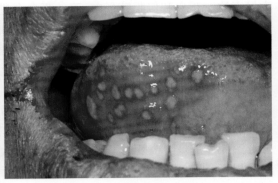

图 3-39　舌腹黏膜 RHS
（同济大学口腔医学院供图）

膜持续释放病毒于组织中,但这些单纯疱疹病毒携带者并不出现典型的临床症状与体征。HSV 亚临床激活可同时在多个部位发生,因此,在看似正常的受累部位也能分离出单纯疱疹病毒。该类人群就是单纯疱疹病毒传播的高危人群,与其亲密接触则会被感染。

4. 其他感染部位　单纯疱疹病毒除会导致疱疹性口炎与生殖器疱疹外,还可引发角膜结膜炎、脑炎、扁桃体炎、新生儿疱疹、肛周炎、脑膜炎与支气管炎等疾病。

【实验室检查】

临床诊断疱疹性口炎除了依靠接触史与临床表现外,还需结合实验室检查才能确诊。以下 4 种方法可确诊:病毒培养与分型、PCR 技术、水疱内细胞涂片直接或间接免疫荧光检查、细胞培养与病毒分离鉴定。

【整合治疗原则】

1. 控制继发感染。

2. 缓解症状。

3. 促进愈合。

4. 抑制病毒复制从而减少复发。

具体可采用系统治疗与局部治疗相结合的方法。

【整合治疗方案】

1. 系统治疗　主要目的是抑制病毒复制、缩短病程、减少复发。包括抗病毒治疗(间歇疗法与长期疗法)、中药治疗。

(1) 间歇疗法:在单纯疱疹病毒发作时即开始用抗 HSV 的药物。常规方法有:①阿昔洛韦每次 400mg,口服,每日 3 次,连用 5 日。②伐昔洛韦每次 500mg,口服,每日 2 次,共 5 日。③泛昔洛韦每次 250mg,口服,每日 3 次,共 5 日。原发性疱疹性口炎或较重的疱疹性口炎疗程可延至 10 日。

(2) 长期疗法:适用于频繁复发者,疗程视疗效而定,可为 6 个月或更长时间。常规方法有两种:①阿昔洛韦每次 400mg,口服,每日 2 次。②伐昔洛韦每次 500mg,口服,每日 1 次。

2. 局部治疗　主要目的是控制继发感染、缓解症状、促进愈合。可选用消炎防腐类漱口药清洗或湿敷;无渗出的皮损可外涂 3%阿昔洛韦霜或 1%喷昔洛韦乳膏;也可选用促进愈合的表皮生长因子或成纤维细胞生长因子促进上皮愈合。

3. 中药治疗 中医认为原发性疱疹性口炎属肝经湿热,宜清肝利湿解毒,方用龙胆泻肝汤加减。伴大便秘结者可加大黄10g(后下);疼痛较剧者可加郁金9g、川楝子9g,1日1剂,水煎服,疗程5~7日。复发性疱疹性口炎可参照此法,但用药不宜过于苦寒、用药时间也不宜过长。

中医认为复发性疱疹性口炎非发作期或亚临床HSV激活期,属正虚邪恋证,宜滋补肝肾、益气健脾利湿,方用知柏地黄汤合参苓白术散加减,1日1剂,水煎服,疗程3~6个月。

4. 预防 避免与单纯疱疹病毒携带者或患者亲密接触是最好的预防办法。还可选用单纯疱疹病毒疫苗、细胞免疫增强药(例如卡介苗、左旋咪唑等)提高机体防疫能力。在易感期注意勤洗手、戴口罩,减少单纯疱疹病毒感染可能。

至今HS的发病机制仍不十分清楚,预防与治愈仍有难度。目前已有针对HSVgB与HSVgD抗原表位的疫苗问世。HSV糖蛋白及其受体的相互作用在病毒作用机制及宿主反应中的重要作用是该领域研究热点,而针对HSV蛋白结构及复制环节的药物研发也是发展方向之一。

(二) 带状疱疹(herpes zoster)

【病因】

带状疱疹是由水痘-带状疱疹病毒(varicella-zoster virus,VZV)感染引起的传染性皮肤黏膜病。VZV通过呼吸道黏膜进入人体,经过血行传播。VZV感染可引起两种不同的疾病。原发性VZV感染引起水痘,这是一种极具传染性的皮肤病,以身体各处皮肤上出现向心性红色丘疹与水泡为临床特征,多见于儿童,冬春季多发。患者往往发病一次即可获得对该病毒的终身免疫。但大多数人感染VZV后不出现水痘,是为隐性感染,成为病毒携带者。

水痘-带状疱疹病毒主要通过飞沫或直接接触感染无或有部分免疫力的人群。VZV也是一种脱氧核糖核酸(DNA)病毒,VZV属疱疹病毒,为嗜神经病毒,完整的VZV呈球形,直径约150~200nm,核酸为双链DNA,由正20面体的核衣壳组成,外层由疏松的脂蛋白形成包膜,散布有病毒编码的糖蛋白,病毒颗粒仅外壳具有传染性,水痘和带状疱疹在临床上是两个不同的疾病但是由同病毒引起,VZV原发感染后大约有70%的儿童在临床上表现为水痘,约30%的人为隐性感染,两者均为VZV携带者。

VZV从皮肤黏膜进入神经纤维,侵入敏感的神经节,形成潜伏感染,对机体不造成伤害。一旦VZV被再激活而大量复制并扩散就会导致带状疱疹发生。VZV再活化的机制目前尚不清楚,但许多因素与带状疱疹的发生有关。例如过度疲劳、精神创伤、恶性肿瘤、长期应用免疫抑制剂和肾上腺糖皮质激素、放疗、大手术、重金属中毒、获得性免疫缺陷病毒(HIV)感染等诱因的刺激可使机体抵抗力下降到最低水平,VZV被激活并在神经节内增殖扩散,导致神经节坏死和炎症加重,临床上出现严重神经痛。VZV逆向传至敏感的神经,引起严重的神经炎,并向皮肤黏膜敏感的神经末梢扩延形成单侧节段性簇状疱疹。神经节的感染可以扩展至邻近部位,若沿神经后根扩散至脑膜,可导致软脑膜炎和节段性脊髓炎及前角运动神经感染,引起运动神经麻痹等伴发症。带状疱疹大多发生于肋间神经分布区,只有15%左右发生于三叉神经分布区。在少数情况下,VZV还可散布到脊髓前角细胞及内脏神经纤维,引起运动性神经麻痹,例如眼、面神经麻痹以及胃肠道和泌尿道一系列症状。随着年龄的增长,细胞免疫对VZV的应答反应也随之减弱,老年人对VZV的细胞介导免疫反应表现为选择性并逐渐降低,因此老年人带状疱疹的发病率、严重程度及并发症都较高,该病愈后可以获得终生免疫,罕见复发。但有相当多的患者会留下后遗性神经痛。

【临床表现】

带状疱疹多见于中老年体弱人群。夏秋季多发。患者发病可分几个阶段。

1. 前驱期　患者可出现低热、乏力,患部皮肤黏膜有灼热潮红等现象。

2. 神经痛　轻者为刺痛、钝痛,重者似三叉神经痛样剧痛,系神经节与神经纤维坏死所致。

3. 水疱期　成簇的丘疹水疱沿三叉神经分支分布区皮肤黏膜上出现,呈单侧性、节段性特征(图 3-40,图 3-41)。

4. 愈合期:约经 7~14 天,糜烂、疼痛逐渐好转。

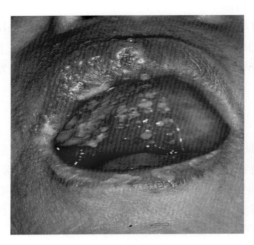

图 3-40　上颌神经带状疱疹
(同济大学口腔医学院供图)

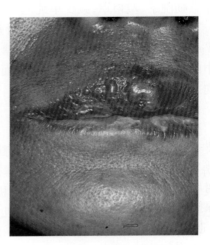

图 3-41　上颌神经带状疱疹
(同济大学口腔医学院供图)

5. 如果 VZV 侵入膝状神经节可出现外耳道或鼓膜疱疹,膝状神经节受累同时侵犯面神经的运动和感觉神经纤维时,出现"面瘫、耳痛及外耳道疱疹"三联征时称为 Ramsay-Hunt Syndrome(赖-亨综合征)(图 3-42~图 3-44)。

【诊断】

根据单侧性、节段性皮肤黏膜疱疹及神经痛一般容易诊断。如果细胞涂片检查发现多核巨细胞则有助于诊断。也可用细胞涂片做免疫荧光检查确定是否为水痘-带状疱疹病毒感染。还可借助 PCR 技术、细胞培养与病毒分离鉴定来确诊。

【鉴别诊断】

不全型(或称顿挫型)带状疱疹不见水疱,只有红斑或丘疹、伴神经痛,该型应与三叉神经痛相区别。不典型的带状疱疹也要与单纯疱疹相区别。

【整合治疗原则】

1. 整合治疗的目的是抑制病毒复制与扩散、减轻神经节

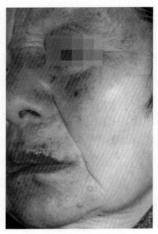

图 3-42　Ramsay-Hunt Syndrome 上下唇皮肤疱疹
(同济大学口腔医学院供图)

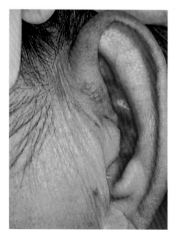

图 3-43 Ramsay-Hunt Syndrome
耳廓皮肤疱疹
（同济大学口腔医学院供图）

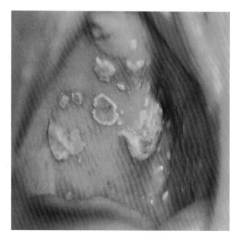

图 3-44 Ramsay-Hunt Syndrome 上腭疱疹
（同济大学口腔医学院供图）

与神经纤维损伤、减轻上皮细胞破坏、促进组织愈合、减轻神经痛症状、预防与控制继发感染。

2. 整合治疗的原则是尽早联合使用足剂量抗病毒药物与肾上腺糖皮质激素抑制病毒复制与炎症反应，减轻神经与上皮细胞损伤。同时，适当使用止痛药与神经营养药并采用局部保护措施、预防与控制继发感染，减轻患者痛苦、促进患者康复。

【整合治疗方案】

1. 系统治疗

（1）抗病毒治疗：阿昔洛韦每次 200mg，每日 5 次（4 小时 1 次），连用 7~10 天；泛昔洛韦每次 250mg，每日 3 次，连用 7 天。

（2）肾上腺糖皮质激素：早期大剂量使用可减轻组织与神经节炎症，防止神经节坏死所致的后遗症。可用醋酸泼尼松，视病情每日 60~80mg，连用 3~10 天。

（3）止痛：轻者可常规使用解热镇痛药如阿司匹林口服。重者可用卡马西平每次100mg，每日 3 次渐减至每次 50mg，每日 3 次。

（4）神经营养药：可适当补充维生素 B_1 与维生素 B_{12}，修复神经损伤。

（5）免疫调节剂：对细胞免疫功能低下的患者可适当使用胸腺素、丙种球蛋白等免疫增强剂。

2. 局部治疗　主要目的是保护患区、预防与控制继发感染，减轻患者痛苦。皮肤损害可选炉甘石洗剂、抗病毒及抗菌制剂、外用止痛剂外涂（敷）。也可选用物理疗法例如氦氖激光或半导体激光、紫外线照射等，治疗时间视病情而定。口腔与唇红损害可采用抗菌消炎防腐类药物漱口、洗涤、湿敷、涂药、物理疗法等。

3. 中医中药治疗　中医认为带状疱疹病毒发作期为正气不足外邪内干所致，可使用龙胆泻肝汤或/和黄连解毒汤，也可使用益气活血为主的方剂。例如黄芪桂枝五物汤，小柴胡汤、参苓白术散加减。

4. 预防

（1）避免与水痘-带状疱疹病毒携带者或患者亲密接触。

（2）中老年人尤其是细胞免疫功能低下的中老年人可选用水痘-带状疱疹病毒疫苗（Oka strain vaccine）、细胞免疫增强药提高人体防疫能力。

（3）在易感期注意勤洗手、戴口罩也能减少 VZV 感染可能。

（4）深入研究带状疱疹的发病机制、进一步开发 VZV 抑制剂、研究与开发野生型 VZV 疫苗是今后发展的主要方向。

（三）手-足-口病

【病因】

手-足-口病（Hand-foot-mouth disease，HFMD）是由多种肠道病毒引起的常见传染病，以婴幼儿发病为主。

1. 引起手-足-口病的肠道病毒　常见的有 20 多种，主要为小 RNA 病毒科肠道病毒属的柯萨奇病毒（A 组的 16、4、5、7、9、10 型，B 组的 2、5 型）、埃可病毒和新肠道病毒。柯萨奇病毒 A16（CoxA16）和肠病毒 71 型（EV71）是 H 手-足-口病的主要病原。不同时期可能由不同族、型的病毒引起感染。病毒在 50℃ 可迅速灭活。CoxA16 和 EV71 病毒感染后，经 5～7 天的潜伏期在肠道壁细胞中增殖，进入血流后，由易被压迫的部位（例如手、足）自血流中游离出来，在这些组织中增殖并引起病变，以疱疹性皮疹的形式出现。

手-足-口病患者和隐性感染者均为该病的传染源。该病主要通过人群间的密切接触进行传播，肠道病毒主要经粪-口和/或呼吸道飞沫传播，亦可经接触患者皮肤、黏膜疱疹液而感染。

2. 手-足-口病的发病机制　不甚明确。重症手足口的发生可能与以下机制有关。

（1）免疫：有研究证实，EV71 感染患儿外周血及脑脊液 IL-10、IFN-γ、IL-6、TNF-α、IL-1β、IL-8 等细胞因子或前炎症细胞因子明显升高，CD4$^+$T 细胞、CD8$^+$T 细胞及 NK 细胞数量下降，合并肺水肿者尤著，提示 EV71 感染患儿有免疫功能紊乱，推测可能与 TNF-α 等前炎症细胞因子改变肺血管通透性、加重肺毛细血管渗漏有关。

（2）EV71 的嗜神经性：有研究发现神经元 EV71 阳性，提示 EV71 有嗜神经性，可直接损伤神经元引起相应病变。EV71 累及中枢神经系统的机制尚不完全清楚。

（3）神经源性肺水肿（neurologic pulmonary edema，NPE）：神经源性肺水肿起病急，治疗困难，病死率高（60%～100%）。手-足-口病导致的 NPE 临床过程和表现类似于急性呼吸窘迫综合征（acute respiratory distress syndrome，ARDS）。研究发现，神经源性肺水肿与患儿脑部病变所致脑干、呼吸中枢、血管舒缩区域受损，以及脑水肿致颅内压升高有关。NPE 还为中枢神经系统损伤后的肺部感染提供了易感环境，直接导致肺内氧弥散障碍，继而引起严重的低氧血症，并加重脑的继发性损伤，成为影响患儿预后和导致患儿死亡的重要并发症之一。

3. 手-足-口病导致的神经源性肺水肿和心脏损害的确切发病机制　目前尚不清楚，一般认为是由脑干脑炎和全身炎症反应所致。EV71 感染发生急性肺水肿和肺出血的患者既往心肺正常，经影像学和死亡病例尸解证实，几乎均有脑干脑炎（神经元坏死灶和微小脓肿等），而未发现心肌炎改变，结合肺水肿发生过程中出现的自主神经功能失调表现（神经性尿潴留、肠麻痹、多汗、失眠和心动过速等）提示肺水肿、肺出血和心肺衰竭是神经源性的。自主神经系统功能紊乱和肺水肿是严重 EV71 感染所致脑干脑炎的典型标志。支配心脏的交感神经通过释放肾上腺素,激活 β 肾上腺素能受体,继而刺激腺苷环化酶产生 cAMP,引起心肌收缩力增加、心动过速和高血压。EV71 感染所致脑干脑炎与神经源性肺水肿的发生与 IL-10、IL-13、干扰素-γ(IFN-γ)等炎性反应介质大量释放有关,这些介质导致了类似于呼吸窘迫综合征所致的肺血管通透性增加和血浆外渗。

总之,NPE 的发生是一个复杂的病理生理过程,具体发病机制目前还不完全清楚。可能是中枢神经系统损伤后,多种生物活性物质以及神经因素通过直接或间接途径,对肺循环血流动力学和血气屏障通透性综合影响的结果。

【临床表现】

手-足-口病的大多数患者症状轻微,主要特征有发热,手、足、口腔等部位出现红色皮疹或疱疹。少数患者可并发无菌性脑膜炎、脑炎、急性弛缓性麻痹、呼吸道感染和心肌炎等,个别重症患儿病情进展快速而严重,可能导致死亡。少年儿童和成人感染后多不发病而成为潜伏感染者(携带者),但能够传播病毒。

通常可将手-足-口病的病程分为四期。

1. 发病期 可出现手、足、口腔皮肤黏膜疱疹及疱疹性咽峡炎、发热、乏力等症状,也称手-足-口病期。

2. 脑脊髓炎期 可出现肢体无力、精神差、头痛、恶心、呕吐、双眼向上凝视及惊厥等现象。

3. 自主功能失调期 表现为神经性尿潴留、肠麻痹、失眠、多汗、高血糖、白细胞增多及心动过速。

4. 肺水肿期 表现为呼吸急促、低氧血症、休克。

涉及口腔黏膜病损的主要在第一期(发病期),其临床表现为:感染后的潜伏期 2~5 天,多数患儿可突然咽痛、发热,体温多为 37.5~38.5℃,很少超过 39℃,持续 2~3 天,类似感冒症状,同时伴恶心、呕吐、腹泻等消化道症状。很快在口腔颊黏膜、齿龈、舌和腭部出现小的红色疱疹,继而破溃形成小溃疡,状如口疮,有明显灼痛。1~2 天后,手足远端及臀部皮肤出现红色丘疹或灰白色不透明、圆形小水疱,数量达数个或数十个,呈离心性分布,不疼不痒或有轻度痒感,皮损分布在手掌、足底、臀部、腋下等处,3~5 天后,液体吸收萎缩,干燥脱皮(图3-45~图3-48)。

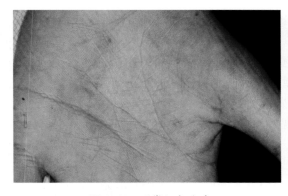
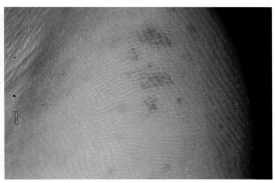

图 3-45 手掌红色皮疹　　　　　　　图 3-46 足底红色皮疹

(同济大学口腔医学院供图)

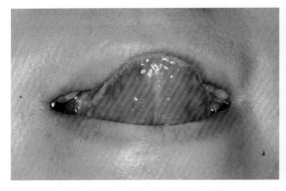

图 3-47 舌底红色丘疹糜烂

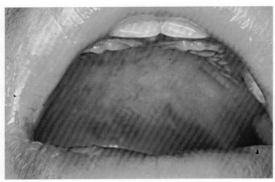

图 3-48 软腭红色丘疹糜烂

(同济大学口腔医学院供图)

【诊断】

1. 手-足-口病的诊断依据 主要有四点：①流行病史或接触史；②口腔黏膜疱疹；③手足臀部皮肤疱疹；④病原特异性检查结果。

2. 皮疹 有以下主要特征。

（1）四部曲：侵犯手、足、口、臀四个部位。

（2）四不像：皮疹不像蚊虫咬、不像药物疹、不像口唇牙龈疱疹、不像水痘。

（3）四不特征：不痛、不痒、不结痂、不结疤。

3. 口腔黏膜疱疹出现比较早，起初为粟米样斑丘疹或水疱，周围有红晕，主要位于舌及两颊部，可因痛影响进食。

4. 在流行季节，对于皮疹不典型或无明显皮疹的患儿，必须详细了解当地手-足-口病流行病学情况。手-足-口病流行地区患儿若在短期内出现以下多器官系统受累表现则必须引起重视并进行肠道病毒病原学检查。

（1）神经系统出现精神差、嗜睡、头痛、呕吐、易惊、惊跳、烦躁、躁狂、谵妄、肢体抖动、肌阵挛、肌无力或肢体瘫痪。

（2）查体发现脑膜刺激症、腱反射亢进或减弱。

（3）危重患者可表现为频繁抽搐、昏迷、急性脑水肿、脑疝。

（4）呼吸系统：呼吸浅促、困难，呼吸节律改变，口唇发绀，口吐白色、粉红色或血性泡沫液，肺部可闻及湿啰音。

（5）循环系统：面色苍白，心率增快或缓慢，脉搏增强（洪脉）、浅速、减弱甚至消失，四肢湿冷，皮肤、指（趾）发绀、大理石纹，毛细血管充盈时间延长，血压升高或下降。

（6）其他系统相应症状如消化道出血，肝肾功能损害等。

这些情况可能是重症手-足-口病，应密切观察，及时处理。

5. 实验室检查

（1）末梢血白细胞：白细胞计数升高，淋巴细胞与单核细胞绝对计数升高。

（2）血生化检查：部分患者可有轻度 ALT、AST、CK-MB 升高，血糖升高。

（3）脑脊液检查：外观清亮，压力增高，白细胞正常或增多，蛋白正常或轻度增多，糖和氯化物正常。

（4）病原学检查：可取体液、排泄物或疱疹液做细胞接种或乳鼠接种进行病毒分离与鉴定。特异性肠道病毒核酸阳性或分离到肠道病毒即可确诊，这是确诊的金标准。还可用PCR或RT-PCR技术做病毒鉴定与分型。RT-PCR有望成为病原检测的主要方法。

（5）血清学检查：可用中和试验做特异性肠道病毒抗体检测。

【鉴别诊断】

典型的手-足-口病根据皮疹临床诊断不难。对不典型的手-足-口病应注意与单纯疱疹、疱疹性咽峡炎、水痘鉴别。

【整合治疗原则】

1. 目前，手-足-口病仍缺乏特效的药物或疫苗。因此，手-足-口病的治疗原则主要是对症、支持性的。由于重症手-足-口病因涉及多个学科，需要神经内科、呼吸内科、小儿科协同治疗。

2. 具体治疗可分四个阶段进行，即手-足-口病阶段、神经系统受累阶段、心肺衰竭阶段及生命体征稳定阶段。

3. 加强口腔护理、加强营养。可使用漱口液预防与控制继发感染、流质或半流质饮食、补充足够的维生素与蛋白质例如给予要素饮食（elemental diet）。

【整合治疗方案】

1. 抗病毒治疗　应及早、足量进行，常用药物与方法如下。

（1）阿昔洛韦，10mg/（kg·d），加入100ml 5%的葡萄糖注射液静脉滴注，连用5~7日。

（2）更昔洛韦，10mg/（kg·d），加入100ml 5%的葡萄糖注射液分2次静脉滴注，连用5~7日。

（3）干扰素，100万IU，肌内注射，每日1次，连用7日。

2. 免疫调节与抗炎药物　可用大剂量丙种球蛋白[1g/（kg·d），连用3天]、甲泼尼龙[5~15mg/（kg·d）]，连用3天)治疗重症HFMD。新药普莱可那利（placonaril）对抑制脑脊髓炎、脑膜炎有作用。

3. 中医药治疗　中医认为手-足-口病主要是外感时邪疫毒、内伤湿热蕴结、卫表被遏、肺气失宣、心脾积热所致，主要病位在心、脾、肺三脏。初期辨证施治可选用新加香薷饮加味；重症可用甘露消毒丹；后期可选竹叶石膏汤合沙参麦冬汤加减；亦可采用七味白术散加味。专方加减可用清瘟败毒饮、银翘散、葛根芩连汤加味、泻黄散加味。

（王小平　周曾同）

三、真菌感染患者的口腔黏膜病整合治疗

口腔真菌感染主要以念珠菌感染为主，现知念珠菌属有200余种，但对人类口腔有致病作用的主要有7种。其中以白色念珠菌致病性相对最强，临床最常见因其引起感染。其次为热带念珠菌、高里念珠菌、乳酒念珠菌、近平滑念珠菌、克柔念珠菌及季也蒙念珠菌等。

白色念珠菌是人类最常见的口腔条件致病真菌，与口腔黏膜病有关的白色念珠菌感染主要包括口腔念珠菌病、口腔扁平苔藓、白斑等。由于口腔白色念珠菌常以生物膜形态存在，使得白色念珠菌的致病性和耐药性明显增强。因此，如何有效控制口腔白色念珠菌感染

成为临床上颇为棘手而又亟待解决的重要问题。

近年来随着广谱抗生素、皮质激素等药物的广泛应用,已使念珠菌感染日益增多。长期慢性口腔念珠菌病还有恶变的可能,故应给予重视。

【口腔念珠菌病概述】

口腔念珠菌病是念珠菌感染所引起的口腔黏膜感染性疾病。以口腔黏膜出现可擦掉的白色绒膜或红斑为主要表现,口干或烧灼感为主要症状,多种实验室检测手段可发现念珠菌,抗真菌治疗可有效控制该病。

【口腔念珠菌病口腔操作注意点】

1. 询问和搜集以下病史信息将有助于诊断 ①年龄;②性别;③酸碱饮食喜好;④烟酒习惯;⑤活动义齿配戴史及其摘戴习惯;⑥激素或抗生素用药史;⑦全身病史,例如糖尿病、贫血、干燥综合征、免疫抑制性疾病或状态等;⑧抗真菌药物的使用有时将影响实验室检出念珠菌的结果。

2. 要进行口腔局部念珠菌的实验室检测,采取涂片法、棉拭子培养、唾液培养、含漱液培养或 PCR 检测法。

3. 对于出现黏膜白色角化斑块或颗粒增生的病损,需要取活检,做 PAS 染色,有助诊治。

【口腔念珠菌病整合治疗的基本要求】

1. 抗真菌治疗是必要措施,可根据病情轻重,选择局部抗真菌或全身抗真菌治疗措施。疗程足够长。可治愈和防止复发。

2. 改善口腔酸性环境至弱碱性环境也是必需措施。

3. 一定要给予正确的口腔卫生宣教,嘱患者夜间停戴义齿,有效清洁义齿和口内存留牙。

4. 全身病和其他口腔黏膜病的积极治疗和控制,将有助于口腔念珠菌病的治疗。

5. 中医药治疗对治愈和预防口腔念珠菌病亦有效果。

【病因】

1. 病原菌 口腔念珠菌病(oral candidiasis, oral candidosis)是由念珠菌感染引起的急性、亚急性或慢性真菌感染性疾病。约有25%~50%的正常人口腔携带此菌。口腔念珠菌以芽生孢子型存在,呈椭圆形酵母细胞样,并不致病。但在某些致病因素的影响下,白色念珠菌孢子可生出嫩芽,并逐渐向顶端延长,分枝,长成新的菌丝体而繁殖,成为白色念珠菌的菌丝型。因此,在病损涂片或切片中如果见到菌丝,说明已有白色念珠菌感染。正常人口腔、胃肠道、呼吸道及阴道黏膜的念珠菌是常见寄生菌,致病力弱,仅在一定条件下才会造成感染,故称为条件致病菌。

2. 致病诱因

(1)念珠菌本身毒力增强:当念珠菌由孢子型转为菌丝型时,菌丝可以抵抗宿主白细胞对它的吞噬。而且念珠菌本身毒性增强时所产生的毒性代谢物,例如水解酶亦可损伤宿主组织,引起急性毒性反应。

(2)宿主的防御功能降低:年老体弱或长期患病,特别是恶性疾病患者,或大手术后,身体抵抗力极度低下时易感染口腔念珠菌。新生儿体内的血清白色念珠菌抑制因子(运铁蛋白)含量比母体低,到出生后 6~12 个月时才达到成人水平,故新生儿亦易感染。

（3）药物影响：大量应用免疫抑制剂,例如激素或抗代谢药物可以减弱网状内皮系统的吞噬功能,减少炎症反应,减少白细胞吞噬白色念珠菌菌丝的作用,从而真菌毒性增强,使宿主易感染白色念珠菌。大量应用抗生素,可破坏体内生态平衡,使菌群失调,促进白色念珠菌的繁殖及毒性增强。当感染念珠菌后再用抗生素时,往往使白色念珠菌感染的病情加重。

（4）原发性或继发性免疫缺陷：原发性免疫缺陷是以细胞免疫缺陷为基础的少见综合征,往往在婴幼儿时期就反复出现各种感染。获得性免疫缺陷综合征（艾滋病）的患者亦易感染。继发性免疫缺陷可以是因应用类固醇皮质激素或放疗等情况下所发生的暂时性细胞免疫功能低下,从而导致念珠菌感染。

（5）代谢性或内分泌疾病

1）铁代谢异常：是引起念珠菌感染的重要因素。因血清中铁含量低,即可存在不饱合转铁素,可以使抑制念珠菌增殖的因子减少、念珠菌增殖活跃,导致感染。此外缺铁时肠道菌丛平衡失调,亦可使白色念珠菌增殖,导致感染。

2）糖尿病患者糖代谢异常：血糖量增加,皮肤表面 pH 低,亦易感染白色念珠菌。

3）内分泌功能变化：妊娠期妇女因内分泌变化,从阴道培养出的白色念珠菌明显多于非妊娠妇女。甲状腺、副甲状腺、肾上腺皮质功能低下者,均易感染白色念珠菌。

（6）维生素 A 缺乏：慢性皮肤黏膜念珠菌病患者的血液中维生素 A 含量低。维生素 A 参予组织间质中粘多糖的合成,对细胞起黏合和保护作用,如果维生素 A 缺乏,则上皮细胞角化变性,角质层增厚。而白色念珠菌有嗜角质性,常在角质层增厚处繁殖,使毒性增强导致感染。

（7）维生素 B_{12} 及叶酸缺乏：当维生素 B_{12} 及叶酸缺乏时,可引起黏膜的退行性变而使白色念珠菌易于侵入,导致感染。

（8）局部因素：当口腔内有义齿或插有鼻咽管等情况下易有白色念珠菌感染,这是因为白色念珠菌对树脂材料构成的义齿基托有一定的亲和性。同时义齿可妨碍唾液在口腔中的冲洗作用,故使白色念珠菌能在义齿与口腔黏膜的界面繁殖增多致宿主易感染。常在潮湿环境中工作,皮肤经常浸泡在水中,也会使皮肤抵抗力降低而感染。

【临床分型】

由于口腔念珠菌病的患病诱因、临床症状、体征以及发病急缓、病程长短不同,呈现多种多样的临床表现,念珠菌可累及口腔局部,亦可波及全身。无论全身或口腔念珠菌病均易与其他疾病混淆。为了有利于诊断和治疗,应进行如下分型、分类（图 3-49）。

【临床表现】

1. 急性假膜型念珠菌病（acute pseudomembranous candidiasis）　又称"鹅口疮"或"雪口"（thrush）。多见于婴儿。可能出生时经过母亲阴道接触念珠菌而感染。成人较少见,但久病体弱者也可发生。病程为急性或亚急性。病损可发生于口腔黏膜的任何部位。表现为口腔黏膜上出现乳白色绒状膜,为白色念珠菌的菌丝及坏死脱落的上皮汇集而成。轻则病损周围的黏膜无明显变化,重则四周黏膜充血发红。绒状膜紧贴在黏膜上容易剥离,且不久又有新的绒膜形成。自觉症状为口干,烧灼不适,轻微疼痛。小儿哭闹不安。艾滋病患者常见有口腔黏膜急性假膜型念珠菌感染,有些可呈慢性假膜型。

2. 急性萎缩型念珠菌病（acute atrophic candidiasis）　又称抗生素性口炎、急性红斑型念

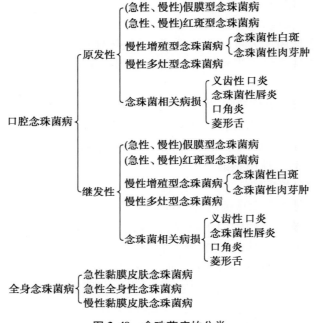

图 3-49　念珠菌病的分类

珠菌病(图 3-50)。多见于大量应用抗生素或激素的患者。临床表现为黏膜上出现外形弥散的红斑。以舌黏膜多见,严重时舌背黏膜呈鲜红色并有舌乳头萎缩。但两颊、腭及口角亦可发生红斑。唇部有时可见,但不如上述部位多发。由于上皮萎缩变薄故使黏膜表现发红。白色念珠菌菌丝往往已穿透到上皮层内多在上皮浅层,故涂片时不易发现菌丝。但有时同时发生急性假膜型者取绒膜做涂片则可见大量菌丝。自觉症状主要为口干,亦可有烧灼感及疼痛。少数患者有发木等不适感。艾滋病患者常见有口腔黏膜急性红斑型念珠菌感染。

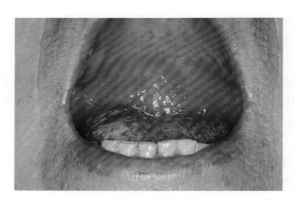

图 3-50　急性萎缩型念珠菌病
（武汉大学口腔医学院供图）

3. 慢性萎缩型念珠菌病(chronic atrophic candidiasis)　又称义齿性口炎、慢性红斑型念珠菌病(图 3-51)。其多发生于戴义齿的患者。临床表现为义齿的承托区黏膜广泛发红,形成鲜红色界限弥散的红斑。基托组织面和承托区黏膜不密合时,可在红斑表面形成颗粒。患者大多数为老年女性,晚间没有摘下义齿的习惯,但无明显的全身性疾病或免疫缺陷。有些患者合并铁质缺乏或贫血。绝大多数伴有口角炎。义齿性口炎按其原因及表现又可分为三型。

（1）Ⅰ型义齿性口炎：是由于局部创伤或对牙托材料过敏引起的病损。与白色念珠菌感染关系不大。其表现为黏膜有点状充血或有出血点,或为局限性的小范围红斑。

（2）Ⅱ型义齿性口炎：表现为广泛的红斑。整个基托相应黏膜区均发红,形成的红斑表面光滑。患者有口干、烧灼痛症状,与白色念珠菌感染有关。

（3）Ⅲ型义齿性口炎：为基托面与黏膜组织不贴合时在红斑基础上有颗粒形成。患者有口干及烧灼痛症状,此型亦与白色念珠菌感染有关。

有些患者未戴义齿,亦可发生慢性萎缩性白色念珠菌感染。在舌、腭、颊等处黏膜上同时有萎缩性红斑,亦可伴有口角炎及唇炎,有学者称此类病例为慢性多灶性念珠菌病。患者自觉症状有口干、烧灼感及刺激痛。病程可数月至数年,病损反复发作,时好时坏。艾滋病患者常见有口腔黏膜慢性红斑型念珠菌感染。

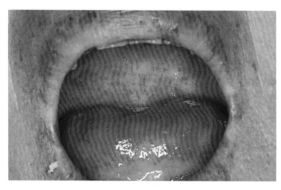

图3-51　慢性萎缩型念珠菌病
（武汉大学口腔医学院供图）

4. 慢性增殖型念珠菌病(chronic hyperplastic candidiasis)　慢性增殖型念珠菌病由于临床表现不同,又可分为两种亚型。

（1）念珠菌性白斑：临床表现为黏膜上有白色斑块,为白斑样增生及角化病变。黏膜上亦间有红色斑块。严重时白斑表面有颗粒增生,黏膜失去弹性。与其他原因引起的白斑不易区别。病损常见部位为颊黏膜,口角内侧三角区最多见,腭、舌背亦可发生,约半数患者伴口角炎。自觉症状为口干、烧灼感及轻微疼痛。

（2）念珠菌性肉芽肿：临床表现为口腔黏膜发生结节状或肉芽肿样增生。以舌背、腭多见。有时颊黏膜亦可见,颜色较红,在各型中比较少见。常与红斑同时存在,有时可伴发念珠菌性白斑。

5. 念珠菌性口角炎　表现为双侧口角湿白色、充血、糜烂或溃疡,有皲裂或结痂,疼痛显著或不明显,可致张口受限,影响进食。

6. 念珠菌性唇炎　唇组织肿胀,唇红干燥、脱屑、皲裂,糜烂型者在下唇红长期存在鲜红色的糜烂面,表面脱屑,可结痂。

以上所述各型口腔念珠菌病的共同临床表现为形成白色绒膜及红斑,其次为白斑及结节状增生。糜烂较少见。

【组织病理学检查】

念珠菌感染的病理特征是念珠菌侵入组织内部引起上皮增生,且成为细胞内寄生物,在上皮细胞的胞质内生长。此种现象已在实验动物得到证实。

急性念珠菌感染(如急性假膜型)病损表面有大量菌丝。可见上皮以增生为主,有时增生与萎缩同时存在。有急性或亚急性炎症反应,可见明显的炎症性水肿,上皮细胞之间有广泛的炎性渗出液潴留,且见细胞分离。有菌丝穿过上皮,停留在上皮浅层。并见白细胞移出,中性多形核白细胞在上皮浅层聚集,形成微小脓肿,使表层上皮与深层剥离形成裂缝。临床所见的白色绒膜即为坏死脱落的上皮及念珠菌菌丝和孢子。当表层上皮剥脱时,深层上皮仍在不断增长,所以临床上将白色绒膜撕脱后很快又能形成新的绒膜。但由于增殖的上皮不能抵偿表层细胞的脱落,故上皮总厚度仍见降低。念珠菌菌丝和孢子含有大量多糖类,因此 PAS 染色呈阳性反应。上皮下结缔组织中毛细血管充血,炎症细胞浸润,为中性多形核白细胞、淋巴细胞及浆细胞。

慢性增殖型的病理变化基本上与急性念珠菌感染相同,可见菌丝侵入上皮浅层,出现微小脓肿。主要不同点为上皮有增生或异常增生,很少有上皮萎缩。上皮向下增殖,上皮钉突呈圆形或球根状突起,与急性假膜型的上皮钉突为细长形不同。基底膜可能有少数部位被炎症细胞浸润所破坏,炎症细胞以淋巴细胞及浆细胞为主,在固有层最密集。结缔组织中亦有慢性炎症细胞浸润,可见血管扩张、增生,胶原纤维水肿、断裂等表现。

【诊断】

1. 根据各型口腔念珠菌病的临床特点　例如干燥、烧灼症状和假膜、红斑等。

2. 在病损处或义齿的组织面做直接涂片,滴加 10% 氢氧化钾或用 PAS 染色法或革兰氏染色法染色,在镜下查看菌丝和孢子,如果为阳性可以诊断为感染。非刺激性混合唾液真菌培养可得阳性结果。

3. 组织病理学检查结果可以作为念珠菌感染的辅助诊断依据。

4. 抗真菌治疗有效亦可作为诊断依据。

【整合治疗原则】

1. 改善口腔环境,使口腔 pH 偏碱性。

2. 用抗真菌药物治疗并纠正机体异常状态。

3. 免疫功能低下者应提高免疫功能,特别是细胞免疫功能。

4. 缺铁者给予补铁治疗。

【具体治疗方案】

1. 局部药物治疗

(1) 2%~4% 碳酸氢钠(小苏打)溶液:该药是治疗婴幼儿鹅口疮的常用药物。用于哺乳前后洗涤口腔,以消除能分解产酸的残留凝乳或糖类,使口腔成为碱性环境,可抑制白色念珠菌的生长和繁殖。

(2) 氯己定:有抗真菌作用,可选用 0.2% 溶液或 1% 凝胶局部涂布,冲洗或含漱,也可与制霉菌素配伍成软膏或霜剂,其中亦可加入适量曲安奈德,以治疗口角炎、义齿性口炎等。以氯己定液与碳酸氢钠液交替漱洗,可消除白色念珠菌的协同致病菌——革兰氏阴性菌。

(3) 复方氯己定:含葡萄糖酸氯己定、甲硝唑,除有对真菌作用外,对于有口内存留牙,牙周状况差者更适用。

2. 抗真菌药物治疗

（1）全身用药

1）制霉菌素：该药属四烯类抗生素，50万U，宜于低温存放。不易被肠道吸收，故多用于治疗皮肤、黏膜以及消化道的念珠菌感染。该药的抑菌作用可能是通过破坏细胞膜释放钾，从而引起细胞内糖原分解中止而失去活力。口服副作用极小，偶尔有引起恶心、腹泻或食欲减退者。疗程7~10日。

2）氟康唑：其化学名称为2-(2,4-二氟苯基)-1,3-双(1H-1,2,4-三唑-1-基)-2-丙醇。通常患者耐受性好，耐药率低；适用于各型口腔念珠菌感染的治疗。常用剂量为第1日400mg，以后每日200mg。根据临床反应，可将日剂量增至400mg。偶有患者在使用氟康唑后出现严重肝毒性。

3）两性霉素B：有较广的抗真菌谱，与制霉菌素交替使用更有效，但副作用较大，目前应用较少。初用时可引起发热，寒战。长期用可引起消化道反应，甚至消化道出血及肾脏损害。主要用于全身性深部感染。黏膜、皮肤感染长期不能控制病情者可短期使用。

4）咪康唑：人工合成的广谱抗真菌药，局部使用的硝酸咪康唑商品名为达克宁。除抗真菌外，该药尚具有抗革兰氏阳性细菌的作用。散剂可用于口腔黏膜，霜剂适用于舌炎及口角炎，疗程一般为10日。

5）酮康唑：为国外20世纪70年代后推荐使用的抗白色念珠菌药，能抑制真菌细胞膜DNA和RNA，疗效快，并可与其他局部用的抗真菌药合用，效果更好。对于皮肤、消化道等口腔外真菌病也有明显疗效，目前在国外已代替两性霉素B。该药不可与制酸药或抗胆碱药同服，以免影响吸收。

（2）局部用药

1）制霉菌素：对于不能配合口服用药的患儿，可将制霉菌素50万U溶进5ml水，用棉签蘸药液涂于口腔病损处，每日3次。对于胃肠道反应重的患者，可口腔含化制霉菌素50万U，每日3次。

2）克霉唑软膏：为合成广谱抗真菌剂，毒性较大，口服后吸收迅速，4~5小时血液中达到最高浓度，并可进入黏膜和唾液中。该药的副作用主要为肠道反应；长期使用可能影响肝功能，引起白细胞减少，故目前多用于局部制剂，偶见过敏反应，或偶可引起一过性刺激症状，例如瘙痒、刺痛、红斑、水肿等。适用于念珠菌口角炎、念珠菌性唇炎，涂于黏膜或皮肤患处，每日2~3次。

3）达克宁乳膏：又名硝酸咪康唑乳膏，为广谱抗真菌药。作用机制是抑制真菌细胞膜的合成，以及影响其代谢过程，对念珠菌等有抗菌作用，对某些细菌也有一定疗效。偶见局部刺激（例如烧灼感），或过敏反应（例如皮疹、瘙痒等）。适用于念珠菌口角炎、念珠菌性唇炎，涂于黏膜或皮肤患处，每日2~3次。

4）中医药含漱剂：虽然现今临床应用的抗真菌药物在临床应用中有一定的疗效，但是由于口腔白色念珠菌常以生物膜形态存在，使白色念珠菌的致病性和耐药性明显增加。具有两千多年用药历史和完整理论体系的中医药，为发现高效低毒、抗耐药性的抗真菌新药提供了一条研究途径。上海交通大学医学院附属第九人民医院口腔黏膜科从清宫《慈禧光绪医方选议》的中医文献中发现"清热除湿祛风膏"，主治口唇糜烂，有清热除湿，祛风解毒之功效。在此方的启发下，拟就了由白鲜皮、白芷、白僵蚕、络石藤、白芨、苦参组成的"五白方

（又名五白湿敷剂）"，经由上海市科委批准立项进行了包括五白方的制剂和制备工艺研究、五白方对口腔白色念珠菌抑制效能临床验证、五白方有效药物及其主要成分的确定等三部分研究内容在内的临床研究。经过随机、阳性药物平行对照评价五白方治疗口腔念珠菌感染的疗效及安全性，研究发现，对于一些早期的、轻微的口腔黏膜念珠菌浅表感染，例如义齿性口炎、激素抗生素治疗后的继发性念珠菌感染，通过五白方含漱能达到控制病情、改善症状的效果；对于非白色念珠菌感染病例，例如热带念珠菌、光滑念珠菌也有同样疗效。研究还发现，五白方联合氟康唑用于口腔念珠菌病，疗效优于单用氟康唑，提示五白方可作为临床口腔念珠菌病治疗的一个辅助用药，通过与抗真菌药联用，提高疗效。

3. 控制相关因素

（1）需控制进食酸甜食品，或在进食酸甜食品后，用清水漱口，以降低口腔酸性度。亦可用弱碱性液漱口，中和口腔内酸性度。

（2）戒烟戒酒。

（3）加强义齿的护理。

1）每餐后取下活动义齿，用清水冲洗。

2）睡眠时不配戴义齿，以便让口腔软组织得到休息；睡前取下活动义齿，用清水冲洗、浸泡，或用弱碱性溶液浸泡，若用义齿清洁剂浸泡，则晨起用清水冲洗后再戴入口内。

3）每年复查义齿，以便及时发现义齿和口腔黏膜健康问题，保持义齿良好的适合度和功能。

（4）在治疗中尽可能少用或停用激素或抗生素。

（5）积极治疗全身病及伴随的口腔黏膜病。

（6）适当补充维生素 A、维生素 B_{12} 及叶酸等。

（7）对于免疫低下或抵抗力差的患者，可适当给予增强免疫的治疗。如给予转移因子口服、胸腺素皮下或肌内注射等。

（刘宏伟　周曾同）

四、艾滋病及其口腔病损患者整合治疗

【艾滋病概述】

获得性免疫缺陷综合征简称艾滋病（Acquired Immune Deficiency Syndrome，AIDS），是由人类免疫缺陷病毒（Human immunodeficiency virus，HIV）感染所引起的一组以严重的细胞免疫功能缺陷为特征，并由此导致各种机会性感染或肿瘤的疾病。该病主要通过血液、性及母婴等途径传播。

1. 流行情况　1981 年 HIV 第 1 次被描述，随着 HIV 传播不断流行，到 2013 年 WHO 公布全球有 HIV 感染者 3500 万人，其中 320 万儿童。2013 年有 230 万人新感染 HIV，150 万人死于 AIDS。主要分布于撒哈拉以南非洲地区，其次南亚和东南亚。在 2012 年每天有 6300 人新感染 HIV，95% 分布在低收入和中等收入国家。中国于 1985 年首次发现 AIDS 患者，截至 2013 年 9 月 30 日，全国共报告现存活 HIV 感染者和 AIDS 患者约 43.4 万例；2013 年 1—9 月份新发现 HIV 感染者约 7.0 万例。目前，经性途径传播已成为我国主要的传播途径；2013 年 1—9 月新发现的 HIV 感染者和患者中性传播比例为 89.9%（其中异性传播比例为 69.1%、同性传播为 20.8%)、静脉注射吸毒传播和母婴传播的比例分别为 7.6% 和 0.9%,但仍有一定比例不明途径传播患者。

2. 诊断 分为初筛和确定诊断。一般通过酶联免疫吸附法筛选患者的血清中是否含有抗 HIV 病毒蛋白成分的抗体,如果检测结果为阳性,再采用另一项更为特异的方法——蛋白印迹(Western blot)杂交检测个体中病毒蛋白来确诊。目前 p24 抗原检测法也被用检测体内产生 HIV 抗体前存在的 HIV 复制产物;聚合酶链反应(Polymerase chain reaction,PCR),被用于直接检测 HIV 信息核糖核酸和病毒 DNA。酶联免疫吸附技术及蛋白印迹法仅检测体内的相关 HIV 抗体,在 HIV 感染初期可因相应抗体未形成而出现这种检测的窗口期,而 PCR 能直接检测体内的 HIV,故能在感染的早期得到较准确的诊断。采用实验室血液检测确诊 HIV 的诊断标准时需重复二次血液标本的酶联免疫吸附法呈阳性,并经一次血液标本蛋白印迹法阳性方能肯定。PCR 检测多用于可疑感染新生儿、可疑 HIV 感染者尚未产生抗体的窗口期、抗 HIV 联合药物治疗前的病毒基数确定和治疗中监测 HIV 数量的改变。

3. 病因和发病机制 HIV 是属于慢病毒家族的双链 RNA 病毒。病毒 RNA 被核包围,核里有逆转录酶。核又被带有跨膜蛋白(gp41)和外膜蛋白(gp120)的脂膜包围。Gp41-gp120 复合体将病毒与目标细胞连接。HIV 可能通过 gp120 与 CD4 受体黏附,并且 gp41 黏附到趋化因子 CCR5 受体。一旦进入 CD4 淋巴细胞,病毒 RNA 被释放,线性化、并且被逆转录为 DNA,前病毒 DNA 被整合到宿主基因上。当宿主细胞被激活,生产细胞和病毒的蛋白。病毒蛋白被分被蛋白酶分成合适片段,并且新病毒形成从宿主细胞释放出感染其他敏感细胞。

4. 临床分级 人体从感染 HIV 到发展为 AIDS,会经历以下四个临床期:急性感染期、潜伏期、艾滋病前期、典型艾滋病期(表 3-14,表 3-15)。

表 3-14 成年和未成年 HIV 患者的 CDC 系统分级

CD4$^+$ T 淋巴细胞分级	临床分级		
	A 无临床症状,HIV 感染 急性期或 PGL	B[*] 出现 AIDS 相关系统 疾病(非 A 非 C)	C[#] 出现标志性 AIDS 相关系统疾病
(1)≥500cells/μl	A1	B1	C1
(2)200~499/μl	A2	B2	C2
(3)<200/μl	A3	B3	C3

表 3-15 WHO 关于成年和未成年 HIV 患者的临床分级

HIV 感染初期
● 无症状
● 急性感染症状
临床阶段 1
● 无症状
● 持续性全身淋巴结疾病

续表

临床阶段 2

- 不明原因体重轻度减轻(<10%的推定或测量体重),反复呼吸道感染(鼻窦炎、扁桃体炎、耳炎、咽炎),带状疱疹,口角炎,反复口腔溃疡,丘疹,瘙痒,脂溢性皮炎,甲癣

临床阶段 3

- 不明原因体重减轻(>10%的推定或测量体重),不明原因慢性腹泻持续大于 1 个月,不明原因发热持续大于 1 个月(>37.6℃,间歇性或持续性),持续性口腔念珠菌病,口腔毛状白斑,肺结核(当前)
- 严重细菌感染(例如肺炎,脓胸,化脓性肌炎,骨或关节感染,脑膜炎、菌血症)
- 急性坏死溃疡性口炎、龈炎或牙周炎
- 不明原因贫血(血红蛋白<8g/dl)
- 嗜中性粒细胞减少症(中性粒细胞计数<500/μl)
- 慢性血小板减少(血小板<50 000/μl)

临床阶段 4

- HIV 消瘦综合征
- 卡氏肺孢子虫肺炎
- 反复严重细菌性肺炎,慢性单纯性疱疹性感染(口唇、生殖器、肛门直肠感染持续 1 个月或内脏任何地方的感染)
- 真菌性食管炎(或气管,支气管,或肺真菌感染)
- 肺外结核,卡波西肉瘤
- 巨细胞病毒感染(视网膜或其他器官感染)
- 中枢神经系统弓形体病
- HIV 脑病,隐球菌病,肺外(包括脑膜炎)
- 传染性非结核分枝杆菌感染
- 进行性多灶性白质脑病
- 慢性隐孢子虫病(伴腹泻)
- 慢性等孢球虫病
- 传染性真菌(组织胞浆菌病、球孢子菌病、青霉病)
- 反复非伤寒沙门杆菌感染
- 淋巴瘤(大脑或 B 细胞非霍奇金)
- 浸润型宫颈癌
- 非典型的利什曼病
- 有症状 HIV 相关肾病
- 有症状 HIV 相关心肌病
- 活动性的美洲锥虫病(脑膜炎或心肌炎)

---

(1) 急性感染期:一般历时 2 周至 3 个月,个别感染者会更久,一般在此期间 CD4$^+$ T 淋巴细胞数会出现一过性降低,大多患者有类似流感症状;在此期间 HIV 抗体检测呈阴性,因为 HIV 进入人体后,需要经过一段时间,其血液才会产生 HIV 抗体,所以这段时间又称窗口期。感染者体内的 HIV 数量会在这时达到一个峰值,传染性极强。一般 3 个月在感染者体内有足够时间产生抗体后,进行复检才能证实初检结果。之后进入潜伏期。

(2) 潜伏期:一般会持续较长时间,多为 2～10 年,HIV 具有活力,仍在持续繁殖,具有免疫破坏作用和传染性,但病毒水平较低,此期一般不会出现临床症状(图 3-52)。

(3) 艾滋病前期:之后进入艾滋病前期,此期机体免疫受到一定程度的破坏,大多数患

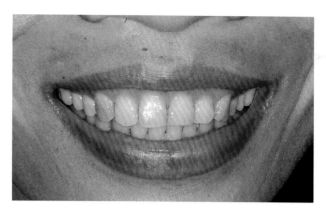

图 3-52 HIV 阳性患者早期口腔无异常
（广西医科大学附属口腔医院供图）

者常会出现艾滋病相关症状,并且有时可能是首发症状。

（4）艾滋病典型期:患者的免疫系统已遭受严重破坏,常出现临床症状,例如各种机会性感染、恶性肿瘤等。

5. 治疗 针对艾滋病的治疗,主要有以下五个方面:一是抗病毒治疗,即高效抗逆转录病毒治疗(HAART);二是针对机会性感染和肿瘤的治疗;三是机会性感染的预防;四是免疫调节治疗;五是营养和支持治疗。目前的治疗方法尚不能根除体内的 HIV 病毒,但能有效地降低 HIV 病毒载量,并使 CD4$^+$T 淋巴细胞数量上升,从而达到降低艾滋病患者死亡率,提高免疫力和生存质量的目标。

ART 药物有四类:核苷类逆转录酶抑制剂(nucleoside reverse transcriptase inhibitors,NR-TIs)、非核苷类逆转录酶抑制剂(NNRTIs)、蛋白酶抑制剂(PIs)、融合酶抑制剂(fusion inhibitors)。由于 HIV 很容易对 ART 药物产生耐药性,所以一个药物组合至少应该有三种药物组成,而且这三种药物必须来自最少两种不同类别,这样才能有效地控制 HIV 的增长,目前国内的药物组合分为三类,一是基于 PIs 的治疗方案,即一种 PIs 药物联合两种 NRTIs 药物;二是基于 NNRTIs 的治疗方案,即一种 NNRTIs 药物联合两种 NRTIs 药物;三是三种 NRTIs 药物联合应用。目前的研究表明 ART 疗效明显,但毒副作用较多。常有消化道反应(例如胃痛、恶心、呕吐、腹泻等),外周神经炎,肝功能损害,脂肪代谢异常等。针对这些毒副作用所采取的措施只能是换药、停药或终止高效抗逆转录病毒治疗。

【HIV/AIDS 患者口腔操作注意点】

1. 依照我国现行《中华人民共和国传染病防治法》的规定,艾滋病属于乙类传染病,口腔医师在检查和操作时首先要做好自身防护;同时要按照无菌原则进行,动作轻柔,减轻患者痛苦,避免致病菌的扩散和移植,为预防医源性感染,接触患者病损和物品后要按规范严格消毒。不可同时接触和处置多个患者,避免交叉感染。

2. 在对经 HAART 后免疫系统具有功能且未检测病毒载量的 HIV 阳性患者,进行口腔治疗操作时,可按常规操作进行。

3. 对 AIDS 患者的口腔操作要注意:缓解疼痛和治疗感染;恢复功能;防止疾病进一步发展;考虑麻醉。当 CD4$^+$T 淋巴细胞计数低时,需对口腔病损进行特殊治疗;当血小板低于 60 000/mm^3(正常范围:150 000～400 000/mm^3)影响凝血时间,需纠正血小板过低;当中性粒细胞低于 500/mm³（正常范围：2500～7500/mm³）需预防性用抗生素；AIDS 晚期患者需评估全身状况和患者耐受治疗的能力并以此为依据拟定针对性治疗计划。

【HIV/AIDS 口腔黏膜表征和整合治疗】

1. HIV/AIDS 患者口腔表征　随着身体免疫功能下降，HIV/AIDS 患者的口腔表征愈多见并呈现多样性。

（1）口腔真菌感染：念珠菌口炎（假膜型、红斑型）、口角炎。

（2）口腔病毒感染：口腔毛状白斑、单纯疱疹性口炎、乳头状瘤病毒感染（疣状病损、尖锐湿疣）、水痘-带状病毒感染、巨细胞病毒感染。

（3）细菌感染：牙龈线性红斑、坏死性溃疡性龈炎、坏死性溃疡性牙周炎。

（4）肿瘤：卡波西肉瘤、非霍奇金淋巴瘤。

（5）唾液腺疾病：口干症、唾液腺肿大。

（6）神经功能障碍：面瘫、三叉神经痛。

（7）其他：色素沉着（图 3-53）、复发性阿弗他溃疡。

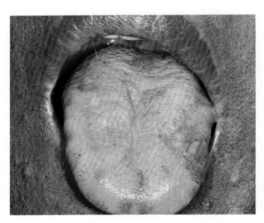

图 3-53　色素沉着
（广西医科大学附属口腔医院供图）

其中与 HIV 感染密切相关的口腔表征包括：念珠菌口炎（假膜型、红斑型）、口腔毛状白斑、卡波西肉瘤、非霍奇金淋巴瘤、牙龈线性红斑、坏死性溃疡性龈炎、坏死性溃疡性牙周炎，被认为是 HIV 感染和 AIDS 进展的预示器，且被国际上所承认。50% HIV 感染者和 90% AIDS 患者有这样的口腔表征，同时为 HIV 感染早诊早治提供参考资料。

2. 口腔表征的地域分布差别　虽然 HIV 相关口腔表征（例如口咽念珠菌病、非霍奇金淋巴瘤、单纯疱疹性口炎）在世界各地被报道，但在其他特定地域更常见。HIV 相关口腔表征的地域分布性的影响因素包括 HIV 危险行为、性别、HIV 管理的有效性、社会行为、种族、社会经济状态以及其他未确定局部和区域环境等因素。虽然口腔病损患病率较高，但仅有由 AIDS 诱发的肿瘤才导致患者死亡（表 3-16）。

文献报道关于各地 HIV/AIDS 患者口腔病损发生情况以及各种口腔病损的出现情况有所区别。①在巴西，HIV/AIDS 患者的口腔病损发生率为 39%，其中口腔念珠菌病 28%，牙周疾病 28%，头面部淋巴结疾病 17.5%；②在尼泊尔，HIV/AIDS 患者的口腔病损发生率为 60.5%，其中口腔念珠菌病 21%，牙周疾病 28%，色素沉着 21%；③在伊朗，HIV/AIDS 患者的口腔病损发生率为 74.5%，牙龈线性红斑 22%，口腔念珠菌病 16.5%，淋巴结疾病 13.5%，色素沉着 5.5%，坏死溃疡性龈炎 4%，口腔毛状白斑 3%，复发性阿弗他溃疡 2.5%，坏死溃疡性牙周炎 1.5%，非霍奇金淋巴瘤 1.5%，卡波西肉瘤 1%；④来自中国的 18 篇文献报道，口腔念珠菌病是常见的。泰国、印度、柬埔寨等亦是以口腔念珠菌病为主，其他有口腔毛状白斑、牙龈线性红斑、疱疹性口炎、色素沉着、坏死溃疡性龈炎、复发性阿弗他溃疡、坏死溃疡性牙周炎，但在亚洲并未发现卡波西肉瘤。

表 3-16 青少年及成人 AIDS 口腔表征的世界分布及死亡率

口腔表征	地域分布	发病率
真菌感染		
口咽念珠菌感染	世界范围	无统计数据
病毒感染		
口腔毛状白斑	北美、南美、欧洲、亚洲	无统计数据
单纯疱疹性溃疡	世界范围	无统计数据
人乳头瘤	北美、南美、欧洲	无统计数据
肿瘤		
卡波西肉瘤	北美、欧洲、撒哈拉以南的非洲地区	HAART 治疗前,5 年生存率 30.7% HAART 治疗后,5 年生存率 62.5%
非霍奇金淋巴瘤	世界范围	HAART 治疗前,5 年生存率 16.2% HAART 治疗后,5 年生存率 46.0%
细菌感染		
坏死溃疡性龈炎/牙周炎	北美、欧洲	无统计数据
坏死性口炎	非洲、亚洲和发展中国家	无统计数据
其他		无统计数据
HIV 相关性唾液腺疾病	非洲、亚洲、北美、欧洲	无统计数据
重型阿弗他溃疡	北美、欧洲	无统计数据

3. 艾滋病口腔黏膜表征的整合治疗

（1）口腔整合治疗的基本要求

1）治疗 AIDS:首先由 AIDS 治疗专门机构评估患者 CD4$^+$T 淋巴细胞和病毒载量后,进行以 HAART 为主的治疗,其他治疗为辅。

2）口腔病损局部治疗:需采用药物、物理及其他（例如手术等）方法治疗。用药方式依病情采用湿敷、涂布、封闭、雾化吸入等。配制药物应确保有效浓度。

3）因治疗口腔疾病需要全身用药时须谨慎,应严格掌握适应证,认知并预防副作用。要全面评估患者的全身情况,尤其是肝肾功能。

4）心理治疗应贯穿临床检查及治疗全过程。

（2）对艾滋病口腔黏膜表征的治疗目标

1）预防初发和反复发生的病损;

2）监测和检测新病损;

3）治疗急性和慢性病损;

4）处理口腔情况和抗病毒治疗所引起副作用;

5）处理病损或治疗后的后遗症。

【不同 HIV/AIDS 口腔表征的治疗特征】

1. 真菌感染　真菌性口炎是由真菌所引起的 HIV/AIDS 患者最常见的并发症,有时是 HIV/AIDS 患者的首发症状。常表现为假膜型（图 3-54）、红斑型口腔念珠菌病以及口角炎。

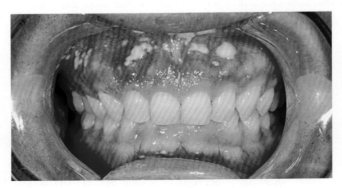

图 3-54　口腔念珠菌病（假膜型）
（广西医科大学附属口腔医院供图）

笔者研究发现 HIV/AIDS 患者口腔的念珠菌的检出以白色念珠菌为主、非白色念珠菌以近平滑念珠菌为主，其他还包括克柔念珠菌、热带念珠菌、季也蒙念珠菌、都柏林念珠菌等，但其他地区报道以非白色念珠菌（光滑念珠菌、克柔念珠菌或热带念珠菌）检出为主；此外，随着 HAART 引进口腔念珠菌病发生率明显降低，但口腔念珠菌分布出现表型转移（shifting）现象，非白色念珠菌比例上升，虽然仍以白色念珠为主。混合念珠菌检出率降低，但是红斑型口腔念珠菌病患者口腔分离出的均是混合株感染。混合感染比白色念珠菌单一感染更严重，有学者认为光滑念珠菌是一类共生菌，自身并无致病性，但可能与白色念珠菌所致的口腔念珠菌病中起着重要的协同作用。

治疗口腔念珠菌的药物很多，目前关于其药物敏感的研究报道也较多，虽然 HAART 的问世在 HIV 感染史上发挥了巨大作用，包括口腔念珠菌发生率的降低和体外对氟康唑的耐药率降低，但有文献报道口腔念珠菌分离株耐药率升高。发现分离株对氟康唑和伊曲康唑的敏感性逐渐降低，其中伊曲康唑的敏感性降低最为明显，此期间患过口腔念珠菌病的患者均分离出耐药或药物敏感降低的菌株。文献报道，滥用抗真菌药物或反复患口腔念珠菌病可以降低对唑类药物的敏感性，也可能导致感染念珠菌生物分型出现 shifting 现象，而且有些非白色念珠菌本身对唑类药物就低敏感（例如光滑念珠菌、克柔念珠菌），多药外排基因上调导致药物在细胞内储存失败而形成耐药可能是最重要的一个原因。笔者发现 HAART1 年后念珠菌对两性霉素 B 和氟胞嘧啶仍有较好的敏性，正如 Wingeteretal 所报道，尽管使用多烯类抗真菌药物有 50 余年，但对两性霉素 B 的耐药比例仍较低。这可能与两性霉素 B 和氟胞嘧啶为杀菌剂，而氟康唑和伊曲康唑为抑菌剂，以及氟胞嘧啶一般比较少用有关。虽然光滑念珠菌、克柔念珠菌被认为对两性霉素 B 敏感，但趋向于比白色念珠菌要求更高的 MIC。季也蒙念珠菌被认为对两性霉素 B 天然低敏感性，但在本研究中耐药率较低且无明显变化。白色念珠菌是较常见的耐药菌株，在研究中发现白色念珠菌对氟康唑和伊曲康唑的敏感性下降；有文献报道当其与白色念珠菌混合感染时，暗含强耐药性；都柏林念珠菌对药物敏感性亦较低。影响耐药的因素包括：患者免疫受损程度、治疗药物以及念珠菌的天然耐药等。

整合治疗除 HAART 重建免疫功能外，其他抗真菌治疗参见本节"三、真菌感染患者的口腔黏膜病整合治疗"。

2. 病毒感染

（1）口腔毛状白斑（oral hairy leuko-plakia，OHL）：发生率仅次于口腔念珠菌病，是 HIV 感染患者的特殊口腔损害，对艾滋病有高度的提示性。由 EB 病毒引起，EB 病毒通过唾液传播后潜伏于体内，HIV 感染引起免疫受到抑制后，EBV 被激活，引发口腔病损，多呈双侧舌侧缘垂直状皱褶样突起，可延伸到舌背和舌腹部，不能擦去，大多数 OHL 患者临床无症状；增生严重者呈毛状外观，可有轻度烧灼感或疼痛感；局部可合并念珠菌感染（图 3-55）。

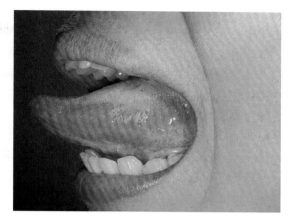

图 3-55　口腔毛状白斑
（广西医科大学附属口腔医院供图）

整合治疗包括三点。

1）全身用药可用阿昔洛韦每次 800mg，每日 5 次，疗程 2～3 周；阿昔洛韦每日 2～3g，疗程 2～3 周。停药后易复发，可用大剂量阿昔洛韦维持治疗，也可选用伐昔洛韦、更昔洛韦、万乃洛韦等。

2）局部用药可用 0.1% 维 A 酸软膏，2 次，防止角化过度。

3）伴发念珠菌感染时局部或口服抗真菌药物。可选用 5 万～10 万 U/ml 的制霉菌素混悬液，涂敷患处，每日 3 次。严重时口服氟康唑片每次 100mg，每日 1 次，或酮康唑片每次 200～400mg，每日 1 次，也可选伊曲康唑、两性霉素 B 混悬液。

（2）疱疹性口炎（herpetic stomatitis）（图 3-56）：参见本节"二、病毒感染患者的口腔黏膜病整合治疗"。

（3）带状疱疹（herpes zoster）（图 3-57）：参见本节"二、病毒感染患者的口腔黏膜病整合治疗"。

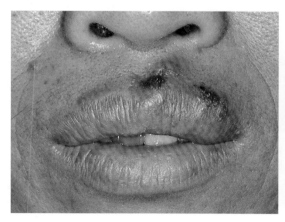

图 3-56　疱疹性口炎
（广西医科大学附属口腔医院供图）

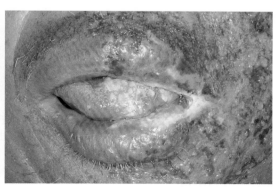

图 3-57　带状疱疹
（广西医科大学附属口腔医院供图）

（4）乳头状瘤（papillary epithelioma）：属于口腔疣状损害，与人乳头瘤病毒（human papillomavirus，HPV）感染有关，主要由性传播引起，表现为口腔黏膜局部外生性菜花状、指状或乳头状生长。

整合治疗：可采用手术切除、冷冻、电烙、二氧化碳激光治疗，有复发的可能。

（5）巨细胞病毒感染（cytomegalovirus infections）：是常见的 HIV 相关性疾病，为隐性感染，主要发生在未治疗的患者，常见症状为巨细胞病毒性视网膜炎，其他器官感染少见，在口腔表现为口腔黏膜的慢性溃疡。

整合治疗：全身治疗可选缬更昔洛韦，它是更昔洛韦的前体，口服吸收良好，但可能骨髓抑制，必须定期复查全血细胞计数。若耐药或不能耐受可静滴膦甲酸钠，但有肾毒性，能引起阴茎溃烂。

3. 细菌感染

（1）急性坏死性龈炎（acute necrotizing gingivitis）：口腔恶臭，以前牙牙龈单个、多个乳头坏死最严重，牙龈火红、水肿，龈缘及龈乳头有灰黄色坏死组织，极易出血。

（2）急性坏死性牙周炎（acute necrotizing periodontitis）：短期内出现严重的牙周软组织溃疡、坏死、缺失，牙周附着和牙槽骨破坏，牙齿出现松动，患者常有深在性刺痛和自发性出血、口臭。

（3）坏死性口炎（nercrotizing stomatitis）：由急性坏死性牙周炎进一步发展所致，口腔黏膜发生急性、疼痛坏死性溃疡，导致骨暴露，并可向深层组织发展，坏死边缘清楚或模糊。

整合治疗包括两点。

1）全身和局部使用抗生素；

2）在局麻并控制出血的条件下，行清创以及清除菌斑和坏死组织。

（4）牙龈线性红斑：又称 HIV 相关龈炎，表现为沿游离龈，界限清楚火红色的充血带，宽约 2~3mm，附着龈可呈淤斑状，极易出血。无牙周袋及牙周附着丧失（图 3-58）。

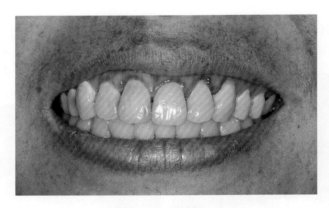

图 3-58　牙龈线性红斑
（广西医科大学附属口腔医院供图）

整合治疗原则：清除菌斑，加强口腔保健。

（5）结核菌感染：参见本节"一、细菌感染患者的口腔黏膜病整合治疗"。

4. 肿瘤

（1）卡波西肉瘤（Kaposi's sarcoma，KS）：又称为多发性特发性出血性肉瘤，是一种全身多发性恶性肿瘤,起源于血管内皮细胞。研究表明,卡波西肉瘤与HHV-8感染密切相关。卡波西肉瘤是艾滋病患者最常见的机会性肿瘤之一。病情进展可较快,也可较慢。预后可以长期病情稳定,或迅速恶化(图3-59)。

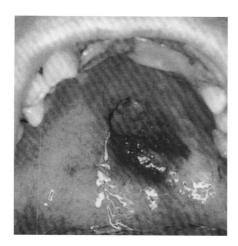

图3-59 卡波西肉瘤
(广西医科大学附属口腔医院供图)

临床表现:HIV相关型卡波西肉瘤首选侵犯的部位不固定,最常累及的部位是皮肤,也可出现在口腔、生殖器或眼部黏膜,淋巴系统和内脏,特别是肺和胃肠道亦可累及,单发或多发。在口腔好发于腭部,其次为牙龈。最初形成单个或多个褐色、淡红色、浅蓝色的斑片状病损,初期平伏,逐渐发展形成高出黏膜面的紫色或红斑样的黏膜病损,可有分页、溃疡和出血。

病理表现:早期为慢性炎症或肉芽肿性炎症,有新生血管和淋巴管形成,可伴有水肿、出血。晚期病变可发现内皮细胞显著增生,毛细血管周围成纤维细胞增生。晚期多伴有广泛结缔组织增生,与一般肉瘤不易区别。当光镜难以确诊时,可进行免疫组化检查明确诊断。

整合治疗包括四点。

1)接受HAART以大限度抑制病毒复制。HAART治疗中要包含蛋白质抑制剂。

2)局限于黏膜的卡波西肉瘤可采用外用药物治疗。

3)少数局限性单个病灶可手术切除。

4)多发性肿瘤采用放疗或者全身化疗。

(2)非霍奇金肉瘤(non-hodgkin's lymphoma,NHL):为B细胞性淋巴瘤,表现为进行性、无痛性淋巴结肿大,肿大淋巴结可引起相应的压迫症状,发展迅速,易远处扩散,胃肠道、肝脏及骨髓易累及。口腔一般为单发,可发生于软腭、扁桃体、舌根、鼻咽部、牙龈、颊部、颌骨等部位,表现为结节状突起或溃疡性损害。肿瘤生长迅速,表现为肿块、坏死,出现相应的症状。晚期则出血、发热、消瘦、贫血、乏力、肝脾大。HIV感染者发生率明显较一般人群高,为确诊艾滋病的指征之一。该病确诊需要依靠病理学、免疫组化、分子生物学的检查。

整合治疗包括三点。

1)早期治疗;

2)全身化疗和放疗;

3)局部对症治疗。

5. 重型阿弗他溃疡(图3-60) 参见本章第三节。

6. HIV唾液腺疾病 可因口腔干燥或口干和唾液流量减少,而发现单边和双边腮腺肿大。非刺激全唾流量低于0.1ml/min,或刺激性全唾流量小于或等于7ml。HIV/AIDS患者的腮腺肿大主要有以下情况:HIV相关淋巴上皮病损,淋巴结反应性增生,良性淋巴上皮囊肿,淋巴瘤,其他恶性或良性肿瘤,细菌、分枝杆菌、病毒感染以及扩散渗透性的淋巴细胞增多症。HAART治疗药物也可影响唾液流量包括齐多夫定蛋白酶类药物。

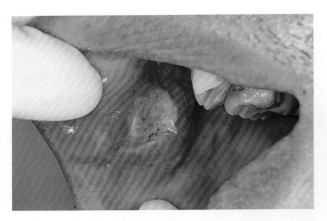

图 3-60 重型阿弗他溃疡
（广西医科大学附属口腔医院供图）

整合治疗包括三点。

1）对症治疗；

2）局部用药；

3）全身用药。

（陶人川 蒋兰岚）

第三节 口腔软组织疾病患者的整合治疗

一、口腔黏膜溃疡病损的整合治疗

【口腔黏膜溃疡类疾病概述】

口腔黏膜表面坏死或缺损形成凹陷称为溃疡。溃疡表面有渗出物形成的假膜，多为淡黄色，基底为结缔组织，有炎症细胞浸润。临床上根据溃疡破坏的深浅，分为浅层溃疡和深层溃疡。浅层溃疡愈合后不留瘢痕，深层溃疡病损抵达结缔组织深层，愈合后留有瘢痕。溃疡是口腔黏膜最常见的临床表现，包括常见的复发性口腔溃疡、创伤性溃疡、结核性溃疡等。

【溃疡口腔操作的注意要点】

1. 溃疡发生的部位。

2. 溃疡的边缘。

3. 溃疡的基底。

4. 溃疡表面的假膜。

5. 溃疡的大小、形状和深浅。

6. 溃疡持续的时间。

【口腔黏膜溃疡类疾病整合治疗的基本要求】

1. 尽量寻找疾病的诱发因素，有针对性地进行控制。

2. 口腔病损局部治疗遵循消炎、止痛、促愈合的原则，选择药物治疗、物理及其他方法治疗。

3. 全身治疗多采取药物治疗,应严格掌握适应证,预防并发症的发生,减少药物的副作用;对于采用2种以上全身用药的患者,须注意多种药物的配伍,加强疗效,减少副作用;对于同时治疗口腔以外疾病的患者,注意口腔用药与其他药物的关系,避免用药拮抗和不良反应。特别在对具有系统疾病的患者要严加审方,避免应用错误。

4. 中医药治疗尽量采纳中成药和成方药,并请经中医学专业培训,具备中医药基本知识的医师或药师把关。

5. 心理治疗应贯穿于临床检查及治疗全过程,必要时可请心理专业医师治疗。对特殊患者(例如残疾、智障、卧床)和精神病患者的药物应用需告知家属,请其配合给药,以防发生意外。

6. 该类疾病的整合治疗需在控制致病、影响因素的同时,联合局部治疗和全身治疗。

7. 该类疾病的整合治疗特别需有追踪、监测疾病癌变的措施。

本节仅介绍复发性口腔溃疡,其他溃疡疾病参见第二章第一节。

复发性阿弗他溃疡(recurrent aphthous ulcer,RAU)又称为复发性阿弗他溃疡或复发性口疮,患病率居口腔黏膜病之首,各国的流行病学调查显示,大约每5人中就有1人至少发过一次溃疡,且不论男女、任何年龄、任何人种均可发生。该病具有周期性、复发性和自限性的特征。

【病因】

复发性口疮的病因目前尚不清楚,可能的因素如下。

1. 免疫因素 近年对 RAU 的病因研究多集中在免疫学方面,其中又以细胞免疫为主。患者存在细胞免疫功能下降和 T 淋巴细胞亚群失衡。对 RAU 患者 T 淋巴细胞亚群的分析、功能测定和淋巴因子研究显示出细胞免疫现象,提示 T 淋巴细胞在 RAU 的发病中起重要作用。

2. 遗传因素 对该病患者的单基因遗传、多基因遗传、遗传标记物和遗传物质的研究表明 RAU 的发病有遗传倾向。

3. 环境因素 随着"生物-心理-社会"医学模式的转化,对该病患者的心理环境、生活工作环境和社会环境的研究引起重视。

4. 维生素和微量元素 研究表明维生素 B_1、维生素 B_2、维生素 B_6、维生素 B_{12} 及叶酸等摄入不足,或血清中缺锌、缺铁、高铜等与 RAU 发生有一定的相关性。

5. 微循环 对 RAU 患者的甲皱、舌尖、唇黏膜等部位的微循环观察发现,患者毛细血管静脉端曲张、丛数减少、管袢形态异常、部分毛细血管闭塞、血流速度减慢、血流量减少。血液流变学显示血黏度增高、红细胞沉降率降低、红细胞比容百分比增高等变化。

【临床表现】

该病一般表现为反复发作的圆形或椭圆形溃疡,具有"黄、红、凹、痛"临床特征(即病损面覆盖黄色假膜,周边有充血红晕带,中央凹陷,灼痛明显)和长短不一的"前驱期-溃疡期-愈合期-间歇期"周期发作规律. 并且有不治而愈的自限性。按 Lehner 分类,临床主要表现为三种类型:轻型口疮、重型口疮及口炎型口疮。

1. 轻型口疮 又称轻型复发性阿弗他溃疡,约占 RAU 患者的80%,患者初发时多数为该型。溃疡好发于唇、舌、颊、软腭等无角化或角化较差的黏膜,附着龈及硬腭等角化黏膜很少发病。RAU 初起为局灶性黏膜充血水肿,呈粟粒状红点,灼痛明显,继而形成浅表溃疡,圆形或椭圆形,直径<5mm。约5天溃疡开始愈合,此时溃疡面有肉芽组织形成、创面缩小、红肿消退、疼痛减轻。约7~10天溃疡愈合,不留瘢痕。轻型复发性阿弗他溃疡一般为3~5个,散在分布。溃疡复发的间隙期从半月至数月不等,有的患者会出现此起彼伏、迁延不断的情况。有些患者有较规则的发病周期如月经前后,有的患者常在劳累之后发病。一般无明显全身症状与体征(图3-61)。

2. 重型阿弗他溃疡 亦称复发性坏死性黏膜腺周围炎(简称腺周口疮)。溃疡大而深,愈合后可形成瘢痕或组织缺损,故也称复发性瘢痕性口疮,约占8%。腺周口疮溃疡大而深,似"弹坑",可深达黏膜下层腺体及腺周组织,直径可大于1cm,周围组织红肿微隆起,基底微硬,表面有灰黄色假膜或灰白色坏死组织溃疡期持续时间较长,可达1~2个月或更长。通常1~2个溃疡,但在愈合过程中又可出现1个或数个小溃疡。疼痛剧烈,愈合后可留瘢痕。初始好发于口角,其后有向口腔后部移行的发病趋势,发生于舌腭弓、软硬腭交界处等口腔后部时可造成组织缺损,影响言语及吞咽。常伴低热乏力等全身不适症状和腺周口疮病损局部区域的淋巴结肿痛。溃疡也可在先前愈合处再次复发,造成更大的瘢痕和组织缺损(图3-62)。

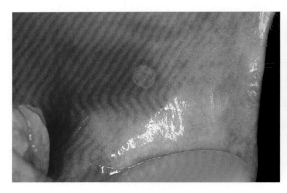
图3-61 轻型口疮(颊部)
(首都医科大学口腔医学院供图)

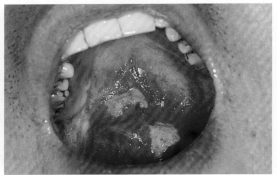
图3-62 重型阿弗他溃疡(软腭)
(首都医科大学口腔医学院供图)

3. 口炎型口疮 亦称疱疹样复发性阿弗他溃疡,约占RAU患者的10%。口炎型口疮多发于成年女性,好发部位及病程与轻型相似。但溃疡直径较小,约2mm,溃疡数目多可达十几个或几十个,散在分布,似"满天星"。相邻的溃疡可融合成片,黏膜充血发红,疼痛最重,唾液分泌增加。可伴有头痛、低热等全身不适、病损局部的淋巴结肿痛等症状(图3-63,图3-64)。

【诊断】

根据病史和临床体征即可诊断。具有周期性反复发作史,且病程有局限性。复发性口腔溃疡在临床上多见,最常见的是轻型,溃疡为圆形或椭圆形,数目一般较少亦较表浅,故不留瘢痕,若有感染则溃疡扩大且加深,但这种情况少见。重型往往有轻型的病史,多为1~2个大而深的溃疡或同时有1~2个较小的溃疡。病程长,疗效差。疱疹样口疮,溃疡小而数目多,散在分布呈口炎形式。周围黏膜充血,这与疱疹性口炎常难以区别。以上三种类型,不仅因溃疡的数目的多少、大小、部位和深浅等不同,其发展过程亦不尽相同,故需作全面的分析。

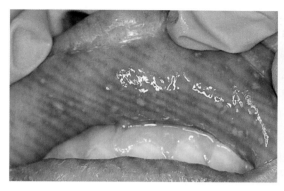

图 3-63　口炎型口疮（上唇）
（首都医科大学口腔医学院供图）

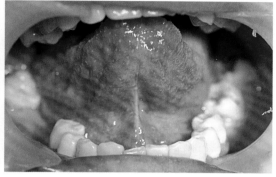

图 3-64　口炎型口疮（舌）
（首都医科大学口腔医学院供图）

该病需与以下疾病鉴别：参见第二章第一节。

【鉴别诊断】

1. 白塞病（Behçet's disease）　又称口、眼、生殖器三联征。该病临床表现为：①反复发作有自限性的口腔溃疡；②眼部可有虹膜睫状体炎、前房积脓、脉络膜炎、结膜炎、角膜炎、视神经乳头炎、视神经萎缩等病变，由于眼病反复发作，可造成视力逐步减退，甚至失明；③生殖器病损，男女生殖器官黏膜均可出现溃疡，但一般间歇期较口腔溃疡大，也有同时出现肛门直肠损害的情况；皮肤损害较常见表现为结节性红斑，毛囊炎及针刺反应阳性；白塞病还可伴有关节、心血管、消化道、神经系统等全身症状或损害，所以在诊断治疗复发性阿弗他溃疡的时候一定要问清病史及时发现白塞病患者，并建议患者到相关科室治疗。

2. 创伤性溃疡　溃疡的形态常与慢性机械损伤因子基本契合，周围有炎症性增生反应，黏膜发白。除去创伤因子后，损害可逐渐好转。

3. 恶性肿瘤　溃疡深大，病变进展迅速，基底有细颗粒状突起，似菜花状；基底有硬结，边缘部位比结核损害更硬，相应的淋巴结坚硬、粘连。

4. 结核性溃疡　为口腔中最常见的继发性结核损害。可发生于口腔黏膜任何部位，但常见于舌部，为慢性持久性溃疡。通常溃疡边界清楚或呈线形，表现为浅表、微凹而平坦的溃疡，其底覆有少许脓性渗出物，除去渗出物后，可见暗红色的桑葚样肉芽肿。溃疡边缘微隆，呈鼠啮状，并向中央卷曲，形成潜掘状边缘。溃疡基底的质地可能与周围正常黏膜组织近似。仔细观察溃疡表面时，可看到在边缘处有黄褐色粟粒状小结节。小结节破溃后成为暗红色的桑葚样肉芽肿，溃疡随之扩大。由于小结节在溃疡边缘发生没有固定位置，所以结核性溃疡的外形通常不规则。患者早期即有疼痛，疼痛程度不等，以舌部溃疡较为明显。

5. 疱疹性口炎　疱疹性口炎多发生在儿童，黏膜上有较大面积的充血区，其上溃疡数目多且较小，有的仅针尖大，融合时溃疡增大呈多环状，患者疼痛难忍，唾液增多。

【整合治疗原则】

RAU 目前病因及致病机制仍不明，存着明显的个体差异。可能与免疫、遗传、系统性疾病、感染及环境心理因素有关，是多种因素综合作用的结果。认真询问病史，寻找可能的病因，尽量做到对因治疗。

1. 重型阿弗他溃疡应与癌性溃疡、结核性溃疡、创伤性溃疡及坏死性唾液腺化生相鉴别,轻型阿弗他溃疡及疱疹样阿弗他溃疡应与口腔黏膜单纯疱疹鉴别。

2. RAU 目前无根治的特效方法,治疗以减少复发次数,延长间歇期,减轻疼痛,促进愈合为目标。尽量避免刺激因素,注意口腔卫生,避免口腔黏膜损伤,避免辛辣性食物和义齿、残根残冠局部刺激;保持心情舒畅,注意排解压力;提倡良好的生活习惯,不过度劳累、不酗酒、保证良好的睡眠与休息,合理饮食,适当补充维生素和微量元素。

3. 在诊疗中对患者进行有效的健康指导。教育患者要更加注意口腔卫生,刷牙时小心避让溃疡部位,用软毛牙刷坚持全面的、彻底地刷牙;多喝开水,多吃新鲜水果和蔬菜,饮食宜清淡,易消化,可多吃流体食物,细嚼慢咽,不要食用辛辣、刺激性食物,保证大便通畅;保持心情轻松愉快,避免情绪波动,注意劳逸结合,避免过度劳累,保持充足睡眠,不要熬夜;锻炼身体,增强体质,提高机体的抵抗力;坚持按疗程服药,可以在溃疡上涂擦止痛、消炎药物,防止继发感染并减轻局部症状,注意一定要寻求专业的医师进行诊治。

【具体治疗方案】

治疗分为局部和全身治疗,可以缩短发作期和延长间隔期。

1. 局部治疗　局部治疗主要是消炎、止痛、促溃疡愈合。可选用 0.1%～0.2%葡萄糖酸氯己定溶液,0.5%聚维酮碘溶液、0.1%依沙吖啶溶液、0.2%西吡氯铵含漱液或复方硼酸溶液漱口。止痛可选用复方甘菊利多卡因于溃疡局部涂布。促溃疡愈合可局部外用重组人表皮生长因子。

深大的腺周口疮经久不愈,可用曲安奈德混悬液或醋酸泼尼松龙混悬液 0.5～1ml,加入2%普鲁卡因 0.3～0.5ml 在溃疡基底部注射,每周 1 次。

2. 全身治疗　对于频繁复发且病情较重者或长期不愈的溃疡,可考虑全身治疗以减少复发并促进愈合和针对病因的治疗。例如有细胞免疫功能低下者,以免疫增加剂治疗,往往能提高疗效。临床上常选用转移因子、左旋咪唑以提高患者的免疫功能。口腔溃疡反复发作的可选用。转移因子口服液每次 10ml,口服,每日 1～2 次,10 次为一疗程。腺周口疮可选用沙利度胺,成人剂量为每次 100mg,每日 2 次,口服,1 周以后 50mg/d,连续用药 1～2个月。主要不良反应为致畸,孕妇禁用。长期应用会引起周围神经炎,总剂量应控制在40～50g。

3. 中医中药　首先应辨证虚实;虚证中阴虚火旺者用地黄汤加减;脾肾阳虚者用参术肾气丸加减;实证者可用成药口炎清冲剂;虚实夹杂型可用甘露饮加味。

二、口腔黏膜糜烂病损的整合治疗

【口腔黏膜糜烂病损概述】

糜烂(erosion)是口腔黏膜的一种表浅缺损,为上皮的部分损伤,不损及基底细胞层。黏膜糜烂常见于上皮内疱破溃后,例如单纯疱疹和天疱疮。

【口腔黏膜糜烂性疾病的整合治疗原则】

1. 虽然临床表现均为糜烂,但是病因完全不同,单纯疱疹是病毒感染,以局部或全身抗病毒治疗。天疱疮是自身免疫性疾病,需要用遵循寻常型天疱疮诊疗指南和临床路径。

2. 多学科参与,协同合作。对有皮损的患者需要皮肤科诊治。

3. 早期诊断、早期治疗,从而改善患者的预后。

4. 强调个体化治疗。不同患者的病情程度、受累部位、个体的特点以及对药物的反应各有不同,因此需实行患者治疗方案的个体化。

5. 遵循"治疗从整体观出发,标本兼顾,内外兼治,扶正祛邪"的原则,根据"急则治其标,缓则治其本"的理念行中西医整合治疗。

(一) 原发性疱疹性口炎(primary herpetic stomatitis)

原发性疱疹性口炎是由单纯疱疹病毒所致的皮肤黏膜病。临床上以出现簇集性小水疱为特征,有自限性,易复发。糜烂常见于原发型疱疹性口炎,表现为一种较严重的龈口炎-急性疱疹性龈口炎。

【病因】

原发性疱疹性口炎是由单纯疱疹病毒(herpes simplex virus,HSV)所致的皮肤黏膜病。HSV 是一种脱氧核糖核酸病毒。是发现最早的人疱疹病毒。20 世纪初已明确认识到 HSV 及其引起的疾病;20 世纪 60 年代发现用口腔 HSV 感染处分离的 HSV 接种到鸡胚的绒毛尿囊膜上形成的疱较小,而用生殖器感染处分离的 HSV 同样接种形成的疱较大,因此,当时将形成小疱的病毒称为 Ⅰ 型单纯疱疹病毒(HSVI),将形成较大疱的病毒称为 Ⅱ 型单纯疱疹病毒(HSV Ⅱ)。这两种病毒在生物学、血清学和致病性等方面有所不同。Ⅰ 型单纯疱疹病毒,主要引起皮肤黏膜感染。

【临床表现】

6 岁以下儿童较多见,尤其是 6 个月至 2 岁更多,因为多数婴儿出生后,即有对抗单纯疱疹病毒的抗体,这是一种来自母体的被动免疫,4~6 个月时即行消失,2 岁前不会出现明显的抗体效价。

1. 前驱期 原发性单纯疱疹感染,发病前常有与疱疹病损患者接触史。潜伏期为 4~7 天,以后出现发热、头痛、疲乏不适、全身肌肉疼痛,甚至咽喉肿痛等急性症状,颌下和颈上淋巴结肿大,触痛。患儿流涎,拒食、烦躁不安。经过 1~2 天后,口腔黏膜广泛充血水肿,附着龈和牙龈缘也常出现急性炎症。

2. 水疱期 口腔黏膜任何部位皆可发生成簇小水疱,似针头大小,特别是邻近乳磨牙(成人是前磨牙)的腭和龈缘处更明显。水疱疱壁薄、透明,不久溃破,形成浅表溃疡。

3. 糜烂期 尽管水疱较小,但汇集成簇,溃破后可引起大面积糜烂,并能造成继发感染,上覆黄色假膜。除口腔内的损害外,唇和口周皮肤也有类似病损,疱破溃后形成痂壳(图 3-65,图 3-66)。

4. 愈合期 糜烂面逐渐缩小,愈合,整个病程约需 7~10 天。但未经适当治疗者,恢复较缓慢。患病期间,在血液中出现抗病毒抗体以发病的 14~21 天为最高,此后,抗体下降到较低的水平,虽可保持终生,但不能防止复发。

少数情况,原发感染可能在体内广泛播散,在极少数病例,HSV 可进入中枢神经系统,引起脑炎、脑膜炎。

【诊断】

根据临床表现大多数病例都可做出诊断。例如原发性感染多见于婴幼儿,急性发作,全身反应重,口腔黏膜的任何部位和口唇周围可出现成簇的小水疱。继后,口腔黏膜形成糜

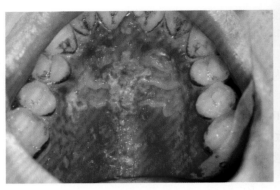

图 3-65　原发性疱疹性口炎(牙龈及腭部糜烂)
（首都医科大学口腔医学院供图）

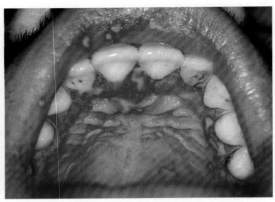

图 3-66　原发性疱疹性口炎(牙龈及上唇糜烂)
（首都医科大学口腔医学院供图）

烂,口周皮肤形成痂壳。

【鉴别诊断】

参见第二章第一节。

1. 口炎型口疮　病损为散在分布的单个小溃疡,病程反复,不经过发疱期;溃疡数量较多,主要分布于口腔内角化程度较差的黏膜处,不造成龈炎,儿童少见,无皮肤损害。

2. 三叉神经带状疱疹　是由水痘带状疱疹病毒引起的颜面皮肤和口腔黏膜的病损。水疱较大,疱疹聚集成簇,沿三叉神经的分支排列成带状,但不超过中线。疼痛剧烈,甚至损害愈合后在一段时期内仍有疼痛。该病任何年龄都可发生。

3. 手-足-口病　是因感染柯萨奇病毒和肠道病毒 EV71 型所引起的皮肤黏膜病。前驱症状有发热、困倦与局部淋巴结肿大;然后在口腔黏膜、手掌、足底出现散在水疱、丘疹与斑疹,数量不等。斑疹周围有红晕,无明显压痛,其中央为小水疱,皮肤的水疱数日后干燥结痂;口腔损害广泛分布于唇、颊、舌、腭等处,初起时多小水疱,迅速成为溃疡,经 5 ~ 10 天后愈合。但根据国内外资料,与其他肠道病毒引起的手-足-口病相比,由 EV71 型感染引起的疾病发生重症感染的比例较大,病死率也较高,重症病例病死率可达 10% ~ 25%,应该引起重视。

4. 疱疹性咽峡炎　是由柯萨奇病毒所引起的口腔疱疹损害,临床表现较似急性疱疹性龈口炎,但前驱期症状和全身反应都较轻,病损的分布只限于口腔后部,如软腭、腭垂、扁桃体处,为丛集成簇的小水疱,不久溃破成溃疡,损害很少发于口腔前部,牙龈不受损害,病程约 7 天。

5. 多形性红斑　是一组累及皮肤和黏膜,以靶形或虹膜状红斑为典型皮损的急性炎症性皮肤黏膜病。诱发因素包括感染、药物,但也有病例找不到明显诱因。黏膜充血水肿,有时可见红斑及水疱。但疱很快破溃,故最常见的病变为大面积糜烂。糜烂表面有大量渗出物形成厚的假膜。病损易出血,在唇部常形成较厚的黑紫色血痂。皮损为常对称分布于手背、足背、前臂,损害为红斑、丘疹、水疱、大疱或血疱等。斑疹为水肿性红斑,呈圆形或卵圆形,可向周围扩展,中央变为暗紫红色,衬以鲜红色边缘,若中央水肿吸收凹陷成为盘状者,称为靶形红斑。

【整合治疗原则和方案】

1. 全身抗病毒治疗

（1）核苷类抗病毒药：目前认为核苷类药物是抗 HSV 最有效的药物。主要有阿昔洛韦、伐昔洛韦、泛昔洛韦和更昔洛韦。

原发型疱疹性口炎治疗：阿昔洛韦每次 200mg，每天 5 次，5 天 1 个疗程；伐昔洛韦每次 1000mg 每天 2 次，10 天 1 个疗程；泛昔洛韦每次 125mg，每天 2 次，5 天 1 个疗程。

原发感染症状严重者治疗：阿昔洛韦每次 150mg/（kg·d），分 3 次静脉点滴，5 次 1 个疗程。阿昔洛韦对病毒 DNA 多聚酶具有强大的抑制作用。不良反应有注射处静脉炎、暂时性血清肌酐升高，肾功能不全患者慎用。

频繁复发（1 年复发 6 次以上）：为减少复发次数，可用病毒抑制疗法，阿昔洛韦每次 200mg，每天 3 次口服，或伐昔洛韦每次 500mg 每天 1 次口服，一般需要连续口服 6~12 个月。

（2）广谱抗病毒药物：如利巴韦林，主要通过干扰病毒核酸合成而阻止病毒复制，对多种 DNA 病毒或 RNA 病毒有效。可用于疱疹病毒等的治疗。口服每次 200mg，每天 3~4 次；肌内注射 5~10mg/kg，每天 2 次；不良反应为口渴、白细胞减少等，妊娠早期禁用。

2. 局部治疗　对原发性 HSV 感染引起的疱疹性龈口炎治疗方案中口腔黏膜局部用药不可缺乏，通常使用的制剂有溶液、糊剂、散剂及含片。

0.1%~0.2% 葡萄糖酸氯己定溶液、复方硼酸溶液、0.1% 依沙吖啶溶液漱口，皆有消毒杀菌作用。体外研究发现氯己定液对 I 型单纯疱疹病毒的生长有抑制能力，浓度增高，抑制力越强，并对病毒的细胞溶解作用也有抑制作用；体内试验发现 0.2% 的氯己定对 I 型单纯疱疹病毒有抑制作用。

3. 支持疗法　急性疱疹性龈口炎是一种全身性疾病，必要时要卧床休息，供给足够的营养。消除继发感染和减轻局部症状。若有高热，严重的继发感染，应使用全身抗菌治疗，酌情予以对症处理。

4. 中医药治疗　祖国医学认为急性疱疹性龈口炎属于口糜范畴，是由脾胃积热上攻口舌、心火上炎或兼外感风热之邪而致病。针对疾病的不同阶段进行辨证施治。疱疹性口炎也可局部应用中成药，例如锡类散、冰硼散、西瓜霜等。

5. 预防　原发性单纯疱疹感染均因接触了单纯疱疹患者引起。单纯疱疹病毒可经口—呼吸道传播，也可通过皮肤、黏膜、眼角膜等疱疹病灶处传染。单纯疱疹病毒活动感染患者以及无症状排毒者的唾液、粪便中皆有病毒存在。故该病患者应避免接触其他儿童与幼婴，以免传染他人。

复发性单纯疱疹的感染是由于体内潜伏的单纯疱疹病毒被激活而引起的，目前尚无理想的预防复发方法，主要措施以消除诱使复发刺激因素为主。

（二）天疱疮（pemphigus）

参见本节"六、口腔黏膜大疱病损的整合治疗"。

三、口腔黏膜黑斑病损的整合治疗

【口腔黏膜黑斑病损概述】

口腔黑斑是口腔黏膜病中定义和概念最为模糊的一类疾病。在突出黑色斑块状病损的临床特征前提下,涵盖了除与种族性黑色素沉着、系统性疾病综合征所致的黑斑外所有发生于口腔黏膜上的黑色素沉着斑。包括局限性黑变痣(临床上未见黑斑,但镜下可见黑色素沉着)、吸烟性黑斑(与吸烟有关的以附着龈为主的黑斑)、绝经后黑斑(绝经后出现的附着龈黑斑)等。黏膜黑斑通常无明显的自觉症状,患者除发生在唇部影响美观而就诊外,一般不会就医。目前基本上认为黏膜黑斑是一种良性病变。但由于存在恶性黑色素瘤这样一类需要明确鉴别的疾病,因而在临床工作中对黏膜黑斑同样不可轻视。

【口腔黏膜黑斑病损口腔操作注意点】

1. 黑斑是目前临床上较易被忽视的斑纹类疾病,以治疗原发病为主。例如,因内分泌紊乱引起的色素沉着应以内科治疗为主,因药物着色引起者应该改用其他药物或停用致色素沉着的药物等。

2. 色素细胞痣、雀斑样痣等黑斑,主要应以随访预防恶变为主,当损害出现颜色或大小变化、出血、溃疡等情况时,应果断采用外科切除,积极处理。

3. 对 Peutz-Jeghers 综合征患者,需要接受消化科肠道息肉的治疗与定期随访。

4. 艾迪生病是原发性慢性肾上腺皮质功能减退症。因双侧肾上腺皮质破坏,肾上腺糖皮质激素(皮质醇)和盐皮质激素(醛固酮)分泌缺乏引起。治疗以激素替代治疗及对因治疗为主。

【口腔黏膜黑斑整合治疗的基本要求】

1. 对口腔黏膜黑斑单发的黑斑,一般不用治疗,注意随访。

2. 对多发的量寻找疾病的诱发因素,有针对性地进行控制,如艾迪生病、黑棘皮病等。

3. 颌面部黏膜恶性黑色素瘤最常发生部位是硬腭(超过 40%),其次为牙龈(占 1/3 以上),其他部位包括颊部、唇、舌、口底。对这些部位的色素沉着和黑斑要注意定期随访。

(一) 口周色素斑-肠息肉综合征

又称 Peutz-Jeghers 综合征,两性均可受累,在出生时或儿童时发病,常在 10 岁前起病。伴有黏膜、皮肤色素沉着的全胃肠道多发性息肉病,以反复出现腹痛、腹泻、贫血及肠梗阻、肠套叠,为主要临床表现,并常伴恶性病变而导致死亡。应提高对儿童色素沉着息肉综合征的认识,以利早期诊断,恰当治疗、随访。

【病因】

病因尚不清楚,属常染色体显性遗传,常有家族性发病。

【临床表现】

1. **色素沉着**　多见于口唇及其四周、颊部、面部、手指皮肤,偶见于肠黏膜,但也有色素沉着局限在躯干及四肢者。色素可呈黑、棕褐、灰、蓝等色。极少数患者仅有肠息肉而无色素沉着。无明显诱因,在口周、唇部(特别是下唇)、口腔黏膜有 0.2~7mm 大小、圆形或椭圆形、褐或黑色斑点,并逐渐增多。在口腔黏膜者较大,境界清楚,无自觉症状。色素斑也可发生在手指、手掌及足趾,较少发生在鼻孔、眼周、硬腭及舌部。色素斑之数目、大小、分布和胃肠病损无关(图 3-67)。

2. **胃肠道表现**　肠息肉主要在 10~30 岁时出现,可发生于胃肠任何部位,但以小肠多见,呈间隙性发作。反复出现腹痛、肠鸣、呕吐、呕血、便血、腹泻,排便量大,并可含脂肪或肉眼血液,及肠套叠、肠梗阻和蛋白丢失性肠病等,若息肉恶性变可导致死亡。

3. **肠息肉的癌变**　息肉性质为错构瘤,近年来研究发现患者肠息肉有 2% 的癌变率。

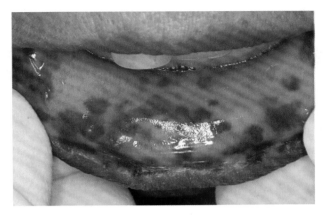

图 3-67 口周色素斑-肠息肉综合征（唇黏膜黑斑）
（首都医科大学口腔医学院供图）

这些癌变者的年龄常小于 35 岁，比一般大肠癌发病年龄早 10 年以上。由于错构瘤常与腺瘤并存或错构瘤内有腺瘤成分，因此不能肯定癌变是来自错构瘤本身还是腺瘤。肠外恶性肿瘤的发病率可高达 10%～30%。

【检查】

大便潜血阳性，提示有胃肠出血。X 线胃肠检查及内镜检查可证实肠道息肉。

【诊断】

根据患儿家族史，儿童色素沉着息肉综合征患儿的临床表现，根据唇部、口角色素斑，常伴反复发作的腹部症状，以及贫血、腹痛、便血、肠梗阻等表现，加之肠镜检查、X 线检查、病理检查、手术结果等可确诊。

【整合治疗原则】

1. 影响美观的色素斑可用冷冻或激光疗法去除。

2. 由于该病病变广泛，治疗主要是对症处理，补液，补充营养物质，保持水电解质平衡。

3. 少数患者应用皮质激素、抗生素治疗。

4. 外科手术治疗仅于肠道息肉明显，剧烈腹痛，伴不能控制的或反复大量出血、脱垂、肠套叠、肠梗阻和明显恶变者或病变肠段较短者。手术时尽可能将息肉摘除，或选择经内镜高频电凝息肉摘除术；或切除累及胃、十二指肠、结肠等处的息肉，有时须做预防性切除以防恶性变化。肠息肉多见良性，无须彻底切除，也不宜做广泛肠切除，以防发生吸收不良综合征。

5. 2%～3% 的患者有胃肠息肉恶变，虽有经治疗存活 10 年以上的病例报道，但一般说来该病病情重，预后差。

6. 病因不明，应注意做好遗传性疾病咨询工作。

（二）艾迪生病

又称原发性慢性肾上腺皮质功能减退症。因双侧肾上腺皮质破坏，肾上腺糖皮质激素（皮质醇）和盐皮质激素（醛固酮）分泌缺乏引起。发病率为 4/10 万，多见于成年人。

【病因】

主要原因是肾上腺皮质萎缩（与自体免疫有关）和肾上腺结核，还有双侧肾上腺切除，真菌感染,白血病细胞浸润和肿瘤转移等。

【临床表现】

1. 起病缓慢,早期表现易倦,乏力,记忆力减退,逐渐出现皮肤色素沉着。

2. 全身虚弱,消瘦,低血糖,低血压,直立性晕厥,心脏缩小,女性有腋毛和阴毛稀少或脱落。

3. 结核者可有低热、盗汗、肺部结核和肾上腺钙化影像。

4. 在应激状态(外伤、感染)或突然中断激素替代治疗,可诱发肾上腺危象,可出现恶心、呕吐、晕厥、休克、昏迷。

【诊断】

1. 皮肤色素沉着,全身虚弱,头晕,食欲减退,消瘦,低血压,直立性晕厥,心脏缩小,女性腋毛和阴毛稀少或脱落,结核者可有低热,盗汗。

2. 实验室检查

(1) 血嗜酸性粒细胞、淋巴细胞增多,轻度正色素性贫血,少数合并恶性贫血、中性粒细胞减少;

(2) 低血钠、高血钾、低血糖、葡萄糖耐量试验呈低平曲线;

(3) 血浆皮质醇及 24 小时尿游离皮质醇降低;

(4) 24 小时尿 17-羟皮质类固醇,17-酮类固醇含量减低;

(5) 血浆 ACTH 增高,ACTH 兴奋试验无明显反应。

【整合治疗原则】

1. 饮食中补足食盐,每日 10~15g,适当补充糖、蛋白质、维生素。

2. 要把病情告诉患者,坚持终生激素替代治疗。

3. 一般患者经高盐饮食和糖皮质激素替代治疗即可,若仍有低血钠、高血钾、低血压,应补充盐皮质激素,注意监测血钠、血压。

4. 在应激或危象状态时,应尽快去除病因,加大激素用量,静脉给药。

该病是因双侧肾上腺皮质破坏,肾上腺糖皮质激素和盐皮质激素分泌不足引起。其病因有自身免疫、肾上腺结核、真菌感染、白血病细胞浸润和肿瘤转移等。早期发现十分必要,若皮肤色素沉着,全身虚弱,乏力,消瘦,头晕眼花,直立性晕厥,应尽早去医院检查,经实验室检查确诊该病后,立即给予高盐饮食及激素替代治疗。去除病因。积极预防应激(如感染、外伤),避免危象发生。

(孙正　刘瑶)

四、口腔黏膜斑纹病损的整合治疗

【口腔黏膜斑纹病损概述】

口腔黏膜斑纹主要是指发生在口腔黏膜上的白色角化条纹或斑片,是口腔黏膜的基本病损之一。斑纹类疾病涉及一系列出现于口腔黏膜白色角化斑纹的疾病,包括白斑病、红斑病、扁平苔藓、慢性盘状红斑狼疮、黏膜良性淋巴组织增生症、口腔黏膜下纤维性变等。这类疾病往往病因不明,发病缓慢,病程持久,病损难以消除,严重者伴发黏膜充血发红、糜烂,经久不愈,治疗困难;由于一些病损可能发展为癌,该类疾病又称为口腔黏膜潜在恶性疾病。

【口腔黏膜斑纹性疾病口腔操作注意点】

1. 该类疾病出现的口腔病损需要口腔局部检查和治疗,口腔医师在检查和操作时首先要遵守防止交叉感染的原则;

2. 在检查病损时要按照一定顺序进行,不漏掉检查部位和病损;

3. 动作轻柔,力争无创,不造成患者痛苦;

4. 对于微创检查,例如刮取口腔黏膜脱落细胞,亦需要动作轻柔,若刮取细胞后出现渗血等情况,要压迫止血1分钟以上;

5. 对糜烂、溃疡型病损的检查,可先行局部表面麻醉,再行无痛检查;在进行各种局部检查或治疗时,要遵守操作规程。

【口腔黏膜斑纹性疾病整合治疗的基本要求】

1. 尽量寻找疾病的诱发因素,有针对性地进行控制。例如:戒烟、戒酒等。

2. 口腔病损局部治疗要遵循消炎、止痛、促愈合的原则,选择药物治疗、物理及其他方法治疗。

3. 全身治疗多采取药物治疗,应严格掌握适应证,预防并发症的发生,减少药物的副作用;对于采用2种以上全身用药的患者,须注意多种药物的配伍,加强疗效,减少副作用;对于同时治疗口腔以外疾病的患者,注意口腔用药与其他药物的关系,避免用药拮抗和不良反应。

4. 中医药治疗尽量采纳中成药和成方药,应用选择须有具备中医药基本知识的医师或药师严格把关,特别在对具有系统疾病的患者要严加审方,避免应用途径错误及副作用的产生。

5. 心理治疗应贯穿临床检查及治疗过程,必要时可请心理专业医师进行系统治疗,对特殊患者(例如残疾、智障、卧床等)和极端患者(例如精神病)在药物应用方面需向家属告知,配合掌控,以防突发事件的发生。

6. 这类疾病整合治疗的特点是:在控制致病、影响因素的同时,联合局部治疗和全身治疗,特别需有追踪、监测疾病癌变的措施。

（一）口腔白斑

口腔白斑是口腔黏膜上的白色斑块,不能被擦掉,从临床上或组织病理学上,不能诊断为其他任何疾病,一些口腔白斑将转化为癌。

【病因】

发生白斑的真正原因及发病机制仍未完全清楚,可能的影响因素如下:

1. 外来因素　多为局部的机械性、物理性刺激,如咬颊习惯、牙齿错位、锐利牙尖、残根残冠等;理化刺激因素,如吸烟、饮酒等;生物学因素,如念珠菌、人乳头瘤病毒、梅毒螺旋体感染等。

2. 内在因素　近年来关于白斑内在因素的研究较多,例如角质蛋白代谢紊乱,$P53$、$P16$等抑癌基因突变等。

3. 全身因素　亦影响白斑发病,例如微量元素锰、锶、钙的减少,微循环的血瘀改变。易感的遗传素质包括染色体不稳定性;脂溶性维生素A、维生素E的缺乏等。细胞介导免疫反应和抗体调节的活性状态亦影响白斑病发生的免疫环境,出现炎症、免疫因子紊乱。

4. 中医病机　白斑由气滞血瘀型、痰湿凝聚、正气虚弱所致。

【临床表现】

临床表现的一般特点是在口腔黏膜上发生白色斑块,质地紧密,界限清楚,并稍高于黏膜表面。病损常单发,边界清楚,基底柔软。发病部位以颊黏膜最多见,唇、舌亦较多,腭、牙龈及口底亦可发生白斑,但较少见。根据白斑的临床表现还可将其分为均质型、疣状型、颗粒型和溃疡型。一般无明显的自觉症状。有些患者有粗涩感,颗粒型和溃疡型白斑患者有刺激疼痛或自发痛。

【组织病理学检查】

白斑一般的病理变化是上皮过度正角化或过度不全角化。粒层明显,棘层增厚,上皮钉突较大。结缔组织中有数量不等的炎症细胞浸润。疣状白斑特征为上皮增厚,表面高度过角化,有角质栓塞使表面呈刺状突起。溃疡型白斑的上皮则有破坏形成溃疡。根据上皮增殖和紊乱的程度可以将白斑的病理变化分为两种情况:上皮单纯增生和上皮异常增生,后者还分为轻、中、重度。

白斑脱落细胞学检查:无创,易行;临床上均质型和疣状型的白斑以上皮完全角化细胞为主,颗粒型和溃疡型可见不全角化细胞、异形细胞、细胞微核计数增加等,计算机辅助可进行大量脱落细胞的检测,减少人为误差。

自体荧光检测白斑:无创,易行;病损区出现荧光缺失区,提示上皮异常增生,甚至癌变。

【诊断】

1. 根据白斑的临床表现和分型;

2. 根据白斑的组织病理学表现;

3. 根据白斑的脱落细胞学、自体荧光检测结果等可以诊断。

【整合治疗原则】

在消除白斑病致病影响因素的基础上,采取全身治疗和局部治疗等措施,并密切追踪,监测和预防癌变。

【具体治疗方案】

1. 消除致病影响因素

(1) 除去口腔内一切机械刺激因素:咬颊习惯、牙齿错位、锐利牙尖、残根残冠等;

(2) 要求患者戒烟、戒酒。

(3) 控制念珠菌、人乳头瘤病毒、梅毒螺旋体等微生物感染。

2. 局部治疗

(1) 手术切除:外科手术切除白斑仍是目前一种不可缺少的治疗方法。对一些已有上皮重度异常增生及发生在癌变危险区的白斑宜行手术切除。病损范围小、单一的均质型白斑也是手术治疗的适应证。对于病损面积较大者可以分次切除。

(2) 激光治疗:对于病变面积较小,又位于口腔前部的白斑,可用 CO_2 激光直接照射。通过气化将病损去除。但对于病变较重,又位于口腔后部或其他不便直接照射的白斑,可用对组织穿透力强的 Nd:YAG 激光,通过光导纤维传输,使病变热凝或气化而去除。

(3) 冷冻治疗:用液氮冷冻治疗可以消除白斑。根据病变范围大小可以一次完成或分次进行。因冷冻治疗后病变区及周围黏膜开始出现坏死,以后坏死组织脱落,成为表面覆盖纤维蛋白膜的溃疡。约 2 周溃疡可愈合。但在创面愈合前常有较严重的疼痛不适症状。

(4) 光动力疗法:又称艾拉光动力疗法(ALA-PDT),是一种联合应用 5-氨基酮戊酸及相应光源,通过光动力学反应选择性破坏病变组织的全新技术。

(5) 涂抹维生素 A 酸:于病损局部涂抹 3% 维生素 A 酸软膏 1 周至数周即见白斑逐渐

消退。但是停药后有些病例复发。对复发的病例可以再用维 A 酸,仍能收效。

3. 全身治疗

(1) 口服维生素 A 及维生素 E:最近认为维生素 A 可维持上皮组织结构的完整及健全,对预防上皮癌变有一定意义,可使癌前期细胞逆转为正常细胞。维生素 E 对机体代谢有良好影响,并有强大的抗氧化作用,可防止维生素 A 的氧化有利于吸收。故两者有协同作用。可给患者口服维生素 A 每次 2.5 万 U,每日 3 次。维生素 E 每次 50mg,每日 3 次。

(2) 其他药物:抗代谢药物(例如氟尿嘧啶)可以阻挠 DNA 的合成,防止细胞的增殖。用 5%氟尿嘧啶软膏可以使白斑脱落,局部应用一般无明显的副作用。

蜂胶有软化角质的作用,制成药膜于白斑局部贴敷亦有效。

最近研究表明,分别口服螺旋藻、胡萝卜素、番茄红素等可减少上皮细胞过度角化,减少上皮异常增生,阻止白斑癌变。

4. 中医药治疗

(1) 气滞血瘀型:宜活血化瘀,消斑理气。方剂主药为当归、赤芍、丹参桃仁等。

(2) 痰湿凝聚型:宜健脾化,痰消斑。方剂主药为半夏、陈皮、茯苓、甘草、白术等。

(3) 正气虚弱型:宜补气益血,健脾化湿。方剂主药为白术、茯苓、陈皮、白蔻、砂仁等。

5. 追踪与监测

(1) 如果有白斑伴上皮轻度异常增生,可不做上述治疗,但需追踪观察,每 3~6 个月复查 1 次。

(2) 如果有白斑伴上皮重度异常增生,宜及时手术切除,术后应定期复查、追踪,每 3~6 月复查 1 次。

(3) 对病损已减轻的白斑患者仍需追踪观察,因为有些病例可能复发,可根据情况每 0.5~1 年复查 1 次,以便及早发现积极治疗。

(二) 口腔红斑

口腔红斑是一种非常严重但又少见的癌前病变。根据 1978 年 WHO 口腔癌前病变协作中心给红斑下的定义是"口腔黏膜上出现的鲜红色、天鹅绒样的斑块。临床及病理学上均无任何其他疾病的特征,不能诊断为任何其他疾病。"

【临床表现】

临床表现为鲜红色斑块,大小不等,小的直径为 1cm 左右,大的可达数厘米。表面或光滑,或在红斑基础上有颗粒增生。病变界限较清楚,可发生于口腔黏膜任何部位。一般自觉症状不明显。有些患者有轻微刺激痛,容易被忽视而贻误治疗(图 3-68)。

【临床表现】

1. 均质型红斑 特点为红斑表面光滑,柔软。多见于颊、腭黏膜。

2. 红白交错型红斑 特点为在红斑中间间杂有颗粒样白色角化病变的表现。以舌腹、口底等部位多见。

3. 颗粒型红斑 特点为红斑表面有红色颗粒,可发生于口腔黏膜各个部位。

以上三型中,红白交错型特点为红斑基础上有白角化病变,其表现与颗粒型白斑相同。虽然 Shear 将其归入红斑中,实际上与颗粒型白斑其含义相同。

【组织病理学检查】

1. 各型红斑的病理表现均有上皮异常增生,或已为原位癌或浸润癌。病变表层主要为

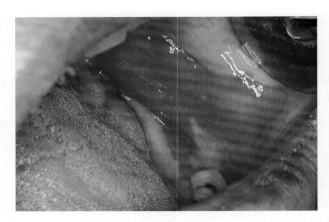

图 3-68　口腔红斑
（武汉大学口腔医学院供图）

不全角化或混合角化,单纯正角化较少见。上皮增生,上皮钉突增大伸长,而钉突之间的上皮萎缩变薄,故使结缔组织更接近表面。又因结缔组织中血管扩张、充血及血管增生,故在临床上表现为红斑。颗粒形成的原因是因在上皮钉突增大处的表面形成凹陷,而高突的结缔组织乳头即形成了临床上所见的颗粒。结缔组织中有炎症细胞浸润。

2. 脱落细胞学检查　可见不全角化细胞、异形细胞,多核巨细胞、梭形细胞等,细胞微核计数增加等。

3. 自体荧光检测　病损区出现荧光缺失区,提示上皮异常增生,甚至癌变。

【诊断】

1. 病损表现为无明确原因引起的红斑。例如无创伤因素,无局部或全身感染引起的炎症,亦无其他任何可引起黏膜发红的疾病等。

2. 红斑界限较清楚。自觉症状不明显,或无自觉症状。

3. 一般消炎治疗无效。

【整合治疗原则】

以局部病损切除为主,其他治疗为辅。

【整合治疗方案】

1. 消除影响因素

（1）患者戒烟、戒酒。

（2）控制念珠菌、人乳头瘤病毒、梅毒螺旋体等微生物感染。

2. 局部治疗

（1）由于红斑病理表现是上皮中度以上异常增生、原位癌或浸润癌,手术切除应是首选。

（2）配合以局部消炎、止痛、促愈合治疗。

（3）不建议采用激光、冷冻等局部照射治疗,但可行放射性粒子局部植入术,对局部恶性细胞有针对性较强的杀伤作用,对全身副作用少。

3. 全身治疗

（1）口服螺旋藻、胡萝卜素、番茄红素等可能减少上皮细胞过度角化,减少上皮异常增生,阻止红斑癌变。

（2）放疗、化疗,特别是靶向治(化)疗副作用相对较小。

4. 追踪监测与预后　Pindborg 报道该病约有 6% 合并为口腔癌,27% 合并为白斑。另有人报道咀嚼槟榔患颊癌的危险性是不咀嚼槟榔者的 7 倍。所以对红斑患者均需追踪观察,每 3~6 月复查 1 次。

（三）口腔扁平苔藓

口腔扁平苔藓(oral lichen planus)是一种皮肤黏膜慢性炎症性疾病,是口腔黏膜常见病之一。可单独发生于口腔黏膜或皮肤,也可两者同时并发。口腔扁平苔藓男女均可发病,多数统计资料表明女性多于男性。年龄不限。从十几岁儿童到六七十岁老人均可发病。但多发于中年。以 30~50 岁占比例最大。该病多呈慢性迁延反复波动过程,可持续数月至数年以上。亦可间歇发作,并有较长缓解期。

【病因】

该病病因尚不明确。目前尚无一致的结论。

1. 免疫学因素　多数学者倾向该病与免疫功能有关,病损出现以 T 淋巴细胞为主的浸润带,证实该病与 T 淋巴细胞介导的免疫反应有关,T 淋巴细胞亚群平衡失调,同时相关免疫细胞因子紊乱。

2. 精神神经因素　患者因环境、家庭、工作、个人生活等原因使其身心活动受到影响,精神受到创伤,紧张、焦虑、忧郁等,使机体发生心理、病理、生化代谢一系列变化、产生失调紊乱而致病。

3. 内分泌因素　该病女性患者较多,病情波动与妊娠、更年期以及一些影响内分泌功能的药物有关。患者雌二醇、睾酮含量多低于正常人。

4. 微量元素　近年来注意到微量元素在人体内具有特异的生理功能及与该病的关系。

5. 系统性疾病因素　扁平苔藓患者多伴有各种不同的全身性疾病或症状,不少患者发病及病情发展与某些系统疾病存在有关,例如糖尿病、肝炎、高血压、消化道疾病或功能紊乱等。

6. 遗传因素　有人发现该病有家族史倾向,不少学者进行了家系发病研究,但系谱分析不符合单基因遗传规律。家族性扁平苔藓患者所携带的 HLA 型基因明显高于非家族性扁平苔藓的对照组,说明扁平苔藓发病可能与遗传因素有关。

7. 微循环因素　相当数量的研究报道扁平苔藓患者多有微循环障碍和血液流变学异常。主要表现为微血管袢模糊,清晰度差,排列紊乱,形态改变细小或有分叉,颜色暗红,血流缓慢等。血液流变学表现为全血黏度、血浆黏度增高,红细胞电泳时间延长,红细胞比积增加等。

8. 局部刺激因素　不同金属修复体或银汞充填物的刺激可引起口腔黏膜苔藓样改变。可能因为流电反应、金属半抗原通过上皮引起的迟发性超敏反应(Ⅳ型变态反应)、金属盐接触性变态反应、或游离汞进入黏膜后最终改变口腔角质细胞膜表面蛋白的抗原性而引起局部反应。

【临床表现】

发病为渐进性、慢性炎症性损害。该病表现多样,除口腔黏膜和皮肤损害外可伴有不同的全身症状。

1. 口腔黏膜损害　可发生于口腔任何部位,以颊部最多见,其次为舌。可多个部位同时出现病损。病损表现为灰白色角化小丘疹,为针头大小,组成细的花纹,称 Wickham Striae。表面光滑可互相交织延伸成条纹状、网状、环状、斑块状等多种形态,周围炎症不明显,可有红色边缘,黏膜可发生红斑、充血、糜烂、溃疡、萎缩和水疱等损害。口腔内可同时出现多样损害,病损可互相重叠和互相转变,例如网状病损可转变为斑块状病损,萎缩型转为糜烂型,环网状病损时间长久可变成不规则形状的棕褐色或暗紫色色素沉着。病损多呈对称性分布,黏膜一般保持原有的柔软度和弹性。病情可有反复波动,轻重不等,一般难以自愈。患者多无自觉症状,常为偶然发现,局部有粗糙木涩感,或烧灼痛、进食刺激痛等。黏膜有炎糜烂溃疡时,则疼痛加重。

分型:口腔扁平苔藓有各种不同分型,目前尚无统一意见,可根据病损形态分型。

(1) 普通型:可见黏膜出现网状、树枝状、环状白条纹,亦可呈斑块表现,不伴黏膜的充血和糜烂。患者无自觉症状或仅有粗糙感。

(2) 充血型:黏膜出现网状、树枝状、环状白条纹,亦可呈斑块表现的同时,伴黏膜的充血,但不伴糜烂。患者有刺激性疼痛。

(3) 糜烂型:黏膜出现网状、树枝状、环状白条纹,亦可呈斑块表现的同时,伴黏膜的充血,但不伴糜烂。患者有刺激性疼痛。

(4) 萎缩型:参见本节"八、口腔黏膜萎缩病损的整合治疗"。

2. 皮肤病损　可出现黄豆大小的扁平多角丘疹,暗红色或蓝紫色,分布于四肢、躯干、面部等处,亦有对称性,头皮也可出现皮损,指(趾)甲可发生损害。

【组织病理学检查】

1. 光镜观察　表现为上皮角化过度与角化不全,上皮角化层增厚或变薄,粒层增生明显,棘层肥厚,亦可萎缩,上皮钉突呈锯齿状或变平消失,基底细胞液化变性。基底膜下方有大量淋巴细胞浸润带。上皮及固有层可见胶样小体。一般认为它来源于变性上皮细胞及变性的基底膜,基底细胞变化可能为重要病理依据。

2. 脱落细胞学检查　一般情况下可见不全角化细胞,出现上皮异常增生时才可见到异形细胞,细胞微核计数增加。

3. 直接免疫荧光检查　在基底膜区显示抗纤维蛋白染色呈强阳性,有连续性免疫荧光带,亦可见胶样小体荧光染色阳性。

4. 自体荧光检测　扁平苔藓病损:病损区可出现荧光缺失,提示上皮异常增生,甚至癌变。

【诊断】

根据临床表现、黏膜典型病损特征,可以明确临床诊断。皮肤损害有助于诊断;活检可获得组织病理学诊断,免疫病理学可辅助诊断。

【整合治疗原则】

1. 免疫调节为主的全身治疗与局部治疗相结合。

2. 注重心理因素调节和中西医结合治疗。

【整合治疗方案】

1. 全身治疗

(1) 免疫治疗:目前多认为该病有免疫学改变,发病可能有免疫因素参与,因而可采用免疫制剂进行治疗。

1）免疫增强剂的治疗：近年来研究发现 OLP 发病的原因之一是 T 细胞功能紊乱，Ts 细胞功能低下或缺陷，而免疫增强剂可以提高机体低下的免疫状态，阻止 OLP 的发展。常用的药物有转移因子（transfer factor，TF）和胸腺素。

①TF：能促进 T 淋巴细胞成熟，增强机体的细胞免疫能力；它还能将致敏供体的细胞免疫能力转移到未致敏的接受体，使接受体也具有细胞免疫能力。临床上常用于皮下注射，对于糜烂型 OLP 也可在病变区基底膜下局部注射。转移因子于腋窝皮下每周注射 1～2 次，每次 2ml，20～30 次为一疗程。②胸腺素：能使骨髓产生的干细胞转变成 T 淋巴细胞，诱导和促进胸腺细胞的分化和成熟，促进胸腺内的骨髓干细胞转化为 T 淋巴细胞，进一步分化为 T 细胞不同的功能亚群，从而有增强细胞免疫功能的作用，对细胞免疫功能低下的 OLP 患者有效。胸腺素隔日肌内注射 5～10mg，20 支为一疗程。

2）免疫调节剂的治疗

①左旋咪唑：是临床上常用的免疫调节剂，它能使免疫缺陷或免疫抑制的宿主恢复其免疫功能。Shaps 对 6 例病程 5～18 个月的 OLP 患者单纯使用左旋咪唑治疗，其中 4 例患者的病损 4 周内消退。对免疫功能抑制和增强的患者均可用左旋咪唑治疗，左旋咪唑口服每次 50mg，每日 3 次，每周连服 2～3 日，2 个月为一疗程。左旋咪唑可使白细胞数下降，用药过程中每 2 周要定期查患者的血象，白细胞数低于 $4×10^9/L$ 停止服药。②干扰素：系由干扰素诱生剂诱导生物细胞产生的一组糖蛋白，其主要功能为阻断病毒复制，抑制肿瘤细胞的分裂生长，增强巨噬细胞活性，调节 T、B 细胞功能。可试用于 OLP 的治疗。由于其价格昂贵，应用受到限制。临床上可使用干扰素诱生剂-聚肌胞针剂，肌内注射，每次 2mg，每 2～3 天注射 1 次。

3）免疫抑制药的治疗

①糖皮质激素：能抑制炎症反应，抑制免疫反应，是治疗糜烂性扁平苔藓的可选药物。普通型扁平苔藓应用口服糖皮质激素的疗效不明显，作用时间长，副作用明显，不宜选用。对于糜烂性扁平苔藓，可予每日 10～20mg，持续 2～3 周后逐渐减量，代之以其他免疫制剂或中药治疗。②雷公藤：主要成分为雷公藤总苷，具有类似皮质激素的性质，对机体的细胞免疫和体液免疫均有较强的抑制作用。据报道，雷公藤对 ConA 诱导的 T 细胞增殖反应有明显抑制；能明显抑制胸腺依赖性抗原诱发的抗体反应；对网状内皮系统吞噬功能具有抑制作用；还具有抑菌、活血化瘀等作用。每日每千克体重口服 0.5～1.0mg，分 3 次饭后服用，2 个月为一疗程。雷公藤的毒副作用广泛，以消化道反应最常见，主要有恶心、呕吐、腹痛等；其次为皮肤黏膜出现皮疹、出血性红斑、糜烂等；对生殖系统也有影响，长期服用可引起不育；男性阳痿，性功能下降；其他副作用还有白细胞下降；心肝肾、中枢神经系统损害。③昆明山海棠（tripterygium hypoglaucum hutch，THH）：其有效成分为山海棠碱 A，对胸腺功能有抑制作用，而胸腺是 T 细胞分化、成熟的场所，从而使细胞免疫受到抑制。近年来大量研究发现 THH 提取物能诱导 T 细胞凋亡，使大鼠外周血中 CD4 细胞数明显减少，CD4/CD8 的比值降低，从而抑制机体的细胞免疫，表现出明显的免疫抑制作用，同时也抑制 IL-2 及 IFN mRNA 的表达，T 细胞早期活化分子及细胞因子表达的抑制作用可能是其发挥免疫抑制作用的机制之一。昆明山海棠副作用较小，国内学者认为昆明山海棠有可能成为终止 OLP 再复发的新型免疫药物。因其副作用小，停药后无反跳现象，所以可长期使用替代皮质激素。每次

0.5g,每日 3 次,2 个月为一疗程。

(2) 氯喹:氯喹(chloroquine,CQ)治疗扁平苔藓,特别是对长期不愈的糜烂型扁平苔藓有效,其作用机制尚未完全明了,可能的机制如下:①CQ 有抗炎作用。抑制内体酸化,影响炎症信号转导。研究显示,治疗剂量的 CQ 能抑制磷酸酯酶 A,影响磷脂分解为花生四烯酸,而后者是多种炎症介质的前体;CQ 还能抑制前列腺素合成,从而减轻细胞的死亡或局部组织坏死,消除炎症。CQ 也抑制水解酶活性,影响 TNF-成熟过程。②CQ 可抑制免疫反应,阻碍 DNA 酶对 DNA 的解聚,从而抑制 DNA 的复制和 RNA 的转录;氯喹可提高巨噬细胞的胞质内及胞质小体内的 pH,而酸性环境可抑制抗原蛋白的消化及抗原肽-Ⅱ 组织相容性抗原MHC 复合物的形成,使该复合物不能刺激 CD 细胞,从而下调针对自身抗原肽的免疫反应;氯喹可能主要通过改变细胞内环境中 pH,使单核-巨噬细胞和 T 细胞来源的细胞因子的产生受到抑制。③CQ 可调节红细胞免疫黏附功能,降低循环免疫复合物含量。

口服每日 2 次,每次 0.125~0.25g,疗程 2~4 周。服用时要注意胃肠道反应,宜在饭后或饭间服用。应用氯喹也存在副作用:肠胃道刺激、视力模糊、白细胞下降,但停药后症状可自行消除。为了防止和减少副作用,要小剂量短时间给药,定期复查血象和肝功能、视力等,白细胞总数如减至 $4000×10^9/L$,即应停药。

(3) 精神情绪调节:基于该病病情与神经、精神因素等有关。应解除患者思想忧虑、情绪波动,进行身心因素调理,以改善和恢复正常精神状态。用药物镇静和调整机体神经功能,使之恢复正常。药物如维生素 B_1、谷维素等。

(4) 中医辨证施治:中医认为该病属于阴血不足,虚损积热化火,血虚生风产燥,致使肌肤黏膜失其濡养;或因思虑伤脾,脾失健运,湿热瘀滞蕴热化火;或为肝郁气滞蕴热化火;或肝肾阴虚,阴虚火旺,虚火上炎所致。从临床局部病损改变,如粗糙肥厚角化斑纹,鳞屑苔藓样改变,充血红斑、糜烂溃疡、色素沉着等表现,以及敏感疼痛或麻木发痒等症状,结合微循环及血液流变学异常变化,该病有淤血存在。另外加以风、湿、热三邪蕴于肌肤不得疏泄,可诱发加重该病。

基于以上辨证,其治法宜分别采用滋阴养血,益气健脾,疏肝解郁,理气活血,疏风润燥,滋补肝肾,滋阴清热,活血祛瘀等疗法治之。例如单纯型可采用滋阴清热,养血益肾,疏风润燥等法治之,方用苔藓饮加减。药物有当归、白芍、生熟地、女贞子、枸杞子、黄芩、旱莲草、麦冬、白鲜皮、香附等。如果红斑充血显著,可用平肝清热,活血祛瘀,理气解郁等法治之。糜烂溃疡、渗出破溃者,宜清热降火、解毒凉血、健脾渗湿等法治之。方用五味消毒饮、化斑解毒汤等加减。

2. 局部治疗

(1) 局部消炎

1) 首先应去除各种机械化学等刺激因素,去除牙垢牙石,以消除牙龈炎症和对口腔黏膜病损的刺激。调整咬合,减少锐利牙尖及边缘刺激。修整不良修复体,必要时重新修复。保持口腔卫生,避免辛、辣、过热等刺激性食物。

2) 局部抗炎治疗:用 0.1%依沙吖啶液、0.12%氯己定液、聚维酮碘溶液、西吡氯铵含漱液含漱、康复新漱口液等。

(2) 促进愈合

1) 中成药粉剂治疗:中成药粉剂具有促进糜烂面愈合的作用。例如养阴生机散,具有清热养阴、生肌止痛的功效。可将该粉剂涂于糜烂病损表面,每日 2~4 次。

2)局部免疫制剂治疗

①可涂皮质激素软膏或膜剂:以消除局部炎症,抑制免疫反应。局部病损严重,长期糜烂不愈者,也可应用醋酸地塞米松液 2~5mg,加等量 2% 普鲁卡因,或用醋酸泼尼松龙混悬液(25mg/ml)0.5~1.0ml,于病损基底处注射。3~7 天注射 1 次,根据病情注射 2~5 次,有助于消除糜烂充血炎症,促进病损愈合。

②环孢素(Cy):为第二代免疫抑制剂,Cy 是一种强大的免疫抑制剂,是目前器官移植后的免疫抑制和抗排斥反应的首选药物,它能选择性抑制 T 淋巴细胞活化和增殖,主要抑制辅助性 T 细胞和细胞毒性 T 细胞。能抑制核酸前体的掺入和 RNA 的合成、干扰白介素-2 的释放。对 B 淋巴细胞作用很小,不影响白细胞,对骨髓无毒性。近年来多项研究显示口腔扁平苔藓局部外用环孢素治疗有良好的疗效,并且不良反应少,特别是对糖皮质激素治疗无效,或不能用糖皮质激素治疗的患者,可以尝试使用。有研究者自配复方环孢素漱口液(Cy、替硝唑等),治疗 50 例患者,总有效率为 96%。

③5% 复方环孢素含漱液:每次 5ml,含漱 2~3 分钟(吐出含漱液后不再用清水漱口),每天 3~4 次,可连续治疗 1 年以上。

④他克莫司(tacrolimus,FK506):是 Tsukuaensis1985 年从链霉菌发酵液中提取出的大环内酯类化合物,具有强大的免疫抑制功能。其抑制 T 细胞的强度是环孢素的 100 多倍,并且具有分子量小,易于穿透等特性。近来的研究显示他克莫司对于黏膜糜烂性和难治性扁平苔藓有良好的疗效。有学者等回顾性分析了 13 例有症状的口腔扁平苔藓患者外用 0.1% 他克莫司软膏的疗效,其中 11 例有改善。停药后很快复发。另一项研究显示对系统性应用免疫抑制剂依赖的 19 例顽固性口腔扁平苔藓患者,局部外用 0.1% 的他克莫司,治疗 1 周后即有显著疗效。经 8 周治疗,溃疡面积平均减少 73.13%。安全性较高。停用药物后在一定时期内皮损可复发,而且随着停药时间的延长,复发率亦上升。Olivier 等使用含他克莫司 0.1% 的漱口液,每日漱口 4 次,治疗 8 例口腔扁平苔藓患者,共 6 个月,其中 7 例有明显改善。他克莫司可作为临床医师治疗难治性、糜烂性溃疡性扁平苔藓的较佳选择。主要不良反应为局部刺激。

⑤维生素 A 酸:治疗扁平苔藓有一定效果。但因其副作用较大,目前较少口服。现多为局部外用,配成软膏、酊剂、药膜等剂型。外用浓度不宜过高。糊剂浓度为 0.1%~0.3%,外用每日 1 次局部涂擦。有时配合应用皮质激素软膏,以减少其对局部病损的刺激。

⑥低分子肝素:已有研究证明淋巴细胞通过产生肝素酶穿过黏膜下层基板区,形成扁平苔藓特有的淋巴细胞浸润带。而低分子肝素可抑制肝素酶的表达,阻止 T 淋巴细胞移行至靶器官,同时它还具有抑制增生和免疫调节作用。黏膜下注射依诺肝素 3mg,每周 1 次,共 6~10 次。

(3)去除角化病损的治疗

1)维生素 A:可促进表皮细胞更新,调节表皮细胞增殖和分化,使角质层细胞疏松而容易脱落,并使溶酶体稳定而释放蛋白水解酶及抑制角蛋白合成。剂型有 0.05% 维生素 A 酸洗剂,适量涂于局部,每日 1 次;0.05%~0.1% 维生素 A 酸软膏,适量涂于局部,每日 1 次。不良反应为用药部位可能发生红斑、肿胀、脱屑、结痂、色素增加或减退。发生不良反应须停药。停药后角化病损易复发。

2）物理治疗：对于病损局限孤立长期不愈者，亦可采用氦氖激光照射，或红外线照射治疗。亦可采用氢化可的松或烟酸离子导入物理治疗，每日1次，7~10次为一疗程。

3）冷冻治疗：液氮冷冻，使扁平苔藓病损变性、坏死、脱落。但很快可复发。

3. 追踪监测与预后　扁平苔藓可伴有上皮异常增生或发展成癌。但其上皮异常增生发生率比白斑低，癌变率相对也低于白斑。糜烂溃疡病损易发生癌变，癌变原因多认为与长期刺激有关，例如烟、酒、辛辣、念珠菌感染等。癌变率各学者报道也不一致，为0.4%~12.3%。

积极治疗扁平苔藓是防止其癌变的措施之一，定期追踪有上皮异常增生的患者，至少每3~6个月复查一次是必要的。

（四）慢性盘状红斑狼疮

红斑狼疮分为系统性红斑狼疮（systemic lupus erythematosus，简称SLE）和盘状红斑狼疮（discoid lupus erythematosus，简称DLE）。前者又称急性播散性红斑狼疮，侵犯全身各系统脏器组织。后者又称慢性局限性红斑狼疮，以皮肤黏膜损害为主，口腔病损多属于盘状红斑狼疮。红斑狼疮是结缔组织病中的一种，症状比较复杂，病因尚不清楚，目前多认为是自身免疫性疾病。

盘状红斑狼疮是比较常见的皮肤黏膜慢性结缔组织疾病，25%~30%有口腔病损，可单发于口腔而不合并皮肤病损，多无明显全身症状，常呈局限缓慢过程，少数病例呈现播散性病损，约5%可转变成系统性红斑狼疮。有报道系统性红斑狼疮约半数患者，在出现系统病损之前，发生过盘状病损，包含口腔损害。该病多发生于20~45岁的中青年女性，男女比例约1∶3。儿童及老年少见。

【病因】

病因不清，现多认为是自身免疫性疾病。家族史及人类白细胞抗原（HLA）研究提示与遗传因素有关，因此考虑可能有先天性易感因素。在受后天性各种因素（例如日光照射、寒冷刺激、内分泌紊乱、细菌病毒感染、创伤、妊娠、精神紧张）激惹下发病。

化验检查大多符合自身免疫性疾病，血清γ球蛋白增高，有多种组织抗体，例如抗核抗体、类风湿因子等。直接免疫荧光检查，在病损基底膜处，呈现IgG、IgM和C3补体、纤维蛋白等荧光抗体沉积，称"狼疮带"。病损组织中有大量淋巴细胞、浆细胞浸润。因此，目前一般认为其发病机制，可能为在一定的诱因和遗传因素影响下，出现机体组织抗原改变，例如正常免疫稳定机制失常，免疫活性细胞识别能力丧失而产生自身免疫反应。在循环中抗原与抗体相结合，形成可溶性抗原抗体复合物，沉积于各种组织器官中，引起炎症反应造成损害。

【临床表现】

以皮肤及口腔黏膜病损为主，在慢性发展过程中，有缓解或加剧的变化，一般全身症状不明显，可有逐渐缓解倾向，经过多年而痊愈并可遗留瘢痕。

1. 口腔病损　可发生于口腔任何部位，以唇多见，尤以下唇最为多，可能由于日光照射之故，病损可由面部发展而来，也可只局限于唇。开始时病损红斑充血，角质性脱屑，边界清楚，有灰白色过度角化，略高起的灰白色斑块和放射状条纹，轻度增厚，粗糙干燥，有灰褐色鳞屑，逐渐扩大到整个唇部，呈灰白色"镀银唇"。周围血管扩张呈放射状排列。陈旧性损害呈萎缩性白色瘢痕。唇红病损向口周皮肤扩延，边缘呈灰黑色（图3-69）。颊黏膜病损发生率仅次于下唇，两者可同时伴发。在颊线附近呈条索或斑块状鲜红色斑，中央轻度萎缩，口周绕以白色微凸边缘和扩张血管，表面可有糜烂和浅白花纹。腭后部偶见蝴蝶斑，符合腭腺分布区。

2. 皮肤病损 可发生于任何部位,最常见于颊面部,尤其颧颊等突起部分,可越过鼻梁,分布呈对称蝶形,故称蝶形红斑(图 3-70),亦可单侧发生。在耳轮、头皮、颈、胸、躯干及四肢皮肤也可发生病损,皮损呈持久性盘状红斑片样,圆或椭圆形或不规则形状,大小不等,边缘清楚,表面毛细血管扩张,皮损表面有灰褐色黏着性鳞屑覆盖,附着牢固,揭下后内面有针刺状角质栓嵌塞于扩大的毛囊口。皮损可呈疣状增生,中央扁平边缘隆起形成环状改变。日久红斑中央出现淡褐色萎缩性瘢痕。红斑可局限或泛发,相互联合成慢性播散性盘状红斑狼疮。发生于头皮病损,可形成永久性脱发,耳轮皮肤损害可形成萎缩性瘢痕,导致缺损畸形。手足掌跖呈紫红色鳞屑斑,类似冻疮,久之萎缩,创伤破溃难愈,有的患者夏季日晒或冬季寒冷病变加重,病损持续时间长久,形成中心色素消退,周围色素增加的萎缩性瘢痕,病损消退后,遗留白癜风样脱色斑。皮损破溃经久不愈,处理失当加以慢性刺激,有报道发生癌变为鳞状细胞癌或基底细胞癌。当皮损播散身体各部时,应注意有无演变为系统性红斑狼疮的可能。

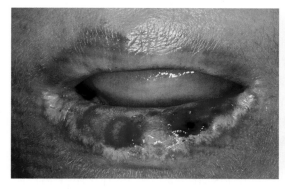

图 3-69　盘状红斑狼疮(唇部病损)
(武汉大学口腔医学院供图)

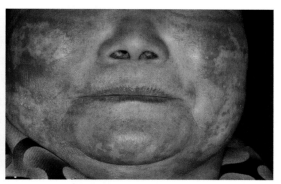

图 3-70　盘状红斑狼疮(面部病损)
(武汉大学口腔医学院供图)

该病一般无全身症状,少数可伴低热,乏力,关节酸痛、消瘦、四肢可有雷诺现象及冻疮样病损。面部可有毛细血管扩张形成蜘蛛痣样病损。

【组织病理学检查】

上皮萎缩,表面过度角化与不全角化,有时可见角质栓形成。棘细胞层萎缩变薄,基底细胞液化变性。固有层中结缔组织胶原纤维玻璃样变,纤维断裂水肿。有密集淋巴细胞及小量浆细胞浸润,血管扩张。在上皮基底层中,有时可见均质性嗜酸小体。免疫荧光检查上皮基底层处,有粗细不匀带状或颗粒状免疫球蛋白沉积,荧光带由基底层固有层延伸,约60%的患者直接免疫荧光病损处有 IgG 沉积带。

【诊断】

根据典型临床表现和组织病理改变不难诊断,如果只有单独口腔病损,缺少皮肤损害,有时难以确诊。若唇红黏膜颜色不一,有丘疹红斑,边缘隆起白色网纹,外围有放射状毛细血管扩张,伴有干燥鳞屑,可考虑该病。临床及病理检查不能确诊时,可采用免疫荧光法协助诊断。

【鉴别诊断】

早期应与多形性红斑,天疱疮、类天疱疮、多形性日光疹等区别。陈旧性病损则要与扁平苔藓、慢性唇炎、良性淋巴组织增生、黏膜白斑、寻常狼疮等区别。

天疱疮早期病损限于口腔黏膜,发生较广泛,疱性损害,发生剥脱性龈炎较少见。根据活检中有无棘层松解可以鉴别类天疱疮和天疱疮。

多形性红斑口腔病损有小疱大疱性病损,但病损发生在牙龈很少见。多形性红斑可有眼黏膜病损,病损表现为广泛水肿的固有层上层有炎性浸润和上皮下疱棘层液化坏死,偶有上皮内疱,但无棘层松解。

【整合治疗原则】

1. 免疫调节为主的全身治疗与局部治疗相结合。

2. 强调避免日光照射,亦可应用中西医结合治疗。

3. 应向患者解释该病属良性过程,预后与系统性红斑狼疮不同,以减少其精神负担和心理压力,树立治疗信心。

4. 嘱患者注意避免各种诱发因素,避免日光直接照射,日光下应着遮檐帽、长衫、长裤,面唇及鼻颧部高起部位涂以遮光剂等。

【具体治疗方案】

1. 局部治疗　应用激素软膏外涂以控制和消除病损。氟轻松软膏、曲安奈德尿素软膏及含有倍他米松、地塞米松、氢化可的松等激素的软膏或霜剂。皮损可外贴肤疾宁膏。避光剂例如50%奎宁霜,5%二氧化钛,10%水杨酸苯酯,氧化锌糊剂,5%对氨苯甲酸酒精溶液。对顽固病损的深部损害,可用类固醇激素,例如曲安奈德混悬液0.5%～1%浓度于病损基底部注射0.1～0.3ml,每周1次。也可用地塞米松2ml或泼尼松龙混悬液于病损基底处注射。小面积病损,可试用三氯醋酸涂搽。也可用二氧化碳干冰或液氮冷冻疗法治疗局部病损。

2. 全身治疗

（1）磷酸氯喹:是常用抗疟药,为开始剂量每次0.125～0.25g口服,每日2次,1周后改为每日1次,可连续服用4～6周。症状明显好转后,逐渐减至最小维持量,每周0.25～0.5g以控制病情。疗程长短视病情而定。该药可抑制抗原抗体复合物形成,并增强皮肤抗紫外线的耐受力。但也有一定副作用,治疗期间应定期检查血象,白细胞低于4000/mm³时应予停药。服药可在饭间服用,以减少对胃黏膜刺激。用药1个月以上,应定期进行眼科检查。停药后复发,可以重复用药治疗。另外,硫酸羟氯喹(hydroxychloroquine sulfate)其副作用较磷酸氯喹小,但疗效亦较差。

（2）沙利度胺(反应停,thalidomide):可试用,每日100mg,副作用有头晕,踝部水肿,致畸胎等。

（3）米帕林(阿的平,atabrine):目前很少应用,过去曾与氯喹联合应用。该药可使皮肤和眼变黄并持久不退。

（4）免疫抑制剂:一般较少应用,仅在病损广泛其他治疗无效时,考虑用小剂量皮质激素,例如泼尼松每日15～20mg。亦可试用环磷酰胺每日50～150mg。

（5）其他药物:例如维生素B、维生素C、维生素E等可适当配合应用。

3. 中医辨证施治　中医古籍中尚无此病明确记载。盘状红斑狼疮与中医之鸭陷疮、鬼脸疮、红蝴蝶斑、马缨丹、火丹、面游风、热毒发斑、日晒疮等相似。中医认为该病为热毒湿盛,风燥血热,心肝二经郁火泛发。先天禀赋不足,气虚阴亏,阴虚火旺,心脾积热蕴郁肌肤而发。治宜滋阴清热,活血凉血,疏肝解郁,解毒渗湿,益肾健脾等法治之。方药可用黄连消毒饮、化瘀解毒汤、归脾汤、血府逐瘀汤、归芍地黄汤等加减。

【预后】

该病为良性过程,有研究报告有 20% 癌变可能。一般不影响健康,转变成为系统性红斑狼疮者一般不超过 6%。如果长期不治,病损范围较大形成萎缩瘢痕可影响面容。

（五）口腔黏膜下纤维性变

口腔黏膜下纤维性变是一种慢性进行性口腔黏膜固有层的纤维组织增生取代正常组织的疾病。临床上表现为灼痛、进食刺激性食物疼痛、口腔黏膜硬化,进行性口腔软组织活动受限,张口受限、吞咽困难等。该病具有潜在的恶变倾向,WHO 将其列为癌前状态。

参见本节"八、口腔黏膜萎缩病损的整合治疗"。

五、口腔黏膜水肿病损的整合治疗

【口腔黏膜水肿病损概述】

口腔黏膜水肿是发生在口腔黏膜上的非角化的白色条纹或斑片病损,是口腔黏膜的基本病损之一。分为生理性和病理性,发生机制与刺激或炎症后导致黏膜上皮细胞内或上皮细胞间存在水份有关。多数情况下水肿出现于疾病的过程中,是病程的一个中间环节;多数疾病的水肿过程短暂,临床检查不易看到,少数疾病的水肿过程比较明显,临床检查可以看到,并可能引起混淆,有诊断和鉴别诊断的必要。

【口腔黏膜水肿性疾病口腔操作注意点】

口腔黏膜水肿主要表现为白色非角化病损,口腔局部检查要注意与角化条纹或斑片区别:

1. 白色角化条纹或斑片病损的白色往往很鲜明,有黏膜粗糙、增厚感;而白色水肿病损常常是浅淡的白色,黏膜柔软无增厚感。

2. 白色角化条纹或斑片病损的边界常常很清楚,而白色水肿病损的边界常常模糊不清。

3. 用口镜压迫角化条纹或斑片白色其白色不会减淡或消退,而白色水肿可以减淡甚至消退。

【口腔黏膜水肿性疾病整合治疗基本要求】

口腔黏膜水肿因为常常出现于多种疾病中,其整合治疗原则需要遵从各个疾病的治疗原则,同时可以考虑增加抗炎治疗措施。

（一）白色水肿

白色水肿(leukoedema)是发生于许多疾病的口腔症状。在各种口腔黏膜炎症的初期、创伤或吸烟等刺激后都可出现。

【病因】

创伤刺激、吸烟、饮酒、细菌、真菌、病毒感染、过敏原等导致的口腔黏膜炎症反应。

【临床表现】

白色水肿多发生在颊黏膜,为灰白色、弥漫而无明显边界的水肿样病损,柔软,弹性正常,表面或为珠光样灰白色、发暗、柔软、边界不清、增厚不明显。用口镜压迫病损区,白色可减轻或消退。晚期可出现黏膜皱褶。吸烟者初始阶段往往有白色水肿,久之可形成白斑症。

颌线位于颊黏膜的中央,与上下牙齿咬合平面平齐。常由上下牙尖刺激形成,与中医的

"内湿"有关。

【组织病理学检查】

表现为上皮增厚,上皮细胞内水肿,表层往往无角化。

【整合治疗原则】

控制细菌、真菌、病毒感染;

去除创伤因素,戒烟酒;

积极治疗口腔黏膜炎症,可减轻黏膜水肿。

【具体治疗方案】

用 0.1% 依沙吖啶溶液或 0.12% 氯己定溶液含漱。

(二) 白色海绵状斑痣

参见本章第八节。

(三) 天疱疮

天疱疮的水肿是一种白色云雾状水肿,漫无边际,分布于鲜红色糜烂面的周围。其病理基础与上述水肿不同,不是口腔黏膜上皮细胞内水肿,而是上皮细胞间水肿。待病程进一步发展为大量棘层细胞松解,就形成临床所见的上皮内疱或鲜红糜烂面。

(四) 毛状白斑

毛状白斑是指发生在舌侧缘的一种呈毛状的白色斑块,有时呈水浸样变化,似白色水肿物,无自觉症状或伴轻度烧灼疼痛感。毛状白斑又称口腔毛状黏膜白斑、口腔舌侧湿疣。常见于同性恋、异性恋、吸毒者、血友病患者、接受输血和使用血液制品者以及 HIV 感染的性伴侣等人群中。在 20~50 岁之间高发。毛状白斑是艾滋病特异性早期临床症状。

参见本章第二节"四、艾滋病及其口腔损害患者整合治疗"。

六、口腔黏膜大疱病损的整合治疗

【口腔黏膜大疱病损概述】

大疱性疾病是指一组发生在皮肤黏膜上、以大疱为基本病损的皮肤黏膜疾病。包括自身免疫性大疱性疾病和遗传性大疱性疾病。有表皮内大疱性疾病和表皮下大疱性疾病之分。

【口腔黏膜大疱整合治疗原则】

1. 明确病因,对因治疗为主。

2. 可能引起患者创伤的临床检查宜动作轻柔,揭疱壁试验和尼氏征试验应适可而止。

3. 局部治疗防止继发感染。

4. 中西医结合治疗可增加疗效,减少药物副作用。

5. 除非鉴别诊断需要,一般不考虑活检。

(一) 天疱疮

天疱疮(pemphigus)为一组原因不明、慢性病程、以上(表)皮内棘细胞松解为特征的大疱性皮肤黏膜病。现多认为是自身免疫性疾病。该病比较少见,在没有应用皮质激素治疗前死亡率很高。该病多发生于中年以上,40~60 岁较多见,性别无明显差异。临床根据上(表)皮内棘细胞松解部位不同分为寻常性、增殖性、落叶性和红斑性天疱疮 4 种类型。各型损害虽有不同,但均有棘层松解的病理表现。其中寻常性、增殖性天疱疮棘细胞松解在基底细胞层上;落叶性和红斑性天疱疮棘细胞松解发生在基底细胞层上和颗粒细胞层。

【病因】

尚不十分清楚,目前认为该病系自身免疫性疾病。

1. 3/4 患者血清中有抗棘细胞特异抗体,主要为 IgG。抗体效价高低与波动,和疾病严重程度有关。病情加重时滴度升高,缓解时则下降。20%~40%的患者 IgA、IgM 呈阳性,C3 补体也多呈阳性。

2. 直接免疫荧光染色检查,在上皮内水疱中松解的棘细胞膜周围,显示荧光环,对早期诊断有重要作用。在寻常性、增殖性天疱疮棘细胞间荧光环在上皮全层;落叶性和红斑性天疱疮棘细胞荧光环发生在上皮上半部更明显。在基底膜带有 IgG、C3 的沉积。

3. 电子显微镜观察到早期桥粒彼此分离,后期桥粒消失。

4. 有报道天疱疮抗原为糖蛋白,可能是上皮细胞间的黏合物质。现证实天疱疮抗原为桥粒芯蛋白(desmoglein,Dsg)。Dsg 是一种跨膜蛋白,在维持上皮细胞间的相互连接中起重要作用。Dsg 分 Dsg1、Dsg2、Dsg3 三型。Dsg1 主要分布于复层鳞状上皮的上层、Dsg3 主要分布于复层鳞状上皮的下层,而 Dsg2 在皮肤附属器(例如汗腺、毛囊)的上皮中表达。用免疫印记法及免疫沉淀法证实寻常型天疱疮的抗原为 Dsg3,红斑型天疱疮抗原为 Dsg1。

天疱疮的发病机制尚未完全明了,一般认为天疱疮抗体与相应的抗原 Dsg1、Dsg3 结合后,引起上皮细胞合成并释放纤维蛋白溶酶原激活剂,使纤维蛋白溶酶原转化为纤维蛋白溶酶,后者造成棘细胞黏合能力丧失,棘细胞松解。另一种观点认为天疱疮抗体与 Dsg1、Dsg3 结合后,抑制桥粒黏合上皮细胞的功能所致。

【临床表现】

1. 寻常性天疱疮(pemphigus vulgaris) 是天疱疮中最常见也是最严重的一型。该型与口腔黏膜关系密切,有报道 70% 以上以口腔为初发病损区域,90% 在疾病发展过程中出现口腔病损。所以大疱病损常首先出现于口腔黏膜。早期病损局限并有缓解期,糜烂面可愈合。后期大疱糜烂扩延全口,造成进食时疼痛,患者进食受限。口腔病损常单独存在数月,后皮肤同时并出现大疱或口腔与皮肤同时并出现大疱。急性发作后可转为慢性发作,也有开始即呈慢性发病过程。除口腔黏膜外,外阴部、肛周及眼结膜也可受累。

(1) 口腔表现:病损可发生于口腔各部位,并常早于皮肤损害。唇、舌、腭、颊、龈为好发部位。开始口内发疱,可由局部创伤引起,即使轻微刺激也能诱发。疱从小逐渐发展扩大成圆形大疱,多为 1~2 个,也可广泛发生,直径由几毫米到 1 厘米以上,大小不等。疱壁薄、透明,松弛易破。疱破后疱膜向周围退缩,使溃疡扩大,这种现象称"周缘扩展"。此时,有锐痛,易出血。用镊子、探针挑揭疱膜时,可向周围外观正常的黏膜扩展延伸,此现象对诊断有一定价值,为棘层松解所致(图 3-71)。对外观正常的皮肤或黏膜加压刺激或摩擦后,易形成疱或脱皮,轻压疱顶可使疱向四周扩展,这种现象称尼氏征(Nikolsky sign)。疱破后揭去疱壁假膜,遗有鲜红糜烂面,糜烂面远比疱的面积为大,边缘充血发红。局部创面可因继发感染而发生疼痛并影响吞咽。口内各病损经常处于发生、消退、愈合等不同阶段,所以病损呈多种多样。该病如处理不当,可发展成广泛播散的严重损害。经治疗后病情可控制缓解或呈慢性持续状态(图 3-72,图 3-73)。

(2) 皮肤损害:皮肤损害特点为壁薄、松弛的大疱,病损常成片广泛发生,多见于易受摩擦和受压处,例如背、胸、腋下、腹股沟等处。常在外观正常的皮肤上出现大小不等的水疱。疱壁薄而丰满,有张力呈圆形,内为透明淡黄稍黏稠液体,易破裂,有臭味。疱破裂后,皮肤表面剥脱露出红色糜烂面,继发感染后形成脓痂,愈合后留有褐色色素沉着(图3-74)。皮肤水疱可向周缘扩展,未破裂的疱液变为浑浊并可逐渐干瘪。皮肤尼氏征阳性也是棘细胞间黏合能力减弱或丧失的一种表现。

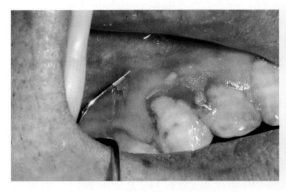

图 3-71 寻常性天疱疮(牙龈糜烂及探针无痛性探入)
(首都医科大学口腔医学院供图)

图 3-72 寻常性天疱疮(牙龈糜烂)
(首都医科大学口腔医学院供图)

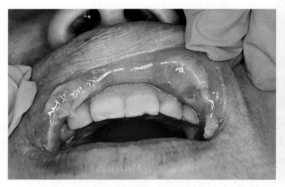

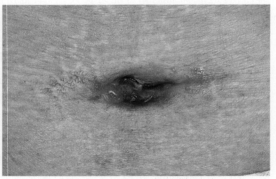

图 3-73 寻常性天疱疮(上唇黏膜糜烂)
(首都医科大学口腔医学院供图)

图 3-74 寻常性天疱疮(皮肤糜烂)
(首都医科大学口腔医学院供图)

该病随病情发展和继发感染,体温升高,水疱反复发作,使大量电解质、蛋白质随疱液丢失消耗,体质逐渐下降衰弱,以致反复感染而中毒死亡。

2. 增殖性天疱疮(pemphigus vegetans) 少见,常见于抵抗力较强的年轻人。病程缓慢,症状较轻,预后一般较好。口腔黏膜损害与寻常性天疱疮基本相同,但剥脱面呈乳头状或疣状增生性病损。皮损可发生在任何部位,以皮肤皱褶及黏膜皮肤交界处最明显,例如腋窝、乳房下、腹股沟、会阴、肛门、鼻唇沟等部位。有水疱、糜烂、乳头状增殖等病损,表面隆起如沟裂,或增生突起,可合并感染,有分泌物渗出形成结痂。由于皱褶部位温暖潮湿,易继发细菌及真菌感染(图3-75,图3-76)。

3. 落叶性天疱疮(pemphigus foliaceous) 黏膜病损少且轻。由于表皮细胞的松解发生

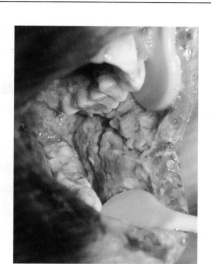

图 3-75　增殖性天疱疮(左颊黏膜糜烂)
(北京大学口腔医学院供图)

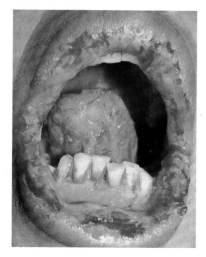

图 3-76　增殖性天疱疮(唇舌部糜烂)
(北京大学口腔医学院供图)

在棘细胞上层或颗粒层,大疱疱壁菲薄,水疱更易破溃,尼氏征阳性。开始于胸背上方、头、颜面各部,病损逐渐扩大遍及全身,松弛大疱干瘪成鳞屑性痂皮,痂皮下渗出黏稠黄色液体,伴有臭味。皮肤病损增多融合成弥漫性片状痂屑,形成厚层易剥离脱落如落叶,故亦称剥脱性天疱疮。全身症状轻,病程缓慢,由于痂屑下分泌物被细菌分解,常伴有臭味。

4. 红斑性天疱疮(pemphigus erythematosus)　该病病损较轻。常在胸背上部、头、面等处可见对称性紫红色斑片,直径约 0.5~1.0cm。红斑基础上形成壁薄水疱,松弛大疱很快破裂干枯结痂或呈污垢样鳞屑损病损,类似脂溢性皮炎。鼻部病损似红斑狼疮。口腔黏膜损病损较少且轻。尼氏征阳性。全身症状轻,病程缓慢,预后好。该病可能是落叶性天疱疮的一种局限型。小剂量皮质激素治疗有效,该病也可转变为落叶型天疱疮,是四型天疱疮中的良性型。

【组织病理学检查】

1. 各型天疱疮的组织病理学检查的共同特点　为棘细胞层松解,上皮内疱(或裂隙)形成。由于上皮棘细胞水肿,细胞间桥消失,细胞间黏合质溶解,而使棘层出现松解的棘细胞分离,在上皮层内形成疱或裂隙。疱液内可见单个的松解棘细胞,这种细胞变性呈圆形,而不是多边形,胞核大而深染,核周有窄晕。新鲜大疱组织染色,可见变性的天疱疮细胞(Tzanck cell)。固有层有淋巴细胞浸润,有时有较多嗜伊红细胞和中性粒细胞浸润。

2. 不同类型的天疱疮棘细胞松解的部位不同　寻常性天疱疮棘细胞松解发生在基底细胞的上方,因此水疱在基底层上。增殖型天疱疮棘细胞松解的部位与寻常性相同,所不同的是上皮呈乳头瘤样增生,在上皮内可见嗜酸细胞微脓肿。落叶性和红斑性天疱疮的棘层松解发生在颗粒层或棘细胞的上层,疱内可见松解的棘细胞。

【免疫病理学检查】

免疫荧光检查有重要的诊断价值。

1. 上皮棘细胞膜周围有呈翠绿色荧光环。系免疫球蛋白和/或 C_3 沉积所致,主要为 IgG,其次为 IgA、IgM。

2. 取患者静脉血作间接免疫荧光检查,显示表皮细胞间荧光。表明患者血清中含有抗表皮细胞的抗体。

【诊断】

1. 病损早期即可出现于口腔黏膜,口腔黏膜反复发疱糜烂,呈慢性过程,无其他原因可循,无自愈倾向,即使无皮损,也应考虑天疱疮的可能。疱壁易揭起,可探入延伸,尼氏征阳性,组织病理学检查表现为棘层松解和上皮内疱即可明确诊断。直接免疫荧光检查,于棘细胞间可见免疫球蛋白沉积。

2. 脱落细胞学涂片检查,可辅助诊断。取新鲜大疱底部组织刮片固定染色(吉姆萨或巴氏染色)可见变性的棘层松解细胞,单个或成簇,胞核胞质比例改变,胞体圆形,胞核肿大,染色质多且色深,周围均质胞质呈晕状,界限清楚,即天疱疮细胞。但不是每个患者能找到棘层松解细胞,应以活体检查或免疫荧光检查为诊断的主要依据。

【鉴别诊断】

该病主要与良性类天疱疮、多形性红斑、过敏性口炎、疱性扁平苔藓、大疱性表皮松解症等相鉴别。

1. 类天疱疮(pemphigoid) 包括黏膜良性类天疱疮或大疱性类天疱疮。类天疱疮的临床特点微疱壁厚而紧张,所形成的糜烂面较少而小。尼氏征阴性。病理表现为上皮下疱。免疫荧光检查在基底膜区可见 IgG 沉积。

2. 大疱性表皮松解症(epidermolysis bullosa) 该病较少见,多为先天性家族遗传性皮肤病。亦可无遗传史,是表皮先天性缺陷。口腔黏膜尤其是软腭,在进食时因摩擦可发生大疱。疱较大而丰满,内为浆液或血液,破溃后可痊愈。多有家族史,从幼年即可发作,可发生于手、足、膝等处。可因摩擦而发生大疱,破溃愈合后不留瘢痕,可有色素沉着。

【整合治疗原则】

治疗应以规律服药,长期随访为原则。

【整合治疗方案】

1. 支持疗法 因患者体质虚弱,抵抗力下降,应给予高蛋白,多种维生素饮食。进食困难者,可由静脉补充液体,或少量输血,或进流食。

2. 皮质类固醇激素 皮质激素是首选药物,明确诊断后应立即服用。常用药物有泼尼松、地塞米松等。开始剂量视病情而定,按病损范围和严重程度决定最初剂量。仅有口腔黏膜病损者起始量可给予泼尼松 40~60mg/d。皮肤与口腔同时出现病损,面积广泛损害严重者,多采用大剂量。病情好转、减轻或控制后(原有糜烂面基本消失后),可逐渐减量,开始减药的速度可快。在最初 3~4 周可每 7~10 天减总量的 10%,以后每 2~4 周减 1 次。对重症患者,当泼尼松用量减至 30mg/d 后,减药速度应慢,直减至维持量和逐渐停药。维持量为 10~15mg/d,需服用半年至若干年。疗程长短视病情而定,平均需要 2~4 年。减药过程中,有新病损出现,应暂停减药。若病损大面积复发,需重新给药。地塞米松因副作用较大,一般不作为首选用药。

在皮质激素治疗前和治疗期间,应注意禁忌证和不良反应。如果患者伴有高血压、糖尿病、消化道溃疡、结核等疾病应在这些疾病的病情控制后使用。采用激素治疗者应注意继发细菌或真菌感染、水电解质紊乱、骨质疏松甚至股骨头无菌坏死等。临床上在服用大剂量皮质激素同时,应同时给予鱼肝油、钙片、保护胃黏膜等药物。

3. 免疫抑制剂　对服用皮质激素有禁忌证或用大剂量激素仍不能控制病情者时可配合免疫抑制剂治疗。常用免疫抑制剂有环磷酰胺(cyclophosphamide,CTX)、硫唑嘌呤(azathioprine,AZA)、甲氨蝶呤(MTX)等,每周肌注 10~25mg。使用前及使用中应定期检查肝功能、白细胞。环磷酰胺直接作用于 DNA 交叉链,阻断细胞的有丝分裂和分化,从而抑制和杀伤淋巴细胞,是目前最强的免疫抑制剂,对体液免疫抑制较强,对细胞免疫有一定效果。可用于缓解期,50~100mg/d,有防止复发作用。

硫唑嘌呤是一种有免疫抑制性生理性的嘌呤类的化学同类物。对天疱疮有一定疗效,50~250mg/d,无明显抑制伤口愈合作用。在泼尼松减到维持量时,加入硫唑嘌呤,逐渐减少类固醇剂量至最后停药,并开始减少硫唑嘌呤用量,后期联合使用,效果好于单独使用泼尼松。硫唑嘌呤的副作用有对骨髓、肝的毒性作用,致癌作用并可有白细胞减少,贫血、血小板减少。

为防止继发感染,有时短期加用抗生素。应用激素和抗生素时,应注意防止真菌感染。

4. 局部治疗　口腔局部处理,以防止感染,止痛,消炎为主。应保持口腔卫生,防止继发感染。药物含漱剂例如氯己定、依沙吖啶、多贝尔溶液等。为减少黏膜敏感疼痛,可用 1%~2%奴弗卡因或利多卡因溶液含漱。

5. 血浆交换疗法　仅限于病损广泛、严重,且大剂量皮质激素仍未控制者。每周 2~3 次,每次交换血量 1.5~2.0L。

6. 中医辨证　该病与中医的黄灼疮、浸淫疮、天疱疮有相似之处。与火赤疮、蜘蛛疮相似较少。中医认为该病为心火炽盛,热乘心脾,脾虚蕴热,熏蒸于肌肤黏膜积聚成疮。肺主皮毛,宣发肃降气机宣畅失调,复受暑热秒气伏结,邪热水湿相蒸,日久化燥伤阴耗气,气血不足,久之累肾,最后导致邪盛正衰。该病与心、肺、脾、肾等经均有联系。

(1) 脾虚湿盛型:宜清热除湿、泻心解毒,凉血健脾。方药可用补中益气汤、萆薢、渗湿汤、五苓散、清脾除湿饮等加减。

(2) 热毒炽盛型:宜清热解毒、清营凉血、泻火渗湿。方药用黄连解毒汤、清营汤、清瘟败毒饮、甘露消毒丹等加减。

该病迁延日久,反复重叠交杂发作,湿热贯彻始终,正气逐渐虚衰。因此应清热除湿,补益正气,扶正祛邪、标本兼顾治之。

(二) 副肿瘤天疱疮

副肿瘤天疱疮(paraneoplastic pemphigus,PNP)是 1990 年由 Anhalt 首先报道的一种特殊类型的天疱疮。与肿瘤伴发。目前认为是一种独立性疾病。无论在临床上、病理上均有其特殊表现。

【病因】

目前认为 PNP 属自身免疫性大疱病。机体有肿瘤时免疫功能发生异常,从而诱发机体的自身免疫反应。目前已证实 PNP 有多种抗原物质,其中之一为桥斑蛋白(desmoplakin)。

【临床表现】

任何年龄均可发病。

1. 口腔病损　约90%的 PNP 患者有口腔病损,并可能是该病的唯一表现。首发的患者疱性病损较少见,45%的患者仅表现为口腔广泛糜烂、溃疡,炎性充血,大量渗出。累及颊、舌、腭、龈等多个部位。疼痛明显,影响进食。此外,PNP 患者口腔可具有多种不同的临床表现,如扁平苔藓样病损、多形性红斑样病损、移植物抗宿主样反应等。顽固性口腔炎为其最常见的临床特征。

2. 皮肤损害　具多样性特征。四肢的屈侧面和躯干部可出现泛发的紫红色斑丘疹,掌趾大片状紫红斑。此外,在四肢远端可见多形性红斑样皮损,在红斑基础上出现水疱或大疱。尼氏征可阳性,自觉不同程度的瘙痒。

3. 其他黏膜病损　眼结膜糜烂、眼周皮肤红斑;外阴部糜烂。食管、气管也可糜烂。

4. 合并良性或恶性肿瘤　与 PNP 有关的肿瘤发病率由高到低依次为非霍奇金淋巴瘤、慢性淋巴细胞白血病、castleman 病、胸腺瘤、分化不良的肉瘤、waldenstrom 巨球蛋白血症、炎性纤维肉瘤、支气管鳞状细胞癌等。如果是良性肿瘤,将肿瘤切除后 6~18 个月黏膜皮肤病损可能完全消退;若为恶性肿瘤,皮肤黏膜病损会呈进行性加重,预后不良。

【组织病理学检查】

同时具有天疱疮和扁平苔藓特征。可见到松解棘细胞,表皮内坏死性角质形成细胞为口腔病损的组织病理学特点之一。真皮浅层(或固有层)有致密的淋巴细胞及组织细胞浸润。

【免疫病理学检查】

1. 直接免疫荧光示棘细胞间有 IgG 沉积。

2. 间接免疫荧光显示患者血清中存有 IgG 自身抗体。

3. PNP 患者血清抗体与膀胱上皮结合最强,此外,还可与呼吸道、小肠及大肠、甲状腺上皮和肾脏、膀胱及肌肉(平滑肌和横纹肌)等多种上皮结合。以大鼠膀胱为底物行间接免疫荧光检查呈强阳性。

【诊断】

根据以下临床表现和辅助检查结果可以诊断。

1. 疼痛性黏膜糜烂和多形性皮损。

2. 组织病理示表皮内棘层松解、角质形成细胞坏死。

3. 直接免疫荧光检查示 IgG 或补体表皮细胞间沉积,或补体沉积于基底膜带。

4. 间接免疫荧光检查示皮肤或黏膜上皮细胞间染色阳性,尚可结合于移行上皮。

5. 免疫印迹患者血清能结合 250kd、230kd、210kd 和 190kd 的表皮抗原。

6. 发现相伴的良性或恶性肿瘤。

免疫病理学检查对于副肿瘤性天疱疮的诊断具有重要意义。PNP 患者血清抗体与膀胱上皮结合最强,此外,还可与呼吸道、小肠及大肠、甲状腺上皮和肾脏、膀胱及肌肉(平滑肌和横纹肌)等多种上皮结合。以大鼠膀胱为底物行 IIF 可作为 PNP 的过筛试验,且可通过滴度的改变监测病情的变化。

对怀疑为 PNP 的患者应作全身体检,例如胸片、B 超或全身 CT、PET/CT 用以寻找相伴的肿瘤等。

【整合治疗原则】

首先应积极治疗原发的肿瘤,或手术切除,或放疗、化疗。

皮肤黏膜损害视病情轻重,可给予皮质类固醇激素,一般起始量为 40~60mg/d。

（三） 瘢痕性类天疱疮

瘢痕性类天疱疮(cicatricial pemphigoid) 又称良性黏膜类天疱疮(benign mucosal pemphigoid），是类天疱疮中较常见的一型。以水疱为主要临床表现。口腔与眼结膜等体窍黏膜损害多见。口腔可先于其他部位发生大疱，牙龈为好发部位。严重的眼部损害可影响视力，甚至造成失明。中年或中年以上发病率较高，女性多于男性。

【病因】

一般认为该病为自身免疫性疾病，用直接免疫荧光法检查患者的组织标本，在基底膜区有带状的 IgG 和/或 C3 沉积所致的荧光，IgG 常见的亚型 IgG4。间接免疫荧光法检测患者血清可发现有低滴度的自身抗体存在。近年来对瘢痕性类天疱疮抗原的研究显示其位于基底细胞外半桥粒的下方，致密斑与透明斑的交界处，为一个由二硫键连接的多肽，相对分子质量 165~200kD。

【临床表现】

主要侵犯口腔黏膜及眼结膜。发病缓慢，病情迁延。口腔黏膜多首先受累，并可长期局限于口腔。2/3 患者有眼损害，受侵严重者，可导致瘢痕粘连，甚至致盲。皮肤病损较少见。

1. 口腔病损　主要表现为类似剥脱性龈炎样病损，牙龈为好发部位。局部充血发红水肿，形成 2~6mm 的大疱或小疱，与寻常天疱疮不同，疱壁较厚，色灰白透明清亮，触之有韧性感，不易破裂。其次是疱破溃后无周缘扩展现象，疱壁不易揭起，尼氏征阴性。疱多在红斑基础上发生，疱破裂后形成与疱大小相同的红色糜烂面。如果继发感染，则形成溃疡基底有黄色假膜的化脓性炎症。疼痛较轻，多不影响进食。疱破溃后糜烂面愈合约需 2 周，愈合后常发生瘢痕粘连。严重的病例可在软腭、扁桃体、腭垂、舌腭弓、咽腭弓等处造成黏膜粘连，瘢痕畸形。

2. 眼部病损　可与口腔黏膜病损同时出现。病损开始时较为隐匿，早期可为单侧或双侧的反复性结膜炎，患者自觉有灼热感、异物感。伴水疱发生，而无破溃。然后结膜发生水肿，在睑球结膜之间出现纤维粘连。也可在眼睑边缘相互粘连，可导致睑裂狭窄或睑裂消失，甚至睑内翻，倒睫以致角膜受损、角膜翳斑而影响视力。眼部水疱病损可发生糜烂或溃疡，但较少见。随着病情发展，角膜血管受阻，并被不透明肉芽组织和增殖结缔组织遮盖而使视力丧失。泪管阻塞，泪腺分泌减少。

3. 其他病损　鼻咽部黏膜、食管黏膜及肛门、尿道、阴道等黏膜也可发生糜烂炎症。

4. 皮肤病损　较少见，少数患者皮肤可出现红斑水疱，疱壁厚而不易破裂。破后呈溃疡面，以后结痂愈合，但愈合时间较长，可遗留瘢痕和色素沉着。

【组织病理学检查】

为上皮下疱，基底细胞变性，致使上皮全层剥离。结缔组织胶原纤维水肿，有大量淋巴细胞，以及浆细胞及嗜中性粒细胞浸润。

【免疫病理学检查】

用直接免疫荧光法在基底膜区荧光抗体阳性，呈翠绿色的基底膜荧光带。

【诊断】

口腔黏膜反复发生充血、水疱及上皮剥脱糜烂，牙龈为好发部位。疱壁较厚而不易揭去，尼氏征阴性。病损愈合后，常发生瘢痕粘连。眼可发生睑球粘连，皮肤病损较少见。组织病理学检查无棘细胞层松解，有上皮下疱。直接免疫荧光检查，在基底膜处可见免疫球蛋白抗体。依据以上临床表现和组织病理学检查结果可以诊断。

【鉴别诊断】

1. 天疱疮　早期常在口腔黏膜出现疱性病损，病损发生广泛而急骤。疱破后有红色创面面而难愈合,疱壁易揭起,有周缘扩展现象,尼氏征阳性。组织病理学检查有棘层细胞松解,有上皮内疱。细胞学涂片检查可见棘层松解细胞,即天疱疮细胞。免疫荧光检查可见抗细胞间抗体阳性,呈鱼网状翠绿色的荧光带。

2. 口腔扁平苔藓　有疱性病损或糜烂型扁平苔藓,尤其是发生于牙龈部位的扁平苔藓,与良性黏膜类天疱疮相似。应仔细观察有无扁平苔藓病损的灰白色角化斑纹。必要时应借助组织病理检查。扁平苔藓上皮基底层液化变性,胞核液化,细胞水肿,基底膜结构改变。而良性黏膜类天疱疮,为上皮下疱,上皮本身完好,基底层通常完整变性较少。在扁平苔藓有时在固有层可见嗜酸染色小体(胶样小体)。

3. 大疱性类天疱疮　是少见的慢性皮肤黏膜疱性疾病,病程较长。口腔黏膜病损约占1/3病例,疱小而少,不易破溃,症状轻,多不影响进食。尼氏征阴性。本病多发生于老人,皮肤出现大小水疱,不易破裂,愈后留有色素沉着。常伴有瘙痒症状。预后较好,可自行缓解。

【整合治疗原则】

1. 该病无特效疗法,主要采取支持疗法,保持口腔、眼等部位清洁,防止继发感染和并发症。

2. 对于病情严重患者,全身应用皮质类固醇治疗有时能收到效果。但病损只限于口腔黏膜时,则应避免全身使用皮质激素,因长期大量应用会对全身造成不良影响,并且效果也常不理想。

【具体治疗方案】

1. 常以局部应用为主,例如应用泼尼松龙、曲安奈德、倍他米松、地塞米松等局部注射或外用。局部也可涂养阴生肌散、溃疡散等。同时应用 0.12% 氯己定溶液、0.1% 依沙吖啶溶液含漱,以保持口腔卫生和减少炎症。

2. 中医辨证施治　该病为肝肾阴虚、湿热内蕴。治宜滋补肝肾,清热祛湿,健脾解毒。方药可用杞菊地黄汤、五苓散、二妙丸等加减。

(四) 大疱性类天疱疮

大疱性类天疱疮(bullous pemphigoid,BP)是一种好发于老年人的大疱性皮肤黏膜病,以躯干、四肢出现张力性大疱为临床特点。常见于 60 岁以上老年人,女性略多于男性。预后一般较好。

【病因】

目前多认为该病与自身免疫机制有关。取患者大疱周围的皮肤做直接免疫荧光检查,在表皮基底膜可见连续细带状免疫荧光沉积,有 IgG,部分为 IgM,少量为 IgA、IgD、IgE。约1/4 患者有 C3 补体沉积。引起基底膜带损伤主要是 IgG,它能激活补体。血清间接免疫荧光检查,显示患者血清中有抗基底膜自身抗体存在,约 70% 为 IgG 阳性。近年来对 BP 的抗原国内外做了详尽的研究,研究显示 BP 存在两个相对分子质量不同的抗原即 BPAg1 和BPAg2。BPAg1 的相对分子质量为 230kD,它位于基底细胞内,是构成半桥粒致密斑桥斑蛋白(desmoplakin Ⅰ)的主要成分。*BPAg1* 基因位于染色体 6Pterq15,基因组序列约 20kb。BPAg2 相对分子质量为 180kD,是一个跨膜蛋白,具有典型胶原纤维结构。*BPAg2* 基因位于染色体 10q14.3,基因组序列约 21kb。

【临床表现】

好发于老年人,发病缓慢,病程较长。

1. 口腔病损　较少。据报道有 13%~33% 口腔黏膜病损。病损较类天疱疮轻,疱小且数量少,呈粟粒样,较坚实不易破裂。尼氏征阴性,无周缘扩展现象,糜烂面易愈合。除水疱和糜烂外,常有剥脱性龈炎损害,边缘龈、附着龈呈深红色红斑,表面有薄的白膜剥脱,严重时可并发出血。病程迁延反复发作。

2. 皮肤病损　开始可有瘙痒,继之红斑发疱,疱大小不等,大疱达 1~2cm,疱丰满含透明液体,不易破裂,病损可局限或泛发,可发生于身体各部位,胸、腹、四肢较多见。尼氏征阴性。一般无明显全身症状。严重者伴发热、乏力、食欲缺乏等症状。病损愈合后,可遗有色素沉着。

【组织病理学检查】

口腔病损特点为上皮下疱,无棘层松解。结缔组织中有淋巴细胞、浆细胞、组织细胞和散在多形核白细胞浸润。

【荧光病理学检查】

直接免疫荧光检查,在基底膜处有免疫荧光抗体沉积。

【诊断】

病程缓慢,口腔黏膜病损较少见,且不严重。黏膜水疱较小而不易破裂,疱壁不易揭去,无周缘扩展现象,尼氏征阴性,破溃后较易愈合。皮肤水疱较大而丰满,伴有瘙痒。多发于老年人,但幼儿也可见。病程迁延反复,预后较好。根据以上临床表现特点可以诊断。

【鉴别诊断】

1. 天疱疮　见良性黏膜类天疱疮鉴别诊断。

2. 良性黏膜类天疱疮　口腔黏膜发生水疱、充血、糜烂等病损,以牙龈部位最多见,波及边缘龈和附着龈,类似剥脱性龈炎。口腔病损较天疱疮为轻。软腭、腭垂、咽腭弓等处黏膜破溃可形成粘连。眼结膜病损较为多见,可形成睑球粘连、睑缘粘连。约 1/3 患者可有皮肤病损。组织病理为上皮下疱,无棘层松解现象。

3. 大疱性表皮松解症　为先天性遗传性疾病,水疱多发生于皮肤、黏膜易受摩擦部位。口腔黏膜颊、腭、舌等部位,可发生水疱和糜烂,因摩擦创伤而发生。

4. 多形性红斑　口腔和皮肤病损常见水疱或大疱发生,唇病损较为多见,颊、舌、口底也可见到,但很少涉及牙龈。病理检查上皮表层多有变性改变,棘细胞层可见液化、坏死,但无棘层松解。并多呈急性发作,以中青年多见。

【整合治疗原则】

该病对皮质类固醇激素治疗反应较好。

【具体治疗方案】

开始时多用较大剂量泼尼松以控制病情,每日 30~60mg,多数患者病情能够缓解。亦可采用短时间氢化可的松静脉滴注,剂量每日 100~300mg。

有报告用免疫抑制剂细胞毒药物治疗该病有一定效果。一般多在泼尼松治疗后,待病情缓解,开始合用硫唑嘌呤或单独用硫唑嘌呤,每日 150mg,逐步减至每日 50mg,直至最后停药。亦有泼尼松与环磷酰胺合用的报道。

中医辨证论治基本与天疱疮的中医辨证论治相同。

七、口腔黏膜干燥症状的整合治疗

【口腔黏膜干燥症状概述】

唾液在口腔中有润滑黏膜,机械性冲刷黏膜,缓冲与调和唾液的 pH,抑制细菌和真菌,影响味觉等作用,唾液电解质有助于补充牙齿所需的矿物质。显然,唾液执行着多种极为重要的功能。当唾液缺乏时即产生口腔干燥状态和症状,这是老年人,尤其女性的常见主诉,可严重地影响老年患者的生活质量。

口腔干燥是多因素导致的一种口腔症状,不是独立性疾病。当口腔中唾液分泌量减少或消耗量增加,就会出现唾液分泌和消耗的不平衡,即口干(dryness of mouth)。客观的口干是一种唾液量缺乏的客观表现。这种客观口干造成口腔黏膜不能被充分滋润而产生干燥感觉(xerostomia)。如果口干感觉具有持续性和顽固性,难以在短时间内得到缓解,称为口腔干燥症。

口腔干燥症存在个体差异,即主诉有口干症状的患者可以有不同的临床表现,有的不伴随唾液量减少,有的患者检测出唾液分泌减少却没有口干症状。口腔干燥症可干扰人们的正常生活质量,迫使患者不得不就医。

【病因】

由于口腔干燥症的诊断标准和检查方法不同,很难确定口腔干燥症在人群中的发病情况。Field 在 2001 年提出口腔干燥症患者约占人群的 10%,并且随年龄增加而增加。Ship 提出,在 65 岁以上的老人中口腔干燥症患者超过 30%。所以,口腔干燥在老年人群中是一种常见症状。

国内外研究资料显示,引起口腔干燥症的因素众多,主要有以下几方面。

1. 增龄性改变 口腔干燥多见于老年人群,可能与唾液腺的增龄性变化有关。随着年龄增长,老年人新陈代谢缓慢,唾液腺功能衰退,导管部分变性、阻塞,腺泡部分萎缩,间质纤维性变等,唾液流量及成分发生明显改变,尤其是小唾液腺分泌的黏蛋白成分减少,使唾液量减少而黏稠。某些老年人远离社会生活,接收外界环境刺激减少,唾液分泌中枢的冲动减弱,限制了唾液腺的分泌能力,这可能是老年口干的原因之一。

2. 唾液腺疾病 唾液腺疾病包括急、慢性化脓性腮腺炎、化脓性下颌下腺炎、唾液腺发育不全、阻塞性腮腺炎、干燥综合征、瘤样淋巴上皮病等。前四者发病年龄较早,与老年性口干关系不大,后三者多在中年以后发病,老年更多见,与老年性口干关系密切。常见唾液腺疾病包括:

(1)慢性阻塞性腮腺炎:又称腮腺管炎,大多数为局部原因所致,中年人发病率高,多因腮腺反复肿胀而就诊。多为单侧受累,临床主要表现为阻塞症状和腮腺反复肿胀,约半数患者肿胀与进食有关。多为单侧受累,也可为双侧。患者常发作时伴有轻微疼痛。

(2)舍格仑综合征:即干燥综合征,包括原发性与继发性,都属于自身免疫性疾病,唾液腺腺体组织萎缩而为淋巴细胞及组织细胞替代,唾液分泌下降,甚至无分泌。患者除感觉口干外,严重时转舌及闭眼都很困难。该综合征在老年人中患病率增加。

(3)瘤样淋巴上皮病(Von Mikulicz 综合征):是一种自身免疫性疾病,单侧或双侧对称性腮腺肿大是该病的突出特点,眼腺肿大不一定都出现。腺体肿大呈弥漫性,均匀一致,腺体组织萎缩导致唾液分泌减少。患者自觉口干,严重时伴吞咽困难。其组织病理学改变与口眼干燥、关节炎综合征相似,均为导管上皮明显增生,形成上皮岛,其周围淋巴细胞浸润。因此该病被认为与口、眼干燥关节炎综合征有关,是慢性淋巴上皮性、唾液腺疾病的局限型,也有人认为与中枢神经支配障碍有关。患者多见于青年或中青年,但亦可发生于任何年龄。

3. 头颈部肿瘤放化疗并发症　头颈部肿瘤的化学治疗和放射治疗均对唾液腺具有损害。化疗时通过药物对口腔黏膜的直接作用或间接使脊髓受到抑制,可发生口腔并发症。

头颈部肿瘤放疗时,唾液腺组织处在放射野中,受照射范围取决于肿瘤原发灶部位和大小。唾液腺组织放射敏感性高,易受损伤且损伤不可逆,放射治疗对唾液腺组织损伤的程度取决于放射剂量的大小。唾液腺组织放射敏感性较高,易受损伤。有人报道每周 10Gy 放疗,第 6 周时唾液腺的损害最大。唾液的流量也从放疗的第 1 周开始减少 50%,经远期观察,唾液腺大部分或全部处在照射野的患者,唾液腺功能丧失可持续数年。放疗后唾液腺的反应是唾液腺导管炎,纤维化甚至萎缩,使唾液分泌量减少或消失。

4. 真菌感染　口腔真菌感染以念珠菌感染最为常见。念珠菌在口腔中生长、繁殖时需消耗大量水分,引起口干症状。

5. 配戴义齿　用可摘义齿修复牙列缺失或缺损的老年患者,当义齿基托面积较大时,由于托板下口腔黏膜许多小腺体受压,导致分泌减少,患者常诉有轻度口干。另外由于可摘义齿往往由聚甲基丙烯酸树脂材料制成,其降解物质中有些化学产物对口腔黏膜有轻微的刺激作用,也可使口腔黏膜下腺体的功能和分泌受到影响。此外,义齿基托材料对念珠菌有黏附作用,会增加念珠菌感染率,进而加重口干症状。

6. 系统疾病　研究提示与口腔干燥症密切相关的系统疾病主要包括以下疾病。

(1) 内分泌疾病:例如未控制的糖尿病、甲亢、妇女更年期综合征等。体内激素水平的变化导致体液和电解质平衡紊乱,出现脱水而致口腔干燥。同时内分泌紊乱反馈至大脑皮质下中枢引起功能紊乱与自主神经功能失调也是导致口干的机制之一。

(2) 血液系统疾病:例如缺铁性贫血及恶性贫血,由于体内维生素、微量元素缺乏,常表现为舌乳头萎缩,舌苔剥脱,舌背光滑,舌部烧灼感,可伴有口干,唾液分泌减少。

(3) 呼吸系统疾病:例如鼻炎、鼻窦炎、鼻中隔歪曲患者,常因鼻腔通气不良而长时间张口呼吸致使口腔内水分蒸发而出现口干;哮喘患者因呼吸加快加深,从呼吸道蒸发水分过多而口干;各种原因的睡眠呼吸障碍者,因为夜间张口呼吸而在清晨起床后感口干。

另外,高血压、抑郁症及自身免疫性疾病等也发现与口腔干燥症的发生有关,系统性硬化、HIV 感染、丙型肝炎、淀粉样变性等亦有报道与口干有关。

7. 药物对唾液分泌的影响　服用各种药物引起的医源性口干是临床上最常见的口干现象。在临床各科室使用的药物中有数百种药物具有口干的副作用。例如作用于自主神经的药物或多或少都能影响唾液分泌。它们可以作用于神经中枢、神经节,或者直接作用于分泌细胞;也可以作用于血管平滑肌,改变通过唾液腺的血流量;或者作用于腺泡和导管的肌上皮细胞,影响唾液的排泄过程。可能对唾液分泌有影响的药物有:

(1) 抗焦虑药、抗抑郁药和治疗精神病的药物:很多治疗精神病药物有口干的副作用,例如阿普唑仑(alprazolam)、阿米替林(amitriptyline)、氯氮平(clozapine)、甲硫哒嗪(thioridazine)等。特别是三环类抗抑郁药具有阿托品样作用,能造成明显的口干。

(2) 抗高血压药:例如可乐定(clonidine)、甲基多巴(methyldopa)、利血平(reserpine)、

胍乙啶(guanethidine)等抗高血压药都能造成明显的口干,它们通过抑制唾液腺的交感神经传递,干扰唾液腺的分泌。

(3) 抗胆碱药:这类药物能与胆碱受体高度亲和,与乙酰胆碱竞争受体,但是没有内在的活性。从而阻碍了受体所在效应细胞的生物学活性。例如阿托品(atropine)、东莨菪碱(scopolamine)、山莨菪碱(anisodamine)等,均为 M 受体阻断剂,又称节后抗胆碱药,能使唾液分泌明显减少。

(4) 受体和受体阻滞剂:例如酚妥拉明和普萘洛尔(phentolamine,propranolol),分别选择性阻断两种受体,干扰唾液腺分泌。

(5) 其他药物:有学者报道大量应用烟碱(nicotine)能导致唾液分泌减少。代谢毒二硝基甲苯和寡霉素、醛固酮拮抗药螺旋内酯、抗帕金森药(如司兰吉来,selegiline),以及异维 A 酸(isotretinoin)、伪麻黄碱(pseudoephedrine)、异丙基阿托品(ipr-Atropium)、胺苯环庚烯(cy-clobenzaprine)等,都可能抑制唾液的分泌。

由于系统性疾病(高血压、糖尿病、抑郁症、甲亢等)均需要长期服药,与药物应用情况紧密相连,现在的流行病学调查尚无法区分两者在口干发生过程中谁占主导地位,有学者认为是药物促进了疾病本身潜在的致口干作用。

8. 精神心理因素　精神因素对口干的影响不容忽视。情绪变化、心理不平衡、心理紊乱、焦虑、紧张、恐惧、尤其是抑郁均可引起口干。精神因素引起口干的机制主要包括:①肾上腺髓质发生邻苯二酚胺降解,使流入腺体的血液减少,影响唾液流速;②精神压抑、抑郁等应激情况下,味觉功能常发生减退,使腺体运动神经活性下降,唾液不能从腺泡中正常排出;③乙酰胆碱能 M 神经受到阻断而引起口干等。

9. 饮酒　如果口干者长期酗酒,可能使原已存在的口腔干燥症状加重。原因是酒后往往饮食不足或呕吐,出现继发性脱水;饮酒量增加,则进食热量减少,有可能导致蛋白质-热量营养不良。糖原贮藏减少,乳酸生成增多,可能导致脱水和血容量减少。叶酸盐缺乏,也可能是慢性酒精中毒产生舌痛和进食疼痛的因素之一。

10. 其他因素　除上述因素外,尚有几种罕见的疾病可引起口干,包括三种。

(1) 神经节病变导致自主神经功能障碍,影响唾液分泌;

(2) 脑垂体瘤;

(3) 阿尔茨海默病又称老年性痴呆,是一种进行性脑变性疾病,患者的自身感觉中枢功能障碍,常诉口干,而实际并无唾液分泌量减少。

【临床表现】

1. 自觉症状　往往是患者自诉口干:咀嚼与吞咽困难,特别是进食干硬食物时,没有饮料伴随则难以进食;口腔黏膜可有烧灼痛或刺激痛,不能忍受辛辣食物的刺激;味觉减弱或味觉改变。患者还可能诉说口臭,义齿固位不良或难以固位。上述症状可能改变患者的膳食结构,损害患者的营养状况。严重的口干患者进食时可能出现噎堵,甚至造成吸入性肺炎。口干患者可能因为语言困难而减少社会交往。

2. 临床检查　经常可以发现口腔内唾液减少,口底唾液池消失,口镜粘于口腔黏膜,挤压腮腺和颌下腺可见分泌物减少或缺失,有时可见脓性分泌物;由于唾液冲刷作用差,还能见到口腔中大量食物残渣滞留。

口腔黏膜因干燥总处于炎症充血状态,以舌背干燥最为显著,舌背乳头萎缩形成光面舌,有时充血发红的光面舌状似牛肉的断面,称为"牛肉舌"。有的患者虽然存在舌苔和舌背乳头,但无苔。可见大唾液腺肿大;口唇干裂。

3. 并发症 口干患者最常见的口腔并发症为念珠菌病和龋齿。念珠菌病包括唇炎、口角炎、红斑型念珠菌病或假膜型念珠菌病。龋齿多为急性龋,可以是继发龋,也可以是新生龋,严重时,可能发生猛性龋(短时间内大部分牙齿同时龋坏),一般人不易龋坏的下前牙,或牙齿的切缘,牙尖都可以发生龋损。

【辅助检查】

1. 口腔干燥症的客观检查方法 包括唾液流率检测和唾液化学检测。非刺激性混合唾液流率的测定更能代表全体唾液腺的分泌功能。唾液化学成分的变化是唾液腺分泌功能改变的另一项重要指标。检查患者的主观症状可采用视觉模拟评分法(visual analogue scale,VAS)、问卷的方法或5级评价标准。视觉模拟评分法是让患者在100mm的直线上画出自己感觉的口干程度,让患者进行自我评价。

2. 问卷法 是提出一些问题,由患者回答,再应用一定的标准进行评分,以总分表示每位患者口腔干燥症的轻重程度。常用的问卷很多,如Hay等(2006年)使用的11项口腔干燥症问卷为:"你需要饮水以帮助吞咽食物吗?""进食时你感觉口干吗?""你感觉嘴唇干吗?""对于某些食物你吞咽困难吗?""你嘴干吗?""你夜间不得不因饮水而起床吗?""你的眼睛干吗?""你感觉吃干燥的食物困难吗?""你脸上的皮肤干吗?""你含糖果或嚼口香糖来缓解口干吗?""你鼻子里面感觉干吗?"以上各项的答案评分为1~5:①从来没有:1分;②很少:2分;③偶尔:3分;④比较经常:4分;⑤很经常:5分。11项评分加在一起为总分,用来表示口腔干燥症的严重程度。

3. 客观的口腔检查 除唾液流率和唾液化学成分的检测外,还包括唇红、颊黏膜、舌背黏膜的干燥情况;挤压大唾液腺,导管口流出分泌物的情况;以及牙齿的龋、失、补牙数(DMFT)等五项指标。将问卷回答的总分加上5项客观指标的检查结果综合起来,对患者口腔干燥症的评价则更准确。

王中和等根据前人的研究提出了改进的5级评价标准:①0级:无口干症状;②1级:仅夜间睡眠或醒来时有轻度口干;③2级:轻度口干但不影响进食及讲话(进食或讲话时不需饮水);④3级:经常性口干,进食或讲话时需饮水;⑤4级:严重口干,口腔内烧灼感,吞咽咀嚼困难,需随身带水壶。≥3级诊断为口干症。该标准分级清楚,受评估者主观影响较少,是主客观结合的症状分级评价方法。

【诊断】

从口腔干燥症的定义出发,患者存在口腔干燥的主观感觉,且临床检查出现唾液分泌量减少及唾液成分改变等客观指标的异常,即可诊断口腔干燥症。

【整合治疗原则】

口腔干燥症状的治疗常常是困难的,首先应明确引起口干的原因,有针对性地治疗。口腔黏膜干燥的整合治疗原则包括四点。

1. 去除病因的治疗;

2. 加强局部湿润的治疗;

3. 促进唾液量增加的治疗;

4. 免疫治疗。

【具体治疗方案】

1. 一般治疗

（1）增加口腔湿润度：此项治疗的目的是增加唾液的流量或提高口腔黏膜的湿润度。患者应多饮水（宜少量多次饮用），多漱口。在两餐间和进餐时饮用大量液体，以维持大量、持续的液体摄入。为使睡眠期间口腔黏膜保持湿润，可在睡前应用含有羧基甲基纤维素溶液或唾液替代物。润滑剂（例如凡士林）或甘油拭子可减轻干燥，嘶哑或疼痛。

（2）平衡膳食：长期进食不需咀嚼的流质或软食的患者，其唾液流量一般均减少。而咀嚼的食品可促进唾液流量的增加。各种咀嚼刺激物包括不含糖分的口香糖、各种味觉刺激物、不含糖的锭剂等有助于口腔的湿润。饮食应干稀搭配，不宜过咸，以清淡为主，适当增加新鲜水果和蔬菜。酸味水果和咀嚼富含纤维的食物都可刺激唾液腺分泌增加。

（3）改正不良生活习惯：患者应少食干燥、辛辣食品，避免酒精刺激。戒酒戒烟有利于改善症状。对于感到味觉发生变化的口干者，添加各种调味品增强剂（鲜草、调味品、水果提取物等）。鼓励患者积极参加体育锻炼，延缓人体组织器官的衰退。积极治疗呼吸系统疾病，纠正口呼吸习惯。冬、夏两季注意控制室内温度和湿度。

2. 心理调理　对于由精神心理因素引起的口干患者，应积极地进行心理疏导，解释病情，帮助克服忧郁情绪；亦可借助药物控制精神情绪。

3. 药物治疗　对于唾液腺疾病或头颈部放射治疗引起的口干患者，因唾液腺发生的是不可逆性损伤，唾液流量会持续减少，可以使用促进唾液分泌的药物及食品。

（1）漱口水：漱口水作用时间短，须多次使用，可润湿口腔黏膜，但可能效果不理想。

（2）人工唾液：人工唾液是通过科学的方法严格依据人体代谢产物唾液的成分人为研制的一种人工合成试剂，其化学成分类似于人的唾液。可分为羧甲基纤维素钠型和黏蛋白型，其主要成分为离子（人工唾液的正常离子成分）、山梨醇或木糖醇（甜味剂和表面活性物质）、黏性润滑物质（羧甲基纤维素钠或黏蛋白）可缓解口腔干燥的症状，但无法进行针对病因的治疗。

（3）柠檬酸：作为一种唾液刺激物，可通过味觉反射刺激患者唾液腺，增加唾液分泌，从而起到缓解口干的作用。目前多将其制成口腔喷剂供临床使用。

（4）毛果芸香碱：是一种毒蕈碱样胆碱能拮抗剂，它既可促进正常人唾液分泌，也可促进患有唾液腺功能损伤患者的唾液分泌。

（5）茴三硫：又称环戊硫酮，是一种催涎剂，可选择性地作用于唾液腺的分泌细胞，增加受体数量，长期服用可使唾液分泌增加，其不良反应较毛果芸香碱小。

（6）氨磷汀：是一种广谱细胞保护剂，在组织中可被细胞膜结合的碱性磷酸酶水解为自由硫羟基、对称二硫化物、半胱胺等活性代谢产物。氨磷汀正是通过这些物质发挥细胞保护作用，同时，它也是 FDA 批准的第一个用于减轻癌症患者因放疗引致口干症的治疗药物。

如果上述方法对增加唾液流量无明显效果，可以考虑采用姑息治疗，即随身携带一个水杯频繁呷水。

4. 牙齿及口腔环境的处理　口干患者口腔中的牙菌斑和细菌聚积更为迅速，应参照预防牙病的方法处理牙菌斑，治疗牙龈炎症。患者应在口腔医师指导下使用氟化物，可预防龋病扩散。用复方氯己定漱口液漱口有助于减少口腔微生物。加强个人口腔卫生维护（用牙线剔牙,使用口腔冲洗器和/或软毛牙刷,以及经常用生理盐水漱口)有助于清除残留于口腔的食物和碎屑。可常规使用含有乳酸过氧化物酶的抗口干洁牙剂。对于配戴义齿困难的患者还可以局部使用甘油或液状石蜡涂敷在义齿基托面,以助于义齿的固定。

5. 减轻药物所致口干症状 为使这些症状减到最轻,尚需考虑更换正在服用的药物,停用某些药物或改变服药的时间。例如,口干症状常常在两餐之间、夜晚和早晨时为重,因此可更改用药时间,使药物在患者醒着的时候达到最高的浓度。症状非常严重时,可停用该药,或换用其他药物。对于长期使用有致口干副作用药物的患者,应建议其换用其他药物。

6. 积极治疗全身病 对于与念珠菌病、贫血、糖尿病、HIV 感染等疾病相关的口腔干燥症患者,要积极治疗全身病或伴随疾病,有望减缓或消除口干症状。

7. 中药调理 中医认为老年性口干是全身多脏器阴阳气血失调在口腔中的反映,依照中医辨证施治原则,可对不同病因所致的不同证候进行治疗。

(1)常用的单味药有:葛根、雷公藤、石斛、枸杞、沙参等。

(2)中成药:①六味地黄丸:有滋阴补肾作用。用于肾阴亏虚所致的口干症。②补中益气丸:有温补脾胃,补中益气作用。用于脾胃虚弱所致的口干症。③知柏地黄丸:有滋阴清热作用。用于治疗阴虚火旺所致的口干症。

(3)汤剂:白虎加人参汤,有清热降火作用。用于治疗热渴伤津所致的口干症。

(刘宏伟)

八、口腔黏膜萎缩病损的整合治疗

【口腔黏膜萎缩性病损概述】

萎缩(atrophy)是口腔黏膜病的临床基本病损之一,为组织细胞的体积变小,但数量不减少。黏膜的萎缩表现为上皮变薄,结缔组织内有丰富的血管分布,病损区略显凹陷,呈现红色。出现口腔黏膜萎缩性病损的疾病主要有萎缩型口腔扁平苔藓、盘状红斑狼疮、红斑、口腔黏膜下纤维性变、萎缩型念珠菌病、萎缩性舌炎、地图舌、正中菱形舌炎等。

【口腔黏膜萎缩性病损的整合治疗原则】

1. 预防为首。注意调整饮食结构及营养搭配。少食辛、辣、脆、硬食物。控制吸烟、饮酒。尽可能去除可疑刺激因素。积极治疗全身系统性疾病。以局部治疗为重点,辅以全身治疗。

2. 遵循"从整体观出发,标本兼顾,内外兼治,扶正祛邪"的治疗原则,根据"急则治其标,缓则治其本"的理念进行中西医整合治疗。

3. 药物治疗、物理治疗、手术治疗、心理治疗相结合,实行多元化治疗。

4. 多学科参与,协同合作。

5. 早期发现、早期诊断、早期治疗,争取改善患者的预后。

6. 强调联合用药、强化治疗和多靶点治疗。

7. 强调个体化治疗。不同患者的病情程度、受累部位、个体的特点以及对药物的反应各有不同,因此需实行对患者的个体化治疗方案。

8. 严密随访,防止癌变。

（一）萎缩型口腔扁平苔藓

口腔扁平苔藓（oral lichen planus，OLP）是一种常见的皮肤黏膜慢性炎性疾病，极少数发生恶变，常表现为珠光白色损害，伴或不伴有充血糜烂，好发于双颊、舌背、牙龈，多呈对称性。按病损形态可分为网纹型、斑块型、丘疹型、萎缩型、水疱型、糜烂型。本文主要介绍萎缩型OLP（图3-77~图3-80）。

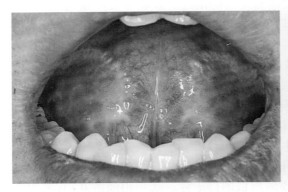

图3-77　口腔扁平苔藓（舌腹萎缩型）
（武汉大学口腔医学院供图）

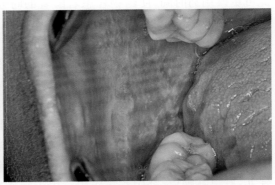

图3-78　口腔扁平苔藓（颊部萎缩型）
（武汉大学口腔医学院供图）

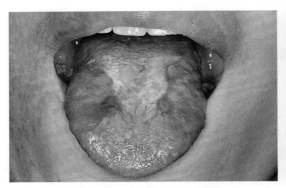

图3-79　口腔扁平苔藓（舌背萎缩型）
（武汉大学口腔医学院供图）

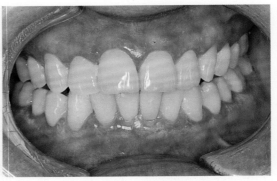

图3-80　口腔扁平苔藓（牙龈萎缩型）
（武汉大学口腔医学院供图）

【病因】

病因不明，主要与免疫功能失调、精神神经因素、遗传因素、内分泌因素、感染因素、微循环障碍因素等密切相关。

【临床表现】

1. 萎缩型OLP多见于舌背，为浅白色斑块，微凹陷。发生在舌背的OLP，舌乳头萎缩导致病损表面光滑，发生于牙龈的OLP，可有充血或表浅糜烂，邻近可见白色花纹。

2. 皮肤损害好发于四肢伸侧，左右对称，呈紫红色或暗红色多角形扁平丘疹，瘙痒较剧烈。

3. 指（趾）甲病损多见于拇指，甲板萎缩变薄或增厚，可有纵沟或嵴，严重者形成纵裂。

【组织病理学检查】

上皮过度不全角化，基底细胞层液化变性，固有层带状淋巴细胞浸润。

【诊断】

以中年女性多见,慢性病程。表现为典型的珠光白色损害,类型各异,大多左右对称。典型的皮肤或指(趾)甲病损亦可作为诊断依据之一。通过组织病理学检查,必要时辅以免疫病理等实验室检测可以确诊。

【鉴别诊断】

萎缩型 OLP 应与盘状红斑狼疮、口腔红斑、剥脱性龈炎相鉴别。

【整合治疗原则】

1. 局部治疗为主,辅以全身治疗。

2. 心理治疗、药物治疗、生物治疗、物理治疗、手术治疗及中医中药治疗相结合,实行综合治疗。

【具体治疗方案】

参见本节"四、口腔黏膜斑纹病损的整合治疗"。

(二) 盘状红斑狼疮

盘状红斑狼疮是一种慢性皮肤-黏膜结缔组织疾病,属于潜在恶性疾病,主要累及头面部皮肤和口腔黏膜。可出现口腔黏膜萎缩表现,尤其在下唇唇红部位。参见本节"四、口腔黏膜斑纹病损的整合治疗"。

(三) 口腔红斑

口腔红斑(oral erythroplakia),属于潜在恶性疾病,是指口腔黏膜上鲜红色斑块似天鹅绒样,边界清晰,在临床和病理上不能诊断为其他疾病者。参见本节"四、口腔黏膜斑纹病损的整合治疗"。

(四) 口腔黏膜下纤维性变

口腔黏膜下纤维性变(oral submucous fibrosis, OSF)是一种慢性、隐匿性、具有癌变倾向的炎性疾病。

【病因】

咀嚼槟榔是口腔黏膜下纤维性变最主要的致病因素,随着槟榔产业的扩大,口腔黏膜下纤维性变流行范围正由地方向全国蔓延,发病趋于年轻化。槟榔中的槟榔碱可促进胶原的合成,并通过抑制胶原酶的活性抑制胶原的降解。槟榔碱能够阻止吞噬细胞的吞噬作用,阻止胶原的正常降解。槟榔碱刺激导致口腔黏膜固有层中单核细胞分泌多种细胞因子,例如 TNF-α、TGF-β 等,而这些细胞因子会促进胶原的合成。成纤维细胞分泌 MMP-2、MMP-9 等分子,这些分子在外伤组织中常见,这正是口腔黏膜下纤维性变的表现与外伤瘢痕组织相像的原因之一。槟榔碱产生大量的氧自由基和过氧化物歧化酶,导致细胞 DNA 损伤,诱发口腔黏膜下纤维性变癌变。

【临床表现】

1. 常见症状为口腔黏膜灼痛感,也可表现为口干、味觉减退、麻木。

2. 口腔黏膜呈苍白色,可触及瘢痕样纤维条索,可伴水疱、溃疡。

3. 严重者可出现口腔黏膜僵硬、张口受限、吞咽困难等功能障碍(图3-81~图3-84)。

【组织病理学检查】

主要表现为结缔组织胶原纤维变性(在早、中、晚各期表现不同),上皮萎缩或增生,上皮层出现细胞空泡性变。

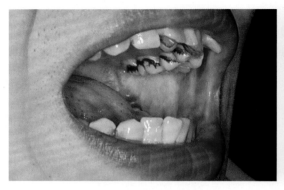

图 3-81　口腔黏膜下纤维性变（左颊）
（武汉大学口腔医学院供图）

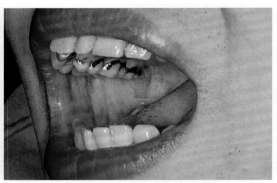

图 3-82　口腔黏膜下纤维性变（右颊）
（武汉大学口腔医学院供图）

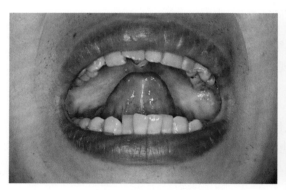

图 3-83　口腔黏膜下纤维性变（舌、腭部）
（武汉大学口腔医学院供图）

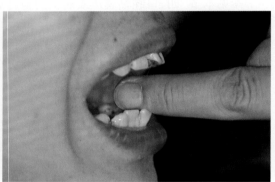

图 3-84　口腔黏膜下纤维性变（张口受限）
（武汉大学口腔医学院供图）

【诊断】

根据患者的咀嚼槟榔病史；具有口腔黏膜呈苍白色或灰白色，可触及瘢痕样纤维条索，严重可出现口腔黏膜僵硬、张口受限的临床特征；以及胶原纤维变性的组织病理学特点可作出诊断。

【鉴别诊断】

口腔黏膜下纤维性变应与口腔黏膜的其他白色病损，例如口腔白斑、口腔扁平苔藓和白色角化病相鉴别。

【整合治疗原则】

应该首先去除病因，然后再采用局部与全身治疗相结合、中西医结合的治疗措施，辅以物理治疗和手术治疗，加以对症治疗，加强张口训练。

【具体治疗方案】

1. 戒除咀嚼槟榔习惯，戒烟酒、除刺激，避免辛辣食物刺激。

2. 局部用药

（1）复方硼砂溶液：1∶5稀释含漱，每日3次；也可选用氯己定溶液含漱，每日3次。

（2）曲安奈德注射液：1ml，等量与2%利多卡因混合，根据面积大小，在病损基底部注射，每周1次，4~8次为1个疗程；也可联合丹参注射液每周1次；有报道称可试用干扰素注射液行病损基底部封闭,每次 50μg(150 万 U),每周 2 次,15 次为 1 个疗程;也可联合注射 1500IU 透明质酸酶,每周 1 次。

3. 全身用药　泼尼松片,晨起顿服,每次 15mg,每日 1 次,3 周为 1 个疗程。维生素 E,口服,每次 0.1g,每日 3 次。

4. 中医治疗　以活血化瘀、清热利湿为主,主要药物为丹参、当归、红花等。中成药可用复方丹参滴丸,舌下含服,每次 270mg,每日 3 次,1~2 个月为 1 个疗程。

5. 物理治疗

(1) 高压氧:高压氧可使机体血氧分压增高,能迅速改善血液循环,纠正局部组织缺氧状态,且高压氧可促进毛细血管的再生,抑制炎症细胞以及成纤维细胞的活化,从而使受损黏膜修复。每日 1 次,10 次为 1 个疗程,一般 1~2 个疗程。

(2) 张口训练:在患者上下切牙间放置压舌板,其数目根据张口度决定,以获得患者最大张口度并且无痛为标准,每次 1 分钟,每日 5 次,治疗 4 个月,并根据患者耐受情况每 5~10 天增加 1 块压舌板。

6. 手术治疗　手术治疗适应于张口严重受限的患者,手术切除纤维条索,创面用带蒂颊脂垫、前臂游离皮瓣或人工生物膜修复。但外科手术切除局部纤维条索,仅能在短期内缓解张口受限,不能从根本阻止其发展,并且导致新的瘢痕形成,造成张口受限复发。因此,术后需使用压舌板、支架等物理治疗来防止复发。

(五) 萎缩型念珠菌病

口腔念珠菌病是由真菌(念珠菌属)感染所引起的口腔黏膜感染性疾病,是人类最常见的口腔真菌感染。引起人类念珠菌病最主要的病原菌为白色念珠菌。念珠菌病可分为假膜型念珠菌病、急性红斑型(萎缩型)念珠菌病、慢性红斑型(萎缩型)念珠菌病和慢性增殖型念珠菌病。以下重点介绍急性红斑型念珠菌病、慢性红斑型念珠菌病。参见本章第二节"三、真菌感染患者的口腔黏膜病整合治疗"。

【病因】

念珠菌感染是一种机会性感染或条件感染。大部分健康人口腔内都有念珠菌,正常状态下并不发病。但在婴幼儿和老年人等免疫功能较弱的人群中,或当成年人出现局部或全身诱因,例如系统性疾病、HIV 感染、肿瘤放化疗等导致的免疫功能下降,长期、滥用广谱抗生素、糖皮质激素及免疫抑制药物等造成体内菌群失调及内分泌紊乱时容易发病。病原体侵入体内是否致病,取决于念珠菌毒力、数量、入侵途径以及机体的适应力、抵抗能力及其他因素。

【临床表现】

1. 急性萎缩型念珠菌病(acute atrophic candidiasis)

(1) 成人多见,尤其是长期大量使用广谱抗生素或激素者,又称抗生素性口炎,且大多数患者原患有消耗性疾病,如 HIV 感染、白血病、营养不良、内分泌紊乱及接受肿瘤放化疗等。

(2) 好发于舌部,亦可累及双颊、腭部及口角等部位。

(3) 口腔黏膜出现外形弥散的红斑,可伴有白色假膜,严重时舌背黏膜呈鲜红色并伴舌乳头萎缩,可同时伴有双颊、腭黏膜红斑、口角糜烂。

(4) 自觉症状为口腔灼痛、口干及味觉异常等,全身反应可表现为原发疾病的症状。

2. 慢性萎缩型念珠菌病(chronic atrophic candidiasis),又称义齿性口炎。

（六）萎缩性舌炎

萎缩性舌炎(atrophic glossitis)是指舌黏膜的萎缩性改变,除黏膜表面的舌乳头萎缩消失外,舌上皮全层以致舌肌都萎缩变薄,全舌色泽红,光滑如镜面,也可呈现苍白,故又称镜面舌或光滑舌。参见本节"十一、舌部病损的整合治疗"。

（七）地图舌

地图舌(geographic tongue)又称游走性舌炎,是一种浅表性非感染性的舌部炎症。该病多见于学龄前儿童,有可能随着年龄的增长而自行消失,成人患者常伴有沟纹舌。该病的舌乳头有部分区域萎缩。参见本节"十一、舌部病损的整合治疗"。

（八）正中菱形舌炎

正中菱形舌炎(median thomboid glossitis)是指发生在舌背人字沟前方呈菱形的炎症样病损。其病损区域也有舌乳头黏膜萎缩。参见本节"十一、舌部病损的整合治疗"。

（周　刚）

九、口腔黏膜感觉异常症状的整合治疗

【口腔黏膜感觉异常症状概述】

口腔黏膜感觉异常是指口腔黏膜对体外和体内各种刺激和信号的感受出现了异常改变,主要包括:①感觉过敏,对外界刺激的感觉超出正常(例如痛觉过敏、热觉过敏等);或没有外界刺激而出现自发感觉;②感觉减退(例如味觉减退等);③感觉丧失(例如味觉丧失、温度觉丧失等);④感觉倒错(例如味觉倒错等)。口腔黏膜感觉异常可表现为灼口综合征(Burning mouth syndrome,BMS)、味觉异常、感觉麻木、粗糙、牵拉、厚重等。感觉异常既可以是神经系统器质性病变的自我表现,也可以是患者的一种自我感觉,因此在鉴别诊断上需要仔细分析,以免发生混淆。

【口腔黏膜感觉异常症状口腔操作注意点】

1. 感觉异常的检查主要是依据患者自身的感受和表达,没有客观的测定方法。因此在临床检查中要注意患者的精神状态与意识必须正常,对检查情况有表达能力。

2. 检查前应详细了解病史。

3. 检查前向患者解释清楚以取得患者的充分合作。

4. 检查中避免任何暗示,以免影响患者的判断。

5. 结合患者的主诉、口腔检查、辅助检查,综合分析是功能性的,还是器质性的。

【口腔黏膜感觉异常症状整合治疗的基本要求】

口腔黏膜感觉异常病因复杂多样,涉及局部、全身、精神心理等多个方面,治疗方案的确立有赖于全面的病因排查,并从整合医学的角度进行系统地全面治疗,以期获得更好的治疗效果,促进患者早期康复,提高患者的生活质量。

1. 局部-全身整合治疗　尽量寻找局部、全身的病因或相关因素,以对因治疗为主,辅以对症治疗;病因不明或者症状明显者,需采取对症治疗措施。

2. 多学科整合治疗　对于存在全身疾病的患者,在控制口腔症状的同时,应尽可能与相应科室合作,共同制订合理的治疗计划,指导患者纠正各种系统疾病,调理全身状态。

3. 中西医整合治疗　传统医学与现代医学相互独立,各有所长,又相互辅助。对这类以主观感觉异常为主的疾病,传统医学的辨证施治是对西医治疗的有效补充。

4. 医学-心理整合治疗　口腔黏膜感觉异常的患者绝大多数存在不同程度的精神心理障碍,药物治疗控制口腔及全身症状的同时,需辅以心理治疗。

5. 治疗与预防相结合　口腔黏膜感觉异常的患者往往出现症状的反复,因此症状缓解并非治疗的终点。需继续去除或防止局部、全身的诱因;保持乐观的生活态度,放松心情,防止疾病复发。

（一）灼口综合征(burning mouth syndrome,BMS)

灼口综合征是口腔黏膜(舌多见)以烧灼样疼痛为主要表现的一组综合征,不伴有器质性的损害体征,无特征性的组织病理变化。因症状多见于舌部,又称舌痛症(glossodynia)。因常找不到器质性病因,往往与精神因素相关,故又称舌异常感觉症。具体参见本节"十、口腔黏膜及口面部疼痛症状的整合治疗"。

（二）味觉异常(dysgeusia)

【病因】

味觉异常是指舌部味蕾对酸、甜、苦、咸的感觉出现异常,主要表现为味觉减退、味觉丧失、味觉倒错。该病病因复杂,包括口腔和全身系统性因素,例如神经损伤或疾患、烫伤或创伤、局部麻醉药物的应用、长期服用某些药物、腮腺功能减退至唾液量不足、长期配戴大面积基托义齿等。味觉异常还与吸烟、吸毒、营养不良、放疗化疗、嗅觉障碍以及心理性原因等因素有关。此外,随着年龄的增加,人的味觉会有相应的减退。怀孕期间也可能有味觉的改变或丧失。

【临床表现】

患者可表现为对酸、甜、苦、咸味中的至少 1 种味道感觉缺失;或者由于味觉阈值升高,致使感受某种味道的能力降低;或者味觉功能改变,例如感觉嘴里总有明显的甜味、苦味或金属味等。味觉异常多伴有其他口腔症状,例如舌痛、烧灼感及口干等。

【诊断】

对于味觉异常的诊断首先应详细询问患者的病史、发展过程、何种味觉异常。了解患者是否有过创伤史、长期服用何种药物、是否有长期饮酒或吸烟的习惯、患者的日常饮食习惯、全身或局部的既往病史及治疗史(如是否呼吸系统疾病导致嗅觉异常)。其次,对患者进行口腔检查,例如唾液腺分泌功能有无下降、口腔内是否配戴大面积基托。此外,可对患者进行味觉测试以便正确评价患者有何种味觉异常。必要时可做 CT 或 MRI 检查以明确是否有脑部占位性病损。

【整合治疗原则】

尽量寻找病因,针对可能产生味觉异常的病因进行治疗。

【具体治疗方案】

1. 积极治疗可引起味觉异常的全身或局部疾病,例如呼吸系统疾病、唾液腺疾病、糖尿病等。长期饮用烈性酒和吸烟者应戒烟、酒。

2. 因大面积基托引起味觉异常者,应请口腔修复科医师另行设计义齿。

3. 长期服用某种药物引起味觉异常者,应咨询相应专科医师停用或更换药物。

4. 引起味觉异常的常用药物有氟硝西泮、氟西泮、布洛芬、吲哚美辛、阿卡波糖等。可与相应学科的主治医师联系改用其他药物。

5. 对于原因不明者的治疗往往较困难,可用维生素 B_1、维生素 B_{12},地塞米松加 2%利多卡因双侧舌神经阻滞封闭法。此外,中医治疗也可能有一定疗效。

(程　斌)

十、口腔黏膜及口面部疼痛症状的整合治疗

【口腔黏膜及口面部疼痛症状概述】

疼痛(pain)是临床常见症状,是一种复杂的生理心理活动,其特殊性是以主观的感觉并通过口头描述,或观察患者反应来判断疼痛的程度。疼痛产生的机制是伤害性刺激(例如机械、物理、化学刺激等)或损伤、发炎组织细胞释放的致痛物质(例如 5-羟色胺、乙酰胆碱、缓激肽、组胺、前列腺素等)作用于伤害性感受器,转化为神经冲动,沿传入神经纤维,经背根神经节传到脊髓后角或三叉神经脊束核中的有关神经元,再经由对侧的腹外侧索传至较高级的疼痛中枢—丘脑、其他脑区以及大脑皮质,进而引起疼痛的感觉和反应。

口面部疼痛是指局限于颈部以上、耳前、眶耳线以下及口腔内的疼痛,多为慢性疼痛。包括牙源性口面部疼痛、非牙源性口面部疼痛(图 3-85)。其中非牙源性疼痛又分为神经源性口面部疼痛、血管源性口面部疼痛和心身性口面部疼痛。

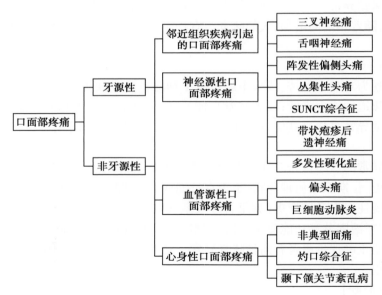

图 3-85　口面部疼痛的分类
(武汉大学口腔医学院供图)

在口面部疼痛诊断中,病史采集是最重要的手段,应重点询问起病方式、发作频率、发作时间、持续时间、疼痛的部位、性质(钝痛、跳痛、刀刺痛、烧灼痛等)、是否散射、疼痛的程度及伴随症状;注意询问疼痛的诱发因素、前驱症状、疼痛加重和减轻的因素(例如冷热刺激、辛辣刺激、酒精刺激、压力、活动等,是否有扳机点等)。此外,还应全面了解患者的年龄、性别、睡眠、精神状况、职业状况、既往病史和伴随疾病、外伤史、服药史、中毒史和家

族史等一般情况对口面部疼痛的影响。在诊断过程中应注意区分原发性还是继发性疼痛。

口面部疼痛具有诊断难、治疗难的特点,其诊断流程见图3-86,图3-87。

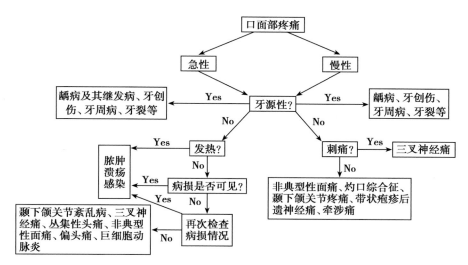

图3-86 口面部疼痛诊断流程1
(武汉大学口腔医学院供图)

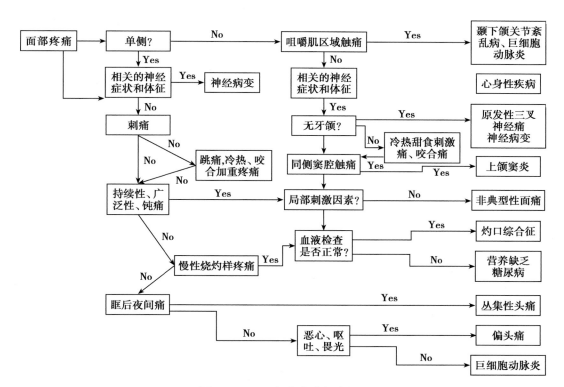

图3-87 口面部疼痛诊断流程2
(武汉大学口腔医学院供图)

【口腔黏膜和口面部疼痛的整合治疗原则】

1. 整合治疗主要目的:缓解疼痛,改善功能。

2. 强调多学科参与,依靠团队协作,采取多学科综合治疗。因口面部疼痛涉及众多学科,因此需疼痛科、口腔科、外科、耳鼻咽喉科、神经科、精神病科、康复科等专科医师和心理医师共同合作,综合治疗。

3. 病因治疗、对症治疗和预防性治疗相结合。

4. 重视疼痛及疗效评估。

5. 强调患者的主动性,减少医疗行为干预。

6. 选择安全、疗效好、副作用少的治疗方法。

7. 多元化治疗结合个性化治疗,重视中西医结合。治疗方法有药物治疗、神经阻滞、电刺激疗法、物理治疗、精神-心理治疗、针灸疗法和推拿疗法。

【口腔黏膜和口面部疼痛的整合治疗方案】

1. 药物治疗　药物治疗是慢性疼痛治疗的基本方法,包括解热消炎镇痛药、麻醉性镇痛药、催眠镇静药、抗抑郁药、抗癫痫药等。

2. 神经阻滞　有星状神经节和腰交感神经阻滞等。

3. 物理治疗　是辅助性治疗方法,在疼痛治疗中应用广泛,包括光疗(近红外线和远红外线)、电疗(包括短波、超短波、微波等高频电疗和直流电离子导入、感应电、电兴奋和间动电疗法)、磁疗和石蜡疗法等。

4. 心理治疗　心理疗法中的支持疗法是医务人员采用解释、鼓励、安慰和肯定等手段,帮助患者消除焦虑、忧郁和恐惧。此外,还有催眠与暗示疗法、认知疗法、行为疗法以及生物反馈疗法等。

5. 其他疗法　痛点注射、经皮神经电刺激疗法、针灸和推拿也是治疗口面部疼痛的方法。

(一) 口腔黏膜疼痛

口腔黏膜的疼痛范围或广泛或局限,由复发性阿弗他溃疡、口腔扁平苔藓、盘状红斑狼疮、口腔黏膜下纤维性变、放射性口炎、创伤性血疱、单纯疱疹、天疱疮、类天疱疮、多形性红斑等多种口腔黏膜疾病引起的黏膜病损,包括溃疡、糜烂、萎缩、充血发红等均可造成口腔黏膜的疼痛。贫血、维生素缺乏、糖尿病、白塞病、结核、艾滋病等系统性疾病、口腔黏膜恶性肿瘤如鳞状细胞癌亦可引起口腔黏膜疼痛。

【整合治疗原则】

1. 局部对症治疗,全身对因治疗,结合个体化治疗。

2. 中医辨证与西医辨病相结合,内外合治、整体与局部兼顾。

【具体治疗方案】

1. 局部治疗　以消炎止痛、防止继发感染、促进愈合为原则。可选用的药物有:

(1) 溶液:包括碳酸氢钠溶液、复方氯己定含漱液、复方硼砂溶液、聚维酮碘含漱液、环孢素溶液、地塞米松溶液等。

(2) 软膏、糊剂:包括曲安奈德口腔软膏、阿昔洛韦软膏、氨来呫诺糊剂、金霉素倍他米松糊剂、维 A 酸糊剂、制霉菌素糊剂等。

（3）凝胶：包括重组人表皮生长因子凝胶、重组牛碱性成纤维细胞因子凝胶、复方苯佐卡因凝胶、异维 A 酸凝胶等。

（4）喷雾剂：包括重组人表皮生长因子喷雾剂、口腔炎喷雾剂、开喉剑喷雾剂等。

（5）口含片：包括氯己定含片、西吡氯铵含片、西地碘含片、溶菌酶含片等。

（6）注射剂：包括曲安奈德注射液、泼尼松龙注射液、复方倍他米松注射液、地塞米松注射液等。

2. 全身治疗 可选用糖皮质激素或免疫抑制剂，对于治疗效果不佳者也可选用免疫调节剂，同时给予支持疗法。若伴有继发感染时，可结合病损感染状况等选用抗生素、抗病毒药物、抗真菌药物、抗结核药物等，制订个性化治疗方案。

全身治疗可选用药物主要有：

（1）糖皮质激素：包括泼尼松、地塞米松、倍他米松等。

（2）免疫抑制剂：包括沙利度胺、羟氯喹、硫唑嘌呤、他克莫司等。

（3）免疫增强剂：包括转移因子、胸腺素、卡介菌多糖核酸、左旋咪唑等。

（4）维生素类：包括维生素 B_1、维生素 B_2、维生素 B_6、维生素 B_{12}、维生素 C 等。

（5）抗真菌药：包括氟康唑、伊曲康唑等。

（6）抗病毒药：包括阿昔洛韦、利巴韦林、阿糖腺苷等。

（7）解热镇痛药：包括布洛芬、双氯芬酸钠、阿司匹林、卡马西平等。

3. 中医治疗 因口腔黏膜疼痛的病因复杂，内外因素交织，个体存在差异，因此中医治疗时应分清主次、标本兼顾、个性化施治。

可用的中成药有：昆明山海棠、雷公藤总苷、口炎清颗粒、肿痛安胶囊、清热减毒胶囊、板蓝根颗粒、六味地黄丸等。散剂有冰硼散、锡类散、养阴生肌散、西瓜霜粉剂等。在药物治疗同时还可辅以针灸按摩治疗、穴位封闭、点刺出血、耳针治疗。

4. 物理治疗 有微波治疗、毫米波治疗、激光治疗、超声雾化治疗、光动力治疗等。

5. 精神-心理治疗 精神-心理治疗对口腔黏膜疼痛治疗尤为重要，口腔医师应与患者进行良好的沟通，消除患者的心理障碍和抑郁，通过心理治疗使患者认知重建和释放压力。

（二）牙源性口面部疼痛

牙源性疼痛包括牙髓炎、牙本质过敏、牙隐裂、急性根尖周脓肿、急性牙周脓肿、食物嵌塞、冠周炎、急性坏死性龈炎、上颌窦炎等。牙髓炎表现为剧烈的自发性放散痛和不能定位的牵涉痛，常会与系统其他疾病引起的疼痛（尤其是牙痛）相混淆。牙髓炎的牵涉痛常发生于单侧后牙，可牵涉至邻牙、对颌牙及三叉神经分布的其他区域，如下颌牙痛可牵涉至耳、枕、锁骨；上颌牙痛可牵涉至颧骨和太阳穴。牙源性口面部疼痛诊断的关键是判断疼痛的来源。

【整合治疗原则】

积极查找疼痛的原因，对因对症，个性化治疗。

【整合治疗方案】

根据不同的疼痛诊断有所不同（表 3-17）。

表 3-17　牙源性口面部疼痛的诊断和治疗

牙源性疼痛	诊　断	治　疗
牙髓炎	自发性阵发性痛、夜间痛、温度刺激加剧疼痛,疼痛不能自行定位;可查及引起牙髓炎的牙体硬组织损害及其他疾患	开髓引流;根管治疗
牙本质过敏	刺激痛,尤其对机械刺激敏感	氟化物;氯化锶;氟化氨银;碘化银;树脂类脱敏剂;Nd:YAG 激光及修复治疗等
牙裂	冷热刺激敏感或咬合不适,也可出现定点性咀嚼剧痛	调𬌗;牙髓治疗;冠修复等
急性根尖周脓肿	牙周袋(−),牙体疾患(+),牙髓活力(−),牙松动(+),叩痛(+++),脓肿部位靠近根尖部、中心位于龈颊沟附近、肿胀弥散、X 线显示(−),病程相对长,有牙体缺损史、牙痛史、牙髓治疗史	开髓引流;切开排脓;安抚;调𬌗磨改;消炎止痛
急性牙周脓肿	牙周袋(+),牙体疾患(−),牙髓活力(+),牙松动(++),叩痛(+),脓肿部位局限于牙周袋壁、近龈缘,X 线显示牙槽骨嵴破坏、可有骨下袋,病程短,长期牙周炎病史	止痛;防止感染扩散;引流脓液
龈乳头炎	持续性胀痛,一般不会出现激发痛;可有食物嵌塞或嵌塞史,一般未查及引起牙髓炎的牙体硬组织损害及其他疾患	去除局部刺激因素;消除急性炎症;彻底去除病因
急性坏死性龈炎	起病急,牙龈疼痛,自发性出血,有腐败性口臭以及龈乳头和龈缘的坏死;病变区细菌学涂片检查可见大量梭形杆菌和螺旋体	去除局部坏死组织;局部使用氧化剂;全身药物治疗;及时进行口腔卫生指导;对全身性因素进行矫正和治疗;急性期过后行洁治术、刮治术或牙龈成形术等
冠周炎	急性初期,自觉患侧磨牙后区胀痛不适,进食咀嚼、吞咽、开口活动时疼痛加重;自发性跳痛或放射性痛;也可出现张口受限、牙关紧闭	急性期消炎、镇痛、切开引流、增强全身抵抗力;慢性期行冠周龈瓣切除术或智齿拔除术
急性化脓性颌骨骨髓炎	全身及局部症状明显,病原牙以及相邻的多数牙出现叩痛,松动,甚至牙槽溢脓或患侧下唇麻木。X 线片检查有助于诊断	炎症初期,即采取积极有效的治疗,控制感染。强调全身支持及药物治疗,同时应配合物理治疗和必要的外科手术治疗

(三) 非牙源性口面部疼痛

1. 邻近组织疾病引起的口面部疼痛　眼、耳、鼻、咽喉、腺体的炎症、外伤、肿瘤、颌面部间隙感染、颌面部肿瘤也可引起口面部的疼痛,例如鼻窦炎、外耳道炎、茎突过长、唾液腺结石病、腮腺炎、腮腺区外伤瘢痕及肿瘤、舌根部肿瘤等均可引起口面部疼痛。其中上颌窦炎表现为持续性胀痛,患侧上颌前磨牙和磨牙可同时受累致 2~3 颗牙叩痛。上颌窦前壁压痛可伴上呼吸道感染症状,有时可出现头痛症状,表现为同侧面颊和牙齿的阵发性神经痛,同侧前额、眉根和眼球后疼痛,晨轻,午后或久坐加重。

【整合治疗原则】

主要是积极查找病因,治疗原发病,同时加强对症治疗。

【具体治疗方案】

(1)上颌窦炎可行上颌窦穿刺冲洗术、上颌窦造瘘术、经唇龈沟下鼻道上颌窦造瘘术或上颌窦根治术治疗。

(2)急性化脓性腮腺炎的治疗应首先纠正机体脱水及电解质紊乱,维持体液平衡;抗生素治疗,配合物理治疗;必要时须切开引流。

(3)慢性复发性腮腺炎的整合治疗以增强抵抗力、防止继发感染,减少发作为原则。

(4)慢性阻塞性腮腺炎可采用理疗或手术治疗。

(5)唾液腺结石病应去除结石或切除腺体。颌面部间隙感染的治疗以抗炎治疗和脓肿切开引流为主。

(6)唾液腺肿瘤、颌面部肿瘤、鼻窦及咽部等肿瘤应按肿瘤的治疗原则进行整合治疗。

2. 神经源性口面部疼痛

(1)三叉神经痛(trigeminal neuralgia,TN):又称"痛性痉挛",是指在三叉神经分布区域内出现阵发性、针刺样、电击样剧烈疼痛,历时数秒至数分钟,疼痛呈周期性发作,间歇期无症状。临床上通常将三叉神经痛分为原发性和继发性两种。

【病因】

1)原发性三叉神经痛:病因和发病机制尚不完全明确,目前有中枢病因学说和周围神经病因学说。

2)继发性三叉神经痛:该病病因可能为原发性或转移性颅底肿瘤等颅中窝和颅后窝的颅内病变、牙源性病灶感染等。传染病、糖尿病也可以出现神经痛。

【临床表现】

多发生于中老年,女性多见,多数为单侧。该病的主要表现是在三叉神经某分支区域内,骤然发生闪电样的剧烈疼痛,疼痛可自发,也可由轻微刺激"扳机点"所引起。疼痛呈周期性发作,发作多在白天,每次发作时间一般持续数秒、数十秒或几分钟后又骤然停止。

原发性三叉神经痛是指无神经系统体征,而且应用各种检查并未发现明显与发病有关的器质性病变。继发性者则是指由于机体的其他病变侵犯三叉神经所致,有明确病因可查,其特点是除疼痛症状外,一般尚伴有面部皮肤感觉减退、角膜反射减退、听力降低等神经系统阳性体征。

【组织病理学检查】

目前已公认脱髓鞘改变是引起三叉神经痛的主要病理变化,这种脱髓鞘病变也出现在三叉神经周围分支上。

【诊断】

三叉神经痛的诊断依据是:病史,疼痛部位、性质,发作的临床表现,影像学检查(X线片、脑超声波检查、特殊造影、CT、MRI检查等)和神经系统的阳性体征。

【鉴别诊断】

三叉神经痛应注意与下列疾病相鉴别(表3-18)。

表 3-18　口面部疼痛的鉴别诊断

	神经源性的疼痛			慢性头痛				颞下颌关节紊乱病
	舌咽神经痛	蝶腭神经痛	面神经痛	偏头痛	丛集性头痛	紧张型头痛	神经症性面痛	
好发人群	35~50岁男性多	30~50岁女性多	不详	中青年女性多	25岁男性多	≈20岁女性稍多	40岁以上女性多	20~30岁女性多
部位	舌咽神经分布区域	单侧颜面中部	单侧外耳部、乳突部、外耳道及鼓膜深处	一侧头痛	一侧头痛	部位不定较弥散	部位不定较弥散	关节区及相应咀嚼肌区
性质	阵发性剧痛	阵发性刀割样、烧灼样钻样疼痛	阵发性烧灼样剧痛	阵发性的搏动性疼痛	一连串密集的头面部剧烈疼痛发作	持续性钝痛	压迫性钝痛	压痛
发病时间	吞咽、讲话、睡眠	刺激中鼻甲后黏膜	突然发生或渐进性加重	光、声刺激或日常活动后	多在入睡后1~2小时	无规律	空闲时	咀嚼或张大口等下颌运动时
持续时间	数秒至数分钟	几分钟至数小时	数小时或更长	4~72小时	15分钟至3小时	30分钟~7天	长	数周至数月
间歇期	短	长短不一	长短不一	安静环境、休息缓解	数月至数年	长短不一	工作繁忙、注意力集中、夜晚睡眠后	无规律
发作频率	早上上午频繁，下午晚上稀少	每天数次或数10次，或2~3天甚至1~2周发作1次	无规律	周期性发作	1日8次至日1次不等	每天至少10次	无规律	无规律
伴随症状	喉部痉挛感、唾液分泌过多	Horner征、结膜及鼻腔黏膜充血	舌前2/3味觉过敏或味觉减退	恶心、呕吐及畏光	自主神经症状	恶心、呕吐及颈部肌肉紧张	无	下颌运动异常、关节弹响及杂音

1）神经源性的疼痛

①舌咽神经痛：多见于男性，疼痛性质表现为阵发性剧痛，但疼痛部位在咽后壁、舌根、软腭、扁桃体、咽部及外耳道等处。疼痛常因吞咽、讲话引起，睡眠时也可发作。应用1%~2%的丁卡因喷雾于咽部、扁桃体及舌根部，如果能止痛即可确诊。

②面神经痛：表现为阵发性一侧外耳部、乳突部、外耳道及鼓膜深处刺痛，严重时可波及半侧面部或口腔内，常伴有舌前2/3味觉过敏或味觉减退，可能伴有眩晕及听力减退。疼痛剧烈，呈烧灼样，持续时间长，可达数小时或更长，间歇期由数小时至数日不等。外耳部阵发性剧痛合并有带状疱疹、周围性面瘫，偶有面部感觉过敏、乳突区压痛等。

③蝶腭神经痛：临床表现为单侧面中部阵发性疼痛，常在夜晚发作。女性较多见，易发生于30~50岁。疼痛部位在一侧眼眶及其上下区域而不超过中线。疼痛性质剧烈，呈刀割样、烧灼样疼痛，每次发作几分钟至数小时不等。刺激中鼻甲黏膜可引起疼痛发作，且发作时常伴有 Horner 征、结膜及鼻腔黏膜充血等自主神经症状。

2）牙痛和其他牙源性疾患及邻近组织的疾病：眼、耳、鼻、腺体的炎症、外伤或颌面部肿瘤均可引起面部疼痛，但这些疼痛有明显病灶可查，无扳机点存在，除去病灶后疼痛消失。

3）慢性头痛

①偏头痛：临床表现为阵发性的偏侧搏动性头痛，伴恶心、呕吐及畏光，女性多见。在安静、黑暗环境内或睡眠后头痛缓解。

②丛集性头痛：多好发于中年男性，特点是发作前无任何征兆。突然发作的主要症状为一侧发作性剧烈头痛，多在入睡后1~2小时突然发生，表现为一连串密集的头面部疼痛发作，可在短时间内达到高峰。

③紧张型头痛：部位较弥散，可位于前额、双侧颞部、头顶、枕部及颈部。头痛呈持续性，常呈钝痛、紧箍感。多有头皮、颈部压痛点，有额、颈部肌肉紧张，并伴有恶心、呕吐等症状。

4）非典型面痛：疼痛范围广泛、深在，性质和部位均不定，主要位于一侧面下部，也可为双侧，无"扳机点"，疼痛发作时常伴有自主神经症状。

5）颅内占位性病变：头痛早期可为间断性或晨起为重，但随着病情的发展，多发展为持续性头痛，进行性加重，出现颅内高压的症状和体征，并可出现局灶症状和体征。颅内肿瘤可引起三叉神经分布区的疼痛，鼻咽癌、上颌窦癌及各种转移癌可引起面部疼痛。

6）颞下颌关节紊乱病：表现为张口及咀嚼时关节区及其周围肌群出现疼痛，常伴有下颌运动异常和关节弹响及杂音。多在关节区及相应的咀嚼肌区有压痛，一般在咀嚼及张大口等下颌运动时诱发疼痛。

7）神经症性面痛：常因大脑高度紧张，或由于患者在精神或心理方面存在某种障碍所致。多见于40岁以上的女性。疼痛范围较广泛而不确定，常呈压迫性钝痛，可波及一侧面部、头颈部。病史较长、工作繁忙或注意力集中时不发病，夜间睡眠后也无疼痛发作。

【整合治疗原则】

1）强调多元化治疗和个性化治疗相结合：采用药物治疗、中医中药针灸疗法、理疗、注射治疗、射频温控热凝术、手术治疗及放射治疗等进行综合治疗，同时结合病情进行个性化治疗。

2）遵循循序渐进原则：应首选对机体无损害性或损害性最小的治疗方法。一般应先从药物治疗开始，如无效时再选择封闭、理疗、冷冻、激光、注射疗法、射频温控热凝术、神经撕脱、三叉神经根微血管减压术、经皮穿刺微球囊压迫术等。

3）对因及对症治疗相结合：对于继发性三叉神经痛，应先针对病因治疗，而原发性三叉神经痛先对症治疗，止痛为主。

4）注重多学科合作，例如三叉神经根微血管减压术需在脑外科医师或神经外科医师的协作下进行。

【整合治疗方案】

1）药物治疗：对原发性三叉神经痛均应首先采用药物治疗，如果无效则再考虑其他方法。药物治疗对于早期发作的病例，能缓解症状，但对肝肾、胃肠损害较大。

①卡马西平：是目前治疗三叉神经痛的首选药物。从小剂量开始，并逐渐增加至理想剂量，达到既能控制疼痛又不引起不良反应。

②奥卡西平：开始时每日 300mg，分 2 次服用，以后可逐渐增加至 600~2400mg，直到疼痛控制为止。

③苯妥英钠：一般剂量为每日 2~3 次，每次 50~100mg，其最大剂量为 1 次 300mg，500mg/d。

④氯硝西泮：以上药物无效时可用，一般剂量为每日 3 次，每次 0.5mg，每 3 日增加 0.5~1.0mg，极量 20mg/d，维持量一般为 4~6mg/d。

⑤巴氯芬：口服剂量为 5mg，每日 3 次，应逐渐增加，直至所需剂量，常用剂量是每日 30~75mg，根据病情可达每日 100~120mg。

⑥山莨菪碱：一般剂量为每次 5~10mg，每日 3 次。

2）物理治疗：离子导入维生素 B_1 或维生素 B_{12} 和利多卡因。

3）中医疗法：包括针刺疗法和针灸法，可选用的中成药有七叶莲或野木瓜片。

4）注射治疗：三叉神经注射治疗是临床治疗三叉神经痛的常用方法，用于服药无效或有明显副作用、拒绝手术治疗或不适于手术治疗者。注射的部位主要是三叉神经干或三叉神经半月节、卵圆孔、圆孔、眶上孔、眶下孔、下牙槽神经孔、颏孔、翼腭孔等。所用药物包括甘油、阿霉素以及无水乙醇等。

5）射频温控热凝术：射频温控热凝术尽管复发率较高但止痛效果好。该法操作方便，可重复治疗，适用于年老体衰有系统疾病、不能耐受手术者。但有严重心、脑血管疾病患者不宜采用该法。应用该法的患者可能出现面部感觉异常、角膜炎、咀嚼肌无力、复视、带状疱疹等并发症。

6）手术治疗：三叉神经痛的手术治疗包括三叉神经周围支切断撕脱术、经皮穿刺半月神经节微球囊压迫术、三叉神经根微血管减压术等。

7）立体定向放射外科治疗。

（2）舌咽神经痛（glossopharyngeal neuralgia）：是指发生在舌咽神经分布区域的阵发性剧烈疼痛。

【病因】

病因和发病机制尚不明确，可能是由于椎动脉或小脑后下动脉、小脑前下动脉或其分支以及静脉压迫舌咽神经，导致舌咽神经及迷走神经发生脱髓鞘性变，引起舌咽神经的传入冲动与迷走神经之间发生"短路"的结果。继发性病因包括小脑脑桥三角的血管异常、肿瘤压迫、蛛网膜炎、椎动脉病、外伤以及发生于颈动脉、咽、喉和扁桃体等处的颅外肿瘤、颅外血管疾患等。

【临床表现】

男性多见,好发于35~50岁。阵发性剧痛位于扁桃体区、咽部、舌根部、颈深部、外耳道深部及下颌后区等处。疼痛呈间歇性发作,昼夜均有阵痛,可在睡眠时发作。每次发作持续数秒至数分钟,性质为针刺样、刀割样、烧灼样、电击样阵发性剧痛,也可表现为痛性抽搐。疼痛多位于一侧,开始于舌根部或扁桃体区,并向耳部放射。患者常出现频繁咳嗽现象。舌咽神经痛的扳机点常位于扁桃体部、外耳道及舌根等处。吞咽、打哈欠、咳嗽均可诱发疼痛。

【诊断】

根据原发性舌咽神经痛的临床特点、疼痛部位、性质、神经系统检查有无阳性体征,一般诊断并无困难。继发性舌咽神经痛还常伴有其他脑神经障碍或其他的神经系统局限性体征。

【鉴别诊断】

该病须与三叉神经痛、茎突过长、鼻咽癌侵及咽部及颅底而引起的神经痛相鉴别,特别是疼痛呈持续性隐痛,时间长,无扳机点,夜间疼痛明显时。

【整合治疗原则】

1）病因治疗和对症治疗相结合:原发性舌咽神经痛对症治疗为主,继发性者对病因治疗为主。

2）药物止痛治疗和非药物疗法相互补充,联合应用。

3）遵循合理的序贯治疗程序:应在明确诊断后首选药物治疗,在药物治疗无效或出现明显的药物不良反应时,再逐一采用封闭疗法、射频温控热凝术以及手术治疗等非药物治疗。

【具体治疗方案】

1）药物治疗:治疗原发性三叉神经痛的药物均可用于该病的治疗。

2）封闭疗法:1%~2%的利多卡因5~10ml(可加维生素 B_{12}、维生素 B_1 或适量激素)注射于患侧舌根部、扁桃体窝或咽壁的"扳机点"周围或者舌咽神经干。

3）射频温控热凝术:舌咽神经痛射频温控热凝术穿刺点位于颈静脉孔内侧,术后易引起声音嘶哑、吞咽困难等严重并发症,须慎用。

4）手术治疗:对保守治疗无效者可行手术治疗,包括微血管减压术、颅外舌咽神经干切断术或颅内舌咽神经根切断术。当"扳机点"位于扁桃体窝内者,施行患侧扁桃体切除偶可收效。

（3）阵发性偏头痛（paroxysmal hemicranias,PH）:是一种少见且较难诊断的原发性头痛疾病,属于三叉神经自主神经性头痛的一种,表现为一侧眶周、眶上和/或颞部剧烈疼痛,常伴有同侧颜面部自主神经功能症状。

【病因】

发病机制尚不明确。下丘脑功能障碍导致其对三叉神经血管复合体的调节失衡,可能是引起阵发性偏侧头痛各种症状的病因。

【临床表现】

多发于30~40岁成人,好发于女性。常发生于一侧眼部、颞部、腭部和额部的剧烈疼痛。疼痛被描述为搏动样、钻痛、跳痛或刺痛,疼痛程度从中度至极痛。可伴同侧结膜充血、流泪、鼻塞、流涕。头痛期间患者喜欢静坐或者蜷缩着躺在床上,少数患者来回踱步。发作性阵发性偏侧头痛每次疼痛持续 2~30 分钟,每日发作 2~30 次,头痛期为 2 周~4.5 个月,间歇期为 1~36 个月。慢性阵发性偏侧头痛每天发作 1~40 次,每次头痛通常持续 2~25 分钟(范围 2~120 分钟)。

【诊断】

根据阵发性偏侧头痛的发病特点,尤其是每天 5 次以上的发作频率,神经影像学(MRI 等)检查排除引起头痛的颅内器质性疾患(尤其是脑下垂体病变),可以作出诊断。对于症状不典型或吲哚美辛治疗无效的患者还需做脑垂体激素检查。

【鉴别诊断】

该病应与三叉神经痛、丛集性头痛、偏头痛、原发性咳嗽头痛鉴别。

【整合治疗原则】

1)强调预防性治疗:以降低发作频率、减轻发作程度和减少功能损害为目的。

2)遵循循序渐进的治疗原则。

3)多元化整合治疗。

【具体治疗方案】

1)急性症状的治疗:皮下注射舒马曲普坦,吸氧。但疗效尚存争议。

2)预防性治疗:治疗剂量的吲哚美辛能控制头痛发作。若患者不能耐受吲哚美辛的副作用或有用药禁忌证,则可选用其他药物:非甾体抗炎药物(例如阿司匹林、萘普生、双氯芬酸、吡罗昔康衍生品、酮洛芬等);COX-2 抑制剂(塞来昔布等);钙通道阻滞剂(维拉帕米、氟桂利嗪、尼卡地平等);乙酰唑胺;托吡酯。

3)局部封闭治疗:利多卡因与甲泼尼龙混合液局部封闭枕大神经,但疗效有待更多临床试验观察。

4)下丘脑深部脑刺激术/神经刺激:适用于常规治疗无效的患者。

(4)丛集性头痛(cluster headache):又称神经性偏头痛(migrainous neuralgia),是一种原发性神经血管性头痛,表现为一侧眼眶周围发作性剧烈疼痛,有反复密集发作的特点,伴有自主神经症状,常在 1 天内固定时间发作,可持续数周至数月,在此期间患者头痛呈一次接一次地成串发作,故名丛集性头痛。

【病因】

发病机制尚不明确。神经性偏头痛可能是下丘脑神经功能障碍引起的、三叉神经血管复合体参与的原发性神经血管性头痛。

【临床表现】

平均发病年龄约为 25 岁,部分患者可有家族史,男性多见。头痛突然发生,无先兆症状,几乎于每日同一时间(常在晚上)发作。头痛位于一侧眶周、眶上、眼球后和/或颞部,呈尖锐、爆炸样、非搏动性剧痛。头痛持续时间不等,发作频率不一。疼痛时常伴有同侧颜面部自主神经功能症状,表现为结膜充血、流泪、流涕等副交感亢进症状,或瞳孔缩小和眼睑下垂等 Horner 征。

【诊断】

根据丛集性头痛的发病特点及伴随的同侧颜面部自主神经功能症状,发作时坐立不安、易激惹,并具有反复密集发作的特点,神经影像学排除引起头痛的颅内器质性疾患,可以作出诊断。

【鉴别诊断】

该病需与发作性偏侧头痛、偏头痛相鉴别。

【整合治疗原则】

1）药物治疗包括急性发作期治疗和预防性治疗：急性发作期治疗以"迅速缓解疼痛、消除伴随症状并恢复日常功能"为目标；预防性治疗以"降低发作频率、减轻发作程度、减少功能损害、增加急性发作期治疗疗效"为目标。

2）强调预防性治疗：丛集性头痛发作历时较短，但疼痛程度剧烈，因此应特别强调预防性治疗。

3）应采用阶梯法、分层法选药，制订定时、定量的个性化给药方案。

4）多学科合作：可与神经内科、精神卫生医师或心理医师共同诊治。

【具体治疗方案】

1）急性期治疗：吸氧疗法为首选治疗措施。也可用舒马普坦皮下注射或经喷鼻吸入、佐米曲普坦经鼻吸入；还可用麦角类制剂二氢麦角胺静脉注射；或4%~10%利多卡因1ml经患侧鼻孔滴入，可使1/3患者头痛缓解。

2）预防性治疗：预防性药物包括维拉帕米、锂制剂、糖皮质激素、托吡酯、丙戊酸、苯噻啶、吲哚美辛、褪黑素等。

（5）SUNCT综合征（severe unilateral neuralgia and conjunctival tearing syndrome，SUNCT）：又称伴结膜充血和流泪的短暂性单侧神经痛样头痛综合征，是一种极其罕见的疾病，属于三叉神经自主神经性头痛的一种，其疼痛程度较偏头痛轻，常由于皮肤刺激诱发疼痛，其发病特点是可自行发作且较难治愈。

【病因】

病因尚不明确。研究表明下丘脑-垂体轴在SUNCT综合征中起着重要作用。

【临床表现】

平均发病年龄50岁左右，男女均可发病，男性稍多见。表现为单侧眼眶或眶周短暂的中至重度疼痛，疼痛性质为灼痛、刺痛、电击样疼痛。并迅速伴发明显的结膜充血和流泪症状，少数患者还伴有流涕和鼻塞。疼痛时常伴有前额和面部出汗、换气过度、眼内压增高、眼睑肿胀、血管充血等，瞳孔缩小少见。该病的疼痛发作时间无明显规律，突然发作突然停止，发作期与缓解期交替也无规律。发病期间的疼痛发作频率从<1次/日到>30次/小时不等，多在白天发作，夜间少见。该病的自然病程较短暂、不稳定，但很少迁延为慢性病程。

【诊断】

根据SUNCT综合征伴结膜充血和流泪的短暂性单侧神经痛样头痛的发作特点，结合MRI等神经影像学检查即可诊断。

HIS（2004年）SUNCT诊断标准：①至少有20次符合②~④项所描述的疼痛发作；②发生于单侧眼眶和/或眶上的短暂刺痛，或持续5~240秒的搏动性疼痛；③疼痛发作时伴发同侧结膜充血和流泪症状；④疼痛发作频率为每日3~200次；⑤不能诊断为其他疾病者。

【整合治疗原则】

1）加强宣教，使患者对疾病的发病机制、临床表现和治疗过程有所了解，解除不必要的忧虑，提高治疗的顺应性。

2）药物治疗为主,局部封闭、手术治疗、认知治疗和心理治疗相辅,进行综合治疗。

【具体治疗方案】

1）止痛方法:口服药物止痛可用拉莫三嗪(首选药物)、奥卡西平、托吡酯、加巴喷丁、卡马西平(最常用但仅对少数患者疗效显著)等。或静脉注射利多卡因。

2）局部封闭:可用阿片类制剂局部封闭颈上神经节和枕大神经。

3）手术治疗:可采用射频消融三叉神经或半月神经节;或三叉神经微血管减压术。

（6）带状疱疹后遗神经痛:带状疱疹常伴有神经痛,多在皮肤黏膜病损完全消退后1个月内消失,少数患者可持续1个月以上,称为带状疱疹后遗神经痛。

【病因】

由水痘-带状疱疹病毒(herpes varicella-zoster virus, VZV)引起。VZV病毒随神经进入脊神经或脑神经感觉神经节的神经元中,可因某种诱发因素(例如感冒、外伤等)激发病毒活跃增殖,引起神经节炎症。

【临床表现】

常见于老年患者,在带状疱疹皮肤黏膜病损完全消退后神经痛仍可持续,可能存在半年以上。疼痛部位为单侧受累的三叉神经分布区,但疼痛性质与三叉神经痛不同,易被某些痛性或非痛性刺激而激发剧痛及痛觉过敏,常难以止痛,还常伴有严重瘙痒感。

【组织病理学检查】

神经节有炎症细胞浸润、出血及变性;患处细胞的细胞核内,可见带状疱疹的Lipschütz包涵体。

【诊断】

根据患者是否有过带状疱疹病史、疼痛部位、性质及持续时间不难诊断。

【鉴别诊断】

该病需与三叉神经痛鉴别。

【整合治疗原则】

1）注重早期预防。

2）加强综合性心理治疗,改善不良生活、工作环境,保持良好的精神状态和健康的心理状态,提高机体免疫力。

3）局部治疗与全身治疗相结合。

4）全身给予抗病毒、增强免疫、止痛和神经营养药物。

5）局部对症治疗,结合物理治疗。

6）中西医结合治疗。

【具体治疗方案】

1）防治措施:对于急性带状疱疹患者,用盐酸伐昔洛韦每次1000mg,每日3次,联合初始剂量为300mg/d的加巴喷丁,连续服药7日,可减少带状疱疹后神经痛的发生。

2）止痛药物:可用药物有卡马西平、苯妥英钠、丙戊酸、加巴喷丁、羟考酮。

3）抗抑郁药物:年纪较大的患者考虑使用阿米替林、去郁敏、马普替林等。

4）神经营养药物:维生素 B_1,每次10mg,口服,每日3次;维生素 B_{12},每次0.15mg,肌内注射,每日1次。

5）局部治疗:可用局部涂擦利多卡因;经皮电神经刺激;针刺局部穴位疗法;聚肌胞、维生素 B$_{12}$ 等作穴位封闭,每隔 1~2 日进行 1 次等方法。

6) 物理治疗:紫外线、微波、毫米波、氦-氖激光局部照射,神经节部位照射,均有一定辅助治疗效果。

7) 中医中药治疗:中医内治主要针对"风邪火毒"、"脾经湿热"和"气滞血瘀"三型进行辨证治疗。此外,针灸、火针、耳针等也有助于带状疱疹后遗神经痛的治疗。

(7) 多发性硬化症(multiple sclerosis,MS):是以中枢神经系统白质炎性脱髓鞘病变为主要特点的自身免疫病。该病的主要临床特点为中枢神经系统白质散在分布的多病灶与病程中呈现的缓解复发,症状和体征的空间多发性和病程的时间多发性。

【病因】

该病主要与病毒感染、自身免疫反应、遗传或环境因素有关。

【临床表现】

好发于 20~40 岁的青、中年患者,男女患者之比约为 1:2。亚急性起病多见,以多发病灶、缓解-复发病程为特点。临床症状和体征:①感觉异常:浅感觉障碍表现为肢体、躯干或面部针刺麻木感,异常的肢体发冷、蚁走感、瘙痒感以及尖锐、烧灼样疼痛及定位不明确的感觉异常,亦可有深感觉障碍;②肢体无力;③眼部症状;④共济失调;⑤发作性症状;⑥精神症状。

【组织病理学检查】

该病的特征性病理改变是中枢神经系统白质内多发性脱髓鞘斑块,多位于侧脑室周围,伴反应性胶质增生,也可有轴突损伤。

【诊断】

1) 病史和神经系统检查,表明中枢神经系统白质内同时存在着两处以上的病灶。

2) 起病年龄在 10~50 岁。

3) 有缓解与复发交替的病史,两次发作的间隔至少 1 个月,每次持续 24 小时以上;呈缓慢进展方式而病程至少 6 个月以上。

4) 可排除其他疾病。

如符合以上 4 项,可诊断为"临床确诊的多发性硬化症";如果①、②中缺少一项,可诊断为"临床可能的多发性硬化症";如果仅为一个发病部位,首次发作,诊断为"临床可疑的多发性硬化"。注意结合 MRI 等相关实验室检查结果协助诊断。

【鉴别诊断】

该病须与首次发作的急性播散性脑脊髓炎、脑动脉炎、脑干和脊髓血管畸形伴多次出血发作、系统性红斑狼疮、干燥综合征、神经白塞病、颈椎病导致脊髓压迫症、热带痉挛性截瘫等疾病鉴别。

【整合治疗原则】

1) 树立正确的预防和治疗目标,提高治疗顺应性。

2) 分期、分型个性化治疗:急性期治疗以减轻症状、尽快减轻残疾程度为主。缓解期治疗以减少复发、减少脑和脊髓病灶数、延缓残疾累积及提高生存质量为主。

3) 配合物理治疗、心理干预、认知康复、睡眠调节,进行综合治疗。

4) 多学科治疗:需口腔科、疼痛科、神经科、精神科、风湿免疫科、康复科等医师及理疗师、心理医师共同协作。

【具体治疗方案】

1）复发-缓解型多发性硬化症：糖皮质激素为主要治疗药物，例如甲泼尼龙、泼尼松等。也可用 β-干扰素疗法；大剂量免疫球蛋白静脉输注；硫唑嘌呤口服；醋酸格拉太咪尔，可作为 IFN-β 的替代疗法；造血干细胞移植。

2）继发进展型多发性硬化症：可选用米托蒽醌（首选）、氨甲蝶呤、环磷酰胺、硫唑嘌呤、环孢素等。

3）原发进展型多发性硬化症：主要是对症治疗和康复治疗。

4）疲劳症状的对症治疗：保证足够的卧床休息，避免过劳；职业治疗、物理治疗、心理干预及睡眠调节可能有一定作用。

5）行走困难的对症治疗：中枢性钾通道拮抗剂达方吡啶可用来改善各种类型 MS 患者的行走能力。推荐剂量为每次 10mg，每日 2 次，间隔 12 小时服用，24 小时剂量不应超过 20mg。

6）膀胱、直肠功能障碍的对症治疗：尿潴留可用氯化氨基甲酰甲基胆碱，无效时可用间断导尿，尿失禁用溴丙胺太林。

7）严重痉挛性截瘫和大腿痛性屈肌痉挛的对症治疗：口服巴氯芬或安置微型泵及内置导管鞘内注射；姿势性震颤用异烟肼 300mg/d，口服，每周增加 300mg，直至 1200mg，合用吡哆醇 100mg/d 可有改善；少数病例用卡马西平或氯硝西泮有效。

8）抑郁的对症治疗：可应用选择性 5-羟色胺再摄取抑制剂类药物和心理治疗。

9）认知障碍的对症治疗：可应用胆碱酯酶抑制剂如多奈哌齐和认知康复治疗。

10）疼痛的对症治疗：对急性疼痛可选用卡马西平或苯妥英钠可能有效；对慢性疼痛可选用巴氯芬或替扎尼定治疗；对感觉异常如烧灼感、紧束感、瘙痒感可选用加巴喷丁和阿米替林。

3. 血管源性口面部疼痛

（1）偏头痛（migraine）：是临床常见的原发性头痛，患病率为 5%～10%，是头部血管舒缩功能不稳定所致的一种反复发作性头痛，其特征是发作性、多为偏侧、中重度、搏动样头痛，一般持续 4～72 小时，可伴有恶心、呕吐，光、声刺激或日常活动均可加重头痛，安静环境、休息可缓解头痛。

【病因】

病因尚不明确，可能与以下因素有关。

1）内因：偏头痛具有遗传易感性，约 60% 的偏头痛患者有家族史。该病女性多于男性，多在青春期发病，月经期容易发作，妊娠期或绝经后发作减少或停止。提示内分泌和代谢因素参与偏头痛的发病。

2）外因：环境因素参与偏头痛的发作。食物、某些药物、强光、过劳、应激以及应激后的放松、睡眠过度或过少、禁食、紧张、情绪不稳等也可诱发偏头痛。

【发病机制】

1）血管学说：认为偏头痛是原发性血管疾病。

2）神经学说：即皮质扩散性抑制学说，认为偏头痛是原发性神经功能紊乱性疾病。

3）三叉神经血管学说：近年来受到广泛重视。

【临床表现】

偏头痛多起病于儿童和青春期，中年期达发病高峰，女性多见，男女患者比例约为 1：2～

1:3,常有遗传背景。临床上,偏头痛可分为无先兆偏头痛、有先兆偏头痛、视网膜性偏头痛、常为偏头痛前驱的儿童周期性综合征、偏头痛并发症,其中无先兆偏头痛是最常见的偏头痛类型,约占80%,有先兆偏头痛约占偏头痛患者的10%。

1)无先兆偏头痛:临床表现为反复发作的一侧或双侧额颞部疼痛,呈波动性,疼痛持续时伴颈肌收缩可使症状复杂化。常伴有恶心、呕吐、畏光、畏声、头皮触痛等症状。该型偏头痛常与月经有明显关系,它的发作频率比有先兆偏头痛更高。

2)有先兆偏头痛:发作前数小时至数日可有倦怠、注意力不集中和频繁打呵欠等前驱症状。最常见为视觉异常先兆,其次为感觉异常先兆,言语和运动异常先兆少见。活动能使头痛加重,睡眠可缓解头痛。头痛可持续4~72小时,消退后常有疲劳、倦怠、烦躁、无力、食欲差等,1~2日后常可好转。有先兆偏头痛又可以细分为以下三型:①伴典型先兆的偏头痛性头痛:该型为最常见的有先兆偏头痛类型。先兆表现为完全可逆的视觉、感觉或言语症状,但无肢体无力表现。②偏瘫性偏头痛:临床少见。该型又分为家族性偏瘫性偏头痛和散发性偏瘫性偏头痛。③基底型偏头痛:先兆症状明显源自脑干和/或两侧大脑半球。

【诊断】

根据偏头痛发作类型、家族史和神经系统检查,通常可作出临床诊断。脑部CT、CTA、MRI、MRA检查可以排除脑血管疾病、颅内动脉瘤和占位性病变等颅内器质性疾病。

【鉴别诊断】

1)丛集性头痛:该病具有反复密集发作的特点,但始终为单侧头痛。

2)紧张型头痛:多见于青、中年女性,情绪障碍或心理因素可加重头痛症状。

3)Tolosa-Hunt综合征:阵发性眼球后及眶周的顽固性胀痛、刺痛或撕裂样疼痛,伴随动眼、滑车和/或展神经麻痹。

4)症状性偏头痛:大部分患者有局灶性神经功能缺失或刺激症状,颅脑影像学检查可显示病灶。

5)药物过量使用性偏头痛:头痛发生与药物有关,停用药物2个月内缓解或回到原来的头痛模式。

【整合治疗原则】

1)以减轻或终止头痛发作,缓解伴发症状,预防头痛复发为治疗目的。

2)预防与治疗相结合。

3)强调心理治疗。

4)药物治疗为主,采用阶梯法、分层选药,进行个体化治疗。

5)手术指疗为辅。

【具体治疗方案】

1)心理治疗:加强宣教,帮助患者确立科学、正确的防治观念和目标,保持健康的生活方式,寻找并避免各种偏头痛诱因。

2)药物治疗:发作期药物治疗以镇痛剂和镇静剂为主,包括非特异性止痛药,例如非甾体类抗炎药和阿片类药物;特异性药物例如麦角类制剂和曲坦类药物。预防性治疗药物包括β肾上腺素能受体阻滞剂、钙离子拮抗剂、抗癫痫药、抗抑郁药、5-HT受体拮抗剂等。

3)手术治疗:对病程长、发作频繁、药物治疗效果差者可行颞浅动脉结扎手术。

（2）巨细胞动脉炎（giant cell arteritis）：又称颞动脉炎，是一种病因未明的中动脉与大动脉血管炎，常累及一个或多个颈动脉分支，尤其是颞动脉，典型表现为颞侧头痛、间歇性下颌运动障碍和视力障碍三联征。

【临床表现】

该病发病年龄在 50 岁以上，起病多缓慢，有时发病突然，全身症状类似"流感"。女性发病明显多于男性，患病率地区性差异甚大。70% 患者表现为特异性头痛，30% 患者有头颈动脉缺血症状，15% 患者主动脉弓及其分支受累，40%~60% 患者伴有风湿性多肌痛。其中头痛为一侧或两侧颞部、前额部或枕部的张力性疼痛或浅表性灼痛，可累及太阳穴、舌、咀嚼肌区域，疼痛在患者平躺时可加剧。

【组织病理学检查】

病理改变为肉芽肿性动脉炎，可见到血管壁全层的白细胞浸润，一般呈节段性或斑片状分布，常有内膜增生和内弹力层断裂。在中层与内膜交界处可见巨细胞，病变血管可见血栓形成，致使血管腔狭窄闭合。

【诊断】

50 岁以上老年人一侧或双侧颞部头痛，颞浅动脉搏动减弱或消失，动脉增粗、变硬，活检为肉芽肿性动脉炎可确诊。ACR1990 年巨细胞动脉炎分类诊断标准为：①发病年龄≥50岁；②新近出现的头痛；③颞动脉有压痛，搏动减弱（非因动脉粥样硬化）；④血沉≥50mm/h；⑤颞动脉活检示血管炎，表现为单个核细胞为主的浸润性或肉芽肿性炎症，并且常有多核巨细胞。具备 3 条即可诊断。

【整合治疗原则】

1）早发现、早诊断、早治疗。

2）糖皮质激素为首选药，应遵循"早期用药，足量控制，逐渐减量，小量维持，忌骤然停药"的用药原则。

3）对糖皮质激素反应差或无法承受较大剂量激素者，可联合免疫抑制剂。

4）重视支持治疗。

5）用药期间应严密观察，定期检查，避免发生严重毒副反应。

6）辅以心理治疗。

【具体治疗方案】

该病对糖皮质激素反应十分敏感，泼尼松 40~60mg/d，1 周内症状可消失，1 个月后逐渐减量到 7.5~10mg/d，维持 1~2 年，大多数患者可完全缓解。该病预后良好，但激素减量过快易复发，有激素抵抗者可合并应用免疫抑制剂（例如环磷酰胺、甲氨蝶呤等）。

4. 心身性口面部疼痛

（1）非典型面痛（atypical facial pain）：又称特发性面痛，是指一种无器质性病变的持续性的慢性口面部不适或疼痛，被国际头痛协会定义为"不符合其他标准的疼痛"。当患者颌面部出现超过 6 个月的持续性疼痛，且定位差，症状表述不清，解剖分布不明确，查不出器质性病变，各种治疗无效，临床上不能确诊时，可能被冠以非典型性面痛的诊断。

【病因】

病因不明，一般认为是由自主神经病变引起。此外，精神紧张因素、心理状态异常、肌功能异常也会引起该病。

【临床表现】

为持续性的疼痛,少或无缓解期,多见于中老年女性。其疼痛特点是不局限于某一感觉神经支配区内,范围广泛、深在,部位不定。表现为持续性钝痛、搏动痛、放射痛和烧灼痛,但不受温度刺激影响。可伴随口干、味觉异常、头痛、慢性背痛、肠易激综合征或痛经等口腔症状和身心性疾病。部分患者因慢性疼痛而寻找口腔科干预,例如根管治疗或拔牙。

【诊断】

诊断较困难,必须在排除其他器质性病变引起的疼痛后方可下结论。

非典型面痛不局限于某一感觉神经支配区域内,疼痛范围广泛、深在,部位不定,主要位于一侧面下部,也可为双侧,无"扳机点",疼痛发作时,常伴有自主神经症状。

【鉴别诊断】

该病需与三叉神经痛相鉴别。三叉神经痛主要表现在三叉神经分支区域内,骤然发生电击、针刺、刀割或撕裂样剧烈疼痛。疼痛可自发,也可由轻微刺激"扳机点"所引起。

【整合治疗原则】

1) 强调心理及精神治疗、行为认知治疗。

2) 积极对症对因治疗。

3) 结合康复、心理、药物、物理、手术治疗的综合疗法。

4) 跨学科合作:口腔科、神经科、精神科、心理科、耳鼻喉科等医师应共同参与,制订治疗方案。

【具体治疗方案】

1) 精神心理治疗

①了解患者的生理、心理、社会情况,解释非典型性面痛的病因,通过归因训练,干预患者的认知,改变其消极情绪,形成积极的期望,进而达到治疗目的。设定正确的治疗目标:以控制症状为主,而非治愈。

②避免重复检查,以免造成患者恐惧和确信疾病。避免通过口腔科干预,例如根管治疗、拔牙来缓解疼痛,因口腔科干预治理对于非典型性面痛的缓解往往无效。

2) 积极查找病因,消除致病因素。

3) 药物治疗:可尝试应用镇静剂、抗焦虑、抗抑郁药或抗癫痫药物。

4) 物理治疗:采用超短波、红外线、普鲁卡因或碘离子透入等局部理疗法。

5) 手术治疗:上述治疗均无效的情况下可考虑手术治疗,例如下丘脑后部脑深部电刺激和翼腭神经节脉冲射频。

(2) 灼口综合征(burning mouth syndrome,BMS):是以舌部为主要发病部位,以烧灼样疼痛为主要表现的一组综合征,又称"舌痛症"、舌感觉异常、口腔黏膜感觉异常等。常不伴有明显的临床损害体征和组织病理学的变化,但常有明显的精神因素,在更年期或绝经前后期的妇女中发病率高。

【病因】

病因复杂,虽然未有统一的观点,但精神因素的作用较大。

1) 局部因素:包括:①义齿、残根残冠、不良修复体,对口腔科材料的过敏、大量吸烟等理化刺激因素;②舌部微循环障碍;③频繁伸舌自检;④有研究认为该病与颞下颌关节综合征及某些与味觉有关的脑神经功能障碍有密切的关系;⑤局部真菌与细菌感染因素。

2）系统因素：包括：①更年期综合征；②糖尿病；③维生素和矿物质的缺乏；④医源性因素，如长期滥用抗生素等。

3）精神因素：包括：①人格因素：患者多为焦虑型、抑郁型性格，情绪不稳定；②恐癌心理。

【临床表现】

最常见的临床症状为舌烧灼样疼痛，但也可以表现为麻木感、刺痛感、味觉迟钝、钝痛不适等感觉异常。疼痛部位多见于舌根，其次为舌缘、舌背和舌尖。多见单个部位发病。舌痛呈晨轻晚重的节律性改变。过度说话、食干燥性食物、空闲安静时加重，但当注意力分散时疼痛可缓解甚至消失。病程长短不一。患者常精神紧张、抑郁、忧心忡忡。临床检查无阳性体征，临床症状与体征明显不协调。

【组织病理学检查】

无异常明显的改变。

【诊断】

目前尚无统一的诊断标准。一般根据舌或口腔其他部位的烧灼样疼痛等感觉异常，以及临床症状和体征明显不协调的特征，即可做出诊断。但必须首先排除三叉神经痛、舌癌、舌部溃疡、舌淀粉样物质沉积等器质性病变。

【鉴别诊断】

该病应与三叉神经痛、舌癌、舌部溃疡、舌淀粉样变、舌乳头炎等鉴别。以上病损均有明显特征，且与临床症状相符。

【整合治疗原则】

对因对症相结合，心理治疗为首，结合物理治疗和中医治疗进行多元化治疗。

【具体治疗方案】

1）对因处理：消除局部刺激因素，停用可疑药物。并且要纠正患者伸舌自检的不良习惯。积极治疗糖尿病等系统性疾病。对于更年期的妇女可采用激素替代疗法。对于营养障碍所致的舌痛可予以补充维生素、微量元素等。对于神经因素所致的舌痛可选用镇静药物。

2）对症处理：疼痛明显者可用0.5%达克罗宁液局部涂布，但不可长期频繁使用。失眠、抑郁明显者可用谷维素等。口干唾液黏稠可用溴己定，或人工唾液。亦可根据病情选用局部封闭。

3）心理治疗：心理治疗就是应用心理学的原则和技巧，通过治疗者的言语或非言语的沟通方式对患者施加影响，达到改善患者的心理状态和行为方式。认知疗法是近年来发展较快的心理治疗，它对BMS症状有所改善。具体内容包括：①心理疏导与释疑解惑；②采取放松训练和音乐疗法松弛负性情绪和心态；③言语暗示疗法；④对明显存在心理障碍患者随访复查，并给予抗焦虑及抗抑郁药。

4）物理治疗：例如毫米波治疗和低剂量的激光治疗。

5）中医治疗：内治可采用的中成药有六味地黄丸、知柏地黄丸、保和丸、灯盏华素片、芦笋胶囊等。外治可选用穴位注射疗法或针灸。

（3）颞下颌关节紊乱病（temporomandibular disorders，TMD）：是一类病因尚未完全清楚而又有相同或相类似临床症状的疾病总称。一般都有颞下颌关节区及（或）咀嚼肌肌痛，下颌运动异常和伴有功能障碍，关节弹响、破碎音及杂音等三类症状。该病多为功能紊乱性质,也可累及关节结构紊乱甚至器质性破坏,但一般都有自限性。

【病因】

发病原因目前尚未完全阐明。一般认为与心理社会因素(患者常有情绪焦虑、易怒、精神紧张、容易激动以及失眠等精神症状)、殆因素(包括殆干扰、牙尖早接触、严重的锁殆、深覆殆、垂直距离过低等)、免疫因素、关节负荷过重(夜磨牙、白天紧咬牙、经常吃硬食物等可使关节负荷过重,造成关节的退行性变甚至破坏)、关节解剖等因素有关。

【临床表现】

颞下颌关节紊乱病的发展有三个阶段:功能紊乱阶段,结构紊乱,关节器质性破坏阶段。三个阶段为疾病的早期、中期和后期。该病有自限性,一般不发生关节强直,预后良好。其临床表现有以下三个主要症状。

1)下颌运动异常:包括开口度(过大或过小);开口型异常(偏斜或歪曲);开闭运动出现关节绞锁等。

2)疼痛:主要表现在开口和咀嚼运动时关节区或关节周围肌群的疼痛。一般无自发痛,但在症状发作时(例如急性滑膜炎),也偶有自发痛。有的患者有肌肉和肌筋膜的疼痛扳机点,压迫扳机点可引起远处的牵涉区疼痛。此外,一些经久不愈、病情迁延的患者,常常有关节区沉重、酸胀以及面颊、颞区等慢性疼痛和感觉异常。

3)弹响和杂音:①弹响音,当可复性关节盘前移位时可出现;②破碎音,当关节盘穿孔,破裂或移位可出现;③摩擦音,当骨关节病骨、软骨面粗糙可出现这类杂音。

4)头痛:近年来有学者把头痛列为该病的第四个主要症状。

【诊断】

根据病史和上述主要症状可作出诊断。辅助诊断的常用方法有:①X线平片;②关节造影和磁共振检查;③关节内镜;④红外热成像:Haddad DS 等采用此法发现肌颞下颌关节紊乱患者的咬肌和前颞肌区域的温度分别比正常对照明显降低,这可能会成为颞下颌关节紊乱病的一种补充诊断法。

【鉴别诊断】

颞下颌关节紊乱病的疼痛应与以下疾病相鉴别。

1)关节源性疼痛:关节炎性病变、占位性病变等所引起的疼痛。

2)非关节源性疼痛:肌肉疾患引起的疼痛;神经性疼痛(三叉神经痛、舌咽神经痛等);关节外占位性病变引起的疼痛。

3)耳源性疼痛。

4)颈椎病引起的牵涉性关节区疼痛。

5)茎突过长除了可引起吞咽时咽部疼痛和感觉异常外,常可在开口、咀嚼时引起关节区疼痛以及关节后区、耳后区和颈部的牵涉痛。

【整合治疗原则】

1)以保守治疗为主,采用对症治疗和消除致病因素相结合的综合治疗。

2)强调心理治疗和医学教育治疗:对患者进行医疗知识教育,以便患者进行自我治疗,自我保护关节,养成良好的咀嚼习惯,改变不良生活行为。

3)局部治疗和全身治疗相结合:减轻关节局部症状的同时应改进全身状况和患者的精神状态。

4）遵循合理治疗程序：可逆性治疗→不可逆性治疗→关节镜外科和各种手术。

5）采取多元化治疗和个体化治疗相结合的原则。

6）中西医结合，辅以物理治疗。

【具体治疗方案】

颞下颌关节紊乱病的治疗方法繁多，治疗过程中应根据具体的病情选择个性化治疗方案，进行多元化整合治疗。

主要方法包括各种药物治疗（非甾体类抗炎镇痛药物、镇静剂、肌松弛剂），各种物理治疗（磁疗、钙离子导入、红外线、蜡疗法），各种𬌗治疗（各种𬌗垫、𬌗板），局部封闭治疗，关节腔内注药疗法和冲洗疗法，关节镜外科治疗，正畸治疗，修复治疗，肌训练治疗，心理支持疗法，手术治疗（关节盘摘除术、髁突修整术、髁突高位切除术），各种手法推拿、按摩、局部热敷等。

（周　刚）

十一、舌部病损的整合治疗

【舌部病损概述】

舌是人体的重要器官，含有丰富的血管、神经、淋巴管，表面有特殊的黏膜上皮，具有味觉、触觉、痛觉、温度觉、语言和咀嚼等多种功能，患病时，患者多身心痛苦。舌不仅是许多口腔黏膜病的好发部位，也是许多全身性疾病表现的反应部位，因此舌被认为是"观察疾病的窗口"，中医的舌诊已成为中医诊疗中自成体系的重要组成部分，越发受到关注。

【舌部病损的口腔操作注意点】

1. 在进行舌部检查时，要使患者体位便于自然光线和聚光灯的照射，以便得到客观的舌诊结果。检查部位涉及舌背、舌腹、舌尖、舌缘、舌根部，并注意相邻的口底及口咽部改变。通过视诊、触诊等必要的探查细心观察，同时对患者的语言能力，伸舌特点进行评估。有时还需同时结合眼和皮肤的体征、患者的心理表现反复检查，避免遗漏。

2. 有明显病损的患者多数疼痛突出，操作要轻柔，并争取患者的密切配合。

3. 在进行实验室检查、无创或微创性物理学检查、组织病理学检查取材时要选择典型部位，严格按相关要求操作。

4. 舌部通常是湿润环境，日常行使功能不断动作，黏膜对药物是被动吸收，因此治疗用药时要尽量清洁干燥局部、制动以保证药物作用。

5. 口腔医师应避免在操作过程中与血液或体液无保护性的直接接触，要戴乳胶手套、眼罩、面罩等，注意消毒。如果有意外职业暴露，应立即用肥皂水和清水清洗伤口，暴露后当时、6周、3个月、6个月应查HIV抗体。

【整合治疗的基本要求】

1. 尽量寻找局部及全身致病原因及相关因素，查找相关证据并将对因治疗作为首要步骤。对高度怀疑，不能确诊的，或者为预防该病加重可采用经验性治疗。

2. 口腔病损局部治疗需采用药物、物理、手术等方法治疗。用药方式依病情需要采纳湿敷、涂布、封闭、雾化吸入等，配制药物应确保有效浓度。

3. 全身用药须谨慎，应严格掌握适应证，认知并预防副作用，对疗程和剂量遵从说明书要求。对系统疾病的治疗须取得相关专科的会诊配合及有效治疗,注意口腔用药与其他药物的关系,避免拮抗。

4. 中医药治疗尽量采纳中成药和成方药,应由具备中医药知识的医师或药师严格把关。

5. 心理治疗应贯穿临床检查及治疗全过程。

(一) 地图舌

地图舌(geographic tongue)是一种浅表性非感染性舌部疾病,因病损具有形态和位置的不定性和多变性,又称为游走性舌炎(migratory glossitis)、糠疹样舌(pityriasis tongue)、边缘剥脱性舌炎(glossitis exfoliative marginalis)、游走性红斑(erythema migrans)等。

【病因】

病因不明。任何年龄阶段都可发病,但多见于幼儿期和少儿期,有报道发病率达 0.1%～14.1%,成人常伴发沟纹舌,两者关系尚不明确。下列因素可诱发该病:①遗传:少数有遗传性倾向。②精神因素:常见自主神经系统功能紊乱,例如情绪波动、失眠疲劳等可诱发本病发生。③内分泌紊乱:可有月经期或月经前发病或加重。④局部因素:龋齿或乳牙萌出时的刺激等。⑤舌炎:患慢性丝状乳头炎。⑥营养因素:患者有胃肠道慢性病史或肠道寄生虫病,引起消化不良及维生素 B 族等缺乏,儿童缺锌等。⑦全身因素:贫血、糖尿病、全身型银屑病、脂溢性皮炎、变态反应性疾病、感染性疾病等。⑧免疫因素:有学者观察地图舌患者属于过敏人群。

【临床表现】

病损多见于舌背中央、舌尖及侧缘,主要表现为中央区丝状舌乳头萎缩微凹,黏膜充血发红,形成表面光滑的剥脱样红斑,周边区丝状舌乳头增厚,呈黄白色条带状或弧线状分布,与周围正常黏膜形成清晰的边界,类似地图而得名(图 3-88)。开始时病损形状大小不一,可单独或多个存在,也可相互融合遍及整个舌背。因为病损区可一边扩散一边修复而移动位置似"游走",可昼夜间发生变化,故被称为"游走性舌炎",但也有可持续数日或数周无改变者。患者一般无明显自觉症状,遇辛辣食物或烟、茶、酒精等刺激可有烧灼感,半数以上的患者合并裂纹舌时可有疼痛,影响饮食。该病有间歇缓解期,发作后有自限性,3～4 天或更长的时间后,舌黏膜有可能恢复正常。该病可持续终身,也有患者随年龄增长而减轻情况。

【组织病理学检查】

病理表现为非特异性炎症,萎缩区上皮变性,丝状乳头丧失,上皮表层剥脱,棘层变薄,固有层炎症细胞浸润;病变的白色边缘为过度角化或不全角化,棘层细胞变性、水肿,有微脓肿形成,或有松脱及坏死物质存在。

【诊断】

根据病损的地图状形态特征和边扩展边修复的游走性不难诊断。

【鉴别诊断】

该病应与舌扁平苔藓、红斑型念珠菌病相鉴别。

1. 舌扁平苔藓 舌扁平苔藓主要发生在舌前 2/3

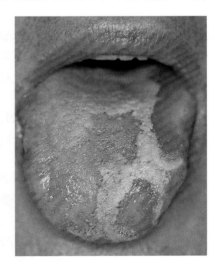

图 3-88 地图舌

和边缘。表现多样,可有网纹状、圆形或椭圆性斑块状白色角化病损,呈蜡光样。可同时伴发于颊部、唇部等口腔黏膜。病损无游走性和不定形性。病理检查可见上皮过度角化或角化不全,颗粒细胞层显著增生,基底层细胞坏死液化变性,固有层密集淋巴细胞带状浸润。

2. 红斑型念珠菌病　该病多为急性萎缩性念珠菌口炎,多见于长期大量应用广谱抗生素的患者,临床表现为黏膜充血,色鲜红,舌背乳头斑块状萎缩,常伴发口角炎。患者首先出现味觉异常或味觉丧失,同时口干、有灼烧感及疼痛,少数有木胀不适等症状。

【整合治疗原则】

尽量排查疾病相关因素,针对患者进行个性化的治疗方案。

【具体治疗方案】

1. 对无症状者且与遗传因素有关,可不予治疗,同时做好卫生宣教,预防舌表面疼痛的指导。

2. 对精神心理因素相关者心理疏导比药物治疗更重要,以消除患者的恐惧心理为主要目标,减少患者紧张情绪,告诫患者频繁伸舌自检会带来进一步疼痛危害。

3. 对免疫因素相关者,可予免疫调节剂或增强剂。例如匹多莫德口服液,每次 1 支,每日 2 次,口服;胸腺素肠溶片,每次 20mg,每日 2 次,口服;转移因子口服或注射应用。免疫增强剂的副作用要重视,胸腺瘤患者禁忌胸腺素。

4. 对消化道疾病和营养缺乏患者,可依据检验结果酌情应用复合维生素 B、叶酸、维生素 C、多维元素、烟酰胺等。

5. 对内分泌因素相关(例如月经紊乱,妊娠期且有症状)患者,应进行内分泌系统检查及相关会诊,寻找病因再明确治疗方案。

6. 对伴发沟纹舌或伴有念珠菌感染症状者,可采用 2%~3% 碳酸氢钠、2% 硼酸钠、0.12% 氯己定等漱口液,每日 3 次,含漱,控制感染。对无真菌感染迹象者,局部可涂敷抗生素。

7. 中医辨证施治　可用金银花、淡竹叶、甘草适量,水煎,每日 3 次,含漱。脾胃湿热型宜清热利湿,健脾和胃,方药:三仁汤与四君子汤加减;气阴两虚型宜益气养阴,补脾养胃,方药:沙参麦门冬汤加减。必要时可用养阴生肌散敷患处。

8. 预防　该病需积极纠正与地图舌有关的发病因素。如调节情绪,避免紧张、劳累、恼怒,积极治疗全身疾病和口内病灶牙,注意饮食卫生,营养均衡,保持良好的消化功能,过敏体质患者应避免食用可能引起超敏反应的食物,例如海鲜、鱼虾、刺激性调味品等。

(二) 沟纹舌

沟纹舌(fissured tongue)因舌背出现深浅不等、形态不一、长短各异的沟纹而得名,又称阴囊舌(scrotal tongue)或皱褶舌(lingua plicata)。

【病因】

病因不明,有人认为是舌先天性发育异常所致,主要是舌上纵肌发育不正常,另有学者认为可能与遗传、地理环境、食物品种、营养成分缺乏等有关。此外,该病在唐氏综合征等患者中高发。

【临床表现】

舌部通常表现为一条或长或短的中心深沟和多条不规则的副沟。浅沟纹只在患者伸舌或在用镊子轻轻分开乳头时才能见到,沟底和侧壁无乳头生长,但黏膜的连续性没有破坏。

有时裂纹也可深及黏膜的下层或肌层,但舌表面乳头存在,黏膜颜色正常,舌体柔软,活动自如,味觉正常。临床上根据沟纹的走向分为叶脉舌和脑纹舌(图3-89~图3-91)。

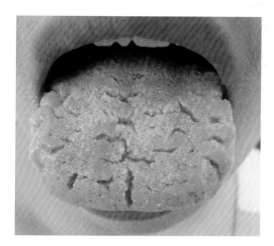

图3-89　脑回型沟纹舌
(中国医科大学附属口腔医院供图)

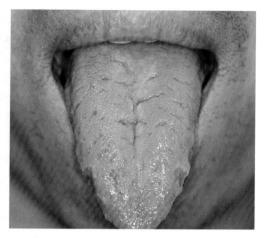

图3-90　叶状型沟纹舌
(中国医科大学附属口腔医院供图)

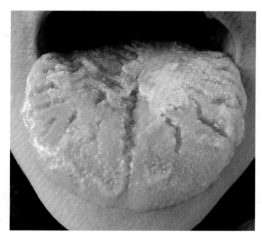

图3-91　沟纹舌合并地图舌
(中国医科大学附属口腔医院供图)

1. 叶脉舌　即在舌背中央有一条较粗较深的纵向沟纹,将舌背分为"两半",在其两侧有横向的沟纹存在,形成叶脉状。

2. 脑纹舌(皱褶舌)　即舌背沟纹走向有如大脑皮质的沟回状外观。临床上以叶脉型较多见。有些患者沟纹舌与地图舌共存。该病患者一般无自觉症状,少数患者可能因舌背沟裂较深,易藏食物残屑和细菌滞留,发生继发感染而出现疼痛和口臭,严重者可充血、肿胀,甚至影响进食。

【组织病理学检查】

表现为沟纹深部可达黏膜下组织或肌层,沟纹表面覆有正常上皮及乳头,沟纹底部上皮明显变薄,无角化层。有时见丝状乳头变大,上皮钉突增长,上皮内微小脓肿形成。上皮下结缔组织增厚,大量淋巴细胞、浆细胞浸润。扫描电镜可见丝状乳头增生、毛状结构消失。裂沟和侧壁无乳头,代之以黏膜隆起,上皮排列紊乱、中断。细胞表面有很少微生物附着。

【诊断】

根据舌部长短、深浅、数目不一的裂隙呈叶脉状或脑回状的典型表现不难诊断。沟纹舌伴有巨唇,面瘫者称梅-罗综合征。

【鉴别诊断】

应与舌部开裂性创伤鉴别。后者有创伤史,疼痛明显,舌黏膜连续性中断,有渗血,临床不难鉴别。

【整合治疗原则】

沟纹舌病因不明,对无症状者一般不需治疗,但应对患者做心理疏导避免和消除紧张与恐惧;对沟纹深在和有症状者、有强烈愿望治疗者可先排查发病相关因素,进行必要的治疗,主要以局部治疗为主。

【具体治疗方案】

1. 对于沟裂浅伴有疼痛者,可用0.12%氯己定溶液,每日3次,含漱,同时使用四环素甘油糊剂,每日3次,涂敷患处。含漱时将舌尖抵住下前牙舌侧,使舌背拱起暴露沟纹,去除沟中食物残渣,并使沟纹浸泡在药液中,起到局部冲洗、消炎作用。也可应用康复新液治疗沟纹舌。

2. 对于沟裂深伴疼痛者,可考虑手术切除沟裂部拉拢缝合治疗,并尽量维持和恢复外形。

3. 免疫力低下患者,可以应用提升免疫力的药物,例如匹多莫得口服液,每次1支,每日2次,口服。胸腺素肠溶片,每次20mg,每日2次,口服。

4. 营养不良患者,可服用多维元素片,每次1片,每日1次,口服。

5. 应减少食用刺激性食物。清除牙石,修复不良修复体,调磨过锐牙尖,保持口腔清洁,避免经常性伸舌自检。

6. 中医辨证施治

(1) 内治法

1) 阳明实热型,清热泻火,通腑去实。方药:白虎承气汤加减。

2) 肝肾阴虚型,滋补肝肾。方药:知柏地黄丸加减。

3) 胃阴不足型,滋补胃阴,兼清虚热。方药:麦门冬汤加减。

4) 心脾两虚型,补气养血。方药:归脾丸加减。

(2) 外治法:用溃疡散、养阴生肌散及锡类散涂患处。

(3) 其他疗法:体针、耳针。

(三) 正中菱形舌炎

正中菱形舌炎(median rhomboid glossitis)是位于舌背正中后1/3处,人字沟前方外形约呈菱形的炎症样病损(图3-92)。患者多偶然发现。

【病因】

病因不明。可能的因素有:

1. 发育畸形 有人认为该病是因舌发育过程中奇结节未能陷入侧突,外露于舌背,形成无乳头区的先天性畸形。但流行病学调查结果发现该病多见于成年人,自幼发病者少见,因而不支持这一假说。

2. 白色念珠菌感染 有报道该病90%患者伴有舌乳头菱形区的白色念珠菌感染,而在口腔黏膜的其他部位未检出念珠菌,因此认为与白色念珠菌感染有关。

【临床表现】

主要有光滑型和结节型两种表现,患者常无自觉症状,无功能障碍,也有患者可能出现痒痛感等不适。

1. 光滑型 病损界限清楚、呈红色,其大小不一,通常前后径大于左右径,质软,表面光

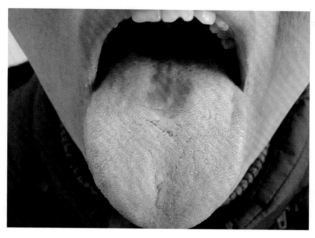

图 3-92　正中菱形舌炎
（中国医科大学附属口腔医院供图）

滑,舌乳头缺如。

2. 结节型　在菱形病损表面,出现大小不等,由粟粒至绿豆大小的暗红色结节状突起,扪诊有坚硬感,但基底柔软。结节型者如基底出现硬结,有人认为有癌变倾向。

【组织病理学检查】

1. 光滑型表现为程度不同的上皮萎缩,细胞形态无改变,舌乳头消失,固有层有少量炎症细胞浸润。

2. 结节型为上皮明显增生,过度角化,固有层炎症细胞浸润,甚至出现上皮异常增生,这种类型往往是增生型的念珠菌感染的临床表现。

【诊断】

根据病损的特定部位和菱形状乳头缺失的特殊表现诊断。

【鉴别诊断】

该病应与下列疾病相鉴别。

1. 舌癌　乳头结节型与舌癌的临床表现有相同之处,根据病史有时不难诊断,必要时病理检查可以区别。

2. 游走性舌炎　正中菱形舌炎病损区固定,不具游走性,两者不难鉴别。

3. 慢性增殖型念珠菌病　该病除舌背有结节状增生外,还可出现在腭、颊等口腔黏膜部并有白色假膜或红斑症状出现。

【整合治疗原则】

根据病因和临床症状确定个性化治疗方案。

【具体治疗方案】

1. 单纯发育畸形导致的一般不需治疗,嘱患者避免经常性的伸舌自检,并进行心理疏导。

2. 合并白色念珠菌感染实验室检查确诊者,可以用 2%~4%碳酸氢钠液,每日 3 次,含漱;制霉菌素糊剂,每日 3 次,涂敷患处;对症状重者后者的片剂与前者适当比例联合外用。

3. 继发于其他疾病者需积极治疗原发病。

4. 如发现基底变硬,需做活检明确是否恶变,必要采用电灼、冷冻、激光和手术治疗。

5. 中医辨证施治

(1) 脾阴不足型:滋脾阴,降虚火,佐以健脾。方药:沙参麦门冬汤加减。

(2) 外治法:可用含漱散泡水含漱以保持局部清洁。

(四) 毛舌与黑毛舌

毛舌(hairy tongue)是舌背丝状乳头过度伸长和延缓脱落形成的丛毛状损害。可呈黑、褐、白、黄、绿等多种颜色,而分别称为黑毛舌、白毛舌、黄毛舌、绿毛舌等,临床上以黑毛舌(black hairy tongue)最为常见。

【病因】

病因不明。一般认为与患者体质虚弱加之口腔环境状况不佳有关,特别是菌群变化和缺乏舌运动引起,毛舌患者唾液的 pH 降低。引起毛舌的真菌感染以毛霉菌属的黑根霉菌最常见。

【临床表现】

1. 多见于 30 岁以上的成年人,性别差异不大。

2. 好发于舌背正中部,特别是丝状乳头分布最丰富的人字沟附近。

3. 丝状乳头伸长呈毛发状。过度伸长的丝状乳头可被拨至一方而不恢复(图 3-93,图 3-94)。

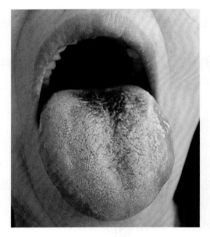

图 3-93 黑毛舌
(中国医科大学附属口腔医院供图)

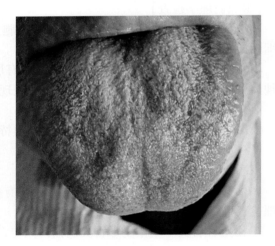

图 3-94 毛舌
(中国医科大学附属口腔医院供图)

4. 大多数患者无症状,有些患者有口臭、因过长的丝状乳头刺激软腭而引起反射性恶心。

【组织病理学检查】

舌丝状乳头角化细胞显著伸长增生,乳头间有细菌,食物残渣,脱落的角质块等间染。上皮钉突明显伸长,固有层淋巴细胞和浆细胞浸润,表现为非特异性炎症。

【实验室检查】

涂片可查出真菌和产色菌素。

【诊断】

根据特征性的丝状乳头过度伸长为毛发状病损即可做出诊断。

【鉴别诊断】

该病应与舌乳头染色的黑舌苔相鉴别。黑舌苔无舌丝状乳头增生伸长,多因食物或各种水果、糖果色素、药物等染色所致,染色可祛除。

【整合治疗原则】

依据明确的毛舌病因,制订治疗方案。

【具体治疗方案】

1. 明确真菌感染引起的毛舌可服用抗真菌药氟康唑片,口服或含化,第 1 日总计200mg,以后每次 50mg,每日 2 次;制霉菌素糊剂,每日 3 次,涂敷患处;制霉菌素片每次 50万单位,每日 3 次,含服。

2. 有糖尿病、贫血、放射治疗、慢性炎症、发热等原发病的患者,应积极治疗原发疾病。同时服用免疫力增强剂,如胸腺素肠溶片,每次 20mg,每日 2 次,口服。

3. 口腔卫生状况不佳或滥用抗生素引起该病,则应告知患者注意保持口腔卫生,同时可以用 2%~4%碳酸氢钠液,每日 3 次,含漱。停用可疑药物或相关食物。

4. 中医辨证施治 可用木贼草适量,水煎,每日 3 次,含漱。或青果适量,水煎,每日 3次,含漱。内治法:胃热上蒸型,宜通腑泄热,急下存阴,方药:大承气汤加减。脾胃虚寒型:宜益气健脾,温中理气,方药:香砂六君子汤加减。外治法:1∶200 的黄连溶液涂布局部。

5. 局部处理 1%~2%过氧化氢轻刷毛舌;电干燥术;消毒剪刀剪断丝状乳头进行清理;1%鬼臼树脂丙酮乙醇涂布,注意伸舌应用和冲洗防止咽下;维 A 酸外用。

6. 预防 注意保持口腔卫生,少吃酸性食物,正确使用抗生素,改正口呼吸习惯等。长期吸烟可刺激上皮角化增生,因此患者需戒烟。

(五) 萎缩性舌炎(atrophic glossitis)

是指舌黏膜的萎缩性改变,由多种全身性疾病引起。除黏膜表面的舌乳头萎缩消失外,舌上皮全层以致舌肌都萎缩变薄,全舌色泽鲜红或苍白,光滑如镜面,故又称光滑舌或镜面舌。

【病因】

可能由以下疾病引起:

1. 血液系统疾病 缺铁性贫血、巨幼红细胞性贫血、恶性贫血(其舌炎称 Hunter 舌炎或Moeller 舌炎)、再生障碍性贫血、原发性低色素性贫血等。

2. 营养缺乏 维生素 B_2 缺乏、烟酸缺乏、叶酸缺乏、维生素 E 缺等。

3. 干燥综合征 又称 Sjögren 综合征,表现为口眼干燥、关节炎等。口腔干燥使舌乳头萎缩,光滑舌,舌绛红或皲裂等。

4. 感染性疾病 急性红斑型念珠菌感染、梅毒感染等。

5. 老年性萎缩 老年人口腔黏膜生理性萎缩,在舌部表现为丝状乳头萎缩。

6. 口腔黏膜下纤维变性(OSF) 该病可发生于舌部,舌乳头可全部萎缩。

7. 其他疾病 地图舌、萎缩型扁平苔藓、舌部赤斑、头颈部肿瘤放疗后、Reiter 综合征、胰高血糖素瘤综合征等。

【临床表现】

萎缩性舌炎中老年妇女多见。舌丝状乳头首先萎缩,继而菌状乳头萎缩,舌背光滑红绛无舌苔,严重时因舌肌变薄而呈现舌体干瘦,口腔其他部位也可出现萎缩,伴随萎缩的逐渐加重,患者可出现不同程度的口干、烧灼感、进食辛辣等刺激性食物灼痛。贫血引起者伴有皮肤黏膜苍白,头晕耳鸣,食欲下降,畏寒乏力等全身不适症状。烟酸缺乏者在萎缩性病损基础上出现类似于疱疹样阿弗他浅表溃疡,也可出现龈炎,同时伴有腹泻和皮肤糙皮病(图 3-95 ~ 图 3-97)。干燥综合征患者同时有口干、眼干和结缔组织病症。白色念珠菌引起者表现为周界弥漫不清的红斑,可同时在颊、腭、口角区发生类似的红斑,有口干、口苦、烧灼感或疼痛、发木感。早期梅毒舌部单个、直径 1cm 左右、

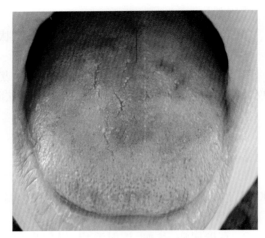

图 3-95　核黄素缺乏导致的萎缩性舌炎
(中国医科大学附属口腔医院供图)

边缘整齐、表面光滑肉色斑。二期梅毒舌面典型梅毒斑即在舌前 2/3,有 1 个或几个圆形或椭圆形的界限清楚的红色斑。三期梅毒可出现梅毒性口炎-硬化性舌炎,浅层硬化波及全舌呈光滑红色萎缩,乳头消失,表现为"梅毒性秃舌"。

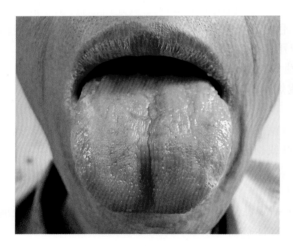

图 3-96　贫血导致的萎缩性舌炎
(中国医科大学附属口腔医院供图)

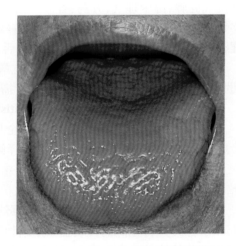

图 3-97　烟酸-核黄素缺乏导致的萎缩性舌炎
(中国医科大学附属口腔医院供图)

【组织病理学检查】

舌乳头萎缩或消失,黏膜上皮细胞层变薄,表层角化减少或不全角化,棘细胞体积变小,上皮钉突变短,上皮下结缔组织萎缩,肌层变薄,毛细血管襟接近上皮表层,少量炎症细胞浸润。

【实验室检查】

血常规和贫血系列检查、白色念珠菌检测、梅毒螺旋体等系列检查有助于明确病因和治疗。

【诊断】

根据舌乳头萎缩引起的舌光滑、红绛似镜面的特有症状，不难作出诊断。

【鉴别诊断】

1. 扁平苔藓　舌面有时萎缩成镜面状，萎缩区周围常有珠光白色损害，口腔内其他黏膜有白色角化条纹，常对称性存在。

2. 地图舌　病损有游走性，病损凹陷周边高起呈不规则形态似地图状。

3. 红斑　表现为红色斑块状损害，触之柔软，较少发生在舌背部，且萎缩区常点缀有黄白色颗粒样损害。病理表现为典型的上皮异常增生。

4. 急性红斑型念珠菌病　可出现舌黏膜呈鲜红色伴有舌乳头萎缩，口内其他黏膜也有类似红斑和黏膜萎缩。

【整合治疗原则】

积极全面探索病因，对因对症联合治疗。

【具体治疗方案】

1. 贫血或维生素缺乏患者　病情严重者应及时转入血液科或内科等相关专科进行全身治疗。病情轻微者，可应用叶酸片，每次 5~10mg，每日 3 次，口服；复合维生素 B 片，每次 2 片，每日 3 次，口服；甲钴胺片每次 0.5mg，每日 1 次，口服；缺铁性贫血者可选用多糖铁复合物胶囊，每次 150mg，每日 1 次，口服。

2. 干燥综合征患者　可酌情应用茴三硫片，每次 25mg，每日 3 次，口服，或转入免疫科诊治。有国内学者使用解毒生津漱口液治疗干燥综合征并发萎缩性舌炎，能明显缓解患者萎缩性舌炎的症状。

3. 念珠菌感染　已证实或为预防目的，可应用 2%~4% 碳酸氢钠液，每日 3 次，含漱。感染严重者制霉菌素糊剂涂患处，每日 3 次。

4. 梅毒感染者　采用梅毒病相关治疗方法。

5. 中医辨证施治　常用芦笋胶囊，每次 0.6g，每日 3 次，口服。

（1）胃阴干涸型：滋养胃阴，益气和胃，养阴清热，清热生津。方药：胃复春。国内学者使用波长 632.8nm 的 He-Ne 激光配合中药治疗胃气阴两虚型萎缩性舌炎患者取得了良好的临床疗效。

（2）肾阴亏竭型：滋补肝肾。方药：六味地黄丸，每次 6g，每日 2 次，口服。

（3）气阴两虚型：养阴健脾，益气补血。方药：麦门冬汤。

（4）气血两虚型：益气补血。方药：四物汤。

6. 局部治疗　消炎防腐、促进生长愈合。如复方硼砂含漱液、康复新液等；疼痛症状明显者，可用盐酸利多卡因凝胶涂患处，每日 3 次。口干明显者可含用人工唾液，推荐配方为 1% 毛果芸香碱 15ml，枸橼酸 40ml，加蒸馏水至 200ml。

7. 预防　注意饮食均衡，积极治疗贫血、肾炎、糖尿病等各种系统性疾病。注意口腔卫生，餐后漱口，有义齿者应注意清洗，保持清洁。提高机体免疫力。

（六）舌淀粉样变性（amyloidosis lingual）

舌淀粉样变性是淀粉样物质沉积的早期表现，淀粉样变是一种少见的蛋白质代谢紊乱引起的全身多脏器受累的综合征，其特点为淀粉样蛋白物质在组织中沉积，因球蛋白与黏多糖的复合物对碘反应类似于淀粉，所以称淀粉样变。

【病因】

病因不明。原发性淀粉样变可能与遗传相关。多数情况下淀粉样物质沉积常是潜在疾病的继发表现,常见于慢性感染、自身免疫性疾病、恶性肿瘤。

【临床表现】

口腔病损以舌部为首发部位约占39%,最常见的症状是巨舌,患者因此不能闭合口腔,舌体广泛增大,呈对称性,早期尚软,随舌体淀粉样物质沉积加重而变硬。舌黏膜表面或舌缘出现淡黄色、蜡样结节,丝状及菌状乳头萎缩,有斑丘疹样病变散布。晚期由于舌体增大,口唇闭合困难,舌缘出现牙齿印,同时舌下及口底增厚,舌体运动受限,舌痛明显,影响咀嚼、吞咽、言语等功能。舌面除丘疹、结节、斑块外,尚有紫癜、出血、沟裂、坏死等病损(图3-98)。

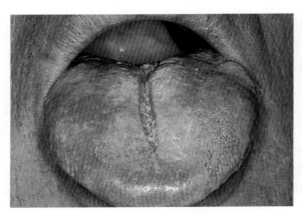

图3-98　舌淀粉样变
(中国医科大学附属口腔医院供图)

【组织病理学检查】

HE染色见淀粉样物质呈粉染均质化,沉积于黏膜乳头层及血管的周围,舌肌及间质均有沉积。特殊染色例如刚果红染色呈黄红色,偏光显微镜观察有绿色光亮的双折物质,Masson染色呈蓝色。电镜下,淀粉样蛋白表现直径为6~10nm的细丝状纤维结构,呈直线而不分支,或纤维相互交织成油毛毡样结构,周围被成纤维细胞或组织细胞包绕。

【诊断】

根据临床表现以及病理学、免疫组化等检查结果,一般可以确诊。

【鉴别诊断】

淋巴血管瘤:舌部的淋巴血管瘤会使舌体增大,但表面有扩张的淋巴管或扩张的毛细血管,呈白色、红色、紫红色或淡黄色有光泽的颗粒状突起。

【整合治疗原则】

尚无特效治疗,对于继发性舌淀粉样变,应以积极治疗原发病变为主;对于原发性舌淀粉样变可能与遗传有关,反复刺激、外伤、药物、日晒多为诱因,应告知患者降低诱发因素的影响。口腔局部对症治疗为主。可结合中医辨证施治。

【具体治疗方案】

1. 全身用药　泼尼松片,每日10~30mg,于每晨8点一次性服用。秋水仙碱片,每次0.5mg,每日3次,口服。有些患者可用环磷酰胺、青霉素胺、雷公藤总苷等,以减少激素用量及增强效果,但应密切注意肝肾功能。苯丁酸氮芥、TNF-α 抑制剂治疗青少年类风湿关节炎,抗炎同时可减少淀粉样变发生。

2. 口腔局部用药 酌情应用复方硼砂溶液,1:5稀释,每日 3 次,含漱;2%~4%碳酸氢钠溶液,每日 3 次,含漱;5%金霉素甘油糊剂,涂敷患处,每日 3 次;盐酸利多卡因凝胶涂敷患处,每日 3 次。病情严重者,可用曲安奈德混悬液 40mg、地塞米松 2~5mg 或泼尼松 0.5~1.0ml 加等量 2%利多卡因于病损区局部注射,每周 1 次。

3. 中医辨证施治 以软坚化痰、活血化瘀为主。

(1)湿热壅积型:清热祛湿,降逆化痰。方药:半夏厚朴汤。

(2)湿寒壅积型:温寒祛湿,消肿散积。方药:方用温脾汤。

(3)气滞血瘀型:活血理气,消肿散积。方药:桃红四物汤。

(七) 舌乳头炎（lingual papillitis）

舌背部主要构成的四种乳头即舌丝状乳头、菌状乳头、轮廓乳头、叶状乳头因不同原因发生炎症,产生充血疼痛等症状,统称为舌乳头炎。

【病因】

全身因素多见,包括营养不良、血液疾病、细菌感染,病毒感染,真菌感染、滥用抗生素、内分泌失调、维生素缺乏、消化功能紊乱等。局部因素有牙尖过锐、牙石、不良修复体、进食辛辣或过烫食物、吸烟、饮酒、药物以及创伤、咽部感染等。

【临床表现】

除丝状乳头炎以萎缩性病损为主外,其他乳头炎均以充血、红肿、疼痛为主的非特异性炎症表现(图 3-99,图 3-100)。

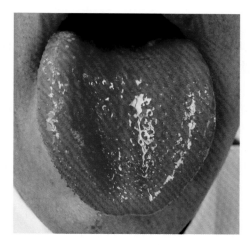

图 3-99 误服强碱导致的舌乳头炎
(中国医科大学附属口腔医院供图)

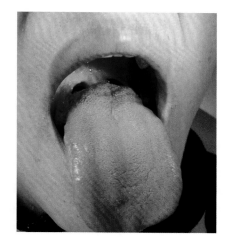

图 3-100 轮廓乳头炎
(中国医科大学附属口腔医院供图)

1. 丝状乳头炎 主要表现为萎缩性舌炎,上皮变薄,舌背呈火红色,有浅沟裂隙。

2. 菌状乳头炎 菌状乳头数目较少,色红,分布于舌前部和舌尖部。炎症时乳头肿胀、充血、灼热、疼痛不适感,肿胀的乳头突起明显,在舌苔的衬托下,呈现光亮红色小颗粒状,上皮薄而呈深红,与贫血、维生素缺乏密切有关。

3. 轮廓乳头炎 轮廓乳头位于舌后 1/3 处，一般为 7~9 个，呈"人"字形排列，其侧壁上皮内含味蕾。炎症时乳头肿大突起，轮廓清晰，发红。疼痛感不明显，少数患者有味觉迟钝。也有患者无意间发现而感到恐惧。也可发生喉部疼痛，影响吞咽，异物感明显或恶心，触诊有压痛。

4. 叶状乳头炎 叶状乳头位于舌缘后部，靠近咽喉，为 5~8 条上下并列皱襞，富有淋巴样组织。炎症时乳头红肿，乳头间皱褶更显凹陷，患者常有明显的刺激痛或不适感，影响睡眠、言语和饮食。患者担心其会发展为肿瘤，从而引起恐惧，自行多次触摸或伸舌自检。

【组织病理学检查】

除丝状乳头炎黏膜上皮萎缩变薄外，其他乳头炎均为非特异性炎症表现，固有层有淋巴细胞和浆细胞浸润。

【诊断】

丝状乳头炎以萎缩为主时可诊断为萎缩性舌炎，萎缩可为片状萎缩伴充血疼痛。其他各种乳头炎可根据特殊位置和乳头充血、红肿、疼痛确诊。

【鉴别诊断】

1. 扁平苔藓 扁平苔藓舌部可出现片状的丝状乳头萎缩，但其在口腔黏膜有较为典型的白色角化纹。

2. 咽炎 有时咽炎会波及轮廓乳头和叶状乳头。咽部发炎时，咽腭弓、舌腭弓均有充血疼痛症状。

3. 扁桃体炎 该病会涉及叶状乳头，发病时可见扁桃体肿大，甚至有脓性分泌物。

【整合治疗原则】

明确病因后确定治疗方案，局部尽量选择温和、安抚性药物。叶状乳头为舌肿瘤高发区，当病损部位出现硬结，伴发溃疡，或病程长于 1 个月，触诊局部有浸润感且发硬，应警惕肿瘤发生，及时作组织病理学检查。

预防是防止再发的关键。应及时治疗口腔、咽喉部、鼻腔以及贫血等疾病，注意并保持口腔卫生，改正对镜伸舌自检的不良习惯，注意饮食习惯，少食刺激性食物。

【具体治疗方案】

1. 全身治疗 营养不良、贫血导致该病，应给予纠正贫血、补充维生素等全身治疗，可以服用多维元素片，每次 1 片，每日 1 次，口服。内分泌失患者，建议内分泌科会诊，确定合理的治疗方案。

2. 局部治疗 牙尖过锐、牙结石、不良修复体者，应调磨锐利牙尖、牙周洁治、拆除不良修复体等去除不良的局部刺激因素。真菌感染者，可局部用抗菌含漱液，0.1% 西吡氯铵，3 次/日，含漱；也可选 0.12% 氯己定溶液，每日 3 次，含漱；2%~4% 碳酸氢钠制剂等。5% 金霉素甘油糊剂，涂敷患处，每日 3 次；也可选冰硼散，喷涂患处，每日 3 次。

3. 中医辨证施治

（1）内治法：

1）心火上炎型：清心降火。方药：导赤散。药物有生地黄、木通、生甘草梢、竹叶。

2）阴虚内热型：滋阴清热。方药：知柏地黄汤。

3）气滞血瘀型：活血理气。方药：桃红四物汤。

4）毒火上炎，毒热结聚型：疏风散邪，清热解毒。方药：普剂消毒饮。

5）脾胃虚弱型：温中散寒，补气健脾。方药：理中汤。

（2）外治法：代茶饮剂。含漱剂散剂。

4. 心理治疗 通过治疗可增加疗效。

（八）巨舌（macroglossia）

指由舌组织增生和水肿引起的舌体肿大。

【病因】

常见由以下原因引起：

1. 原发性巨舌 见于出生时或婴幼儿期发育性巨舌，如 Marfan 综合征（先天性中胚层营养不良）、Beckwith-Wiedemann 综合征（新生儿低血糖、巨舌、内脏肥大、脐膨出综合征）、Donwn 综合征（唐氏综合征）。

2. 代谢性巨舌 见于甲状腺功能减退、肢端肥大症、多发性骨髓瘤、舌淀粉样变、皮肤黏膜脂类沉积症、黑棘皮病。

3. 肿瘤性巨舌 见于舌淋巴管瘤、血管瘤、神经纤维瘤、神经鞘瘤、甲状舌管囊肿。

4. 炎症性巨舌 见于舌部结核、放线菌病、组织胞浆菌病、梅毒、结节病、念珠菌性舌炎。

5. 水肿性巨舌 见于血管神经性水肿、心力衰竭、肾病。

6. 其他原因所致巨舌 见于舌部动静脉畸形、梅-罗综合征、增殖性天疱疮。

【临床表现】

舌体积增大成为巨舌，由于舌大小有较大的个体差异，所以有时难以判定舌体大小正常或异常。一般来说，静止舌暴露在口腔前庭外侧可称为巨舌。巨舌表现为舌肌性肥大，舌黏膜色泽及舌乳头无异常，但舌缘可见明显齿痕。如果舌体过于肥大，咀嚼或说话时可被咬伤而出血。不同病因引起的巨舌形态和质地可有不同。例如，原发性巨舌舌体扪诊正常柔软有弹性；而代谢性巨舌常舌体硬化，表面可扪及丘疹、结节；肿瘤性巨舌则舌体变形、不对称，肿块呈浸润性。

【诊断】

根据舌部的典型表现进行诊断。

【整合治疗原则】

针对不同的病因加以治疗，巨舌常能相应消失。病因不能去除者，巨舌较难恢复，可以通过外科手术治疗。

（九）灼口综合征（burning mouth syndrome，BMS）

该病发生在口腔黏膜并以舌部为主要发病部位有烧灼样疼痛，又称为舌痛症（glossodynia、glossalgia）、舌灼痛（glossopyrosis）、舌感觉异常（lingual paresthesia）、口腔黏膜感觉异常等。常不伴有明显的临床损害体征，无特征性的组织病理变化，是一种排除性诊断。具体参见本节"十、口腔黏膜及口面部疼痛症状的整合治疗"。

（十）舌静脉曲张症（varicosities of the lingual veins）

舌静脉曲张症是指舌体部浅表性静脉的一种良性血管扩张病症。正常人舌体部静脉不显露，而曲张者舌体部静脉充盈，血管增粗，有时似海绵状血管瘤，临床上少见。

【病因】

病因不明，部分患者常合并静脉高压症。

【临床表现】

老年人多见。正常人舌系带两侧舌下静脉常显露，静脉直而稍隆起，舌下静脉曲张患者静脉显著充盈而膨大弯曲,可呈迂回盘蜷状或结节状隆起,呈暗青色或暗红色,患者无不适感觉(图 3-101,图 3-102)。

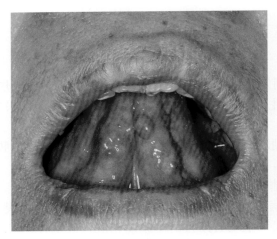

图 3-101　舌静脉曲张
(中国医科大学附属口腔医院供图)

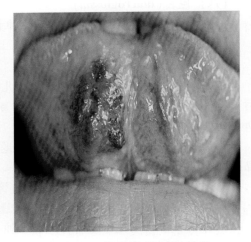

图 3-102　舌静脉曲张似血管瘤
(中国医科大学附属口腔医院供图)

【诊断】

根据舌部的典型表现不难诊断。

【鉴别诊断】

临床上需与遗传性出血性毛细血管扩张症(osier-weber-rendu disease)相鉴别。该病患者舌背、口腔黏膜可有红点状血管痣、蜘蛛样或小血管瘤样病变,易有自发性或激惹性出血。

【整合治疗原则】

无需特殊治疗,平时注意避免损伤以免引起大量出血。

(十一) 舌扁桃体肥大

舌扁桃体(lingual tonsil)是舌侧缘后部至咽喉呈环带分布的扁桃体组织,在舌根部侧缘紧靠叶状乳头,一般呈淡红色水滴状或小疱状。舌扁桃体肥大是一种增生性改变。

【病因】

可能与上呼吸道感染或不良义齿刺激有关。

【临床表现】

好发于中年妇女。口腔表现为舌根侧缘对称性结节状隆起,暗红色或淡红色,扪诊质软。大的扁桃体结节可数个聚集,有刺激痛,进食刺激性食物可加剧。患者常有恐癌心理,因而频繁伸舌自检,多处就医。

【组织病理学检查】

黏膜固有层和黏膜下层有数个淋巴滤泡形成。

【诊断】

根据发病部位和临床症状不难诊断。

【鉴别诊断】

需与舌癌鉴别。舌癌表现为单侧发生,病损部位出现硬结,伴发溃疡,触诊局部有浸润感且发硬,需及时进一步组织病理学检查。

【整合治疗原则】

以局部对症治疗为主。积极治疗上呼吸道疾病。去除局部刺激因素,更换不良义齿,保持口腔卫生。纠正频繁对镜伸舌自检的不良习惯。无明显症状者可不必治疗,但要做好病情解释,消除患者疑虑。

【具体治疗方案】

有继发感染者可用抗生素和有消炎作用的含漱剂以及中药散剂。例如消炎防腐制剂:复方硼砂溶液1:5稀释,每日3次,含漱;0.12%氯己定溶液,每日3次,含漱;溶菌酶含片,每日3次,含化;也可选西地碘含片,西瓜霜粉剂、锡类散、冰硼散等。怀疑舌恶性肿瘤者应及时活检,明确诊断。

（十二）　舌味觉异常（abnormalities of taste）

舌是人体唯一能感觉味道的部位,因此,味觉异常宜归入舌部疾病范围。舌味觉异常是指人在饮食时口舌感觉的味道异于正常人,例如苦、酸、甜、咸等,也可表现为进食无味、味觉减退或味觉完全丧失。参见本节"九、口腔黏膜感觉异常症状的整合治疗"。

（十三）　舌毛状白斑（oral hairy leukoplakia,OHL）

指两侧舌缘的良性白色病损。见于HIV患者和其他原因例如器官移植引起的免疫缺陷者。参见本章第二节"四、艾滋病及其口腔病损患者整合治疗"。

（张英　闻妍）

十二、唇部病损的整合治疗

【唇部病损概述】

唇是口腔的门户,是面部的重要组成部分,唇的表面由皮肤和黏膜覆盖,唇红是黏膜与皮肤的移行部分,其内侧与颊黏膜相连,外侧则由口周皮肤覆盖。独特的生理环境决定了唇部是口腔最易受到损害的部位,主要表现为唇炎和口角炎。唇炎是发生于唇部的炎症性疾病的总称,是特发于唇部的疾病中发病率最高的疾病。口角炎是发生在上下唇两侧联合处口角区的炎症性疾病总称。某些全身性疾病和其他口腔黏膜病在唇部也有症状表现,因有肿胀、脱屑、糜烂、结痂、皲裂等一系列非特异性相似病损,导致疾病不易鉴别。

【唇部损害的口腔操作特点】

临床检查中最主要涉及视诊、触诊和必要的探诊,口腔医师需要仔细认真,观察病损范围是否超出唇红边缘,注意有无各色斑纹。有时需湿润唇部或揭除痂皮完成观察。要进行包括牙齿在内的口腔全面检查,便于查找病因。对唇部有血痂或脓痂,灼热疼痛明显的患者,检查时动作要轻柔,以免造成痛苦加重或造成医源性皲裂。严格遵守无菌操作,避免医源性的感染、感染扩散及交叉感染。尽量采用微创性诊断和治疗方法。必要时应选取典型部位做病理检查以明确诊断或排除癌变。治疗中注意需尽可能增加药物作用效果,保证药物与唇部的接触,需特别注意面部其他部位是否有肿胀等变化。

【唇部病损的整合治疗基本要求】

1. 尽量寻找局部及全身致病原因及相关因素,查找相关证据并将对因治疗作为首要步骤。对高度怀疑,不能确诊的可采用经验性治疗。

2. 唇部病损局部治疗需采用药物、物理及其他(例如手术等)方法治疗,要兼顾美观,在非必须时尽量选择前两者。用药方式依病情需要采纳湿敷、涂布、封闭、雾化吸入等,配制药物应确保有效浓度。

3. 全身用药须谨慎,应严格掌握适应证。

4. 中医药治疗　需辨证施治。

5. 心理治疗　必要时可请专业医师进行系统治疗。

(一) 慢性唇炎(chronic cheilitis)

慢性唇炎为唇部慢性非特异性炎症,故又称为慢性非特异性唇炎。以干燥脱屑、发痒灼痛、渗出结痂为主,病程迁延,反复发作为主要表现,在唇部疾病中发病率最高。该病相当于中医学"唇风"的范畴。

【病因】

病因不明。一般无全身性疾病。可能与某些温度、化学、机械性长期持续刺激因素有关,如嗜好烟酒、烫食、舔唇、咬唇等不良习惯。多见于高原寒冷地区或气候干燥季节,或与精神因素有关。

【临床表现】

临床上分为以脱屑为主的慢性脱屑性唇炎和以渗出糜烂为主的慢性糜烂性唇炎。病情反复,时轻时重。

1. 慢性脱屑性唇炎　30岁以前的女性多发,常累及上下唇红部,以下唇为重。全唇红可见口唇干燥、开裂,脱屑、脱皮或细鳞屑,黄白色或褐色的屑皮可无痛性轻易撕下。可继发感染而呈轻度水肿充血,有局部干胀发痒刺痛或灼痛感,病情反复可持续数月至数年长久不愈(图3-103)。

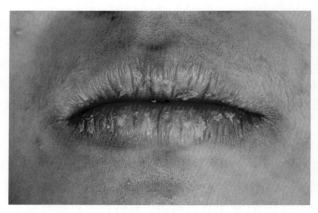

图 3-103　慢性脱屑性唇炎
(中国医科大学附属口腔医院供图)

2. 慢性糜烂性唇炎　唇红部糜烂剥脱、有炎性渗出物,形成黄色薄痂、血痂或脓痂。痂皮脱落后形成出血性创面,之后再次结痂。因患者不自觉咬唇、舔唇或用手揉擦等导致病损区皲裂而疼痛明显,出现新的糜烂,新旧痂叠加,唇红部肿胀或轻度增生,下颌下淋巴结肿大。病情好转后或转为脱屑性唇炎,也有暂时愈合后又复发。

【组织病理学检查】

非特异性炎症表现,黏膜上皮角化不全或过角化,有剥脱性缺损,上皮内细胞排列正常或有水肿,固有层炎症细胞浸润,以淋巴细胞、浆细胞等为主,血管扩张充血。

【诊断】

根据病程反复,时轻时重,寒冷干燥季节好发,唇红干燥脱屑,痛胀痒或渗出结痂等特点,可以作出诊断。

【鉴别诊断】

1. 慢性脱屑性唇炎应与干燥综合征、糖尿病引起的唇炎、慢性光化性唇炎、念珠菌感染性唇炎相鉴别。

(1)干燥综合征:可出现唇红表面干燥、裂隙、皲裂及不同程度脱屑,唇红部呈暗红色,但有口干、眼干、合并结缔组织病等典型症状。

(2)糖尿病:可发生口腔干燥症状,唇红部出现干燥及裂隙,有时可脱屑,有血糖升高和"三多一少"等糖尿病典型症状。

(3)慢性光化性唇炎:多见于下唇,好发于日照强烈的夏季,与暴晒程度有关,脱屑呈秕糠状,痒感不明显。

(4)念珠菌感染性唇炎:有时不出现假膜、红斑糜烂等特征性表现,而表现为唇干燥脱屑,但常伴有念珠菌口炎和口角炎,实验室检查发现白色念珠菌有助于确诊。

2. 慢性糜烂性唇炎应与接触性唇炎、盘状红斑狼疮、扁平苔藓、多形性红斑等鉴别,后者除唇红损害外同时有相应口腔内及皮肤特征性损害。

(1)接触性唇炎:属变态反应唇炎,常因接触唇膏或某种致敏原后,出现唇红部充血、水肿、糜烂、渗出多、痒痛明显。

(2)慢性盘状红斑狼疮:以皮肤和口腔病损为主。可发生于口腔任何部位,下唇是好发部位。唇红部两侧呈局限性圆形、卵圆形片状糜烂面,中心凹下呈盘状,周围有红晕或可见毛细血管扩张,糜烂面周围有白色短条纹呈放射状排列。病损区可向唇红边缘延伸到皮肤,使唇红与皮肤界限消失。面颊部皮肤的典型病损多为蝶形红斑。

(3)口腔扁平苔藓:唇部病损多为环状或网状白色条纹,可延伸到口角区,常伴有两颊、舌黏膜对称性网状、树枝状、斑片状白色角化斑纹,并可发生红斑、充血、糜烂、水疱等病损。

(4)多形性红斑:呈急性发作,口腔黏膜广泛充血,大面积糜烂渗出,唇部因糜烂出血形成厚血痂。皮肤常伴有虹膜样红斑。

【整合治疗原则】

排查病因,对症治疗,预防感染,促进愈合为重要治疗原则。尽量避免病原性刺激因素是首要的治疗措施,改变咬唇、舔唇等不良习惯,戒除刺激性食物,保持唇部湿润,避免风吹和寒冷刺激。

【具体治疗方案】

1. 局部治疗

(1)慢性脱屑性唇炎可应用抗生素或激素类软膏,例如金霉素软膏、氟氢松软膏、曲安奈德乳膏、他克莫司软膏、复方咪康唑软膏。每日涂布6~8次。进食前将残留软膏擦净,敷以食用香油或医用甘油。慢性糜烂性唇炎以应用消毒、抗炎、促进愈合的药液或清热解毒功效的中药药液湿敷为主要治疗手段,例如生理盐水、3%依沙吖啶、3%硼酸混合溶液,康复新液、五白液、双花液等。每日1~2次,每次20分钟左右,痂皮脱落后撒布皮质散和珍珠粉,直到结痂消除,皲裂愈合后再行涂布软膏类药物继续治疗。

(2)慢性糜烂性唇炎可用微波、低能量激光等单独治疗或与局部湿敷联合治疗,用以加快局部血运、增强药物吸收、提高疗效。对病程长、渗出多、影响功能的患者可进行局部注射,通常用曲安奈德每周1次,病情好转应立即停药。改用软膏类药物接续治疗。另有学者报道使用304nm高能中波紫外线光局部照射或氦氖激光局部照射治疗慢性唇炎有效果。

2. 全身治疗

(1)糖皮质激素类:泼尼松等有助于促进愈合,对于症状明显的患者可进行口服用药治疗。口服每日10~30mg,晨起一次性给予。

(2)抗组胺类:高度怀疑有超敏反应因素所致唇炎患者应给予氯雷他定、氯苯那敏、异丙嗪、苯海拉明、西替利嗪。

(3)维生素及微量元素:经检查缺乏维生素者,应适量给予维生素 A、维生素 B₂、维生素 C、维生素 E,多维元素。可用维生素 A 2.5 单位口服,每日 1 次,改善代谢,减少鳞屑。

3. 中医辨证施治 以祛风清热、补血润燥、淡渗利湿为主要原则。雷公藤总苷、昆明山海棠、口炎清颗粒、防风通圣丸酌情应用。国内有学者使用健脾除湿汤及清脾利湿汤、泻黄散加味、四君子汤合生脉散加减,分型治疗慢性唇炎。国外有学者使用10%金盏花霜治疗慢性唇炎。另有学者用蜂蜜配合益气健脾汤治疗慢性唇炎取得疗效。

(1)内治法

1)风邪外袭型:祛风润燥。方药:桑杏汤、麦门冬汤加减。

2)胃经风火型:疏风清热,表里双解。方药:双解通圣散加减。

3)脾胃湿热型:清热利湿,消肿止痛。方药:五苓散合清胃散加减。

4)脾虚血燥型:健脾养血,疏解风燥。方药:四物消风饮加减。

(2)外治法

1)外用中药熏洗

2)外用膏散剂:青黛散香油调敷患处。紫归油以棉棒蘸油涂患处。

(二)腺性唇炎(cheilitis glandularis)

以唇腺增生肥大、下唇肿胀或偶见上下唇同时肿胀为特征的唇炎。病损主要累及唇口缘及唇部内侧的小唾液腺,是唇炎中较少见的一种(图3-104)。

【病因】

病因不明,可能与先天常染色体显性遗传因素或后天感染刺激因素有关。日照、烟酒、含刺激性物质的牙膏、口腔卫生不良、感染、过敏、吹奏乐器、精神因素均有可能成为诱因,也有人认为与白化病、克罗恩病有关。

【临床表现】

该病好发于成人男性,下唇肿胀或双唇同时肿胀,个别病例长期不愈可发生癌变。可分为 3 型:单纯型、浅表化脓型、深部化脓型。

1. 单纯型腺性唇炎 最常见,以唇黏液腺增生为主,唇部弥散性肿胀肥厚,有紧张感,唇红缘及唇内黏膜可见散在的针头大小紫色斑点,边缘清楚,用手触之黏膜下有多个粟粒大小的硬韧结节,挤压或轻轻向外牵拉患唇,可见露珠样黏液由导管溢出。睡眠时,唇部运动

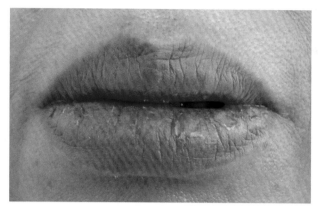

图 3-104　腺性唇炎
（中国医科大学附属口腔医院供图）

减少,分泌降低,常使上下唇粘连。表面可有干燥、糜烂、结痂。

2. 浅表化脓型腺性唇炎　又称 Baelz 病,浅表化脓型是由单纯型继发感染所致,有浅表溃疡、结痂,痂皮下集聚脓性分泌物,去痂后露出红色潮湿基底部,挤压可见腺口处排出微浑或脓性液体,在慢性缓解期,唇黏膜呈白斑样变化,失去正常红润色。

3. 深部化脓型腺性唇炎　深部黏液腺炎,是单纯型及浅表化脓型基础上反复脓肿而致深部感染化脓,并发生瘘管。唇红表面也可糜烂结痂。慢性过程,此起彼伏,使唇部逐渐弥漫性肥厚增大,有瘢痕形成。

【组织病理学检查】

腺体增生,腺管扩张肥厚,导管内有嗜酸性物质,腺体及小叶内导管周围炎症细胞浸润。黏膜上皮细胞轻度水肿,黏膜下层可见异位黏液腺。脓性腺性唇炎可见上皮下结缔组织小脓肿形成。

【诊断】

依据唇弥散性肿大、肥厚,翻开唇内侧黏膜可见针头大紫红色中央凹陷的导管开口,有露珠样或脓性分泌物溢出,扪诊有粟粒样结节。浅表化脓型可见表浅溃疡及痂皮,深部化脓型可见唇慢性肥厚增大及深部脓肿、瘘管形成与瘢痕,必要时应做病理检查以排除癌变。

【鉴别诊断】

1. 肉芽肿性唇炎　唇弥散性肿胀,肥厚,无痛,无瘙痒感,有褥垫感,一侧起病逐渐侵及另一侧,肿胀时轻时重,但不能完全恢复正常,易形成巨唇。有的可触及小结节,表面无黏液渗出。

2. 良性淋巴组织增生性唇炎　反复唇干燥、肿胀、瘙痒或糜烂脱皮、潮红、出血、结痂。下唇多见,有多发结节状突起,触诊软。可同时发生于颊、腭等部位,称良性淋巴组织增生病。组织病理表现为滤泡样淋巴组织、组织细胞、网状细胞增生。

3. 淋巴管瘤　先天发育异常,白色,浅黄表面有光泽的颗粒状突起,与血管并存者有红色或紫红色颗粒突起。可形成巨唇。组织病理检查可以确诊。

4. 唇部黏液腺囊肿　常单发,呈淡蓝色,柔软,周界清晰,基底部活动,有时突出于黏膜表面呈疱状,直径可达 0.5～1.0cm,进食后肿胀明显增加,或自行破裂消失后又复发。

【整合治疗原则】

排查病因为首要的治疗原则,去除可疑的局部刺激因素,注意口腔卫生,及时治疗唇部炎症。以局部用药治疗为主。

【具体治疗方案】

1. 局部治疗 对于单纯型症状较严重,病情顽固者,可局部注射泼尼松龙、曲安奈德进行封闭治疗,每周 1 次,每次 1.0ml。有继发感染者,可应用抗生素,感染控制后可涂布金霉素软膏、氟轻松软膏,他克莫司软膏,每日 1~2 次。对于唇肿明显外翻,病例严重经久不愈者,应及时组织病理学检查。

2. 手术治疗 有的病例唇部肿胀严重,影响美观,可考虑手术治疗。

3. 物理治疗 除单纯型患者外,超短波治疗有效控制局部感染,以防加重。对严重患者,可联合应用放射性同位素^{32}P 贴敷。此外,患者需要定期随访,防止癌变。

4. 全身治疗 内服可用 10% 碘化钾溶液,每次 10ml,每日 2 次,可抑制组织增生,应注意碘过敏者禁用。

5. 中医治疗 治宜健脾化痰、活血化瘀、清理胃热。方用健脾除湿汤、活血逐瘀汤合五味消毒饮。

(1) 内治法

1) 脾虚湿盛型:健脾除湿。方药:健脾除湿汤加减。

2) 气滞血瘀、痰凝内结型:行气活血、化痰散结。方药:活血逐瘀汤加减。

3) 脾胃毒活型:清热解毒、凉血消肿。方药:五味消毒饮合清热地黄汤加减。

(2) 外治法

1) 单纯腺性唇炎:用松脂、大黄、白蔹、赤小豆、胡粉等各份为末,鸡子清调敷。

2) 化脓性腺性唇炎:用南瓜蒂烧灰,加冰片少许,研细,麻油调敷。

(三) 肉芽肿性唇炎(granulomatosa cheilitis,GC)

肉芽肿性唇炎是以反复弥漫性肥厚肿胀为主要特点的唇部炎症,病程较长。有人认为是口面部肉芽肿性唇炎的亚型,是梅-罗综合征的单症状型,又称为米舍尔肉芽肿性唇炎(Miescher's cheilitis granulomatosa)。

【病因】

病因不明。可能与链球菌、分枝杆菌、单纯疱疹病毒等细菌或病毒感染、病原微生物的代谢产物过敏,或对桂皮、可可等过敏有关。也可能与精神、遗传等因素有关。近年报道与感染性病征,例如慢性根尖周病和鼻咽部炎症、女性月经周期、皮下脂肪变性的异物反应有关。

【临床表现】

多见于青壮年,起病隐匿,过程缓慢,上唇较多,亦可双唇同时发病。一般先从一侧唇开始,唇红黏膜颜色正常。肿胀局部柔软,有垫褥感。肿胀以无痛,无瘙痒,压之无凹陷性水肿为特征。病初肿胀可以完全消退,但随多次复发后则不会完全消退。随病程发展可蔓延至全唇并波及邻近皮肤,颜色也渐转为暗红色。唇肿至正常的 2~3 倍,形成巨唇,并出现左右对称的纵行裂沟,呈瓦楞状。裂沟中可有渗出液,唇红区呈紫红色(图 3-105)。可伴有颊、鼻、颌、眶部水肿。

【组织病理学检查】

非干酪化类上皮细胞肉芽肿多位于固有层和黏膜下,有时可见于腺体及肌层内。慢性

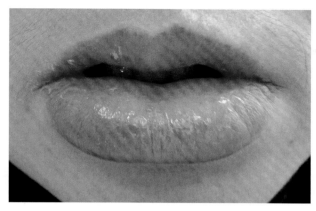

图 3-105 肉芽肿性唇炎
（中国医科大学附属口腔医院供图）

炎症细胞浸润至肌层黏膜腺、血管、淋巴管周围,胶原肿胀,基质水肿,血管扩张增厚。有的标本可无特征性肉芽肿,只有间质和血管改变,为慢性炎症组织型。

【诊断】

依据口唇弥漫性反复肿胀、不能恢复,扪诊似垫褥等典型症状,结合组织学检查做出诊断。

【鉴别诊断】

1. 血管神经性水肿 属变态反应,发病突然,唇部呈弥散性肿胀,局部痒痛,唇有弹性,光亮如蜡,有发热感,有时可追溯到过敏源,水肿消失快,不留痕迹。

2. 结节病 是细胞免疫缺陷引起的全身性肉芽肿性疾病。常侵犯肺、纵隔及附近的淋巴结、肝、脾、皮肤黏膜、眼、大唾液腺腺、指骨等全身多个器官组织。

3. 牙源性感染引起的唇肿 有明显病灶牙及红、肿、痛、热等急性感染表现。

4. 克罗恩病 是一种慢性复发性肉芽肿性炎症。除口腔表现外,有节段性肠炎、肠梗阻及反复腹痛、腹泻消化道功能紊乱以及关节炎、脊椎炎、眼色素层炎、结节性红斑等其他表现。

5. 浆细胞唇炎 以下唇为主,上唇也可累及,表现为唇部的持久性,永久性肿胀,伴有微细小硬结,并有漆样光泽的红斑,少有糜烂结痂。

6. Ascher 综合征 以眼睑松弛和上唇进行性肥厚为特点,婴儿或儿童期发病,不少患者合并甲状腺肿大,但无甲亢症状,多发生于青春期。

【整合治疗原则】

虽然病因尚不确切,首先应尽量去除可能的诱因。临床上去除牙源性感染及与牙有关的病灶是治疗的前提。全身抗过敏、抗感染治疗,以减少复发。局部治疗以消炎、减轻局部症状为主。平时注意口腔卫生,及时治疗口腔内慢性病灶一定程度上可减少该病的发生。

【具体治疗方案】

1. 局部治疗 肿胀区采用肾上腺皮质激素类药物局部注射,常用药物有泼尼松龙、曲安奈德等,每周 1~2 次,每次 0.5~2.0ml。局部有皲裂者,用 0.12%氯己定湿敷唇部,每日 3 次,同时使用艾洛松乳膏,涂敷患处,每日 3 次。

2. 手术治疗 反复发作形成巨唇,影响美观时,可考虑唇部整形术修复外形。

3. 物理治疗　国外有学者依据中医穴位原理,用激光照射(镓-铝-砷激光,波长 820nm,合并氦-氖激光,波长 632nm)取得疗效。

4. 全身治疗　因有不良反应,糖皮质激素全身应用不作为该病的首选方案,只在局部应用效果不佳时采用泼尼松小剂量短疗程方案,每次 10mg,每日 3 次,1~3 周。对于糖皮质激素疗效不佳或为避免长期应用糖皮质激素引起的副作用,可选用抗微生物类药物氯法齐明,每丸 50mg,每次 2 丸,每日 1 次,口服,10 日后减量为每周 100~200mg,持续 2 个月后停药,为预防和减少色素沉着的副作用,治疗期间避免日光暴晒。甲硝唑每次 400mg,每日 3 次,口服,服药期间禁酒。米诺环素,口服首次剂量 200mg,以后每次 100mg,每日 1~2 次。全身抗过敏,主要控制速发超敏反应,可用抗组胺药物,特非那定、氯苯那敏、氯雷他定等。西替利嗪片,每次 10mg,每日 1 次,口服。可选曲普利啶胶囊,每次 5mg,每日 2 次,口服。其他药物有沙利度胺,常规用量 6 个月有治愈该病的报道,其致畸性和累计用量到 40~50g 可能导致不可逆的多发性神经炎,因此不宜常用。

5. 中医辨证施治　中医认为唇部肿胀与湿阻、血瘀、风邪、痰结有关,以健脾化湿、活血化瘀、软坚散结、清热解毒为治疗原则。常用雷公藤总苷、昆明山海棠。

(1) 内治法

1) 脾湿型:清热散风、健脾利湿。方药:泻黄散加减。

2) 湿困型:健脾化湿。方药:实脾饮加减。

3) 痰凝血瘀型:化痰祛瘀。方药:二陈汤合桃红四物汤加减。

(2) 外治法:生蒲黄、栀子、川连、白鲜皮各 3g,共研细末,香油调敷唇肿色轻者。荆芥穗 30g,防风 30g,紫浮萍 20g,麻油 1000ml,以上各药浸入油中一昼夜,文火将药炸成焦黄,去渣备用,每日 3 次,外用。

(四) 接触性唇炎(contact cheilitis)和血管神经性水肿(angioneurotic edema)

唇黏膜直接接触外源性刺激物或致敏物后引起的唇部炎症称为接触性唇炎(contact cheilitis),属于Ⅳ型变态反应。

血管神经性水肿(angioneurotic edema)是急性局部反应性的黏膜皮肤水肿,突然发作,消退也较迅速,属Ⅰ型超敏反应。

【病因】

该病多由于口唇化妆品、美容纹唇或洗脱纹唇、刺激性食物或某些不适当的局部用药引起。

【临床表现】

接触某种物质数小时即可发病,亦有数天内出现症状。病损主要位于唇部,亦可蔓延到周围皮肤,停止接触后症状减轻,再次复用又加重。急性期以红肿、水疱及糜烂、结痂为主要表现;轻者以干燥、脱屑、皲裂为主要表现。慢性反复发作黏膜可变厚,发展为白斑或疣状结节(图 3-106 ~ 图 3-108)。慢性接触性唇炎有癌变可能,应引起重视。

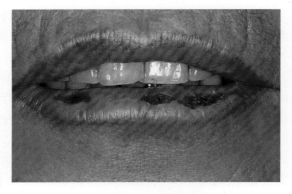

图 3-106　接触性唇炎
(中国医科大学附属口腔医院供图)

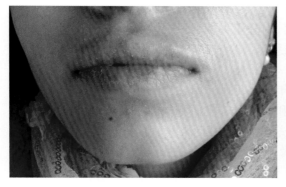

图 3-107 接触性唇炎
（中国医科大学附属口腔医院供图）

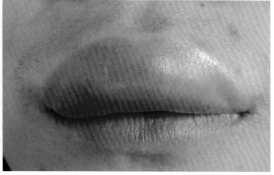

图 3-108 血管神经性水肿
（中国医科大学附属口腔医院供图）

【组织病理学检查】

组织病理表现为急性炎症变化。

【诊断】

有可疑物的直接接触史，病损仅限于唇部及唇周皮肤，出现瘙痒、充血、水疱、糜烂、结痂，周界与接触物范围吻合。祛除接触物后，病损减轻甚至自愈，再接触时又可复发。

【鉴别诊断】

与急性日光性唇炎鉴别：起病急，发作前有暴晒史。唇红区广泛充血、水肿、糜烂，灼热感明显，伴有剧烈的瘙痒。

【整合治疗原则】

去除引起超敏反应的因素。例如，更换修复材料，停用可疑物或化妆品等。口腔局部以对症治疗、保持局部清洁、止痛消炎、预防继发感染为主。

【具体治疗方案】

1. 局部治疗 1%利凡诺溶液等进行唇部湿敷及口内含漱。还应给予组胺药以控制炎症活性介质的释放，降低机体对组胺的反应，减少各种超敏症状。可用氯雷他定，每次10mg，每日1次，口服。或氯苯那敏每次4~8mg，每日3次，口服。糖皮质激素的应用要视病情轻重而定。轻者给予泼尼松每次5~10mg，每日3次，口服，控制病情后逐渐减量。重症者可给氢化可的松100~200mg静脉点滴，每日1次，病情改善后，改用口服泼尼松。病情特别严重者可给予肾上腺素每次0.25~0.50mg，皮下注射。

2. 全身支持治疗 给大量维生素C，可拮抗缓激肽和组胺，减少血管通透性。给予烟酰胺、维生素 B_2、维生素 B_{12} 可降低皮肤对光的敏感作用。

3. 中医辨证施治 清热利湿，凉血疏风，可应用过敏煎、防风通圣散等。

（1）热毒夹风型：清热解毒。方药：银翘散合白虎汤加减。

（2）阴虚风燥型：疏风清热、养阴润燥。方药：增液汤加减。

（五）浆细胞性唇炎（cheilitis plasmacellularis）

是发生在唇部的以浆细胞浸润为特征的慢性炎症性疾病，又称口部浆细胞症。浆细胞增生症也可发生在眼、外阴、肛门等处，是浆细胞增生为特征的反应性炎症。

【病因】

该病病因不明,可能与局部末梢循环障碍、内分泌失调、糖尿病、高血压等有关,局部的长期机械刺激(如义齿)和射线可能是该病的诱因。

【临床表现】

该病主要累及下唇,上唇也可发生,中老年人多见。开始在唇黏膜出现小水疱,很快破溃,黏膜潮红,糜烂肿胀。可见细小的出血点和痂皮。若表面不糜烂,可见境界清楚地局限性的暗红色水肿性斑块,有涂漆样光泽。病程缓慢,有时可自然缓解但易复发。长期反复发作可在黏膜损害基础上发生局灶性上皮萎缩及肥厚性改变,使唇黏膜形成高低不平的表面。若口腔其他黏膜也同时受累,则称为浆细胞口炎。发生在眼、外阴、肛门等处的需经验性识别。

【组织病理学检查】

黏膜上皮轻度增生,上皮钉突狭长。从黏膜固有层到黏膜下层,有弥漫性密集的浆细胞团,其间弹力纤维消失,有细小的嗜银纤维交织成网状,浆细胞形状多样化。在浆细胞团之间还有极少的多核白细胞、组织细胞、淋巴细胞等。有时可见到淋巴滤泡样结构。

【诊断】

依据临床表现很难进行诊断,容易与其他唇部疾病相混淆,必须通过组织病理学检查才能确诊。

【鉴别诊断】

1. 浆细胞瘤　较少见,口、咽为常见部位,病理表现浸润的浆细胞异形性较为明显。

2. 良性黏膜淋巴组织增生病　唇部局限性损害伴阵发性剧烈瘙痒为特征,组织病理学上可见淋巴滤泡,其中心组织细胞,周围为密集的淋巴细胞。

3. 唇扁平苔藓　扁平苔藓常见于颊黏膜,组织病理有胶样小体和表皮萎缩,真皮浅层常以淋巴细胞浸润为主。

【整合治疗原则】

明确病因为首要原则,及时纠正与浆细胞性唇炎有关的全身疾病例如糖尿病、高血压、内分泌失调等。避免局部刺激因素如义齿或光线刺激。

【具体治疗方案】

1. 局部用药　有糜烂、痂皮者可用2%碳酸氢钠、5%生理盐水、0.1%依沙吖啶溶液湿敷或联合微波治疗。表面不糜烂者可局部外用抗生素软膏或皮质类固醇激素软膏,如金霉素软膏、他克莫斯软膏和曲安奈德软膏。对软膏治疗无效者进行糖皮质激素病损下局部注射。

2. 物理疗法　该病对放射治疗比较敏感,严重的患者可联合 X 线治疗或用放射性同位素局部贴敷治疗。

(六) 良性淋巴组织增生性唇炎(cheilitis of benign lympholasis)

是良性黏膜淋巴组织增生病的唇部表现,又名淋巴滤泡性唇炎,以淡黄色痂皮覆盖的局限性病损伴阵发性剧烈瘙痒为特征。

【病因】

病因不明,可能与胚胎发育过程中残留的原始淋巴细胞在上皮下结缔组织中特征性的淋巴滤疱样结构受光辐射下增生有关。

【临床表现】

青壮年女性多见,多发于下唇,尤以下唇正中部为好发区,损害多局限在 1cm 以内。唇部损害初始干燥、脱屑、或无皮,继之糜烂,以淡黄色痂皮覆盖,局限性肿胀。局部阵发性剧烈瘙痒感,患者常用手揉或咬唇,随即有淡黄色渗出性分泌物自痂皮下溢出,约经数分钟后,瘙痒暂时缓解,液体停止流出,再次结痂。每日反复 1~2 次,病情反复发作。

【组织病理学检查】

可见淋巴滤泡,其中心组织细胞,周围为密集的淋巴细胞。本病可伴有上皮异常增生,有恶变倾向。

【诊断】

依据局限性病损,反复发作的剧烈瘙痒,流淡黄色黏液及结痂等临床特征,可作出诊断。病理切片的淋巴滤泡样结构有助于确诊。

【鉴别诊断】

1. 腺性唇炎　唇部黏膜可见针头大小如筛孔样排列的小唾液腺导管口,有透明黏液自导管口排出,挤压唇部可见黏液如露珠状。

2. 盘状红斑狼疮　好发于下唇唇红部,可有结痂,但多为血痂,并在痂皮周围有放射状白纹组成的弧线性损害。

3. 唇部扁平苔藓　常见颊黏膜有斑纹损害,且唇部病变一般不超过唇红缘。

4. 糜烂性慢性唇炎　可有唇部糜烂和渗出,但常常以黄白色的炎性假膜覆盖为主。

【整合治疗原则】

避免日光暴晒,以局部治疗为主。

【具体治疗方案】

1. 局部治疗　有痂皮者,局部应用 0.1% 依沙吖啶湿敷,每日 2 次。无痂皮者,局部涂抹金霉素倍他米松糊剂,每日 3 次。病情顽固者,可局部封闭治疗,每周 1 次。由于该病对放射性敏感,可用核素 ^{32}P 贴敷治疗,每周 1~2 次。

2. 中医辨证施治　酌情给予中成药防风通圣丸,每次 6g,每日 3 次,口服。

(七) 光化性唇炎(actinic cheilitis)

又称日光性唇炎(solar cheilitis),是过度日光照射引起的唇炎,症状轻重与个体对光线的敏感程度以及日光光线强弱、照射时间长短、光照范围大小有关。

【病因】

该病系日光中紫外线过敏所致。此外,吸烟、唇部的慢性刺激因素对该病有诱发作用。有的患者有家族史。该病有明显的季节性,春季末发病,夏季加重,秋季减轻或消退。多见于农民、渔民及户外工作者,以 50 岁男性多发。

【临床表现】

该病在临床上分为急性和慢性两类。

1. 急性光化性唇炎　起病急,有暴晒史。唇红区广泛水肿、充血、糜烂,表面覆以黄棕色血痂或形成溃疡,灼热感明显,伴有剧烈瘙痒,往往累及整个下唇。如果有继发感染则可出现脓性分泌物、结成脓痂(图 3-109)。病损深在预后留有瘢痕。一般情况下 2~4 周可自愈,少数转成慢性或亚急性。

2. 慢性光化性唇炎　早期下唇干燥无分泌物,不断出现白色细小秕糠样鳞屑,唇部组

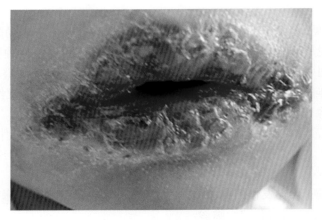

图 3-109 急性光化性唇炎
（中国医科大学附属口腔医院供图）

织失去弹性,形成皱褶和皲裂。长期不愈者,可形成光化性白斑病。最终发展成疣状结节,易演变成鳞癌,因而该病被视为癌前状态。患者因干燥不适形成用舌舔唇习惯,引起口周带状皮炎约 1~2cm 宽,或有皮肤脱色变浅,或有皲裂、条纹和肿胀。有时可并发皮肤的日光性湿疹。

【组织病理学检查】

急性者表现为细胞内及细胞间水肿和水疱形成,慢性者表现为上皮不全角化,棘层增厚,基底细胞空泡变性。上皮下胶原纤维嗜碱性变,地衣红染色呈弹性纤维状结构,称日光变性。少数慢性光化性唇炎标本可出现上皮异常增生的癌前病变构象。有人发现偶有异型核和异常有丝分裂区域存在,这部分最终导致浸润性鳞状细胞癌。

【诊断】

依据明确的光照史及临床表现,组织病理显示胶原纤维嗜碱性变。

【鉴别诊断】

1. 慢性唇炎　无日光暴晒史,好发于寒冷大风季节,有瘙痒。

2. 扁平苔藓　下唇出现糜烂、渗出、结痂,而白纹不明显时需要鉴别。扁平苔藓常伴有口腔内白色角化纹,无明显光照史。

3. 盘状红斑狼疮　典型皮损为面部蝴蝶斑,口腔病损多见于唇部,表现为盘状萎缩充血斑,中心可糜烂,周缘有短细白纹呈放射状排列,皮肤黏膜界限不清。

4. 过敏性唇炎　发病快,有接触过敏原史,充血,糜烂明显,渗出多,可有水疱。

5. 良性淋巴组织增生性唇炎　病损局限,很少超过 1cm,以黄色痂皮为主。

6. 唇疱疹　常有病毒感染史,水疱成簇,常发生在唇红皮肤交界处。

【整合治疗原则】

因该病可能发生癌变,故应尽早诊断和治疗。尽可能避免日光暴晒,户外活动时要采取保护措施。停止使用可疑的药物及食物。

【具体治疗方案】

1. 局部治疗　可用防晒剂,如 3% 氯喹软膏涂抹唇部。唇部有渗出糜烂结痂时用抗感染溶液湿敷,例如复方硼砂溶液,湿敷唇部,每日 3 次。糜烂面局限后,可封闭治疗,1 周 1 次。

糜烂面愈合后,可选用复方二氧化钛软膏涂敷患处,每日 3 次。也可选用艾洛松乳膏。干燥脱屑型可局部涂布维 A 酸、激素类和抗生素类软膏。有报道称 5%的 5-氟尿嘧啶软膏每日 3 次,1~2 周,外用有效。

2. 物理疗法 可使用二氧化碳激光照射,冷冻疗法、光动力疗法。

3. 手术疗法 怀疑癌变或已经癌变患者应抓紧手术,同时注意对唇红切除缘的美学修补。

4. 全身治疗 糖皮质激素,局部糜烂渗出明显者可酌情选用,泼尼松片,每次 10~30mg,于早晨一次性口服。对于糖皮质激素敏感者,可给与硫酸羟氯喹片、磷酸氯喹,能增强机体对紫外线的耐受性,有抗炎、抗组胺、抑制变态反应等作用,同时注意副作用较严重,需定期复查心、肝、肾、眼、皮肤、血象的情况,精神病患者慎用。对氨基苯甲酸有防光作用,每次 0.3g,每日 3 次,口服。烟酰胺可扩张血管,选择应用。也可酌情应用雷公藤总苷片、昆明山海棠。

5. 中医辨证施治

(1) 内治法

1) 热毒袭表型:清热消暑,解毒止痛。方药:香薷饮加减。

2) 湿热型:清热凉血,利湿解毒。方药:清瘟败毒散加减。

3) 血燥型:疏风解毒,养血健脾。方药:人参养荣汤合四物汤加减。

(2) 外治法:口唇疱疹溃破糜烂者,可用黄柏洗剂,浓煎湿敷。青黛散麻油调涂或青黛清凉膏外涂。

(八) 口角炎(angular cheilitis)

口角炎是指发生于上下唇两侧联合处口角区的炎症总称,可单侧或双侧发生。以皲裂、糜烂、湿白和结痂为主要症状,故又称口角唇炎、口角糜烂(perleche),严重时可引起张口受限。

【病因】

1. 营养不良性口角炎 由营养不良或维生素缺乏、铁、蛋白质供给不足引起,或由糖尿病、贫血、免疫功能异常等全身因素引起。

2. 感染性口角炎 由细菌、真菌、病毒等微生物引起。

3. 接触性口角炎 是过敏体质患者接触变应原或毒性物质引起,与化妆品、纹唇术、衣物、食物等有关。

4. 创伤性口角炎 由口角区医源性和非医源性创伤、严重的物理刺激或某些不良习惯引起。

【临床表现】

1. 营养不良性口角炎 无特异性表现。有糜烂、结痂、皲裂,因患者抵抗力减低,常继发感染(图 3-110)。对糖尿病患者、贫血、免疫力低下者还有相应其他全身症状。维生素 B_2 缺乏达 1 年以上者临床表现为口角炎、眼部球结膜炎、阴囊对称性红斑,还可伴发唇炎、舌炎、内外眦、鼻翼、鼻唇沟等处的脂溢性鼻炎。

2. 感染性口角炎 多数情况下患者的颌间垂直距离缩短,口角区皱褶加深,唾液浸渍,进而发生糜烂及结痂(图 3-111)。长期慢性病、体弱、放化疗患者、儿童、梅毒和艾滋病患者等对微生物易感,也可形成对多种微生物的复合感染而发病。根据口角区炎症的临床表现

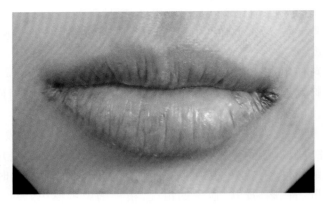

图 3-110 营养不良性口角炎
（中国医科大学附属口腔医院供图）

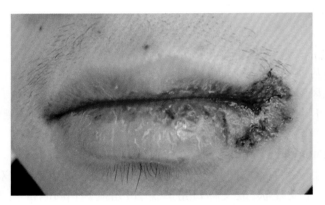

图 3-111 感染性口角炎
（中国医科大学附属口腔医院供图）

和细菌培养、念珠菌直接镜检等微生物学检查结果可以明确诊断。

3. 接触性口角炎　临床可见口角区的充血、水肿、糜烂、皲裂、渗出、明显疼痛外，常伴有口腔黏膜、唇部、唇周皮肤的一系列病损，以及全身的急慢性过敏表现。接触性口角炎血常规检测见有白细胞数增高和嗜酸性粒细胞增高，免疫球蛋白检测 IgG、IgE 增高

4. 创伤性口角炎　临床不多见，常为单侧损害，依致伤因素表现不同，疼痛明显，除常见的炎症表现外，还可出现深浅不一的周边组织损伤（图 3-112）。

【诊断】

1. 营养不良性口角炎　口角部位的临床表现以非特异性炎症表现为主。应结合其他症状，如舌部、唇部损害和全身症状作出诊断。实验室检查维生素水平有助于明确诊断。

2. 感染性口角炎　根据口角区炎症临床表现和细菌培养等微生物学检查，念珠菌直接镜检有助于明确诊断。真菌性口角炎常有真菌性唇炎同时发生。

3. 接触性口角炎　发病迅速，水肿渗出，疼痛明显。仔细追溯病史，有可疑化妆品接触史或食物药品内服史。既往有过敏史有助于确诊。血常规可见有白细胞数增高和嗜酸性粒细胞增高，免疫球蛋白 IgE、IgG 可增高。

4. 创伤性口角炎　有明确的外伤史或口腔治疗经历，发病突然，常为单侧。

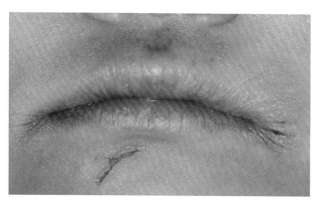

图 3-112 创伤性口角炎
（中国医科大学附属口腔医院供图）

【整合治疗原则】

积极治疗全身性疾病,去除局部刺激因素,改正不良习惯,加强营养饮食,治疗中摒弃舔唇等不良习惯。要特别重视更换义齿、全身相关疾病的有效治疗。

【具体治疗方案】

1. 局部治疗 首先要明确口角炎的致病原因,有针对性治疗。

（1）真菌感染性口角炎:可分阶段治疗,初期可用氟康唑,首剂 200mg,第 2 日起每日 100mg。口角区有结痂者,可应用氯己定湿敷,无渗出时用咪康唑霜,多黏菌素软膏等外用。

（2）细菌感染性口角炎:可用氯己定液湿敷或金霉素软膏涂敷。

（3）创伤性口角炎:可用生理盐水、氯己定等溶液冲洗湿敷。创口过大,可清创后手术缝合。

（4）接触性口角炎:首要治疗措施是去除过敏原,停止服用可疑药后,采用局部湿敷的方法,注意药物再次过敏的预防。

（5）疱疹性口角炎:局部可用氯己定液或干扰素 10 万单位加入 5ml 生理盐水中湿敷;或涂布 0.5%碘苷眼膏或 3%阿昔洛韦软膏。针对引起感染性口角炎的不良环境,应采取措施加以消除。例如:纠正过短的颌间距离,修改不良修复体,增加殆垫,制作符合生理颌间距离的义齿,减少口角区皱褶,保持口角区干燥。

2. 全身治疗 对于营养不良性口炎,需补充维生素、叶酸等。可用维生素 B_2,该药不宜与甲氧氯普胺合用,每次 5~10mg,每日 3 次,口服。烟酰胺,每次 50~100mg,每日 3 次,口服,或每支 50mg,每日 1 支,肌内注射。叶酸,每次 5mg,每日 3 次,口服,有助于纠正贫血。由糖尿病、贫血、免疫功能异常等全身疾病引起的营养不良性口炎,应强调治疗全身性疾病。合理使用抗过敏药物。例如氯雷他定、阿司咪唑等。

3. 中医辨证施治 祛风清热,可用芦根、生地、浮萍、防风、竹叶等。

（1）蕴热型:清热泻脾。方药:清热泻脾散加减。

（2）滋阴健脾。方药:滋阴健脾丸加减。

中药外治法:鲜马齿苋取汁涂于患处。外涂黄连膏。

（张英 彭川洋）

十三、腭部病损的整合治疗

【腭部病损概述】

腭为口腔上壁。腭黏膜分为硬腭黏膜与软腭黏膜。硬腭黏膜覆盖于腭前 2/3,呈浅粉红色。上皮有较厚的角化层;固有层内有粗大纤维束,乳头长且多,排列规则,在腭正中缝和边缘区无黏膜下层,以与骨膜紧密相连;其余部位有明显的黏膜下层,前部含有脂肪,后部含有腭腺。软腭黏膜覆盖腭后 1/3,呈暗红色,与硬腭黏膜有较明显的分界,上皮无角化层,固有层乳头少而短,含丰富的血管,黏膜下层疏松,内含腭腺。

腭部病损大多数同时累及口腔其他部位的黏膜,有些是全身性疾病的表征,仅有少部分是特发于腭部。因而,腭部黏膜病损只是临床表征,导致腭部病损的相关疾病种类繁多、临床表现多种多样。病因复杂,与感染(例如真菌和细菌感染)、创伤、免疫缺陷、遗传等因素有关。

【腭部病损口腔操作注意点】

1. 注意临床分类 有腭部黏膜病损的患者会出现相关疾病的各种临床体征、症状,根据腭部病损的临床特点可做如下分类。

(1) 腭部黏膜病损根据发生部位分类

1) 特发于腭部的病损,较少见。例如腭创伤性溃疡、腭乳头囊肿、烟碱性口炎。

2) 口腔黏膜均可发生,但是腭部为最常见或好发部位。例如坏死性唾液腺化生(necrotizing sialometaplasia)、疱疹性咽峡炎、义齿性口炎、韦格纳肉芽肿病(Wegener's granulomatosis)。

3) 口腔黏膜均可发生。例如复发性阿弗他溃疡、口腔扁平苔藓、天疱疮、多形性红斑等。

(2) 腭部黏膜病损根据症状分类

1) 以肿胀为主要症状:例如腭乳头囊肿、坏死性唾液腺化生、腭部淋巴瘤。

2) 以灼烧样疼痛为主要症状

①灼口综合征(burning mouth syndrome,BMS)发生在口腔黏膜,以灼烧样疼痛感觉为主要表现的一组症状,无明显临床损害,也无特征性组织学改变。舌烧灼样疼痛多发生于舌根部,但颊、腭等部位也可发生。疼痛呈现晨轻晚重的时间节律性改变。

②放射性口炎(radiation stomatitis)是因放射线电离辐射引起的口腔黏膜损伤。口腔黏膜有广泛充血伴片状糜烂或溃疡,唾液量少,舌乳头萎缩光滑发红,有味觉异常、口干、灼烧感,有些患者可并发白色念珠菌感染,在舌或腭出现白色雪花状斑块,口腔唾液培养查见白色念珠菌(图 3-113)。患者食欲不佳、疲倦、头痛、记忆力下降等。

③口腔黏膜下纤维性变(oral submucous fibrosis,OSF)最常见的症状是口腔黏膜烧灼痛,也可表现为口干、味觉减退、唇舌麻木、水疱、溃疡等自觉症状。软腭是受累的主要部位,黏膜出现块状苍白或灰白色病损,严重者出现软腭缩短,腭垂变小,组织弹性降低,舌、腭咽弓瘢痕样条索,常伴有口腔溃疡与吞咽困难(图 3-114)。

④复发性阿弗他溃疡(recurrent aphthous ulcer,RAU)溃疡具有"黄、红、凹、痛"临床特征,周期规律,自限性。腭部病损主要位于软腭。

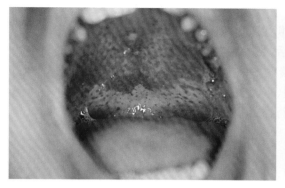

图 3-113　放射性口炎
（中山大学光华口腔医学院供图）

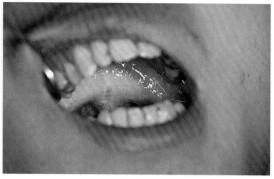

图 3-114　口腔黏膜下纤维性变
（中山大学光华口腔医学院供图）

3）以粗糙感为主要症状

①白斑：发于腭部的白色斑块或斑片，可有明显的局部粗糙、木涩症状（图 3-115）。

②口腔扁平苔藓：腭部较少见，但位于硬腭龈缘附近的病损，多中央萎缩发红，边缘色白隆起，有明显的局部黏膜粗糙感、刺激痛、自发痛等症状。软腭病损则呈灰白色网纹，可无自觉症状。

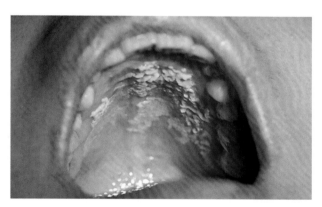

图 3-115　白斑
（中山大学光华口腔医学院供图）

（3）腭部黏膜病损根据临床体征分类

1）溃疡性病损

①按组织破坏程度：可分为浅溃疡和深溃疡。浅溃疡只涉及上皮浅层，愈合时间短，愈后无瘢痕，例如复发性口腔溃疡、急性疱疹性龈口炎等；深溃疡破坏达黏膜下层、腺体周围，愈后有瘢痕。

②按累及部位：可分为中线性溃疡和非中线溃疡。中线性溃疡好发于腭中线，例如恶性肉芽肿、韦格纳肉芽肿和淋巴瘤等；非中线溃疡则散在分布于腭部，例如创伤性溃疡、恶性肿瘤等。

③按病损时间：分为短期溃疡和长期溃疡。短期溃疡例如复发性阿弗他溃疡、药物反应性口炎等；长期溃疡例如创伤性溃疡、恶性溃疡、结核性溃疡等。

④按溃疡数目：分为单个溃疡和多发性溃疡。腭部的单个溃疡如果检查发现明显的局部刺激因素，多考虑为创伤性溃疡；如果有局部用药史，多考虑为化学性烧伤；如果考虑为坏死性唾液腺化生或是恶性溃疡则有必要进行活检；如果其他口腔黏膜有白色条纹的可能为红斑狼疮或口腔扁平苔藓的腭部表现。多个溃疡如果为复发性的、有红黄凹痛征、且能自愈则根据病损大小、数目及病程长短诊断为轻型、重型或疱疹样型阿弗他溃疡；如果伴有生殖器溃疡、眼炎等病损考虑白塞病；如果有服用药物，则考虑为药物反应；此外，还应考虑红斑狼疮，克罗恩病、白血病等可能性。

2）疱性病损

①疱的大小直径：大于1cm的疱称为大疱，见于天疱疮和类天疱疮；针尖大小的成簇分布的小疱见于单纯性疱疹；带状疱疹病损不越过中线。

②疱壁的厚薄：对应于显微镜下的上皮下疱和上皮内疱。上皮内疱或称棘层内疱，疱壁很薄、尼氏征阳性，例如天疱疮等；上皮下疱又称基层下疱，疱壁厚而坚实、不易破裂尼氏征阴性。例如类天疱疮。

③疱内容物：因内容物的不同显现不同的颜色；含黏液或组织液，则呈白色或乳白色，透明或半透明，可见于病毒感染、疱状疾病；含血液称血疱，外观为鲜红、暗红或蓝褐色等，可见于创伤性血疱等；含脓液则为黄白色或黄色，不透明，较少见。

3）斑纹性病损

①白色病变：常由角化异常引起，例如白斑、口腔扁平苔藓、慢性盘状红斑狼疮等；因创伤等引起口腔黏膜及黏膜下组织受损而致瘢痕，形成呈苍白色改变或苔藓样变；口腔黏膜下纤维性变；局部用药所致的化学性烧伤；腭部烟碱性口炎。念珠菌感染的腭部白色病损；梅毒斑等。

②红色病变：由黏膜固有层血管扩张、增生、充血引起，例如红斑（图3-116）、红斑狼疮、血管瘤等。如果红色病损指压不褪色，则考虑为出血点，见于创伤性紫癜或血液病的口腔黏膜瘀斑。在可摘性义齿所覆盖的黏膜上出现广泛的红色病变，多为义齿性口炎；急性红斑型念珠菌病也可表现为腭部的红色斑块。红色病损和白色病损同时出现可为疣状红白斑、口腔扁平苔藓、早期口腔癌。

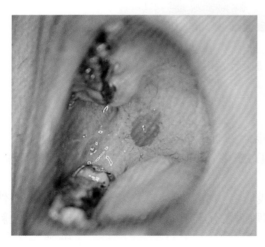

图 3-116　红斑
（中山大学光华口腔医学院供图）

4）糜烂性病损：糜烂性病损是黏膜的一种浅表病损，不损及基底细胞层。复发性单纯疱疹；带状疱疹；尼氏征阳性，则考虑为天疱疮；糜烂型口腔扁平苔藓；机械创伤所造成的腭部糜烂；如果糜烂发生与用药有关为多形性红斑。

5）坏死性病损：坏死性病损为黏膜坏死组织腐败后形成硫化铁沉淀，使组织变黑，有恶臭，坏死组织脱落后遗留深溃疡。可见于复发坏死性黏膜腺周围炎、坏死性唾液腺化生等。

6）色素性病损：口腔黏膜的色素沉着，可由内源性或是外源性因素引起，使口腔黏膜颜色呈现异常，颜色改变包括黑色、红色、白色等。黑色改变见于内源性黑色素增多引起的口腔黑斑、色素痣、黑棘皮症等；重金属中毒或是内服药物引起的色素沉着等。黄色改变可见于黄瘤病等。

7）假膜性病损：假膜性病损为灰白色或黄白色膜，由炎性渗出的纤维素、坏死脱落的上皮细胞和炎症细胞聚集形成，可以擦掉或撕脱。复发性阿弗他溃疡、多形性红斑等；球菌性口炎、假膜型念珠菌病等的假膜涂片或分离培养可检出特异病原体。

8）结节性病损：结节性病损是一种突起于口腔黏膜的团块实体病损，粉红或深紫色，例如卡波齐肉瘤或色素痣等。此外还见于乳头状瘤、黑棘皮病、尖锐湿疣、囊肿等。

9）腭部肿瘤：腭部常见的原发性肿瘤有上皮来源的鳞状细胞癌、腭腺来源的多形性腺瘤、腺样囊性癌、黏液表皮样癌（图3-117）等，以及毗邻部位例如上额窦癌侵袭的肿瘤。

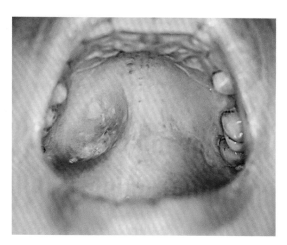

图3-117　黏液表皮样癌
（中山大学光华口腔医学院供图）

10）肉芽肿性病损：肉芽肿性病损在组织学上属增殖性炎症，例如化脓性肉芽肿；嗜酸性肉芽肿；浆细胞性肉芽肿；巨细胞肉芽肿；上皮样肉芽肿（例如结核、结节病、梅-罗综合征、克罗恩病等）；有的是全身系统病在口腔的表现，例如致死性恶性网状细胞增多症等。

2. 注意收集相关诊断依据和选择正确的辅助检查方法　腭部黏膜病损往往与全身状况密切相关，因此在诊断过程中要综合考虑局部与全身的情况。某些腭部黏膜病损的临床表征有其特殊的形态和颜色、固定的分布、排列规律以及与周围组织相对关系等特征，可以用视觉检查结合触诊、探诊为诊断提供思路和依据。

然而，有时需行辅助检查以明确诊断。常用的辅助检查手段有：

（1）病理活检：活体组织检查是诊断腭部黏膜病的重要手段之一，当临床不能明确诊断时，可以根据组织病理学变化，并结合临床表现综合分析，以确诊并指导治疗。例如腭部淋巴瘤、恶性肉芽肿等。

（2）腭部损害的相关免疫检查：通过免疫功能及免疫标记技术等检查机体免疫反应及功能的变化，协助诊断。例如，用直接免疫荧光法可查到腭黏膜天疱疮病损组织的上皮细胞间质存在鱼网状荧光抗体，良性类天疱疮则为上皮基底膜的带状荧光沉积，盘状红斑狼疮在上皮和结缔组织交界处有荧光抗体。腭部盘状红斑狼疮、天疱疮等血液中IgG明显升高。用E玫瑰花环试验及淋巴细胞转化试验等方法可以测定机体T细胞数量和功能；用EAC玫瑰花形成实验测B细胞数量；进一步检测T细胞亚群的功能状态可了解T细胞亚群之间是否相互协调。例如，反复发生严重的白色念珠菌病、病毒感染，细胞免疫功能均会降低，复发性口疮、扁平苔藓等可见到免疫功能平衡失调。免疫学检查对恶性淋巴瘤的确诊和分型具有重要意义，例如浆母细胞淋巴瘤（PBL）的免疫表型分析，PBL具有终末分化B细胞免疫表型，一般不表达或弱表达成熟B细胞的标志物（例如CD20、CD19、PAX5和白细胞共同抗原CD45）和成熟T细胞的标志物（例如CD2、CD3、CD5和CD7），而常表达浆细胞的标志物（例如 CD38、Vs38c、CD138、IRF4/MUM1 和 CD79a）。

（3）腭部溃疡的血液检查：血液学检测以及骨髓穿刺涂片等可协助诊断。例如，白血病患者周围血象可见幼稚的未成熟的白细胞；骨髓穿刺涂片检查可见原始的母细胞。侵袭性非霍奇金淋巴瘤侵犯骨髓可出现贫血、WBC 及 PLT 减少，外周血可出现淋巴瘤细胞。

（4）腭部病损的性病病原体检查：性病病原体检测、免疫血清学反应可协助诊断口腔梅毒等性病。适用于早期梅毒皮肤黏膜损害。包括非苍白螺旋体抗原血清试验和苍白螺旋体抗原血清试验。

（5）腭部病损的假膜微生物检查：细菌培养和药敏试验可鉴定感染菌种和敏感药物筛选。腭部的假膜型念珠菌病临床表现多为非特异性的，故需实验室检查确诊，包括涂片法、分离培养、免疫学、组织病理学和基因诊断。涂片做革兰氏染色或 PAS 染色，检查有无菌丝及孢子，如果阳性可确认为真菌感染，但还必须通过培养，才能确诊为白色念珠菌。如果患者血清抗念珠菌 IgG 抗体滴度>1∶16，唾液抗念珠菌 IgG 抗体滴度>1∶1，可作为念珠菌病的辅助诊断。也可用 PCR 等技术检测极微量的白色念珠菌病原体，从而在感染早期进行诊断。

（6）腭部肿块的骨源性检查：辅以影像学检查可了解病损的部位、范围等情况。口腔颌面部 CT、MRI 可用于排查颌骨骨质溶解性破坏，外侵性的软组织肿块影，可作为诊断淋巴瘤的依据。

（7）分子生物学检查：分子生物学检查近年来成为重要的辅助检查方法，特别是对有遗传倾向的疾病，并对疾病的临床分期和判断预后有一定作用。有研究表明部分淋巴瘤中可见染色体基因等的改变，例如 *Myc* 基因重排是浆母细胞淋巴瘤（PBL）中最先被发现的细胞遗传学异常，可采用荧光原位杂交（FISH）技术检测。弥漫性大 B 细胞淋巴瘤常见的分子遗传学改变为 *Bcl-6* 基因突变。

【腭部病损整合治疗的基本要求】

腭部黏膜病损大多数同时累及口腔其他部位黏膜或是全身性疾病的表征，因而，从整合医学的角度进行全面诊治尤为重要。

1. 多学科整合治疗　对全身系统性疾病的腭部黏膜表征要特别注重对系统疾病的治疗，在控制口腔症状的同时，应尽可能与相应科室合作，共同制订合理的治疗计划，指导患者纠正各种系统疾病，调理全身状态。必要时应由临床大内科、大外科为主治，口腔黏膜病科作为辅助治疗科室。例如，淋巴瘤患者应转血液科进行系统治疗，包括放射治疗、化疗、骨髓移植、手术治疗；口腔科可采取局部抗炎、对症疗法。

对来自腭部邻近器官组织的黏膜病，应在明确原发部位病灶的基础上，采用原发-继发病灶联合治疗的方法。例如，有牙龈病损的腭部黏膜病应同时使用治疗牙周病的药物或手术。对明确与上颌窦、鼻咽部疾病有关的腭部黏膜病，要取得耳鼻咽喉科的支持和协助，有些则应该转诊到耳鼻咽喉科治疗。对于腭部黏膜病病因不确定的，则可应用某些非特异的治疗手段，例如局部或全身的激素治疗、或者免疫调节药物治疗。

2. 局部-全身整合治疗

（1）控制局部症状：对硬腭部的黏膜病损以粉剂、贴膜、糊剂效果较好；对软腭部的黏膜病损以含漱剂效果较好。硬腭部应少用泼尼松龙混悬液局部注射，软腭部应慎用。对于原发于腭部的口腔黏膜病损应强调局部用药的重要性。例如,选用敏感抗生素治疗特定病原微生物导致的腭部感染。

（2）全身联合用药:要根据原发病的性质选择全身药物。包括抗真菌药、抗病毒药、糖皮质激素、免疫抑制剂、免疫增强剂、生长因子、维生素及中医药等。尤其对于腭中缝的黏膜病,更应尽早明确诊断,果断采用包括化疗在内的积极的治疗方案。在治疗的过程中应联合相关科室综合诊治。

3. 中西医整合治疗 对某些腭部黏膜病可根据中医辨证施治原则,采用中西医结合治疗方法提高疗效。在治疗过程中既要注意西药的毒副作用,也要重视中药的毒副作用,例如雷公藤总苷对生殖系统的影响和肝功能损害。采用中西医结合药物治疗时应将中药与西药的服药时间间隔开。

4. 治疗与预防相结合 治疗疾病的同时应尽量避免诱发因素或刺激激素而导致病情加重或复发。对于戴用可摘义齿,尤其是具有软衬材料的义齿以及弹性义齿,应指导患者正确的使用及保养方法,防止义齿性口炎的发生。此外,义齿性口炎治愈后易复发,抗真菌治疗不应在症状消失后立即停止,用药疗程需持续 14~21 天,以防复发。

（一）韦格纳肉芽肿病（Wegener's granulomatosis,WG）

韦格纳肉芽肿病由 Wegener 于 1936 年首先报告,是一种坏死性肉芽肿性血管炎,病因不明。病损累及小动脉、静脉及毛细血管,偶尔累及大动脉,主要侵犯上、下呼吸道和肾脏。开始为局限于上、下呼吸道黏膜的肉芽肿性炎症,但往往发展成全身坏死性肉芽肿性炎症、恶性脉管炎,最后导致肾衰竭而死亡。

【病因】

病因不明,可能与下列因素有关。

1. 免疫介导损伤机制 患者产生自身抗中性粒细胞胞质抗体(ANCA),作用于中性粒细胞嗜天青颗粒中蛋白酶 3(PR3),二者结合后可能诱发血管炎的产生。

2. 遗传易感性 有研究表明人类白细胞抗原基因与该病有一定关联;转化生长因子 *Bl* 基因上第 25 位密码子的多态性是具有遗传危害的一个因素。

3. 其他 有人认为可能是链球菌伴过敏样紫癜导致脉管炎,也可能是药物超敏反应。也有报道金黄色葡萄球菌是该病的促进因素。

【临床表现】

该病男性略多于女性,发病年龄为 5~91 岁,40~50 岁是该病的高发年龄。典型的韦格纳肉芽肿病有三联征:上呼吸道、肺和肾病变。无肾脏受累者被称为局限性 WG。

起病可以缓慢,也可表现为快速进展性发病。病初症状包括发热、疲劳、抑郁、食欲缺乏、体重下降、关节痛、盗汗、尿色改变和虚弱,其中发热最常见。临床常表现为鼻和鼻窦炎、肺病变和进行性肾功能衰竭。还可累及关节、眼、耳、皮肤等。起初为呼吸道感染症状,出现鼻出血、脓性鼻涕、鼻孔痂皮与肉芽肿、鼻窦炎症状,咳嗽、咯血等肺部感染症状,可因鼻中隔、咽喉和气管处病变而有呼吸困难。数周或数月后病损可发展到全身各个器官,肾脏发生肾小球肾炎,出现蛋白尿、血尿等。最后形成尿毒症、肾衰竭致死。

口腔黏膜出现坏死性肉芽肿性溃疡,好发于软腭及咽部,牙龈和其他部位也可发生。溃疡深大,扩展较快,有特异性口臭,无明显疼痛。溃疡坏死组织脱落后骨面暴露,并继续破坏骨组织使口鼻穿通,抵达颜面;破坏牙槽骨,使牙齿松动、拔牙创面不愈合。

皮肤可有瘀点、红斑、坏死性结节、丘疹、浸润块及溃疡等。

头部 X 线检查可见骨组织破坏;胸部 X 线检查可见双肺广泛浸润,有时有空洞形成。

【组织病理学检查】

以血管壁的炎症为特征,表现为坏死性肉芽肿。

【诊断】

目前 WG 的诊断标准采用 1990 年美国风湿病学会(ACR)分类标准,符合以下 2 条或 2 条以上时可诊断为 WG,诊断的敏感性和特异性分别为 88.2% 和 92.0%。

1. 鼻或口腔炎症　痛性或无痛性口腔溃疡。脓性或血性鼻腔分泌物。

2. 胸部 X 线片异常　胸部 X 线片示结节、固定浸润病灶或空洞。

3. 尿沉渣异常　镜下血尿(红细胞>5/HP)或出现红细胞管型。

4. 病理性肉芽肿性炎性改变　动脉壁或动脉周围,或血管(动脉或微动脉)外区域有中性粒细胞浸润形成肉芽肿性炎性改变。

【鉴别诊断】

WG 主要应与复发性坏死性黏膜腺周围炎、口腔结核性溃疡、结节病、恶性肉芽肿等疾病相鉴别。

【整合治疗原则和方案】

WG 早期诊断和及时治疗至关重要。未经治疗的 WG 病死率可高达 90% 以上,经激素和免疫抑制剂治疗后,WG 的预后明显改善。

1. 治疗可分为三期,即"诱导缓解""维持缓解""控制复发"。循证医学显示糖皮质激素与环磷酰胺联合治疗有显著疗效,特别是肾脏受累以及具有严重呼吸系统疾病的患者应作为首选治疗方案。此外,硫唑嘌呤、甲氨蝶呤、环孢素、霉酚酸酯等免疫抑制剂也常与糖皮质激素联合应用。

2. 其他治疗　丙种球蛋白、复方新诺明片、生物制剂利妥昔单抗、肿瘤坏死因子-α 受体阻滞剂、抗 CD20 单克隆抗体均有治疗该病有效的报道。

局部治疗保持口腔卫生,用氯己定(洗必泰)含漱液含漱以减轻和消除炎症。在局部抗炎治疗的基础上,可给予各种剂型的局部促愈合药物,例如重组人表皮生长因子(金因肽)等均可。

此外,在应用药物的基础上也可对症使用血浆置换、透析、外科治疗等治疗方法。

(二) 恶性肉芽肿(malignant granuloma)

恶性肉芽肿又称致死性中线性肉芽肿(lethal midline granuloma)、中线恶性网织细胞增生症等。该病为发生于面中部(鼻、口、咽、腭等)的慢性、进行性、坏死性非特异肉芽肿性溃疡,预后不良。

【病因】

病因不明,有肿瘤、变态反应和病毒感染等学说。

1. 类肿瘤学说　多数学者认为该病是淋巴系统的恶性肿瘤,类似网状细胞肉瘤或淋巴瘤,有肿瘤性增生的异型细胞及分裂象,无坏死性血管及多核巨细胞。该病限于鼻部和呼吸道,晚期内脏、淋巴结及骨髓均可显示同样病变,故极似恶性肿瘤之转移,部分患者放射治疗可获痊愈,符合肿瘤学说。

2. 变态反应学说　近年研究认为该病为一种过敏现象,尤为血管对细菌毒素之过敏反应,极似 Arthus 坏死现象。在毛细血管壁内有免疫球蛋白沉积,并在疾病活动期患者血清中出现免疫复合物,应用免疫抑制剂治疗,症状缓解时则消失。

3. 病毒感染学说　研究发现,在采取恶性肉芽肿组织进行细胞培养及患者血清内,均找到柯萨奇病毒小体,故认为该病与此病毒感染有关。也有学者认为与 EB 病毒感染有关。

【临床表现】

20~50 岁男性多见。病变多起于鼻部,亦有首发于腭、咽部,然后累及鼻部。病损主要位于面中线部位及上呼吸道,以进行性肉芽性溃疡坏死为主,其破坏性甚为广泛,可侵及骨和软骨,以致毁容。病损原发或初发部位多见于软腭层及鼻腔或软硬腭的中线部位,溃疡长久不愈;溃疡渐进性破坏,因发生在肉芽肿基础上,表面极不平整,范围广且深,可形成大块坏死腐肉,溃疡表面覆盖有灰白色或灰色腐肉性假膜,周围炎症反应,不疼痛,可有恶臭;由于破坏软组织和骨,可形成缺损。患者早期为一般伤风或鼻窦炎样表现。随后可出现鼻通气不畅或完全阻塞,有脓涕,常有臭味。病变发展可致鼻外部膨胀隆起,造成鼻中隔穿孔或腭部穿孔。

【组织病理学检查】

病理检查多为慢性非特异性肉芽组织和坏死,其中有多种形态的炎症细胞,大量组织细胞浸润,细胞可出现异型性及核分裂象。

【实验室检查】

白细胞计数偏低,红细胞沉降率加快。

【诊断】

目前尚无特异性确诊方法,凡发生于鼻部和面中部的进行性肉芽性溃疡坏死,均应首先考虑该病。通过临床病程分析、组织病理检查、血液学检查等进行排他性诊断。

【鉴别诊断】

应注意与结核、梅毒、恶性肿瘤等相鉴别,必要时可反复多次活检。

【整合治疗原则】

无特殊疗法,主要靠早期发现和及时治疗,首选放疗配合化疗辅以支持疗法。

【具体治疗方案】

恶性肉芽肿对放射线敏感,可采用 60 钴远距离照射疗法和分次照射法,总剂量以 60Gy 为最好,复发者可补照。对患者发热而抗炎治疗无效者,可先采用环己亚硝脲(CCNU)治疗,其作用类似烷化剂,在体内可抑制核酸及蛋白质的合成,奏效快,短期治愈率高,尤以退热效果为佳。成人每次口服 120mg,隔 3~5 周 1 次,共 5~6 次,总剂量 600~840mg,退热后再予放疗,疗效较好。发热时也可先用类固醇激素类药物控制体温后,即刻放疗。

(三) 腭部淋巴瘤

淋巴瘤是起源于淋巴造血系统的恶性肿瘤,口腔颌面部恶性淋巴瘤除首发于颌下、颈部淋巴结外,也可首发于淋巴结以外的器官,以结外型非霍奇金淋巴瘤多见。其大部分起源于软腭、口咽、鼻咽顶部、咽鼓管、舌根所共同构成的咽淋巴环(waldeyer 环)的部位,此外,尚可首见于硬腭黏膜、牙龈、颌骨和唾液腺等部位,虽然病变首发于结外的上述部位,约 50% 病例同时伴有淋巴结肿大。

【病因】

其发病原因及其发病机制尚未完全明确,有人认为与病毒感染、免疫缺陷性疾病、遗传等多种因素有关。很多研究表明恶性淋巴瘤的病因与 EB 病毒感染有关，但具体发病机制尚未明确。有研究发现遗传性或获得性免疫缺陷的患者以及舍格伦综合征的患者易患淋巴瘤，例如浆母细胞淋巴瘤（PBL）多见于 HIV 阳性患者，且有报道 PBL 与 EB 病毒感染密切相关。近年来，干燥综合征（SS）、特发性肌炎/皮肌炎（DM）、类风湿关节炎（RA）和系统性红斑狼疮（SLE）等结缔组织病与恶性淋巴瘤的关联已得到流行病学研究证实。国内外有白塞病合并恶性淋巴瘤病例报道，但白塞病与恶性淋巴瘤的关系尚不清楚。

【临床表现】

各年龄段均可发生，结外型淋巴瘤在腭黏膜、牙龈、口咽、扁桃体等首发部位出现黏膜肿胀，或呈瘤样增生、溃疡、坏死，周围有浸润块，牙龈部位病变可类似重型龈炎，发生在腭扁桃体者初为单侧性扁桃体增大，表面粗糙，突入咽峡。颌骨的病损主要为病损区软组织肿胀、牙齿松动，牙龈肿胀等症状，X 线摄片可见大片溶骨性或虫蚀样破坏。腮腺区病损表现为腮腺进行性肿大。病损累及淋巴结者，临床表现为颈部、下颌下区或腮腺部位淋巴结的无痛性、进行性肿大。淋巴结肿大可先由一处开始，然后累及多处，逐渐增大增多，以后相互融合、固定，质地可硬可软。由于肿瘤迅速生长可引起相应的症状，例如局部出血、疼痛、咽痛、鼻塞、异物感、吞咽受阻等症状。晚期肿瘤常有发热、食欲减退、全身消瘦、贫血、乏力、盗汗、肝脾大。

【诊断】

病史、全身体格检查、病损部位的病理检查、血液化学分析及胸片检查，核素肝脾扫描，B型超声波检查、骨髓穿刺活检和腹部 CT 扫描等均有助于淋巴瘤的临床诊断和分期。

确切充分的组织病理学检查是诊断恶性淋巴瘤的最基本依据。淋巴结及病损组织的活检是最常用的方法。由于口腔颌面部是结外型恶性淋巴瘤的好发部位，病损初期往往不表现为淋巴结的受累，而常与口腔颌面部其他恶性肿瘤相类似，结外型淋巴瘤不仅在临床上易被误诊，即使在组织形态学上与未分化癌有时也难以区别。活检应选择适当淋巴结作整个淋巴结的切除，结外型活检的病损组织要有足够的量，同时作印片检查，印片上的细胞形态的改变可补充组织学切片的不足，有助于作出正确的诊断。

近年来，ABC 酶标法等的免疫酶标技术，以具有高度特异性的单克隆抗体来识别各类淋巴细胞的免疫学特点，对淋巴瘤与非淋巴瘤的鉴别、B 细胞的识别、滤泡性淋巴瘤和反应性淋巴滤泡增生的鉴别具有非常重要的意义。同时由于上述诊断技术的提高，对口腔颌面部淋巴瘤，特别对结外型淋巴瘤的诊断有明显提高，故近年来淋巴瘤在口腔颌面部的发病率有上升的趋势。

分子遗传学检查：有研究表明部分淋巴瘤中可见染色体基因等的改变，例如 *Myc* 基因重排是 PBL 中最先被发现的细胞遗传学异常，可采用荧光原位杂交（FISH）技术检测。弥漫性大 B 细胞淋巴瘤常见的分子遗传学改变为 *Bcl-6* 基因突变。

【整合治疗原则】

腭部淋巴瘤的治疗采用多学科整合治疗措施，包括手术治疗、放射治疗、化疗，同时进行一些生物治疗或免疫治疗以提高患者免疫功能，有利于其病情的控制，提高患者生存率。部分早期患者可获得较为满意的治疗效果，其预后与临床分期、病理类型密切相关。

恶性淋巴瘤的治疗主要是化学治疗和放射治疗。若病损局限，常用手术摘除，明确诊断后再追加局部放疗；对经过放疗不消退的淋巴瘤，特别是已侵犯骨组织者，可考虑局部扩大根治性切除术,术后再持续进行化学治疗。病损弥漫,全身其他部位同时出现病损,则先作化学治疗,再配合局部放射治疗,放射治疗结束以后再作较长时期的化学治疗。

此外,生物制剂利妥昔单抗静脉滴注,与 CHOP 化疗方案联合应用可以大大提高疗效。有感染发热时选用有效的抗感染治疗,有明显贫血或出血时进行成分输血,可以输注红细胞或血小板。对患者应加强营养,注意个人卫生,防止感染。可选用一些提高免疫功能的药物。应用中医中药进行中西医结合治疗,对提高疗效也有很好的作用。

（四）坏死性唾液腺化生（necrotizing sialometaplasia）

坏死性唾液腺化生是一种有自愈倾向的唾液腺良性病变,最常见于腭部小唾液腺。

【病因】

病因不明,疑因受物理、化学或生物损伤,使局部缺血而发生坏死性炎症。例如,小儿唾液腺血液供应受阻,导致缺血坏死或梗死;吸烟、饮酒等生活习惯,引起小血管的动脉硬化;设计不良的义齿的刺激;局部麻醉注射对腭部血管造成直接或间接损伤,导致腭部腺体的局部缺血性改变。

【临床表现】

自青年至老年均可发病,40~60 岁为高峰年龄。发生于小唾液腺者以男性居多,大唾液腺病变则无明显性别差异。

该病多发生于腭部,也可见于唇、颊及磨牙后腺,腭部病损多在硬软腭交界处,多为单侧。该病特征为黏膜表面形成火山口样溃疡,直径 20~30mm 不等,多为 20mm,呈圆形或不规则形,与周围组织分界清楚。溃疡可深达骨面,但不破坏骨组织,溃疡中心坏死,周围黏膜充血。亦有少数腭部肿胀而无溃疡,肿胀区呈圆形,稍隆起于黏膜,黏膜充血,可有触痛,有的以后形成溃疡。X 线片示骨质无破坏。一般无痛或偶有不适、刺激痛。不论有无溃疡,病损均可自愈。

【组织病理学检查】

腺小叶坏死,但仍保持腺小叶的基本形态,腺泡壁消失而互相融合,周围有炎症细胞浸润;邻近坏死区的唾液腺导管和腺泡有广泛的鳞状化生。溃疡周围的黏膜上皮可呈假上皮瘤样增生,有时其上皮钉突与下方化生的鳞状上皮相连接,极似分化较好的鳞状细胞癌向深层浸润现象。

【诊断】

该病根据临床表现很难作出正确诊断,主要依赖于组织病理学检查。对于近中线的硬软腭交界处溃疡,以及大唾液腺手术后期出现的小肿块,X 线片示骨质无破坏,应考虑到坏死性唾液腺化生的可能。

【鉴别诊断】

应注意与黏液表皮样癌、鳞状细胞癌相鉴别。

【整合治疗原则】

该病具有自愈性,无需特殊治疗,抗炎和对症治疗即可。大多数患者 3~12 周可自愈。

（五）腭树胶肿

【病因】

树胶肿又称梅毒瘤（syphiloma）,是三期梅毒的特征性病变,因病灶呈灰白色,质韧而有弹性,似树胶状,故称树胶肿,黏膜、皮肤是最常受累的部位。参见本章第五节。

（六）烟碱性口炎（nicotinic stomatitis）

【病因】

烟碱性口炎又称吸烟者腭，由于长期吸烟或热及化学因素导致硬腭黏膜及其牙龈的白色过角化，呈弥漫性分布，伴有散在红色点状的灰白色或浅白色病损。在一般情况下，可处于长期稳定的状态，当局部刺激因素减轻或去除后，这些病损也相应变薄或消失。

【临床表现】

烟碱性口炎临床表现为腭部发红，而后因上皮角化而呈现灰白色结节外观。特征性表现是大量红色斑点，直径为 1~5mm，为腭腺管口肿胀发炎。在吸烟者中，严重的可出现裂隙、皱纹和隆起而形成不规则的皱纹表面。患者可有干涩、粗糙等自觉症状。

【诊断】

患者有长期吸烟史和典型的局部白色或者灰白色斑块或者斑片的临床表现，对可疑者作组织病理检查明确诊断。

【整合治疗原则】

去除刺激因素，观察；角化严重者局部使用维 A 酸抗角化。有研究表明应用 β-胡萝卜素、番茄红素、维生素 A 或视黄醇类的干预措施，其临床缓解率明显提高，且易被患者接受。烟碱性口炎并不是癌前病变，预后良好。一般戒烟后 2~4 周症状可减轻或消失。

（七）腭乳头囊肿

【病因】

由切牙管内上皮残余发展形成的腭乳头部位的先天性囊肿，与切牙管囊肿统称为鼻腭囊肿。亦有认为该病与外伤或感染使鼻腭管内腺体管口堵塞，分泌物积聚有关。

【临床表现】

大多发生在 30~60 岁。男性多见。临床表现为腭乳头肿胀突出，覆以正常黏膜。一般无临床症状，如果伴发感染可出现疼痛，甚至可出现瘘管。囊肿较小时，X 线检查不易发现；囊肿逐渐增大后，X 线检查可见上颌骨中线有呈圆形、卵圆形或心形透亮区。

【诊断】

主要依据临床表现做出诊断。

【鉴别诊断】

需与牙周脓肿，腭乳头外伤，纤维瘤和口腔结缔组织的其他良性肿瘤相鉴别。必要时进行组织病理学检查以明确诊断。

【整合治疗原则】

手术切除，必要时配合药物治疗。

（八）疱疹性咽峡炎

【病因】

由肠道病毒引起的以急性发热和咽峡部疱疹性溃疡为特征的疾病，以粪-口或呼吸道为主要传播途径，感染性较强，传播快。该病病原体种类很多，以柯萨奇 A 组病毒、疱疹病毒、EB 病毒较多见，偶尔也有其他肠道病毒所引起。劳累过度、过敏体质、身体免疫能力低下时易感。

【临床表现】

儿童多见，流行于夏末秋初。患者突然发热 38~40℃，持续 2~4 天，伴食欲缺乏、咽痛及吞咽困难。临床表现为软腭、腭垂、舌腭弓及扁桃体出现数个至数十个小疱疹,疱破后很快形成小溃疡,整个口腔及咽部黏膜呈充血状态,不累及口腔前部。一般病程约1周,几乎不复发。

【诊断】

可根据症状和特征性口腔病损作出诊断。

【鉴别诊断】

注意与疱疹性口炎、复发性阿弗他溃疡相鉴别。可通过从病损处分离到病毒或通过特征性抗体滴度升高加以证实,但这些检查并不推荐常规采用。

【整合治疗原则】

主要是对症治疗。大多数为轻型病例,有自限性(1~2周),预后良好。

【具体治疗方案】

局部治疗可采用复方硼砂溶液、生理盐水或3%过氧化氢含漱;病损部位涂擦2%金霉素甘油等,能促进溃疡面的愈合。可口服维生素C及维生素B等。抗生素对病毒性咽炎无效,但如有发热,应给予抗菌药物治疗,以便控制继发性细菌感染。注意口腔卫生,保持口腔清洁。注意休息,多饮水,多吃新鲜蔬菜及营养丰富易消化的食物,以增强身体抵抗力。此外,中药治疗对此病有一定效果,应根据病情选择用药。

(九) 毛霉菌病(mucormycosis)

【病因】

毛霉菌病是由毛霉菌目中的条件致病菌(根霉菌及毛霉菌较常见)所导致的真菌病。其特征为菌丝侵犯血管,引起血栓形成及坏死,侵袭性强,可致命。多继发于糖尿病酸中毒、白血病、肝肾衰竭等。

【临床表现】

口腔病损最常见于硬腭部,腭骨也常受累,但口腔黏膜任何部位均可累及。最初局部黏膜表现为潮红,后因病原菌在动脉肌层繁殖形成栓塞而导致组织缺血性坏死,黏膜呈灰白色,片状坏死,痂皮脱落后形成广泛的溃疡区,可有肿瘤样肉芽组织增生,其周边黏膜无明显充血水肿及疼痛。患者可有疼痛、发热、眼眶蜂窝织炎、眼突出、脓性鼻涕和黏膜坏死。

【组织病理学检查】

大、小动脉血栓形成,邻近组织缺血、梗死和坏死;可以化脓,但很少呈肉芽肿改变。在血管壁内可见菌丝。

【诊断】

由于许多坏死碎片不含真菌,诊断需要具有高度怀疑指数和极为细致的组织标本检查,寻找到大而不分隔的直径大小不规则的分支菌丝作为依据。真菌培养常阴性,甚至在组织中已清楚地可见有菌丝,培养仍阴性,其原因不明。CT扫描和X线检查常低估或遗漏有诊断意义的骨破坏。

【整合治疗原则】

积极治疗全身疾病的同时抗真菌治疗。可用两性霉素,但疗效一般。局部可用制霉菌素液涂搽,应及时清除坏死组织。

(十) 腭部结核性溃疡

参见本章第五节。

（十一）腭色素沉着

【病因】

是指由各种内源性或外源性因素所致的腭部黏膜组织色泽的改变。色素沉着可以是口腔黏膜组织生理或病理性的一种表现，发生原因较多，少数色素沉着是全身疾病甚至是具有恶性倾向疾病在口腔的表征。

该病有内源性和外源性因素。内源性色素沉着，有黏膜黑斑、色素沉着息肉综合征、原发性慢性肾上腺皮质功能减退症、多发性骨性纤维发育异常、黑棘皮病、色素痣、恶性黑色素瘤等；外源性色素沉着多由重金属、银汞、药物、慢性炎症、吸烟等所致。

【临床表现】

临床表现多为口腔泛发性或局限性色素沉着，可为斑片、斑点或斑纹等，可平伏也可突出黏膜表面。颜色可以为黑色、褐色、棕色、灰蓝色、黄色。

【诊断】

根据病史、临床检查、组织病理检查、实验室检查可作出诊断。

【整合治疗原则】

主要是对因治疗。例如停止使用可疑药物或吸烟等，停止使用药物或吸烟后有些色素沉着会在数周或数月内减退，也有些色素沉着不会消退。局部的色素沉着大多数勿需治疗，也无有效的治疗方法，应注意保持口腔卫生。

（程　斌）

第四节　损及牙周组织的口腔黏膜病的整合治疗

【损及牙周组织的口腔黏膜病概述】

牙周组织是由牙龈、牙周膜、牙槽骨和牙骨质组成的一个功能系统。该系统将牙齿牢固地附着于牙槽骨，承受咬合力，同时使口腔黏膜与牙体硬组织间形成一个良好的封闭状态。

牙周组织疾病的病因分为局部因素和全身因素。局部因素中，菌斑中的细菌是引发牙周病必不可少的始动因子，但又受到其他局部因素的影响和全身因素的调控。全身因素可以改变宿主对局部因素的反应，宿主反应也是一个极其重要的因素，导致牙周病的各因素之间相互联系、相互影响；或互为协同、互为拮抗，引起牙周组织的慢性炎性改变。

无论是龈炎还是牙周炎，共性的临床表现都是以牙龈出血为主的炎性反应。牙龈组织的表面是口腔黏膜的一部分，发生在口腔黏膜上的病症又极为复杂，有的是特发于黏膜的疾病，有的是与皮肤病并发的，有的是全身性疾病的口腔表征。因此，对损及牙周组织的口腔黏膜病患者应当树立整合治疗的理念，进行综合序列治疗。

【损及牙周组织的口腔黏膜病的口腔表征和整合治疗基本要求】

临床上常见损及牙周和口腔黏膜组织的疾病主要有：①口腔黏膜感染性疾病：单纯疱疹、坏死性龈口炎；②口腔黏膜大疱类疾病：天疱疮、类天疱疮；③口腔黏膜斑纹类疾病：口腔扁平苔藓、口腔白色角化症、口腔白斑病、口腔红斑病、盘状红斑狼疮、口腔黏膜下纤维性变；④口腔黏膜肉芽肿性疾病：化脓性肉芽肿、克罗恩病、结节病、浆细胞肉芽肿、嗜酸性肉芽肿、韦格纳肉芽肿病。

在口腔黏膜病中损及牙周组织的临床表现主要体现在牙龈和牙槽骨的病损。牙龈组织的病损表现为龈乳头、附着龈及边缘龈的斑块、肿胀、水疱、充血、溃疡、糜烂、剥脱及坏死;牙槽骨的病损表现为骨质的破坏。因此对于损及牙周组织的口腔黏膜病的整合治疗原则是:急性发作期的应急对症治疗,缓解愈合期的常规维护治疗。

牙周组织疾病和口腔黏膜病都是发病率很高的口腔疾病,因其病因的复杂性和不确定性,对于两种疾病同时受累的患者由于长期反复发作的病史、迁延不愈的疾病状态会导致患者的牙周体征每况愈下,随病情逐渐加重,患者会出现不同程度的紧张、焦虑、恐惧等心理,直接影响患者的身心健康和工作生活,因此对于损及牙周组织的口腔黏膜病患者的整合治疗就显得尤为重要。治疗目的以控制消除致病因素、减轻症状、缩短病程、控制复发、缓解病情和促进愈合为主。整合治疗要着重体现分期分阶段的治疗措施和方法的整合;多学科的治疗措施和方法的整合;中西医治疗措施和方法的整合;口腔局部与全身的治疗措施和方法的整合;医学、心理、护理的治疗措施和方法的整合;医疗的治疗措施和方法与预防措施和方法的整合等。

下面介绍一些损及牙周组织的口腔黏膜病的整合治疗方案。

(一) 坏死性龈口炎

坏死性龈口炎是一种特征性累及边缘龈和龈乳头的细菌感染性疾病。该病早在罗马帝国时期就有记载,曾流行爆发于第一次世界大战前线战士中,也被称为"战壕口炎"或"奋森口炎"(图 3-118)。

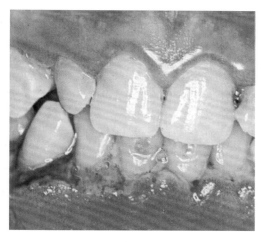

图 3-118 坏死性龈口炎

【病因】

该病病原体为梭形杆菌、奋森螺旋体、链球菌、双球菌等梭菌螺旋体性复合物。当局部或全身抵抗力下降时,可使病菌大量繁殖,导致坏死性龈口炎急性发作。

【整合治疗原则】

急性期对症治疗、控制感染、消除炎症、防止病损蔓延;急性期过后的牙周治疗、促进组织恢复、防止复发。

【具体治疗方案】

1. 急性期应首先轻轻去除龈乳头及龈缘的坏死组织,并初步去除大块的龈上牙石。局部用 1.5% ~ 3% 过氧化氢溶液擦拭、冲洗、反复含漱,以增强局部血液循环。必要时,在清洁后的局部创面可以涂布或贴敷抗厌氧菌的制剂。

2. 对急性期过后的慢性龈炎或牙周炎应及时治疗,通过洁治和刮治术去除菌斑、牙石等一切局部刺激因素,对外形异常的牙龈组织,可以通过牙龈成形术等进行矫正,有利于局部菌斑控制和防止复发。

3. 全身抗感染给予广谱抗生素,如青霉素、氨苄西林、头孢拉定、乙酰螺旋霉素和红霉素等。同时使用抗无芽孢厌氧菌活性较强的药物,如甲硝唑、替硝唑等,有助于疾病的控制。

4. 全身给予高维生素、高蛋白饮食、加强营养。必要时给予输液,补充液体和电解质。

5. 中医药 偏于风热火毒,实热炽盛者,宜疏风清热,解毒凉血,清胃降火为主,方用清瘟败毒饮、清胃散、凉血消毒饮加减。药物有升麻、生石膏、黄芩、栀子、川连、薄荷、紫地丁、生地黄、竹叶、连翘等。偏于阴虚火旺，气血不足者，宜滋阴清热，理血益气，健脾渗湿为主。方用生地黄、赤芍、黄芩、陈皮、茯苓、白术、泽泻、车前子、当归等。外治可用养阴生肌散、锡类散、霜梅乳没散。

6. 护理措施

（1）配合完成一系列综合治疗，使炎症消退，病损停止发展；

（2）督促患者按医嘱服用药；

（3）局部用3%过氧化氢液冲洗，拭干后的局部创面可以涂布或贴敷抗厌氧菌的制剂；

（4）健康指导：要向患者特别强调坏死性龈口炎的治疗效果与口腔卫生习惯密切相关，尤其是在牙周治疗后更应经常保持口腔卫生，除早晚刷牙外，午饭后应增加1次，每次不得少于3分钟。经常进行牙龈按摩，定期复查接受医师的检查和指导，持之以恒的进行菌斑控制，才能巩固疗效，阻止疾病发展，预防复发；

（5）指导患者加强营养，增加维生素 A、维生素 C 的摄入，提高机体的修复能力，以利于牙周组织的愈合。

（二）天疱疮

【病因】

天疱疮是一种严重的慢性皮肤黏膜自身免疫性疾病。其大疱病损可以累及牙龈黏膜，从而易被误诊为剥脱性龈炎或坏死性溃疡性龈炎。

参见本章第三节。

（三）口腔扁平苔藓

【病因】

发生在牙龈组织的扁平苔藓以萎缩型、糜烂型多见，龈乳头及附着龈充血，周边可见白色条纹。龈表面常发生糜烂，易继发感染。

【整合治疗原则】

参见本章第三节"四、口腔黏膜斑纹病损的整合治疗"。

（四）化脓性肉芽肿

又称毛细血管扩张性肉芽肿，是组织对创伤及感染的一种反应性病变，由毛细血管增生而形成的瘤样增生病变，为口腔黏膜的一种良性病变（图3-119）。

【病因】

由于长期慢性刺激，例如大块牙石、充填物悬突、残根残冠、经常咬伤等反复机械性刺激，可使组织发生反应，形成炎症性肉芽肿；口腔中一般细菌的感染，亦可引发该病；当机体内分泌发生变化，例如妊娠期及青春期时，对局部刺激因素的反应增强，使组织的增殖反应更明显，而发生牙龈妊娠瘤等。

【整合治疗原则】

去除病因、促进愈合、防止复发。

1. 立即去除局部刺激因素，例如拔除残根、残冠，磨掉过陡的牙尖、拆除不良修复体等；施行洁治术以消除菌斑、牙石。如果有咬唇、咬颊等不良习惯要及时纠正。

2. 病损较小尚且发红时，及时去除刺激因素，给予抗感染对症治疗。病损一般可逐渐消退。

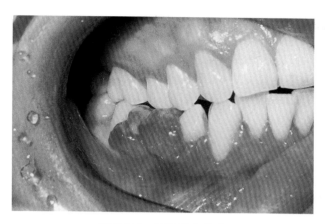

图 3-119　化脓性肉芽肿

3. 对于已经形成溃疡性病损的患者,应局部给以消炎、止痛、促愈合治疗。

4. 对病变较大的或增殖性溃疡,可手术切除。

（五）结节病

结节病又称类肉瘤、肉样瘤病、Boeck 肉芽肿、Besnier-Boeck-Schauman 病。是一种多器官、多系统受累的全身性肉芽肿性疾病。

【病因】

病因不明,可能与感染因素、化学因素、遗传因素及免疫因素有关。

【临床表现】

病损牙周组织主要表现在牙龈的类瘤样反应导致的增生肿胀,牙槽骨发生肉芽肿性病变可使骨质破坏,牙齿松动。

【整合治疗原则】

该病尚无有效疗法,大多数患者有自限性,故对无症状的患者可不做治疗,也可选择中医辨证施治。对病情活动有症状者,应结合激素治疗。

【具体治疗方案】

1. 局部治疗

（1）消除感染因素:去除口腔内病灶,对损及牙龈组织的类瘤样反应早期施行洁治术,清除菌斑牙石的刺激;增生肿胀期可每天使用 0.12%氯己定含漱液 2 次,每次 10ml,含漱 1 分钟,消除炎症,控制感染;对发生牙槽骨破坏导致牙齿松动的患者,可根据松动牙的功能状况以及松动程度和牙周骨质有无继续加重破坏趋势,适当考虑施行松牙固定术,改善恢复患者的咀嚼功能。

（2）肾上腺皮质激素药物可控制结节病活动,防止纤维化的形成,促进愈合:唇部肿胀者可在病损基底部注射安奈德注射液 10mg 加 2%利多卡因 1ml,每周 1 次,连续 2～4 次。

（3）浅层 X 线小剂量照射,每周 2 次,每次 100g,照射 10 次为 1 个疗程。

（4）病变孤立的局部结节病无症状者,可考虑手术切除。

2. 全身治疗　通过调整免疫功能达到治疗目的。羟氯喹开始量为每日 200～400mg,症状减轻后可减量至每日 100～200mg。用药时间不宜过长以避免该药的副作用。

3. 中医中药辨证施治

（1）湿痰凝聚型：二陈汤加减。

（2）气血凝滞型：血府逐瘀汤加减。

（3）小金丸（小金丹）：每丸 0.6g，每次服 2 丸，日服 2 次，捣碎温黄酒或温开水送下。

（4）夏枯草膏：蜜膏，每服 15g，日服 2 次，开水冲服。

（5）散结灵片：每日 2 次，每次 4 片。

4. 护理措施

（1）注意保持口腔卫生，及早治疗口腔疾病及牙周组织炎症，对患者进行反复细致的、有针对性的口腔卫生指导。

（2）嘱患者清淡饮食，避免过食鱼腥海鲜、辛辣肥腻食物。

（六）浆细胞肉芽肿

该病是良性、炎症肉芽肿性病变，不同于浆细胞肉瘤。

【病因】

病因不清。有人认为可能是变态反应，但未得到证实。发病无年龄和性别差异。

【临床表现】

起病急，口腔病损好发于牙龈但不侵犯牙槽黏膜，可累及单个牙牙龈，也可多数牙牙龈同时发病。病损表现为红色肿物或黏膜糜烂易出血。

【整合治疗原则】

消除局部刺激，对牙龈病损进行彻底的牙周洁治和刮治，切除实质性的肿大龈组织。

（七）嗜酸性肉芽肿

是一种少见的独立疾病。它不同于骨的嗜酸性肉芽肿，也与组织细胞增生症无关。

【病因】

病因不清。微生物、药物或食物均可作为刺激因素导致本病。

【临床表现】

男性患者多见。病损好发舌、牙龈、唇、腭。临床主要表现为边缘不整的黏膜溃疡，表面有淡黄色渗出，面积较大。可自愈，可又复发。发生于牙龈组织的嗜酸性肉芽肿颇似坏死性龈口炎，龈缘坏死并形成肉芽组织，如果伴有牙槽突及颌骨破坏，会出现牙齿松动。

【整合治疗原则】

1. 局部治疗 对于口腔溃疡应予消炎、止痛、促进愈合等措施。

2. 中医中药治疗 以外治为主。

【具体治疗方案】

1. 局部治疗

（1）止痛剂：利多卡因凝胶、喷剂，苯佐卡因凝胶，苄达明喷雾剂等，于进食前喷涂在溃疡面上，能暂时止痛，有利进食。

（2）含漱剂：0.25%金霉素溶液、0.1%依沙吖啶液、0.1%高锰酸钾溶液、0.02%呋喃西林溶液、3%复方硼酸液、0.12%氯己定液等含漱，每天 4~5 次，每次 10ml，含于口中 5~10 分钟后唾弃。但应注意长期使用氯己定漱口会有舌苔变黑、牙齿染色等副作用，停药后会自行消除。

（3）含片：含服溶菌酶含片每日 3~5 次，每次 1 片，有抗菌、抗病毒作用和消肿止痛作用;含服西地碘片(华素片),每日3次,每次1片,具有广谱杀菌、收敛作用。

(4) 散剂:复方皮质散(地塞米松1.5~2.5mg或泼尼松5~15mg;盐酸氯己定250mg;次碳酸铋100mg,共研为末,合为1剂)、中药锡类散、珠黄散、青黛散、冰硼散、养阴生肌散、西瓜霜等散剂,少量局部涂布于溃疡病损区,每日3~4次。

(5) 药膜:羧甲基纤维素钠、山梨醇为基质,加入金霉素、氯己定,以及表面麻醉剂、皮质激素等制成;或羧丙基甲基纤维素(HPC)和鞣酸、水杨酸、硼酸制成霜剂,醋酸地塞米松双层粘贴片,贴于患处,有保护溃疡面、延长药物作用的效果。

(6) 局部封闭:对疼痛明显者可于溃疡部位作黏膜下封闭注射,有止痛、促进愈合作用。常用曲安奈德5~10mg/ml、醋酸泼尼松龙混悬液25mg/ml加等量2%利多卡因液,每周1~2次。

(7) 物理疗法:利用氦氖激光、微波等治疗仪或口内紫外线灯照射,可使黏膜再生过程活跃,炎症反应下降,减少渗出、促进愈合。

(8) 牙周治疗:在溃疡发作期由于疼痛或伴发全身不适症状,导致口腔卫生环境较差,因此,在局部治疗溃疡的同时应当注意牙周组织的处置。包括:需循序渐进地在口腔溃疡发作间歇期采取综合治疗的方法,即控制菌斑、清除局部刺激因素牙结石、祛除牙周袋及药物治疗。通过序列治疗可使炎症逐步消退,病情得到控制,但需要患者坚持定期复查,才能使疗效得到长期稳定的保持。

2. 中医中药治疗　去腐生肌,生肌散等外部涂擦。

（仪　红）

第五节　口腔黏膜与皮肤联发疾病患者的口腔黏膜病整合治疗

【口腔黏膜皮肤联发疾病的基础】

（一）**口腔黏膜皮肤联发疾病的胚胎学基础**

口腔黏膜和皮肤之所以可能发生联发疾病,可能与人体黏膜和皮肤组织的胚胎发生同源性有关。

根据胚胎学观察,人受精卵在开始有丝分裂的同时,借助输卵管蠕动和纤毛推动,向子宫腔方向移动,受精第3日形成早期囊胚,第4日形成晚期囊胚,第6、7日受精卵着床。在这一过程中,囊胚的内细胞群逐步演变出原始内胚层和原始外胚层,分别位于卵黄囊顶部和羊膜腔底部。到第16日,原始外胚层尾端中央出现呈纵形结构的"原条",并由原条细胞渐渐扩散为中胚层。"胚胎期"受精第1~6周末,人的主要组织器官结构均已完成分化,而人体的所有组织器官均来自于此前分化的"三胚层"。

胚胎发生学的一般规律是,凡与外界直接接触或感受外来刺激的器官多数来自外胚层;凡处于内环境的器官或组织都发生于中胚层;凡与外界环境直接进行物质交换的器官多数来自内胚层。例如,气管、支气管、肺上皮;消化道上皮;肝、胆、胰、膀胱、甲状腺、扁桃体、甲状旁腺等来源于内胚层;泌尿生殖系统、骨骼系统、肌肉组织、结缔组织、血细胞、其他内脏器官等来源于中胚层。外胚层又分为"神经外胚层"和"表面外胚层",分别发生神经系统和体表组织。

由于皮肤和口腔黏膜都属于"与外界直接接触或感受外来刺激的器官",因此在胚胎发生源上都来自于"表面外胚层"。遵循"环境造就物种,功能决定结构"的生物进化发展规律,人体口腔黏膜与皮肤的功能一致性源于胚胎学的同源性,而胚胎学的同源性又决定了两种组织的相似性,从而保证它们能发挥"与外界直接接触或感受外来刺激的器官"的特有功能。

(二) 口腔黏膜皮肤联发疾病的组织学基础

1. 组织结构的相似性

(1) 结构组成

1) 口腔黏膜由上皮层、(基底膜)、固有层和黏膜下层组成;

2) 皮肤由表皮层、(基底膜)、真皮层、皮下组织层组成。

比较两者间的组织层次,可以发现完全对应。

其中,口腔黏膜上皮层与皮肤表皮层均源自外胚层;其他各层为结缔组织,均源自中胚层。

(2) 上皮层结构:口腔黏膜上皮层(角化型)由深至浅分为基底层、棘层、颗粒层、角化层四层;皮肤表皮层(掌跖除外)由深至浅也分为基底层、棘层、颗粒层、角质层四层:

两者相同之处在于:都属于复层鳞状上皮;其细胞间以及与基底膜间均有桥粒连接;其生发代谢均自基底层始,越往表面细胞核与细胞器越退化,角质颗粒越密集,最终成为无细胞结构的嗜伊红染色的角质。

两者的区别仅在于口腔黏膜的上皮更新较快(5~16 天),皮肤的上皮更新较慢(50~70天)。

(3) 基底膜结构

1) 光镜下口腔黏膜的基底膜带与皮肤的基底膜带处的位置完全相同,都在基底层细胞下方和固有层/真皮层结缔组织上方;

2) 两者的排列方式也完全相同,均呈上皮钉状向下、固有层/真皮层结缔组织乳头状向上的交错像;

3) 电镜下口腔黏膜的基底膜带与皮肤的基底膜带都由细胞膜层、透明层、致密层、和致密下层组成;

4) 口腔黏膜的基底膜带与皮肤的基底膜带都有机械连接、渗透、屏障、诱导上皮细胞的生物学功能。

(4) 固有层/真皮层:口腔黏膜上皮下致密结缔组织称为"固有层",皮肤表皮下致密结缔组织称为"真皮层",两者的名称虽不同,但它们都来自中胚层;都可分为乳头层和网状层;都是由胶原纤维、网状纤维、弹力纤维、结缔组织基质和成纤维细胞等组成;两者都有支持和营养上皮层/表皮层的功能。

(5) 黏膜下层/皮下组织:口腔黏膜固有层下疏松结缔组织称为"黏膜下层",皮肤真皮层下疏松结缔组织称为"皮下组织",两者名称虽不同,但都来自中胚层;都含有血管、淋巴管、神经、脂肪等组织(黏膜下层的腺体是分泌唾液的小唾液腺,皮下组织的腺体是分泌汗液的小汗腺);都有支持、缓冲、营养代谢的重要作用。

以上为口腔黏膜与皮肤组织的相似性。

(6) 口腔黏膜与皮肤组织的结构有三个不同点。

一是,皮肤有皮肤附属器官[包括毛发、毛囊、皮脂腺、顶泌汗腺、指(趾)端的甲];而口腔黏膜没有这些附属器官。

二是，口腔黏膜有味蕾，而皮肤没有这一结构。

三是，不同部位的口腔黏膜上皮不一定都有角化层，可分为"角化上皮"（咀嚼黏膜）和"非角化上皮"（被覆黏膜）。不同部位的皮肤表皮却都有角化层，根据有无毛发，可分为"有毛皮肤"（全身大部分皮肤）和"无毛皮肤"（唇红、乳头、龟头、阴唇、掌跖、指趾）。

2. 组织细胞的相似性

（1）口腔黏膜上皮和皮肤表皮的细胞种类完全相同：两者都由参与角化代谢的角质形成细胞（keratinocyte）和不参与角质形成的树枝细胞两大类细胞组成。前者由上述上皮各层的细胞组成；后者包括来自神经外胚层的黑色素细胞（melanocyte）、梅克尔细胞（Merkel）和来自中胚层骨髓免疫活性细胞的朗格汉斯细胞（langerhans）。

（2）口腔黏膜和皮肤组织细胞功能均同：角质形成细胞（包括基底层细胞、棘层细胞、颗粒层细胞、角化层细胞）都与上皮角化形成有关；黑色素细胞向角质形成细胞输送黑色素颗粒，形成"表皮/上皮黑色素单位（epidermal melanin unit）"，产生皮肤或口腔黏膜的色泽；梅克尔细胞贴附于基底膜，形成"梅克尔细胞-轴突复合体（Merkel cell-neurite complex）"，是一种感受触觉的突触结构。朗格汉斯细胞除了能吞噬、递呈外来抗原，发现还有调控上皮细胞分裂和分化，在皮肤和口腔黏膜疾病的发生发展中起重要作用。发生炎症时，在口腔黏膜和皮肤组织中，均可能出现一过性淋巴细胞、浆细胞等与炎症反应有关的细胞。

以上细胞的功能、形态或增殖规律一旦发生异常，均可出现类似疾病。

（三）口腔黏膜皮肤联发疾病的病理生理学基础

1. 生理功能的异同点　黏膜和皮肤作为覆盖于机体表面的两大组织，前者覆盖于体腔内壁；后者覆盖于体腔外壁。总体来说，两者的生理功能几乎都相同，但每一个相同点中都有一些细微的差别。以下按防护屏障、感觉、免疫、分泌排泄、体温调节、吸收等六大功能分别叙述他们的异同点。

（1）防护屏障功能

1）相同点：完整的口腔黏膜（尤其是角化型的口腔黏膜上皮）与皮肤都有机械屏障的功能。原因是两者最表面都有致密的角质层，底面都有基底膜，细胞间有桥粒或"板层结构"阻挡，所有这些结构均能阻挡外来微生物、物理化学不良刺激因子的作用，从而防护口腔黏膜与皮肤。

2）不同点：口腔黏膜所处的环境有"唾液的机械冲洗"作用，皮肤虽然也有"汗液冲洗"，但作用大不如口腔黏膜。皮肤的角质层较口腔黏膜厚，因此其抗机械性损伤的能力大大高于口腔黏膜。

（2）感觉功能

1）相同点：口腔黏膜与皮肤都有触觉、痛觉（包括痒觉）、压觉、温度觉、干湿觉、光糙觉、软硬觉、定位觉、两点辨觉、图形觉等感觉功能。原因是两者都有"梅克尔细胞-轴突复合体"，以及都有丰富的神经末梢，接受外来冲动均经神经纤维入传中枢，产生单一觉或复合觉。

2）不同点：口腔黏膜有味觉和渴觉的特殊感觉，这是包括皮肤在内的机体任何组织都不具备的。口腔黏膜感觉比皮肤敏感，但皮肤的某些感觉比口腔黏膜敏感，例如形体觉、定位觉、两点辨觉、图形觉、瘙痒觉等。

（3）免疫功能

1）相同点：口腔黏膜与皮肤都有比较完整的免疫屏障，包括①免疫相关细胞网络系统：有直接发挥细胞免疫功能的朗格汉斯细胞、巨噬细胞、肥大细胞、淋巴细胞、浆细胞等细胞以及能产生与免疫有关细胞因子来调节 T 淋巴细胞活性的角质形成细胞；②免疫球蛋白：主要是分泌型 IgA。

2）不同点：口腔黏膜的唾液环境中有乳铁蛋白、溶菌酶等成分，它们虽然不直接参与免疫反应，但能改变病原体的结构，调理抗原，间接参与免疫。而皮肤组织不具备这点。

（4）分泌和排泄功能

1）相同点：口腔黏膜与皮肤都有来源于外胚层的腺体，都有分泌特殊物质和将其排泄出腺体的功能。

2）不同点：口腔黏膜下腺体是小唾液腺，分泌和排出唾液，起湿润口腔、冲洗自洁、保护黏膜等作用。有时口腔黏膜会有少量的异位皮脂腺，但它往往无分泌功能。而皮肤腺体包括三种：①小汗腺：分泌并排出汗液，起到湿润、散热、保护皮肤的作用；②顶泌汗腺：是大汗腺，除排汗、湿润、散热作用外还有形成体味和抑菌作用；③皮脂腺：分泌并排出皮脂，起乳化水分、润泽毛发、防护皮肤干裂、抑菌的作用。

（5）体温调节功能

1）相同点：两者都可以通过与外环境界面接触直接进行热交换，包括热散发和热吸收。

2）不同点：由于皮肤表面积大大超过口腔黏膜，因此热交换能力明显超过口腔黏膜。此外，皮肤还能通过排汗和汗液蒸发显著提高散热功能，皮肤的毛发有良好储热功能。因此，就体温调节主要靠皮肤，口腔黏膜的作用是微不足道的。

（6）吸收功能

1）相同点：两者的组织结构都有一定的渗透性，液体可以通过细胞间隙渗透到口腔黏膜与皮肤的上皮/表皮下结缔组织中，脂类物质可以通过角质层细胞膜被吸收。这就是口腔黏膜与皮肤可以局部用药的理论基础。

2）不同点：皮肤的吸收功能还包括大分子物质可以通过汗管和毛囊通路吸收。而口腔黏膜的吸收功能至今尚有争议。

2. 代谢的异同点

（1）能量代谢

1）相同点：口腔黏膜与皮肤的能量代谢都包括有氧氧化和无氧酵解。由于口腔黏膜与皮肤的上皮/表皮层缺乏血管而使含氧量明显低于机体其他部位，同时因线粒体结构退化，所以无氧酵解成为口腔黏膜与皮肤能量代谢最主要的方式。

2）不同点：口腔黏膜比皮肤的更新速度更快，单位面积所需能量更多，因此在口腔黏膜中发现了糖酵解途径和三羧酸循环所需的所有酶类。

皮肤组织比口腔黏膜的脂肪成分更多，因此，脂肪在皮肤能量代谢原料中的比重强于口腔黏膜组织。

（2）细胞代谢

1）相同点：口腔黏膜与皮肤角化细胞的分裂部位均在基底膜之上的基底细胞，其分化过程相同，细胞演变移行路线相同，正常摩擦脱落细胞与新生细胞数之间的平衡状态相同。

2）不同点：口腔黏膜细胞代谢的周期较短，皮肤细胞周期较长，这与口腔黏膜受食物摩擦的概率大大高于皮肤所受摩擦有关。

（3）水和电解质代谢

1）相同点：口腔黏膜与皮肤一样都有水和电解质代谢（电解质代谢包括钠、氯、钾、钙、重碳酸氢盐、磷、硫氢酸盐、氟、碘和镁）。

2）不同点：皮肤是人体主要储水库和电解质储存库之一。而口腔黏膜这方面作用较小。

（4）黑色素代谢

1）相同点：口腔黏膜与皮肤组织都有黑色素细胞和"表皮/上皮黑色素单位"，与色泽有关。

2）不同点：皮肤组织的黑色素细胞较口腔黏膜发达，在紫外线作用下黑色素细胞的生物活性增加，合成和储存的黑色素增加，使皮肤的"表皮/上皮黑色素单位"增加，皮肤色泽加深。而口腔黏膜接受紫外线的可能性很少，口腔黏膜的黑色素代谢应该很不活跃。一旦出现口腔黏膜的色素增加，应该考虑疾病可能。

3. 两者的病理异同点　85%的人类疾病是由感染引起的，而感染途径绝大部分为透过黏膜与皮肤进入机体。皮肤和口腔黏膜连为一体，组成了外界与机体内组织之间的完整"隔膜"，一旦这一"隔膜"的完整性受到破坏，就易发生疾病。由于口腔黏膜与皮肤组织的胚胎同源性、组织结构和生理功能的一致性，决定了两者间在病理学方面的相似性。

（1）病因

1）相同点：口腔黏膜与皮肤疾病的病因均包括物理因素、化学因素、生物因素、营养因素、遗传因素、先天因素、免疫因素、心理因素等。

2）不同点：皮肤处于机体外壁，受不良物理、化学因素刺激的可能性比口腔黏膜大；而口腔是进食的第一道关口，受不良生物因素刺激的可能性比皮肤大，因此病因比较两者有差别。

（2）病理变化

1）相同点：口腔黏膜与皮肤疾病的主要病理变化几乎相同。包括：过度角化、角化不良、棘层增生、棘层松解、上皮异常增生、基底细胞空泡变性及液化、气球变性、网状变性、海绵样变性、胶原纤维变性、疱、糜烂、溃疡、皲裂、萎缩、假膜、斑、丘疹、鳞屑、水肿、痂、瘢痕、色素异常、坏死和坏疽等。

2）不同点：皮肤附属器官的结构特殊性，造成其相关的特殊病理变化，包括毛囊角栓、汗孔角栓、细胞外渗（exocytosis）、鳞状回旋（squamous eddy）等，这些病理变化不会出现在口腔黏膜。

【口腔黏膜与皮肤联发疾病的口腔黏膜表征和整合治疗基本要求】

由于口腔黏膜与皮肤组织在胚胎学、病理生理学方面的诸多相同或相似之处，造成了多种口腔黏膜与皮肤联发疾病。本文主要将可能出现口腔黏膜与皮肤联发症状的疾病名称列出，以提供诊治思路。对于本书其他章节详细叙述的疾病只列其名不加叙述，提示"参见本书某章某节"。对于其他章节未详述的口腔黏膜与皮肤疾病联发疾病，则作较为详细的介绍。

一、感染类（除外性病）口腔黏膜与皮肤联发疾病

（一）病毒类疾病

1. 单纯疱疹（Herpes simplex） 参见本章第二节"二、病毒感染患者的口腔黏膜病整合治疗"。

2. 带状疱疹（herpes zoster） 参见本章第二节"二、病毒感染患者的口腔黏膜病整合治疗"。

3. 水痘（varicella）

【病因】

水痘是由水痘-带状疱疹病毒所引起的传染性极强的儿童疾病。临床特点是皮肤黏膜出现瘙痒性水疱，全身症状轻微。

【临床表现】

（1）口腔黏膜：始发红色小丘疹或小疱疹，疱液清或呈脓疱，疱疹不融合，不会出现大疱，小水疱破后成散在表浅溃疡，呈现疱疹性口炎样，但无充血和明显疼痛、流涎。溃疡愈合后无瘢痕（图3-120）。

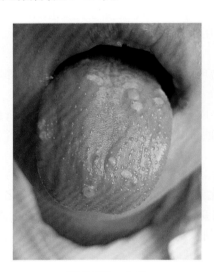

图3-120　水痘

（2）皮肤：皮疹，有11~21天潜伏期，前驱期表现为疹前24小时低热、不适、厌食。出疹期的皮疹为清亮小水疱，周围红晕，较大的水疱中央凹陷呈脐眼状，水疱易破溃，3~4天后开始从中心干缩，迅速结痂。1周左右脱痂，一般不留瘢痕。皮疹分批、连续出现，每批历时1~6天，向心性分布。从躯干开始，后至面部、头皮，四肢远端较少，瘙痒感重。皮肤可同时存在红色丘疹、水疱、黑色痂等各期损害。

（3）水痘为自限性疾病，10日左右自愈。存在免疫功能缺陷的成人或小儿，易形成播散型水痘，以致病毒侵犯多种脏器，病死率极高。妊娠早期感染水痘会引起胎儿畸形，包括胎儿脑损害、视神经萎缩、发育不良等。如果发生水痘后数天内分娩，亦可能发生新生儿水痘，病情一般较重。

【整合治疗原则】

无合并症的水痘不需特殊处理，仅需对症治疗。例如使用止痒镇静剂。水痘肺炎或免疫功能受损者患水痘时可给予阿昔洛韦。

在接触水痘后立即给予水痘减毒活疫苗可以防治止发病。控制传染源，隔离病儿至皮疹全部结痂为止是十分重要的预防交叉感染措施。

4. 手-足-口病（hand-food-mouth disease，HFMD） 参见本章第二节"二、病毒感染患者的口腔黏膜病整合治疗"。

5. 口蹄疫（foot and mouth disease）

【病因】

口蹄疫又称阿夫他热，是柯萨奇 A 组病毒所致的侵犯牛、羊、猪等有蹄类家畜的烈性传染病，对家畜危害甚大。人直接与患病家畜接触或挤奶时病毒通过微小伤口进入人体而发病，人与人之间一般不传染。

【临床表现】

（1）口腔黏膜：初始为充血基础上的小水疱，有干燥灼热感，2~3 天后融合为大疱，疱破后有大面积糜烂面，疼痛剧烈。舌、唇水肿，局部淋巴结及唾液腺肿胀。咽喉疼痛，吞咽困难。

（2）皮肤：掌跖及指间皮肤出现水疱、皮疹，逐渐增大或融合成大疱，疱液透明或混浊，疱破形成浅溃疡。附近淋巴结肿大。婴幼儿病情比成人重，病程约 1 周。潜伏期为 2~10 天。有发热、头痛、全身不适。

【整合治疗原则】

应卧床休息，多饮水，保持口腔清洁。吃易消化食物。全身症状明显时给予抗生素及对症治疗。患病家畜要隔离并及时治疗，切断传染源。

6. 传染性红斑（erythema infectiosum）

【病因】

该病由细小病毒 B19 引起的可能性最大。好发于 2~12 岁的儿童，春季多发。集体发病。该病毒尚能引起关节炎、再生障碍性危象（aplastic crisis）和慢性贫血。主要通过飞沫经呼吸道传播，也可通过输血、血液制品、胎传传播。

【临床表现】

（1）口腔黏膜：颊黏膜出现暗红色斑疹，生殖器黏膜也可累及。发病前有 1 周左右潜伏期，表现为发热、头痛、眼结膜充血、鼻塞、咽部轻度充血、恶心、呕吐、腹泻等症状，也可无前驱症状而突然发疹。

（2）皮肤：该病皮肤的特征性表现是：两侧面颊部皮肤首先出现水肿样融合成片的红斑，蝶形分布，境界清楚，似丹毒，无鳞屑，局部皮温稍高，微痒或烧灼感（图 3-121）。2~3 天后四肢、躯干及臀部可见边界清楚、对称分布的花边状或网状斑丘疹。掌跖部亦可发疹、脱屑。四肢皮疹颜色常较淡，不仔细观察容易忽略。5~9 天后皮疹渐渐消退，红斑中央先消退而形成环状损害，有时邻近的环状损害可以互相连接呈多环形或轮回状。皮损消退后常不留痕迹，但可在数周或数月后因日晒、运动、沐浴或温度改变而复发。个别患者可并发血管性紫癜、伴扁桃体炎。平均病程约 10 天，一般预后良好。

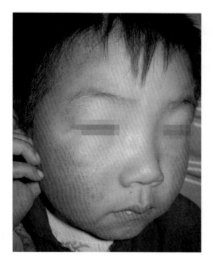

图 3-121　传染性红斑

主要并发症为急性关节炎，多为妇女，累及手、腕、膝及踝等小关节处。常伴发热、淋巴结病等。

【整合治疗原则】

尚无特效疗法，宜采用对症治疗。局部给予安抚止痒剂，如复方炉甘石洗剂等。该病具有传染性，所以患病隔离需至皮疹完全消退为止。

7. 传染性单核细胞增多症(infectious mononucleosis)

【病因】

由 EB 病毒引起。全年均有发病。一次得病后可获较持久的免疫力。患者血液中可发现抗 EB 病毒的特异性抗体,持续时间长,甚至终身。可有急性肾炎、急性无菌性脑膜炎、脑干脑炎、周围神经炎、肝脾大、心肌炎、发热等并发症。

【临床表现】

(1) 口腔黏膜:典型的黏膜疹表现为多发性针尖样瘀点,见于软硬腭交界处,龈肿胀,有溃疡。半数患者伴咽峡炎、腭垂、扁桃体等充血、水肿、疼痛,少数有溃疡或假膜形成(图3-122)。喉及气管阻塞罕见。

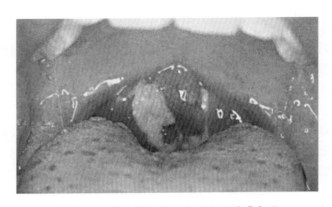

图 3-122 传染性单核细胞增多症黏膜表现

(2) 皮肤:约 10% 的患者出现皮疹,见于躯干部,较少波及肢体。呈多形性,有斑丘疹、猩红热样皮疹、结节性红斑、荨麻疹等,偶呈出血性。常在起病后 1~2 周内出现,3~7 日消退,不留痕迹,无脱屑(图 3-123)。

【整合治疗原则】以抗病毒与对症处理为主,预防病毒感染很重要。

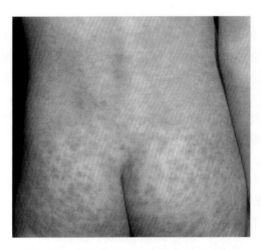

图 3-123 传染性单核细胞增多症皮肤表现

8. 猫抓病(cat scratch disease)

【病因】

是由鹦鹉热-淋巴肉芽肿病毒或衣原体感染所致的疾病。因病毒往往由猫抓伤口进入人体而发病,故称"猫抓病"。

【临床表现】

(1) 口腔黏膜:罕见,但有报道。为水疱和水疱破裂形成的表该浅溃疡。

(2) 皮肤:初见猫抓处虫咬状红色丘疹或片状红肿,继而水疱,疱破成溃疡面,半月后局部淋巴结显著肿大、增生,其后形成肉芽肿、淋巴结坏死性中心性多发性脓肿(图 3-124,图3-125)。全身症状不明显,病损区瘙痒不明显。

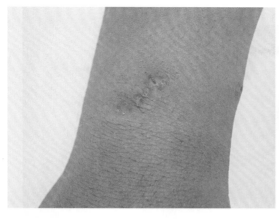

图 3-124 猫抓病

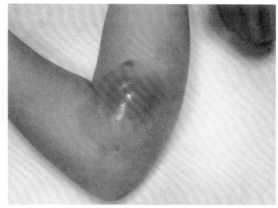

图 3-125 猫抓病

【整合治疗原则】

该病有自限性,抗生素无效,以对症处理为主。淋巴结脓肿不宜切开,可吸取脓液。

9. 麻疹(measles,rubeola,morbilli)

【病因】

麻疹是麻疹病毒引起的急性呼吸道传染病。主要症状有发热、上呼吸道炎症、眼结膜炎等,而以皮肤出现红色斑丘疹和颊黏膜的麻疹黏膜斑为特征。传染性极强,易发生流行。潜伏期较规则,约 8~12 日,有被动免疫者可延至 21~28 日。典型儿童麻疹可分前驱期、出疹期、恢复期等三期。年幼体弱、营养不良及免疫力低下者可有肺炎、心肌炎、心功能不全、喉炎、脑炎等并发症。

【临床表现】

(1) 口腔黏膜:发生于前驱期。在起病第 2~3 日可于双侧近磨牙颊黏膜处出现细砂样灰白色小点绕以红晕,称麻疹黏膜斑(Koplik's spots)为该病早期特征(图 3-126)。黏膜斑可逐渐增多,互相融合,也可见于下唇内侧及牙龈黏膜,偶见于腭,一般维持 16~18 小时,有时延至 1~2 日,大多于出疹后 1~2 日内消失。主要全身症状有发热、上呼吸道卡他症状、流鼻涕、刺激性干咳、眼结膜充血、流泪、畏光、精神不振、厌食、肺部干啰音、呕吐、腹泻等。

(2) 皮肤:发生于出疹期和恢复期。

1) 出疹期:皮疹首先出现于耳后发际,迅速发展到面颈部,1 日内自上而下蔓延到胸、背腹及四肢,约 2~3 日内遍及手心、足底,此时头面部皮疹已可开始隐退。皮疹约 2~3mm大小,初呈淡红色,散在,后渐密集呈鲜红色,进而转为暗红色,疹间皮肤正常(图 3-127)。全身症状及上呼吸道症状加剧,体温高达 40℃,精神萎靡、嗜睡、厌食、全身淋巴结、肝脾大,肺部干粗啰音。

2) 恢复期:疹出齐后按出疹顺序隐退,留有棕色色素斑,伴糠秕样脱屑,约存在 2~3周。随皮疹隐退全身中毒症状减轻,热退,精神、食欲好转,咳嗽改善而痊愈。全病程约 10~14 日。

【整合治疗原则】

重点在加强护理,对症处理和防治并发症。中医中药治疗有一定疗效。提高人群免疫力是预防麻疹的关键,故对易感人群实施计划免疫十分重要。发现麻疹患者应立即作疫情报告。

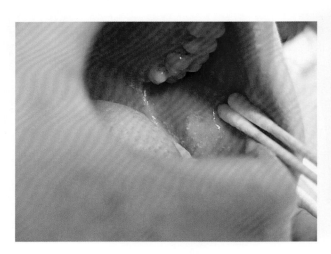

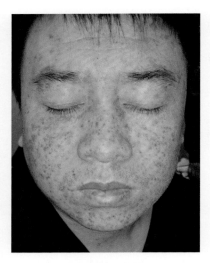

图 3-126　麻疹黏膜斑　　　　　　　图 3-127　麻疹

10. 风疹(rubella)

【病因】

是 5 岁以下儿童的急性出疹性传染病。由副黏液病毒引起。冬春季流行,口、眼、鼻分泌物接触传染。有 1~2 天前驱期,轻中度发热、局部淋巴结肿大压痛。

【临床表现】

(1) 口腔黏膜仅见于前驱期。为口腔黏膜非特异性散在丘疹或红疹,好发于唇、颊、软腭。口腔黏膜糜烂罕见。

(2) 皮肤:皮肤疹发生于口腔黏膜疹后,潜伏期长达 18 天。淡红斑丘疹,皮疹迅速演变:第 1 天似麻疹;第 2 天似猩红热;第 3 天疹褪,疹褪无色素沉着。皮疹最先见于面部,1 天内遍及全身,躯干多,四肢少,掌足无(图 3-128)。耳后、枕部、颈后淋巴结显著肿大,脾脏轻度肿大。

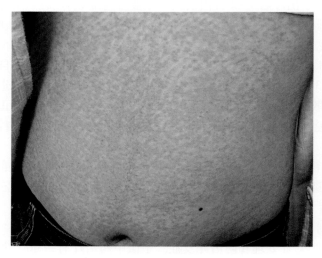

图 3-128　风疹

【整合治疗原则】

病程短,病情不重,极少并发症,预后良好,故无需特殊治疗。但早期妊娠妇女感染此病毒有引起胎儿先天性畸形可能,应予积极抗病毒治疗。

11. 埃可病毒疹(ECHO virus eruption)

【病因】

由埃可病毒感染所致。夏季发病,儿童多见。通过口腔分泌物、粪便传播。除口腔皮肤发疹外,有发热、厌食、恶心、呕吐、咽痛、咳嗽、蛋白尿全身症状。

【临床表现】

(1) 口腔黏膜:有似 Koplik 斑样病损,多见于近磨牙的颊黏膜。

(2) 皮肤:散在淡红色斑疹,面颈部为皮疹首发区,然后发展到躯干四肢。

【整合治疗原则】

对症处理。

12. 卡波西水痘样疹(Kaposi's varicelliform eruption)

【病因】

卡波西水痘样疹是在皮肤湿疹基础上感染单纯疱疹病毒、牛痘病毒、柯萨奇病毒等发生的成批的脐窝状痘疹。3 岁以下湿疹儿易患。潜伏期 5~9 天。有高热、头痛、不适、恶心、呕吐等全身症状。

【临床表现】

(1) 口腔黏膜:感染第 2 天唇红及唇部黏膜即现群集的黄豆大水疱。后形成脓疱,破后成糜烂或溃疡,口角区皲裂、溢血、结痂。愈合后不留瘢痕,但有暂时性色素沉着。下颌下淋巴结肿大。

(2) 皮肤:患儿原有湿疹、脂溢性皮炎、脓疱疮、疥疮等疾病。感染病毒后皮肤出现成群密集水疱,很快变为脓疱。疱顶凹陷呈脐窝状,基底明显水肿。3~7 天内水疱成批出现,破后糜烂面结脓痂,痂褪留浅瘢痕和暂时性色素沉着(图 3-129)。好发于面部、肩膀、臀部。

【整合治疗原则】

患湿疹儿童不宜接种牛痘。该病虽能自愈,但可有呼吸道继发感染、出血性腹泻、尿闭、

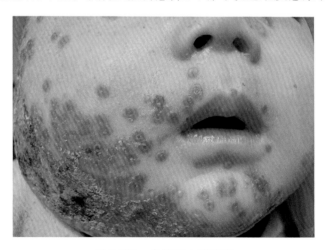

图 3-129　卡波西水痘样疹

白细胞减少、脑炎等并发症。所以要尽早用抗生素预防继发感染。口腔用防腐消炎止痛药物。

13. 水疱性口炎（vesicular stomatitis）

【病因】

由水疱病毒感染所致。潜伏期 2 天，以发热、肌肉疼痛、口炎为特征，与口蹄疫相似。有自限性，7~10 天自愈。

【临床表现】

（1）口腔黏膜：黏膜小水疱，可融合成片，疱破有糜烂面。可有扁桃体炎，咽痛。

（2）皮肤：手、面部为好发部位，先是小水疱，后融合为大水疱。疱破成溃疡，愈合后无瘢痕。

【整合治疗原则】

对症处理。

14. 波士顿疹（Boston exanthem disease）

【病因】

由埃可 16 病毒感染引起的流行性发疹性疾病。因曾在波士顿大流行而得名。潜伏期小于 8 天，3 周内自然消退。

【临床表现】

（1）口腔黏膜：软腭部散在小溃疡，可累及扁桃体，似疱疹性咽炎。

（2）皮肤：面部、胸部/背部的红色斑丘疹、麻疹样皮疹、水疱。很少累及四肢。

【整合治疗原则】

对症处理。

15. 接触传染性软疣（molluscum contagiosum）

【病因】

由软疣病毒通过自体接种或接触传染源后发病。潜伏期 40~50 天。易感染者可能与使用免疫抑制剂有关。特征性病损为半球状丘疹结节，中央凹陷如脐窝，含软疣小体。

【临床表现】

（1）口腔黏膜：罕见。在面部存在大量病损情况下自体接种到唇红、唇、舌、颊黏膜。病损为半球形淡红色丘疹，坚实，可用镊子挤压出白色乳酪状物。病损偶尔成群，不融合，无明显自觉症状。

（2）皮肤：常见。好发于躯干、四肢、肩胛，也可发生于阴囊、肛门。病损为散在或簇集但互不融合的半球状丘疹结节，中央凹陷如脐窝，皮肤有蜡样光泽，呈淡红、灰白、或珍珠色。该病结节先韧后软，可用硬物挤压出乳酪样物，即"软疣小体"。结节绿豆大，极少见到直径达 1.5cm 的巨大软疣。

【整合治疗原则】

用口腔科镊子或刮匙挤压或刮出软疣小体，涂布 2%~3% 的碘酒、碘伏、碘酊。然后用苯酚滴入挤空的丘疹脐眼中，注意不能溢出。

16. 羊痘（Qrf）

【病因】

剥羊头者接触患羊的羊痘病毒感染后发病，好发于手指、手掌、面部。

【临床表现】

（1）黏膜：罕见，可见于唇部。病损为中央有脐窝的红色结节或无痛性水疱。

（2）皮肤：病损为出血性斑丘疹，半球形，坚实，中心为红色，周围白色环，再外围以红色晕，犹如靶状。斑丘疹顶部有脓疱，穿刺无分泌物。破溃后糜烂，演变为乳头瘤样，最后平复结痂，愈合后留有瘢痕。

【整合治疗原则】

有自限性。对症处理为主。病愈后获永久免疫力。

17. 副牛痘/挤奶员结节（Milker's nodules）

【病因】

主要发生于挤奶工或屠宰工手上的痘疣病。由痘病毒感染引起。又称副牛痘。

【临床表现】

（1）口腔黏膜：主要发生于唇红部。病损为豆粒大结节状损害。

（2）皮肤：初始为炎性小斑丘疹，略痒，继而先后演变为丘疹、水疱、乳头瘤样结节、豆粒大病损，棕红色，顶部有脓疱但无化脓，最后结痂如肉芽肿状。病损消退后不留瘢痕。

【整合治疗原则】

有自限性，6 周消退。不需特殊治疗，应防止继发感染。

18. 寻常疣（verruca vulgaris）

【病因】

人类疣病毒感染所致，俗称"刺猴"。分为丝状疣和指状疣两种。传染力不强，可发生自体传染。

【临床表现】

（1）口腔黏膜：较少见。好发于唇红部。原发性损害为扁平圆形略高于黏膜的粟粒大角质丘疹，光滑、半透明、质地软；数周后演变成绿豆大有蒂或无蒂的乳头状赘生物，有角质状粗糙面、较软、色污白、孤立。发生于唇、舌、腭黏膜的病损呈红色或白色浸渍状疣状物，疣体形状如乳头状瘤，去疣后易多量出血。同时发生于上下唇红部者称为"接吻疣"。

（2）皮肤：皮肤任何部位均可发生。主要临床表现为针头大至豌豆大的坚实角质丘疹，表面粗糙、污秽、棕黑色，常见数个，也可多达上百个。发生于甲边的会蔓延到甲板下，称为"甲围疣"；口角颜面部病损呈接近肤色的柔软的细长丝状突起物，称为"丝状疣"；头皮、手部病损呈数个指状突起，底部狭细，顶部合拢，如含苞待放的花朵，称为"指状疣"（图3-130）。

【整合治疗原则】

手术切除、冷冻、激光、电灼等为常用治法。药物治疗可用氢氧化钾或氢氧化钠点疣，或水杨酸软膏局部涂抹，或中药鸦胆子腐蚀。但治疗后易复发。

19. 扁平疣（verruca plana）

【病因】

人类疣病毒感染所致，又称"青年扁平疣"。多发性光滑的扁平丘疹。有自体接种和自愈倾向，愈合后不留瘢痕。

【临床表现】

（1）口腔黏膜：唇红部好发。表现为针尖至芝麻大圆形扁平丘疹，高于黏膜面，光滑、有蜡样光泽、边界清、淡棕色。

（2）皮肤：好发于口周和手背，呈针尖至黄豆大高于皮肤的扁平丘疹，光滑、多发成群、淡褐色、轻度瘙痒，可因瘙痒而自体接种扩散为线状分布（图3-131）。可合并发生寻常疣。

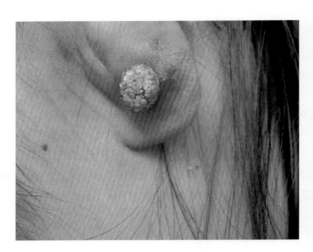

图 3-130　寻常疣

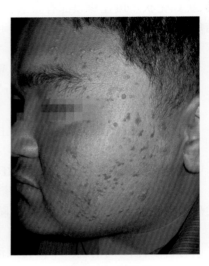

图 3-131　扁平疣

【整合治疗原则】

无特效药物。可用维生素 B$_{12}$、板蓝根肌内注射。

（二）细菌类疾病

1. 白喉（diphtheria）　白喉是由白喉杆菌引起的急性呼吸道传染病。可有口腔黏膜与皮肤病损。参见本章第二节"一、细菌感染患者的口腔黏膜病整合治疗"。

2. 猩红热（Scarlet fever）　猩红热是由 A 组链球菌引起的急性呼吸道传染病。临床上有发热、咽炎、杨梅舌、全身鲜红色皮疹、明显脱屑，伴发心、肾、关节损害等特征。主要通过呼吸道飞沫直接传播，偶由书籍、用具等间接传播。如果皮肤有外伤，细菌侵入创伤处可引起"外科猩红热"。参见本章第二节"一、细菌感染患者的口腔黏膜病整合治疗"。

3. 脓疱疮（impetigo）　是由葡萄球菌或乙型链球菌感染引起的急性脓疱性传染病。多发生于儿童与婴儿。夏秋季多见。口腔黏膜与皮肤可同时受累。参见本章第二节"一、细菌感染患者的口腔黏膜病整合治疗"。

4. Ritter 病/新生儿剥脱性皮炎（dermatitis exfoliativa neonatorum）

【病因】

是发生于出生 1~2 个月新生儿严重急性感染性皮肤病，由葡萄球菌 2 类 71 或 55/71 型引起。

【临床表现】

（1）口腔黏膜：口周皮肤及唇红部猩红色斑上出现大小不一的水疱。破溃后迅速形成广泛糜烂、溃疡。口角区潮红、渗出、皲裂、结痂。

（2）皮肤：口周皮肤及唇红部先发部位的病损向面部下方扩大，出现红斑、大疱、脓疱，红斑迅速扩大蔓延至全身，出现大片表皮纸张样剥脱，暴露出如"中毒性坏死性表皮松解症"

样鲜红裸露面。尼氏症强阳性。如果继发败血症、支气管肺炎会导致死亡。

【整合治疗原则】

全身治疗为主。尽早、联合、足量使用抗生素。首选青霉素钠盐或氨苄西林。全身支持疗法重要,可输入血浆或白蛋白。局部应用抗生素含漱剂。

5. 丹毒(erysipelas) 由乙型溶血性链球菌感染引起的局限性大片水肿性红斑,疼痛明显,发病前有高热畏寒(图3-132)。口腔黏膜较少见。好发于唇、颊黏膜。可发生于包括面部在内的皮肤任何部位,但以下肢为多。

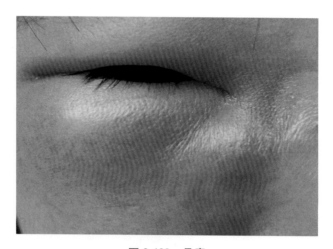

图 3-132 丹毒

6. 匐行性皮炎/连续性肢端皮炎(acrodermatitis continua)

【病因】

由金黄色葡萄球菌联合铜绿假单胞菌引起的慢性炎性疾病。

【临床表现】

(1) 口腔黏膜:偶见。舌部好发,病损为环状白色斑块,周围红晕,可覆盖"白喉"样假膜,疼痛明显,舌背可有沟纹。口腔黏膜广泛性糜烂、溃疡、假膜者愈合后留有瘢痕。偶见唇红部水肿性片状红斑、绿豆至黄豆大水疱。

(2) 皮肤:常有外伤感染病史。病发始于肢端末节指趾,由小脓疱渐渐发展为溃疡、甲沟炎、脓性指炎、指端环形损害、表皮剥脱、渗出结痂。原发病损周围不断有新脓疱出现,病程反复迁延,最后出现指趾甲变形脱落、挛缩畸形。发作期发热畏寒。

【整合治疗原则】

内服或注射抗生素。严重者可用皮质内固醇。唇红局部可用抗菌溶液湿敷和软膏涂布。

7. 增殖性皮炎(dermatitis vegetans)

【病因】

存在免疫缺陷者受病原菌感染后引起的异常增殖性反应,具体细菌不明。病程慢,全身症状不明显。

【临床表现】

(1) 口腔黏膜:唇红、及唇、颊、腭部黏膜小脓肿、破溃糜烂、乳头瘤样或疣状增殖,口臭明显。又称"增殖性脓口炎"

（2）皮肤：中年男性多见。多发于头、腋窝、腹股沟、生殖器，单发。炎性小脓疱发展为肉芽肿性或疣状潮湿的暗红色斑块，边界清，中央可有溃疡，表面覆盖污秽脓痂，恶臭。病损小如蚕豆，大如掌心。

【整合治疗原则】

常用青霉素、红霉素、磺胺类抗菌药物和少量皮质激素。皮肤局部使用抗生素湿敷或软膏；口腔用消炎、除臭含漱剂。有人用小剂量放射性照射治疗增殖性损害。

8. 传染性口角炎（perlèche）

【病因】

发生于口角区皮肤、黏膜的局部疾病，由金黄色葡萄球菌、白色念珠菌感染引起，并有舔唇、流涎、糖尿病、全口牙缺失等其他因素存在。

【临床表现】

（1）口腔黏膜：口角区黏膜和颊部黏膜充血发红、皲裂、疼痛（图 3-133）。

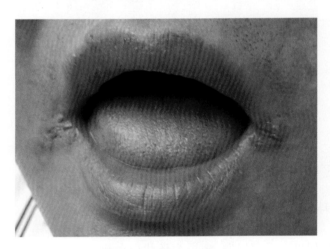

图 3-133　传染性口角炎

（2）皮肤：口角区皮肤浸渍发白、或增厚、水平线性皲裂、渗出、渗血、结痂、增殖，张口受限。病损周围可有针头大软丘疹。

【整合治疗原则】

去除诱发因素，纠正不良习惯，局部使用抗生素软膏。严重增殖性损害可激光治疗。

9. 结核性溃疡（tuberculosis ulcer）

【病因】

结核杆菌引起。常发生在有严重脏器疾病的年轻人或全身结核病的终末期，以口腔、肛门、女外阴部多见，故称"腔口部结核溃疡（tuberculosis cutis orificialis）"。

【临床表现】

（1）口腔黏膜分为原发性和继发性。

1）原发性结核性溃疡：为结节破溃后形成的条片状潜凹性溃疡，拇指大小，溃疡底部肉芽肿状颗粒，边缘鼠噬状。疼痛剧烈。可发生于唇、腭、颊等部位。

2）继发性结核性溃疡:常继发于肺、支气管、咽喉部结核。溃疡大小不一、形状不一、数量不一。可有片状表浅性溃疡或点状深溃疡。可造成瘢痕粘连或症状缺损。

（2）皮肤:发生于口周皮肤或肛门皮肤。溃疡形态与口腔黏膜结核性溃疡相似,易出血。

【整合治疗原则】

抗结核治疗。口腔局部孤立的溃疡也可用链霉素或异烟肼局部注射。

10. 寻常狼疮(lupus vulgaris)　发于口腔黏膜的结核性溃疡。可深至洞穿,尤如狼咬一般,故称"寻常狼疮"。

【整合治疗原则】

全身抗结核治疗。局部消炎收敛药物处理,参见"结核性溃疡"。

11. 鼻硬结病(rhinoscleroma)　由鼻硬结病杆菌引起的上呼吸道传染性肉芽肿性疾病。少见,地方性流行,欧洲和我国山东高发。病程缓慢。口腔黏膜发生于唇、腭、颊、牙龈等部位。鼻皮肤结痂,出现小结节,并渐渐扩大融合成弥漫性肉芽肿、坚硬的结节、不规则增殖、挛缩性瘢痕,直至毁容。参见本章第二节"一、细菌感染患者的口腔黏膜病整合治疗"。

（三）真菌类疾病

1. 念珠菌病（candidiasis）　念珠菌病是由念珠菌属主要是白色念珠菌引起的皮肤黏膜以及内脏的感染性疾病。参见本章第二节"三、真菌感染患者的口腔黏膜病整合治疗"。

2. 隐球菌病(cryptococcosis)

【病因】

是溶组织酵母菌感染所致的全身性深部霉菌病。病程慢性或亚急性。临床分中枢神经系统隐球菌病、肺隐球菌病、皮肤黏膜隐球菌病、其他器官隐球菌病4种。皮肤黏膜隐球菌病常继发于中枢神经系统隐球菌病、肺隐球菌病。

【临床表现】

（1）口腔黏膜:表现为软硬腭、牙龈、舌部黏膜无痛性结节、肉芽肿、边缘不整的溃疡、假膜等不同形态。

（2）皮肤:无痛性结节或肿块,皮下组织化脓破溃成无痛性溃疡,结痂性肉芽肿,面部痤疮、丘疹、小脓疱,全身被覆细鳞屑斑片。

【整合治疗原则】

两性霉素B全身使用或口腔黏膜和皮肤局部外用。

3. 孢子丝菌病(sporotrichosis)

【病因】

孢子丝菌经由破损的皮肤黏膜进入人体而发病。分为皮肤型、内脏型。皮肤损害又分淋巴管型、固定型、血源型。以淋巴管型最多见。

【临床表现】

（1）口腔黏膜:初起红斑,继之溃疡、化脓,其后有乳头瘤样增殖或赘生物,黏膜下可有无痛性黄豆大结节,周围淋巴结肿大。

（2）皮肤:破损皮肤创口处出现"初疮",为坚硬的无痛性小结节(图3-134)。其后结节粘连,软化破溃,表面紫红色,形成黄豆大溃疡。病损渐多,沿淋巴管成串排列,称"淋巴管型";病损固定于初疮位置,称"固定型";广泛分布于全身皮下组织,称"血源型"。

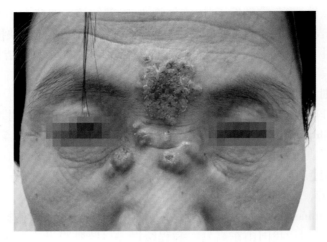

图 3-134　孢子丝菌病

【整合治疗原则】

以全身治疗为主。内服碘化钾有特效,或碘化钠静脉滴注。碘过敏者可用克霉唑或两性霉素 B 内服。口腔病损用两性霉素 B 溶液涂布。皮肤损害用碘化钾溶液涂布。

4. 放线菌病(actinomycosis)

【病因】

由放线菌引起的慢性化脓性肉芽肿性疾病。因放线菌属厌氧菌,存在于人的口腔内牙龈袋、牙垢、龋齿、和扁桃体窝中,故多为内源性自体感染。可因黏膜溃疡、破损、根管感染、冠周炎、颌骨骨折、拔牙等情况而进入组织,或由口腔吸入肺部、经咽喉嚼入消化道而发病。

【临床表现】

(1) 口腔黏膜:发生于颊部的病损为小而硬的结节样肿块,肿块增大后出现顽固性瘘管,溢出的脓液内有特征性的"硫黄颗粒";发生于拔牙后牙槽窝的病损会有长期不愈的创口,肉芽增生,刮出的肉芽组织内也有"硫黄颗粒";发生于牙龈的病损可表现为冠周炎、龈瘘、牙周炎、牙齿松动。

(2) 皮肤:由口腔内感染处沿皮下组织扩散,成为无痛性硬结节,再串至皮肤表面,形成紫红色结节与皮肤粘连,部分结节演变为脓肿,破溃流出的脓液中也含有"硫黄颗粒";有的结节和脓肿不断扩大、融合,形成多发性瘘管;有的结节脓肿破溃后成为边缘内陷的溃疡;有的形成瘢痕挛缩(图 3-135)。如果累及下颌骨,会出现骨膜炎或骨髓炎。

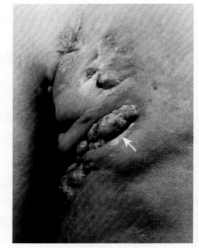

【整合治疗原则】

大剂量青霉素静脉点滴。或用红霉素、氯霉素、林可霉素等联合。形成瘘管或有骨髓炎死时应手术。

5. 毛霉菌病(mucormycosis)

【病因】

由根毛霉菌感染所致。有强侵入性。可引起死

图 3-135　放线菌病

亡。多继发于糖尿病酸中毒、白血病、肝肾功能衰竭患者。分为鼻脑型、肺型、胃肠型、播散型。

【临床表现】

（1）口腔黏膜：仅发生于鼻脑型。常见于硬腭黏膜和腭骨，但口腔黏膜任何部位均可发生。病损先潮红，后毛霉菌侵及动脉肌层而形成栓塞，相应的黏膜因缺血而片状坏死、结痂、脱落，出现广泛的溃疡区，可有肿瘤样肉芽组织增生。同时因毛霉菌侵犯鼻黏膜而出现血腥味分泌物、鼻中隔坏死、鼻窦炎、眼眶周围组织炎甚至脑膜炎，可危及生命。

（2）皮肤：毛霉菌可侵犯皮肤全层，出现丘疹、斑块、脓疱、溃疡、皮下结节、隆起性红斑、梗死性结节性红斑等多种表现。红斑周围有白圈、中央溃疡糜烂、坏死、结痂。病损处无痛。少全身性症状。

【整合治疗原则】

积极治疗原发病。可用两性霉素，但疗效一般。局部可用制霉菌素液。及时清除坏死组织。

6. 地丝菌病（geotrichosis）

【病因】

由念珠地丝菌引起。该菌为人体正常菌群成分之一，故只有在糖尿病酸中毒、白血病、肝肾功能衰竭、消耗性疾病、长期使用皮质激素和艾滋病患者身上发生。内源性传入途径为主。

【临床表现】

（1）口腔黏膜：病损与口腔念珠菌病相似，为边界清晰的凝乳状白色假膜或奶酪样斑，揭去假膜则见红色基底，灼痛。可同时累及咽喉。

（2）皮肤：以乳房下、腹股沟、肛沟等皮肤褶皱处多发。红斑基础上的渗出，角质层剥脱，奇痒难忍。念珠地丝菌少侵及皮肤深层组织和骨组织，少数累及深层组织的病例有肿瘤样、结节样、肉芽肿样损害。

（3）机体其他部位的念珠地丝菌侵犯可出现外耳道水肿、红斑、结痂、蜕皮；长期慢性咳嗽、支气管炎、胃肠炎、腹痛腹泻等。

【整合治疗原则】

碘化钾溶液内服；制霉菌素、酮康唑、伊曲康唑等抗真菌药局部或全身用药。

7. 组织胞浆菌病（histoplasmosis）

【病因】

由荚膜组织胞浆菌感染而发病。该菌为双相性霉菌，传染性很强，侵犯网状内皮系统可致命。分为原发性肺组织胞浆菌病，原发性皮肤黏膜组织胞浆菌病，进行性播散性组织胞浆菌病，非洲组织胞浆菌病4种。

【临床表现】

（1）口腔黏膜：黏膜溃疡、结节、肉芽肿、坏死性丘疹、脓肿等多种表现。原发性皮肤黏膜组织胞浆菌病少见，好发于舌、唇、颊、咽喉。进行性播散性组织胞浆菌病预后不良。

（2）皮肤：进行性播散性组织胞浆菌病的病损为脓皮样病变，有脐窝状凹陷小结节、丘疹、成批出现的穿凿状溃疡；原发性皮肤黏膜组织胞浆菌病有下疳样溃疡、淋巴结肿大；非洲组织胞浆菌病有肉芽肿、冷脓肿、丘疹结节环形湿疹、鳞屑病样损害。

【整合治疗原则】

两性霉素 B 为首选药物。也可用庐山霉素、红霉素、克霉唑等内服。局部用制霉菌素。

二、性病类口腔黏膜与皮肤联发疾病

1. 艾滋病/获得性免疫缺陷综合征(acquired immune deficiency syndrome,AIDS) 参见本章第二节"四、艾滋病及其口腔损害患者整合治疗"。

2. 梅毒(syphilis)

【病因】

梅毒是由梅毒螺旋体感染引起的一种全身性慢性性传播疾病。根据传播途径可以分为获得性(后天)梅毒和胎传(先天)梅毒;根据病程不同又可分为早期梅毒和晚期梅毒。

【临床表现】

(1) 获得性梅毒

1) 一期梅毒:主要症状为硬下疳和硬化性淋巴结炎。①硬下疳:是由梅毒螺旋体侵入部位引起的无痛性炎症反应。通常在感染后 1 周~2 个月发生。好发于外生殖器,男性多见于阴茎冠状沟、包皮、龟头;女性多见于大小阴唇、会阴、宫颈。也可发生于唇、舌、乳房等部位。硬下疳初起为小片红斑,迅速发展成为硬结,不伴痛痒。表面发生坏死,形成圆形或类圆形的溃疡,直径 1~2cm,边缘清晰,周围隆起,基底呈肉红色,表面有浆液性分泌物,触之有软骨样硬度。多为单发,偶有多发。未经治疗者,3~4 周后可自行消退。②硬化性淋巴结炎:发生于硬下疳出现 1~2 周,腹股沟或患处附近淋巴结肿大,大小不等,质硬,不粘连,不痛。消退需数月时间(图 3-136)。

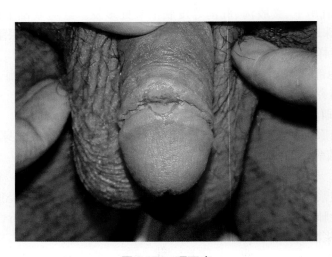

图 3-136　硬下疳

口腔病损:①唇部下疳:上下唇均可发生。唇下疳可引起唇以及周围组织肿胀、溃疡,表面可有黄色结痂,溃疡质硬,可有下颌下淋巴结肿大。②舌部下疳:多位于舌体前部,表面光滑呈粉红色,上覆灰白色假膜,触之稍硬,无痛,伴颏下及下颌下淋巴结肿大(图 3-137)。

2) 二期梅毒:一期梅毒未经治疗或治疗不彻底,梅毒螺旋体经淋巴系统进入血液循环

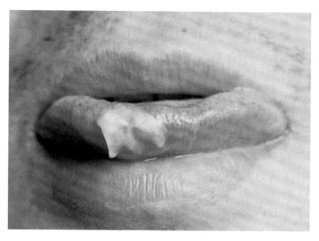

图 3-137　硬下疳

形成菌血症,引起皮肤黏膜以及多系统病损,称为二期梅毒。二期梅毒患者皮肤病损包括:
①梅毒疹:多呈泛发性、对称性分布,可表现为斑疹性梅毒疹、丘疹性梅毒疹,脓疱性梅毒疹
少见。掌跖部位梅毒疹具有一定特征性(图 3-138)。②扁平湿疣:多发于肛周、外生殖器、会
阴等部位,表现为表面湿润的扁平丘疹,可扩大融合成扁平斑块,伴糜烂、少量渗出。③梅毒
性脱发:局限性或弥漫性脱发,呈虫蚀状。
　　黏膜病损:①梅毒性黏膜炎:多见于口腔、舌、咽、腭、扁桃体或生殖器黏膜,表现为黏膜
充血、水肿、糜烂,表面灰白色假膜。②梅毒性黏膜斑:二期梅毒常见的口腔损害,可发生于
口腔任何部位,以唇黏膜最多见。表现为灰白色斑块,微隆起,圆形或椭圆形,易糜烂溃疡,
表面灰白色假膜,周围红晕(图 3-139)。

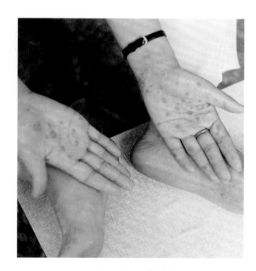

图 3-138　梅毒疹

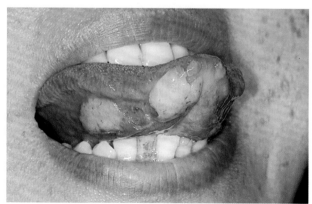

图 3-139　梅毒黏膜斑

　　其他表现:可累及骨关节、眼、神经、胃肠道等脏器。
　　3) 三期梅毒:早期梅毒未经治疗或治疗不充分,经过 3~4 年(最早 2 年,最长 20 年)有

40%患者发生三期梅毒。三期梅毒皮肤病损主要为结节性梅毒疹和梅毒性树胶肿。结节性梅毒疹好发于头面部、四肢、肩背部,表现为铜红色坚硬结节,可覆鳞屑或发生溃疡。梅毒性树胶肿是三期梅毒的标志,可发生于全身各处,好发于小腿,初起为无痛性皮下结节,渐增大,中央溃疡,呈肾形或马蹄形,边界清楚,边缘锐利,基底可见树胶状分泌物,愈后遗留萎缩性瘢痕(图 3-140)。

口腔病损:①三期梅毒舌炎:表现为萎缩性舌炎或弥漫性间质性舌炎;②白斑:易癌变;③树胶肿:可发生于腭、舌等部位。

其他病损:可引起骨、眼、心血管、神经等多系统脏器病损。

(2) 先天性梅毒:先天性梅毒可分为早期先天梅毒、晚期先天梅毒和先天潜伏梅毒,特点是不发生硬下疳,早期病变较后天性梅毒重,骨骼及感觉器官受累多,心血管受累少。早期先天梅毒皮损与二期获得性梅毒相似,口周肛周皲裂,愈后遗留放射性瘢痕。晚期先天梅毒标志性损害包括:哈钦森牙(图 3-141)、桑葚牙、胸锁关节增厚、角膜基质炎、神经性耳聋。

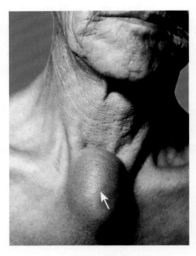

图 3-140　梅毒性树胶肿

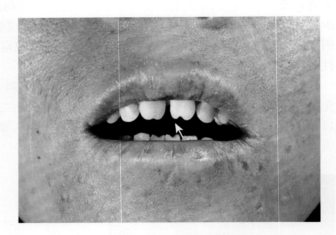

图 3-141　哈钦森牙

【整合治疗原则】

(1) 及早明确诊断,足量规则治疗,定期随访。

(2) 性伴同治,治疗期间禁止性生活。

(3) 病程大于 1 年者、复发患者、血清固定患者、伴视力听力异常患者应检查脑脊液,排除神经梅毒。

(4) 首选青霉素,青霉素过敏者改用头孢曲松、红霉素、四环素类等。

(5) 防止吉海反应。

3. 淋病(gonorrhea)

【病因】

淋病是由淋球菌引起的泌尿生殖系统的化脓性感染,也可侵犯眼部、咽部、直肠、盆腔等处以及播散性感染。

【临床表现】

（1）男性淋病：主要表现为淋球菌性尿道炎，初起有尿频、尿急、尿痛，随之尿道口红肿、溢脓，有时可有腹股沟淋巴结肿大（图 3-142）。后尿道受累可出现终末血尿、夜间痛性勃起等症状。其并发症包括淋球菌性前列腺炎、淋球菌性精囊炎、淋球菌性附睾炎等。

（2）女性淋病：主要感染部位是子宫颈内膜和尿道。常见症状为阴道分泌物增多、尿痛、非经期子宫出血等。淋球菌性宫颈炎查体可见宫颈口红肿、触痛、脓性分泌物。淋球菌性前庭大腺炎表现为单侧前庭大腺红肿、疼痛、脓肿等。主要并发症为淋球菌性盆腔炎。

（3）口腔及咽部表现：淋球菌性口炎、咽炎多见于口交者。口炎多发生于舌、颊、龈、口底等部位，表现为黏膜充血，伴浅表溃疡，表面黄白色假膜，易拭去，遗留出血性创面。咽炎表现为咽部充血、出血，伴咽干、咽痛、吞咽痛等，偶伴发热和颈部淋巴结肿大。

【整合治疗原则】

（1）及早明确诊断，足量规则治疗，定期随访。

（2）性伴同治，治疗期间禁止性生活。

（3）首选头孢曲松，也可使用环丙沙星、氧氟沙星等。

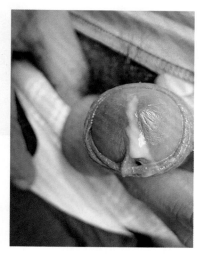

图 3-142　淋病

4. 软下疳（chancroid）

【病因】

软下疳是由杜克雷嗜血杆菌引起的一种性病，主要表现为生殖器的痛性溃疡，合并附近淋巴结化脓性病变。

【临床表现】

（1）口腔黏膜：溃疡可出现于口唇、口腔内等口腔黏膜部位。

（2）皮肤：皮疹好发于男性的包皮、冠状沟、龟头、阴茎、肛周等处，女性多见于大小阴唇、阴蒂、阴道口等处。初发为外生殖器部位的炎性小丘疹，24~48 小时后，迅速形成脓疱，3~5 天后脓疱破溃形成溃疡，疼痛明显。溃疡圆形或卵圆形，边缘不整，可潜行穿凿，周围皮肤潮红。基底柔软，见颗粒状肉芽组织，易出血，覆以浅黄色脂样苔或有脓性分泌物（图 3-143）。

【整合治疗原则】

全身治疗；局部治疗；对合并 HIV 感染的处理。

5. 性病性淋巴肉芽肿（lymphogranuloma venereum）

【病因】

性病性淋巴肉芽肿又称为腹股沟淋巴肉芽肿或第四性病。该病是沙眼衣原体所致的性传播疾病，有生殖器初疮、局部淋巴结病和晚期象皮肿和直肠狭窄等并发症（图 3-144）。

【临床表现】

（1）口腔黏膜：少见，仅见于有指淫和口交者。表现为细小的疱疹或丘疹，破溃后成溃疡。

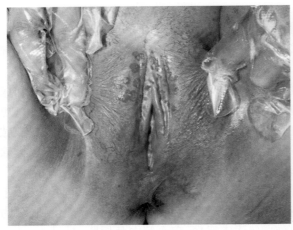

图 3-143　软下疳

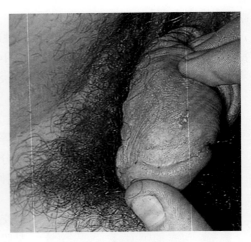

图 3-144　性病性淋巴肉芽肿

（2）皮肤

1）早期生殖器初疮：在包皮、冠状沟、龟头、阴茎、阴唇等生殖器部位发生细小的疱疹或丘疹，称为初疮，可形成溃疡，无自觉症状，多为单发，可有多个；数天后自愈不留瘢痕。

2）中期淋巴结病：初疮出现1～4周后发展至第二期，表现为腹股沟淋巴结病。在中期过程中，亦可有皮肤多形性红斑、结节性红斑。

3）晚期生殖器象皮肿和直肠狭窄：生殖器象皮肿，发病1～2年或更晚，由于淋巴结慢性炎症，淋巴回流障碍，女性患者出现阴唇象皮肿；少部分男性出现阴茎或阴囊象皮肿，表面可出现疣状增殖或息肉。

【整合治疗原则】

抗生素药物治疗。局部淋巴结处理，严重者及象皮肿可作外科手术切除。

6. 生殖道衣原体感染（chlamydial trachomatis genital infection）

【病因】

生殖道衣原体感染是一种以衣原体为致病菌的泌尿生殖系统感染。

【临床表现】

（1）口腔黏膜：少见，口腔及咽部黏膜轻度充血，咽部轻度不适感。

（2）皮肤：尿道口轻度红肿，分泌物稀薄，量少，为浆液性或脓性。

【整合治疗原则】

首选对衣原体、支原体均有效的药物。

7. 尖锐湿疣（condyloma acuminatum）

【病因】

尖锐湿疣是由人乳头瘤病毒引起的性传播疾病。临床上以皮肤黏膜交界处出现疣状赘生物为特征。

【临床表现】

（1）口腔黏膜：好发于舌背、颊、唇、牙龈、腭等部位。多表现为乳头状或菜花状淡红色或暗红色赘生物，易发生糜烂，可单发或多发。

（2）皮肤：多发生于外生殖器和肛周部位，例如男性的龟头、冠状沟、包皮细带、尿道口、阴茎体等部位；女性多见于阴唇、阴道口、阴道、宫颈、会阴、肛门等部位。皮疹初起为淡红色小丘疹，柔软，顶端尖锐，后逐渐增大增多、相互融合，形成乳头状、菜花状疣体（图 3-145）。易发生糜烂、渗出、坏死、溃疡、出血、感染。

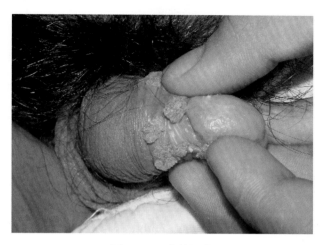

图 3-145　尖锐湿疣

【整合治疗原则】

（1）去除外生疣体：激光、电灼、冷冻、药物（鬼臼毒素、三氯醋酸等）、手术。

（2）全身治疗：干扰素等。

8. 生殖器疱疹（genital herpes）

【病因】

是由单纯疱疹病毒引起的性传播疾病。病毒存在于女性阴道、宫颈、尿道、外阴以及男性的阴茎、尿道。性交时生殖器黏膜皮肤摩擦的微小创口是病毒入侵机体处，但除生殖器疱疹外，尚有皮肤疱疹和口腔黏膜疱疹。潜伏期 2~20 天。近年我国发病率有上升趋势。

【临床表现】

（1）口腔黏膜与单纯疱疹性口炎相同。

（2）皮肤

1）生殖器疱疹分为初次原发、初次非原发、复发和无症状感染 4 种。

①初次原发：初次原发者以往无单纯疱疹感染史，全身症状最重，例如发热、头痛、肌肉酸痛。外生殖器皮肤红斑、丘疹，大量小水疱、糜烂溃疡，排尿困难，尿道阴道分泌物，双侧腹股沟淋巴结炎。突出症状是瘙痒和疼痛，病程长达 3~6 周。

②初次非原发：症状比原发感染轻，有 HSV 感染史。

③复发感染：症状多位于生殖器部位，较轻，没有全身症状。有些患者受到促发因素（疲劳、月经、神经紧张、外伤、日晒、其他感染等）的影响而复发。复发前可有前驱症状——局部瘙痒，发疹前数小时感染部位有烧灼感、麻刺感。

④无症状感染：即亚临床感染，生殖器疱疹表现不典型。

2）皮肤疱疹：好发于皮肤和黏膜交界处，以唇缘、口角、鼻孔周围多见。初起局部皮肤发痒，灼热或刺痛，进而充血红晕，后显出米粒大小水疱，可聚成簇，但少融合，疱液清，壁薄易破,2~10 天后干燥结痂,脱痂后不留瘢痕(图 3-146)。若继发感染则形成脓疱或湿疹样,病程延长且愈合留瘢痕。

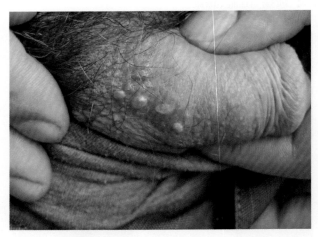

图 3-146　生殖器疱疹

【整合治疗原则】

(1) 一般治疗:皮损处涂擦 2%甲紫,生理盐水清洁口腔。

(2) 抗病毒治疗:口服阿昔洛韦,或缬昔洛韦,或泛昔洛韦。

9. 巨细胞病毒感染(cytomegalovirus infection)

【病因】

巨细胞病毒感染是感染人类巨细胞病毒(human cytomegalovirus,HCMV)的一种全身性感染综合征。HCMV 感染非常普遍,病毒具有性传播性,可在上皮细胞、血管内皮细胞、白细胞等不同细胞内存留并复制,一旦感染,可终身携带病毒。当机体免疫力低下时反复增殖,导致细胞的变性和坏死。常引起许多器官病变,例如无症状的亚临床型、潜伏感染引起免疫受损者的播散性疾病等。

【临床表现】

(1) 口腔黏膜口腔内任何部位,角化与非角化区黏膜均可受累,出现溃疡有三种形式:①复发性口疮型;②可侵及黏膜发生深层的疼痛性溃疡,溃疡无自限性,可持续数月导致骨组织受累;③龈增生肿胀或部分龈溃疡、坏死。应注意与艾滋病的口腔表现鉴别。

(2) 皮肤:常见于 AIDS 患者,几乎所有 AIDS 患者都有 CMV 感染,肛周、直肠黏膜、会阴、臀部和大腿皮肤见境界清楚的结节、斑块、溃疡,舌、口腔黏膜、咽部发生溃疡和坏死。

【整合治疗原则】

目前无特效治疗。更昔洛韦或二羟基丙氧甲基鸟嘌呤,膦甲酸钠可用于治疗 HCMV 感染患者。

三、自身免疫类口腔黏膜与皮肤联发疾病

(一) 大疱类疾病

1. 天疱疮(pemphigus)　是一种累及皮肤及黏膜的严重的慢性自身免疫性大疱性疾病。

流行病学调查显示,全球天疱疮的年发病率为(0.7~5)/100 万人口,平均发病年龄为 50~60 岁,老年人和儿童天疱疮的报道也不少见。根据临床表现可分为寻常型天疱疮、增殖型天疱疮、落叶型天疱疮、红斑型天疱疮和特殊类型天疱疮。参见本章第三节。

2. 黏膜类天疱疮(mucosal pemphigoid) 参见本章第三节。

(二) 结缔组织类疾病

1. 红斑狼疮(lupus erythematosus)

【病因】

红斑狼疮是一种病因未明的、自身免疫性结缔组织病,多见于 15~40 岁女性。红斑狼疮可分为盘状红斑狼疮(DLE)、亚急性皮肤型红斑狼疮(SCLE)、系统性红斑狼疮(SLE)、深在性红斑狼疮(LEP)、新生儿红斑狼疮(NLE)、药物性红斑狼疮(DIL)等亚型。

【临床表现】

(1) 盘状红斑狼疮:皮肤病损表现为覆有黏着性鳞屑的盘状红色斑片或斑块,揭开鳞屑,可见下方的角质栓和扩张的毛囊口。皮损中央可逐渐萎缩,伴色素减退,边缘可有色素沉着。皮损多位于曝光部位,例如面颊、鼻背、耳廓、头皮等。口腔病损可发生于唇部、颊黏膜、舌背、舌腹、牙龈、腭部,下唇的唇红黏膜是好发部位。黏膜病损表现为椭圆形或圆形糜烂面,凹陷似盘状,边缘可有放射状白色条纹。

(2) 系统性红斑狼疮:可累及全身多个器官系统,临床表现复杂,病情较严重。早期可有发热、关节疼痛等症状。皮肤黏膜病损包括面部蝶形红斑,DLE 样皮损,指端红斑及甲周、指端血管炎样损害,狼疮发,口鼻黏膜溃疡,雷诺现象,网状青斑等。可有贫血、血小板减少等。肾脏、心血管系统、呼吸系统、神经系统、消化系统等都可有相应症状。

【整合治疗原则】

(1) 一般治疗:加强健康教育,患者应避免日晒,忌用光敏作用药物,避免过度劳累。女性患者应避免妊娠。

(2) 心理治疗:消除患者的恐惧心理,使患者树立和疾病作斗争的坚强信心。

(3) 治疗原则应个体化,并密切关注药物副作用。

(4) 要有整体观念,不能局限于皮肤黏膜的病损。

(5) 仅有皮肤黏膜病损,可予氯喹、羟氯喹、沙利度胺等内服治疗,也可使用小剂量糖皮质激素内服。局部用药可选用糖皮质激素药物外用,或糖皮质激素局部注射。

(6) 伴重要脏器病损:首选糖皮质激素,开始剂量宜大,控制症状后可逐渐减量,并长期维持治疗。若激素治疗效果不佳,或有禁忌证者,可联合使用免疫抑制剂,包括环磷酰胺、硫唑嘌呤、环孢素、霉酚酸酯、他克莫司等。雷公藤制剂、大剂量静脉应用免疫球蛋白等也可用于治疗该病。

2. 皮肌炎(dermatomyositis)

【病因】

皮肌炎是一种累及皮肤和肌肉的结缔组织病。

【临床表现】

(1) 口腔黏膜:口唇水肿性暗紫红色斑片。口腔黏膜可有反复溃疡。舌肌受累,可逐渐萎缩,影响言语功能。舌肌、咀嚼肌受累可导致咀嚼困难。咽肌受累可导致吞咽困难。

（2）皮肤:包括以双上睑为中心的水肿性紫红色斑片（图 3-147）、Gottron 丘疹（图 3-148）（指间关节、指掌关节伸侧扁平紫红色丘疹,伴糠状鳞屑）、皮肤异色症（面颈、上胸部在红斑基础上出现色素沉着、色素减退、点状角化、皮肤萎缩、毛细血管扩张等症状）。

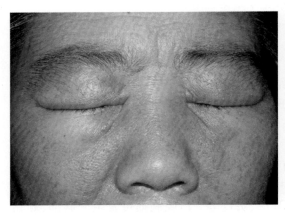

图 3-147　皮肌炎

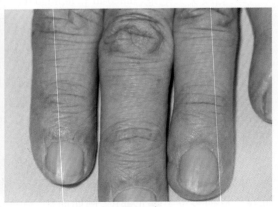

图 3-148　皮肌炎 Gottron 丘疹

（3）其他:肌肉病损主要累及四肢近端肌群、肩胛间肌群、颈部和咽喉部肌群等,表现为受累肌群的无力、疼痛、压痛。例如,双上肢上举困难、站立行走困难、抬头困难、吞咽困难等。严重时可累及呼吸肌和心肌。有不规则发热、贫血、消瘦、关节肿胀等。食管病损表现为吞咽困难、呛咳或反流。间质性肺炎、肺功能下降也较为多见。心脏受累的临床症状较少,以传导阻滞、心律失常为主,也有充血性心力衰竭、心瓣膜病变、心包炎等。约15%~24%的成人患者在确诊的同时或短时间后,被发现患有恶性肿瘤,包括子宫颈腺癌、卵巢癌、胃癌、肺癌、膀胱癌、前列腺癌、鼻咽癌、淋巴瘤等。

【整合治疗原则】

（1）治疗应遵循个体化原则,治疗前全面评估患者。

（2）儿童患者应检查并去除感染病灶,成人患者应检查有无恶性肿瘤。

（3）急性期应卧床休息,高蛋白、高维生素饮食。避免日晒。

（4）治疗首选皮质类固醇激素,开始剂量宜大,病情改善后逐步减量,长期维持。对皮质类固醇反应不佳或不能耐受者,可加用免疫抑制剂,如甲氨蝶呤、硫唑嘌呤、环磷酰胺、环孢素、霉酚酸酯等。严重者可采用大剂量静脉滴注丙种球蛋白治疗。皮肤病损可外用遮光剂和皮质类固醇激素制剂。

3. 系统性硬化病（systemic sclerosis,SSC）　系统性硬化症（systemic sclerosis）又称为系统性硬皮病（systemic scleroderma）,是一种慢性、炎症性、自身免疫性结缔组织病,主要累及皮肤、心脏、肾脏等。男女性发病率之比为 1:3,发病年龄以 20~50 岁多见。

【临床表现】

（1）口腔黏膜:口腔黏膜硬化萎缩。舌系带硬化挛缩,伸舌受限,舌肌萎缩。口腔、咽部腺体萎缩,分泌减少。牙周间隙增宽,牙槽骨吸收,牙齿松动。面部皮肤硬化,表情丧失,呈面具脸。鼻尖似鹰嘴,鼻孔缩小,眼睑挛缩外翻,口唇变薄,口裂减小,口周可见放射状皱纹。

（2）皮肤：病损从手、足、面部开始，向前臂、躯干扩展。皮损变化经过肿胀、硬化、萎缩三个时期。初起皮肤肿胀、红斑，随之皮肤硬化绷紧，难以捏起，伴蜡样光泽，皮肤、皮下组织、肌肉等可逐渐萎缩。手指初起肿胀，呈腊肠指，后活动受限，呈爪形手，可伴溃疡，难以愈合。色素沉着、色素减退、毛细血管扩张等改变可见于硬化和非硬化部位（图3-149）。

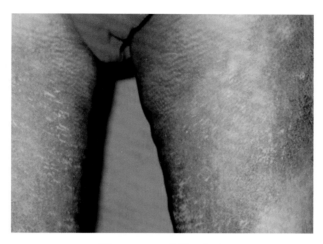

图 3-149 系统性硬化病

（3）其他

1）前期症状可有雷诺现象、不规则发热。

2）骨、关节、肌肉病损表现为多关节炎、晨僵、骨质溶解、肌肉废用性萎缩、肌痛等。

3）消化道受累表现为反流性食管炎、腹痛、腹泻、肠梗阻等。

4）肺间质纤维化，肺功能检查异常，肺动脉高压。

5）心肌、心包纤维化，心包炎，传导阻滞，心功能不全。

6）肾脏受累表现为蛋白尿、肾硬化、高血压、肾危象等。

【整合治疗原则】

（1）该病目前尚无特效药物。但早期诊断、早期治疗，有助延长患者生命。

（2）一般治疗包括注意保暖、使用润肤剂、戒烟、高蛋白高热量柔软饮食等。

（3）抗纤维化药物，例如青霉胺、秋水仙碱等可以软化皮肤。血管活性药物，例如低分子右旋糖酐、丹参、钙通道阻滞剂等能够缓解血管痉挛、扩张血管、改善微循环。非甾体类抗炎药可以缓解关节和肌肉疼痛，但不能改变关节损害。

（4）皮质类固醇激素对于该病的治疗价值可疑，且长期使用副作用明显，因此仅在炎性肌病、间质性肺炎的炎症期、心包积液、心肌病变等情况下谨慎使用。

四、变态反应类口腔黏膜与皮肤联发疾病

（一）药物过敏类疾病

1. 药疹（drug eruption） 药物通过内服、注射、吸入、塞治和局部外用等途径进入人体而引起皮肤、黏膜反应，称为药疹。药疹是一种总称，与口腔有关的药疹主要是猩红热样药疹、

麻疹样药疹、固定性药疹。参见本章第一节"十、药物反应与变态反应患者的口腔黏膜病整合治疗"。

2. 中毒性坏死性表皮松解症（toxic epidermal necrolysis）

【病因】

中毒性坏死性表皮松解症系皮肤和黏膜突然发生广泛的红斑及大疱，继而表皮坏死松解，状似Ⅱ度烫伤，并有高热等全身的严重症状，故又称烫伤皮肤综合征或烫伤样坏死性表皮松解症。该病往往是最严重的药疹之一。但也有不少患者并无服药史或与药物无关，而和葡萄球菌感染有关，所以有人将本病分为感染性和非感染性两类。该病男女比例为3∶2，任何年龄组均可发病，口腔黏膜损害常见。可伴有明显的内脏损害，可出现高热、恶心、腹泻、昏迷等全身症状，若抢救不及时常因继发感染、肝肾功能衰竭、电解质紊乱等原因死亡。

【临床表现】

（1）口腔黏膜：病损通常迅速发生，且广泛而严重，早期为口腔黏膜广泛充血而呈鲜红色，或为大小不等的片状红斑或局限性水肿性红斑，甚者可出现淤血性斑片，继而在红斑基底上出现大小不等的松弛性大疱，并很快破裂形成广泛的糜烂面、渗血、有的部位则逐渐形成片状溃疡，严重病例可出现口腔黏膜的大片坏死，剥脱、溢血。完整的疱疹口腔内少见，唇红部较常见到，其疱液清亮，破后糜烂、溢血、结痂，有的唇红部及口角部可出现皲裂。病损可发生在口腔黏膜的任何部位，但以腭、颊、舌、唇部多见，口底及龈部似乎比较少见，疼痛明显，病损1~2天内发展到高峰，1周左右开始消退。愈合不留瘢痕。

（2）皮肤：突然发作，全身皮肤瘙痒或麻木，并于数小时或1~2天内出现皮疹。皮疹特征是全身迅速出现大片的艳红色斑片和广泛的松弛性大疱，尼氏征呈强阳性，随后疱破，表皮大片剥脱，状似Ⅱ°烫伤，在全身它处"正常皮肤"上稍用力推擦，常不出现表皮滑脱（尼氏征阴性），这与天疱疮不同。

【整合治疗原则和方案】

（1）感染因素导致者，应早期足量使用抗生素，在初期可选用广谱抗生素，待得到细菌培养和药敏结果后再行调整。

（2）药物因素导致者，应停用一切可疑致敏药物，加速药物排泄。早期足量使用糖皮质激素，可予氢化可的松300~400mg/d静滴，或甲泼尼龙60~120mg/d静滴。待症状控制后，逐渐减量。

（3）口腔黏膜及皮肤损害应对症处理。

（4）防止继发感染。

（5）加强支持治疗，防止水电解质紊乱。

（6）有内脏损害者，应采取相应治疗。

3. 多形性红斑（erythema multiforme）　是一种急性炎症性、自限性且复发性黏膜皮肤病。临床上因皮肤黏膜上出现红斑、丘疹、水疱、大疱糜烂，渗出结痂、结节等多形态病损而命名。该病病因不明的称"特发性多形性红斑"，病因明确的称"症状性多形性红斑"。该病病程2~4周。参见本章第一节"十、药物反应与变态反应患者的口腔黏膜病整合治疗"。

（二）光敏类疾病

1. 光化性唇炎（actinic cheilitis）　是一种光敏性、复发性慢性炎症性黏膜病。病损局限于唇红部黏膜，好发于下唇。参见本章第三节"十二、唇部病损的整合治疗"。

2. 日光皮炎(solar dermatitis)

【病因】

日光皮炎又称日光性红斑,俗称为"晒斑",是夏季在强烈的日光照射皮肤黏膜的结果,其与光线的强弱,照射时间长短,皮色浅或个体敏感性有关。

【临床表现】

(1) 口腔黏膜:发生于唇红黏膜病损少见,仅为轻度红斑或干燥,轻度瘙痒或知觉过敏,有时出现小的皲裂或脱屑。

(2) 皮肤:日晒后数小时或第2天,被晒皮肤出现红斑或水肿性红斑,皮肤有烧灼感,严重时也可出现表浅性水疱或大疱。

【整合治疗原则】

(1) 避免日晒或增加对光线的耐受性。

(2) 已发病者主要采用外用药物治疗,以消炎安抚、镇静止痛为原则。皮肤病损可外用炉甘石洗剂,或冰牛奶湿敷,急性期后可予糖皮质激素霜剂外涂。唇红黏膜病损可予糖皮质激素霜剂外涂。

(3) 严重者可口服抗组胺药。

3. 多形性日光疹 (polymorphous light eruption)

【病因】

对光线有特异性反应的患者,通常在日晒后于暴露部位皮肤出现红斑,斑丘疹,水疱等各种形态的皮疹。好发于青壮年,女性较多见。该病春末夏初往往复发,冬季缓解。

【临床表现】

(1) 口腔黏膜:类似于光化性唇炎改变。

(2) 皮肤:暴露部位出现片状红斑,红色丘疹或红色斑块——小结节状丘疹,呈对称性,胸前呈 V 形红斑,也有表现为水疱湿疹样损害,称为"日光性湿疹"。少数患者日照后突发风团样皮损,并有寒战乏力等全身症状,数小时内消失,称为"日光性荨麻疹"(图 3-150)。

【整合治疗原则】

(1) 在发病季节限制或避免日晒。

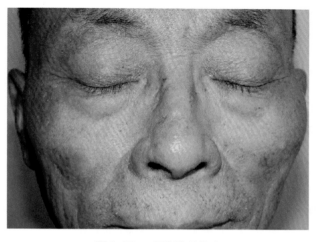

图 3-150 系统性硬化病

（2）外用广谱遮光剂。

（3）口服烟酰胺、维生素 B_6、羟氯喹具有较好疗效。严重者可小剂量口服糖皮质激素。

（4）外用药物治疗根据损害类型选择洗剂、溶液或霜剂。

五、营养和代谢类口腔黏膜与皮肤联发疾病

1. 维生素 A 缺乏/过多症（avitaminosis A/hypervitaminosis）　维生素 A 又名视黄醇及维生素 A 醇，是脂溶性维生素之一，能使上皮细胞保持正常状态，并参与人体视紫红质的形成。正常成人维生素 A 的需要量为 4000~6000 国际单位（$1U = 0.3\mu g/100ml$），婴儿及儿童是 1500~5000 单位，妊娠及哺乳期需要比一般正常成人多 50%。

（1）维生素 A 缺乏症（参见第六章第四节）

【临床表现】

1）口腔黏膜：随缺乏程度不同而表现不同。一般表现为舌质红润及舌面光滑发亮，口角部有表皮剥脱糜烂，有时颊黏膜处可见边缘不规则的界限清楚的不均匀的白色过度角化斑片，有时唇红部干燥、脱屑，严重缺乏时可有表浅性溃疡发生，周围黏膜有"充血性红斑"，口腔黏膜易感性增加而可出现卡他性口炎及龈炎。

2）皮肤：皮肤干燥粗糙，皮纹明显，毛囊口出现针头至绿豆大小的角化性坚实的褐色丘疹，通常开始于胫部外前侧及上臂后外侧，逐渐扩展至上下肢的伸侧、肩、腹、背、臀部，最后累及面及后颈部，如发生在面部则似痤疮性皮炎。

【整合治疗原则】

1）补充维生素 A。

2）口腔及皮肤损害对症处理。

（2）维生素 A 过多症

【临床表现】

1）口腔黏膜：为唇红部黏膜有干燥脱屑，口角皲裂等剥脱性唇炎表现。

2）皮肤：全身皮肤瘙痒，有剥脱性鳞屑及色素沉着。

【整合治疗原则】

停用维生素 A 制剂。

2. 维生素 B_2（核黄素）缺乏症（vitamin B_2 deficiency）

【病因】

维生素 B_2 为水溶性维生素之一，是机体中重要辅酶的组成成分，在体内不能合成。成人每日需要量为 2~3mg，儿童约为 1~2mg。缺乏维生素 B_2 可引起外生殖器、口腔黏膜、眼部、皮肤病损。

【临床表现】

（1）口腔黏膜：主要表现为舌炎、唇炎、口角炎。

1）舌炎：早期丝状乳头萎缩，菌状乳头发红、肿胀，形成明显的红点。随后丝状乳头、菌状乳头萎缩消失，舌面光亮，似萎缩性舌炎，有时可有地图舌样表现。自觉有灼热、疼痛感。

2）唇炎:唇红干燥、脱屑、色素沉着,伴糜烂、裂隙、结痂、渗出,有灼痛感。

3）口角炎:主要表现为口角湿白糜烂、裂隙、结痂、疼痛、张口不便。

（2）皮肤:外生殖器表现主要是阴囊炎。阴囊皮肤出现红斑、丘疹、瘙痒。面部皮肤干燥,鼻唇沟处可见鳞屑。

【整合治疗原则和方案】

（1）调整饮食,多吃富含维生素 B_2 的食物,例如牛奶、动物肝脏、菠菜、胡萝卜等。

（2）口服维生素 B_2,每日 3 次,每次 5mg。

（3）口腔损害对症处理。

3. 维生素 PP（烟酸）缺乏症（nicotinic acid deficiency）

【病因】

又称糙皮病。烟酸及烟酰胺都是水溶性维生素。缺乏时可导致皮肤黏膜、消化系统和神经精神系统症状。

【临床表现】

（1）口腔黏膜:主要表现为严重的舌炎。患者有口腔黏膜和舌烧灼样感觉异常、疼痛。舌体充血肿胀,舌缘有齿痕,舌质呈牛肉红色,丝状乳头萎缩,菌状乳头先增大后萎缩,舌体呈光面舌。可有舌沟裂形成。同时也可伴有口炎、龈炎等表现。

（2）皮肤:皮炎是该病的典型症状,多位于暴露部位和易受摩擦部位。初起为红斑,界清,伴灼痛,迅速转为红褐色,并伴肿胀甚至水疱。皱褶部位可有糜烂。皮损色泽渐暗,皮肤呈焦痂样脱落。慢性期皮损表现为肥厚、粗糙、脱屑、皲裂等。

（3）其他:食欲减退,腹痛、腹泻等。常见烦躁、失眠、焦虑、抑郁等神经衰弱症状。并可有肢端感觉异常和周围神经炎。

【整合治疗原则和方案】

（1）调整饮食,多吃富含烟酸的食物,例如动物肝脏、瘦肉、豆类等。

（2）口服烟酸或烟酰胺,每日 3 次,每次 50~100mg。

（3）口腔损害应防止感染并对症处理。

（4）皮肤损害应避光并对症处理。

4. 维生素 C 缺乏症（坏血病）（vitamin C deficiency）

【病因】

维生素 C 缺乏症也称坏血病,是由于长期缺乏维生素 C 所引起的,主要表现为皮肤黏膜渗血、出血以及骨骼病变。

【临床表现】

（1）口腔黏膜:龈炎和牙龈出血是早期突出表现,牙龈红肿、松软,易出血。可有糜烂、溃疡、坏死及继发感染。腭部、颊黏膜、舌缘可有瘀点、瘀斑。

（2）皮肤:典型表现为毛囊周围瘀点,常见于上臂外侧。皮肤表面还可见瘀斑。

（3）其他:贫血、乏力、关节内出血、内脏出血等。小儿骨骼变化包括骨膜下血肿、髋关节外展、膝关节半屈、足外旋呈蛙样姿态。

【整合治疗原则和方案】

（1）选择性多食富含维生素 C 的新鲜水果、蔬菜、肉类。

（2）口服维生素 C,每日 3 次,每次 100~200mg。不能口服或重症者,应静脉给药,每日

500~1000mg。

（3）对症处理：保持口腔清洁，防止感染，对有牙龈出血者进行止血处理。

5. 维生素 K 缺乏症（avitaminosis K） 临床上主要表现为出血及血液中凝血酶原时间的延长。人体维生素 K 主要来源于绿色蔬菜中及自身肠道内细菌的合成，在正常情况下需要量很少，小于 1mg，所以很少引起缺乏病。

【临床表现】

（1）口腔黏膜：以出血为主，牙龈出血及口腔黏膜可出现瘀点或瘀斑，甚至形成血疱。

（2）皮肤：在受伤及撞伤的部位，皮肤可出现大小不等瘀斑或血肿，手术或创伤引起伤口可以不断渗血。

【整合治疗原则】

补充维生素 K。

6. 蛋白质缺乏症

【病因】

蛋白质缺乏病是体内缺乏蛋白质所致。蛋白质是生命的物质基础，约占人体重量的18%。成人每日需要不少于 70g。青春期约为 90g。

【临床表现】

（1）口腔黏膜：同时有维生素缺乏所致的口角炎、舌炎及贫血所致的萎缩性舌炎。

（2）皮肤：干燥、脱屑，下肢可见过度角化的镶嵌鳞屑，毛发枯黄无泽、稀疏。

【整合治疗原则】

（1）积极治疗原发病。

（2）营养治疗，给予高蛋白、高糖、高维生素饮食。

7. 系统性淀粉样变性（systemic amyloidosis） 是蛋白质代谢障碍引起的淀粉样蛋白沉积于皮肤、黏膜、内脏组织中引起的疾病。早起出现的舌部病损往往是该病的首发症状，因而舌淀粉样变性可以是系统性淀粉样变性的早期信号，有重要的诊断价值。参见本章第三节"十一、舌部病损的整合治疗"。

六、癌前病变口腔黏膜与皮肤联发疾病

1. 扁平苔藓（lichen planus） 是一种慢性复发性炎症性皮肤黏膜疾病。皮肤及黏膜可以单独或同时发病。其口腔表现如第三章第三节所述，其皮损好发于四肢、躯干腰部等。典型的皮肤病损表现为紫红色或暗红色的多角形扁平丘疹，表面可有蜡样光泽。丘疹上覆细小鳞屑，表面可有白色条纹，称为 Wickham 纹。丘疹可散在或密集分布，也可融合成斑片。患者自觉瘙痒，搔抓后可出现同形反应。多数皮损可在数月或数年后消退。累及甲板可出现甲板萎缩、纵嵴、粗糙不平等。

皮肤局部治疗可外用糖皮质激素、维 A 酸、钙调神经酶抑制剂等，肥厚性皮损可局部注射糖皮质激素。

2. 慢性唇炎（chronic cheilitis） 又称慢性非特异性唇炎，病程迁延，反复发作。参见第三章第三节"十二、唇部病损的整合治疗"。

七、遗传类（除外综合征）口腔黏膜与皮肤联发疾病

1. 白塞病（Behcet's disease）　参见第三章第六节。
2. 银屑病（psoriasis）

【病因】

银屑病是一种常见的原因不明的慢性复发性红斑鳞屑性皮肤病。国内患病率为1.23%，北方比南方多，城市比农村多，欧美则高达1%~3%，该病好发于青壮年。临床一般分为寻常型、脓疱型、红皮病型、关节炎型四种，以寻常型最常见。其皮损突然或不断大量出现时，称急性期或进行期；无新疹出现，旧疹不消退者为静止期；皮疹缩小，逐渐消失属退行期。该病伴发口腔黏膜损害率不高。然而脓疱型患者，几乎多伴口腔病损（图3-151）。

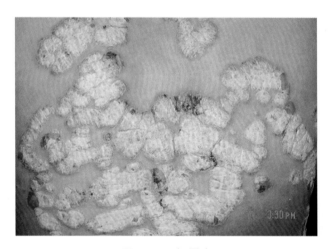

图 3-151　银屑病

【临床表现】

（1）口腔黏膜：口腔黏膜病损多见于寻常型、脓疱型及红皮病型。

1）寻常型：口腔黏膜病损有多种多样的表现。唇红部病损表现为：①有边缘清楚的红斑或斑块，或为红白相间的斑块样损害。豌豆大小，表面有的光泽，有的呈点彩样粗糙，有的伴有白色鳞屑。②当揭去红斑表面上较多较厚的白色鳞屑时，可见点状出血现象，即Auspitz征。③唇红部或内侧出现散在的芝麻大小的红色丘疹，有的表面有糠秕状鳞屑，若无鳞屑则多见于该型点滴状银屑病患者。④唇红及唇黏膜有浅白色、小方格样损害，在24小时或稍长一段时间内常有动态变化。病损也可发生在硬、软腭、颊及舌背部黏膜等处，表现为界限清楚的片状无鳞屑性红斑，平滑或略粗糙，不高出黏膜表面，触之质韧。

2）脓疱型：口腔病损表现为唇红部潮红、脱屑、口内可有表浅性溃疡，但最常见的是沟纹舌。

3）红皮病型：口腔黏膜可有广泛性充血而呈均匀的绯红色斑片，唇红部潮红及糠秕状

脱屑,有时可见高出黏膜表面的散在的、针尖大小的红色丘疹等原发性病损。

4)关节炎型:唇红部有广泛性慢性充血表现,状似轻度紫绀,伴有少量糠秕状脱屑。此型口腔病损少见。

(2)皮肤

1)寻常型:基本病损为红色丘疹或斑片,覆有干燥的银白色、叠瓦状或云母状鳞屑,基底呈红色或棕红色,边缘清楚,皮损大小不等,形态不一。好发于头部、四肢伸侧,呈对称分布。也可泛发全身,部分患者有指、趾甲改变。一般冬重夏轻,病程呈慢性复发性。刮去鳞屑后可见针尖大小点状出血者称奥氏征阳性(Auspitz征)。当皮肤受伤(刺伤等)后,于损伤部出现银屑性病损者称同形反应(Koebner反应),这些是该病极有价值的体征。

2)脓疱型:又分掌跖脓疱型和泛发型两种,后者又称Zumbusch全身性脓疱性银屑病。皮损特点是皮疹呈针尖至黄豆大小无菌性黄色浅表脓疱,出现于寻常型银屑病的斑片上,小脓疱也可泛发于没有皮损的部位,脓疱处溃烂形成较深的溃疡。皮损处有蛋白分解之后的特有的恶臭。

掌跖型脓疱病:针尖至粟粒大的小脓疱常对称地分布在手掌、指的掌面和足的跖部与侧缘,可逐渐增大,干涸后,有黏着性黄褐色痂皮,逐脱落。

3)红皮病型:少见而严重,主要表现为全身性皮肤发红,浸润及不断地糠状脱屑可持续数月,但皮肤无渗液。红皮病愈后,常见到典型地寻常型银屑病的皮疹。

4)关节炎型:少见,皮损往往是广泛的寻常型或红皮病型或脓疱性银屑病的皮损。

【整合治疗原则】

(1)去除可疑诱发因素。

(2)气候疗法。

(3)全身疗法:例如维生素、肾上腺皮质激素、抗生素、抗肿瘤药物等。

(4)普鲁卡因静脉封闭法。

3. Reiter病(Reiter disease,瑞特病) Reiter病是一种三联征,即关节炎、尿道炎、结膜炎,同时可伴有皮肤黏膜、心血管、胃肠道症状(参见本章第六节)。

【临床表现】

(1)口腔黏膜:主要表现为口腔溃疡。溃疡中心微隆,少量假膜,周围充血明显,疼痛不明显,易复发。也可表现为红斑,可相互融合。多累及腭、腭垂、舌、颊黏膜。

(2)皮肤:表现为渗出性黏液性或脓性皮肤角化病。好发于躯干、四肢、阴囊、头皮、手掌、足趾等部位。初起为暗红色斑或黄色小水疱,破溃后形成溃疡、糜烂,表面可形成厚痂。足趾部的皮损有诊断价值。

(3)其他

1)典型症状:关节炎、尿道炎、结膜炎是典型的三联征。尿道炎通常是最先发生的症状,表现为无菌性尿道炎,急性期可有血尿、脓尿、尿痛等。关节炎是最显著的特征,可表现为关节肿胀和疼痛,甚至引起关节畸形,常为多关节对称发病,以下肢大关节、骶髂关节多见。结膜炎主要为眼睑肿胀,斑状结膜水肿、充血,伴脓性分泌物。

2)其他表现:有腹泻、心包炎、心肌炎、心内膜炎、神经根炎、脑膜炎、胸膜炎、肺炎、淋巴结病变等。

【整合治疗原则】

（1）注意休息，防止过度劳累。

（2）非甾体类抗炎药、免疫抑制剂可用于控制关节症状。

（3）皮损严重者可使用甲氨蝶呤，应注意肝功能和血象变化。

（4）对有明确感染证据的患者可针对性使用抗生素。

（5）口腔、皮肤、生殖器、眼部的局部病损对症处理。

4. Touraine 多角化症（Polykeratosis of Touraine）

【病因】

Touraine 多角化症为常染色体隐性遗传的先天性角化症。

【临床表现】

（1）口腔黏膜：两侧颊、腭、牙龈黏膜出现散在的广泛性白斑。

（2）皮肤：多发生于婴儿四肢、手掌、跖、腿、股等部位，对称分布，为弥漫性、条状或点状红色过角化皮疹。常出现掌跖角皮症，甲增厚，甲下角化，毛发稀少。

【整合治疗原则】

对症处理。

5. 毛囊角化病（keratosis follicularis）

【病因】

毛囊角化病是一种少见的、以表皮细胞角化不良为基本病理变化的慢性角化性皮肤病（图 3-152）。

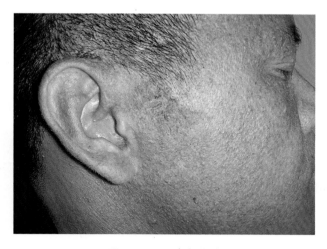

图 3-152　毛囊角化病

【临床表现】

（1）口腔黏膜：口腔各部位黏膜包括角化区均可受累。典型病损表现为灰白色小丘疹，天鹅卵石样白色损害，丘疹直径大约 2～3mm，并可融合成片状、斑片状、条状、大片状，甚至蔓延至咽喉部。舌背部可发生斑状角化和浅表性糜烂。唇部损害可表现为唇部肿胀，结痂，皲裂或溃疡。

（2）皮肤：该病为一种全身皮肤进行性疾病。

1）皮损特征：为毛囊性疣状角化丘疹常位于皱褶处，好发于皮脂溢出的部位，对称分布于头皮、颈、面、胸、腋下、腹股沟等部位。呈针头大小，暗红色，较硬的毛囊丘疹，表面黑色、棕色油性痂皮，去痂后呈小凹孔，可融合，或疣状增生。在掌跖常可有点状角化，并可相互融合形成掌跖弥漫性角化。

2）甲下角化过度，指甲脆弱、碎裂，白色或红色纵纹，甲游离缘有三角形缺损。指甲的变化具有特征性，有助于诊断。

（3）有光敏感现象，皮损常在夏季加重。

【整合治疗原则】

尚无有效疗法，近年来有人用维A酸替代维生素A治疗。对炎症皮损可用局部治疗。

6. Mibelli汗孔角化病（porokeratosis）

【病因】

Mibelli汗孔角化病是一种较少见的、起源于遗传的慢性进行性角化性皮肤病，以边缘堤状疣状隆起、中央轻度萎缩为特点，由Mibelli于1893年首先报告并命名。

【临床表现】

（1）口腔黏膜：口腔黏膜可偶然受累，常发生于颊、腭黏膜、舌边缘及舌下，与皮损相同，其边缘微突起，呈乳白色角化性斑片。累及口腔的常为播散性浅表光线型居多。

（2）皮肤：皮损初始呈棕褐色丘疹，顶端由角栓，可扩大呈各种形状的病损，边缘部呈堤状隆起，尤其是斑块型，周边清楚，中央轻度萎缩，其间有角栓及角质物，质坚硬，呈火山口状。病损多发生于面部、颈、肩、四肢、头皮、外阴部，有时可累及角膜。甲板可增厚，有裂纹及嵴。皮损上可发生恶变，多发生于线状型，且大多数在下肢。

【整合治疗原则】

（1）维生素A、维生素A酸等局部涂布治疗。

（2）采用激光、冷冻治疗。

（3）有癌变征象者应及早切除。

7. 黑棘皮病（acanthosis nigricans）　该病是一种以皮肤色素沉着、绒毛状或乳头状增生为特征的疾病（图3-153）。

【临床表现】

（1）口腔黏膜：多发于颊、舌背、咽部。表现为黏膜肥厚不平或乳头瘤样增生，可伴有不同程度的色素沉着。

（2）皮肤：常发生于颈、腋窝、乳房、腹股沟、会阴、肛周、肘窝、腘窝等部位。初起为色素加深，皮肤干燥粗糙，逐渐增厚，出现乳头瘤样增生，似天鹅绒样。严重时可有疣状增生。遗传性黑棘皮病发病较早，多在婴儿期或幼儿期发病。良性黑棘皮病常在青春期或青春期后发病，常伴内分泌疾病，例如库欣综合征、脑垂体肿瘤等。恶性黑棘皮病伴有恶性肿瘤，多为腺癌。

【整合治疗原则】

（1）积极治疗伴发疾病。

（2）皮肤病损可局部外用角质溶解剂。

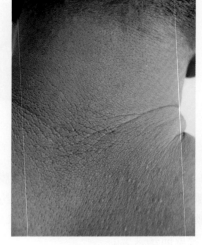

图3-153　黑棘皮病

8. 先天性痛觉缺失症（congenital absence of pain） 该病的主要特征为先天性的痛觉完全丧失，从而造成软组织的损伤，形成严重瘢痕。

【临床表现】

（1）口腔黏膜：颊黏膜、舌、唇出现严重的自身咬伤性深度不等的溃疡与瘢痕痕迹。牙齿发育欠佳，易脱落，牙釉质可出现纵纹，常患龈炎。可出现广泛性龋坏。

（2）皮肤：身体某些部位常有自咬伤的痕迹，多见于四肢等处。指（趾）甲变厚或畸形。

【整合治疗原则】

保护伤口，防止感染。

9. 血色病（haemochromatosis） 又名青铜色糖尿病或色素沉着性肝硬化，是一种罕见的铁代谢紊乱性疾病。

【临床表现】

（1）口腔黏膜：口腔黏膜色素沉着占15%～20%，可呈Addison样色素沉着。

（2）皮肤：患者全身皮肤色素沉着，表现为灰棕色，面部可见金属光泽的蓝灰色，呈典型的"铅色脸"。此外，尚有皮肤萎缩、干燥和发亮，体毛尤其是胡须、腋毛、阴毛稀疏脱落，伴肝大者在皮肤上可见蜘蛛痣及肝掌。

【整合治疗原则】

无特殊治疗方法。有人试用反复输血并每周静脉放血疗法。也可用四环素治疗。

10. 肿瘤样钙沉着症（tumoral calcinosis）

【病因】

肿瘤样钙沉着症多发于黑色人种，有遗传性。与钙、磷离子浓度，局部黏多糖异常，胶原纤维及弹性硬蛋白异常有关。

【临床表现】

（1）口腔黏膜：下颌平面角增加，PFH减少。全口牙槽骨吸收及牙缺失，唇部、口角、舌、颊黏膜可见乳头状增生，红斑、丘疹及红斑性斑疹。

（2）皮肤：各部位皮肤均可有钙沉着，皮疹为红斑疹，丘疹结节或肿块，半球状隆起，表面光滑、质硬，边界清楚，呈乳白色、淡黄色，无痛，数目不定。此后可加重，破溃后排出砂样干酪样颗粒状脓样物。

【整合治疗原则】

（1）单个损害手术切除。

（2）口服皮质激素。

（3）低钙饮食；避免用维生素D制剂。

11. 戈谢病（Gaucher disease）

【病因】

戈谢病是遗传性酶缺乏病，也是一种潜在致命性疾病。在犹太人中发病率最高。根据临床症状及体征分为3个类型：Ⅰ型（成年型），为非神经元病型，发病缓慢；Ⅱ型（婴儿型），为急性神经元病型，患者常死于呼吸道感染，无皮疹；Ⅲ型（少年型），系亚急性神经元病型，神经系统症状明显并可致死。

【临床表现】

（1）口腔黏膜：病损以牙龈多见，其他黏膜区也可受累，呈灰黄色色素沉着，可出现结节。

X线片上可见高骨小梁之间有大多数空间,颌骨病变区出现无数透光区,临床上出现牙松动。

（2）皮肤:仅Ⅰ型有皮肤表现,皮损为斑片状或弥漫黄褐色斑,晚期色素加深。

【整合治疗原则】

（1）保守治疗缓解疼痛。

（2）对骨病变可手术治疗。

（周曾同　沈征宇）

第六节　具有口腔黏膜表征的综合征患者的口腔黏膜病整合治疗

【具有口腔黏膜表征的综合征概述】

综合征(syndrome)一词来自古希腊文,是指特定的、相互关联的一组临床症候群。即某种疾病在其病理过程中,当出现一个证候时,同时或先后必然会伴有另外几个证候,这种定型的症候群则称为综合征。

同一综合征的各种症状是由相同原因引起的。根据综合征的研究历史,人们发现综合征有些是独立的疾病,有些则为某种疾病的不完全阶段,由于认识的局限性,被暂且命名为某种综合征。

尽管随着其他科学技术发展当代医学已经取得较大发展,有关疾病的研究也越来越深入,但人们对疾病的认识仍然是有限的,综合征便是一个很好的佐证。迄今多数综合征的研究没有获得预期的成果。主要表现为:综合征病因未明,机制不清;命名不规范;综合征大多累及多个组织、器官和系统,临床表现的症状和体征多样,错综复杂,涉及多个学科,缺乏特异性实验室检测指标,当症状不典型时易误诊;治疗比较困难等。

综合征的复杂性不仅仅与人们认识水平的局限性有关,同时也受到人类所处的复杂病因环境体系的影响,后者包括外部因素和内部因素。口腔疾病除了常见病多发病外,还有一些为综合征的口腔表征,有时甚至是该疾病的早期或唯一临床表现。因此,口腔医师需要了解和掌握具有口腔黏膜表征的综合征的诊断、鉴别诊断及整合治疗。

（一）具有口腔黏膜表征的综合征研究历史

具有口腔黏膜表征的综合征作为疾病的组成部分,有悠久的研究历史。对有口腔黏膜表征的综合征的发现认识和病因、诊断、治疗的研究,是医学发展的一个缩影。

1700年前我国古代医学专著《黄帝内经》总结了我国战国时代以前的医学大成,其间包括了很多具有口腔黏膜表征的综合征的雏形。

例如,《黄帝内经》中《灵枢·脉经》记载:"肝足厥阴之脉,……过阴器,连目系,……其支者,从目系下颊里,环唇内。"该症即为现代医学的白塞病(Behçet's disease,BD),白塞综合征可以同时在口腔、眼、生殖器三个部位发病,与肝经的走行相似。我国后来的古医书中描述的"狐惑病"与该病有一定相似之处。考虑到该病可能与肝经有关联,所以在治疗上从肝经论治,采用清肝泻火,利湿解毒的方法,有望取得良好效果。

《黄帝内经》称口腔糜烂为"口糜"。《素问·至真要大论》记载:"少阳之复,大热降至,……火气内发,上为口糜。"《素问·气厥论》云:"膀胱移热于小肠,鬲肠不便,上为口糜。"以上论述认为口糜的原因,是由于火气发于内,上炎为口腔糜烂,或是由于膀胱热邪闭塞,上发成为口糜。这些认识在口糜治疗上有一定指导作用,亦可用来解释克罗恩病、莱特尔综合征、斯波卢综合征患者有口腔溃疡临床表现的原因。

古医书不仅从口腔疾病的病因、症状进行了较全面的阐述,而且观察到口腔局部与全身疾病的关系。《本草纲目》谈到,口腔是脏腑的门户,其生理和病理变化与全身的脏腑器官、经络等密切相关,因此采用内治法调整脏腑的功能,也是治疗口腔疾病的有效方法。

1840 年鸦片战争之后,近代中医药事业的发展深受影响。而此时西方医学随现代科学技术发展而迅猛发展。从近代 150 年医学发展史看,西方医学提出了"综合征"的概念,并且经过发现认识,总结完善,深入探索三个阶段。

19 世纪至 20 世纪初,具有口腔黏膜表征的综合征陆续被西方临床医师发现报道。例如口干症于 1892 年由 Micklicz 首先报道,被称作"Micklicz 综合征";Ascher 综合征在 1817 年由 Beers 著文描述;1922 年 Weil 报道了 Albright 综合征;色素失禁症(又名 Bloch-Sulzberger 综合征)由 Garrd 在 1906 年首先描述;Melkersson-Rosenthal 综合征由 Hubschmann 于 1894 年及 Rossolimo 于 1901 年报道了"复发性面瘫及一时性面部肿胀"的病例。1937 年,土耳其眼科医师 Hulushi Behçet 对白塞综合征进行了报道,首先将其看作是一种综合征。以后世界各地均有报道其为多系统、多器官的全身性疾患。目前临床上的综合征大部分可以追溯到十九世纪初。

20 世纪,科学家发明了磺胺、胰岛素、青霉素等药物用于人类疾病治疗外,血压计、X 线用于人类疾病诊断,医学的发展加快了步伐,经过临床大量病例的观察和总结,具有口腔黏膜表征的综合征的概念、临床表现及其诊疗日臻完善。1930—1933 年 Sjögren 对干燥综合征(Sjögren 综合征,Sjögren Syndrome,SS)进行了较详细的报道,Sjögren 综合征逐步被人们了解。早在 1769 年,Morgagni 就对克罗恩病进行了描述,但直到 1932 年 Crohn 对克罗恩病作了比较全面的描述。1951 年我国学者郭绍伦首先报道了我国的该病病例,其后国内对克罗恩病的报道日益增多,1984 年安子元等收集分析了国内该病病例 634 例,为促进我国对该病的深入研究奠定了基础。

(二) 具有口腔黏膜表征的综合征的研究现状

近半个世纪,各种先进技术在医学上得到了广泛的应用,30 年前免疫学的发展已经达到分子水平,现在已进入基因和分子生物学时代,随着基础医学与临床医学越来越紧密结合,从分子水平对疾病的病因、诊断和治疗进行的探讨,必然影响到综合征的基础和临床研究。

例如,在对白塞病发病机制的研究中发现 T 细胞与该病的发病有关。白塞病患者病情活动时可以检测到 T 细胞增多,而且疾病活动期患者的 T 细胞水平较疾病稳定期患者高。由于 IFN-α 可以减少 T 细胞,增强了人类白细胞抗原在外周血单核细胞的表达,已有研究发现应用 IFN-α 能有效地治疗白塞病。

在对原发性干燥综合征病因研究中发现 I 型 IFN 诱导基因的表达在患者外周血和唾液腺中升高,且与 SSA/SSB 抗体滴度相关,因此针对 I 型 IFN 信号途径的靶向治疗可使外周血 I 型 IFN 升高的原发性干燥综合征患者受益。研究发现大多数原发性干燥综合征患者抗 M3 毒蕈碱乙酰胆碱受体多肽(M3RP205-220)抗体阳性,且该抗体阳性与患者唾液流率密切相关,而 M3R 自身抗体能抑制皮肤干燥综合征患者与唾液腺腺泡细胞分泌功能相关的唾液腺细胞 AQP5 表达,因此可以应用 M3R 受体激动剂对外分泌腺残余功能尚可的干燥综合征患者进行治疗。

当前对具有口腔黏膜表征的综合征研究热点集中在发病机制及诊断治疗上。

1. 具有口腔黏膜表征的综合征的发病机制研究　具有口腔黏膜表征的综合征的病因很复杂,但近 30 年来,随着免疫学、免疫病理学、分子生物学理疗与技术的发展,具有口腔黏膜表征的综合征的研究有了长足进展。有的发病机制已查明,例如艾滋病的病原体已明确,该病是人类免疫缺陷病毒感染所致的传染病范畴的综合征。但仍有许多综合征病因不明,发病机制不清,如白塞病、Crohn 综合征、莱特尔综合征、Gorlin-Goltz 综合征、Sjögren's 综合征、灼口综合征及川崎病等综合征具体病因至今尚未确定。

对综合征发病机制的研究热点集中在免疫学因素、遗传学因素、感染因素以及精神神经因素的研究方面。

（1）白塞病:有家族聚集性现象和明显的地区及种族差别。研究表明,携带 *HLA-B51* 基因的人群更易患白塞病。居住在"丝绸之路"沿途的人群 *HLA-B51* 基因的阳性率高达 80%,而在西方国家白种人中仅为 13%。白塞病患者的中性粒细胞趋化/游走功能亢进现象,在转基因小鼠实验中已经证实 *HLA-B51* 基因与中性粒细胞功能亢进有关。对白塞病患者 TNF 位点及 *HLA-B51* 之间的基因片段的研究显示,干燥综合征与位于第 6 染色体 46kb 着丝点紧靠 HLA-B 区域的 MHC-I 类分子相关基因 A（MICA）有强相关性。MICA 基因表达部位与白塞病炎性部位相吻合,可能成为靶抗原,使白塞病患者的内皮细胞损伤成为持续性抗 MICA 的反应过程,认为 MICA 可能是决定白塞病发病的基因。研究证实遗传因素是白塞病重要的发病因素之一。

（2）干燥综合征:免疫遗传学研究表明,原发性干燥综合征患者以 HLA-DR$_3$ 表达居多,继发性干燥综合征则以 HLA-DR$_4$ 表达居多。在原发性干燥综合征,HLA-B$_6$ 和 HLA-DW$_3$ 组织相容性抗原的出现率明显增高,提示基因易感个体,在获得性抗原（如病毒感染或化学药物等）刺激下,使唾液腺、泪腺等外分泌腺细胞表面抗原性改变,发生自身免疫反应,出现抗外分泌腺上皮细胞的自身抗体,使腺体组织及功能受破坏。目前研究也发现非 HLA 基因也与干燥综合征有关,IRF5 和 STAT4 的多态性与干燥综合征的进展相关,而 *FCGR3B* 和 *CCL3L1* 两个免疫相关调节基因拷贝数的增多,可以增加干燥综合征的易感性。对全基因组基因表达分析的研究发现,人类唾液中的多种蛋白质在干燥综合征患者和对照组中表达不同。通过基因组学及蛋白质组学的研究,有望进一步揭示干燥综合征的病因和发病机制。

（3）克罗恩病（Crohn 病）:是多基因参与的复杂的疾病,有 3 个研究小组采用基因结构微卫星定位和候选基因研究方法,发现 *NOD2/CARD15* 基因是克罗恩病的易感基因。*NOD2/CARD15* 基因位于 16q12,编码 NOD2/CARD15 蛋白,此蛋白可诱导 NF-KB 激活、介导细胞凋亡以及影响肠道先天性防御因子（例如小肠潘氏细胞防御素）的表达。当基因发生突变时,*NOD2/CARD15* 基因的 3020insC 发生移码突变,使 NF-KB 活性减弱,宿主对肠道细菌（肠菌）产物先天性免疫反应减弱,继发性免疫过度激活,导致克罗恩病发生。同时对克罗恩病患者肠道菌群的研究发现克罗恩病患者肠道中脆弱类杆菌（bacterooides fragilis）的菌株多样性减少,在克罗恩病缓解期和复发期均有此特点,肠道菌群的变化特点与该病的病变部位有关,即使具有同样基因型的克罗恩病患者,因其病变部位不同,肠道细菌的组成也有较大差异。基因及菌群学研究将在克罗恩病发病及防治中发挥重要作用。

2. 具有口腔黏膜表征的综合征的诊断治疗研究

（1）诊断:具有口腔黏膜表征的综合征的临床表现错综复杂,诊断比较困难,但某些综合征会出现特定的临床征群,诊断标准相对固定。例如,白塞病在临床上以复发性口腔溃疡,伴复发性生殖器溃疡、眼疾、皮肤损害、皮肤针刺反应阳性为特征,由这些固定的症状组成的综合征,容易确诊。

20世纪下半叶以来,临床医学的诊断检测技术水平大大提高,为提高综合征的诊断质量和水平提供了有效手段。例如,影像诊断手段,包括CT、ECT、MRI、多维超声、血管超声、血管造影,尤其DSA、核素显像、PET、内镜技术以及导管介入等技术。又如,分子生物学的实验诊断对病毒、细菌、支原体、衣原体、寄生虫、先天遗传性疾患,后天基因突变引起的疾病诊断有利,目前PCR技术已逐渐应用遗传病的诊断,即基因诊断。再如,采用心理学方法及计算机技术,通过谈话、观察、智力测试、人格评定、临床量表及临床神经心理检测等进行心理诊断。在这些手段的帮助下,综合征的诊断标准将会进一步细化和规范化。一些原本容易误诊的综合征诊断困难程度会下降;一些原本并无内在联系仅仅因为认识不足而暂定为综合征的疾病将消失;一些原本不是综合征的疾病可能成为新发现的综合征。其关键是,人们需要学会使用这些检测手段揭示和解释综合征症候的内在关联。

（2）治疗:目前临床上对许多具有口腔黏膜表征的综合征缺乏有效的疗法。根据综合征的症候群往往涉及多系统、多脏器的特点,其治疗特别需要强调整体观念、整合治疗,包括个体化治疗、综合性治疗和治疗方案的最优化选择。

例如,多种治疗手段和方法,包括心理调适、药物治疗、手术治疗、物理疗法、血液净化治疗、干细胞移植治疗、免疫治疗、基因治疗等。

又如,努力将中医、西医的治疗手段结合起来,扬长避短,采用中西医结合治疗综合征。

再如,依靠未来临床药学发展,提供患者用药安全、有效、合理、经济的最优化治疗方案;利用和借助药物基因组学,研究个体化用药;生物药物和基因药物体内分析及代谢动力学研究;PK-PD结合模型研究;药物相互作用机制研究;药物体内分析及药代动力学研究;以及现有化学药物的安全性、有效性评价等。

此外,根据循证医学原则判断临床治疗方案的有效性、可靠性及安全性,指导口腔医师选择最新、最佳成果用于临床。

总之,具有口腔黏膜表征的综合征种类繁多,尽管现代科学进步很快,人们对疾病的认识也有了很大的提高,但至今我们对众多疾病的认识仍很局限,具有口腔黏膜表征的综合征的研究有待于口腔临床工作者在临床实践中运用现代科学技术,运用循证医学(evidence-based medicine,EBM),指导我们采用最适宜的诊断方法、最精确的预后估计和最安全有效的治疗方法进行治疗。

【具有口腔黏膜表征的综合征的整合治疗】

（一）白塞病

白塞病(Behçet's disease,BD)又名白塞综合征、贝赫切特综合征、口-眼-生殖器三联征。曾用名:Behçet三联征、Halushi-Behçet综合征、Touraine口疮病、Gilbert综合征、Adamentiades-Behçet综合征。

公元前500年,希腊名医希波克拉底对该病进行了描述。1937年,土耳其皮肤科医师Hulushi Behçet首先对其进行了报道,并将其看作是一种综合征。我国早就对该病有所认识,汉代张仲景在《金匮要略》中说:"狐惑之为病,状如伤寒,默默欲眠,目不得闭,卧起不安,蚀于喉为惑,蚀于阴为狐,不欲饮食,恶闻食臭,其面目乍赤、乍黑、乍白。蚀于上部则声嘎,甘草泻心汤主之。"古代医家认为该病为伤寒之后余热未尽,湿热虫毒内蕴所致。1963

年翁心植详细报道了白塞病在内科的表现之后,该病引起了重视。

【病因】

BD 的病因复杂,具体病因尚未确定,可能与以下因素有关。

1. 免疫因素　BD 患者往往同时存在体液免疫和细胞免疫异常。有研究证实自身抗体和免疫复合物及免疫细胞参与了 BD 的发病过程。

2. 感染因素　研究发现,在 BD 患者的口腔菌群中,链球菌、I 型单纯疱疹病毒浓度明显高于其他微生物群。

3. 遗传因素　该病有家族聚集性现象和明显的地区及种族差别。携带 HLA-B$_{51}$ 基因的人群更易患 BD。

4. 其他因素　微量元素缺乏、纤溶系统、微循环系统障碍等。

【临床表现】

该病主要分布在古"丝绸之路"沿途,称为"丝绸之路病"。据统计 BD 在地中海沿岸、中东及远东地区(日本、朝鲜、中国)发病率较高,初发年龄为 23~56 岁,顶峰为 30~40 岁。家族发生率约 2.1%。临床表现为多系统多脏器病损,主要表现如下(图 3-154~图 3-158):

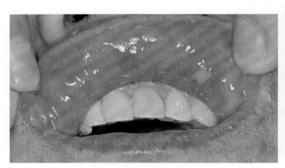

图 3-154　复发性口腔溃疡
(南京大学医学院附属口腔医院供图)

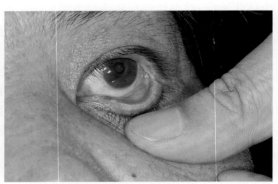

图 3-155　眼部病损
(南京大学医学院附属口腔医院供图)

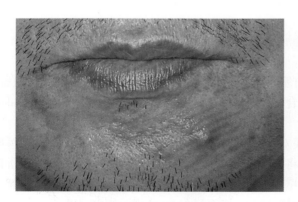

图 3-156　结节性红斑
(南京大学医学院附属口腔医院供图)

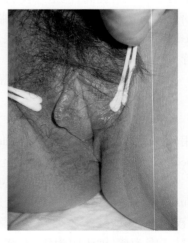

图 3-157　女性生殖器溃疡

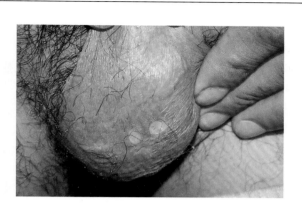

图 3-158 男性生殖器溃疡

1. 口腔表现 约 98.6%~100% 患者有口腔病损,为复发性口腔溃疡,55.2% 的患者为首发症状。初始往往为口腔单个溃疡反复发生,以后相继发生其他部位的症状,因此反复发作的口腔溃疡往往是白塞病诊断的重要依据。

2. 其他表现

(1) 眼部症状:约占 42.1%,发生较晚,而危害较大,征象繁多,有反复发作的虹膜炎、前房积脓、虹膜睫状体炎、脉络膜炎、葡萄膜炎、视网膜炎、视神经炎。

出现眼部病变时,则预示已形成微血管炎病损。

(2) 皮肤症状:约占 95.7%,以结节性红斑(erythema nodosum)最多见,发生率约 65%。多发生在四肢,新发病损周围有 1cm 宽的鲜红色晕围绕,这种红晕现象有较高的辅助诊断意义。其次针刺反应(skin pricked reaction)阳性,具有诊断意义,约占 65%。其他表现有多形性斑及痤疮样皮疹等(图 3-159)。

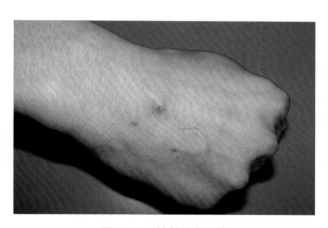

图 3-159 针刺反应阳性

(3) 外生殖器溃疡:约占 92.3%,女性以阴唇溃疡为多见,亦可蔓延到子宫颈,男性以阴囊溃疡为多见,亦可累及龟头,甚至发生睾丸炎。

(4) 关节炎:发生率 30%~60%,主要累及大关节,以膝关节最多见,有红、肿、热、痛症状,但不发生化脓性关节炎。

(5) 消化系统损害:临床表现以腹痛、恶心、呕吐及消化道出血伴发热为主。回盲部肠道黏膜溃疡多见,可致肠穿孔、大出血。

(6) 循环系统损害:发生率 25%~46%。主要为过敏性小血管炎,可出现闭塞性静脉炎、动脉内膜炎、主动脉炎及主动脉瓣关闭不全、末梢动脉瘤等。心脏病变罕见,后果严重。

(7) 神经系统损害:发病率虽仅 8%~10%,症状出现亦较晚,但预后较差。有头晕、头痛、意识或感觉障碍、复视、眼肌麻痹、肌肉萎缩、肢体水肿、不全截瘫、尿潴留等症状。

(8) 呼吸系统病损:肺部病变较多见,表现为发热、胸痛、咳嗽、咯血,肺部大咯血抢救不及时会危及生命。

（9）泌尿系统病损：主要病损为肾炎，可出现蛋白尿、血尿等症状。

3. 分型　其中口腔、生殖器、皮肤、眼部损害为常见病损和体征，为主症，其余为少见病损和体征，为副症。根据临床症状，可分为4型。

（1）完全型：具有4个主症，口腔、眼、皮肤及生殖器均出现病损；

（2）不全型：出现上述3个主症，伴前房积脓性虹膜炎或视网膜脉络膜炎；

（3）可疑型：出现2个主症；

（4）可能型：具有1个主症，有待观察；

（5）其他型（特殊型）：又称副症。①关节滑囊炎，②消化系统可发生溃疡及穿孔，③血管型，④神经型等。

【组织病理学检查】

基本病理变化是非特异性血管周围炎，血管周围单核细胞及多形核白细胞浸润，管周类纤维蛋白沉积（图3-160）。

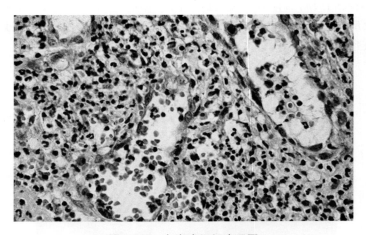

图3-160　白塞病组织病理图

【诊断】

1990年，国际BD研究学组制订了BD的诊断标准（表3-19）。在12个月内，复发性口腔溃疡反复出现3次以上，伴有复发性生殖器溃疡、眼疾、皮肤病损、皮肤针刺反应阳性表现的任意两项即可。其他与该病密切相关并有利于该病诊断的症状有：皮下栓塞性静脉炎；关节炎/关节痛；深静脉栓塞；家族史；附睾炎；动脉栓塞或动脉瘤；消化道溃疡；中枢神经系统病变。

2013年国际白塞病研究组发布了最新的白塞病国际标准，该标准对眼部病损、口腔溃疡、及生殖器溃疡等三个症状每个赋值2分，而皮肤病损、中枢神经系统累及、及血管表现每个赋值1分，例如针刺试验阳性，则赋值1分。如果患者最终得分达到或超过4分，则被诊断患有白塞病（表3-20）。

【鉴别诊断】

BD的口腔溃疡应与复发性阿弗他溃疡、疱疹性口炎进行区别；BD还需与克罗恩病、斯-约综合征、Reiter综合征等多脏器多系统病损进行鉴别。

表 3-19 白塞病国际诊断(分类)标准

临床表现	定 义
反复口腔溃疡	由口腔医师观察到或患者诉说有阿弗他溃疡。1 年内反复发作至少 3 次
加以下任何 2 项	
反复外阴溃疡	由口腔医师观察到或患者诉说外阴部有阿弗他溃疡或瘢痕
眼病变	前和(或)后葡萄膜炎、裂隙灯检查时玻璃体内有细胞出现或由眼科医师观察到视网膜血管炎
皮肤病变	由医师观察到或患者诉说的结节性红斑、假性毛囊炎或丘疹性脓疱;或未服用糖皮质激素的非青春期患者出现痤疮样结节
针刺试验阳性	试验后 24~48 小时由医师观察结果

表 3-20 白塞病国际标准评分系统

症状/体征	分数	症状/体征	分数
眼部病损	2	神经系统表现	1
生殖器溃疡	2	血管表现	1
口腔溃疡	2	针刺试验阳性*	1*
皮肤病损	1		

* 针刺试验是非必需的,最初的评分系统未包括其在内。但如果进行了针刺试验,且结果为阳性,则加上额外的 1 分。

【整合治疗原则】

该病目前尚无公认的有效根治办法。整合治疗的原则包括三点。

1. 控制现有症状,防治重要脏器损害,减缓疾病进展。

2. 治疗方案以局部治疗与全身治疗相结合为主。

3. 并会同眼科、皮肤科、免疫科等协同治疗。

【具体治疗方案】

1. 一般治疗 急性活动期应卧床休息。发作间歇期应注意预防复发,控制口、咽部感染,避免进食刺激性食物,伴感染者可行相应的抗感染治疗。

2. 局部治疗 口腔溃疡可局部应用皮质激素类或消炎镇痛类药物促进愈合,减轻疼痛,例如软膏、糊剂、贴剂、漱口液、凝胶剂、喷雾剂等。眼部、外阴、皮肤病损可用皮质类固醇药物外用。

3. 全身治疗

(1) 肾上腺皮质激素为首选药物:细胞毒类药物或非甾体抗炎药物,可与皮质激素合用,有协同作用。免疫抑制药物例如硫唑嘌呤、甲氨蝶呤、环磷酰胺、环孢素等,亦可缓解 BD 严重的全身系统症状,缩短病程,抑制急性发作。但免疫抑制药物有不同程度的毒副作用,需注意用药的适应证和禁忌证,用药期间应注意严密监测。慢性期患者应首先选用糖皮质激素联合环磷酰胺治疗。

(2) 免疫增强剂、秋水仙碱、沙利度胺、抗生素、抗凝血药、中成药及中药方剂也被用于治疗 BD。而 TNF-α 抑制剂和抗 CD52 单抗也已用于 BD 的治疗。

4. 手术治疗　一般不主张手术治疗。考虑到动脉瘤有破裂风险者可手术治疗。重症肠白塞病并发肠穿孔时可行急诊手术治疗，但术后复发率可高达 50%，故选择手术治疗应慎重。血管病变手术后也可于术后吻合处再次形成动脉瘤，采用介入治疗可减少手术并发症。手术后应继续应用免疫抑制剂可减少复发。眼失明伴持续疼痛者可手术摘除。

【预防】

BD 的防治关键在于对可能引起严重后果的各系统或脏器的病损及时发现，及时治疗。

（二）干燥综合征

干燥综合征（Sjögren's syndrome，SS）又名口眼干燥综合征、泪腺唾液腺萎缩症（dacryo-sialoadenopathia atrophicans）、Gougerot-Houwers 综合征、Gougerot-Houwers 综合征、Micklicz-Sjögren 综合征、原发性干燥综合征。

1892 年 Micklicz 首先报道该症，1930—1933 年 Sjögren 进行了较详细的研究，故也称 Micklicz-Sjögren 综合征。1933 年，瑞典眼科医师 Henrik Sjögren 首先提出 Sjögren's syndrome（SS）的概念。中医认为，该病属"燥证"范畴；也有人认为因其可累及周身故称为"周痹"，关节疼痛者属于"痹证"，有脏腑损害者，例如肾、肝受损，称为"脏腑痹"。全国中医痹证委员会所著《痹病论治学》称该病为"燥痹"。以往认为该征少见，近年来国外认为 SS 的发病率在风湿性疾病中占第二位，国内有关 SS 的报道亦日渐增多。

【病因】

确切病因不明。大量的免疫学研究提示 SS 是一种自身免疫性疾病。患者血中可发现多种非特异性的器官特异性循环自身抗体。在原发性 SS，HLA-B$_6$ 和 HLA-DW$_3$ 组织相容性抗原的出现率明显增高，提示基因易感个体，在获得性抗原（例如病毒感染或化学药物等）刺激下，使唾液腺、泪腺等外分泌腺细胞表面抗原性改变，发生自身免疫反应，出现抗外分泌腺上皮细胞的自身抗体，使腺体组织及功能受破坏。感染因素、遗传背景、内分泌因素都可能参与本病的发生、发展。

【临床表现】

SS 可发生于任何种族及地区人群中，90% 为女性，多见于 50 岁年龄组。

1956 年 Block 等人将 SS 分为原发性和继发性两种。如果 SS 患者未伴有其他诊断明确的结缔组织病，则认为是"原发性 SS"；如果合并有其他明确诊断的结缔组织病（例如类风湿关节炎、系统性红斑儿狼疮或皮肌炎等），则为"继发性 SS"。目前，临床将 SS 分为两大类型：原发型与继发型。SS 最初出现的症状局限于外分泌腺，称为原发型 SS。如果自身免疫反应扩展到系统性结缔组织，即除了口干（xerostomia）和眼干（xerophthalmia）外，合并结缔组织病，则称为继发型 SS。

原发型 SS 分两型：①1a 型：无系统症状，口干和眼干是两大主要症状（图 3-161，图 3-162）；②1b 型：除干燥症状外，伴发热。

继发型 SS 由三个主症组成：口干，眼干，结缔组织病。其中类风湿关节炎是最常见的结缔组织病，尚可伴发 SLE，硬皮病，皮肌炎等。继发型 SS 分三型：①2a 型：伴有类风湿关节炎；②2b 型：伴有结缔组织病，例如 SLE 和硬皮病；③3a 型：伴有自身抗体性疾病，例如慢性甲状腺炎、原发性胆汁性肝硬化。

1. 口腔表现　口干为 SS 早期症状，因唾液腺受到不同程度破坏，唾液减少程度不同，口

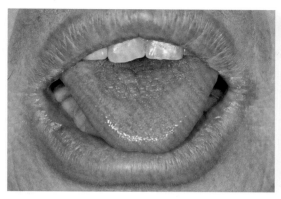

图 3-161 口干

（南京大学医学院附属口腔医院供图）

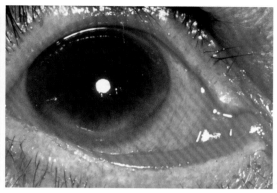

图 3-162 眼干

干程度不一,初为间断性,以后逐渐加重。两侧腮腺导管口无或极少有唾液分泌。唾液呈泡沫状或呈少量黏性分泌物,重者几乎见不到唾液,口腔黏膜潮红、干涩,舌绛红光滑或出现裂沟,口唇干裂脱屑。口干合并咽部干燥,致患者进食及吞咽障碍,进食时需同时饮水。由于唾液减少,口腔黏膜易继发感染,例如念珠菌感染,而牙齿可出现多发性龋病。约 50% 的 SS 患者临床出现双侧或单侧腮腺、下颌下腺、舌下腺同时或单一肿胀,并可反复感染化脓,唾液腺肿大可间歇性发生。

2. 其他表现

（1）眼干:由于泪腺受到破坏,泪液极少甚至缺失,眼有异物感、沙粒感、灼热感、畏光,视物模糊,视力下降等;结膜充血,分泌物增多,出现干燥性角膜结膜炎。

（2）呼吸道、阴道、皮肤:亦可因腺体分泌减少而干燥。鼻干,咽喉干燥,重者声音嘶哑。便秘也可出现。

（3）继发型 SS:除以上临床表现外,可出现多系统多器官病损的表现:皮肤、黏膜有结节性红斑、紫癜、外阴溃疡、雷诺征、骨关节痛、肌炎、肌无力等。呼吸系统表现为支气管黏膜腺体萎缩及分泌减少,继发性感染,肺间质纤维化。肾脏表现多为肾小管酸中毒所致低钾性肌肉麻痹。消化系统表现为慢性萎缩性胃炎、胰腺炎及小肠吸收不良、慢性活动性肝炎等。神经系统表现为多发性神经炎、三叉神经痛等。淋巴造血系统表现为淋巴增殖及血管性原始免疫细胞性淋巴结病等。

【组织病理学检查】

病损主要部位为唾液腺和泪腺。呼吸道、口腔、食管等处黏膜亦常受累。晚期腺体萎缩,腺管上皮细胞增生,管腔狭窄甚至发生阻塞,有特征性改变的上皮-肌上皮岛（epi-myoepilthelial island）,其周围往往被淋巴细胞所围绕（图 3-163）。

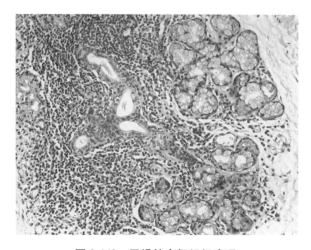

图 3-163 干燥综合征组织病理

【诊断】

1. 2002 年干燥综合征国际分类（诊断）标准

（1）口腔症状：以下 3 项中出现 1 项或 1 项以上

1）口干感持续 3 个月以上；

2）成年后腮腺反复或持续肿大；

3）吞咽干性食物时需用水帮助。

（2）眼部症状：以下 3 项中出现 1 项或 1 项以上

1）不能忍受的眼干持续 3 个月以上；

2）有反复的沙粒入眼或沙粒摩擦感；

3）每日需用人工泪液 3 次或 3 次以上。

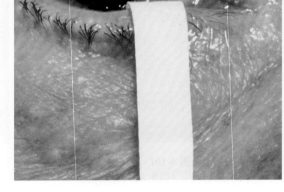

图 3-164　Schirmer 试验

（3）眼部体征：以下检查 1 项或 1 项以上阳性

1）Schirmer 试验（+）（≤5mm/5min）（图 3-164）；

2）角膜染色（+）（≥4van Bijsterveld 计分法）；

（4）组织病理学指标：下唇腺病理检查示淋巴细胞浸润灶≥1（1 个浸润灶指 4mm² 组织内至少有 50 个淋巴细胞聚集于唇腺间质中）；

（5）唾液腺受损：下述检查一项或一项以上阳性

1）唾液流率（+）（≤1.5ml/15min）；

2）腮腺造影（图 3-165）；

3）唾液腺放射性核素检查；

（6）自身抗体：抗 SSA 或抗 SSB（+）。

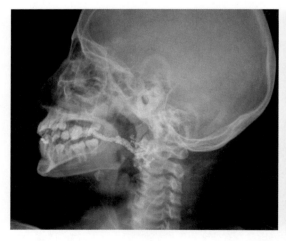
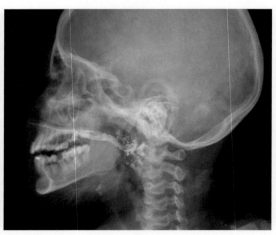

图 3-165　腮腺造影
（南京大学医学院附属口腔医院供图）

2. 分型诊断

（1）原发性干燥综合征：无任何潜在疾病的情况下，符合下述两项之一则可诊断：①符合条目中四条或四条以上，但必须含有条目4（组织学）和（或）条目6（自身抗体）；②条目3、4、5、6条中任3条阳性。

（2）继发性干燥综合征：患者有潜在的疾病（例如任一结缔组织病），而符合条目1和2中任1条，同时符合条目3、4、5中任2条，必须除外：头面部放疗史、丙肝病毒感染、AIDS、淋巴瘤、结节病、移植物抗宿主疾病、抗乙酰胆碱药的应用（例如阿托品等）。

3. 2012 年新标准分型诊断　2012 年美国风湿病学会（ACR）根据干燥综合征国际临床合作联盟（SICCA）的队列数据研究提出 SS 新的分类标准，更强调客观指标，去除了主观指标，例如口干、眼干等主观症状。以下为分类标准。

（1）血清抗 SSA 和/或抗 SSB 抗体（+），或者类风湿因子 RF 阳性同时伴 ANA≥1∶320；

（2）角结膜染色评分≥3 分（患者近期未使用治疗青光眼的滴眼液，5 年内无角膜和美容性眼睑手术）；

（3）唇腺病理活检示淋巴细胞灶≥1 个/4mm²（4mm² 组织内至少有 50 个淋巴细胞聚集）。

以上 3 项满足 2 项或 2 项以上，且除外颈、头面部放疗史、丙型肝炎病毒感染、获得性免疫缺陷病、结节病、淀粉样变性、移植物抗宿主病、IgG4 相关疾病，即可诊断为干燥综合征。

【鉴别诊断】

该病主要应与角膜炎、结膜炎等眼科疾病，维生素 A 缺乏所致口腔干燥，神经性口干，腮腺疾病等相鉴别。其他器官受损的表现应与相关的疾病相鉴别，如类风湿关节炎。

【整合治疗原则】

1. 目前尚无可以根治疾病的方法，治疗目的是缓解症状，控制和延缓因免疫反应引起的组织器官损害的进展。

2. SS 整合治疗应该包括 3 个层次：

（1）唾液和泪液的替代治疗以改善症状；

（2）增强 SS 外分泌腺的残余功能，刺激唾液和泪液分泌；

（3）系统用药改变的免疫病理过程，最终保护患者的外分泌腺体和脏器功能。

【具体治疗方案】

SS 传统的药物有羟氯喹、糖皮质激素及免疫抑制剂等。随着 SS 发病机制的逐步阐明，目前毒蕈碱激动剂、生物制剂、基因及干细胞治疗的整合治疗等方面都得到了广泛的研究，部分药物在临床上已取得很好的疗效。

1. 对症治疗　口腔干燥可采用含漱液、凝胶或唾液替代品保持口腔湿润，抑制念珠菌感染和预防龋病；干燥性角膜炎亦无特殊疗法，可对症处理及用人工泪液；钾盐的代替疗法用于肾小管酸中毒合并有低钾血症者，有低血钾性瘫痪者宜静脉补充氯化钾，缓解期可口服枸橼酸钾或缓释钾片，大部分患者需终身服用；羟基氯喹和小剂量糖皮质激素可用于缓解患者疲劳、关节痛和肌痛等症状。

2. 改善外分泌腺体功能的治疗　M3R 受体激动剂可刺激外分泌腺分泌唾液和泪液，适用于外分泌腺残余功能尚可的 SS 患者。

3. 免疫抑制和免疫调节治疗　系统病损者应根据受损器官及严重程度进行相应治疗。

对于有重要脏器受累的患者,应使用糖皮质激素治疗,对于病情进展迅速者可合用免疫抑制剂如环磷酰胺、硫唑嘌呤等。出现恶性淋巴瘤者宜积极、及时地进行联合化疗。

4. 生物制剂　生物制剂用于治疗自身免疫病具有良好的前景。有关 SS 治疗的研究主要是Ⅱ期和Ⅲ期临床试验,仍需进行大规模、随机、对照的临床试验来验证生物制剂的疗效及安全性。目前用于治疗 SS 的生物制剂主要是针对肿瘤坏死因子-α(TNF-α)和 B 淋巴细胞。

5. 基因治疗　基因治疗是针对 SS 受累唾液腺及泪腺的特异性靶向治疗。目前还处于动物实验阶段,对无系统受累或系统受累很轻,但有较严重的外分泌腺损害的 SS 患者,局部基因治疗有望成为一个更为合理的方法。

6. 干细胞疗法　应用干细胞疗法后,患者疾病活动度评分明显下降,使用糖皮质激素剂量减少,口干、眼干症状改善,动态及静态唾液流率得到部分恢复,血清球蛋白及抗 SSA/SSB 抗体水平明显下降,并且无严重不良反应发生。其远期的疗效及是否能大规模应用于临床有待更多临床病例的积累和循证医学的观察。

7. 中医中药　中医根据口干、眼干、关节痛等征象,结合脉象、舌象辨证施治。

(三) 获得性免疫缺陷综合征(参见本章第二节"四、艾滋病及其口腔病损患者整合治疗")

获得性免疫缺陷综合征(acquired immune deficiency syndrome,AIDS)又名艾滋病,属于传染病范畴的综合征。

(四) 灼口综合征(参见本章第三节"十一、舌部病损的整合治疗")

灼口综合征(burning mouth syndrome,BMS),又名口腔感觉异常症、舌灼痛、舌痛症等。定义为口腔黏膜(舌多见)的非器质性的灼痛。其中"舌痛"这一命名易与舌及舌咽神经痛混淆,有学者提出"舌异常感觉症"或"舌灼感"(glossopyrosis)更符合该综合征的特征。保崎等认为舌灼痛属于"慢性体感幻觉症"范畴。

(五) 梅-罗综合征

梅-罗综合征(Melkersson-Rosenthal syndrome,MRS)又名面部复发性水肿-面瘫-沟纹舌综合征。Hubschmann 于 1894 年,Rossolimo 于 1901 年曾先后报道过复发性面瘫及一时性面部肿胀的病例。1928 年瑞典神经科医师 Melkersson 首先注意到面神经的间歇性麻痹与唇部血管神经性水肿的关系,并作为一特殊的综合征。1930 年德国医师 Rosenthal 详细描述了该症的各种表现,其认为该病有家族性遗传因素,并伴有裂纹舌症状。1949 年 Ench Luscher 把它命名为 MRS。我国于 1964 年李英华等报道 3 例,之后陆续有病例报道。

【病因】

确切病因不明,较多学者认为在遗传因素基础上对某种感染,例如结核、局部病灶(扁桃体炎、牙源性感染)、弓形体及细菌感染等引起的变态反应而致病。发病可能与下列因素有关。

1. 病毒、细菌、寄生虫感染;

2. 银汞合金充填物;

3. 自主神经功能紊乱,血管舒缩功能障碍;

4. 局部创伤。

【临床表现】

多见于儿童和青年人,无性别和种族差异。有三大主要症状(图 3-166~图 3-168)。

1. 肉芽肿性唇炎　复发性面部肿胀,以唇部为主,也可见于眼睑。其他口腔黏膜(尤其颊黏膜)可呈软垫状水肿或牙龈肿胀。

2. 面神经麻痹　脑神经受累,以面神经麻痹最常见,为反复发作的周围性面瘫(单侧或双侧)。面神经麻痹多在面唇肿胀前出现,麻痹可分为一过性、复发性或持久性。

3. 沟纹舌　舌的病损包括沟纹舌、地图舌,舌乳头亦可全部萎缩,或舌体肿胀呈阴囊舌。

上述 3 种特征性改变,有时仅出现其中 2 项,故可分为完全型与不完全型。

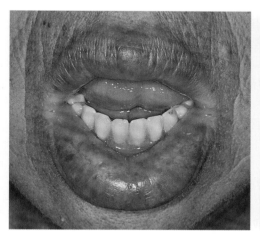

图 3-166　肉芽肿性唇炎
(南京大学医学院附属口腔医院供图)

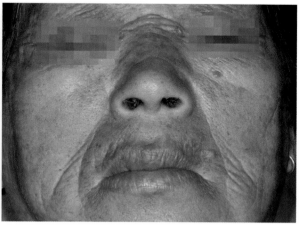

图 3-167　面神经麻痹
(南京大学医学院附属口腔医院供图)

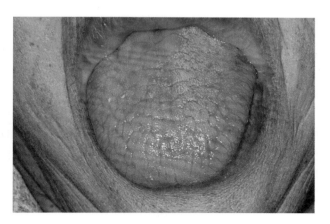

图 3-168　沟纹舌
(南京大学医学院附属口腔医院供图)

【组织病理学检查】

上皮下水肿,有散在慢性炎症细胞浸润。深部可见有上皮样细胞,Langerhans 多核巨细胞。有人将其组织学变化分为以下 7 型。

1. 结核样型;

2. 肉瘤样型;

3. 弥漫浸润型;

4. 水肿型；

5. 肉芽肿型；

6. 腺增殖型；

7. 混合型。

而 Bezex 将其分为类肉瘤型和淋巴水肿型。

【诊断】

MRS 患者临床以复发性唇面肿胀、间歇性面瘫、沟纹舌为主征，称为三联征。此三联征可以同时出现或在不同时间出现。典型的三联征占 8%～18%，称完全型，诊断比较容易；如果只有三主征中任何 2 种或只有 1 种症状合并病理结果为非干酪样坏死性肉芽肿者为不完全型。

1. 单症状型 MRS　症状包括复发性唇或口面部水肿（组织学检查见有特征性肉芽肿）≥2 项次要症状、无裂纹舌。

2. 不全症状型 MRS　症状包括面瘫、复发性唇或口面部水肿（组织学检查无特征性肉芽肿）、裂纹舌≥2 项次要症状，或有复发性唇或口面部水肿（组织学检查见有特征性肉芽肿）≥2 项次要症状、裂纹舌。

3. 试验性 MRS（须随访）　症状包括复发性唇或口面部水肿（组织学检查无特征性肉芽肿），裂纹舌≥2 项次要症状。

4. 不排除 MRS（须随访）　症状包括中度唇或口面部水肿（组织学检查无特征性肉芽肿）≥1 项次要症状、无裂纹舌。

除上述症状，MRS 有时还以一些特殊的症状出现。在临床诊断该病时，要知常达变，对一些非特征性表现的患者，要细致观察，并做相关检查包括病理检查，作出诊断或排除诊断。

【鉴别诊断】

MRS 应与血管神经性水肿、丹毒、非毒性甲状腺肿伴有眼睑皮肤松弛症（Asher 综合征）相鉴别。

【整合治疗原则】

由于 MRS 病因至今未能明了。所以应根据不同的临床表现进行整合治疗，具体措施包括药物、手术以及其他。早期的治疗方法主要有去除牙源性感染及与牙有关的病灶，使用皮质激素类药物、免疫抑制剂、抗生素、抗组胺药及手术治疗等。局部或全身使用皮质激素药物仍是目前最常用、最有效的方法。

【具体治疗方案】

1. 口面部肿胀的治疗　先要尽可能找到和去除加重肿胀的病灶和诱发因素，例如结核感染、过敏原、牙源性因素。急性唇炎应使用保护性润肤剂冷敷。

目前在临床上用于治疗 MRS 的药物有：非类固醇类药物（氨苯砜、氯法齐明、柳氮磺胺吡啶）、抗生素（青霉素、红霉素、四环素、克林霉素、甲硝唑）、抗组胺剂（雷尼西丁、苯海拉明）、全身或局部皮损内注射皮质激素。皮质类固醇是目前治疗 MRS 最有效的药物，当前是无创性治疗的首选。皮损内注射皮质类固醇之前应行唇部阻滞麻醉以增加患者对此种治疗的承受力。但这种方法一般持续时间比较长，可能导致皮肤萎缩。

对于持续性巨唇患者，保守治疗虽可以稳定病情，但当无法减轻肿胀时，推荐实施切除多余组织的唇成形术或采用面部吸脂术。唇成形术对 MRS 或肉芽肿性唇炎稳定期的持续性巨唇治疗有效,可改善唇部外观。

2. 面瘫的治疗　神经麻痹初次治疗应采用药物治疗。阵发性或持续性发作的面神经麻痹可行面神经骨管神经减压术。

3. 裂纹舌的治疗　无痛时不需治疗裂纹舌,应保持口腔清洁,防止继发感染。裂纹舌沟纹较深的可行手术切除对位缝合术。

(六) 克罗恩病

克罗恩病(Crohn's disease,CD)又称 Crohn 综合征、肉芽肿性小肠结肠炎、节段性肠炎等。1876 年 Morgagni 有局限性肠炎报道,1932 年 Crohn 对该症作了比较全面的描述和研究。1973 年世界卫生组织专家小组建议命名为 Crohn 病。我国自 1951 年即有临床报道。

【病因】

该病确切病因至今尚不清楚,可能与下列因素有关。

1. 感染因素　可能由病原微生物感染所致,40% 的 CD 患者中发现有副结核分枝杆菌(mycobacterium avium paratuberculosis)存在,而且 60% 的 CD 患者血清中存在抗酿酒酵母抗体。

2. 遗传因素　CD 有家族遗传倾向,患者的一级亲属中大约有 10% 发病。基因 *NOD2/CARD15* 已被证实为克罗恩病的易感基因,该基因突变会导致宿主防御反应的抑制,增加肠道通透性。

3. 免疫因素　为迟发型变态反应。结肠上皮细胞毒作用,抗原抗体复合物的出现及肠外损害,提示可能是自身免疫性疾病。

4. 损伤因素　腹部外伤或局部供血不足,淋巴管堵塞,淋巴回流受阻,淋巴细胞聚集,引起异常免疫反应。

【临床表现】

该病一般病程较长,好发于 15~35 岁,男女发病无差异(图 3-169~图 3-171)。

1. 口腔表现　主要症状表现为口腔溃疡,较顽固,是克罗恩病的肠外表现之一,易发部位是颊黏膜,尤其是颊沟,其次为唇、龈、硬腭、软腭和咽部,口腔溃疡样病损并非特征性。溃疡中央呈线状或刀状凹陷,两侧组织水肿,边缘微突起,呈肉芽样外观及薄假膜,四周充血。唇、牙龈黏膜可出现弥漫性肿胀,颗粒状结节。

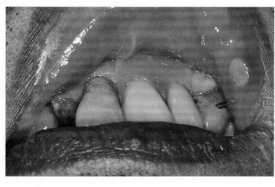

图 3-169　口腔溃疡
(南京大学医学院附属口腔医院供图)

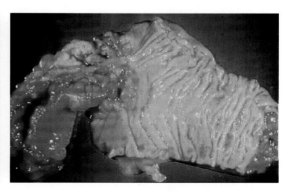

图 3-170　回肠克罗恩病切除标本

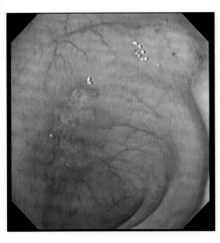

图 3-171 克罗恩病乙状结肠炎

2. 其他表现 常见腹痛、腹泻及体重减轻。慢性长期发作者可发生肠梗阻、穿孔及瘘管形成,肠瘘则为内瘘及外瘘,以致乏力、失眠、消瘦、吸收不良综合征、脂肪肝及营养不良性水肿,及电解质紊乱等。

3. X 线表观(图 3-172)

(1) 末端回肠及盲肠可见"铺路石征"、狭窄及锯齿样小溃疡;

(2) 末端回肠呈索绳征;

(3) 回盲部见"网球拍征";

(4) 升结肠缩短呈葫芦状、底部狭小、袋形消失;

(5) 小肠见多发性狭窄,伴局部肠段扩张,呈香肠状;

(6) 内瘘形成;

(7) 结肠跳跃式狭窄。

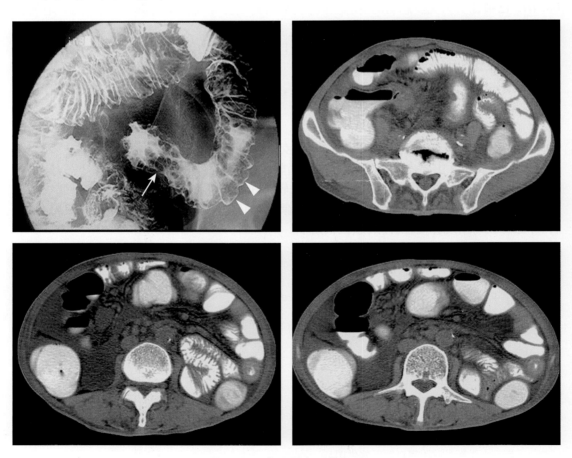

图 3-172 克罗恩病 X 线表现

【诊断】

1. 诊断标准　至今尚无统一的诊断标准。主要诊断依据有：①临床病理：肠管内外瘘管是本病的特征性体征；②辅助检查包括血沉、C反应蛋白检测，X线钡餐以及纤维结肠镜检查；③口腔出现口疮样损害。

1976年日本消化道病学会Crohn病专业委员会通过的诊断标准较为实用，其标准如下：①非连续性或区域性病变；②铺路石样表现或纵行溃疡；③全层性炎症病变（肿块或狭窄）；④肉瘤样干酪性肉芽；⑤沟裂（Fissure）或瘘管；⑥肛门部病变（难治性溃疡）、非定型的痔瘘或肛裂。

凡符合①、②、③条者为可疑，再加上④、⑤、⑥条之中一条者可确诊。然而有第④条者只要①、②、③条中有2条即可诊断，但须除外肠结核、溃疡性结肠炎等其他疾病。

2. 疾病分级

（1）轻度：可将无全身症状、腹部压痛、包块与梗阻者；

（2）重度：明显腹痛、腹泻、全身症状与并发症者；

（3）中度：介于其间者。

（4）也可分为活动期和缓解期。CD活动指数（CDAI）可正确估计病情和评价疗效。临床上采用Harvey和Bradshow标准（简化CDAI）较为简便实用（表3-21）。

表3-21　Harvey和Bradshow标准

临床表现	0分	1分	2分	3分	4分
一般情况	良好	稍差	差	不良	极差
腹痛	无	轻	中	重	
腹泻	稀便每日1次记1分				
腹块	无	可疑	确定	伴触痛	
并发症（关节痛、虹膜炎、结节性红斑、坏疽性脓皮病、阿弗他溃疡、裂沟、新瘘管和脓肿等）	每种症状记1分				

注：≤4分为缓解期；5~8分为中度活动期；≥9分为重度活动期

（5）我国2012年的《炎症性肠病诊断与治疗的共识意见（2012·广州）》（2012版共识）指出克罗恩病的确诊需要综合分析和随访观察，同时诊断前须排除其他病因引起的肠道疾病。克罗恩病肠道病损应与白塞病鉴别。两者病损部位切除标本的微血管照相具有鉴别诊断意义。若病损累及食管、胃或十二指肠，应注意与HP相关性炎症鉴别。

【整合治疗原则】

1. 该病可自行缓解，但易复发。目前无特效疗法，药物治疗可缓解病情。

2. 临床治疗方案需从传统的抗炎药物，逐步过渡到使用免疫抑制剂和生物制剂治疗。

3. 药物治疗决策原则建立在疾病的进展程度（例如活动期、缓解期；轻、中、重度），病损累及范围、合并症（例如瘘管、脓肿、肠管狭窄、梗阻、穿孔），以及手术后药物预防复发等。

4. 主要治疗目标是控制临床症状，诱导缓解，促使内镜下黏膜愈合，肠黏膜解剖组织学结构恢复和功能恢复，延缓手术治疗，避免肠道功能丧失、致残和失去工作能力的风险，长期坚持药物维持治疗,预防复发和致残出现。

【具体治疗方案】

1. 内科治疗方法

(1) CD 的治疗以内科药物控制为主:主要包括糖皮质激素、水杨酸制剂、免疫抑制剂和生物制剂。

(2) 药物的应用方式采取传统所谓的"升阶梯模式"。即先应用不良反应较小的药物:如果效果不佳,则逐步升级为糖皮质激素或免疫抑制剂。

(3) 积极应用局部营养支持治疗。

(4) 抗肿瘤坏死因子(TNF-α)抗体英夫利昔"infliximab"的应用。改变了传统治疗模式。对新患病的 CD 患者采用降阶梯治疗策略,早期积极的应用生物治疗,例如抗肿瘤坏死因子制剂、抗黏附分子抗体、抗炎性细胞因子等,减少糖皮质激素等应用带来的不良反应及其并发症,降低 CD 患者的重症率和急诊手术率可改变疾病的自然病程,从而获得更好的临床疗效。

2. 外科治疗

(1) CD 手术指征包括:肠梗阻、肠内外瘘、穿孔、大出血、癌变,顽固性感染、不能用药物缓解的肠道或肠外症状、激素或其他药物治疗出现严重的并发症。因患者术后复发率高,总体手术范围趋向保守,应采取控制性手术原则。

(2) 需要手术的 CD 患者往往存在营养不良或合并感染,且部分患者长期使用激素,存在巨大的手术风险,因此,围术期的处理十分重要。对预防 CD 术后复发的意见比较一致。

1) 对有术后早期复发高危因素的患者宜尽早(术后 2 周)予积极干预;

2) 术后半年、1 年及之后定期行肠镜复查,根据内镜复发与否及程度给予或调整药物治疗方案。

(七) 莱特尔综合征(瑞特综合征)

莱特尔综合征(Reiter syndrome,RS)又名瑞特综合征、瑞特病反应性关节炎、尿道-眼-关节综合征、结膜-尿道-滑膜综合征。由 Reiter 于 1916 年首先报道。1916 年德国医师 Hans Reiter 报道了白俄罗斯兵营中表现为关节炎、非淋菌性尿道炎和结膜炎三主征的病例,此为莱特尔综合征名称的由来。

【病因】

病因不明,可能与衣原体、志贺菌、沙门菌等病原体感染有关,有遗传倾向。

【临床表现】

该病主要发生于年轻男性,有自限性,但易复发。

1. 一般表现　为三联典型症状,包括关节炎、结膜炎、尿道炎。病初先有尿道炎,出现浆液性和脓性分泌物,数日后出现急性无菌性、化脓性结膜炎,角膜炎及多发性关节炎,后者症状尤为突出,有剧烈疼痛肿胀,可波及大小关节;有明显的溢脓性皮肤角化病表现。

2. 口腔表现　主要表现为口腔溃疡,溃疡中心微高起,少量假膜,周围充血较明显,疼痛不明显,易复发(图 3-173)。另一表现为非特异性黏膜充血,形似无水疱性多形性红斑。受累部位为腭、腭垂、舌、颊黏膜。

【诊断】

根据典型症状,即非特异性尿道炎、结膜炎、关节炎及皮肤黏膜损害,不难诊断。根据典

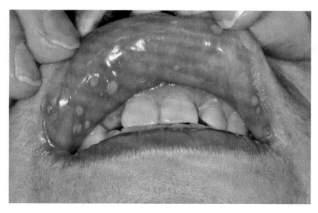

图 3-173 口腔溃疡
（南京大学医学院附属口腔医院供图）

型三联症、实验室检查以及 X 线检查诊断并不困难。

有些患者缺乏典型的三联症,目前多沿用 1996 年 Kinsley 与 Sieper 提出的反应性关节炎的分类标准。

1. 典型外周关节炎 下肢为主的非对称性寡关节炎。

2. 前驱感染的证据

（1）如果 4 周前有临床典型的腹泻或尿道炎,则实验室证据可有可无;

（2）如果缺乏感染的临床证据,必须有感染的实验室证据;

3. 排除引起单或寡关节炎的其他原因,其他脊柱关节病、感染性关节炎、莱姆病及链球菌反应性关节炎;

4. HLA-B27 阳性、赖特综合征的关节外表现(例如结膜炎、虹膜炎、皮肤、心脏与神经系统病变等),或典型脊柱关节病的临床表现(例如炎性下腰痛、交替性臀区疼痛、肌腱端炎或虹膜炎等)不是反应性关节炎确诊必须具备的条件。

【鉴别诊断】

需除外 AS、银屑病关节炎或其他风湿病,以及淋球菌和其他的化脓性关节炎。RS 需与银屑病及白塞病鉴别。

【整合治疗原则】

1. 选用抗生素控制病原体感染,非甾体抗炎药和免疫抑制剂联用缓解关节炎症状。

2. 口腔、眼、生殖器及皮肤损害可用局部抗感染药物防止继发感染。

【具体治疗方案】

1. 一般治疗 口腔与生殖器黏膜溃疡多能自发缓解无需治疗。急性关节炎可卧床休息,但应避免固定关节夹板以免引起纤维强直和肌肉萎缩。当急性炎症症状解后,应尽早开始关节功能锻炼。

2. 非甾类抗炎药 该类药物种类繁多,但疗效大致相当,主要用于缓解关节炎症、控制发热,可减轻关节肿胀和疼痛及增加活动范围,是早期或晚期患者症状治疗的首选。非甾类抗炎药物通常需要 3 个月左右,待症状完全控制后减少剂量以最小有效量巩固一段时间,再考虑停药,过快停药容易引起症状反复。如果一种药物治疗 2~4 周疗效不明显,应改用其他不同类别的非甾类抗炎药。在用药过程中应始终注意监测药物不良反应并及时调整。

3. 免疫抑制剂　当非甾类抗炎药不能控制关节炎时,可加用柳氮磺吡啶。为增加患者对柳氮磺吡啶的耐受性,一般以每次 0.25g,每日 3 次开始,以后每周递增 0.25g,直至每次 1.0g,每日 2 次,维持 1~3 年。该病与磺胺有交叉过敏现象,因此磺胺过敏者禁用。重症不缓解的赖特综合征可试用甲氨蝶呤和硫唑嘌呤等免疫抑制剂。但在应用中应注意骨髓抑制等不良反应。

4. 糖皮质激素　一般不需使用。但急性虹膜炎时可给予皮质激素全身或局部治疗。严重关节炎时可关节腔内注射或痛点封闭。对非甾类抗炎药不能缓解症状的个别患者可短期使用皮质激素。关节内注射皮质激素可暂时缓解膝关节和其他关节的肿胀。对足底筋膜或跟腱滑囊引起的疼痛和压痛可局部注射皮质激素治疗,使踝关节早日活动以免跟腱变短和纤维强直。

5. 抗生素　多主张急性期患者给予抗生素治疗。常用的药物为四环素、多西环素或米诺环素等,疗程 1 个月。对于非淋球菌(衣原体或支原体)的感染的尿道炎或宫颈炎可用氧氟沙星或用大环内酯类抗生素(例如阿奇霉素)治疗。

(八) Gorlin-Goltz 综合征

Gorlin-Goltz 综合征(局限性皮肤发育不全综合征),又名局灶性真皮发育不全(focal dermal hypoplasia,FDH)、戈尔茨综合征(Goltz syndrome)。该综合征于 1962 年由 Goltz 首先报道,国内从 1984 年开始有少数病例报道。

【病因】

确切病因不明。可能与性染色体或常染色体连锁显性遗传,外胚层或中胚层发育异常以及孕期感染或服用致畸药物有关。遗传学研究表明,Gorlin-Goltz 综合征出现 X 染色体上的 PORCN 基因突变,PORCN 可以靶向 Wnt 信号蛋白,后者是胚胎发育的关键调节子。PORCN 基因突变对男性胎儿通常具有致死性。大约 10% 的病例发生在男性,被认为与受精卵胞浆嵌合有关。核型正常,无家族史。

【临床表现】

发病率较低,90% 为女性。患者出生时即发病。病损沿 Blaschko 线排列。

1. 口腔表现　牙龈或口腔黏膜多发性乳头状瘤,牙龈增生,可出现唇裂,腭盖高拱。小牙畸形呈羊齿形,乳恒牙釉质发育不全,有错殆畸形,牙齿缺失等。

2. 其他表现

(1) 骨骼肌肉系统:身材矮小不对称;轻微小头畸形,颅面部不对称,外耳畸形;肋骨畸形,脊柱裂,侧凸;并指(趾)、少指(趾)或短指(趾)畸形或"龙虾爪"畸形。

(2) 中枢神经系统:轻度智力低下,听觉丧失,甚至脑积水。

(3) 皮肤及附属器:皮肤黏膜线状或网状色素沉着及萎缩,沿 Blaschko 线发生,局部毛细血管扩张症;皮下脂肪沉积,局限性脱发或脆发,少汗。口唇、阴道、肛门等周围皮肤黏膜可有多发性乳头状瘤。

(4) 眼:虹膜、脉络膜、视网膜、视神经缺损,畏光,斜视,眼球震颤,小眼球。

【组织病理学检查】

皮肤的萎缩性网状斑镜下表现为真皮的胶原纤维部分缺失,弹力纤维减少,伴随真皮中脂肪细胞的出现。特征性的乳头状瘤病损通常有纤维血管蒂,由松散的结缔组织、扩张血管和血管周围炎症细胞构成。

【诊断】

根据皮肤损害特征,指(趾)畸形或牙畸形,皮肤黏膜多发性乳头状瘤即可诊断。

【鉴别诊断】

Gorlin-Goltz 综合征需与色素失禁综合征相鉴别,后者有特征性水波状皮肤色素沉着,无脂肪疝及皮肤萎缩表现。

【整合治疗原则】

1. 定期随访,在青春期后随访频率逐渐增加,以方便及时检查到异常,采取预防措施和/或修正治疗计划。

2. 治疗主要针对软组织、牙齿和骨骼异常,以达到最佳的功能和美学效果。闪光灯泵脉冲染料激光治疗可以减轻受累皮肤的瘙痒症状,还可以改善皮肤的毛细血管扩张和红斑。

3. 外科手术治疗也是主要针对各种软组织、牙齿和骨骼异常,以达到最佳的功能和美学效果。纤维血管乳头状瘤可能会成年后反复出现,需要反复手术治疗。

(九) 多发性错构瘤综合征

多发性错构瘤综合征(multiply hamartoma syndrome,MHS),又名 Cowden 综合征、考登病(Cowden disease)、颜面畸形-口腔黏膜乳头状瘤综合征。1963 年 Lioyd 和 Dennis 首先描述这种综合征,并以他们的患者 Cowden 命名了该征。该征可累及多器官系统,包括外、中、内胚层的错构瘤病损。

【病因】

该病为常染色体显性遗传病,80%的患者可出现 PTEN 的突变。

【临床表现】

该病较少见,多见于女性,常于 20~30 岁发病,年龄范围 13~65 岁。

1. 口腔表现 表现为多发性白色丘疹和卵石状或播散性乳头瘤样损害,大小 1~3mm,形似砂砾状,好发于颊黏膜、附着龈,唇、舌及腭黏膜也可出现。其他表现有牙齿畸形与错位等异常。上下颌发育不良,腭穹隆高拱,沟纹舌、阴囊舌。

2. 其他表现

(1) 皮肤损害:具有特征性,病损为面部向心性,例如鼻孔、口角周围皮肤、双手背部 2~8mm 大小的丘疹或结节,呈疣状,角化过度或扁平,呈局部丘疹及结节状良性错构瘤。皮肤毛膜瘤常见。手背、手腕及掌跖部位出现过角化丘疹。还可出现白癜风、皮肤脂肪瘤、纤维瘤、血管瘤等。

(2) 乳腺:乳房肥大,为乳腺纤维细胞性过度增生导致,纤维囊性乳腺病,通常为两侧。

(3) 甲状腺:主要表现为甲状腺肿和多发性甲状腺腺瘤,还可有甲状腺炎、甲亢和甲减症,晚期可恶变。

(4) 其他:胃肠道息肉、卵巢囊肿、泌尿生殖系统平滑肌瘤、子宫内膜癌和其他系统的肿瘤。

【组织病理学检查】

乳头状瘤病和疣状丘疹改变及错构瘤表现。

【诊断】

以下为 2000 年国际 Cowden 病学会的诊断标准。

1. 特征标准 面部毛膜瘤,肢端角化症,乳头状瘤丘疹,黏膜病损。

2. 主要标准 乳腺癌,甲状腺癌,大头畸形(≥97%),Lhermitte-Duclos 病(LDD),子宫内膜癌。

3. 次要标准　非恶性甲状腺病损,智力低下(IQ≤75),胃肠道错构瘤,纤维囊性乳腺病,脂肪瘤,纤维瘤,泌尿生殖系统肿瘤或异常。

4. Cowden 病诊断确立的标准

(1) 符合 2 项主要标准伴有 Lhermitte-Duclos 病或大头畸形;

(2) 符合 1 项主要标准和 3 项次要标准;

(3) 符合 4 项次要标准。

5. 独立的皮肤黏膜病损的诊断标准(满足任一条件)

(1) 6 个或更多的面部丘疹,3 个或更多的毛膜瘤;

(2) 皮肤面部丘疹和口腔黏膜乳头状瘤;

(3) 口腔黏膜乳头状瘤和肢端角化症;

(4) 6 处或更多的掌跖角化症。

基于牙龈、面部中心及掌跖区的丘疹或乳头状瘤病损可进行早期诊断。口腔病损的早期诊断有助于发现其他器官的病变,可进一步做其他系统的检查。该病需经病理确诊。

【鉴别诊断】

该病应与口腔乳头状瘤、淋巴管瘤、假上皮瘤增生及鳞癌作区别。

【整合治疗原则】

无特殊疗法。局部使用 5-氟尿嘧啶有一定疗效。口腔黏膜和皮肤病损可经手术、激光、冷冻及电灼烧治疗。定期例行甲状腺、乳腺或胃肠道等系统检查,防止恶变。

(十) 缺铁吞咽困难综合征

本综合征又名普文综合征(Plummer-Vinson syndrome, PVS)、Patterson-Kelly 综合征。该综合征主要表现为缺铁性贫血、吞咽困难和舌炎。1912 年,Plummer 首次报道该病,由于营养水平的提高,我国该综合征的发病率已明显下降。

【病因】

铁缺乏是最重要,也是最可能的病因,但 PVS 还与 B 族维生素缺乏、遗传易感性、种族、家族及免疫等因素有关。

【临床表现】

好发于 30~50 岁的高加索人种女性,男性少见。

1. 口腔表现　主要为舌炎、口角炎。舌干燥充血、光滑、舌乳头萎缩、灼痛,呈典型的萎缩性舌炎或"镜面舌"表现(图 3-174),并可产生白斑。口角干燥皲裂,发红。普文综合征患者易患口腔、下咽和食管鳞状细胞癌,因此已被列为癌前状态。

2. 其他表现　多见缺铁性贫血表现,主要表现为吞咽困难、咽部异物感,吞咽困难呈间歇性,不伴疼痛,常发展为持续性,为功能性上段食管痉挛所致。还可表现为体重减轻、苍白乏力、心悸、匙状指(趾)及脱发。

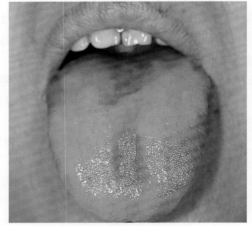

图 3-174　镜面舌
(南京大学医学院附属口腔医院供图)

3. 辅助检查　多数患者 X 线及内镜检查发现咽下部、食管上部有蹼状黏膜赘皮。实验室检查几乎均有缺铁性贫血,血红蛋白和血清铁浓度明显降低。

【组织病理学检查】

主要为咽部及上段食管黏膜萎缩。其下的肌肉萎缩变性,有黏膜赘片。

【诊断】

有缺铁性贫血、吞咽困难、舌炎的临床表现。食管钡餐造影或食管镜检查在咽下部或食管上端有蹼状黏膜赘片。

【整合治疗原则】

治疗上主要是纠正铁和 B 族维生素的缺乏,经补充铁剂后症状迅速改善。若无效则通过内镜确定食管狭窄,然后用球囊扩张器扩张,或内镜下高频电灼切开。预后大多良好,个别病例可迁延不愈。该征易发生上消化道鳞癌,应定期复查。

(十一) 中线致死性肉芽肿综合征

中线致死性肉芽肿综合征(lethal midline granuloma syndrome,LMGS)又名致死性中线肉芽肿、坏疽性肉芽肿、多形性网状细胞增多症、恶性中线网状细胞增多症、恶性组织细胞增生症、不愈性中线肉芽肿及特发性中线破坏性疾病等。目前尚没有一个公认的命名。近 10 余年来,经免疫表型及分子细胞遗传学的研究证明其为 NK/T 细胞来源的淋巴瘤。1994 年 REAL 分类称为血管中心性淋巴瘤。2000 年 WHO 最新修订的淋巴造血组织肿瘤的分类草案中正式列出鼻型 T/NK 细胞淋巴瘤的名称。

LMGS 是指发生于鼻腔、鼻窦、咽部等上呼吸道和口腔、面部等中线部位的感染性、肿瘤性、血管炎性及非特异性坏死性、破坏性疾病的统称,常呈毁坏性和致死性特点,但又有各自的具体特征。LMGS 包含多种疾病,例如韦格纳肉芽肿(Wegener's granulomatosis,WG)、中线恶性淋巴瘤和多形性恶性网状细胞增多症等。

【病因】

LMGS 包括的主要疾病是 T/NK 细胞淋巴瘤。该病包含多种病症,且每种病症病因均不明确,EB 病毒等病原微生物的感染、自身免疫反应是可能的发病因素。

【临床表现】

1. 一般症状　该病早期全身情况尚可,初始为鼻炎或鼻窦炎,伴鼻塞,水样鼻涕或鼻出血。病程呈进行性发展,鼻中隔无痛性肉芽肿性溃疡蔓延,软骨和骨受到破坏,鼻中隔穿孔,硬腭中线深溃疡,口鼻腔相通,并向咽喉部扩展。随后会出现颜面部畸形。患者眼眶破坏导致复视,颅底破坏引起的脑神经麻痹症状。在晚期,患者出现衰竭、恶病质、出血或并发严重内脏病变而死亡。

2. 口腔症状　病程有进行性特点。

(1) 早期:除鼻中隔外,硬腭中线为第二好发部位,发生坏死性深层溃疡,无痛,不出血,下前牙龈也可发生类似病损(图 3-175)。此期约 4～6 周。

(2) 进展期:口鼻腔相通。如果病损发生在牙龈区,则溃疡深达牙槽骨,导致广泛坏死。此期约数周至数月。

(3) 晚期:口腔、颌骨及面部严重破坏,多种治疗无效,发病后 12～18 个月内死亡。

【诊断】

出现上呼吸道、口腔、面中部无痛性进行性的深部坏死性溃疡的典型症状,应考虑该

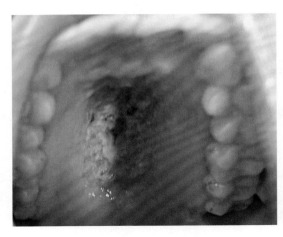

图 3-175 中线致死性肉芽肿
（南京大学医学院附属口腔医院供图）

病。组织病理学检查、免疫组化和分子生物学等方法有助于确定疾病本质和鉴别诊断。

【整合治疗原则】

1. 保持口腔、鼻腔卫生，可用局部抗感染促进愈合药物。

2. 早期病损放疗效果较好，中晚期采用放、化疗结合治疗。

3. WG 首选环磷酰胺细胞毒疗法。NK/T 细胞淋巴瘤迄今仍未有标准的治疗方法，对于早期局部的鼻 NK/T 淋巴瘤，局部放疗效果较好，为目前最常用的治疗方法，造血干细胞移植对化疗敏感的晚期或复发患者可能有一定的好处，而靶向治疗和其他治疗仍在探索之中，临床需寻找提高鼻型 NK/T 细胞淋巴瘤疗效的治疗方案。

【整合治疗方案】

1. 放射治疗　鼻型 NK/T 细胞淋巴瘤对放疗比较敏感，对早期和化疗不敏感的患者应尽快选择放射治疗，若病灶局限，有治愈希望。对 I～II 期患者主要采用单纯放疗。

2. 化疗　鼻窦 NK/T 细胞淋巴瘤最好的治疗方法是以蒽环类抗生素为基础的化疗方案（例如 CHOP 方案：环磷酰胺、盐酸阿霉素、硫酸长春新碱和泼尼松），同时结合局部放疗。这种组合法对中期和晚期鼻窦 NK/T 细胞淋巴瘤疗效优于单纯化疗。

3. 造血干细胞移植　造血干细胞移植治疗 NK/T 细胞淋巴瘤仍然处于探索阶段。自从 1987 年美国和欧洲经过大规模研究报道，对于中、高度恶性淋巴瘤进行自体干细胞移植（autologous hematopoietic stem cell transplantation，AHSCT）治疗后可以提高其总生存率（overall survival，OS）和无病生存期（disease free survival，DFS）以来，AHSCT 和大剂量化疗已经成为根治中、高度恶性淋巴瘤的有效方法之一。

在 NK/T 细胞淋巴瘤具有某些特定表达的分子标记，将来可能设计出针对这些分子标记的抗体，为 NK/T 细胞淋巴瘤的治疗提供新的选择。

WG 最好的疗法是免疫抑制细胞毒疗法，尤其是使用环磷酰胺。但要同时给予皮质类固醇，以减轻血管炎。治疗可以实现疾病的长期完全缓解，即使在进展期。

（十二）川崎病

川崎病（Kawasaki disease，KD）又名川崎综合征，黏膜皮肤淋巴结综合征（mucocutaneous lymph node sydrome，MLNS），急性热性皮肤黏膜淋巴结综合征，婴儿急性热性皮肤黏膜淋巴结综合征。1942 年日本医师川崎（Kawasaki）发现一种原因不明的发热出疹性疾病，1962 年他以"非猩红热性脱屑症群"为题作了报道，1967 年再次报道后引起日本医学界重视，1970 年成立调查研究组，制定了该病的诊断标准，并命名为热性黏膜皮肤淋巴结综合征，又称川崎病，此后世界不少国家均有报道，我国自 1978 年以来陆续报道不少病例，已引起儿科、皮肤科、口腔科、眼科和病理科学者们的重视。

【病因】

病因不明。目前认为可能的发病因素有：

1. 感染因素　细菌、病毒、立克次体等，但迄今尚未分离出特定病原体。

2. 超敏反应　汞过敏及汞中毒或中性洗涤剂过敏。

3. 免疫因素　推测该病与免疫机制有关。川崎指出该病是宿主对感染的异常反应，多种抗原（细菌、病毒、寄生虫、药物等）刺激抗体后，引起的 Arthus 反应，可见 IgG 沉着于血管壁，证实为Ⅲ型变态反应，而 IgE 绝对值在急性期升高，恢复期下降，亦可能为Ⅰ型变态反应。

【临床表现】

80%的患者发生于 4 岁以内儿童，1 岁左右发病最多。

1. 口腔表现　口唇红，红色杨梅舌，口咽部潮红。初起时唇部潮红、充血极显著，全口腔黏膜及咽部，尤其软腭部弥漫性充血，潮红水肿，患者有明显口干、灼热感。舌部普遍充血水肿，舌菌状乳头明显增大而突起，形成"红色杨梅舌"，这与猩红热的白色杨梅舌成对比。与皮疹相似，口腔黏膜一般不发生水疱溃疡（图 3-176）。

2. 其他表现（图 3-177）

（1）全身血管炎表现：98%的 KD 患者出现持续性发热，病初即发生，可达 1~2 周之久。特点为高热，热型不规则，对抗生素治疗及退热药均无效，可伴恶寒或惊厥。

（2）皮肤表现：猩红热样皮疹，于发病第 3 天后皮肤出现猩红热样、麻疹样、多形性红斑样皮疹，以躯干部较多，亦见于面部及四肢。皮疹不发生水疱、化脓或结痂。1 周后消退，不留色素。同时于指（趾）甲周

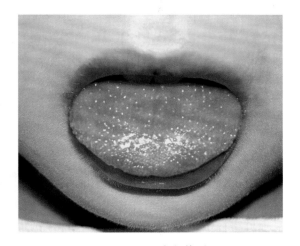

图 3-176　红色杨梅舌

开始出现膜状脱屑，并继之全身脱屑。掌跖潮红，手足硬性水肿，恢复期出现指端膜状脱屑。

（3）眼部表现：结膜炎表现，发病后 3~10 天可出现双侧眼结膜充血而无分泌物。

（4）淋巴结表现：发热时颈淋巴结可明显肿大，可达 1.5cm，不化脓。

（5）其他症状：还可出现心肌炎、冠状动脉瘤，心脏病损多见于发病 1~4 周，可高达70%。症状可自行消失。另外还可出现关节炎、腹泻、黄疸。

【诊断】

川崎提出凡具备以下 4 项主要症状者可以诊断，其中主要症状为必备条件。

1. 主要症状

（1）发热持续 5 天以上，抗生素无效；

（2）四肢末端改变，手足硬性肿胀，掌跖指（趾）端红斑，恢复期甲床移行处皮肤有膜样脱皮；

（3）多形性红斑；

（4）一过性双眼球结膜充血；

（5）唇干裂、杨梅舌、口腔黏膜弥漫性充血；

（6）非化脓性颈淋巴结肿大。

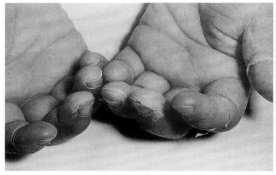

肢端甲下膜状脱屑

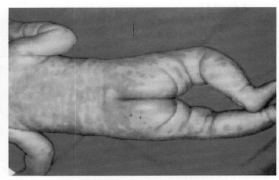

皮肤损害——多形性红斑

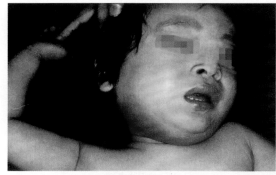

颈淋巴结肿大

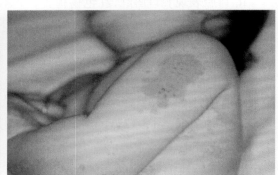

疫苗接种处皮疹加重

图 3-177　川崎病临床表现

2. 次要症状　心血管变化,恶心,呕吐,腹泻,尿蛋白及白细胞增多,末梢血白细胞增高,血红蛋白下降,血沉增高,抗 O 正常,C 反应蛋白阳性,α2 球蛋白增高。

3. 川崎病诊断标准

(1) 发热 5 天以上;

(2) 四肢变化:①急性期:手足的红斑和水肿;②康复期:指尖的膜状脱屑。

(3) 皮肤多形皮疹;

(4) 不伴有渗出液的双侧无痛性球结膜充血;

(5) 口唇和口腔的变化:口唇潮红和皲裂,杨梅舌,口腔和咽部黏膜弥漫性发红;

(6) 颈部淋巴结肿胀(直径≥1.5cm),通常为单侧性。

包括发热在内共有 5 条,无需实验室支持即可确诊,如果有 B 超提示冠状动脉改变,包括发热在内共有 4 条即可,但此时要排除其他疾病,例如风湿热(抗 O 增高)。

【鉴别诊断】

该病须与猩红热、金葡菌烫伤样综合征、药物反应、洛山矶斑疹热、中毒性休克综合征、钩端螺旋体病、幼年型类风湿关节炎及麻疹等鉴别。

【整合治疗原则】

1. 目前尚无特殊疗法,应该对症处理,防止继发感染及并发症。

2. 首选药物为阿司匹林。

3. 川崎病大部分预后良好,少数猝死,关键是控制心血管系统症状,患儿需要长期的冠心病随访。

【具体治疗方案】

据文献报道,急性期静推免疫球蛋白,可迅速控制急性期症状,可以将冠状动脉瘤的发病率从约15%~20%减少至5%以下。目前主要应用药物有以下几种。

1. 肠溶阿司匹林 急性期KD的治疗首选ASP,其通过抑制环氧化酶,减少前列腺素生成,从而阻断血小板产生血栓素A_2,故有抗炎、抗凝作用。用量为50mg/(kg·d),疗程1~2个月,对并发冠状动脉病变者,上述剂量用足2个月后减量至3~5mg/(kg·d),直至恢复正常为止。

2. 肾上腺皮质激素 KD并发严重心肌炎或持续高热重症病例,可联合应用泼尼松及ASP,为控制KD的早期炎症反应。

3. 静脉丙种球蛋白(IVIG) IVIG治疗KD以阻断异常免疫反应,减少血管内皮细胞的炎症反应,改善临床症状,预防冠状动脉扩张(CAD)发生并取得突破性疗效。对IVIG无反应型KD的治疗尚无统一的方法。可考虑应用再次IVIG治疗、糖皮质激素、生物制剂、血浆置换、蛋白酶抑制剂(乌司他汀)、英昔单抗等治疗。

(十三) 色素沉着息肉综合征(参见第三章第三节"三、口腔黏膜色素病损的整合治疗")

色素沉着息肉综合征(pigmentation polyposis syndrome,PPS),又名普杰综合征(Peutz-Jeghers syndrome,PJS)、普-杰病、Hutchison-Weber-Peutz综合征、口周雀斑-肠息肉综合征、皮肤黏膜黑斑-胃肠道息肉综合征。

1896年由Hutchinson最先报道一对孪生女有口唇黑色素斑,1919年Weber报道其中一个死于肠套叠。1921年荷兰医师Peutz报道两个家族7人患小肠息肉伴口唇黑色素斑。1949年Jeghers等回顾文献共22例并作了详细讨论。我国于1958年钟华卫首先报道1例报道,1986年汪志杰报道11例并分析国内资料119例。

【临床表现】

1. 口腔表现 色素斑最常出现在口唇周围和颊黏膜,尤以下唇多见。其次见于舌、腭、龈(图3-178)。

2. 其他表现 胃肠道息肉为该病的另一特点(图3-179)。

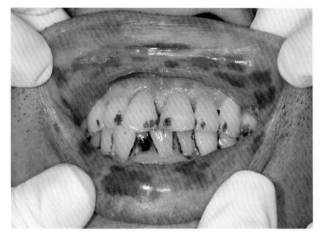

图3-178 口腔色素斑
(南京大学医学院附属口腔医院供图)

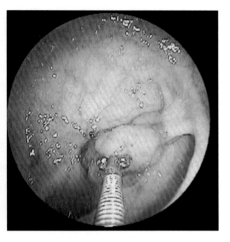

图3-179 胃肠道息肉

【诊断】

2003 年全国遗传性大肠癌协作组制定的 PJS 的诊断标准为：胃肠道多发错构瘤性息肉伴皮肤黏膜色素沉着，可有或无家族史。被诊断为 PJS 者应进行 *LKB1/STK11* 和/或 *FHIT* 基因的检测。

PJS 的主要特点为：①皮肤黏膜色素沉着斑；②胃肠道多发息肉；③具有阳性家族史；④息肉病理表现为错构瘤。典型的 PJS 诊断并不困难，关键点在于特定部位的色素沉着斑及胃肠道多发息肉，以上四个特点全部具备更支持 PJS 诊断。极少部分患者只有皮肤黏膜的色素沉着斑而无胃肠道息肉，或只有消化道错构瘤性息肉而无色素沉着斑者称为不完全显性型 PJS，约占 8%。皮肤黏膜色素沉着斑最常见于口唇、口周皮肤及颊黏膜，颊黏膜色素沉着斑可终生存在，较少见于会阴、阴唇等部位，对于不完全显性型 PJS 患者，应注意查找上述隐匿部位的色素斑。对口周多发性色素斑点并有腹痛史者，应进一步做肠息肉检查才能确诊。息肉检查可采用钡餐造影或胃或肠内镜检查。

【鉴别诊断】

1. 该病的黑色素斑点应与雀斑、Addison 病区别。

2. 该病的息肉病损需与家族性结肠息肉病、Gardner 综合征、多发性内分泌腺瘤鉴别。

【整合治疗原则】

1. 以往 PJS 患者的治疗主要采取内镜下治疗和外科手术。对已恶变的息肉，一般要求行肠段切除术。对息肉较多者，应分次分批行内镜下切除治疗；对大息肉者，采用分次切除的方法。

2. 内镜治疗应防止发生出血、穿孔等并发症。

3. 手术治疗时尽量可能多的切除较大的息肉以及息肉密集的肠段，并注意防止术后粘连型肠梗阻。

4. 黑色素斑点一般不需治疗，若影响美观，可以激光或液氮冷冻治疗。

【具体治疗方案】

1. 局部治疗

（1）内镜治疗：内镜下治疗虽是局部治疗手段，但可使部分患者延长手术的间隔时间，甚至避免开腹手术。双气囊小肠镜不仅可进行全小肠段的检查，而且便于镜下切除或电凝治疗，已成为诊断和治疗小肠疾病的金标准。双气囊小肠镜下切除息肉可避免因重复性外科手术切除肠段而引起的短肠综合征，能清楚显示整个肠段，为小肠息肉的检查和诊断提供了重要手段。

（2）手术治疗：开腹及腹腔镜手术主要是针对由息肉引起的肠梗阻、套叠、出血、恶变等并发症。

2. 预防性治疗

（1）分子靶向治疗：近 10 年来，随着国内外对 PJS 基础研究的深入以及新型选择性药物的研制和应用，PJS 的化学药物干预治疗取得了长足的进展。环氧合酶-2（COX-2）抑制剂、哺乳动物西罗莫司靶蛋白（mTOR）抑制剂及 EGFR、VEGF 及其受体的抑制剂等可能成为 PJS 息肉的治疗靶点。

（2）中医药治疗：中医视息肉为痰凝瘀积之赘生物，认为先天禀赋因素及饮食因素是 PJS 胃肠道息肉的主要病因。古方"济生乌梅丸"为中药治疗消化道息肉的主要用药。

（王文梅　周曾同）

第七节 口腔黏膜病的急诊处理

虽然口腔黏膜病在口腔科急诊中所占的比例不大,但以口腔黏膜疼痛、红肿、溃疡、出血为主诉的急诊患者并不少见。因此,具备口腔黏膜病的急诊处理知识对口腔医师尤其是口腔黏膜病专科医师来讲很有必要。

【与口腔黏膜病有关的口腔急诊症状】

1. 红肿 是指局部黏膜、皮肤发红伴有肿胀的症状。常由感染、过敏、外伤等原因导致,可以引起组织器官功能障碍。黏膜病常见的急性红肿多由感染、血管性水肿与药疹引起(图 3-180,图 3-181)。

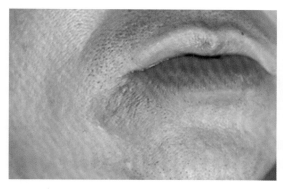

图 3-180　下唇黏膜皮肤红肿
(同济大学口腔医学院供图)

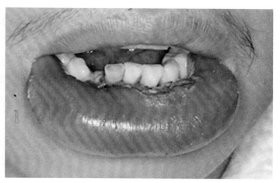

图 3-181　下唇黏膜红肿
(同济大学口腔医学院供图)

2. 疼痛 疼痛多由伤害性刺激引起,是伴有不愉快情绪体验的一种感觉。刺激可来自外界而作用于体表,例如外物打击或接触极端温度后的自我感觉,这种感觉定位准确,它是通过游离神经末梢经特定神经通络上传脑部而产生的。刺激也可来自体内,经内脏神经的传入部分上传脑部而产生,其定位较模糊。在成人,疼痛还可以由心理原因引起。世界卫生组织(WHO)将疼痛划分成以下 5 种程度。

0 度:不痛;

Ⅰ度:轻度痛,可不用药的间歇痛;

Ⅱ度:中度痛,影响休息的持续痛,需用止痛药;

Ⅲ度:重度痛,非用药不能缓解的持续痛;

Ⅳ度:严重痛,持续的痛伴血压、脉搏等的变化。

1995 年,美国疼痛学会主席 James Campbell 提出将疼痛列为第五大生命体征。而今,世界卫生组织将疼痛确定为继血压、呼吸、脉搏、体温之后的"第五大生命体征"。疼痛的分类如下:

(1) 依病理学特征疼痛可以分为:伤害感受性疼痛和神经病理性疼痛。

(2) 依疼痛持续时间和性质疼痛可分为:急性疼痛和慢性疼痛。急性疼痛是指短期存在(少于 2 个月)、通常发生于伤害性刺激之后的疼痛。慢性疼痛又可细分为慢性非癌痛和慢性癌痛。

（3）疼痛的其他特殊类型：包括反射性疼痛、心因性疼痛、躯体痛、内脏痛、特发性疼痛等。

口腔黏膜病导致的急性疼痛可见于带状疱疹早期、阿弗他性溃疡初期及灼口综合征（burning mouth syndrome）。

3. 出血（hemorrhage） 主要指红细胞从血管或心脏逸出。逸出的血液进入体腔和组织内为内出血，流出到体外为外出血。按血液逸出的机制可将出血分为破裂性出血和漏出性出血两种。

（1）破裂性出血：破裂性出血由心脏或血管壁破裂所致。破裂可发生于心脏（例如心壁瘤的破裂），也可发生于动脉，其成因既可为动脉壁本身的病变（例如主动脉瘤），也可因动脉旁病损侵蚀动脉壁（例如肺结核空洞对肺血管壁的破坏，肺癌、胃癌、子宫颈癌的癌组织侵蚀局部血管壁，胃和十二指肠慢性溃疡的溃疡底的血管被病变侵蚀等）。静脉破裂性出血的原因除创伤外，较常见于肝硬变时食管静脉曲张的破裂。毛细血管的破裂性出血多见于局部软组织的损伤。

（2）漏出性出血：是由于毛细血管后静脉、毛细血管以及毛细血管前动脉的血管壁通透性增高，血液通过扩大的内皮细胞间隙和受损的血管基底膜而漏出于管腔外。出血性体质所发生的自发性出血，即为漏出性出血。口腔黏膜常见的出血主要是漏出性出血。漏出性出血的发生原因有很多，可归纳为以下几种。

1）血管壁损害：常见于缺氧导致的毛细血管内皮细胞变性、败血症、立克次体感染、流行性出血热、蛇咬伤、有机磷中毒等，这些情况会使毛细血管壁损伤。某些药物也可引起变态反应性血管炎；维生素 C 缺乏也可引起毛细血管基底膜破裂、毛细血管周围胶原减少及内皮细胞连接处分开而致管壁通透性升高；过敏性紫癜时由于免疫复合物沉着于血管壁也可引起变态反应性血管炎。

2）血小板减少和功能障碍：血小板的正常数量和质量是维持毛细血管通透性正常的重要因素，血小板减少到一定数量时即可发生漏出性出血。例如，再生障碍性贫血、白血病、骨髓内广泛性肿瘤转移等均可使血小板生成减少；原发性血小板减少性紫癜、血栓性血小板减少性紫癜、DIC 使血小板破坏或消耗过多；某些药物在体内诱发抗原抗体复合物免疫反应所形成的免疫复合物吸附于血小板表面，使后者连同免疫复合物被巨噬细胞所吞噬；一些细菌的内毒素和外毒素也有破坏血小板的作用。

血小板的结构和功能缺陷也能引起漏出性出血，这类疾病多为先天性，例如，血小板功能不全（thrombasthenia，血小板细胞膜缺乏纤维蛋白受体）和血小板颗粒缺乏症（storage pool disease，一种或多种颗粒缺乏，ADP 储量因而不足；也可因后天性骨髓巨核细胞受损而发生）的患者血小板粘集能力有缺陷；Bernard-Soulier 综合征（血小板细胞膜缺乏 von Willebrand 因子的受体）的患者血小板不能粘附于胶原纤维，这些情况都能导致凝血障碍或出血倾向。

3）凝血因子缺乏：凝血因子Ⅷ（血友病 A）、Ⅸ（血友病 B）、von Willebrand 因子（von Willebrand 病）以及纤维蛋白原、凝血酶原、Ⅳ、Ⅴ、Ⅶ、Ⅹ、Ⅺ等因子的先天性缺乏或肝实质疾患时凝血因子Ⅶ、Ⅸ、Ⅹ合成减少，DIC 时凝血因子消耗过多等，均能导致出血倾向。

口腔黏膜病中常见的出血现象多表现为黏膜血疱及牙龈出血。（图 3-182，图 3-183）。

4. 溃疡 是黏膜或皮肤深层组织破坏所致的组织缺损，愈合后可能留下瘢痕。溃疡多为继发病损，凡是黏膜皮肤损伤、感染、坏死或结节破溃达到一定深度的病损均可导致溃疡

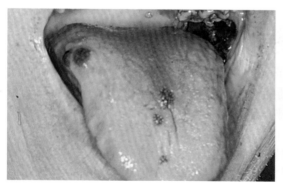

图 3-182　舌黏膜血疱
（同济大学口腔医学院供图）

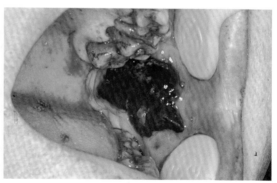

图 3-183　颊黏膜血疱
（同济大学口腔医学院供图）

的发生。黏膜、皮肤溃疡一般是由外伤、微生物感染、肿瘤、血液循环障碍和神经功能障碍、免疫功能异常或先天黏膜皮肤缺损等引起的局限性黏膜皮肤组织缺损。外伤性溃疡往往是由物理和化学因素直接作用于组织引起。微生物感染性疾病多由细菌、真菌、螺旋体、病毒等引起组织破坏。结节或肿瘤破溃、免疫异常引起的血管炎性溃疡系因动脉或小动脉炎使组织发生坏死而形成。循环或神经功能障碍属营养障碍引起的组织坏死，例如静脉曲张、麻风溃疡等。口腔黏膜病急诊常见的溃疡有重型阿弗他性溃疡、坏死性龈口炎、创伤性溃疡（图 3-184，图 3-185）。

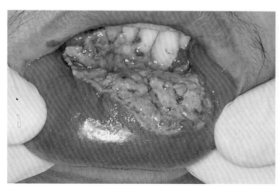

图 3-184　下唇黏膜牙龈溃疡
（同济大学口腔医学院供图）

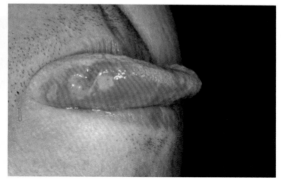

图 3-185　舌侧缘黏膜溃疡
（同济大学口腔医学院供图）

【口腔黏膜病急诊症状整合治疗原则】

1. 积极寻找病因，尽可能明确诊断。

2. 对症与对因治疗同时进行。例如对不能即刻确诊的红肿应立即控制红肿加剧，尤其应防止和控制喉头水肿，避免患者因窒息死亡。对剧烈疼痛的患者应先行止痛、对出血患者应先行止血，在此基础上再进一步明确诊断，对因治疗。

3. 对不能确诊且口腔科救治手段有限的患者，应在积极救治的同时寻求相关科室（或综合医院）会诊并协助治疗。例如出血原因不明或止血效果不佳时，应请血液科会诊。

4. 控制症状后需进一步作病理或实验室检查，明确诊断，对因治疗。

【口腔黏膜急诊的常用整合治疗方案】

1. 红肿的处理　急性血管性水肿,尤其是伴喉头水肿患者,应用 0.1% 肾上腺素 0.5～1ml 皮下注射,对严重急性过敏性反应可隔 20～30 分钟注射 0.5ml;发作频繁的病例可试用长效制剂,例如肾上腺素油剂。肾上腺糖皮质激素也可用于急性严重病例,对获得性血管性水肿常用量,例如地塞米松注射液 5～10mg、葡萄糖酸钙注射液 1～2g 加入 10% 的葡萄糖注射液静脉缓慢推注(每分钟不超过 5ml)。对呼吸道特别是喉头发生严重水肿的患者,必要时应进行气管切开或插管,保持呼吸道畅通防止窒息。

2. 疼痛的处理　控制疼痛的方法有药物镇痛、神经阻滞镇痛、超前镇痛与患者自控镇痛等。疼痛较轻者可常规使用解热镇痛药,例如去痛片或阿司匹林等口服。疼痛严重者可用卡马西平每次 0.5g,每日 3 次,逐渐减至每次 0.1g,每日 3 次。PCA(patient controlled analgesia,患者控制镇痛)是近年发展起来的新方法,用药量小,效果好,也可试用。

3. 出血的处理　治疗时应首先维持生命体征,尽可能迅速止血,并对因治疗。

(1) 一般处理:首先对的患者紧张、恐惧心理进行安抚,使之镇静,以免患者因精神因素引起血压升高加剧出血。要及时测血压、脉搏,必要时予以补液,维持生命体征平稳。如果患者已经休克,则应先针对休克进行急救。

(2) 寻找出血点:准确找到出血部位,以便准确止血。根据出血的轻重缓急、出血部位、出血量及病因,选择不同的止血方法。

1) 指压止血:患者可用手指加纱布压于出血处 5～10 分钟。同时冷敷前额和后颈部。此方法适用于出血少量的患者。

2) 局部止血药物:适用于较轻的黏膜出血,此方法简单易行,患者痛苦较小。对于出血区域,可应用棉片浸以 1% 麻黄碱、1‰ 肾上腺素、3% 过氧化氢溶液或凝血酶,紧出血处 5～10 分钟可达到止血的目的。

3) 烧灼法:常用化学药物烧灼和物理烧灼(包括电烧灼、激光烧灼和微波烧灼等)。出血部位明确后,可用棉签蘸少许 30%～50% 硝酸银或 30% 三氯醋酸烧灼出血点,压在出血点处片刻直至局部形成白膜。

(3) 全身处理:因为引起黏膜出血的病因很多,出血的程度亦有不同。所以黏膜出血的治疗及处理不仅仅是黏膜止血,要根据病情采取必要的全身的和特殊的治疗措施,在止血期间要积极治疗原发病。具体要采取以下几方面措施:

1) 寻找出血病因,进行病因治疗。

2) 对所有的黏膜出血患者都应进行出血量评估,特别对就诊时仍在活动性出血的患者尤为重要。

3) 对老年或出血较多的患者,要注意有无失血性贫血、休克及心脏损害等情况,并及时处理。出血量较大的患者,亦应同时检测血型并备血,根据失血量多少予补液、输血治疗。有高血压的患者要积极降压治疗,但对老年患者血压不可降得过快,以免血栓形成。

4) 适当应用全身止血药物,例如凝血酶、氨基己酸、酚磺乙胺等。

5) 对于情绪紧张的患者,可适当应用镇静药物,心理治疗对于减轻患者的紧张、焦虑情绪,防止再度出血,亦有很大作用。

4. 溃疡的处理　因为口腔溃疡有多种,所以应该针对不同病因导致的不同溃疡进行相应的治疗。例如重型阿弗他性溃疡可以用确炎舒松或曲安奈德 10～20mg 加利多卡因 1ml

作病损周围组织局部封闭,3~5 天 1 次;急性创伤性溃疡可先去除刺激因素再行清创缝合;急性坏死性龈口炎可用大剂量青霉素治疗。

【口腔黏膜病急诊的会诊程序和协作】

口腔黏膜病的常见急诊情况基本为前述几种,但有时病情复杂,难以立刻确诊,或者口腔科急诊条件有限,因此,必要时需多科会诊及协同整合治疗。以下介绍某医院的"会诊制度"及"会诊程序"以资参考。

1. 会诊制度

（1）会诊的必要性:凡接诊疑难病例,均应及时申请相关科室会诊。通过会诊,可以使患者得到专科性诊疗建议,再经过床位医师综合性分析,可以得出最佳的诊疗方案。

（2）会诊人员资质及责任:正常上班时间,急会诊要求由副主任医师以上职称人员参加,普通会诊要求主治医师以上人员参加,非正常上班时间均要求主治医师以上人员参加。会诊后,会诊医师负责提出本科检查、诊断意见及治疗措施,供口腔医师参考。

（3）会诊分类及时限:会诊按范围分为科内会诊、科间会诊、院内会诊和院外会诊,按急缓分为急会诊和普通会诊,急会诊要求 10 分钟之内到位,普通会诊不超过 48 小时完成。

（4）会诊文书书写要求:所有会诊均在提出会诊当日的临时医嘱上书写会诊医嘱,一般会诊由经治医师详细填写会诊申请单,会诊医师在会诊申请单下方会诊意见栏书写会诊意见,并签名。书写会诊的日期、时间。经治医师要把会诊意见在会诊完成后的当日或次日的病程记录中记录;大会诊按疑难病历讨论记录书写在疑难病历讨论记录本中,经治医师要在会诊当日或次日把会诊总结性意见作为会诊病程记录单独书写一段,该次病程记录的标题要写"会诊记录"。

（5）被会诊的患者所在科室经治医师要在该患者治疗转归（转院、出院）后将会诊的及时性、有效性及患者的病情诊治情况告知相关科室或相关医师,由医务科组织的大会诊要将书面反馈意见报医务科,医务科每季度对各科室会诊的反馈意见汇总后进行分析、评价,找出会诊中存在的问题,及时提出整改意见,达到持续改进的目的。

2. 会诊工作流程

（1）科内会诊:由患者的经治医师所在的医疗小组提出,经治医师书写会诊申请单,组长签字,报科室主任或副主任签字,由科室主任（或被授权的副主任）组织,少于 3 名人员参加的会诊,按单人会诊书写会诊意见,3 名以上人员参加的会诊按疑难病历讨论形式书写会诊意见。

（2）科间会诊:科间会诊由经治医师书写会诊申请单,治疗小组长及科室主任签字后送达被申请会诊的科室主任或被申请会诊人,由被申请科室主任安排合适的人员（或被申请人）在规定的时间内完成会诊任务。

（3）院内大会诊:院内普通大会诊由经治医师书写会诊申请单,经治疗小组组长和科主任（或被授权的副主任）签字后送医务科,医务科在规定的时间内组织相关科室人员完成会诊。

（4）院外会诊:院外会诊由经治医师书写会诊申请单,经治疗小组组长及科主任签字后报医务科,由医务科与相关医院联系后再确定会诊时间,完成会诊任务。

【有生命危险的口腔黏膜病患者的急诊整合治疗】

口腔黏膜病中可能危及生命的病种不多,但有几种口腔黏膜病如果发展迅猛可能导致患者死亡。例如重症手-足-口病、重型多形性红斑、血管性水肿、重症药疹等。以下介绍数种重症。

（一）多形性红斑（erythema multiforme，EM）

多形性红斑（erythema multiforme，EM）是一种累及黏膜与皮肤的急性超敏反应性疾病。该病好发于 20~40 岁的成年人，患者中女性多于男性，复发率约37%。重型 EM 中约有 5% 是致命的。

【临床表现】

多形性红斑的命名是基于该病临床表现的多样性而来的（图 3-186～图 3-188）。临床上可将 EM 分为三型，即典型 EM、复发性 EM 与持续性 EM。

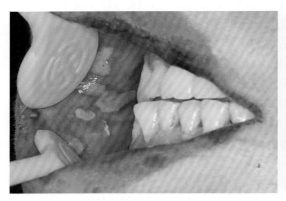

图 3-186　颊黏膜 EM
（同济大学口腔医学院供图）

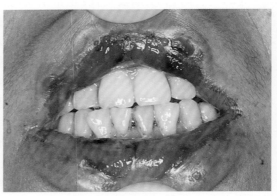

图 3-187　唇红黏膜 EM
（同济大学口腔医学院供图）

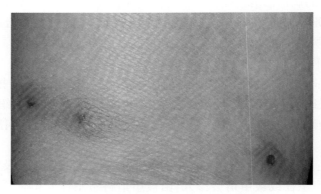

图 3-188　左手前臂伸侧皮肤靶形红斑
（同济大学口腔医学院供图）

【整合治疗原则】

1. 首先得尽可能停止与过敏原的再次接触。

2. 强调尽早、足量、多种方法联合治疗。

【具体治疗方案】

1. 轻型 EM 治疗　主要目的是缓解症状、控制感染。可用 0.05%氟轻松含漱液漱口，每日 3 次。也可用含抗生素与局麻药的漱口液止痛及预防和控制感染。皮肤、唇红糜烂出血结痂可呋喃西林液湿敷。

2. 重型 EM 治疗

（1）支持疗法：首要任务是维持体液与电介质平衡、防止蛋白质丢失过多，对伴糖尿病与高血压的患者还应维持血压与血糖稳定。如果有口腔黏膜大面积糜烂导致饮食与吞咽困难，可给予要素饮食（elemental diet）吸入或鼻饲，低蛋白血症者可适当补充白蛋白。

（2）对症治疗：口腔黏膜糜烂处理可参照轻型 EM 治疗方法。皮肤糜烂溃疡可在仔细清洗坏死组织后以凡士林纱布或晶状纳米银浸染敷料覆盖，保护创面并促进表皮再生。眼睑结膜或角膜糜烂溃疡可滴含抗生素与肾上腺糖皮质激素的眼药水控制感染与炎症。

（3）全身治疗：①肾上腺糖皮质激素冲击疗法：地塞米松 1.5mg/（kg·d），连用 3 天，或醋酸泼尼松 80~120mg/d，连用 3 天。②静脉注射丙种球蛋白：1~2g/（kg·d），共用 3~5 天。③如果以上方法无效或效果不佳，可考虑使用环孢素［3~4mg/（kg·d）］、环磷酰胺［100~300mg/（kg·d）］、沙利度胺等药物。

（二）血管神经性水肿（angioneurotic edema）

血管神经性水肿（angioneurotic edema）现多称血管性水肿（angioedema），又称巨型荨麻疹（giant urticaria）或 Quincke 水肿。该病常以急性发作性局限性皮肤或黏膜充血水肿、无疼痛、无瘙痒及皮肤红色改变为主要临床特征。该病可见于任何年龄，但以青年居多。临床又分获得性和遗传性两种类型，后者罕见。

【病因】

获得性血管性水肿类似于荨麻疹，可由药物、食物、粉尘、吸入物或日光、冷热等物理刺激因素引起。遗传性血管性水肿为常染色体显性遗传，主要由 C1 酯酶抑制物（C1 esterase inhibitor，C1 INH）功能缺陷所致。

【发病机制】

遗传性血管性水肿常突发于看似健康的人，其主要原因是补体系统的酯酶抑制物——C1 抑制物（C1 INH）先天性缺乏，导致 C1 的异常活化并从 C2 分解出激肽（C-kinin）。该激肽可使血管通透性升高，引起组织水肿。这个过程常伴有补体系统的活化，导致补体 C2、C4 的消耗，其血中浓度下降。C1 抑制物的缺乏有两种形式：一是该抑制物完全或接近完全缺失（占 60%）；二是该抑制物结构及含量与正常相同，但无活性（占 40%）。由于该型血管性水肿发病机制清楚，故可通过输入含有 C1 抑制物的健康人血清或给予雄性激素以刺激 C1 抑制物的合成产生疗效。

获得性血管性水肿的发病机制与荨麻疹相似，通常是 I 型（速发型）超敏反应引起。常见的致病药物有造影剂、阿司匹林、吲哚美辛（消炎痛）、可待因及血管紧张素转换酶抑制剂（例如卡托普利 captopril 等）。草莓及鲜鱼是常见的致病食物。日光、寒冷及颤动亦可引起血管性水肿，但其皮损往往是迟缓发作的。

有一部分获得性血管性水肿患者与伴发恶性肿瘤（例如慢性淋巴细胞性白血病、非 Hodgkin B 细胞淋巴瘤等）或伴发自身免疫性疾病有关。前者由于体内产生抗免疫球蛋白的抗独特型抗体，引起补体系统异常活化；后者是由于患者体内有 IgG1 自身抗体，阻止补体系统的 C1 抑制物（C1 INH）与 C1 结合，未受抑制的 C1 把 C1 抑制物降解，这两种结果都导致补体系统的酯酶抑制物——C1 抑制物（C1 INH）获得性缺乏而发病。这类患者发病较晚，多在中年以后发病，无家族史。

【临床表现】

1. 获得性血管性水肿　主要发生在组织疏松部位,例如唇、舌、眼睑、咽喉,也可发生于生殖器及手、足等部位。多为单发,偶发于 2 处以上。常可追溯到某些食物或药物接触史,通常在再次接触变应原后数十分钟即迅速发生局限性无明显界限的肿胀,可有灼热与瘙痒感,微硬而有弹性,但无压痛,也无凹陷性水肿。水肿以口唇最为多见,可表现为上唇肥厚翘突,光亮潮红或色泽正常(见图 3-189,图 3-190)。严重时可波及鼻翼和额部。一般在数小时或 1~2 日内逐渐消退。还可伴某些部位的荨麻疹。偶可伴发喉头水肿引起呼吸困难,甚至窒息导致死亡。消化道受累时可有腹痛、腹泻等症状。

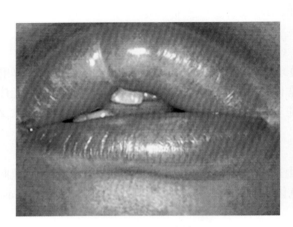

图 3-189　上唇血管性水肿
(同济大学口腔医学院供图)

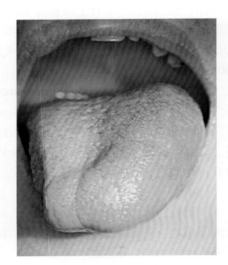

图 3-190　左舌血管性水肿
(同济大学口腔医学院供图)

2. 遗传性血管性水肿　多数患者在儿童或少年期开始发作,往往反复发作至中年甚至终生,但中年后发作的频率与严重程度会减轻。外伤或感染可诱发该病急性发作。多见于面部、四肢和生殖器等处。皮损为局限性、非凹陷性皮下水肿,常为单发,不痒;也可累及口腔、咽部、呼吸道及胃肠道黏膜,并出现相应表现。一般在 1~2 天后消失。

3. 其他　血管性水肿还可引起严重的喉头水肿,并可造成呼吸困难甚至窒息,血管性水肿偶可引起大脑水肿,引起头痛、偏瘫、癫痫样发作等中枢神经症状。遗传性血管性水肿(如消化道受累)可出现腹绞痛和水样腹泻,偶有喉头或咽喉部、肌肉、膀胱、子宫和肺部等处发生水肿。

【组织病理学检查】

皮肤真皮水肿显著,可将真皮胶原纤维分离且向下延伸至皮下组织,真皮毛细血管和静脉扩张。在急性发作时可见真皮毛细静脉内皮细胞出现间隙,有部分肥大细胞脱颗粒。空肠黏膜受累时可见黏膜绒毛增粗呈杵状,黏膜固有层增宽,黏膜下水肿。还可伴有浆膜下水肿。在窒息所致死亡的患者肺可见弥漫性水肿,但无炎症细胞包括嗜酸性粒细胞浸润。

【实验室检查】

血液检查可发现血嗜酸性粒细胞增高,IgE 也可增高。C1 酯酶抑制缺陷的血管性水肿患者血清中缺乏 C1 INH 或仅有无活性的 C1 INH,还可伴有补体系统前段补体成分(C1,C4,C2)水平异常。

【诊断】

仔细询问家族史、某些食物、药物接触史并结合突发性局限性皮肤或黏膜充血水肿、无疼痛、无瘙痒及皮肤颜色改变等主要临床特征,诊断血管性水肿并不难。若患者发病年龄较早且家族中有近半成员发病,则应考虑为遗传性血管性水肿,血清 C1 INH 水平降低有助于诊断。

【鉴别诊断】

该病应与根尖周脓肿或蜂窝织炎相鉴别。后者发展缓慢,并可在罹患区发现急性根尖周炎或牙周炎症状,而且牙痛主诉也比较明确。

该病还需与面部接触性皮炎相区别,接触性皮炎早期可类似血管性水肿,但不久局部即出现丘疹,水疱和结痂等多形性皮损。由于昆虫叮咬、刺蜇引起的急性风团样反应或继发的蜂窝织炎,除局部肿胀外尚有发红、发热和压痛等症状可资鉴别。

【整合治疗原则】

1. 首先积极找寻病因,如果是超敏反应所致,应尽早终止与变应原的再接触。

2. 对于急性水肿,应及早控制继续肿胀并采取必要措施预防与控制喉头水肿的发生,避免因喉头水肿导致窒息。

3. 应设法预防与控制该病复发。

【具体治疗方案】

1. 寻找病因并尽量避免与变应原再次接触。对有家族史的患儿应尽早做血液 C1 INH 及补体系统前段补体成分(C1、C4、C2)水平检测。

2. 常规对症治疗　常采用抗组胺受体 H1 拮抗剂,例如羟嗪每次 25~50mg,每日 3 次,连用 3~5 日。其他药物,例如赛庚啶每次 4mg,每日 3 次或氯他啶每次 1mg,每日 4 次,连用 3~5 日。新一代抗组胺药物,例如阿伐斯汀(acrivastine),每次 8mg,每日 1 次;特非那定(terfenadine),每次 10mg,每日 1 次;西替利嗪(cetirizine),每次 10mg,每日 1 次。这些药物均能抑制组胺介导的早期炎症反应,还能抑制炎症细胞特别是中性粒细胞与嗜酸性粒细胞向过敏部位移行、积聚从而抑制后期过敏反应。美喹他嗪(mequitazine),每次 10mg,每日 2 次。它具有阻断肥大细胞脱颗粒、阻断组胺、花生四烯酸和血小板活化因子等致炎介质对 H1 受体作用,能调节迷走神经紧张性从而阻止慢性症状发展。

对顽固的、应用抗组胺受体拮抗剂无效的患者,可合并应用抗组胺受体 H1 拮抗剂,例如西咪替丁(甲氰咪胍)或兰替丁。酮体芬亦可合并使用。

3. 急症重症处理　急性血管性水肿,尤其是伴喉头水肿患者,应用 0.1% 肾上腺素 0.5~1ml 皮下注射,对严重急性过敏性反应可隔 20~30 分钟注射 0.5ml;发作频繁病例可试用长效制剂,例如肾上腺素油剂。肾上腺糖皮质激素也可用于急性严重病例,对获得性血管性水肿常用地塞米松注射液 5~10mg、葡萄糖酸钙注射液 1~2g 加入 10% 的葡萄糖注射液静脉缓慢推注(每分钟不超过 5ml)。对呼吸道特别是喉头发生严重水肿的患者,必要时应进行气管切开或插管,保持呼吸道畅通防止窒息。

4. 复发性、慢性病例的治疗　抑肽酶(aprotinin)治疗慢性血管性水肿有一定疗效,缓慢静脉推注(不超过 2ml/min)。前 2 日,每日注射 8 万~12 万 U,首剂剂量宜大些,维持量用静滴,1日2万~4万U,分4次用。10次为一疗程,每例可采用2~3个疗程。慢性血管性水肿患者还可试用肌内注射组胺蛋白,口服羟氯喹、利血平、维生素K等。氨茶碱与β-肾上腺能药物可使细胞内环磷酸腺苷的含量增高而使组胺释放减少,钙制剂有改善毛细血管通透性作用。对精神因素引发的,尚可采用地西泮等镇定剂。最近有研究显示氨甲环酸(tranexamic acid)作为维持治疗药物对预防遗传性或非超敏反应导致的血管性水肿有很好的效果。

5. 遗传性病例的治疗　雄性激素有预防发作及减低发作时严重程度的效果。用炔羟雄烯异噁唑(danazol)200mg/d 或羟甲雄烷吡唑(stanozolol)2.5~10mg/d 或羟甲烯龙(oxymetholone,康复龙)等治疗遗传性 C1 INH 缺陷,可纠正其生化缺损并有预防发作的效用,但不能用于小儿和孕妇,后者只能用抗纤维蛋白溶酶药物如 6-氨基己酸,每日 6~8g,有时可控制自然发作,对部分病例可预防发作。对急性严重发作病例,可使用新鲜血浆或纯化的含 C1 抑制物的制剂。有喉头水肿导致呼吸窒息时应采取气管切开或气管插管。必要时也可使用肾上腺素及肾上腺糖皮质激素,方法同急症重症处理。最近有报道称 C1 抑制物制剂的预防性使用有助于预防遗传性血管性水肿手术或外伤后突发。

6. 中医药治疗　口唇血管性水肿属中医赤白游风范畴。中医学称为卒(猝)风肿。其病因多为风邪外袭,肌表失固;或脾虚失运,水湿上泛;或饮食不当,湿热外壅所致。

(1) 风热证宜清热疏风、辛凉透表。方用消风散或桑菊饮加减。亦可用防风通圣丸。

(2) 风寒证宜疏风散寒,辛温解表,调和营卫。方用桂枝汤或麻黄桂枝各半汤加减。

(3) 气血两虚证宜养血益气,调补气血,疏风止痒。方用八珍汤或当归饮子加减。

(4) 胃肠实热证宜疏风解表,健脾益气,通腑泄热,除湿止痒。方用防风通圣散合茵陈蒿汤加减。

(5) 冲任不调证宜调摄冲任,养血止痒。方用四物汤合二仙汤加减。值得一提的是车前子既能祛风解毒逐邪,又善利水除湿消肿,是治疗口唇血管性水肿的一味要药。

7. 局部治疗　对有红肿瘙痒的皮肤损害可外用止痒洗剂,例如1%樟脑、1%薄荷炉甘石洗剂,一日多次。

8. 血管性水肿的预防方法

(1) 有该病病史者,应特别注意饮食和用药,应尽量避免与可能的变应原再次接触。

(2) 发病后要平躺休息,让水肿尽快吸收。

(3) 避免用热水烫洗,以免加重病情。可用凉水湿敷,以帮助水肿吸收。

9. 手术前及急性发作时,除对症处理外,可输入新鲜血浆以补充 C1 酯酶抑制物,但新鲜血浆中亦含有补体成分而可能使有的患者急性发病。如果发生喉头水肿时应准备气管插管或气管切开。

(三) 药物超敏反应性口炎(medicamentosus hypersensitivity stomatitis)

药物超敏反应性口炎是指某些药物通过口服、注射、局部涂搽、含漱等不同途径进入机体内或接触机体后使过敏体质者处于致敏状态,当该过敏体质者再次接触同类药物时就诱发异常免疫反应而引起的口腔黏膜及口周皮肤的组织损伤,严重时还会引起内脏器官病变、喉头水肿、过敏性休克甚至危及生命。

【临床表现】

1. 药物引起的超敏反应　有一定的潜伏期:初次用药导致发病一般需经约 7~8 天才出

现临床症状。若过去用药已产生过超敏反应,再次用该药后可在数分钟至24小时左右发生药物超敏反应。I型(速发型)超敏反应可能会引起全身性(系统性)超敏反应、局限性超敏反应、皮肤荨麻疹、支气管痉挛及消化道反应等一系列表现。

2. 药物超敏反应性口炎　可单独发于口腔黏膜,也可伴有皮肤及其他部位黏膜的病损。轻型患者可以无全身症状,或仅在病损出现前有轻微的全身不适、头痛、咽痛及低热等前驱症状。口腔病损以红斑水疱与糜烂为基本表现,多见于唇及颊舌的前2/3部分。腭也常发生病损。口腔黏膜可见明显充血发红,局部水肿,继而出现水疱。疱破溃形成糜烂或溃疡。此时患者唾液增多,唾液中常见混有血液。局部淋巴结可肿大,压痛。皮肤损害好发于口唇周围,四肢,躯干,常有瘙痒不适。皮疹(skin rash)表现形式多样,最常见的病损为圆形红斑,可在红斑基础上出现水疱而成疱性红斑。固定型药疹(fixed drug eruption)指重复用药后在同一部位反复以同一种形式发生的病损,即重复用药后在原部位出现圆或椭圆形红斑,边界清楚,数目多少不一,还可合并水疱,长期反复发生可有色素沉着。经停用变态反应性药物及治疗处理后,病损可于10天左右消退,有些患者会有色素沉着。口唇及口周皮肤是固定型药疹的好发部位(图3-191~图3-196)。

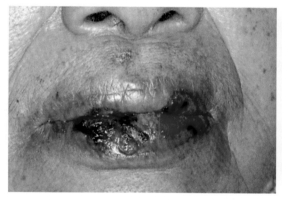

图3-191　安乃近过敏
(同济大学口腔医学院供图)

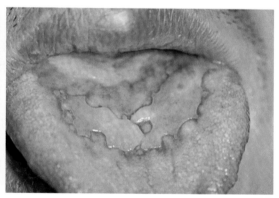

图3-192　阿司匹林过敏
(同济大学口腔医学院供图)

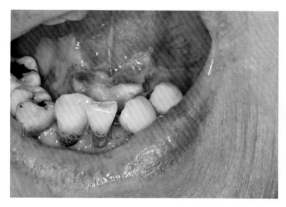

图3-193　甲硝唑过敏(1)
(同济大学口腔医学院供图)

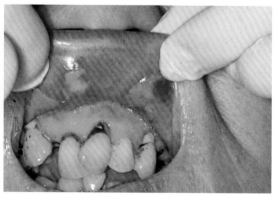

图3-194　甲硝唑过敏(2)
(同济大学口腔医学院供图)

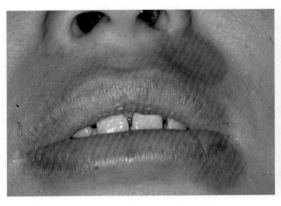

图 3-195 口周皮肤黏膜固定性药疹
（同济大学口腔医学院供图）

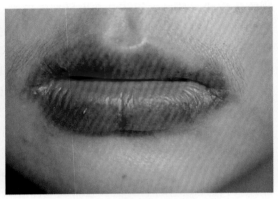

图 3-196 口周皮肤黏膜固定性药疹
（同济大学口腔医学院供图）

3. 重型药物超敏反应 又称中毒性表皮坏死松解症（莱氏综合征，Lyell syndrome）。重型药物过敏可发生全身广泛性大疱，波及全身体窍黏膜和内脏，常为急性发病，有较重的全身症状，例如高热（39～40℃）、咽痛、头痛、肌肉痛、关节痛，可有呕吐、腹泻或腹痛等症状，严重者可昏迷。皮肤与口腔黏膜可出现红斑、水疱伴剧烈疼痛。除口腔及皮肤外，身体其他体腔的黏膜，例如眼、鼻腔、阴道、尿道、肛门等均可出现大疱、糜烂，易出血。严重者气管、食管黏膜均可糜烂脱落，甚至累及内脏，常因继发感染、肝功能、肾功能障碍、水电解质紊乱或内脏出血等情况导致死亡。

【诊断】

1. 仔细追问发病前用药史及既往药物过敏史，用药和发病往往有因果关系。

2. 该病多为突然发生的急性非特异性炎症。口腔黏膜及口周皮肤可见红肿、红斑、发疱及大面积糜烂、渗出。皮肤尚可见红斑、疱疹及丘疹等病损。

3. 停用可疑致敏药物后，病损很快愈合。

4. 必要时可做药物筛选试验，如斑贴试验、划痕试验、皮内试验、淋巴细胞转化试验等，明确过敏药物，避免再次接触。

【鉴别诊断】

主要与疱疹性口炎、接触性口炎、多形性红斑、天疱疮等疾病鉴别诊断。

【整合治疗原则和方案】

1. 尽量找出可疑致敏药物并立刻停用。停用与可疑药物化学结构相似的药物。

2. 症状较轻的患者可尽早给予抗组胺药以抑制炎症活性介质的释放，降低机体对组胺的反应，减少各种后续症状。成人可口服氯雷他定每次 10mg，每日 1 次；或氯苯那敏（扑尔敏）4～8mg，每日 3 次；也可用氯马斯汀（吡咯醇胺）每次 2mg，每日 2 次；赛庚啶 4mg，每日 3 次。小儿用量应参照药物说明书。

3. 使用肾上腺糖皮质激素。轻者，醋酸泼尼松口服每次 15～30mg，每日早 8～9 点间顿服，病情控制后逐渐减量至停用。重者，氢化可的松每次 200mg、维生素 C 2g 加入 10% 的葡萄糖注射液 1000ml 中静脉点滴，每日 1 次。用药 3～5 日病情改善后，可用适量泼尼松口服代替。

4. 10% 葡萄糖酸钙注射液 10～20ml 加维生素 C 注射液 1～2g 作经脉缓慢注射可增加血

管的致密性、减少渗出,减轻炎症反应。

5. 病情特别严重时,应给予肾上腺素 0.25~0.5mg 皮下注射。或异丙基肾上腺素 0.2~0.4mg 加入 5% 葡萄糖 500ml 中静脉滴注。但有心血管系统疾病、甲亢及糖尿病等禁忌证的患者禁用。目前越来越多的学者建议病情特别严重时患者应尽早进入烧伤治疗单元,以利控制大面积皮肤损伤,提高患者生存率。

6. 中药辨证施治,宜清热利湿、凉血疏风。

7. 口腔局部以对症治疗及保持局部清洁、止痛消炎,预防继发感染为主。

(王小平　周曾同)

第八节　口腔黏膜组织发育异常与遗传病

【口腔黏膜组织发育和遗传病概述】

1. 口腔黏膜组织的发育　口腔黏膜与皮肤相似。主要来自于胚胎的外胚层。有些部位的黏膜来自内胚层,例如舌根黏膜和口底黏膜。在胚胎第 3 周,原始口腔衬覆单层外胚层细胞。胚胎第 5~6 周时,上皮从单层变为双层。胚胎第 8 周时,前庭处的上皮明显增厚,以后增厚的上皮表面细胞退化,口腔前庭形成。唇黏膜与牙槽黏膜分开。

胚胎 10~12 周时,可以区别被覆黏膜和咀嚼黏膜区。此时硬腭和牙槽嵴处黏膜的基底细胞为柱状,胞质内出现张力细丝,部分胞质突入其下方中胚层。基底膜显著。出现结缔组织乳头。被覆黏膜区上皮的基底细胞呈立方状。上皮和结缔组织界面仍是平坦的。胚胎第 13~20 周。口腔黏膜上皮增厚,可辨别出棘细胞。桥粒已形成。咀嚼黏膜区上皮表层细胞扁平,含散在的透明角质颗粒并出现不全角化,角化在出生后 6 个月才出现。胚胎第 12 周后,黑色素细胞和朗格汉斯细胞出现,梅克尔细胞出现在胚胎第 16 周。

舌黏膜上皮在胚胎第 7 周时首先出现轮廓乳头和叶状乳头,以后出现菌状乳头,味蕾很快便出现在这些乳头中。丝状乳头约在胚胎第 10 周出现。

口腔黏膜的发育是上皮与间充质相互作用的结果。在口腔上皮发育的同时,其下方的外胚间叶也不断发生变化,最初的外胚间叶细胞稀疏地分布在无定型基质中,在胚胎第 6~8 周时,出现细胞外网状纤维聚集。被覆黏膜区的结缔组织中细胞和纤维的数量较咀嚼黏膜区者少。胚胎第 8~12 周时,出现毛细血管芽和胶原纤维。但此时的胶原纤维无明确的方向,随胶原纤维的增加,有纤维束形成。在上皮的下方,胶原纤维束与基底膜垂直。胚胎第 17~20 周时,被覆黏膜区的结缔组织中出现明显的弹性纤维。

2. 遗传病概念、特点、分类

(1) 遗传病概念:遗传病或遗传性疾病是指遗传物质的结构或功能异常,并按一定的方式传于后代的疾病。由亲代传递到后代的是遗传性疾病的遗传信息,后代按照这种遗传信息发育形成遗传性疾病。

(2) 遗传病特点:遗传病具有先天性和家族性的特点。先天性是指生来就有的,但不是所有的遗传病都是先天性的;家族性是指疾病的发生具有家族聚集性,亲代与子代间代代相传,但不是所有的遗传病都表现为家族性。

(3) 遗传病分类

1) 单基因遗传病:是指由单基因突变所致的遗传性疾病。发病率较低但危害很大。口腔常见遗传性釉质发育不全、牙本质发育不全多为单基因遗传病。

2）多基因遗传病：包括有一定家族史但没有单基因性状遗传中所见到的系谱特征的一类疾病。口腔常见多基因遗传病包括唇腭裂以及某些类型的牙周病。

3）染色体遗传病：是染色体结构或数目异常引起的一类疾病。

4）体细胞遗传病：只在特异的体细胞中发生，体细胞基因突变是该类疾病发生的基础。

（4）线粒体遗传病：由线粒体 DNA 缺陷引起的疾病，该类疾病具有独特的遗传模式和临床特征。

【口腔黏膜组织发育异常的影响因素】

口腔黏膜组织发育异常主要由于胚胎发育过程中受到多种因素的单一或综合性影响，使口腔黏膜组织正常发育障碍，发病率较低，对其确切的病因未完全明了，可能的影响因素如下：

1. 遗传因素　随着基因检测技术的发展，人们逐渐认识到基因在发育异常中的地位。例如，*Hox* 基因家族、*Pax* 基因、*Msx* 基因、*RAR* 基因、*fau* 基因等与颌面部的发育有着密切关系。

（1）染色体畸变：例如，生殖细胞在减数分裂过程中，21 号染色体三体由于某些因素的影响发生不分离所致的 21 号染色体三体综合征（唐氏综合征）。

（2）单基因遗传：例如，常染色体显性遗传，角质素 4、13 的编码基因 *KRT4*（keratin 4）、*KRT13*（keratin 13）发生突变所导致的白色海绵痣。

（3）多基因遗传：例如，基因 *TGFA*、*TGF-β3*、*BCL3*、*F13A* 等的共同参与导致的唇腭裂。

2. 环境因素

（1）辐射：辐射诱发口腔黏膜的炎性改变通常开始于累积剂量 15Gy（约 10 天后），达到严重程度，累积剂量约 30Gy，持续数周甚至数月。辐射导致促炎性细胞因子（例如 TNF-α、IL-1β 及 IL-6）量的增加，介导细胞损伤。大多数因头颈部肿瘤而接受高剂量放射治疗的患者会出现严重的口腔黏膜炎性改变。辐射剂量和部位影响炎症的发生率和严重程度。有学者观察体外口腔黏膜受电离辐射后的组织学改变，0Gy 时，可见健康且沿基底膜排齐的细胞；8Gy 时，细胞排列异常，基底细胞核固缩、染色加深。不同细胞的辐射敏感性不同，辐射可引起细胞周期的变化、染色体畸变甚至细胞死亡。

（2）感染和损伤：临床发现，母体在怀孕初期如果遇到某种损伤或病毒感染可能会导致口腔黏膜组织发育异常。常见的病毒有风疹、麻疹、流感病毒、梅毒等。

（3）烟草及药物：有学者研究证实烟草中含有醛类、氮化物、烯烃类，尼古丁类、胺类、氰化物和重金属、苯并芘、砷、镉、甲基肼、氨基酚、一氧化碳等诸多有害物质，都是口腔黏膜损害的危险因素；其次，抗癌药甲氨蝶呤作为一种叶酸还原酶抑制剂，主要抑制二氢叶酸还原酶而使二氢叶酸不能还原成有生理活性的四氢叶酸，从而使嘌呤核苷酸和嘧啶核苷酸的生物合成过程中一碳基团的转移作用受阻，导致 DNA 的生物合成受到抑制。药物的类型、剂量和用药时间影响黏膜异常的发生率和严重程度。

（4）营养缺乏因素：核黄素、泛酸等的缺乏会引起人体腔道内的黏膜层发生病变，造成黏膜细胞代谢失调，具体表现是黏膜变薄、黏膜层损伤、微血管破裂。

（5）内分泌因素：动物实验证实，小白鼠的母鼠怀孕后 9 天、10 天、11 天各注射肾上腺皮质激素，其生产的幼鼠中患有腭裂与对照组存在显著差异。

综上所述,口腔黏膜发育异常可能是诸多因素中某些因素在同一时期或不同时期内发生作用的结果。由于病因不完全清楚,目前在预防方面采取一定的综合性措施是有益的。

【常见口腔黏膜发育异常及遗传疾病的整合治疗】

（一）Fordyce 斑（Fordyce's spots）

又称迷脂症。

【病因】

Fordyce's spots 是一种异位性的皮脂腺增生。病因不清,有人认为与内分泌因素、局部刺激和创伤等有关。

【临床表现】

多发生于颊黏膜的后部,或唇红缘,表现为散在或成簇的粟粒大小的淡黄色小结节,无任何自觉症状(图 3-197)。

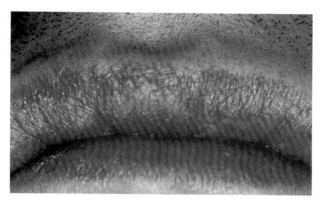

图 3-197　迷脂症

【整合治疗原则和方案】

无需治疗。对有美观要求者,必要时可用冷冻或激光治疗。中医治疗:清热除湿,脱敏止痒。消炎利湿方加减:龙胆草 10 克,白鲜皮 15 克,干生地 30 克,木通 6 克,银花 10 克,水煎服。

（二）重唇（double lip）

【病因】

重唇是一种较少见的先天性畸形,胚胎期唇黏膜分为内外两个横带,中间的横沟加深,且伴有小黏液腺或混合腺的增生肥大。

【临床表现】

当张口时上唇游离缘出现内外并列互相平行的两层红唇,两层间以或浅或深的明显横沟分界,内层红唇呈较松弛而肥厚的皱襞,并受上唇系带的牵拉而分为左右两半。闭口时,横沟恰位于口裂的闭合线上,重唇即不可见。重唇为一种先天畸形,但多在恒牙萌出后渐趋显著。

【诊断】

先天畸形,多在恒牙萌出后渐趋。显著上唇黏膜被不同深度的横沟分隔为上、下两部分。

【鉴别诊断】

应与厚唇、肿瘤、淋巴回流障碍,炎症等引起的慢性唇部肿胀疾患相鉴别。

【整合治疗原则和方案】

如果严重影响咀嚼功能、语言和美观,可采用整形外科手术治疗。梭形切除内层红唇,按 W 形切除多余的唇部组织后缝合。缝合前应充分游离切口两侧的黏膜下组织,解除深部的纤维隔(图 3-198)。

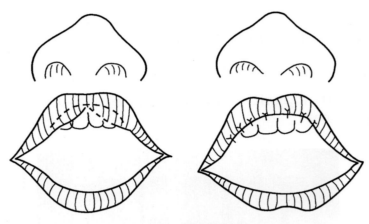

图 3-198　重唇整复术

（三）巨唇（macrocheilia）

【病因】

巨唇由于淋巴组织间隙膨胀造成唇的增生肥大。可分为先天性和后天性。

【临床表现】

先天性的唇肿大多见于新生婴儿的下唇,出现增生过长。后天性的唇肿大,可因舌襞沟受感染发生慢性淋巴结炎而肿大,在幼儿后天性的唇部皮肤结核性狼疮,成年人的梅毒均可累及唇部发生肿胀。黏液性水肿患者有整个面部肿胀、鼻翼宽厚、口腔变大等症状,但以唇变厚症状最为明显(图 3-199)。

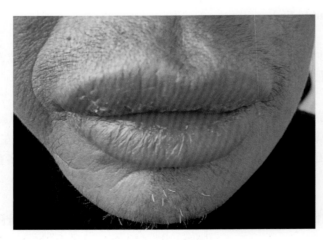

图 3-199　巨唇

【诊断】

先天性的唇肿大多见于新生婴儿的下唇,出现增生过长。后天性的唇肿大,可由于舌襞沟受感染发生慢性淋巴结炎而肿大。

【鉴别诊断】

呆小病也有唇厚表现,但较局限。地区性的象皮肿病,除累及身体其他部位皮肤的结缔组织及皮下组织有进行性的增大外,可累及唇部淋巴循环,使之肿胀、水肿和增生而出现唇肿胀。

【整合治疗原则和方案】

后天性巨唇由于全身性疾病所引起者,应先作全身系统性治疗。先天性巨唇,如果严重影响咀嚼功能、语言和美观,可采用整形外科手术治疗。

(四) 舌淀粉样变性

舌淀粉样变性可发生巨舌,而原发性舌淀粉样变:可能与遗传有关,资料统计30%~60%的患者有家族患病史。其发病诱因和反复机械刺激(例如不良修复体)、外伤、药物等有关,继发性舌淀粉样变则与长期、慢性、伴有严重组织破坏的感染有关(例如结核、结缔组织病、恶性肿瘤等)。因此该病可能与遗传有一定关系,需要进一步研究证实(参见本章第三节"十一、舌部病损的整合治疗")。

(五) 沟纹舌 (fissured tongue)

沟纹舌是常见的口腔黏膜病之一,病因复杂,既可由局部因素引起,也可能是某些全身疾病在舌黏膜上的表现。常见于青年人,部分患者有家族遗传史(参见本章第三节"十一、舌部病损的整合治疗")。

(六) 正中菱形舌 (median rhomboid glossitis) (参见本章第三节"十一、舌部病损的整合治疗")

正中菱形舌的可能发病因素有:

1. 发育畸形 舌发育过程中奇结节未消失形成的残留。

2. 白色念珠菌感染 近年来的研究证实正中菱形舌与局限性慢性真菌感染,特别是白色念珠菌感染有关。

3. 糖尿病等疾病的继发感染等。

(七) 地图舌 (geographic tongue)

病因不明,可能与肠道寄生虫或胃肠功能紊乱有关;也有人认为与儿童神经系统发育不健全,情绪波动有关;还有部分患儿的父母也曾患过地图舌,故表现有一定的遗传倾向。一般地图舌多见于儿童,尤为体弱的婴幼儿(参见本章第三节"十一、舌部病损的整合治疗")。

(八) 舌系带过短

【病因】

该病为先天性发育异常。

【临床表现】

主要表现为舌下正中处的舌系带过短,使舌的正常活动受到限制,舌因而不能伸长到口外,或往上不能接触上唇;舌前伸时,因舌系带过短而牵拉舌,使舌缘呈凹陷状,严重者影响吮乳,或影响语音清晰度,俗称"大舌头"(图3-200)。

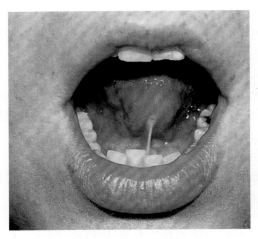

图 3-200　舌系带过短

【鉴别诊断】

舌系带过短的语言不清晰应与大脑发育不全的说话不准确加以区别,后者非手术所能奏效。

【整合治疗原则和方案】

舌系带过短可通过手术矫正。手术时间以 2 岁前幼儿学话之前为宜。因在婴儿期发育尚不完全,舌系带前部附着接近牙槽嵴顶端。随着年龄增大及牙齿的萌出,系带逐渐松弛,前部附着也逐渐相对下降,移位至口腔底部。舌系带过短的矫正术是在局部麻醉后将舌系带横向切开,再纵行缝合。如果出血不多,可不缝合,待其自行愈合。手术要注意不能损伤舌下正常组织,特别要避免损伤舌下腺导管。

（九）先天性下唇瘘（congenital fistula of the lower lip）

【病因】

该病系遗传性疾病。国外有报道一家 7 人中有 5 人患下唇瘘,均为双侧瘘伴发唇腭裂。国内有报道 1 例先天性家族性唇瘘病例,患者为四代 30 人中有 18 人患下唇瘘,其中 5 人下唇瘘伴腭裂。

【临床表现】

下唇瘘多于上唇瘘,且多为双侧对称性,但也有不对称的。通常下唇瘘均在唇红缘上有两个对称性瘘,系圆形凹陷区,色较唇红深暗,其中央有乳头状突起,中央为瘘口,可由瘘口探入瘘管,其长度由 5~25mm 不等,甚至有长达 40mm 的,瘘管末端呈盲管,与周围黏液腺相连,当小儿啼哭或咀嚼食物时排出黏液较多。

【诊断】

典型的下唇窦道为两个近圆形的凹陷,位于下唇中线两旁,对称。凹陷周缘隆起,中央为窦道口。窦道穿过口轮匝肌向唇眼反折处延伸,以盲端止于口腔黏膜下。

【整合治疗原则】

手术彻底摘除整个瘘管及周围之腺体组织。或以电针烧灼整个管道上皮,待坏死组织脱落后即愈。

（十）先天性口角瘘（congenital fistula of the lie commissure）

【病因】

该病属先天性发育畸形。

【临床表现】

临床发病率极低,容易被忽视,婴幼儿大多无症状,仅在出现肿胀就医时被发现。先天性口角瘘属先天性发育畸形,表现为上、下唇交界处的凹陷,瘘管长度不等,先天性口角瘘在未受到刺激或感染的情况下可不发病。

【鉴别诊断】

先天性口角瘘应与先天性腮腺导管口异位相鉴别。后者腮腺导管开口可异位于口角,形成先天性涎瘘,可为一个或多个,从瘘口经常流出涎液或乳白色液体。先天性腮腺瘘的瘘口常位于颊部皮肤,进食时从瘘口流出液体,由于瘘口位置明显,出生后可即发现,而先天性口角瘘的瘘口位于口角内,位置隐蔽,且多无症状,容易被临床医师忽视。鉴别时,挤压腮腺腺体或进食,观察有无液体从瘘口持续流出,可排除腮腺导管口异位于口角。也可借助 CT 等辅助检查,当然,最准确的方法是术中观察瘘管与腮腺及腮腺导管的关系,如果相通就是腮腺瘘,如果相互独立,就是先天性口角瘘。

【整合治疗原则】

在未受到刺激或感染的情况下可不发病。若伴感染可根据患者要求治疗,局麻下完整切除口角瘘管。

（十一）白色海绵状斑痣（white sponge nevus）

【病因】

该病系遗传性疾病。

【临床表现】

婴幼儿期即可发病,青春期发展迅速,成年后趋于静止状态。好发于颊黏膜、口底、舌腹黏膜,也见于鼻腔、阴道、肛门等处。病损可为灰白色皱褶或沟纹。灰白色/珠光色,水波样,表面散在滤泡,似海绵,柔软有弹性。较小皱襞可揭去,无痛,不出血,其下黏膜正常（图 3-201）。

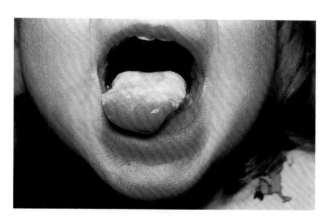

图 3-201　白色海绵状斑痣

【诊断】

根据家族史和临床表现即可诊断。必要时进行组织病理学检查。

【鉴别诊断】

1. 白斑　白色斑块,表面粗糙稍硬,不能被揭去。部分白斑可癌变。

2. 扁平苔藓　好发于中年女性,病损为白色网纹或条纹等,多对称分布。皮损为紫红色多角形丘疹,有瘙痒感。

【整合治疗原则】

无症状者无需治疗。角化严重者可使用维 A 酸制剂。

（十二）无舌症（aglossia）

【病因】

先天性无舌畸形罕见,致畸原因未明,一般认为是由于胚胎发育过程中第一鳃弓衍化发育不全,于第 4~8 周时舌发生过程中断所致。

【临床表现】

面型短小,口裂小,下颌骨发育不良,短小呈 V 状,后缩。腭部尖拱呈倒 V 形,无腭裂,有腭垂。舌缺如,仅有小块口底黏膜类似舌黏膜。相当于舌根部处有一高出黏膜表面约 0.5cm 之锥状组织隆起。患儿哭闹时可见舌根部之锥状隆起有明显收缩和颤动。哭闹声细小不响亮,颅、眼、耳、鼻、颈及胸腹无畸形。指、趾细小,右第四、五趾并趾畸形。

【诊断】

面型短小,口裂小,下颌骨发育不良,短小呈 V 状,后缩。腭部尖拱呈倒 V 形,无腭裂,有腭垂。舌缺如,仅有小块口底黏膜类似舌黏膜。

【整合治疗原则】

至今尚无具有积极意义的治疗方法和药物。

（十三） 先天性角化不良症（congenital dyskeratosis）

【病因】

先天性角化不良症的发病机制仍不清楚,其遗传方式主要为 X-连锁隐性、显性遗传或散发病例。该病致病基因为编码 dyskerrin 蛋白（与再生障碍性贫血相关的一种重要的蛋白质）的 DKCI 基因,通过对家系的连锁分析发现该基因定位于 Xq28。先天性角化不良的遗传异质性和临床特点可能与 dyskerrin 蛋白有关,该蛋白可能受编码 X 染色体和常染色体上很多基因调节,或者该蛋白有各种功能。

【临床表现】

典型的皮肤损害:皮肤异色,包括萎缩、网状色素沉着和毛细血管扩张。指（趾）甲萎缩（图 3-202）。黏膜白斑糜烂。其他皮肤表现如多汗症、皮纹消失。

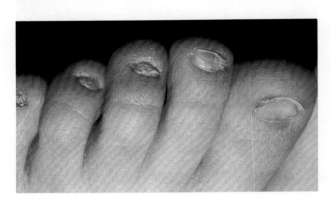

图 3-202　先天性角化不良症

【诊断】

根据以上典型临床表现,诊断不难。

【整合治疗原则和方案】

该病根治需要进行造血干细胞移植。

（十四） 遗传性良性上皮内角化不良症（hereditary benign intraepithelial dyskeratosis）

【病因】

系常染色体显性遗传,发病机制还不很清楚。

【临床表现】

病损主要发生在口腔和眼部,口腔主要以颊黏膜、唇红缘,舌腹及齿龈为主。病损呈无症状的柔软、白色海绵状皱褶。当受累黏膜展开时,可以出现不透明的针尖大的隆起。在出生时即有或出生后不久发生口腔病损。眼病损在出生后 1 年内均已出现,在球结膜充血的基底上发生小的类似结膜黄斑。畏光是常见症状之一,特别在儿童更为明显,随着角膜的血管形成可发生永久性失明。

【诊断】

根据临床表现,皮损特点,组织病理学特征性即可诊断。

【整合治疗原则】

因该病无恶变,可对症治疗或不治疗。儿童的眼病损,可能随着角膜的血管形成发生永久性失明。

(十五) 大疱性表皮松解症(epidermolysis bullosa,EB)

【病因】

EBS 与编码角蛋白 5 和 14 的基因突变有关;JEB 与编码板层素 5、XⅦ 型胶原(BPAG2)等物质的基因突变有关;DEB 与编码Ⅶ型胶原的基因(COL7A1)突变有关。由于编码表皮和基底膜带结构蛋白成分的基因突变,使这些蛋白合成障碍或结构异常,导致不同解剖部位水疱的产生。EBA 患者是一种自身免疫性疾病。病因不明,有研究发现与体内产生抗Ⅶ型胶原抗体和 HLA-DR2 阳性有关。

【临床表现】

各型大疱性表皮松解症的共同特点是皮肤在受到轻微摩擦或碰撞后出现水疱及血疱,好发于肢端及四肢关节伸侧,严重者可累及机体任何部位。皮损愈合后可形成瘢痕或粟丘疹,肢端反复发作的皮损可使指趾甲脱落。EBA 多发生在老年人,皮损好发生在手指、足、肘、膝关节侧面,容易受外伤的部位,皮损为无炎症反应的皮肤上形成水疱、大疱、糜烂等病损,愈后可留萎缩性瘢痕,可见粟丘疹,部分患者伴有毛发、甲损害以及黏膜病损。

单纯型仅累及肢端及四肢关节伸侧,不累及黏膜,皮损最表浅,愈后一般不留瘢痕。

营养不良型可累及任何部位(包括黏膜),病情多较重,常在出生后即出现皮损,且位置较深,愈合后遗留明显的瘢痕,肢端反复发生的水疱及瘢痕可使指趾间的皮肤粘连,指骨萎缩形成爪形手;口咽部黏膜反复溃破、结痂可致张口、吞咽困难,愈后不佳。

交界型罕见,出生后即出现广泛水疱、大疱及糜烂面,预后差,多在 2 岁内死亡。

【诊断】

根据家族史、临床特点,结合免疫组化及透射电镜检查可以确诊及分型。

【鉴别诊断】

EB 应与大疱性类天疱疮、天疱疮相鉴别。

【整合治疗原则和方案】

目前尚无特效疗法。应保护皮肤,防止摩擦和压迫,可用非粘连性合成敷料、无菌纱布或广谱抗生素软膏防治感染,同时应加强支持疗法。

(十六) 先天性甲肥厚症(pachyonychia congenita)

【病因】

为常染色体显性遗传病。Ⅰ型与角蛋白 16 和 6a 的突变有关,Ⅱ型与角蛋白 17 和 6b 的突变有关。

【临床表现】

Ⅰ型先天生厚甲症的特征性表现为指（趾）甲显著肥厚，掌跖角化过度、多汗，肘膝臀部出现毛囊角化过度性皮损等。其中甲改变于出生后出现，但更多见于出生后几个月内，因角化过度导致甲远端向上翘起，出现特征性的门槛样远端角化过度。患者口腔黏膜可出现白斑多见于舌和口腔，偶尔累及喉部，引起声嘶。此外，于足跖受压部可见胼胝，行走可导致水疱。手掌胼胝仅见于手工劳动者。

其他各型临床表现与Ⅰ型类似，但Ⅱ型伴发胎生牙，多发性皮脂腺囊肿；Ⅲ型伴发角膜白斑；Ⅳ型发病较晚，于颈腰、腋窝、大腿、膝的屈侧、臀部和腹部可见色素沉着。

【诊断】

根据临床表现及皮损特点，组织病理学特征性即可诊断。

【整合治疗原则和方案】

对厚甲行拔除术只能暂时缓解症状。去除甲母质无益于疗效，但甲母质和甲床刮除术简单且暂时有效。角化性皮损可局部应用角质溶解剂，如乳酸洗液，水杨酸和尿素制剂等。维 A 酸（异维 A 酸）口服能清除角化性丘疹和黏膜白斑，但对掌跖角化无效。

（十七）　手掌脚底过度角化病（Schäfer 综合征）

【病因】

手掌脚底过度角化病又称 Schäfer 综合征，为常染色体显性遗传病。

【临床表现】

患者手足口底角化；口腔黏膜白斑，毛囊角化症，秃发，甲肥厚，小头畸形，智力发育不全，侏儒，生殖腺发育不全。眼部可有先天性白内障，角膜上皮有树枝状病变。

【整合治疗原则】

尚无特殊治疗方法。

（十八）　Chédiak-Higashi 综合征

【病因】

Chediak-Higashi 综合征为常染色体隐性遗传，由 *CHS1* 基因突变引起。

【临床表现】

皮肤毛发色素减退，甚至出现白化症；虹膜色素浅淡伴有畏光、眼球震颤、斜视和视力下降；但部分病例在皮肤暴露部位可有色素沉着。反复皮肤或全身性化脓性感染。由于血小板减少而致出血倾向，可为轻微的皮肤瘀斑，也可发生严重的出血。常有肝脾大和全血细胞减少。神经系统表现为进行性智力低下、惊厥、脑神经麻痹和进行性周围神经病，包括震颤、肌萎缩、无力、深腱反射减弱、步态不稳和足下垂。大约85%的病例发展为"加速期"，表现为发热、黄疸、假膜性口腔炎、肝脾和淋巴结肿大，全血象下降和出血。淋巴组织增生伴全身性淋巴细胞浸润相似于淋巴瘤，但并非恶性肿瘤，更接近于家族性吞噬红细胞性淋巴组织细胞增生症或病毒诱导的噬血细胞综合征。

【诊断】

根据临床特点和实验室、辅助检查可确诊。

【鉴别诊断】

需与假 CHS 鉴别，即所谓"假 Chediak-Higashi 异常"，是指粒细胞性白血病偶尔伴有细胞质巨大颗粒,应与该病鉴别。

【整合治疗原则】

尚无特殊有效的治疗方法,控制感染和出血甚为重要。化疗对"加速期"有一定作用,但仅为暂时性缓解。骨髓移植对控制感染、改善免疫功能和"加速期"症状方面均有明显效果,但不能改变色素减退,能否阻止神经系统退行性变尚不清楚。基因治疗目前仍停留在实验研究阶段。

【预后】

多数患儿于 10 岁内死亡,66% 于 3.1 岁时死亡,死亡原因为化脓性感染、出血和"加速期"的并发症。大约 15% 的患者为 *CHS1* 基因错义突变,临床症状轻微,能长期存活,但其神经系统症状使预后相对较差。极少数无错义突变的纯合子患者症状也可能较轻。

(仪　红)

第四章　口腔颌面部肿瘤围术期和癌前病变的评估和处理

第一节　口腔颌面部鳞状上皮细胞癌围术期的黏膜状况评估和处理

一、口腔颌面部肿瘤概述

　　口腔颌面部肿瘤是一类增殖性疾病，与口腔黏膜的增殖很有关系。口腔颌面部肿瘤系头颈肿瘤的重要组成部分。根据国际抗癌联盟（UICC）建议应用的临床分类中，头颈部癌瘤分为七大解剖部位，即唇、口腔、上颌窦、咽（鼻咽、口咽、喉咽）、唾液腺、喉和甲状腺，其中大多位于口腔颌面部。根据肿瘤性质，口腔颌面部肿瘤分为良性和恶性。

　　1. 口腔颌面部良性肿瘤　临床表现多样，但又有共同特点，通常表现为边界清楚的、活动的、突出于表面的肿物；一般情况下没有自觉症状，只在肿物的生长影响到功能或肿物受到激惹时才被察觉；通常恶变潜能很小，外科切除可根治。此外，发生于口腔的良性肿瘤中，有相当一部分属于发育异常而非真性肿瘤。多数良性肿瘤发生于口腔黏膜，包括纤维瘤、乳头状瘤、先天性牙龈瘤、角化棘皮瘤、神经鞘瘤、神经纤维瘤、血管瘤、淋巴管瘤、舌下囊肿、黏液囊肿等（图4-1～图4-3）。

　　2. 口腔颌面部恶性肿瘤　主要包括唇和口腔癌、口咽癌、上颌窦癌、软组织肉瘤、骨源性肉瘤、恶性黑色素瘤等（图4-4～图4-8）。口腔颌面部的恶性肿瘤以癌最为常见，肉瘤较

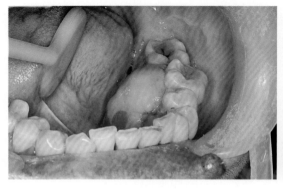

图4-1　牙龈瘤
（上海交通大学口腔医学院供图）

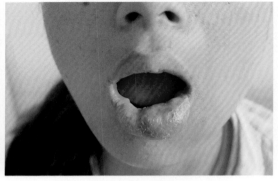

图4-2　动脉畸形
（上海交通大学口腔医学院供图）

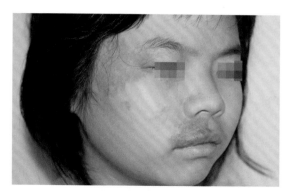

图 4-3 毛细血管型脉管畸形
（上海交通大学口腔医学院供图）

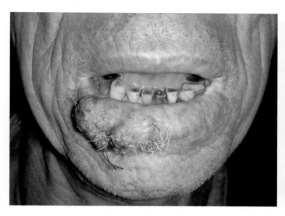

图 4-4 唇癌
（上海交通大学口腔医学院供图）

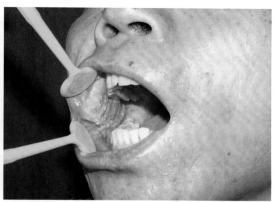

图 4-5 颊癌
（上海交通大学口腔医学院供图）

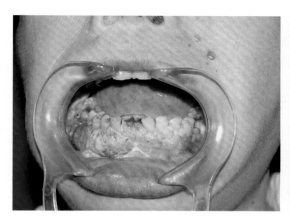

图 4-6 牙龈癌
（上海交通大学口腔医学院供图）

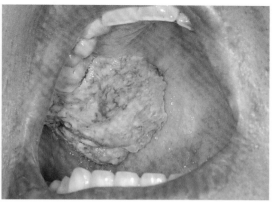

图 4-7 腭癌
（上海交通大学口腔医学院供图）

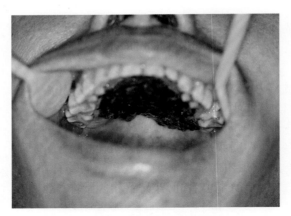

图4-8　恶性黑色素瘤
（上海交通大学口腔医学院供图）

少。口腔癌（carcinoma of the oral cavity）是来源于口腔上皮组织的恶性肿瘤,可起源于口腔表面衬覆的复层鳞状上皮或上皮下小唾液腺组织。超过90%的口腔癌是鳞状上皮细胞癌（简称鳞癌,squamous cell carcinoma,SCC）,腺源性者很少,狭义来讲,口腔癌就是指口腔鳞癌。因此,本节将以口腔鳞癌为主进行讨论。

二、口腔颌面部鳞状上皮细胞癌概述

我国口腔颌面部鳞癌多发生于40~60岁的成人,男性多于女性。部位以舌、颊、牙龈、腭、上颌窦为常见。其早期与黏膜白斑、红斑等癌前病变关系密切,临床可表现为黏膜表面粗糙、反复溃疡,后发展为鳞癌,呈乳头状或溃疡型,或两者混合出现,其中又以溃疡型最为多见,呈边缘外翻的菜花状。早期患者通常无明显自觉症状,可不出现疼痛,随着病变进展出现疼痛。口腔鳞癌主要表现为局部浸润和区域淋巴结转移,晚期可发生远处转移,但比较少见。

在显微镜下观察鳞癌,癌瘤由鳞状上皮增殖而成,增殖的上皮侵入结缔组织内,形成许多互相连接的细胞巢（癌巢）;在癌巢中进行着类似表皮的角化过程,形成轮层状小体者,称为癌珠。相当于基底层的细胞排列在癌巢的外围与结缔组织的间质相接。鳞癌不呈角化时,其细胞巢是由形态相同的鳞状上皮细胞所组成,间有稍呈多形性的细胞,称为无角化性鳞癌,其恶性程度较高。

口腔鳞癌一般按照病理分化程度分级,可分为三级:

Ⅰ级:分化较好、恶性程度最低。

Ⅱ级:介于Ⅰ级与Ⅲ级之间。

Ⅲ级:分化最差、恶性程度高。

未分化癌的恶性程度最高。

三、口腔鳞癌的诊断和治疗

尽管近50年来口腔癌的治疗和研究工作取得了一定的成绩,但是口腔癌的死亡率仍处在高位,生存率没有明显改善,总体5年生存率约为50%;但早期口腔癌5年生存率可达到80%,口腔鳞癌发现和治疗的越早,预后越好。因此,口腔癌的早发现、早诊断、早治疗是提高患者生存质量的关键。

（一）诊断

1. 目前用于临床的诊断方法仍然主要依靠组织病理学检查、细胞穿刺和甲苯胺蓝染色。其中,组织病理学检查是用于确定性诊断的金标准,细胞穿刺和甲苯胺蓝染色则可用于筛查。最近有研究者提出,脱落细胞检查法也可作为口腔癌和癌前病损的一种筛查方法,该方法具有操作简便、安全、价廉的特点,还可以用来评估口腔上皮细胞是否存在上皮异型性以及异型性的程度。通过原发肿物的组织病理学检查和肿大淋巴结的细针穿刺基本可以明确诊断。完整的诊断应包括对肿瘤程度的评估和排除头颈部其他部位的肿瘤。

2. CT是对头颈部恶性肿瘤进行分期依靠的主要诊断方法。英国大多数医疗中心还建议患者进行CT检查,以便明确是否有肺部转移。

3. 磁共振是对头颈部原发肿瘤的一种很好的检查方法,尤其对评估软骨、骨组织、血管周和神经周围浸润者更佳。

4. 颈部超声波和细针穿刺结合使用可进一步明确颈淋巴浸润的程度。

5. 正电子射波断层摄影对检测头颈部复发肿瘤很有效。

（二）治疗

目前,口腔鳞癌的主要方法包括外科手术切除、放疗、化疗和综合治疗等。主要是以手术为主的综合治疗,应根据肿瘤的组织来源、生长部位、分化程度、发展速度、临床分期、患者机体状况等全面研究后再选择适当的治疗方法。

1. 早期肿瘤　对于体积小的早期肿瘤,可考虑手术切除和放疗。一般来说,放疗对功能影响小,但是手术治疗时间短。

2. 中晚期肿瘤　强调以手术为主的综合治疗,特别是三联疗法,即"化疗+手术+放疗"。对于中晚期肿瘤,在肿瘤能够切除的情况下,最好进行切除,预后差的患者需要进行术后放疗。不能进行肿瘤切除的患者可以采用化疗和放疗相结合的方法,但治疗效果常较差。一些晚期患者则只能进行对症治疗。应当指出,综合治疗不是机械地拼凑,其目的是为了提高疗效,因此,应请有关肿瘤专业人员共同研究讨论,根据患者的全身情况,针对不同性质的肿瘤和发展的不同阶段,有计划和合理地综合利用现有治疗手段,才能制定出一个合理的治疗方案。

3. 颈部淋巴结处理　对颈部有转移的淋巴结主要采取外科切除的方法。为了更好地保留功能,现在已经从以往的根治性颈淋巴清扫术转变为改良性颈淋巴清扫术。如果临床检查未发现有长大的颈淋巴结,但淋巴结预期转移率大于20%的肿瘤患者,通常也需要进行颈淋巴清扫术。

4. 近年研究有了一些新疗法,例如免疫疗法、局部高热系统等。

四、口腔鳞癌围术期的黏膜状况评估和处理

鳞癌可发生于口腔黏膜任何部位,包括舌、牙龈、颊、腭、口底、唇。由于发生的部位不同,其组织结构、临床特点、生物学行为及治疗方法等方面均有不同,分述如下:

（一）舌鳞癌（tongue SCC）

1. 黏膜状况评估　舌是口腔癌最好发的部位，舌癌的临床早期多表现为白斑、红斑或红白斑。初步进展为表面溃疡、深部浸润的肿块，即溃疡型和浸润型，溃疡区面积常常只是舌癌病损的冰山一角，需通过触诊来明确病变的范围。有的病例第一症状仅为舌痛，有时可放射至耳颞部，另有程度不同的舌运动受限。外生型可来自乳头状瘤的癌变，一般舌运动障碍不明显，较少自发痛。舌癌进入晚期，舌运动可严重受限、固定，进食、吞咽、言语均感困难。

2. 淋巴结转移评估　舌癌发生局部淋巴结转移，其 T_1 期淋巴结转移率约为 20%～40%，T_2 期约为 40%，T_3 期约为 75%。舌根癌的转移率更高。10%的患者可出现远处转移，转移至肺、肝、肾等。

3. 治疗　早期舌癌患者可采用手术治疗或放疗，中晚期或侵袭性强的病例应采用化疗、手术、放疗加免疫治疗的综合序列治疗。由于舌癌转移率较高，除对 T_1 病例外，其他均应考虑同期行选择性颈淋巴清扫术；临床颈淋巴结阳性者，更应同期行治疗性颈淋巴清扫术。

4. 预后　舌癌患者的预后与下述因素有一定的相关性：肿瘤大小（T 分期）、肿瘤厚度、手术切缘情况、神经侵犯、肿瘤浸润前缘、淋巴结转移即结外播散以及远处转移等。

（二）牙龈鳞癌（gingiva SCC）

1. 黏膜状况评估　在我国，牙龈癌仅次于舌癌，位居第二。牙龈癌多起源于龈乳头和龈缘区，临床表现可为红斑、溃疡或外生性肿块。早期患者可无症状，随病变进展出现局部疼痛、牙痛或出血。当病变早期仅有牙槽嵴受累时，肿瘤往往表现为膨胀性生长，肿瘤底部因骨组织压迫吸收而形成一个较宽的基底；随着疾病的进展，肿瘤会通过哈弗管或骨髓腔侵入骨组织而表现为浸润性生长。

2. 淋巴结转移评估　下颌牙龈癌的淋巴结转移率低于舌癌，位居第二。牙龈癌的淋巴结转移与肿瘤的部位和 T 分期有关，下颌牙龈比上颌转移率高，随着 T 分期的上升，转移率增高。远处转移的患者常伴有广泛的颈淋巴结转移，甚至可见骨转移。

3. 治疗　由于牙龈癌早期侵犯骨组织，治疗应以手术为主，结合放疗和化疗的综合序列治疗。同时应根据原发灶的范围、肿瘤分化程度和侵犯程度选择性行颈淋巴清扫术。

4. 预后　牙龈癌患者的预后与主要取决于肿瘤大小（T 分期）、部位、有无骨累及和累及的程度、手术切缘情况、有无转移等。上颌牙龈癌的预后好于下颌牙龈癌。

（三）颊鳞癌（SCC of the buccal mucosa）

1. 黏膜状况评估　颊癌早期可表现为白色或红色的斑块或斑点，或者呈疣状增生的肿块，较多患者具有癌前病损（例如黏膜白斑、扁平苔藓）病史，或有明显的癌前病损存在。早期临床症状不明显，患者易忽视；随着病情进展，可为外生性肿瘤，表面红色颗粒状，或表现为浸润性溃疡，向深部组织浸润，引起张口受限，当肿瘤侵犯穿破颊肌进入上、下颌骨，或穿破皮肤，引起肿瘤的面颊部外露。

2. 淋巴结转移评估　颊癌总的颈淋巴结转移率约为 40%，最常累及下颌下和颈深上淋巴结。

3. 治疗　以手术治疗为主的综合序列治疗。根据肿瘤的大小可采用颊部肿瘤的穿通性切除，即同时切除皮肤和黏膜。由于颊癌的颈淋巴结转移率较高，主张行选择性颈淋巴清扫术。

4. 预后　颊癌患者的预后主要取决于肿块大小（T 分期）、淋巴结转移、肿瘤厚度、肿瘤所处的位置等因素。肿瘤位于颊部咬合线区域前缘者的患者预后好于位于后缘者,后缘肿瘤易侵犯口咽部、上颌骨、下颌骨,并易发生颈淋巴结转移。

(四) 硬腭鳞癌(SCC of the hard palate)

1. 黏膜状况评估 硬腭癌多呈外生型,边缘外翻,有渗血和血痂,触之易出血;有时呈溃疡型。硬腭癌周围的黏膜有时可见白斑或烟草性口炎等。硬腭癌晚期可侵犯周围组织,如软腭、牙龈、牙槽突、上颌窦底、骨、鼻腔。

2. 淋巴结转移评估 15%～30%的硬腭癌在诊断时已发生转移,而且晚期硬腭癌多发生双侧颈淋巴结转移,主要转移至下颌下和颈深上淋巴结。远处转移较少。

3. 治疗 首选手术治疗,放疗效果常不满意。

4. 预后 硬腭癌患者的预后与TNM分期有关,若出现淋巴结转移或病变范围较大预示患者预后不良。

(五) 口底鳞癌(SCC of the mouth floor)

1. 黏膜状况评估 口底癌早期可表现为白斑或红斑,随病情进展,多表现为无痛、长期不愈的溃疡,病程可大于数月;也可表现为外生性肿块。口底癌常弥漫侵犯口底软组织,引起舌运动受限。

2. 淋巴结转移评估 口底癌易发生颈部淋巴结转移。T_1、T_2、T_3、T_4期患者的淋巴结转移率分别约为12%、30%、47%、53%,最易累及下颌下淋巴结和颏下淋巴结。

3. 治疗 以手术治疗为主,晚期采用术前化疗、手术和术后放疗的综合序列治疗。下颌骨受侵者应行下颌骨牙槽突或方块状切除术。舌腹受侵者应行舌体部分切除术。

4. 预后 硬腭癌患者的预后与TNM分期有关,T分期与患者预后的相关性要比N分期的相关性显著。

(六) 唇鳞癌(Lip SCC)

1. 黏膜状况评估 唇癌好发于下唇唇红缘交界区,太阳光照是重要的致病因素之一。早期临床可表现为局限性白色或者弥漫增厚的红白相间的病损,局部伴皲裂或硬壳化,病损长期不愈;随着病情进展,发展为增殖、疣状等外生性的浸润性肿块,表面可过度角化,也可见溃疡型肿块,出现不规则黄白色表面。唇癌呈侵袭性生长,可侵犯周围皮肤、肌肉、口腔黏膜甚至骨组织,若累及神经可出现唇麻木。

2. 淋巴结转移评估 10%的唇癌病例会发生淋巴结转移,最常累及颏下和下颌下淋巴结,接近中线的病变可发生对侧淋巴结转移;远处转移少见。

3. 治疗 早期可采用手术、放疗、热疗、冷冻治疗等,均能取得良好治疗效果,T_1/T_2N_0患者的治愈率可达90%。晚期患者以手术治疗为主,或手术加放疗的治疗方法。

4. 预后 唇癌患者的预后与TNM分期有关。总的来说,唇癌患者预后较好,总体生存率约为83%。

附1 口腔癌的国际抗癌联盟(UICC)第7版 TNM 分类分期(2010)

T 原发肿瘤

N 区域性淋巴结

M 远处转移

唇和口腔癌的 TNM 分类分期

此分类适用于唇红部的鳞癌和口腔鳞癌,小唾液腺癌,需组织病理证实。

（一） 解剖分区

1. 唇

（1） 上唇,唇红表面

（2） 下唇,唇红表面

（3） 口角

2. 口腔

（1） 颊黏膜

1） 上下唇内侧黏膜

2） 颊黏膜表面

3） 磨牙后区

4） 上下龈颊沟

（2） 上牙龈

（3） 下牙龈

（4） 硬腭

（5） 舌

1） 轮廓状乳头前的舌背部和舌侧缘（舌前 2/3）

2） 舌腹部

（6） 口底

（二） 临床分类

T_x——原发肿瘤不能评估

T_0——原发灶隐匿

Tis——原位癌

T_1——肿瘤最大直径≤2cm

T_2——肿瘤最大直径>2cm,但≤4cm

T_3——肿瘤最大直径>4cm

T_{4a}——局部中度浸润的疾病:（唇）肿瘤侵犯穿破骨皮质、下牙槽神经、口底或面部皮肤,即颏或鼻（口腔）肿瘤侵犯邻近结构［如穿破骨皮质,侵入深部舌外肌（如颏舌肌、舌骨舌肌、腭舌肌和茎突舌肌）、上颌窦、面部皮肤］。

T_{4b}——局部非常广泛浸润的疾病:肿瘤侵犯咀嚼肌间隙、翼板、或颅底、和/或包绕颈内动脉

【注】 牙龈原发肿瘤仅浅表地侵蚀骨或牙槽突,不归纳为 T_4。

N_x——不能评估有无区域性淋巴结转移

N_0——无区域性淋巴结转移

N_1——同侧单个淋巴结转移,直径≤3cm

N_2——淋巴结转移

N_{2a}——同侧单个淋巴结转移,直径>3cm,但≤6cm

N_{2b}——同侧多个淋巴结转移,其中最大直径≤6cm

N_{2c}——双侧或对侧淋巴结转移,其中最大直径≤6cm

N_3——转移淋巴结最大直径>6cm

(中线部位转移淋巴结应列为同侧转移)

M_x——不能评估有无远处转移

M_0——无远处转移

M1-有远处转移,代号如下

肺 PUL 淋巴结 LYM 皮肤 SKI 骨 OSS 骨髓 MAR

肝 HEP 胸膜 PLE 脑 BRA 腹膜 PER 其他部位 OTH

(三) 临床分期

0 期	$TisN_0M_0$
Ⅰ 期	$T_1N_0M_0$
Ⅱ 期	$T_2N_0M_0$
Ⅲ 期	$T_3N_0M_0$
	$T_1N_1M_0$
	$T_2N_1M_0$
	$T_3N_1M_0$
ⅣA 期	$T_{4a}N_0M_0$
	$T_{4a}N_1M_0$
	$T_1N_2M_0$
	$T_2N_2M_0$
	$T_3N_2M_0$
	$T_{4a}N_2M_0$
ⅣB 期	T_{4b} 任何 NM_0
	任何 TN_3M_0
ⅣC 期	任何 T 任何 NM_1

附2 口腔癌和唇癌的治疗指南

1. 腔癌和唇癌的治疗指南 国际指南可参见 NCCN(National Comprehensive Cancer Network)的相关治疗指南。

2. 中华口腔医学会制定的治疗指南

(1) 口腔癌:口腔包括颊黏膜、上下颌牙龈、磨牙后三角、口底、硬腭及舌前2/3。口腔的淋巴引流非常丰富,一般引流区域是Ⅰ区、Ⅱ区及Ⅲ区。

初诊时,约30%的患者局部淋巴结转移,但不同部位的转移风险不同。如上颌牙龈和硬腭原发肿瘤较少转移,而舌癌的隐匿性颈部转移则较常见(50%~60%)。除 T_1~T_2、N_0 患者可使用根治性放疗外,所有患者均应行相应区域的颈淋巴清扫术,并注意评估对侧淋巴结转移的风险,决定是否有必要行双侧颈淋巴清扫术。

除体格检查、组织病理学检查及胸片外,影像学检查判断下颌骨是否受侵犯以及认真的口腔科评估,对于临床分期及口腔癌治疗计划的制订非常重要。肺转移高危性患者,应考虑做胸部 CT 检查。

口腔癌早期或局部晚期但可以切除的患者,手术和放疗是标准治疗方案,但首选手术治疗。具体治疗取决于 TNM 分期。综合治疗尤其重要,因为咀嚼、吞咽及语音清晰度等可能受到影响。对于可切除的口腔肿瘤,更多选择手术治疗。修复重建技术的进步,改善了局部晚期口腔癌患者的预后及功能。

对于有主要危险特征的 $T_1 \sim T_2$、N_0 口腔癌患者,推荐术后辅助化放疗。可切除的 T3N0 或可切除的 $T_1 \sim T_3$、$N_1 \sim N_3$ 患者,如有主要不良特征,可行术后化放疗。不能切除的局部晚期、转移或复发患者,可采用化放疗或单纯放疗处理。对于局部可切除的晚期患者,在初次治疗中可选择化疗以保存器官。对于可切除的 T_4、任何 N 患者的治疗,也可选择化疗或放疗。

具体治疗方案:$T_1 \sim T_2$、N_0 患者,首选原发灶切除联合单侧或双侧择区颈淋巴清扫术。如无不良特征,密切随访;如有 1 个淋巴结转移而无不良特征,术后可辅助选择性放疗;如有 $1 \sim 2$ 个主要危险特征,或 2 个以上次要危险特征,应行化放疗;如有 2 个以下次要危险特征,术后可辅助放疗。也可考虑外照射放疗和/或近距离放疗,原发灶剂量 $\geq 70Gy$,高危性颈部 $\geq 50Gy$。如无残留病灶,密切随访即可;如有残留病灶,应行救治性手术。

对于 T_3、N_0 患者,应行原发灶切除联合单侧或双侧颈淋巴清扫术,必要时可行重建手术。术后无不良特征患者,可辅助选择性放疗,并且密切随访;如有 $1 \sim 2$ 个主要危险特征,或 2 个以上次要危险特征,应行化放疗;如有 2 个以下次要危险特征,术后可辅助放疗。

对于 $T_1 \sim T_3$、$N_1 \sim N_3$ 患者及 N_{2c} 患者,应行原发灶切除联合双侧全颈淋巴清扫术(必要时原发灶手术缺损可修复重建);其余情况(N_1、$N_{2a} \sim N_{2b}$、N_3)应行原发灶切除联合同侧全颈淋巴清扫术和/或对侧择区颈淋巴清扫术。术中如未发现不良特征,术后可辅助选择性放疗,并密切随访;如仅有 $1 \sim 2$ 个主要危险特征,或 2 个以上次要危险特征,应行化放疗;如有 2 个以下次要危险特征,术后可辅助放疗。

对于 T_{4a}、任何 N 分期患者,有骨质侵犯者首选手术治疗,辅助化放疗。化放疗后原发灶完全缓解者,对于残留病灶,可随访观察;如颈部完全缓解,初始 N1 分期患者随访观察即可;初始 $N_2 \sim N_3$ 分期患者,可观察或行颈淋巴清扫术。如原发灶仍残存肿瘤,必要时可行救治性手术联合颈淋巴清扫术。

(2)唇癌:唇癌的治疗策略已达成共识,一般而言,应根治肿瘤,兼顾功能和美观需要。唇癌尤其是早期下唇癌的颈淋巴结转移率很低,平均低于 10%。淋巴结转移风险与原发灶部位、大小和病理分级有关。早期患者及临床颈淋巴结阴性患者可不行选择性颈淋巴清扫术或颈部放疗。治疗方案的选择取决于临床分期、病理学类型和患者的一般状况。

唇鳞癌患者的检查包括体格检查、活组织检查及胸片。如怀疑有骨侵犯,可做曲面体层片、CT 或 MRI。国际抗癌联盟(UICC)TNM 分期系统反映了肿瘤大小、扩散及淋巴结状况,可用于预测局部复发的危险性。一般上唇及口角区肿瘤,就诊时淋巴转移率较高。远处转移罕见,发生率约 10%~15%,多见于局部病灶未控制者。

唇癌的治疗方案取决于临床分期。早期患者,手术和放疗局部控制效果相同,但以手术治疗为首选。一些非常小或表浅的癌灶选择手术切除,无功能缺失,美观影响也不大,且治疗时间也较短。广泛侵犯下唇的表浅肿瘤,则最好先行放疗或微波热化疗,待病变缩小后,再行手术切除。一些晚期唇癌可导致大量组织破坏和继发畸形,此时手术更为合适。对于晚期侵犯骨质的患者,手术也是局部治疗的选择。对于可切除的 T_3N_0、T_4N_0 或任何 T 分期的 $N_1 \sim N_3$ 患者,具有手术风险者,可用根治性放疗或化放疗进行处理。

颈部的处理方法取决于临床分期,也应考虑肿瘤部位,后者有助于预测淋巴结转移模式。上唇淋巴引流非常广泛。因此更容易转移至颈深上淋巴结。中线肿瘤双侧颈部转移危险较大。对于 N_0 晚期唇癌,推荐行单侧或双侧择区颈淋巴清扫术。如颈部触及肿大淋巴结,应保证清扫所有受累颈部分区。

放疗作为根治性手段时,应根据肿瘤大小选择单纯外照射放疗、近距离放疗或两者联合。放疗剂量取决于肿瘤大小,通常 66Gy 或更大剂量足以控制疾病。当放疗作为辅助手段时,根据病理特征,要求 50～60Gy 或更大剂量的放疗。不论根治性还是辅助性放疗,颈部放疗剂量应根据主要和次要危险特征决定。切缘阳性患者或侵犯神经周、血管和(或)淋巴系统及 $T_1 \sim T_2N_0$ 患者,也可采用化放疗。

具体治疗方案如下:$T_1 \sim T_2$、N_0 患者,首选手术切除。切缘阳性者,继续切除或考虑放疗或化放疗;有神经、血管及淋巴结浸润者,建议辅助放疗或化放疗;如果无不良病理学特征,密切随访即可。放疗包括外照射放疗($\geqslant$50Gy)联合近距离放疗,或单纯近距离放疗及单纯外照射放疗($\geqslant$66Gy);如果放疗后残留病灶或复发,应行手术切除并重建唇部缺损,密切随访。

对于可切除的 T_3、T_{4a}、N_0 及任何 T 分期、$N_1 \sim N_3$ 患者,如果无手术禁忌证,cN_0 患者行原发灶切除联合单侧或双侧择区颈淋巴清扫术(必要时可修复重建缺损);N_1、$N_{2a} \sim N_{2b}$ 及 N_3 患者,原发灶切除联合同侧全颈淋巴清扫术及对侧择区颈淋巴清扫术(必要时可修复缺损);cN_{2c} 患者,行原发灶切除联合单侧或双侧全颈淋巴清扫术(如果需要可修复缺损)。以上患者如果有 1 个淋巴结转移而无其他不良特征,术后辅助放疗;如果有主要危险特征,应辅助化放疗;如果仅有次要危险特征(包括多个淋巴结转移但无包膜外扩散,神经、淋巴及血管浸润),应辅助放疗或化放疗。除手术外,也可选择外照射放疗联合近距离放疗。如果原发灶完全缓解,残存肿瘤行手术切除联合颈淋巴清扫术;颈部完全缓解,则初始 N_1 分期患者随访观察,初始 $N_2 \sim N_3$ 分期患者应随访观察或行颈淋巴清扫术;原发灶仅部分缓解者,必要时应行救治性手术联合颈淋巴清扫术。

(张陈平 刘伟)

第二节 口腔癌前病变患者的黏膜状况评估和处理

口腔颌面部的绝大部分恶性肿瘤是鳞状细胞癌。值得注意的是,有 17%～35% 的口腔鳞癌患者是由口腔白斑等癌前病变(precancerous lesion)或癌前状态(precancerous condition)发展而来,因而对于口腔癌前病变患者的黏膜状况的正确评估和干预处理,是口腔鳞癌防治关口前移的重要措施,符合未来医学发展的方向和模式,临床经验证明,这个诊疗理念的战略意义在于,降低口腔癌症的发病率,改善预后,提高患者生存质量。

一、口腔癌前病变/癌前状态的定义以及主要病种

癌前病变/癌前状态(precancerous lesions / conditions)是一个不断发展和更新的概念,早期(*Dorland* 医学辞典,1968)关于这两个概念,没有明确的区别。甚至直到目前,美国国立医学图书馆(NHL)及其在线服务的 Medline 系统的 MeSH 词表中,也只有癌前状态的概念,而没有癌前状态的确切表述,只是将其列为新生物的一个分支,而没有具体而明确地表述其含义。

世界卫生组织(WHO)1997 年发布了一份关于口腔癌前病变/癌前状态的文件,是目前国际上比较权威和通行的关于癌前病变/癌前状态的定义。需要强调的是,癌前病变和癌前状态属于两个不同的概念,而且各自包括不同的病损、疾病或病理表现。

(一) 癌前病变

癌前病变(precancerous lesions)的定义为一种已发生形态学改变的、与相应的正常组织相比更易发生癌变的组织(WHO,1997),包括临床定义和组织学定义。

1. 临床定义　主要包括以下口腔黏膜疾病。

(1) 口腔白斑(oral leukoplakia,OLK):白斑的最新定义为"口腔黏膜上长期存在的白色病损,不能被擦除,也不能被诊断为其他任何可定义的疾病"。一些口腔白斑可转化为癌。

(2) 口腔红斑(oral erythroplakia):1978 年世界卫生组织(WHO)将口腔红斑定义为"口腔黏膜上出现的鲜红色、天鹅绒样斑块,在临床和病理上不能诊断为其他疾病者。不包括局部感染性炎症,例如结核及真菌感染等"。1997 年 WHO 制定的《口腔黏膜癌及癌前病变的组织学分类(第 2 版)》中将口腔红斑定义为"临床或病理不能归为任何其他已定义的病损的火红斑块"。

红斑通常表现为较为平坦的红色萎缩性斑块,部分可呈现为颗粒状表现,通常边缘较为明确,周围为正常黏膜所连续。好发于软腭、舌腹及口底,可累及口腔内的任何部位的黏膜。红斑的癌变率相当高。

(3) 烟草性腭部过角化症:定义为"与吸烟有关的腭部黏膜弥散性白色病损,可伴有黏膜增厚感",腭部的小唾液腺开口因此成为散在的红色点状表现,该病可伴有红色改变、溃疡或色素沉着等。

2. 组织学定义　在组织学关于癌前病变的描述通常指以下三种类型:上皮异常增生(dysplasia)、原位癌(carcinoma in situ)和光化性角化(actinic keratosis)。但是以上 3 者的根本在于上皮异常增生,原位癌可以认为是重度的上皮异常增生,而光化性角化则是由于日晒而造成的唇部上皮异常增生。所以上皮异常增生是关键。

(二) 癌前状态

癌前状态(precancerous conditions)的定义为"与显著增高的癌变危险性相关的一般状态(WHO,1997)"。癌前状态使口腔黏膜对致癌因子更敏感,更易发展为口腔癌。口腔的癌前状态性疾病包括:

1. Plummer-Vinson 综合征　中年妇女常见,主要原因是铁缺乏。该病的口腔黏膜表现为萎缩、发红且表面光亮,以舌乳头萎缩最为显著,伴有吞咽困难的症状。该病易引发或诱

发口腔白斑及口腔癌,常见于口腔后部及咽部。

2. 扁平苔藓(lichen planus)　发生于口腔黏膜、皮肤和指甲的白色斑纹状病损,根据临床表现的不同,分为网状型、环状型、条纹型、斑块型、丘疹型、水疱型、糜烂型、萎缩型;它是一种由 T 细胞介导的慢性炎症反应,其癌变率在 2%~3%,病理切片可证实其上皮异常增生程度,但是也有学者认为,扁平苔藓的上皮组织只是降低了对致癌因素的防御能力,其本身并不能称为严格意义上的癌前状态。

3. 口腔黏膜下纤维性变(oral submucous fibrosis,OSF)　其主要特点是上皮萎缩和黏膜下层结缔组织的纤维化,可导致张口受限。大量的流行病学证据指出,咀嚼槟榔是造成 OSF 的首要病因,同样具有上皮异常增生的病理表现。

4. 梅毒(syphilis)　Ⅱ期或Ⅲ期梅毒常可见口腔病损,呈水浸状白色斑块样改变,可能发生癌变。

5. 盘状红斑狼疮(discoid lupus erythematosus)　属自身免疫性疾病,下唇、颊黏膜等部位的萎缩性病损,中央呈凹陷的圆盘状,边缘有放射状的白色条纹,唇红的皮肤缘则为色素沉着,头面部可出现蝶形略增厚的红色斑块。直接免疫荧光检查可见损害的基底膜处有荧光抗体沉积。癌变率 0.35%~0.50%。

6. 着色性干皮病(xeroderma pigmentosum)　神经皮肤性疾病,有遗传特征,主要累及唇部。镜下表现为上皮萎缩、毛细血管扩张和色素沉着,口腔黏膜病损较少见,但有个例报道在口腔黏膜上的病损发生了癌变。

7. 大疱性表皮松解症(epidermolysis bullosa)　属少见的、多为家族遗传性的皮肤疾病,亦可无遗传史。由于先天性弹性纤维不全而导致皮肤脆弱,因外伤等原因容易出现水疱。营养不良型在舌部可能发生癌变。

以上口腔黏膜疾病和病损,不论是癌前病变还是癌前状态,均具有发展成上皮鳞癌的潜力,其核心问题在于上皮异常增生。

二、口腔癌前病变患者的黏膜状况评估

(一)口腔癌前病变/癌前状态疾病的癌变率

临床流行病学调查结果显示,不同口腔癌前病变/癌前状态疾病的癌变率不同。尽管关于癌前病变/癌前状态的临床流行病学调查几乎每年都有文献报道,但主要集中在口腔白斑。其他疾病的流行病学研究则相对较少。

1. 口腔白斑的发病率和癌变率　1978—1986 年我国全国范围关于“两病”(口腔白斑和扁平苔藓)的大规模流行病学调查结果显示:口腔白斑总患病率达 10.47%,临床类型中均质型白斑占 96.99%,非均质型占 2.90%,癌变或怀疑癌变的占总病例数的 0.11%。上海交通大学医学院附属第九人民医院口腔黏膜病科回顾性调查该院 1978—2004 年口腔白斑病例 576 例,癌变 66 例,占 11.46%。平均癌变时间 79.91±8.51 个月,中位数 66 个月。病例的年龄分布符合正态分布,在 41~60 岁年龄段共有 352 个病例,占总数的 61.11%。研究发现,吸烟是影响口腔白斑发病的重要因素,但并不是促进癌变的因素。66 例癌变的病例,部位分布上也与 1978—1986 年的流行病学调查存在一定差异,依次为颊部(28.15%)、舌腹(27.63%)、腭部(13.49%)、舌背(11.28%)、牙龈(10.25%)、唇部(6.61%)和口底

（2.59%）。

全球范围内，口腔白斑的患病率因地区和种族不同而有差异。例如：瑞典 1987 年统计的患病率为 3.6%；美国 1986 年资料为 2.9%，2003 年的统计结果表明，在美国人口中，口腔白斑的发病率为 0.42%±0.08%，男性高于女性，且男性高发于 40~49 岁，女性为 70 岁以上；德国 2000 年为 1.0%（65~74 岁人口），1.6%（35~44 岁人口）总体约在 0.2%~5%。不同流行病学调查的样本其癌变率报道也不相同。

2. 口腔红斑发病率和癌变率 口腔红斑主要发生于中年及老年人，性别间无明显差异。1975 年 Shafer 和 Waldron 报道 64 345 例活检样本中仅发现 58 例红斑（患病率为 0.09%），且这 58 例 OE 患者中 67.8% 为 60~70 岁成人。Lay K 等 1982 年在缅甸的一次对 6000 名 15 岁以上居民进行普查发现 5 例红斑患者，患病率仅为 0.083%。1997 年 Zain RB 等在马来群岛的一项对 11 707 名 35 岁以上成人进行的口腔疾病调查中发现 15 例红斑患者，患病率为 0.13%。

口腔红斑是口腔癌前病变中最具侵袭性的病种，是口腔鳞癌最重要的来源。癌变率高达 14~67%。Shafer 和 Waldron 曾观察比较口腔红斑和口腔白斑发生上皮异常增生及癌变的情况。他们对 3360 例口腔白斑和 65 例口腔红斑病变取活检。镜下观察发现口腔白斑中 80% 无异常增生，12% 有轻度至中度异常增生，5% 重度异常增生至原位癌，3% 为浸润癌。在口腔红斑中未发现无异常增生的病例，其中 9% 有轻度至中度异常增生，40% 有重度异常增生至原位癌，51% 为浸润癌。

上海交通大学医学院附属第九人民医院口腔黏膜病专科的一项回顾性统计资料显示，该科 1993—2009 年间就诊并随访存档的 16 000 病例中，保存有患者相应临床和病理信息以及有随访和癌变记录的口腔红斑患者共 34 名，占全部病例的 0.21%。其中 17 名为癌变患者，占 50%，这些患者的癌变时间为 8~68 个月，平均 38 个月。

3. 口腔扁平苔藓的发病率和癌变率 我国 1978—1986 年的流行病学调查中发现扁平苔藓的患病率为 0.51%，但没有给出癌变率数据。自 Bettmann 于 1905 年报道口腔扁平苔藓癌变病例以来，国外文献报道的该病癌变率为 0.4%~10%。

4. 口腔黏膜下纤维性变的发病率和癌变率 因其发病与咀嚼槟榔有关，发病具有显著的区域发布特点。印度、巴基斯坦，以及我国台湾省和湖南省为高发区。来自湖南湘潭的调查发病率为 0.96%，癌变率为 1.7%。来自 Pindbord 的报道癌变率为 7.6%。

（二） 临床评估

口腔黏膜的各种癌前病变/癌前状态均有其特殊的临床表现。一般来说，它们的临床表现会随病程的变化而有所变化。由于从癌前病变/癌前状态发展为口腔癌是一个量变到质变的过程，并且，不同的口腔癌前病变/癌前状态发病率和癌变率不同；因此，对口腔癌前病变/癌前状态患者的口腔黏膜状况的评估对确定相应的治疗措施和预后有重要意义。

当然，对口腔癌前病变/癌前状态患者的口腔黏膜状况的评估必须以明确临床诊断为前提。有些口腔癌前病变/癌前状态疾病已经有了国际或国内业内共识的标准，其标准可以作为评估标准。但多数口腔癌前病变/癌前状态疾病尚无国内外的评估标准，对其往往需要依据临床经验作出判断。

1. 口腔白斑的诊断和评估 口腔白斑是最为常见的口腔黏膜癌前病变，也是国际上关于癌前病变和癌发生机制方面研究最为集中的一种疾病。口腔白斑的概念几经修改，诊断标准也几易其稿。1978 年 WHO 的定义为："口腔黏膜上的白色(white)斑块或斑片,不能以临床或组织学的方法将其诊断为其他任何疾病"。而在 1983 年的相关的国际性研讨会上又提出修改为："口腔黏膜上带白色(whitish)的斑块或斑片,不能以临床或组织学的方法将其诊断为其他任何疾病,除烟草外,不伴有任何物理或化学性的刺激"。1994 年在瑞典 Uppsala 召开的国际会议上,就该病的定义和诊断程序达成一定的共识。根据该定义 OLK 在临床诊断上有暂时性(provisional)诊断和肯定性(definitive)诊断之分。暂时性诊断是指口腔黏膜上的白色损害,在初次临床就诊时,不能被诊断为其他任何疾病的情况;肯定性诊断是指在鉴别或去除可能的病因因素后,通过 2~4 周的观察,病损没有任何好转的迹象,和/或经由组织病理学检查明确诊断的病例。一些确定性因子(certainty factor,C Factor)有助于 OLK 的临床诊断(表 4-1)。

表 4-1　口腔白斑诊断中的确定性因子

因子	诊断参考依据
C1	据第一次就诊时通过视诊和触诊所获得的证据而做出的诊断(暂时性诊断)
C2	去除可疑致病因素(如机械刺激)2~4 周后得到阴性结果(损害无改善,肯定性诊断)
C3	同 C2,但治疗前有活检资料,组织病理上未发现其他可定义的疾病(病理证实诊断)
C4	外科切除损害,并通过组织病理学检查而作出的诊断

对于 OLK 的分级,目前也有两种意见。现行标准是 WHO 推荐的 LSCP 体系(表 4-2),而出于临床应用中的考虑,van der Waal I 等学者建议对以上体系进行修改,形成更加适合临床操作的 OLEP 体系(表 4-3),从两者的对比来看,无论哪一种分级体系,最主要的影响因素还是组织病理学表现。作为评价口腔白斑的一项标准化指标,分级体系无疑对研究设计、评价干预手段和预后判断有重要的影响。

表 4-2　口腔白斑的 LSCP 分级体系

L:损害的大小(extent of lesion)	S:损害的部位(site of lesion)
L_0:没有损害表现	S_1:除口底、舌部以外的口腔黏膜
L_1:损害≤2cm	S_2:口底和/或舌部的口腔黏膜
L_2:损害介于 2~4cm	S_x:损害部位不确定
L_3:损害≥4cm	P:组织病理学特征(histopathological features of biopsy)
L_x:损害大小不确定	P_1:无异常增生
C:临床方面(clinical aspect)	P_2:轻度异常增生
C_1:均质型白斑	P_3:中度异常增生
C_2:非均质型白斑	P_4:重度异常增生
C_x:损害类型不确定	P_x:增生特征不确定

注:1. 1 期:任何 L,S_1,C_1,P_1 或 P_2。
　　2. 2 期:任何 L,S_1,C_2,P_1 或 P_2;任何 L,S_2,C_1,P_1 或 P_2。
　　3. 3 期:任何 L,S_2,C_2,P_1 或 P_2。
　　4. 4 期:任何 L,任何 S,任何 C,P_3 或 P_4。

表 4-3　口腔白斑的 OLEP 分级体系

L（size of the leukoplakia，白斑的大小）

L_1 单发或多发白斑损害总体≤2cm

L_2 单发或多发白斑损害总体介于 2~4cm

L_3 单发或多发白斑损害总体≥4cm

L_x 损害大小不确定

P（pathology，组织病理学表现）

P_0 没有上皮异常增生（包括"没有或可能存在的轻度异常增生"）

P_1 明确的上皮异常增生（包括"轻度到中度"和"中度到可能的重度"异常增生）

P_x 上皮异常增生没有被包括在病理报告内

注：1 期：L_1P_0；2 期：L_2P_0；3 期：L_3P_0 或 $L_1L_2P_1$；4 期：L_3P_1。

2. 口腔红斑的诊断和评估　口腔红斑临床表现为鲜红色天鹅绒样斑块，状似"上皮缺失"。鲜红色斑块边缘清楚，稍隆起，表面光滑、发亮，扪诊较软，或红斑病损区内有散在白色颗粒状增生斑点，呈红白相间状，扪诊略粗糙，红斑压之不褪色。口腔红斑患者一般多无明显自觉症状，除少数患者自诉有烧灼感，常于口腔疾病检查或治疗中偶尔发现。

根据病损特点的差别，临床上可将红斑分为均质型、间杂型和颗粒型三种。癌变的危险性与临床类型有关。其中颗粒型的危险性最大。

口腔红斑病损可发生于口腔黏膜的任何部位。软腭、口底和颊黏膜是红斑好发部位。Shafer 和 Waldmn 发现男性最常见的发病部位为口底，其次为磨牙后区，最少见的部位为下颌联合处牙槽黏膜，而女性则是下颌联合处牙槽黏膜、下颌牙龈、下颌沟处最多见，其次为口底和磨牙后区。红斑很少累及舌部。但上海交通大学医学院附属第九人民医院口腔黏膜病专科的回顾性统计资料显示，34 例口腔红斑中，男性 16 例，女性 18 例。男女比为 0.88：1；平均发病年龄 59.06 岁，其中女性 60.94 岁、男性 58.06 岁。发病部位的顺次为：舌（16 例 47.05%）、颊（9 例 26.40%）、腭（5 例 14.70%）、牙龈（4 例 11.76%）；其中男性舌（7 例 43.75%）、颊（4 例 25%）、腭（2 例 12.5%）、牙龈（3 例 18.75%）；女性舌（9 例 50%）、颊（5 例 27.77%）、腭（3 例 16.66%）、牙龈（1 例 5.55%）。口腔红斑的癌变危险性可能与年龄、部位、性别有关。

由于口腔念珠菌病、组织胞浆菌病、萎缩型口腔扁平苔藓、红斑狼疮、类天疱疮等口腔黏膜病均可以在口腔黏膜表面呈现红色斑块状病损。因此，口腔红斑是一种排除性诊断，只有通过临床鉴别排除了以上疾病（尤其是口腔念珠菌病和萎缩型口腔扁平苔藓）后，才能考虑口腔红斑的临床诊断。根据 1997 年 WHO 关于"临床或病理不能归为任何其他已定义的病损的火红斑块"的口腔红斑定义，口腔红斑的确诊还必须有活组织病理检查的证据。

3. 其他癌前病变/癌前状态疾病的诊断和评估　可以根据教科书或临床诊疗指南结合临床经验判断。一般可以将同一疾病分为不同的临床类型，或者同一类型的不同病程作为参考。例如，口腔扁平苔藓糜烂型和非糜烂型的癌变危险性不同；糜烂型有反复急性发作与长期处于稳定状态其癌变危险性也不相同。

（三）病理评估

因为不论是癌前病变还是癌前状态的口腔黏膜疾病和病损，均具有发展成上皮鳞癌的潜在风险，其核心问题在于上皮异常增生。因此对于口腔癌前病变/癌前状态患者的病理状态评估具有决定性的临床意义。世界卫生组织(WHO,1997)给出的上皮异常增生定义为"复层鳞状上皮的癌前病变表现为细胞的不典型增生,正常成熟机制的丧失,即上皮整体的紊乱"。并认为随上皮异常增生程度的增大,癌前病变/癌前状态的恶变潜能也增大。并列出了区别上皮异常增生程度的13条标准(表4-4)。

表4-4 上皮异常增生的组织学变化(WHO,1997)

基底细胞极性消失	上皮浅表1/2层出现有丝分裂
出现一层以上基底样细胞	细胞及细胞核的多形性
核浆比增加	核深染
滴状钉突	核仁增大
上皮层次紊乱	细胞间黏着性消失
有丝分裂象增加	棘细胞层出现角化的单细胞或细胞团
出现异常有丝分裂	

在同一病损中,一般不太可能同时出现上述所有变化。但上皮中上述变化越多、越显著,异常增生的程度也越严重。在上述WHO给出的上皮异常增生的解释描述中,可以对上皮异常增生的程度进行分级。分级可根据各项的显著性或出现项目的多少来判定。但目前更常用的分级是根据细胞不典型增生累及上皮层的厚度,如果累及上皮全层1/3则为轻度,2/3为中度,累及上皮全层为重度或原位癌。虽然各种程度的上皮异常增生与癌变之间的关系目前并不确定,但普遍认为,任何程度的异常增生都意味着癌变风险的增加,而重度异常增生常与浸润癌同时存在。

(四) 预后评估

虽然口腔癌前病变/癌前状态疾病的癌变危险性各不相同,但判断危险性大小的依据有共同点。一般来说,临床流行病学调查发现的危险因子往往能够作为预后评估的依据。

1. 口腔白斑预后 关于口腔白斑的临床流行病学调查发现患病率与年龄呈正相关。吸烟是影响患病的主要因素之一,口腔白斑的患病率在吸烟人群中显著高于非吸烟人群。在部位分布上,依次好发于颊部(48.29%)、唇部(37.02%)、腭部(10.92%)、牙龈(2.39%)、舌部(1.11%)、前庭沟(0.22%)、口底(0.03%)和咽弓(0.02%)。

根据OLK临床表现的不同,目前WHO将其分为均质状和非均质状两大类。在我国的临床实践中,也基本认同以上两种分类,但是对于进一步的分型,则略有出入。我国将均质状白斑分为斑块状、皱纹纸状,非均质状,非均质状而又分为颗粒状、溃疡状、疣状。而WHO分别又增加了滑石粉样和红白斑(erythroplakia)。另外,非均质状白斑还有一类比较少见的类型,称为增殖性疣状白斑(proliferative verrucous leukoplakia,PVL),该类白斑具有较高的癌变率,可达86.7%,可能与人乳头瘤病毒(human papilloma virus,HPV)和EB病毒有关,同时表现为多区域癌变的特点。

均质状白斑伴有白色念珠菌继发感染时,通常会影响其临床表现,形成局部溃疡状或充血的红白斑样表现,该类白斑称为"白念白斑"。在长期反复的病程中,可发展成非均质状的颗粒状白斑,而经过抗真菌药物治疗后,临床表现可部分恢复成均质样的表现,但是白色念珠菌长期没有得到控制的情况下,此类白斑的癌变率高于一般的均质状白斑。

根据诸多的临床流行病学调查结果,可以归纳出评估白斑癌变的高风险因素。

（1）白斑类型（疣状、颗粒状、或反复溃疡糜烂、伴念珠菌感染或 HIV 感染）；

（2）发病部位（舌缘、舌腹、口底、口角）；

（3）病程较长；

（4）吸烟；

（5）女性（特别是不吸烟的女性）；

（6）病损面积（大于 1cm×2cm）；

（7）病理变化（伴上皮异常增生，分级愈高愈危险）。需要强调的是，病理分级是评估预后的最重要的指标。

2. 口腔红斑预后　关于口腔红斑的临床流行病学调查发现：该病可能与以下因素相关，但对所有的证据均有不同的质疑。

（1）咀嚼烟草和饮酒：已有研究发现咀嚼烟草和饮酒是印度人群中红斑发生的危险因素。

（2）白色念珠菌感染：已有研究证实在红白斑中检出白色念珠菌，而且一些病例在经过抗真菌治疗后红色或白色斑块会减退或消失，Barrett 等人研究也表明上皮异常增生的严重程度与真菌存在相关性。但也有研究者认为这些病例中的红斑仅仅是临床红斑，可能为炎症性红斑，而不是异常增生。

（3）HPV 病毒感染（human papillomavirus）：关于 HPV 在口腔癌前病变中的作用已有许多研究。Nielsen H 等学者使用原位杂交和 PCR 法研究 49 名口腔癌前病变患者（其中包括 10 例红斑患者）中 HPV 的检出率，发现 50% 的红斑患者和 33.3% 的红白斑患者 HPV 阳性，总的 HPV 检出率为 40.8%。作者认为 HPV 可能是一种协同致病因素，因为在 4~12 年的随访中，100% 癌变患者有 HPV 阳性。

（4）EBV 病毒感染（epstein-barr virus，EBV）：有报道称口腔红斑和口腔原位癌中 EB 病毒的检出率分别为 50% 和 40%。但 EBV 到底是一种致癌因素，还是因为肿瘤相关的免疫抑制使得 EBV 水平增加，目前仍有争议。

（5）基因变化等分子生物学方面的因素。

因此，咀嚼烟草和饮酒、白色念珠菌感染、HPV 病毒感染 EBV 病毒感染以及基因变化等分子生物学方面的变化可能作为判断口腔红斑预后的因素。

三、口腔癌前病变患者的黏膜状况处理

由于至今对口腔癌前病变/癌前状态任何癌变的确切机制尚不明确，因此缺乏具有针对性的特效控制或逆转的方法和手段。临床经验告诉我们，不恰当的处理可能造成促进癌变进程的不良后果。因此，在准确评估口腔癌前病变患者的黏膜状况的基础上采取相应的处理，才是最有利于患者的方案。

（一）急性发作期处理

当口腔癌前病变患者的黏膜出现溃疡、充血、糜烂、疼痛等急性状况时，应该采取对症处理措施，包括抗生素和激素的运用。但必须注意适应证和不良反应的预防处理。一旦急性状态得到纠正，应该"见好就收"，但必须注意激素等药物的撤药反应。需要强调的是，在处理前要充分了解患者急性发作的诱因，告诫患者避免，以防再次发作。另外还要充分了解患

者的全身性疾病背景,如果有需要,应该提请相关学科(例如内科、外科、神经科、免疫科、风湿科等)会诊,协同诊疗,控制病情。

（二）稳定期处理

1. 口腔癌前病变患者的黏膜状况处于稳定时,应以保守治疗为主。

例如,对口腔白斑的处理步骤分为五步。

（1）去除可能的病因因素观察 2~4 周,如果反应良好则不予其他治疗措施;

（2）如果白斑没有变化,则病理活检明确诊断;

（3）无异常增生的白斑病损采取保守治疗和临床随访观察;

（4）有异常增生的白斑病损采取积极的药物治疗或合适的物理治疗,并密切随访;

（5）长期处于稳定状态的白斑患者需要终生随访,间期为 6~12 个月/次。

由于口腔癌前病变/癌前状态,均具有发展成上皮鳞癌的潜在风险,其关键问题在于上皮异常增生,因而治疗方面,如何阻断甚至逆转上皮异常增生是癌前病变/癌前状态是治疗的首要目标。另外由于区域癌化和多步骤癌变的特点,单纯的切除手术并不能做到避免损害复发和癌变,因此对口腔上皮异常增生的化学预防(chemoprevention)可以作为保守治疗的主要措施。

2. 目前治疗上皮异常增生的药物 维 A 酸及其衍生物、β-胡萝卜素、博来霉素(bleomycin),发现有 10 年余的环氧合酶-2(Cox-2)抑制剂,大豆提取物 Bowman-Birk 抑制剂(Bowman-Birk inhibitor,BBI)是近几年来研究比较集中的一些药物。由于癌化学预防药物往往需要长期服用,因而其副作用和安全性问题是药物开发面临的一个重大难题,天然植物提取物通常具有低毒、安全的特点,因而受到普遍的重视。

（1）维 A 酸及其衍生物:维 A 酸及其衍生物(retinoids)(以下简称维 A 酸类)是维生素 A(视黄醇)天然或合成的衍生物。经实验动物模型、细胞模型、流行病学研究和临床试验,均证实维 A 酸类在癌化学预防和治疗中的确切疗效。例如,维生素 A 缺乏的大鼠,可在多个部位的上皮组织中,出现鳞状上皮化生,其中包括气管黏膜。而在维生素 A 缺乏的状况改善后,化生得以逆转。另外,流行病学调查的数据也证实了血清维生素 A 水平与恶性肿瘤发病之间存在负相关。

同样对于口腔及全身的癌前病变而言,维 A 酸类同样具有重要的作用和确切的疗效。对于口腔黏膜白斑、子宫颈上皮异常增生、着色性干皮病等,不仅对原发灶有效,同时有助于降低继发灶发生概率。阻碍维 A 酸类作为理想的癌化学预防制剂的原因,主要是长期或大剂量摄入后所产生的临床副作用,包括高甘油三酯血症、干皮病、结膜炎、唇炎和面部红斑。此外,局部使用1%浓度的维 A 酸,会对局部黏膜产生比较明显的烧灼作用,因而使用时因严格控制使用的范围。维 A 酸虽可有效改善临床症状,但是停药后复发依然是一个严重的问题。

维 A 酸类通过细胞和表面的维 A 酸类受体及其相关的调控因子,形成针对靶基因的配体依赖的信号转导通路,以此来激活相关靶基因的表达和产物的功能分化。人类共有两类维 A 酸类受体,分别是维 A 酸受体(retinoic acid receptor,RAR)和维 A 酸衍生物受体(retinoid X receptor,RXR),这两类受体又各自分为三个亚型,分别是 RARα、RARβ、RARγ 和 RXRα、RXRβ、RXRγ。另外,细胞核表面存在相应的孤儿配体(orphan ligand)受体,以识别相关的生理性配体。

维A酸类通过其受体的配体结合域与受体相结合。维A酸类细胞核受体包含有可以识别DNA上特异基因序列的DNA结合域。通过这种配体-受体-DNA的结合互动,相应的基因被启动、活化并开始复制,其产物最终介导了一系列生物学反应。另外存在有多种调控蛋白,对这一过程进行控制。维A酸类主要对G_1期细胞的进一步分化进行了阻断,包括G_1期细胞捕获、生长抑制,以及G_1期细胞周期蛋白表达的减少。维A酸类既有激动剂,又有拮抗剂。一些拮抗剂可以拮抗转录因子AP-1的表达,该因子调节细胞生长与分化;而4-羟基苯基维甲酰胺(4-HPR)则通过受体非依赖性机制优先表达凋亡信号,4-HPR主要是激活了RARγ并上调了RARβ的表达。

对于口腔黏膜白斑而言,维A酸类RARβ受体mRNA的表达,与临床使用13-顺维甲酸的治疗效果相关。在以13-顺维甲酸成功治疗的患者中,可以发现RARβ受体的mRNA表达是优势诱导的,有研究同样证实了RARβ受体是人类上皮鳞癌中,主要的维A酸类类生长抑制调控因素。

目前的临床治疗结果证实了维A酸在治疗口腔癌前病变方面的有效性,但同时停药后复发依然是一个无法回避的难题。如上所述,由于维A酸在临床治疗上的疗效与细胞核上的维A酸类受体表达有关,因而可以推断,发展新型的RAR/RXR选择性激动剂或拮抗剂,可能是新的研究方向。目前,维A酸类药物依然是Cochrane协作网上,经循证医学分析后被评价为治疗口腔黏膜白斑的首选药物。

(2)β-胡萝卜素:由于维A酸类药物的副作用较大,因而β-胡萝卜素(β-carotene)作为一种替代性的选择被应用于临床,其疗效同样得到了流行病学资料的证实。β-胡萝卜素的机体耐受性明显高于维A酸,因而长期服用的安全性有一定保证,在口腔癌前病变的治疗方面,β-胡萝卜素的整体疗效较维A酸类低,且对于某些部位的恶性肿瘤而言,β-胡萝卜素无明显的抑制作用,甚至有促癌的可能。

(3)环氧合酶抑制剂:花生四烯酸的代谢途径主要有两条,一条由脂氧酶催化,一条由环氧酶催化。环氧化酶是环氧酶途径的限速酶,现在发现有两种同功酶组成性cox-1和诱导性cox-2。

Cox-1在机体中是常表达,维持机体正常的生理功能;但大多数组织在正常生理状态下不表达cox-2,而在一些病理状态下,例如风湿性关节炎、胃溃疡、结肠癌等,表达量则迅速上升。Cox-2选择性抑制剂由于不抑制cox-1,副作用小。由于流行病学调查发现长期服用阿司匹林能降低结肠癌的发生率,使得近年来非甾体抗炎药,尤其是cox-2抑制剂对肿瘤的防治成为研究的热点之一。

Cox-2在肿瘤的发生中具有重要的作用,具有诱导前致癌物的活化;诱导肿瘤血管生成;抑制凋亡;提高肿瘤发生及转移的潜能,增加肿瘤细胞的侵袭力,免疫抑制等。Cox-2抑制剂主要针对cox-2的代谢路径以产生抗肿瘤的作用。此外,cox-2抑制剂可能通过上调*Par-4*基因而参与凋亡调节。研究发现,cox-2在癌前病变和原位癌组织中的表达量增加,与正常组织相比,表达有显著性差异。对DMBA诱导的金黄地鼠实验性口腔癌预防作用的研究中发现,局部涂用塞来昔布后,实验组肿瘤发生率和癌发生率,均有所降低,同时抑制了单纯增生数目。但是2004年9月30日,美国默沙东制药公司宣布,从全球市场上召回解热镇痛药——万络(罗非昔布片),原因是患者连续服药超过18个月,患心脏病和脑卒中的概率会大大增加。WHO和美国FDA目前已对cox-2抑制剂例如罗非昔布、塞来昔布、帕瑞昔布、伐地昔布等的安全性问题提出质疑,影响了该类药物的进一步临床使用。

(4) Bowman-Birk 抑制剂:有研究发现,日本人口的长寿与大量食用大豆类制品有关,因而大豆提取物 Bowman-Birk 抑制剂(Bowman-Birk inhibitor,BBI)在肿瘤预防与治疗方面的研究开始受到人们重视。BBI 最早于 20 世纪 40 年代由 Bowman 发现,1961 年 Birk 加以纯化,1973 年其分子结构基本阐明。美国 FDA 于 1992 年同意该药物作为研究类新药进入二期临床实验阶段。BBI 由 71 个氨基酸组成,含有 7 个二硫键,是其作用的主要部位,是一个广谱的抗肿瘤药物,体内和体外实验证明对喉癌、肺癌、胃癌等均有疗效。在对口腔黏膜白斑的实验中发现,使用 1 个月后,58.7% 的患者临床症状有所减轻,白色斑块缩小,但是组织病理学上没有出现明显的改善。其对口腔白斑和上皮异常增生组织的治疗作用,仍然有待进一步的研究。

(5) 中药:由于天然植物提取物低毒安全的特性,因而是癌化学预防药物的理想来源。中医药在肿瘤的预防和治疗方面,同样具有丰富的经验。常用的抗肿瘤中药主要基于"清热解毒""活血化瘀"和"扶正祛邪"的理论基础。通过现代技术手段发现,活血化瘀类药物主要是促进良性血管的生成,维护了血管内皮的完整性和连续性,例如灯盏细辛。"扶正祛邪"类药物具有调节细胞免疫、体液免疫,稳定细胞膜性结构,阻断细胞异常增生演进的效果,绞股蓝和山豆根是这方面的代表药物。动物实验证明,山豆根等中药灌服的金黄地鼠颊囊癌模型,灌药组和阳性对照组相比较,颊黏膜异常增生发生率显著降低。口腔黏膜白斑动物模型服用山豆根组,平均瘤数目及瘤负荷显著低于阳性对照组。癌变率、细胞微核发生率、银染核仁组织区(AgNOR)数目和增殖细胞核抗原(proliferative cell nuclear antigen,PCNA)标记指数均显著低于阳性对照组。临床研究也证实,服用山豆根的患者,口腔白斑明显缩小,与安慰剂组相比有显著差异。

中药制剂的筛选受多种因素的影响,例如药物的制剂方法、药物浓度、方剂的组成等,因而开发中药癌化学预防药物,虽然具有广阔的前景,但是其筛选工作难度也较高。此外,中药开发如果要得到国际医学界认可,必须对药物的有效成分、作用机制、作用靶点有较为明确的解释,又提高了这类药物的开发难度。但是对于天然药物的开发,依然是一个值得重视的研究方向。

口腔癌前病变/癌前状态是研究口腔癌发生发展的重要领域,也是肿瘤早期治疗的一个重要阶段。目前,该领域的研究仍然有待进一步的深入,分子流行病学和治疗学方面的研究将是未来研究的重点方向。

(三) 危险期处理

1. 对于口腔癌前病变患者的黏膜处于高度癌变危险状况时,应该以手术治疗为主。并且强调愈早愈好。因癌前病变组织尚不具备癌的生物学行为特征,手术疗法一般不主张采用扩大性手术,但必须对切除的组织做常规病理检查,对于高度怀疑癌变的病例,应做术中冰冻切片。

由于口腔癌前病变往往有多发性和易复发的特点,因此手术疗法应严格掌握适应证,一般仅运用于单发、局限、病损区面积较小,且有明显癌变倾向的病例。

2. 此外物理疗法也可以作为手术疗法的补充,物理疗法有简单易行、操作成本低、近期疗效显著等优点,但正确掌握指征和选择恰当的技术参数是影响疗效的关键。有病例报道称,因误用物理疗法或因技术参数不正确而促进癌变,因此选择此类疗法要慎重(参见第六章第一节）。

（1）微波疗法：是运用微波技术产生分子震荡和极化，在组织内部产生一定的热量，利用非正常细胞较正常细胞的热效应耐受力差的原理，杀伤癌变或具有癌变倾向的非典型增生细胞，从而达到阻断癌前病变组织继续恶化的目的。可采用医用微波治疗仪，选择恰当的输出功率和频率以及辐射时间。适合于病损区局限、边界清晰的白斑等癌前病变。

（2）激光疗法：是利用激光对组织的气化作用。使病变区损伤的组织完全气化，术后创面依靠机体组织的自我修复机制完成。常用的有二氧化碳激光治疗仪。也需要强调选择恰当的输出功率以及照射时间。适应证同前。

（3）冷冻疗法：是利用病损组织对温度变化的耐受力较正常组织差的特性，通过反复"冻-融"而使病变细胞死亡的理疗方法。可采用医用冷冻治疗仪。

（4）光动力疗法：又称光化学疗法（PUVA），是利用病变组织容易吸收光敏剂的特性，在注射特定光敏剂后，用长波紫外线照射病灶区，使病变组织细胞死亡的方法。

（周曾同）

第五章 口腔黏膜病的药物治疗及其研究

随着生物医学模式向生物-心理-社会的新模式过渡转换,口腔黏膜病的治疗理念也逐渐向整合治疗转化发展,使得口腔黏膜病的治疗成为集多学科、医疗心理护理、个体和整体、治疗和预防为一体的系统工程。药物治疗在该系统工程中占有举足轻重的地位,是口腔黏膜病最主要的治疗手段。

本章以口腔黏膜病的药物治疗为主题,但重点并非从微观角度详细介绍各个口腔黏膜病该如何用药,而是对口腔黏膜病药物治疗的基本原则、科学理念和思路、方案设计的原则和要素、新的研究方法和进展以及存在的问题等进行阐述和探讨,以期有助于读者从宏观层面较全面系统地把握口腔黏膜病的药物治疗。

第一节 口腔黏膜病的药物分类及治疗原则

一、口腔黏膜病的药物种类及其作用

由于大多数口腔黏膜病既有较明确的局部病损,同时又与全身因素,特别是免疫水平、营养状况等密切相关,因此,口腔黏膜病的局部和全身用药均具有重要作用。另外,对于某些疾病,例如单纯疱疹、口腔扁平苔藓、复发性阿弗他溃疡、灼口综合征、干燥综合征等,若结合中医药治疗有可能获得良好的协同效应。由此,口腔黏膜病常用药物可分为全身用药、局部用药和中医药三类,三者相辅相成,互为补充。

(一) 全身用药

口腔黏膜病的全身用药有多样化、系统化的特点,临床上较常用的药物有抗微生物类药物、免疫抑制类药物、免疫增强类药物、维生素及微量元素类药物等。

1. 抗微生物类药物

(1) 抗真菌药:用于治疗各型口腔念珠菌病、深部真菌病,主要有氟康唑、伊曲康唑、特比萘芬等。艾滋病相关口腔念珠菌感染者对氟康唑和伊曲康唑可能存在交叉耐药现象。

(2) 抗病毒药:用于治疗单纯疱疹、带状疱疹、手-足-口病等,主要有阿昔洛韦、伐昔洛韦、泛昔洛韦、利巴韦林等。艾滋病相关口腔病毒感染一般需增大剂量、延长疗程。

(3) 抗结核药:用于治疗各型口腔结核,主要有异烟肼、利福平、乙胺丁醇、链霉素等。儿童患者应酌减用量,应注意链霉素对听神经的毒性损害。

（4）抗生素：全身使用抗生素的几率较小，主要用于治疗口腔黏膜病损继发的较严重细菌感染，应注意询问患者的过敏史，尽量选择敏感药物。

2. 免疫调节类药物

（1）糖皮质激素：具有较强的抗炎、抗过敏、抑制免疫的作用，多用于治疗病情较严重的口腔黏膜病，例如天疱疮、白塞病、口腔扁平苔藓、多形性红斑等，主要包括泼尼松、地塞米松等。

（2）其他免疫抑制药：除糖皮质激素外，临床应用较多的免疫抑制药还有羟氯喹、沙利度胺、硫唑嘌呤、环孢霉素。可单独用于治疗对糖皮质激素耐药的患者，也可与糖皮质激素联用，以达到减少糖皮质激素的用量、降低毒副作用的目的。

（3）免疫增强药：多用于全身情况欠佳、机体免疫功能低下的患者，主要包括胸腺素、转移因子、匹多莫德、卡介菌多糖核酸等。虽然其毒副作用较小，但也应注意根据患者情况酌情选用搭配，避免滥用。

3. 维生素及微量元素类药物 可单独用于治疗营养不良造成的各类口腔黏膜病，但常作为辅助药物用于治疗口腔扁平苔藓、复发性阿弗他溃疡、灼口综合征、唇舌疾病，主要包括维生素 A、维生素 B 族、维生素 C、维生素 E、β-胡萝卜素、叶酸、铁剂、锌剂等。

（二）局部用药

口腔黏膜的局部病损易于给药和观察，有利于各类局部制剂发挥抗菌、消炎、止痛、促进愈合、调节口腔微环境等作用。

1. 常规制剂 包括各类含漱液、糊剂、散剂、气雾剂、口含片等。该类制剂易被唾液稀释、冲洗，有效药物浓度的维持时间较短。

2. 黏附制剂 包括各类膜剂、贴剂等。该类制剂对口腔黏膜有一定的黏附能力，可使药效维持时间延长。

3. 缓释制剂 包括各类软膏剂、凝胶剂等。该类制剂遇唾液后可形成黏性薄膜，较紧密附着于口腔黏膜病损局部，能在较长时间内持续缓慢释放药物。目前，能恒速释放药物的口腔黏膜控释制剂尚处于研发阶段。

（三）中医药

中西医结合是口腔黏膜病的重要治疗原则之一，中药包括中成药、内治药和外治药。临床常用的中成药有雷公藤总苷、昆明山海棠、白芍总苷、灯盏花素等。内治药有加味导赤白虎汤、六味地黄汤、桃红四物汤、八珍汤等。外治药有三花白竹液、芩兰含漱液、养阴生肌散、冰硼散等。

二、口腔黏膜病的合理用药原则

虽然口腔黏膜病的类型各异，种类众多，但归纳起来有两个特点，一是，口腔局部多以感染或非感染的炎性病损为主；二是，大多数病例与全身状况（例如免疫、内分泌、营养状况等）密切相关，即属内科性质的疾病。因此，药物治疗是口腔黏膜病最主要的治疗手段，通过合理使用上述三类药物，可望有效控制病情甚至可使某些疾病临床愈合。但如果不遵守合理用药原则，就难以达到防治疾病的目的，反而给患者带来危害。

（一）合理用药的基本原则

合理用药是指以当代药物和疾病的系统知识和理论为基础,安全、有效、经济、适当地使用药物,要求既充分发挥药物的疗效又注意避免或减少可能发生的不良反应,同时还要考虑经济和方便。

为了更好地做到合理用药,口腔医师在诊疗疾病的各个环节应注意做到以下几点。

1. 注意用药史 在采集患者病史时,要注意用药史,明确患者已经使用的药物及疗效,避免重复用药,同时注意药敏史。

2. 明确诊断 只有诊断准确,用药才能有的放矢,才可能避免盲目用药甚至错误用药。

3. 严格掌握适应证 大量资料表明,我国滥用抗生素、激素、维生素等药物的现象相当普遍,用药应严格掌握适应证和禁忌证。

4. 注意用药个体化 用药时应注意加强对患者病情变化的观察,给药方案应逐步由常规化、经验化转向个体化、科学化,必要时还应监测血药浓度。

5. 注意药物的相互作用 用药前应全面掌握药物之间的相互作用,避免因盲目联合用药而引起药源性事故。尽量避免所谓的"撒网疗法",即以多种药物合用以防漏诊或误诊,这不仅浪费医疗资源且较易产生不良反应。

6. 注意不良反应 应注意观察患者对药物的反应,出现不良反应,应及时停药或更换治疗药物。

7. 注意药物经济学 药物经济学现已被国内外列入合理用药的范畴,即用最低的医药费用保证用药的有效性和安全性。

（二）口腔黏膜病的合理用药理念

除上述通用原则外,口腔医师在应用药物时还应具备以下理念。

1. 整体理念 整体系统观是口腔医师用药时必备的重要理念,祖国医学也强调人体内部之间、人体与自然界之间存在普遍的联系。因此,在药物治疗过程中,首先要兼顾局部和全身治疗,即中医的标本兼治,特别是对病情较严重的病例更应注意局部和全身联合用药。例如,天疱疮病例(尽管可能仅有口腔病损),既要给予消毒防腐类和糖皮质激素类局部制剂,同时也应尽早全身给予足量的糖皮质激素,才可能有效控制病损向皮肤蔓延的趋势;其次,要预测用药是否对全身状况产生影响,例如,口服糖皮质激素甚至仅局部较长时间使用糖皮质激素,对患有糖尿病或高血压的病例是否产生影响;最后,对有较大毒副作用的药物,应定期随访,密切监测,适时评估药物产生的利弊效应。

2. 个体化理念 个体化原则是药物治疗通用原则,口腔黏膜病的个体化治疗具有如下特点。

（1）同病异治:不同患者患有同样疾病,因患者的致病诱因、年龄、性别、全身情况等都不尽相同,且局部病损的轻重程度、分型、病程等也可能不同;而即使同一患者,其不同阶段的病情也不同,因此,需对每位患者详细询问及检查,从而制订出个性化的治疗方案。

（2）异病同治:不同疾病可能具有相似的发病诱因或致病机制,可采用同类药物进行治疗,但用药剂量、疗程及给药途径等仍需根据个体具体情况决定。

（3）分子个体化治疗:是指利用疾病细胞与正常细胞的分子生物学差异进行药物开发,使药物作用于疾病细胞的特异靶点,从而达到抑杀疾病细胞的目的。该疗法强调充分利用患者信息资料来选择最有利于患者的治疗和预防模式。由于缺乏特异的生物学标志物,分子个体化治疗目前在口腔鳞状细胞癌和潜在恶性病变治疗中的应用尚处于探索阶段。因此,需不断探索有潜力的诊治靶点,为分子个体化治疗的实现奠定基础。

3. 整合治疗理念　是指在某种基本治疗的基础上,综合采用有针对性的辅助治疗手段(例如免疫、心理、康复、中医等),从而实现多学科交叉联合治疗,有利于疾病特别是疑难复杂病例的缓解和控制。对于某些较严重或顽固疑难的口腔黏膜病,也需具备整合治疗的理念。因为口腔黏膜病的发生发展及复发转归与口腔局部各种刺激因素、个人生活习惯、营养、心理等全身因素密切相关,因此,在药物治疗的基础上,还应重视辅助疗法,对上述因素予以消除或调整。

(1) 去除局部刺激因素:去除龋病、牙结石、尖锐牙尖牙嵴、不良修复体、残冠残根,还有戒除或减少吸烟、饮酒等。

(2) 纠正不良生活习惯:避免熬夜、过少饮水、过多进食辛辣食物等不良习惯,保持大便通畅。

(3) 调整营养结构:注意食物的多样化,避免挑食,避免过度减肥,使自身营养达到均衡状态。

(4) 重视心理疏导:心理因素在大多数口腔黏膜病的发生及治疗中占有非常重要的地位,所以,应重视对患者的心理疏导,耐心解释疾病的原因、可能的预后及药物的作用等,通过暗示、安慰、鼓励等方法让患者树立治疗慢性病的信心。美国医师特鲁多有句名言,"有时是治愈,常常是安慰,总是去帮助",说明医师的最大作用不是治愈疾病,而是抚慰和帮助患者,有助于对疾病的有效控制。

(5) 加强医患间的尊重和信任:提倡医师在重视疾病诊疗的同时,力求从患者的角度去了解患者,尤其是对疾病的恐惧、对治疗方案的期望等。大多数口腔黏膜病患者需服用多种药物,医师应耐心介绍药物的基本作用和可能的毒副作用,并解释特殊药物的使用方法和注意事项,使患者对这些知识有初步了解,做到心中有数。在诊治过程中,建立医患间相互尊重、相互信任的关系,使患者获得较好的治疗和预后效果。

4. 动态调整理念　随着疾病的发生、发展、缓解、转归等环节,对药物剂量、使用次数、疗程等适时进行调整,必要时需调整药物种类,如果病情较长时间处于稳定状态,可考虑停药或仅行食疗。

第二节　口腔黏膜病的药物治疗思路和方案设计

在遵循整合治疗的基本原则前提下,对不同疾病、不同患者、不同病情应具备个体化药物治疗思路,并由此设计个体化药物治疗方案。

一、口腔黏膜病的药物治疗思路

(一) 分型治疗思路

口腔黏膜病的病种较多,每个病种又有可能出现多个病损类型,即使同一患者的口腔黏膜也可能存在多种类型病损的重叠与更迭(图 5-1~图 5-4)。例如,口腔扁平苔藓有近十个类型,包括丘疹型、条纹型、环状型、网状型、斑块型、水疱型、萎缩型、糜烂型等,同一患者可

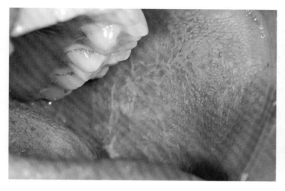

图 5-1 口腔扁平苔藓三型共存

丘疹型、条纹型、萎缩型共存：左颊前中份大
量白色丘疹交织成条纹状或树枝状白纹，左
颊后份局限性充血萎缩

（四川大学华西口腔医学院供图）

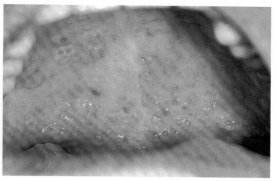

图 5-2 口腔扁平苔藓两型共存

水疱型和条纹型共存：上腭大量小水疱，其
间夹杂浅淡白纹

（四川大学华西口腔医学院供图）

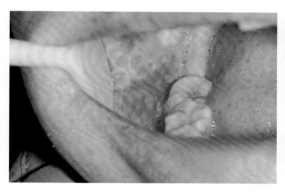

图 5-3 口腔扁平苔藓三型共存

萎缩型、糜烂型、网状型共存：右颊中份局部
充血、糜烂，周缘网状白纹

（四川大学华西口腔医学院供图）

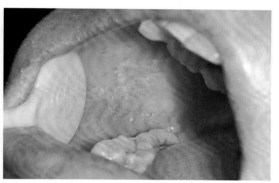

图 5-4 口腔扁平苔藓类型转换

图 5-3 经治疗后转换成条纹型：充血消退，糜
烂面愈合，仅留浅淡条纹状或树枝状白纹

（四川大学华西口腔医学院供图）

能同时存在几个类型的病损，也可能某类型病损随着治疗干预或自然病程出现转换或消退的情况；又如，复发性阿弗他溃疡可分轻型、疱疹型及重型三个类型，有学者认为白塞病是其第四个类型。所以，口腔医师在制订治疗方案之前，首先需具备分型治疗的理念和思路，即根据不同的病损类型给予不同的治疗方案，以获得良好的控制效果。

下面以口腔扁平苔藓为例进行说明。

对于口腔扁平苔藓的萎缩型、糜烂型或疱型损害，治疗思路应重点围绕减轻炎症程度、缓解疼痛症状、促进糜烂愈合，所以，用药方向应以局部或/和全身的糖皮质激素或其他免疫抑制剂为主；而对于上皮角化程度偏高的丘疹型、网状型、斑块型等，因其炎症反应往往偏轻，一般不需使用免疫抑制剂类药，所以，治疗思路应以降低角化程度、减轻粗糙紧绷症状为主，用药方向可考虑全身或局部使用维 A 酸类的抗角化制剂。

由于临床就诊病例多为混合类型。例如，口腔扁平苔藓斑纹型可能混有糜烂型。所以，首先应分清主要矛盾和次要矛盾进行有序治疗，应先控制病情较急重的充血糜烂病损，及时消除或减轻疼痛症状,待急性炎症稳定后再着手治疗斑纹病损,解决紧绷粗糙症状。

（二）分轻重缓急治疗思路

由于大多数口腔黏膜病属于慢性疾病,所以,在一段时间里可能处于相对缓解稳定状态,但若遇到某种诱发因素的刺激,则可能急性发作加重;而每个患者或同一患者的不同时期其病情程度也有轻中重之分。例如,不同天疱疮患者在初诊时的病情轻重不尽相同,有的患者仅有局部小范围的口腔黏膜受累,有的患者口腔黏膜广泛受累,而有的则同时累及口腔黏膜、皮肤甚至外阴黏膜、咽喉黏膜;经专科医师的规范治疗后,患者的病情可能得到良好控制,进入缓解稳定期。另外,糜烂型口腔扁平苔藓也有轻、中、重度糜烂之分。因此,对于不同轻重缓急程度的病情,应针对性采用不同的治疗方案。

下面分别以天疱疮和糜烂型口腔扁平苔藓为例进行说明。

1. 在天疱疮的治疗中,选择糖皮质激素的初始剂量非常重要,口腔医师应首先根据病损累及部位及范围、症状的轻重程度以及进食各类食物的困难程度等综合评估病情的轻重程度,然后针对性选择初始剂量。若病损仅累及口腔黏膜的 1～2 个部位（例如牙龈、舌缘）则为轻度,可给予泼尼松每日总量 30～35mg 口服;若累及口腔黏膜的多个部位（包括双颊、舌部、腭等）则为中度,可给予泼尼松每日总量 40～50mg 口服;若出现广泛活跃的口腔黏膜病损并伴皮肤病损则为重度,泼尼松初始剂量可达每日总量 60～80mg 口服,但此类患者应及时转入皮肤科住院治疗。若经治疗病情进入缓解期,则逐渐减小剂量至维持量 5～10mg,每日 1 次口服。

2. 对于轻中度糜烂型口腔扁平苔藓,以局部使用糖皮质激素制剂为主;对于重度糜烂型,则以全身联合局部用药为基本原则,全身用药考虑选择一线药物糖皮质激素,若有糖皮质激素禁忌证者,可选用二线药物,例如沙利度胺、羟氯喹、昆明山海棠、雷公藤总苷等其他有免疫抑制作用的药物,局部仍以糖皮质激素制剂为主。

（三）分病程治疗思路

某些口腔黏膜病的自然病程可分为多个阶段,如果在早期未得到有效控制,病情则可向下一阶段发展,最终导致严重病损。例如,获得性梅毒可分为早期梅毒（一期、二期）和晚期梅毒（三期）,不同时期的病情轻重程度及累及范围不同,所以,对不同分期的病损,应给予不同剂量及疗程的药物治疗。

下面以获得性梅毒为例进行说明。

美国疾病控制中心对早期梅毒的推荐治疗方案为:成人,苄星青霉素 240 万单位,每周 1次,臀部肌内注射,3 次为 1 个疗程,对晚期梅毒采用同样的剂量和疗程;但对青霉素过敏的病例,早期梅毒和晚期梅毒的用药疗程就有所不同,早期梅毒的替代方案为:成人,多西环素每次100mg,每日 2 次口服,14 日为 1 个疗程,而晚期梅毒患者的用药疗程则需延长至 28 日。

二、口腔黏膜病的药物治疗方案设计

（一）设计的基本原则及要素

药物治疗方案是指口腔医师为达到合理用药的目的而设计的药物使用计划。在制订计划时,除了应考虑药效学、药动学因素外,还应综合考虑患者的生理及病理因素、合并用药、依从性、个人嗜好等诸多因素,由此设计出的个体化药物治疗方案,才有可能帮助患者获得较好的治疗效果。

1. 由于设计药物治疗方案的最终目的是为了合理用药,因此,设计的基本原则应与合理用药原则相呼应。

（1）保障安全性:安全性是药物方案设计的基本前提,应选择毒副作用相对较小的药物,即使毒副作用较大,也应注意将患者承受的治疗风险降低到最小,获得的治疗效果最大,即获得单位效益所承受的风险(风险/效益)应尽可能小。

（2）明确有效性目标:有效性是药物方案设计的首要目标,而有效性在程度上有很大差别,因此,在方案设计时首先要评估预期达到的疗效目标。例如,是根除致病原,治愈疾病,还是延缓疾病进程,或仅仅是缓解临床症状等。

（3）兼顾经济性:在药物方案设计时应兼顾经济学概念,即以尽可能少的药费支出换取尽可能大的治疗收益,使获得单位用药效果所投入的成本(成本/效益)尽可能低,以减轻患者及社会的经济负担。

（4）注重适当性:适当性是设计药物方案的基本要求,是衡量用药合理性的重要指标,它涉及方案的各个环节,包括适当的药物、剂量、疗程、间隔时间等,强调尊重客观现实,避免不切实际地追求高水平的药物治疗。

（5）重视调整给药方案:口腔医师需根据患者个体的具体情况包括生理状态(年龄、体重、性别、营养)、病理状态(肝、肾、胃肠道、心血管系统等状态)以及用药情况和环境(耐药性、依从性、不良反应等)对药物方案进行调整,重视患者复诊时提供的反馈信息,使方案相对个体而言达到最适最佳。

2. 一个设计良好、结构完整的药物治疗方案应具备下述要素,以达到预期的适当的治疗目标。

（1）药物:根据致病因素、发病机制、药理作用等选择合适的药物,能用一种药物控制病情的就不要联合用药;需联合用药时则讲究主药和辅助药的搭配设计,同时注意有无合并用药、各类药之间是否有相互作用、是否产生较严重的不良反应等选择药物。

（2）剂型和给药途径:应根据患者病情、胃肠吸收功能、肝肾功能等选择全身用药的剂型和给药途径,同时遵循能口服的就不给予注射,能注射给药的就不给予静脉输液的原则。口腔局部制剂的剂型种类较多,应根据病损特点、累及范围、部位等选择用药。

（3）用法用量和疗程:应根据药物的药动学特点、患者病情、年龄、肝肾功能等进行选择设计。

（4）给药时间和间隔时间:应根据药物的药动学、药理学特点、毒副作用以及时间生物学原理进行选择设计。

（二）药物治疗方案设计举例

1. 局部-全身联合用药方案设计 口腔黏膜病损可直接观察给药,所以,在设计药物方案时,除全身用药外,还应重视联合局部用药;而局部制剂的种类、剂型种类较多,也应根据病损具体情况进行搭配设计。

下面以成人重型复发性阿弗他溃疡为例进行说明。

（1）全身用药:①泼尼松 25～30mg,每日 1 次,晨起顿服,1～2 周为 1 个疗程;②有糖皮质激素禁忌证或反应差者:沙利度胺每次 100mg,每日 1 次睡前顿服,待服用 1～2 周病情控制后,减至每日 50mg,然后逐渐减至维持量每日 25mg 或隔日 50mg,1～2 个月为 1 个疗程；也可选昆明山海棠每次 0.5g，每日 3 次饭后即刻服，1~2 个月为 1 个疗程。

（2）局部用药：①0.1% 地塞米松软膏，每日 3 次，涂敷患处；若溃疡深大、愈合迟缓，可用 4% 曲安奈德注射液 1ml，使用前充分摇匀，与等量 2% 利多卡因混合，根据溃疡面积大小在病损基底部注射适量混合液，每周 1 次，1~2 次为 1 个疗程；②0.12% 氯己定溶液，每日 3 次，含漱；③若疼痛剧烈，复方苯佐卡因凝胶，每日 1~2 次，涂敷患处。

2. 中西医结合方案设计　临床实践提示中西医结合治疗对某些口腔黏膜疾病（例如口腔扁平苔藓、干燥综合征等）具有较好的协同效应，西医的优势在于快速控制病情、缓解症状，但病情易复发；而中医的优势在于从整体把握病情变化，并通过辩证给予个性化治疗方案，但起效较慢，疗程偏长。因此，中西医结合用药可优势互补，取得较好疗效。

下面以干燥综合征为例进行说明。

（1）全身用药：①茴三硫每次 25mg，每日 3 次口服；②中医辨证施治，酌情选用六味地黄丸每次 6g，每日 2 次口服，1 个月为 1 个疗程；也可选芦笋胶囊每次 0.3~0.6g，每日 3 次口服，1 个月为 1 个疗程；③若病情严重者，应及时将患者转入风湿专科治疗，酌情选用糖皮质激素或羟氯喹。

（2）局部用药：①人工唾液，口干时用；②黄芩溶液，每日 3 次，含漱；③制霉素糊剂，每日 3 次，涂敷患处。

第三节　口腔黏膜病药物治疗的循证医学研究

一、循证医学简介

循证医学（evidence based medicine，EBM）是指通过遵循科学研究证据来指导医学实践，即临床医师将个人的知识、技术和经验与当前最佳的科学依据相结合来制订医疗决策。同时，循证医学在临床护理、医疗管理、卫生决策等方面也发挥着重要的作用。循证口腔医学（evidence based stomatology）是指口腔医务人员在医疗活动中将最佳科学证据与自己的临床经验相结合，针对患者的局部及全身情况，根据口腔患者治疗需求做出临床决策。要获得高质量的科学证据需系统、全面地收集和评价证据。证据的来源可以是研究原著、系统评价报告、电子光盘检索、参考文献目录、学术报告、会议论文、毕业论文等。ACP（American college physician）journal club、EBM 杂志以及 cochrane 图书馆光盘（cochrane database of systematic reviews）等是直接可应用的临床证据来源。

循证医学需遵循以下两个基本原则：首先，证据必须分级以指导临床决策；其次，口腔医师的专业经验是实践循证医学的必备条件，仅有证据不足以作出临床决策。循证医学强调将口腔医师的临床实践经验与从外部获得的临床证据相结合，为患者做出最佳诊疗决策。忽视临床实践经验的口腔医师即使得到了最好的证据也只能是生搬硬套而不会灵活应用。循证医学的实施过程较复杂，包括以下五个基本步骤。

1. 明确临床需解决的问题　临床需解决的问题主要包括疾病的病因、诊断、治疗、预防及预后等方面。口腔医师应善于在临床实践中发现和提出问题，并首选急需解决的问题。

2. 系统检索相关问题的文献资料，全面收集证据　检索方法和策略对信息的收集至关重要，应采用多渠道查询（例如采用网络、计算机、手工检索等）尽可能全面检出相关文献，避免遗漏重要信息。

3. 严格评价文献资料,找出最佳证据　参考证据分级标准,从证据的真实性、可靠性、临床价值及适用性严格评价所收集的证据。

4. 整合证据应用于临床实践　过严格评价文献,将从中获得的最佳证据用于指导临床决策。

5. 评价循证实践和结果　对应用当前最佳证据指导解决具体问题的效果进行评价,若效果较好,则进一步应用,若效果欠佳,则应积极找出问题,再针对问题进行新一轮的循证研究和实践。

总之,实践循证医学的关键是基于具体的临床问题,将医师的实践经验与当前最好的证据相结合,寻求最佳解决方案和效果,需要临床医师的不断学习和实践。

二、口腔黏膜病临床研究的特点

1. 多数疾病病因不明,临床表现多样化　目前,大多数口腔黏膜病的病因尚未明确,疾病的临床表现和预后呈现多样化的特点。每种口腔黏膜病可能具有不同的病损类型,例如斑片、丘疹、斑块、疱、溃疡、糜烂、萎缩、假膜等,同一疾病在不同阶段可出现不同的病损类型,不同疾病也可能出现相同的病损类型(图 5-5 ~ 图 5-16)。近年来越来越多的资料表明,不同的黏膜-皮肤疾病可同时存在。这些特点增加了对口腔黏膜病的发病因素、诊断、治疗方法等进行决策的复杂性。

2. 病种多,但患者总数偏少　口腔黏膜病的种类超过 10 个大类、100 多个病种,每个疾病的发病率不同,但总的来说患者总数偏少,这在一定程度上影响了对疾病的认识以及对各类治疗方法的研究观察。

3. 治疗方法多,但缺乏足够的研究证据　口腔黏膜疾病的治疗药物和治疗方法较多,包括中医药的应用,但大多数尚缺乏高质量随机对照的研究观察予以证实。

应用循证医学可以在一定程度上解决上述问题,为口腔黏膜专科医师的医疗决策提供较可靠的证据。

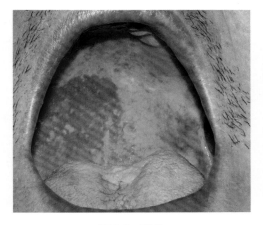

图 5-5　斑片
腭红色斑片(口腔红斑病)
(四川大学华西口腔医学院供图)

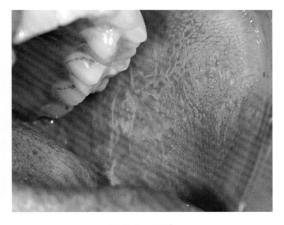

图 5-6　丘疹
左颊前份白色丘疹(口腔扁平苔藓)
(四川大学华西口腔医学院供图)

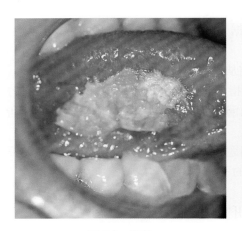

图 5-7　斑块
右侧舌腹白色斑块（口腔白斑病）
（四川大学华西口腔医学院供图）

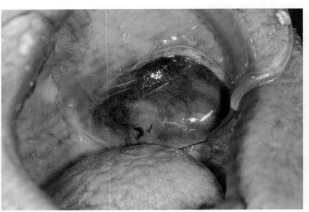

图 5-8　疱
左颊下份血疱（创伤性血疱）
（四川大学华西口腔医学院供图）

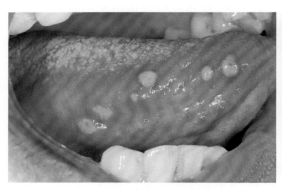

图 5-9　溃疡
右侧舌缘溃疡（轻型复发性阿弗他溃疡）
（四川大学华西口腔医学院供图）

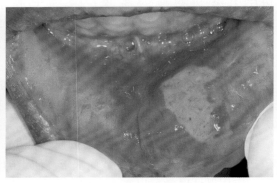

图 5-10　溃疡
下唇左侧溃疡（重型复发性阿弗他溃疡）
（四川大学华西口腔医学院供图）

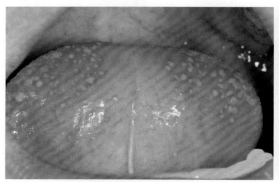

图 5-11　溃疡
舌腹溃疡（疱疹型复发性阿弗他溃疡）
（四川大学华西口腔医学院供图）

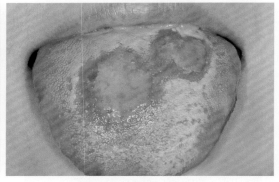

图 5-12　糜烂
舌背糜烂（药物过敏性口炎）
（四川大学华西口腔医学院供图）

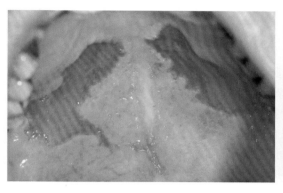

图 5-13 糜烂
腭糜烂（寻常型天疱疮）
（四川大学华西口腔医学院供图）

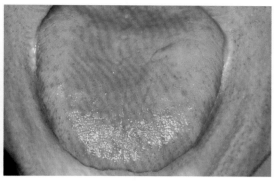

图 5-14 萎缩
舌背萎缩发红（萎缩性舌炎）
（四川大学华西口腔医学院供图）

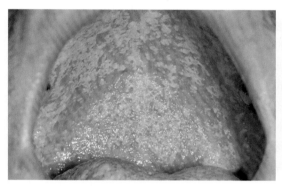

图 5-15 假膜
腭白色假膜（急性假膜型念珠菌病）
（四川大学华西口腔医学院供图）

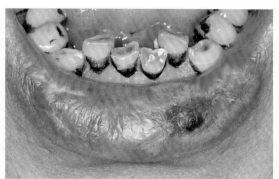

图 5-16 痂
下唇左侧血痂（盘状红斑狼疮）
（四川大学华西口腔医学院供图）

三、循证医学在口腔黏膜病药效观察中的应用现状

近年来，国内外学者对口腔黏膜病的药效学观察进行了循证医学研究，主要包括以下 7 种疾病。

（一）复发性阿弗他溃疡

有关复发性阿弗他溃疡的药效学临床观察较多，例如局部注射透明质酸酶、各类局部缓释制剂、生物制剂、中西医结合治疗等，但上述药物治疗是否具有临床研究证据、证据的来源是否可靠则需做全面评估。

陈琦等人根据复发性阿弗他溃疡的治疗情况，提出中西医结合治疗较单纯西药治疗是否更有效的问题。作者通过全面检索相关文献资料，将文献按照纳入标准和排除标准进行资料提取、方法学评价后，依据循证医学的方法进行分析。结果显示：目前有足够的证据说明中西医结合治疗较单纯使用西药疗效更好，临床应根据患者具体情况和条件选择合适的治疗药物。

许韩美等人对康复新液治疗复发性阿弗他溃疡的中文文献进行了循证医学分析，结果显示:有关康复新液治疗复发性阿弗他溃疡的临床观察较少,研究质量较低,需进一步开展科学严谨的临床试验研究来说明其有效性。

(二) 口腔扁平苔藓

目前治疗口腔扁平苔藓的药物较多,一线药物仍为糖皮质激素,二线药物有免疫抑制剂和维 A 酸类。但由于口腔扁平苔藓病情较复杂,口腔医师往往根据经验用药,缺乏强有力的用药证据。因此,制定有循证医学指导的诊疗指南具有重要意义。中华口腔医学会口腔黏膜病专委会和中西医结合专委会于 2012 年联合颁布了口腔扁平苔藓和复发性阿弗他溃疡的试行诊疗指南,该两项指南以长期临床经验和循证医学方法相结合,以寻求相关的最佳证据为目的,可为这两类疾病的临床治疗及监测提供指导。

Lopez-Jornet 等人回顾了 1999—2008 年 10 年间局部采用他克莫司和吡美莫司软膏治疗口腔扁平苔藓的文献,评价其疗效和安全性。定性分析结果表明:上述两种药物用于治疗口腔扁平苔藓在短期内有明显疗效,但停止用药一段时间后病情复发,且长期用药的安全性尚需进一步考证。

JohaniAI 等人对钙神经素抑制剂类药物治疗口腔黏膜多种疾病的疗效和安全性做了定性回顾。其中有关环孢素治疗口腔扁平苔藓的疗效分析显示:没有证据表明局部使用环孢素优于糖皮质激素局部制剂,且环孢素的成本要远远高于糖皮质激素或其他免疫抑制剂。

龚忠诚等人对纳入的 3 个随机盲法对照试验进行系统评价,以分析吡美莫司治疗口腔扁平苔藓的疗效及安全性。结果显示:与曲安奈德和安慰剂比较,吡美莫司治疗口腔扁平苔藓并没有明显减轻患者的口腔疼痛或明显改善患者生活质量,病损面积也没有明显缩小,因此,吡美莫司治疗口腔扁平苔藓并不优于曲安奈德和安慰剂。

Chan ESY 等人进行的口腔扁平苔藓治疗系统评价结果提示:在得出不同干预措施之间的比较结论前,尚需大样本量的、具有安慰剂组的随机对照试验,并采用更严格的选择方法和结果评价标准来确定干预措施的疗效。

(三) 口腔白色角化病和口腔白斑病

洪筠等人对国内有关口腔白色角化病和口腔白斑病药物疗效的文献进行了循证医学分析,结果表明:现有文献质量较低,无大样本随机对照研究,提示维胺酸可纳入治疗口腔白斑病的一线药物。

Lodi G 等人的系统评价比较了各种药物治疗口腔白斑病的疗效,结果表明,与安慰剂组或空白对照组相比,β-胡萝卜素、番茄红素、维生素 A 或视黄醇类药物有明显疗效,临床缓解率提高,且易被患者接受,但这些药物产生的不良反应也应注意。

高小兰等人根据 Sackett 提出的分类方法对国内外口腔白斑病治疗方面的文献进行循证医学分析,并采纳推荐等级第一和第二的文献结论。结果表明:推荐等级第一的有维生素 A 类和番茄红素,推荐等级第二的有芬维 A 胺、维胺酸、去斑汤等。这些药物均能改善白斑的临床症状,但不能防止白斑复发和恶变。

(四) 口腔病毒感染

Nikkels 等人对单纯疱疹病毒感染的药物疗效文献进行了循证医学分析,结果表明:口服阿昔洛韦可明显缩短病程,减轻严重程度,对于有皮肤和内脏病损的患者,可静脉给药。

刘兵兵等人全面检索喜炎平(主要成分为穿心莲内酯总酯磺化物)和利巴韦林治疗小儿手足口病的随机对照研究文献,纳入合格文献进行 Meta 分析。结果显示:喜炎平联合常规治疗在缓解临床症状、退热、口腔疱疹和皮疹消退时间等方面均优于利巴韦林,且安全性较好,但尚需更多设计合理的高质量临床试验进行验证。

（五）灼口综合征

何园等人对国内有关灼口综合征药物疗效观察的文献进行循证医学分析,结果显示:芦笋精胶囊治疗灼口综合征具有较好的短期疗效,维生素类药物行局部神经封闭的疗效优于口服维生素。

陶小安等人对相关研究文献的循证医学分析结论表明:雌激素替代疗法可作为治疗更年期前后女性灼口综合征的首选方法之一,其他疗法例如局部神经封闭、穴位注射、中西医结合的确切疗效有待于进一步验证。

Zakrzewska 等人对有关灼口综合征的药物疗效文献进行分析,共纳入 9 个随机对照临床试验,干预措施包括抗抑郁药物治疗、镇痛药物治疗、激素替代疗法、α 硫辛酸、抗惊厥药物等。分析结果表明:以上各类药物仍缺乏足够证据证明其具有确切疗效,仅有少量证据表明α 硫辛酸、氯硝西泮治疗灼口综合征有效。

（六）干燥综合征

Oxholm 等人研究表明,药物治疗干燥综合征仍依赖临床经验,免疫调节药的确切疗效尚缺乏证据。溴己新和毛果芸香碱可促进泪腺、腮腺分泌,同时人工唾液、人工泪液是缓解局部症状的重要方法。

罗辉等人对中药治疗干燥综合征的随机对照试验进行系统评价,分析结论表明:中药或中药联合西药对干燥综合征有一定疗效。在临床总体症状的改善、泪腺和唾液腺功能改善方面,中药可能优于西药,但由于纳入研究的质量不高,仍需多中心、大样本及随机双盲对照试验验证。

（七）放化疗性口炎及感染性疾病

Worthington HV 对药物预防放化疗性口腔黏膜炎的疗效研究进行系统评价,结果显示:在纳入的 33 项干预措施中,与安慰剂组或未治疗组的效果相比,有 12 项显示出较弱的预防或减轻口腔黏膜炎严重程度的作用,仍需设计良好的、拥有足够样本量的试验验证,并根据疾病种类和化疗药物进行亚组分析来获得更佳的证据。放化疗性口炎的常规治疗包括对症治疗和营养支持疗法。Clarkson JE 等人针对放化疗性口炎的药物疗效进行了系统评价研究,作者认为仍需设计高质量的、有安慰剂对照组的试验来评价别嘌呤含漱液、粒细胞-巨噬细胞集落刺激因子、免疫球蛋白等干预措施的疗效。

Glenny AM 等人在预防和治疗癌症患者单纯性疱疹的系统评价中指出:阿昔洛韦可以有效防治癌症患者的单纯性疱疹,但目前尚无证据表明伐昔洛韦比阿昔洛韦更有效,亦无证据显示较高剂量伐昔洛韦的疗效优于低剂量伐昔洛韦。

Clarkson JE 等人对药物预防放化疗后口腔念珠菌感染的文献进行系统评价,分析表明:预防性使用抗真菌药物可减少该类患者口腔念珠菌病的发生概率。

四、循证医学在口腔黏膜病药物研究中的应用前景

近年来,在对口腔黏膜病的药效学临床研究进行系统性评价方面有了较大进展,但循证医学的应用尚受多种因素限制,从研究的质量和可靠性来说也存在诸多问题。

1. 循证医学概念模糊 循证医学提倡对患者的诊治决策应综合考虑当前可能得到的最好临床研究证据、医师的经验和患者的意愿,但同其他决策过程一样,临床决策受多种因素的影响,循证医学的应用也有一定的范围限制和概念模糊。

2. 文献检索和评价能力有限 循证医学需口腔医师全面准确地检索已有文献,严格分析文献中的研究结果,最终作出正确的评价,获得最好的证据。但由于循证医学在口腔黏膜病研究领域中使用的时间短暂,相关的培训教育也有限,使部分口腔医师缺乏准确检索和严格评价文献的技能。

3. 证据质量较差 循证医学需要的是尽可能多、尽可能新的证据,但技术难度较大,尽管国际 Cochrane 协作网的 49 个系统评价小组已制作出 1000 余个系统评价,并借助 Cochrane 图书馆和 internet 网络版不断更新并向全世界传播各临床领域所需的系统评价,但就临床医学实践中所面临的大量问题而言,这些证据资源仍然不足,对口腔黏膜病临床药物疗效的系统评价更少、质量也较差。在口腔黏膜病领域进行循证医学的研究是一项系统工程,近期可望实现的目标是提高口腔黏膜病药物治疗临床研究的证据质量,而远期目标则是建立与发展循证的口腔黏膜病学,提高口腔黏膜病药物治疗理论和临床实践经验更新的能力。只有认真地开展各种临床研究、分析临床诊疗实践积累的数据,才能促进口腔黏膜病学理论的自我更新,才能使口腔黏膜病的药物治疗研究得到快速发展。

第四节　口腔黏膜病临床新药的研发

一、药物临床试验质量管理规范简介

(一) GCP 制定的历史沿革

药物临床试验质量管理规范的起源和发展与人类开展药物临床试验所造成的严重违反人权事件有关,例如 Tuskegee 梅毒研究、磺胺酏剂事件等。各种不良事件的发生使各国政府认识到对临床药物试验进行规范的重要性,并由此对该类研究作出了严格而详尽的规定,国际上把这种规定称作 good clinical practice(简称 GCP),国内译为药物临床试验质量管理规范。1980 年,“GCP”概念最早由美国提出。1991 年第一次国际协调会议(ICH)时,由美国、欧盟、日本三方共同协商制定了一套在全球范围内能够被接受的药物临床试验质量管理规范(good clinical practice,GCP),即 ICH-GCP。1994 年,WHO 起草并发布了 WHO-GCP。20世纪 80 年代末,GCP 的有关概念传入我国,通过学习参照国际公认原则并结合我国实际,原卫生部于 1998 年 3 月 2 日颁布了我国第一部《药物临床试验管理规范》(试行版)。1999 年国家药品监督管理局(SDA)对试行版进行了修正和补充。我国现在施行的最新版 GCP 是国家药品食品监督管理局(SFDA)于 2003 年 8 月 6 日颁发的《药物临床试验质量管理规范》,更接近于国际公认标准,为我国药物临床试验的规范化管理、保证药物临床试验的质量和保障受试者的权益发挥着重要的指导作用。

人用药品注册技术要求国际协调会议(ICH)对 GCP 的定义为:一套国际通用的关于药物临床试验的伦理和科学质量标准,包括试验设计、实施、记录和报告。该标准符合赫尔辛基宣言的伦理原则,可保证受试者的安全和权益及试验结果的可靠性。

我国对 GCP 的定义为:关于药物临床试验全过程的标准规定。包括参加临床试验各方机构和人员的责任、方案设计、组织实施、监察稽查、记录分析、总结报告、质量保证等技术规范和管理要求。其目的是保证试验过程规范,结果科学可靠,保护受试者的权益并保障其安全。

（二） GCP 的基本内容

我国现在施行的 GCP 包含 13 章共 70 条内容,包括:总则;临床试验前的准备与必要条件;受试者的权益保障;试验方案;研究者的职责;申办者的职责;监察员的职责;记录与报告;数据管理与统计分析;试验用药品管理;多中心试验;附则(包括名词释义)。两个附录的内容分别为《世界医学大会赫尔辛基宣言》和《临床试验保存文件》。可归纳成以下四个基本内容。

1. 对受试者权益保障的规定　伦理委员会与知情同意书是保障受试者权益的主要措施。伦理委员会最少应包括 5 名成员,成员中必须有医药专业人员(医师、护理人员、药师、医药顾问)和非医学领域人员(司法人员、伦理学家、宗教界人士),独立存在,不受任何人或组织的制约。

研究者必须向受试者说明有关临床试验的详细情况,受试者自愿参加试验并签署知情同意书。受试者有权在试验的任何阶段随时退出试验,并且不会受到歧视和报复。如果发生与试验相关的损害,受试者可以获得治疗和相应的补偿。对无行为能力的受试者或儿童及未成年人,应经其法定监护人同意并签订知情同意书。

2. 对临床试验方案及各方职责的规定

（1） 临床试验开始前应制订试验方案,该方案应有研究者与申办者共同商定并签字,报伦理委员会审批后实施。

（2） 临床试验相关各方的职责

1） 研究者:研究者应熟悉 GCP,具有试验要求专业知识和经验;保证有充分时间在方案规定期限内负责和完成临床试验;负责作出与临床试验相关的医疗决定,保证受试者试验期间出现不良事件时得到治疗并报告严重不良事件;保证数据准确完整,试验完成后写出总结报告等。

2） 申办者:负责发起、申请、组织、资助和监察临床试验;给研究者提供有关试验用药的各种资料和数据;与研究者共同设计临床试验方案,提供试验用药;建立药物保管、分发的管理制度和记录系统;任命监察员;对于试验相关的损害提供保险,承担相关治疗费用等。

3） 监察员:是申办者与研究者间的主要联系人。应有相关专业学历,经过必要的训练,熟悉 GCP、试验方案、试验药物信息。保证试验遵循已批准的方案;保证受试者权益及试验数据的准确完整等。

3. 对临床试验的标准化要求　进行药物临床试验前必须有充分的科学依据。必须保证病例报告表中数据的可溯源性,研究单位应保存原始记录。临床试验的各类文件均应归档保存。在试验的各阶段均需有熟悉生物统计学的人员参与,试验方案中应写明统计处理方法,统计报告须与试验总结报告相符。所有资料保存期至少 5 年。

4. 对临床试验的质控要求　GCP 强调建立质量保证 QA 体系,其要点如下:制订和实施标准操作规程 SOP 是针对药物临床试验各工作环节,制订详细可行、规范具体的操作规程;以书面形式确认,要求研究人员遵照执行。质量控制 QC 是 QA 系统中所采用的具体操作技术和实施行动。制订并实施 SOP 是保障 QC 得以实施的基础。

（1）审查：药品监督管理部门、申办者可委托有关人员对临床试验相关工作和文件进行系统性检查。是由不直接涉及试验的人员独立进行的检查。

（2）视察：由药品监督管理部门对申办者和研究者在临床试验实施过程中各自的任务及执行的状况所进行的检查。

药物临床试验中，制订和实施各工作环节的 SOP 是质量保证的基础，研究机构内部的质量控制措施是实现质量保证的关键，监察、审查、视察时源于外部的保障措施。这些过程相互联系，构成 GCP 完整的质量保证系统。

（三）《赫尔辛基宣言》的主要内容

《赫尔辛基宣言》是由世界医学大会制定的用以规范涉及人类受试者的医学研究的伦理原则。其核心内容是维护受试者（包括患者和健康受试者）的健康和权益。《赫尔辛基宣言》的主要内容是在涉及人类受试者的医学研究中，个体研究受试者的福祉必须高于所有其他利益。医学研究要符合促进尊重所有人类受试者、保护他们健康和权利的伦理标准。医师在开展涉及人类受试者的研究时应不仅考虑本国的伦理的、法律的和规定的规范和标准，也要考虑适用的国际规范和标准。国家的伦理的、法律的和规定的要求不应减少或排除本《宣言》制定的对研究受试者的任何保护条款。不遵守本《宣言》原则的研究报告不应被接受发表。

二、药物临床试验的分期和常规方法

（一）药物临床试验的分期

1. Ⅰ期临床试验　初步的临床药理学及人体安全性评价试验。观察人体对于新药的耐受程度和药代动力学，为制订给药方案提供依据。

2. Ⅱ期临床试验　对治疗作用的初步评价阶段。其目的是初步评价药物对目标适应证患者的治疗作用和安全性，也包括为Ⅲ期临床试验研究设计和给药剂量方案的确定提供依据。

3. Ⅲ期临床试验　治疗作用确证阶段。其目的是进一步验证药物对目标适应证患者的治疗作用和安全性，评价利益与风险关系，最终为药物注册申请的审查提供充分的依据。

4. Ⅳ期临床试验　新药上市后由申请人进行的应用研究阶段。其目的是考察在广泛使用条件下的药物的疗效和不良反应、评价在普通或者特殊人群中使用的利益与风险关系以及改进给药剂量等。

（二）药物临床试验的常规方法

1. 基本原则

（1）随机化：目的是减少或消除选择性偏倚。包含两个方面：其一为随机抽样，即研究目标人群的每一位个体都有相同的机会被选为研究对象，主要运用于流行病学调查；其二为随机分配，即每一个研究对象都有同等的机会接收各种处理，使非处理因素在各组间保持基本平衡，以保证组间的可比性。药物临床试验中的随机化属于随机分配。随机分配的方法主要有简单随机法、分层随机法、区组随机法和半随机法，可根据不同试验的需求选择相应的随机化方法。临床随机必要条件:知情同意。随机需符合伦理学原则。随机分组方案应予隐藏以保障随机方案的贯彻执行。

（2）对照:目的是排除非干预因素的影响,便于评价干预措施的真实作用。要求对照组与试验组相比,除了接受的试验措施不一样外,其他条件都尽可能相同。根据对照时间的不同将对照分为:同期对照、自身对照、历史性对照;根据对照措施的不同分为:空白对照、安慰剂对照、阳性试验对照。

（3）盲法:目的是保证随机方案的坚持和施行,有效地避免观察者或研究对象的主观偏向,减少测量偏倚。指在临床研究中,研究对象和（或）观察者都不知道研究对象的分组情况和所接受的处理措施。根据设盲程度可将盲法分为非盲、单盲、双盲和三盲,试验中可根据实际情况决定设盲的程度。其中,双盲应用最多。按随机分配方案对不同干预措施分配编码,编码计划应有补充量,同时准备应急信封,以便必要时揭盲,盲底妥善保存。揭盲:一方面,为了保证盲法实行,需要采取严格的保密措施,对于出现紧急情况的个别病例应该并且可以揭盲,但应计为脱落病例;揭盲病例超过 20% 意味双盲试验失败。另一方面,试验完成并且数据锁定后进行第一次揭盲,可以确定病例所属的特定组别,但不能确定接受了哪种干预措施。得出统计结果后进行第二次揭盲,区分出各组具体接受的治疗方案。必须在申办者和研究者共同举行的会议上进行,并签字记录。

2. 具体方法

（1）同期平行对照设计:试验在对照组和试验组间同时开始,同时结束。该法适用于一个疗程可能治愈或显示治疗差别的疾病,病例来源不困难,需要进行多种药物比较的情况。

（2）交叉试验设计:开始进行试验时,将研究对象随机分成两个组,经过第一阶段治疗效应期以及洗脱期后,对两组交换治疗方案,最后采用多种统计学手段评价治疗效果。该法适用于病情反复发作的慢性疾病,病情相对稳定,药效持续时间较短的情况。

（3）析因设计:多因素的交叉分组试验方法。通过对处理因素的不同组合,可以对两个或更多的处理因素同时进行评价。特别适用于多个药物采用不同剂量组合的临床试验评价。可以检验每个因素各水平间的差异,也可以检验各因素间交互作用。

（4）成组序贯设计:将受试者分成数个批次,每一批受试者例数不宜过少。试验组与对照组比例相同。试验中每一批受试者完成规定试验后,即揭盲并对主要指标进行分析,确定试验是否继续。一旦作出结论即停止整个试验。常用于大型、观察期较长或事先不能确定样本量的临床试验。

（5）多中心试验:是由多位研究者按同一试验方案在不同地点和单位同时进行的临床试验,由一位主要研究者总负责,并作为临床试验各中心间的协调者,各中心同期开始与结束试验。多中心研究主要运用于大型的临床试验,尤其是药物的 III 期临床试验。其目的是保证样本量的均衡性,保证试验结果的科学性、客观性和可靠性。多中心研究的优点在于可以在较短时间内纳入较多受试者,缩短试验周期;同时由于受试者来自不同地区,可减少地域偏性,所获结论可信度更大。但多中心研究的研究计划制订、管理和执行都较单中心研究复杂。

三、药物临床试验方案的设计要点

药物临床试验方案是开展新药临床试验的前提和指导性文件,也是新药注册申报的重要资料之一。试验方案首先由研究者和申办者共同商议制订,再呈报医学伦理委员会审批,最后根据审查意见进行修改完善后实施。由于试验方案是药物临床试验能否取得成功的保障,因此,明确有关临床试验方案的设计原则及要点,制订一份科学合理的试验方案具有重要意义。

下面以某糖皮质激素糊剂局部治疗复发性阿弗他溃疡为例,分析说明药物临床试验方案的设计要点。

1. 试验题目 应包括新药名称、疾病类型、试验设计类型等。例如,某糊剂局部治疗轻型复发性阿弗他溃疡有效性和安全性的随机、双盲、对照、多中心临床试验。

2. 研究背景 简介复发性阿弗他溃疡的局部治疗现状、应用某糊剂可能带来的潜在收益和风险,并说明实施该试验的必要性和合法性。

3. 研究目的 评价某糊剂局部治疗复发性阿弗他溃疡的有效性及安全性。

4. 总体设计 应包括该试验拟采用的设计类型、随机化和设盲、对照药的选择、样本量的估算以及各研究中心的样本分配等。

5. 具体方案 具体方案的内容较多,概括起来主要包括以下 7 个方面。

(1) 病例选择:通过制订纳入标准、排除标准、脱落标准及剔除标准,纳入符合试验要求的观察病例。

(2) 病例分组:通过制订随机化程序和盲法设置,将纳入病例随机分为试验组和对照组。

(3) 给药方案:包括试验药物和对照药物的介绍、给药方法及疗程。例如,某糊剂每天使用 3 次(每餐后使用),5 天为一疗程,若用药时间未满一个疗程而溃疡已愈合者,可提前停药并复诊。

(4) 访视时间:访视 1 = 初诊,访视 2 = 首次用药后第 6±2 天,访视 3 = 首次用药后第 10±2 天。考虑到患者的复诊依从性和溃疡愈合时间提前或延后等情况,将复诊观察时间定为时间区间而非某一固定时间。

(5) 疗效评价指标:分为主要指标和次要指标,主要指标是临床意义上最重要的变量,一般只能定一个主要指标,如果该试验的主要指标是平均溃疡期。次要指标用于辅助反映主要目的,可选择 1~2 个,例如疼痛指数、溃疡面积等。

(6) 安全性评价指标:包括生命体征(体温、血压、脉搏、呼吸)、体格检查指标(全血图、小便常规、空腹血糖、肝肾功能、心电图等)以及不良事件等。

(7) 不良事件:临床不良事件包括不适表现、实验室指标异常、意外事件(例如脑血管意外、车祸、死亡等)等所有非预期的临床表现,只要这些事件发生于签署知情同意书后,均应按不良事件呈报。研究者应对不良事件和试验药物之间可能存在的关联作出评估,分为肯定有关、很可能有关、可能有关、可能无关和肯定无关 5 个等级。

6. 医学伦理相关问题 药物临床试验必须严格按照 GCP 进行,并遵守《赫尔辛基宣言》的相关规定,在方案制订、伦理申报、受试者知情同意、不良事件监察呈报等诸方面均符合伦理要求。

7. 试验的质量管理 药物临床试验的质量控制和管理需贯彻试验的全过程,包括制订标准操作规程、监察、稽查、视察等多个环节,以确保临床试验安全有序地进行,保护受试者权益不受侵害,保证试验方案的所有内容都得到严格遵守和填写资料的完整准确,从而得到真实可靠的试验结果。

8. 试验数据的管理和统计分析 试验数据的管理主要包括数据记录、数据监查、数据检查、盲态审核、数据锁定等步骤。统计分析计划书由专业统计人员根据试验方案和病例报告表撰写制订,并在研究过程中根据需要进行必要的修改,在数据库锁定前定稿。主要分析内容包括纳入病例的基本情况分析、可比性分析、依从性分析、有效性分析和安全性分析等。

9. 操作流程 由于进行药物临床试验时需填写大量文件,故需制订一个操作流程,避免研究者在试验中出现遗漏。

四、口腔黏膜病新药研发现状及展望

新药是指未在中国境内上市销售的药品,而已经上市的药品如果改变剂型、改变给药途径、增加新适应证等也应按新药进行管理。从新化合物的发现到新药成功上市的过程通常称为新药研发。新药研发是一项技术创新的系统工程,其通过试验不断改进药物性能,并证明药物的有效性和安全性,同时经过严格的科学审查,最后取得允许上市的证明文件。新药研发一般需 10~15 年,包括药物发现、药物临床前研究、药物临床研究以及新药申报和后续工作四个阶段。

(一)口腔黏膜病新药研发的现状和特点

1. 全身用药的研发和特点 针对口腔黏膜病全身用药在疗效和安全性方面存在的问题,临床新药研发主要包括以下几个方面。

(1)药物再定位:即老药新用,是指通过重新审视已经上市或处于临床研究阶段的药物,探索其新适应证,从而缩短药物研发的时间、降低经济成本和风险,是目前已知的药物研发中风险与效益比最好的策略之一。药物再定位的开发方式多种多样,例如利用其不良反应、扩大原有适应证、发现全新用途等。沙利度胺最初是作为一种中枢镇静剂用于临床,但随后发现其具有强致畸性而被许多国家禁用。近年来,已证实沙利度胺具有抗炎、抑制免疫和抑制肿瘤血管生成等作用,经大量临床观察发现:沙利度胺对复发性阿弗他溃疡、口腔扁平苔藓、慢性盘状红斑狼疮及艾滋病相关口腔病损具有较好的疗效。四环素属于广谱抗生素,烟酰胺是烟酸的体内转化物,两者联合使用可能对大疱性疾病有一定疗效。克霉唑是吡咯类抗真菌药,具有广谱抗真菌活性,被广泛用于预防和治疗皮肤、口腔和阴道的真菌感染。近期研究发现克霉唑可再定位于多种肿瘤的治疗领域,具有一定的抗肿瘤活性。

(2)老药改进:一些传统药物选择性差,副作用较强,经过对其结构、剂型的改进,使其药理作用增强,毒副作用减小。例如酮康唑为合成的咪唑类抗真菌药,可用于真菌性口炎的治疗,但该药易引起消化道功能和肝功能的损害,对其进行改进成氟康唑后,药物的口服吸收率提高,药物半衰期延长,肝毒性减小,从而提高了临床用药的疗效和安全性。伏立康唑是新近被美国 FDA 批准的第二代三唑类抗真菌药,其药代动力学和抗菌活性与氟康唑相似,体外抗菌谱与伊曲康唑相似,对耐氟康唑的白色念珠菌较敏感,对真菌性口炎和侵袭性念珠菌感染的疗效较传统三唑类药物好。阿昔洛韦为化学合成的抗病毒药,具有干扰疱疹病毒 DNA 聚合酶的作用,但口服吸收率偏低,服药次数多,改进后的伐昔洛韦吸收迅速,在体内几乎完全水解释出阿昔洛韦,提高了药效,降低了毒副作用,服药次数也减少。维胺脂和异维 A 酸是第一代维 A 酸类药物,阿维 A 酯是第二代衍生物,较之维 A 酸和第一代衍生物有较高的生物利用度及较短的半衰期,阿维 A 是阿维 A 酯的脱脂代谢物,稳定性较差,但消除较快。上述四种药物均可用于治疗口腔扁平苔藓和口腔白斑病,但因其受体选择性均较小,因此,副作用较大。他扎罗汀和阿达帕林是第三代维 A 酸类药物,又称受体选择性维 A 酸类药物,由于受体选择性高,长期应用无传统维 A 酸类药物对血脂、主要脏器、骨骼的副作用。

（3）创新药物:主要是指新合成或半合成的药物及其制剂、从天然物质中提取的新的有效成分及其制剂等,不包括改进剂型和增加适应证的药物。例如,艾滋病患者使用的齐多夫定属核苷类逆转录酶抑制剂,是 FDA 最早批准的治疗艾滋病药物,也是目前许多国家治疗艾滋病的一线药物。对口腔 Kaposi 肉瘤进行抗血管生长因子疗法的观察也属创新药物的临床研究。为避免传统糖皮质激素的耐药性及不良反应,具有选择性和靶向性的生物制剂正在逐步兴起。从结构上看,生物制剂包括受体融合蛋白、单克隆抗体和重组细胞因子。例如,阿法赛特是一种免疫抑制性二聚融合蛋白,目前有个案报道其可用于治疗顽固性口腔扁平苔藓;英夫利西单克隆抗体可特异性阻断 α-肿瘤坏死因子,有单中心随机对照试验报道其可用于口腔扁平苔藓的治疗。生物制剂的研究目前仍处于起步阶段,需要多中心、大样本的随机对照试验来验证其长期的疗效和安全性。药物筛选模型、高通量筛选和虚拟筛选等手段的建立为创新药物的研发创造了有利条件。以往"先发现后研究"的模式导致新药的研发产出率低,转化医学的介入为这种不利局面提供了新思路。转化医学是以患者需求为中心,在实验室与临床之间搭建一个双向转化的通道。一方面,用临床信息来指导基础研究;另一方面,使实验室的研究成果能够迅速转化到对疾病的诊断、治疗和预防中。转化医学能够通过更早获知药物风险/受益情况,帮助研究人员更早发现具有潜力的分子进行新药研发。

2. 局部用药的研发和特点　由于口腔环境的特殊性,局部用药易被唾液稀释,也可能被唾液中的酶类破坏,从而影响有效药物浓度的维持。另外,口腔黏膜感觉敏锐且有味觉,这就要求药物刺激性要小且口感良好。所以,理想的口腔局部制剂应具有以下特点:①起效快;②药物浓度稳定;③无明显毒副作用;④口感舒适;⑤使用方便;⑥性质稳定、便于储存。

口腔黏膜局部用药的常规剂型包括含漱液、口含片、喷雾剂、糊剂、散剂等,其优点是使用方便、可遍布口腔,缺点是有效药物浓度维持时间较短。含漱液是治疗口腔疾病的液体制剂,但由于水溶液在口腔中滞留时间短,疗效欠佳。现工艺改进发展成新型的口腔液体制剂——胶浆剂及混悬剂,这两种剂型可延长药物的作用时间,疗效较好。

口腔黏膜局部注射可使药物在病损区获得较高的浓度,同时避免全身用药的不良反应。复方倍他米松混悬液是地塞米松的差向异构体,其抗炎作用强于地塞米松、曲安西龙。倍他米松混悬液的特点是可溶性倍他米松磷酸钠能很快吸收而迅速起效,微溶的倍他米松二丙酸酯可在组织储存起来缓慢吸收维持疗效。近期研究表明:倍他米松混悬液局部注射对糜烂型口腔扁平苔藓、重型阿弗他溃疡、类天疱疮等病有较好疗效。

口腔黏附剂型(例如片剂、膜剂、软膏剂、凝胶剂等)在常规剂型的基础上进行了改进,能不同程度地抵抗唾液和吞咽的清除作用,具有起效快、低酶活性、良好的生物相容性、给药方便等优点。片剂的黏附力、溶出度、口腔内黏附试验及临床疗效均比膜剂优越,但缺点是制作工艺较复杂、价格较高、口感不适等。传统片剂为单层,与口腔黏膜的附着力差,针对此缺点,现已研发出双层片剂,后者对口腔黏膜的黏附性明显提高,同时可延长药物作用时间,提高药物的局部浓度。软膏剂的制备常用亲水性大且黏附性强的聚合物(例如卡波姆、羧甲基纤维素钠等),可使软膏剂在口腔黏膜产生持续的黏附,延长药物滞留时间,提高生物利用度。凝胶剂通过增加黏度和生物黏附性,可延长药物在口腔内滞留时间,从而提高疗效。口腔黏附制剂还可将脂质体、微球等作为药物的载体,以增加药物的黏膜透过性,也可保护易降解药物不被唾液分解。

近年研发的缓释剂型包括醋酸地塞米松单向缓释贴片、制霉菌素缓释贴片和利多卡因缓释片等,此类剂型延长了局部药物作用时间,从而提高了疗效。控释剂型能缓慢而恒速地释放药物,提供较稳定的药物浓度,但恒速释药系统的构造和材料要求较复杂,目前尚处于探索阶段。

3. 中医药的研发

(1) 改变剂型:传统中药"饮片入药,临用煎汤"的方法存在使用不方便、疗效难评估、作用不确切等问题,在针对性进行了剂型改进后,改进成颗粒剂、片剂、胶囊剂和针剂等,上述问题得到较明显的改善。

(2) 寻找新药的线索:采用现代科学方法,从民族药、民间药、草药、古典医籍中的有效验方、名老中医的经方、民间秘方等开发研制成新中成药。例如,有研究发现藏红花素可抑制恶性肿瘤细胞的生长,可考虑开发作为抗肿瘤药物;从黄连中提取的小檗碱对白色念珠菌、光滑念珠菌及热带念珠菌有抑制作用,可考虑研发成抗真菌药物。中药新药的寻找途径较多,可将有效成分作为线索,依据传统的药效进行筛选,提炼新药。

(二) 我国新药研发存在的问题

我国目前新药研发虽取得了一些成果,但还存在以下问题。

1. 多模仿,多改进,少创新　新药研发的投入在不断增加,对药物安全性和优效性的要求更高,使新药研发成功的难度也在不断增加。但目前国内的新药研发主要还是仿制进口药品或专利失效药品或对现有药品剂型的改进,缺乏自主创新药品。而在大量仿制药品中,也普遍存在低水平重复现象。

2. 项目重复设置,技术脱节,未形成完整产业链　不同的药物研究机构项目重复设置,缺乏沟通合作,造成资源浪费。部分科研成果虽具有潜在的开发价值,但由于技术尚不成熟或缺乏市场意识,使科研成果转化率较低。

3. 资金投入不足,结构失衡,经营观念薄弱　制药企业对新药研发的投入较少,药物研发主要依靠股东投入和国家科研基金,融资渠道狭窄。资金不足在某种程度上也导致研发机构将重心放在投资相对较少的模仿、改进药物方面,限制了对创新药物的研究。

4. 缺乏以我国为主导的国际合作药物开发　国内医药产业普遍缺乏与国际的合作交流,因此,如何实施国际合作策略,联手推进口腔药物临床试验,促进我国口腔新药的研发是亟待解决的问题。

(三) 口腔黏膜病药物研发的前景

　　口腔黏膜病对患者身心健康的影响日益受到广泛重视,现有药物已不能满足口腔黏膜病的防治需求。随着材料学和设备工艺学的不断发展,口腔黏膜病的新药研发也将具有较好的前景。疾病易感机制与标志物研究、药物靶标识别与确认、药物大规模高效筛选、药效与安全性评价、制备和成药性预测关键技术研究等都为我们创建药物研发现代化体系提出了一系列的挑战。我国口腔新药研发需结合自身特点,在开发药物新用途、新配方方面,实现仿创结合,一方面力求创新化学药和生物制剂的研究;另一方面注意中医药的传承和创新,开发疗效可靠、质量稳定的中药新药,使口腔黏膜病的新药研发得到进一步发展。

(周红梅)

第六章 口腔黏膜病的非药物治疗

第一节 口腔黏膜病物理疗法的适应证选择和疗效评价

一、口腔黏膜病物理疗法概述

物理疗法（physical therapy，physiotherapy）是指应用自然界中或人工制造的各种物理因子（physical agents）作用于人体，以预防和治疗疾病的一系列方法。物理因子主要分为两大类，一类是天然物理因子，包括日光、空气、海水、矿泉等；另一类是人工物理因子，声、光、电、热、冷、磁及生物反馈等。其中，人工物理因子在医学领域中应用最广。

公元4世纪前，古希腊医师 Hippocrates 就倡导应用矿泉、日光、海水及"体育"治病。公元2世纪前，《黄帝内经》一书就有针灸、按摩、拔罐、医疗体育和用水治疗的记载。19世纪末，人工光疗第一次出现，20世纪高频、电疗竞相发展。从20世纪70年代的磁疗法、激光疗法、射频疗法的开发应用，到近年来生物反馈疗法、纳米技术等的日趋完善，物理疗法在疾病临床治疗与康复中的地位进一步提高。近20年来，一些物理疗法相继应用到口腔黏膜病的治疗当中，成为口腔黏膜病治疗的一个重要组成部分。

二、物理疗法的分类

物理疗法通常根据物理因子的属性分类（图6-1）。

物理疗法
- 电疗法
- 光疗法
- 超声波疗法
- 磁疗法
- 水疗法
- 温热疗法
- 低温疗法
- 生物反馈疗法

图 6-1 物理疗法的分类
（武汉大学口腔医学院供图）

（一）电疗法

1. 低频电疗法（low frequency electrotherapy） 凡是采用频率在0~1000Hz的电疗设备均属于此类疗法，包括感应电疗法、电兴奋疗法、电睡眠疗法、间动电疗法、超刺激电疗法、神经肌肉电刺激疗法、微电流疗法、高压脉冲电疗法等。

2. 中频电疗法（median frequency electrotherapy） 凡是采用频率在1~100kHz的电疗设备均属于此类疗法，包括等幅正弦中频电疗法（又称为音频电疗法）、正弦调制中频电疗法、脉冲调制中频电疗法、干扰电疗法、音乐电疗法、波动电疗法等。

3. 高频电疗法（high frequency electrotherapy） 凡是采用频率在100kHz~300GHz的电疗设备均属于此类疗法。高频电疗法中以短波疗法和超短波疗法应用比较多。短波与超短波属于高频电磁波,短波疗法又称射频疗法,超短波疗法又称超高频电场疗法。其次为分米波疗法、厘米波疗法、毫米波疗法,其中分米波与厘米波属于特高频波段,毫米波疗法属于极高频电疗法、微波谐振疗法。

4. 其他电疗法

(1) 直流电疗法(galvanization,direct current therapy):以直流电治疗疾病的方法称为直流电疗法。借助直流电将药物离子导入人体以治疗疾病的方法称为直流电药物离子导入疗法或直流电离子导入疗法、电离子导入疗法。

(2) 静电疗法(static current therapy):利用高压静电场治疗疾病的方法称为静电疗法,分为高压静电疗法和低压静电疗法。

(二) 光疗法

应用人工光源或日光辐射治疗疾病的方法称为光疗法(phototherapy)。光波的波长为180~1000nm,按波长排列,光波依次分为红外线、可见光、紫外线三部分(图6-2)。

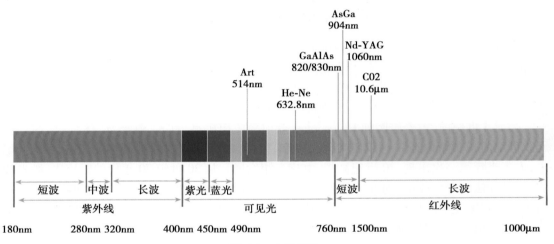

图6-2 光波简谱
(武汉大学口腔医学院供图)

1. 红外线疗法(infrared therapy) 红外线是光波中波长最长的部分,位于红光之外,故称为红外线。红外线可分为两段:波长 1~1.5μm 的波段为远红外线(长波红外线),波长0.76~1.5μm 的波段为近红外线(短波红外线)。

2. 蓝紫光疗法(blue and violet light therapy) 蓝紫光是可见光中波长最短的部分,蓝光波长450~490nm,紫光波长 400~450nm。

3. 紫外线疗法(ultraviolet radiation therapy) 紫外线是不可见光,是光波中波长最短的部分,位于紫光之外,故称为紫外线。紫外线可分为三段:波长 320~400nm 为长波紫外线,波长280~320nm 为中波紫外线,波长 180~280nm 为短波紫外线。

4. 激光疗法(laser therapy) 激光是受激辐射放大的光,它既具有一般光的物理特性,又具有亮度高、单色性好、定向性强、相干性好等特点。可分为低强度激光疗法,例如氦-氖(He-Ne)激光器(输出波长 632.8nm 的红光激光)、砷化镓(AsGa)半导体激光器(输出波长904nm 的红外激光)、镓铝砷(GaAlAs)半导体激光器(输出波长 820nm、830nm 的红外激光)。高强度激光疗法,例如二氧化碳(CO_2)激光器(输出波长 $10.6\mu m$ 的红外激光)、掺钕钇铝石榴石(Nd-YAG)激光器(输出波长 $1.06\mu m$ 的红外激光)、氩离子(Ar^+)激光器(输出波长 514nm 和 485nm 的绿光、蓝紫光激光)等。

(三) 超声波疗法

超声波是指频率高于 20kHz 的声波,是一种机械振动波,应用超声波治疗疾病的方法称为超声波疗法(ultrasound therapy)。传统的超声波疗法多采用 800kHz 的连续超声波,近年开展了 $1\sim3MHz$ 较高频超声波、$30\sim50kHz$ 较低频超声波以及脉冲超声波的应用。

(四) 磁疗法

将磁场作用于人体以治疗疾病的方法称为磁疗法(magnetotherapy),包括静磁场法和动磁场法,后者又分为旋磁疗法和电磁疗法。主要包括静磁场疗法、脉动磁场疗法、低频磁场疗法、高频电磁场疗法等。

(五) 水疗法

应用水治疗疾病、促进功能康复的方法称为水疗法(hydrotherapy)。水疗法的种类很多,例如冲浴、擦浴、浸浴、药物浴、淋浴、湿包裹、蒸汽浴、气泡浴、旋涡浴、蝶形槽浴、步行浴、水中运动等。

(六) 温热疗法

指应用各种热介质作用于人体治疗疾病的方法,主要包括石蜡疗法、砂粒疗法、湿热罨包疗法等。

(七) 低温疗法

利用低温治疗疾病的方法称为低温疗法(hypothermia),分为两类,一类是利用低于体温与周围空气温度、但在 0℃ 以上的低温治疗疾病的方法称为冷疗法(cold therapy)。有冰水冷敷、冰水浴、冷气雾喷射等。在 0℃ 以下的低温治疗方法称为冷冻疗法(cryotherapy),其中 -100℃ 以下的治疗为深度冷冻疗法,属于冷冻外科范畴。

(八) 生物反馈疗法

应用电子技术和训练,使人对自己体内异常的不随意生理活动进行自我调节控制,用以治疗疾病的方法称为生物反馈疗法(biofeedback therapy)。主要有肌电生物反馈疗法、脑电生物反馈训练、手指皮肤温度生物反馈疗法、皮肤电阻生物反馈疗法、血压生物反馈疗法等。

三、物理疗法的作用原理

(一) 物理因子对人体作用的特点

1. 物理因子的共同性

(1) 生理学作用:改变组织细胞和体液内离子的比例和微量元素含量,引起体内某些分子例如蛋白质分子、水分子的结构变化,影响各种酶活性,调节物质代谢,使体内产生生物学高活性物质,增强血液和淋巴液循环,改变生物膜、血管、皮肤、黏膜和其他组织通透性,引起组织温度改变,调节神经-内分泌信息控制系统功能,加强单核-吞噬细胞的功能等。

（2）治疗作用：提高机体或系统、器官的功能水平，改善组织器官的血液循环和营养，促进损伤组织的修复和再生，提高局部或全身的抵抗力，具有镇痛、消炎、消肿、缓解痉挛、脱敏或致敏作用，提高药物向组织器官渗透等。

2. 物理因子的特异性　不同物理因子选择性地作用于不同细胞、组织和器官，可以引起特异性效应。紫外线优先作用于外胚层组织及表皮、皮肤神经末梢感受器。超短波优先作用于结缔组织、巨噬细胞系统，并可较明显地作用于血管系统、自主神经-内分泌信息控制系统、骨组织。直流电优先作用于周围神经末梢感受器和周围神经纤维。

（二）物理因子的主要治疗作用

1. 消炎作用　对于急性化脓性炎症，表浅者可应用紫外线照射、抗生素离子导入治疗。对于慢性炎症，则可采用温热疗法、磁场疗法、低/中频电疗法。某些物理因子（例如紫外线），除了具有直接杀灭病原微生物的作用之外，还与改善微循环、加速致炎物质排除和增强免疫等机制有关（图6-3）。

2. 镇痛作用　引起疼痛的原因很多，例如损伤、炎症、缺血、痉挛、肌力不平衡、反射性以及精神因素。炎症性疼痛以抗炎治疗为主，缺血性和痉挛性疼痛宜用温热疗法，神经炎应用直流电导入麻醉类药，以阻断痛觉冲动传入，或应用低、中频电疗法，关闭疼痛闸门，激发镇痛物质释放。

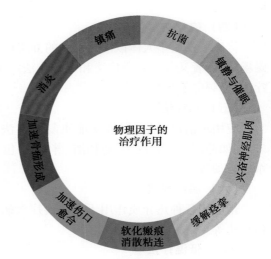

图6-3　物理因子的治疗作用
（武汉大学口腔医学院供图）

3. 抗菌作用　紫外线以杀菌作用著称，杀菌效力最强的光谱为254～257nm，对金黄色葡萄球菌、枯草杆菌、铜绿假单胞菌、炭疽杆菌、溶血性链球菌等均有杀灭作用。

4. 镇静与催眠　主要有电睡眠疗法、镇静性电离子导入疗法、静电疗法、磁场疗法、温水浴、按摩疗法，这些方法能增强大脑皮质扩散性抑制，解除全身紧张状态，产生明显的镇静和催眠效果。

5. 兴奋神经肌肉　低、中频电流能引起运动神经及肌肉兴奋，用于治疗周围性神经麻痹及肌肉萎缩，或用于增强肌力训练。对于感觉障碍者，可选用感应电疗法、达松伐尔电疗法等。

6. 缓解痉挛　有作用于深部组织的短波、超短波和微波疗法，也有作用于浅部组织的石蜡疗法、湿热包疗法、太阳灯和红外线疗法，还有作用于全身的热水浴、光浴疗法等。其作用主要在于热能降低肌梭中传出神经纤维兴奋性，使牵张反射减弱和肌张力下降。

7. 软化瘢痕、消散粘连　石蜡疗法、超声波疗法、碘离子导入疗法，可以改变结缔组织弹性，增加延展性，常用于治疗术后瘢痕和组织粘连。

8. 加速伤口愈合　应用小剂量紫外线照射，在防止和控制伤口感染的同时，还能刺激肉芽组织生长，加速上皮搭桥和创口愈合过程。

9. 加速骨痂形成　弱直流电阴极、TENS、干扰电疗法和脉冲磁场，均能促进骨质生长，加速骨折愈合。

四、口腔黏膜病物理疗法的适应证和禁忌证

（一）超声波雾化疗法（ultrasonic atomization therapy）

【作用原理】

超声雾化器可将电能转换为同频率的声能，再由声能产生张力波，以水为介质，使药液在气相中分散，变成细微的雾化颗粒，随送风装置产生的气流，经送雾管直接到达治疗部位（图6-4）。雾化药物由糖皮质激素、抗生素、维生素类药物组成，可根据不同疾病进行适当调整。

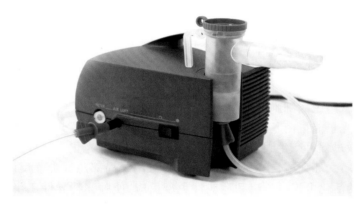

图6-4 超声雾化器
（武汉大学口腔医学院供图）

【适应证】

用于治疗由放射性口炎、过敏性口炎、大疱性疾病、病毒感染性口炎、口腔扁平苔藓等各类口腔黏膜病所引起的口腔黏膜大面积糜烂、溃疡性损害。超声波雾化疗法可使口腔黏膜用药均匀，吸收面积大，且操作简便，费用低廉，是口腔黏膜疾病常规理疗之一。

【禁忌证】

对雾化药物有过敏反应者、严重传染性疾病患者禁用；孕妇及哺乳期妇女慎用。

（二）激光疗法（laser therapy）

【作用原理】

激光可产生瞬间高强度光热作用、光化作用、压强作用、光电磁作用、生物刺激作用，可使被照射的病损组织产生气化、熔融或凝固，直接祛除病灶，同时具有良好的消炎、止痛、止血、杀菌、促进创口愈合的作用（图6-5）。

【适应证】

用于治疗复发性阿弗他溃疡、白塞病、口腔扁平苔藓、口腔白斑（无异常增生者）、复发性唇疱疹。此外，还可用于治疗表浅局限性的血管瘤、淋巴管瘤、黏液腺囊肿、乳头状瘤、色素痣等口腔黏膜良性病损。该疗法操作简便，对邻近组织损伤小，术中出血少、术后反应较小，创面愈合后仅遗留浅瘢痕或不留瘢痕。

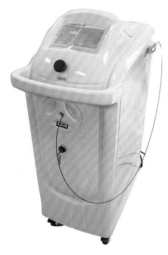

图 6-5　口腔激光治疗仪
（武汉大学口腔医学院供图）

【禁忌证】

急性血管障碍性疾病、急性炎症伴有脓毒症状、脑卒中前症状、对疑似或明确诊断为恶性病损者等。

（三）光动力疗法（photodynamic therapy，PDT）

【作用原理】

光动力疗法，原称光化学疗法（photochemical therapy，PCT），或光敏疗法（photoradiation therapy，PRT），是以光、光敏剂和氧的相互作用为基础的一种疾病治疗手段。光源有紫外线和激光等。光敏剂可全身或局部使用。补骨脂素-长波紫外线疗法（PUVA）中补骨脂素是一种强的光致敏物质，在长波紫外线作用下，与表皮细胞的胸腺嘧啶基发生光毒反应，致使细胞 DNA 的复制受到影响，细胞的增生减缓。可通过光免疫作用抑制肥大细胞脱颗粒，抑制多形核细胞的聚集，减轻炎症反应，还可通过抑制细胞因子的产生，诱导 T 细胞的凋亡等发挥治疗作用。PDT 可通过其选择性细胞毒作用治疗肿瘤，对正常组织的细胞毒作用较少。光敏剂可选择性地聚集于肿瘤部位，受到相应波长光照时，吸收光子能量由基态变成激发态，进而迅速经过化学退激过程释放能量而返回基态。而化学退激过程可产生大量活性氧，进而诱发一系列光化学反应，损害细胞大分子，使肿瘤细胞通过凋亡、坏死或自噬机制死亡，同时可诱导局部急性炎症反应，触发固有免疫反应。固有免疫的活化可进一步启动适应性免疫反应，使肿瘤特异性 T 淋巴细胞识别和清除肿瘤细胞，此外，PDT 也具有免疫调节作用。

【适应证】

用于治疗口腔鳞状细胞癌、口腔潜在恶性疾病，例如顽固性口腔扁平苔藓、白斑、红斑、光化学唇炎。该疗法创伤性小，毒性低、选择性好、适用性好、可重复治疗，可有效缓解症状，改善患者的生活质量。该疗法中光敏剂的选择及光照剂量、时间、模式相当重要。

【禁忌证】

孕妇及哺乳期妇女、儿童、肝功能异常、眼疾患者、卟啉症或已知对卟啉过敏者、服用光敏性药物者、光敏性疾病等患者禁用。

（四）高频电疗法

1. 微波疗法（microwave therapy）

【作用原理】

微波是指频率为 $0.3\sim300GHz$ 的电磁波，通常将分米波疗法和厘米波疗法统称为微波疗法。微波具有生物效应、热效应、非热效应和电磁效应。在细胞内、外液中含有大量的带电离子和极性、无极性分子，在微波电场作用下发生振动和转动，产生热量，可使局部病变组织产生高温、脱水，继而凝固、坏死、脱落。微波的热效应还可改善微循环，促进组织细胞的增殖、分化，促进创口愈合，同时可增强机体免疫调节的能力（图 6-6）。

【适应证】

用于治疗口腔扁平苔藓、口腔溃疡、口腔白斑、唇炎等。此外，还可用于治疗乳头状瘤、黏液腺囊肿、唇癌等该方法操作简便，定位能力较好，对组织损伤小，伤口愈合后多无瘢痕形成。

【禁忌证】

结核病、带有心脏起搏器者及孕妇禁用。

2. 毫米波疗法(millimeter wave therapy)

【作用原理】

毫米波是一种低功率、短波长、高频率的电磁波,虽对机体的穿透力很弱,但其频率(30~300GHz)与生物体的固有振荡频率(50~600GHz)接近,用毫米波模拟生物体细胞产生的电磁波信号发送到体表的活性区或穴位时,能通过生物体细胞的谐振效应(或称同步作用)导入体内,引起一系列生物学效应,例如超微结构、酶活性的变化,从而调节细胞的代谢和功能。毫米波具有消炎、止痛、改善微循环、调节自主神经功能以及调节细胞免疫功能等作用(图6-7)。

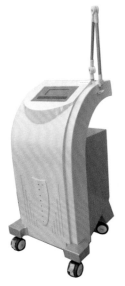

图 6-6 微波治疗仪
(武汉大学口腔医学院供图)

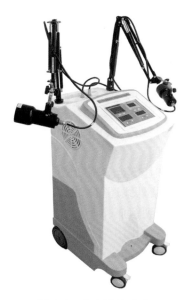

图 6-7 毫米波治疗仪
(武汉大学口腔医学院供图)

【适应证】

用于治疗灼口综合征、口腔扁平苔藓、盘状红斑狼疮、口腔溃疡等。该疗法操作简便,使用安全。由于毫米波的生物学效应具有很窄的频率相关特性,因此,毫米波的照射部位、照射时段、间隔时间和照射次数都是影响临床疗效的重要因素。

【禁忌证】

带有心脏起搏器者及孕妇禁用。

3. 达松伐尔电疗法

【作用原理】

应用火花放电产生高频电振荡,并借共振和升压电路获得高电压、低电流强度、断续减幅的高频电流,通过特殊电极作用于人体。可使黏膜产生一过性的刺痛、麻痛感,引起掩盖效应或兴奋周围神经粗纤维,阻断疼痛的传导而起到止痛作用;还可以使黏膜感觉神经末梢的兴奋性降低,从而起镇痛作用。同时它对黏膜的刺激通过轴突反射,改善血液循环,改善组织营养代谢,利于炎症消退,促进肉芽生长。

【适应证】

用于口腔溃疡、舌痛等。

【禁忌证】

恶性肿瘤、出血倾向、血液病及结核病患者禁用。

(五) 冷冻疗法(cryosurgery)

【作用原理】

利用制冷剂产生的低温使病变组织坏死。冷冻引起细胞内冰晶形成,使细胞脱水、脂蛋白复合物变性,引起细胞膜破裂、局部血液循环障碍,从而导致组织细胞的坏死。

【适应证】

用于治疗口腔溃疡、口腔扁平苔藓、口腔白斑、口腔红斑、光化性唇炎。还可治疗黏液腺囊肿、乳头状瘤、血管瘤、肉芽肿、疣状癌。该疗法操作简便,不需术前麻醉,术中出血少,术后无明显瘢痕形成。

【禁忌证】

局部血液循环障碍、冷变态反应、严重心血管疾病、严重肾功能不全及致冷蛋白血尿者等禁用,病损范围较广泛者不宜行冷冻治疗。

(六) 紫外线疗法(ultraviolet radiation therapy)

【作用原理】

紫外线照射区会出现红斑反应,红斑区组织供血量增加,血液循环改善,可以促进代谢产物的排除。紫外线还可抑制疼痛在大脑皮质的兴奋灶,使感觉神经末梢发生可逆变性,抑制痛觉传入,达到镇痛作用。此外,紫外线还可以刺激机体的防御免疫功能,杀灭细菌、病毒,从而达到消炎作用(图6-8)。

【适应证】

主要应用于口角炎、唇炎、糜烂型扁平苔藓、复发性阿弗他溃疡、单纯疱疹、带状疱疹、咽炎。

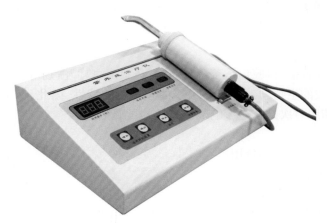

图 6-8　紫外线治疗仪
(武汉大学口腔医学院供图)

【禁忌证】

光敏性疾病、甲亢、高血压、服用易引起光过敏的药物（磺胺、奎宁、异丙嗪等）、活动性结核病患者禁用。

（七）高压氧疗法（hyperbaric oxygen therapy）

【作用原理】

高压氧疗法指的是使用纯氧加压单人舱或压缩空气加压的多人舱，患者通过面罩、头部氧帐或气管插管吸入纯氧，进而达到治疗疾病的目的。高压氧疗法可通过改变机体血氧运输方式、增加血氧含量、血氧分压、氧的弥散距离来提高组织的含氧量，还能迅速改善血液循环，纠正局部组织缺氧状态。此外，高压氧疗法具有抗菌、抗炎的作用，可抑制促炎因子的产生及 T 淋巴细胞的增殖。再次，高压氧可促进上皮的生长，毛细血管的再生，抑制炎症细胞以及成纤维细胞的活化，从而使受损黏膜修复。

【适应证】

可用于治疗口腔黏膜下纤维性变、口腔溃疡、口腔扁平苔藓、天疱疮、口腔黏膜感染性疾病、口腔颌面部恶性肿瘤等疾病。

【禁忌证】

氧过敏者、肺结核性空洞并咯血、视网膜剥离、活动性出血或出血性疾病尚未控制者、刚拔牙者、未加处理的癌肿患者绝对禁用；高血压（超过 160/100mmHg）、癫痫大发作、经期及妊娠（6 个月以内）相对禁用。

五、口腔黏膜病物理疗法的并发症

1. 药物过敏反应

2. 发热反应

3. 皮肤光敏反应　主要为避光不慎所致，接受光动力疗法的患者需避光 3 周或 1 个月，且在治疗进行中应注意对病变区周围进行保护。

4. 冷冻疗法易出现的并发症　有水肿、创面出血或感染、疼痛、张口困难、神经损伤、色素减退等。可嘱咐患者在坏死组织脱落期进食软食、禁止撕脱表面坏死组织以预防出血，并应积极预防感染；磨牙后区应采用短时间冷冻，而不用加压重复冷冻，以避免张口困难；神经损伤一般为暂时性，可在 3~6 个月内自行恢复；色素减退会在 0.5~1 年后逐渐恢复。

5. 高压氧疗法易出现的并发症　主要有氧中毒、气压伤和减压病。为避免并发症的产生，临床上应采用间歇性的吸入正常氧分压气体的高压氧疗法，治疗中的加压减压阶段气压变化要缓慢、同时要严格掌握高压氧治疗的时间，并严格按规程操作。

六、口腔黏膜病物理疗法的注意事项

在采用物理疗法防治口腔黏膜病时，需综合考虑以下因素：

1. 机体状况　研究证明，患者的机体状态可影响其对物理因子的应答反应。因此，在进行理疗过程中，必须密切配合有效的心理治疗和护理，同时注意精心安排治疗环境和选择治疗时间，以取得最佳治疗效果。

2. 疾病情况　患者疾病的性质、轻重、急慢性期等不同,其应答反应也不一样。

3. 个体差异　例如性别、年龄、体质强弱、反应的敏感性和用药等情况,都与应答反应有关。

4. 刺激部位　同一种类、剂量的物理因子,作用的部位不同,所产生的应答反应也不同。

七、口腔黏膜病物理疗法的并发症的疗效评价

口腔黏膜病病因复杂,常常是口腔局部因素、全身因素、环境因素以及心理因素等综合作用的结果,其病种繁多,治疗困难。物理疗法是一种操作简便易行、安全有效的治疗手段。在药物治疗、心理治疗的同时,适当辅以物理治疗,可获得更佳的治疗效果。

1. Vivek 等人对 28 例 Nd:YAG 激光治疗的口腔白斑患者进行了长达 3 年的随访,该治疗治愈率高(89.28%),复发率低,证实 Nd:YAG 激光疗法是一种有效的口腔白斑治疗手段。Tambuwala 等对 30 例口腔白斑患者的 60 个对称病损进行了对照研究,与传统手术切除相比,CO_2 激光切除口腔白斑,术中出血更少,视野更清晰,术后瘢痕少,但术后疼痛和肿胀程度无明显差异。但也有研究提示激光治疗后,口腔白斑的复发率以及恶变率反而较高,故应慎重选择病例。

2. Cafaro 等人研究发现低功率激光疗法(low-level laser therapy, LLLT)治疗口腔扁平苔藓,可有效缓解疼痛,减轻病损处炎症,改善患者生活质量。Dillenburg 等人比较了激光疗法(每周 3 次)和 0.05%丙酸氯倍他索凝胶(每天 3 次)对萎缩型或糜烂型口腔扁平苔藓的治疗效果,通过对治疗期第 7、14、21、30 天的疗效评估和治疗后第 60 天和第 90 天的随访,发现激光疗法更有效,且复发率较低。

3. PDT 是一种安全有效的口腔白斑的可替代疗法。Jerjes 等人研究了 55 例均质性口腔白斑、73 例非均质性口腔白斑和 19 例红斑经 PDT 治疗后的临床表现、病理特征、复发率及恶变率,平均随访时间为 7.3 年,发现 PDT 治疗后复发率约为 11.6%,恶变率约为 7.5%。7.5%的病损呈进行性发展,3.4%处于稳定状态,PDT 对 18.2%病损有部分治疗效果,81%病损完全治愈。此外,Wong 等人通过氨基乙酰丙酸(aminolevulinic acid, ALA)PDT 治疗口腔白斑的一期试验证实光剂量为 $4J/cm^2$ 时,ALA PDT 可安全有效治疗口腔白斑,但仍需大量的临床试验来确定其最大耐受剂量和有效性。Pavlic 和 Vujic-Aleksic 通过分析口腔扁平苔藓患者经治疗后症状和体征的改善及复发率,系统性地评估了紫外线光疗法、激光疗法和PDT 在治疗口腔扁平苔藓中的优缺点,认为口腔扁平苔藓的光疗法在一定程度上虽然有效,但尚缺乏充分的证据,仍然需要大量随机对照临床试验来进一步证明其有效性并评估其远期疗效。研究者发现 PUVA 的近期疗效较好,可以有效地治疗口腔扁平苔藓,其近期副作用有恶心、瘙痒、皮肤发红、眼部风险、头晕等,远期副作用有皮肤老化、致癌等。因此,需慎重地选择病例,并合理调整 UVA 剂量,严格遵守治疗规范。还有报道称窄谱中波紫外线(narrow-band UVB, NB-UVB)疗法与 PUVA 疗效相当,但更操作方便,致癌性更低,局部使用 UVB 可有效治疗口腔扁平苔藓。此外,一些研究者证实 PDT 可有安全有效地治疗口腔扁平苔藓,近期疗效和远期疗效均较好,目前报道的副作用仅有全身使用光敏剂后引起的光敏反应。

4. 研究证实 CO_2 激光可快速减轻轻型复发性阿弗他溃疡的疼痛程度,促进其愈合。另有报道称 Nd:YAG 激光治疗时间短、可有效减轻疼痛程度、副作用小且患者易于接受,是治疗复

发性阿弗他溃疡的有效手段。此外,Albrektson 等人在 40 例复发性阿弗他溃疡患者中开展了 LLLT(波长 809nm,功率 60mW,频率 1800Hz,照射时间 80s,剂量 6.3J/cm²)的单盲、随机、对照实验,发现从治疗第 0 天到第 2 天,LLLT 组的疼痛视觉模拟评分(100mm)从 84.7 降到了 31.5,而安慰组从 81.7 仅降到了 76.1,证实 LLLT 可有效减轻复发性阿弗他口炎的疼痛。

5. 周刚等人曾综述了高压氧在细胞水平上能减少淋巴细胞的增殖,促进成纤维细胞的凋亡。在分子水平上可以减少缺氧诱导因子的表达和 ICAM-1、TNF-α、TGF-β 和 IFN-γ 的产生,以及增加血管 VEGF 的表达和血管生成。高压氧可能有助于治疗口腔潜在恶性疾病,例如口腔扁平苔藓、口腔白斑和口腔黏膜下纤维性变。

虽然目前有的物理疗法已应用于口腔黏膜病的临床,疗效肯定;有的用于临床不久,远期作用尚有待进一步观察。但总体来说口腔黏膜病的物理疗法应用得还不够广泛,所报道的文献大多缺乏科学的设计与有效的对照,实验重复性差,因此有必要开展高质量、大样本、统一疗效评价指标的随机对照试验,以获得更可靠的证据。此外,口腔黏膜病的物理疗法尚缺乏统一的治疗标准,且能量参数(例如激光的波长、功率、频率、光斑直径、剂量、距离、治疗时间、疗程和间隔时间等)很难掌握,需要通过临床试验和学者们的深入研究来确定适宜的条件。

物理疗法仪器品种繁多,尚缺乏统一的行业标准,需口腔临床医师慎重选择。

(周　刚)

第二节　口腔黏膜病手术疗法的适应证选择和疗效评价

一、口腔黏膜病手术治疗概述

口腔黏膜疾病种类繁多,类型各异,治疗方式也多种多样。由于多数口腔黏膜疾病病因不明,其治疗多为对症治疗和可能的对因治疗,外科治疗也有一定的应用。一般而言,口腔黏膜病的外科治疗主要是指手术治疗,但随着科学技术的发展,各式激光、冷冻、微波的应用丰富了外科疗法方式,CO_2、Nd:YAG 激光术等因其创伤小、恢复快、术后并发症少而逐渐进入口腔黏膜病治疗领域。

二、口腔黏膜病手术治疗的分类

口腔黏膜病的手术治疗根据手术目的分为下述两类。

1. 根治性手术　指将病损的组织全部、彻底切除。发生在口腔黏膜的软组织囊肿、良性肿瘤及瘤样病变,根治性手术切除仍是目前采用的主要方式;对于已经恶变或高度怀疑恶变的口腔黏膜病损则需参照头颈部肿瘤的治疗原则进行彻底切除,并辅以必要的放疗、化疗和生物治疗,术后整个病损组织的组织病理学检查也有助于预后的分析和判断。

需要说明的是,由于诸多口腔黏膜病的病损存在多发性特点,加之医学技术发展阶段的局限性,这里所谓的"根治性手术"只能是主观目标,根据"肿瘤发生的多克隆"学说,尽管口腔医师圆满完成了"根治性手术",但仍不能完全排除肿瘤复发或另发的可能。

2. 保守性手术　相对根治性手术而言,保守性手术治疗主要是切除部分病损组织以达到明确诊断、改善形态和功能的目的。例如,黏膜病损的活检、部分切除口腔黏膜下纤维变性的纤维条索以改善张口受限、肉芽肿性唇炎的部分切除以改善外观等。近年来微波疗法、冷冻疗法、特定波段光波疗法、激光照射疗法及光化学疗法等物理治疗手段,已经应用于口腔白斑、红斑、口腔黏膜下纤维性变及扁平苔藓等疾病的治疗,可纳入保守性手术的范围。

三、口腔黏膜病手术治疗的疗效评价

(一) 口腔黏膜癌前损害手术治疗的疗效评价

口腔黏膜的癌前损害包括口腔红斑、口腔白斑等癌前病变以及口腔扁平苔藓、口腔黏膜下纤维性变等癌前状态。一般而言,出现轻度异常增生的癌前损害可以进行药物治疗和辅以物理治疗,但需要定期随访;出现重度异常增生、原位癌或发展为鳞癌的病损,则需抓紧进行手术治疗;而对中度异常增生的癌前损害的治疗究竟是采取保守治疗还是手术治疗,尚无定论,更多的是依赖于对病情的总体分析,例如病史、病损部位,以及能够利用的治疗手段等。

1. 口腔红斑手术治疗的疗效评价　　红斑是指口腔黏膜上边界清晰的天鹅绒样鲜红色斑块,在临床和病理上不能诊断为其他疾病者,属于癌前病变。因为红斑的高恶变率,因此一旦确诊后,应该立即作根治术。Vedtofte 等人调查癌前病损的手术疗效,其中 10 例红斑和 15 例红白斑,观察年限达 3.9 年,发现 4 例红斑和 3 例红白斑复发,2 例红白斑恶变。另有学者报道 7 例红斑手术后有 5 例复发。因此,对于红斑,口腔黏膜学界普遍主张尽早作根治手术。

2. 口腔白斑手术治疗的疗效评价　　白斑是指口腔黏膜上以白色为主的损害,不能以临床和组织病理学的方法诊断为其他任何疾病,一部分的口腔白斑可转化为癌。

多数均质型口腔白斑虽无上皮异常增生,亦应警惕恶变。临床上有可疑癌变表现时,应及时进行组织病理学检查以了解病理变化,采取相应治疗措施。如果病变有轻度异常增生,也可考虑保守治疗,局部或全身用药,但需要定期随访。例如临床上局部使用低浓度维 A 酸、博来霉素或全身用增生平、芬维 A 胺、绞股蓝等治疗口腔白斑。维 A 酸局部治疗口腔白斑有良好的近期效果和一定的远期疗效。孙正等报道增生平治疗 59 例口腔白斑患者,口服增生平每日 3 次,每次 4 片,治疗 8~12 个月,67.8% 的患者白斑病损缩小,对照组仅为 16.8%。病损消除后仍需追踪观察。对中度异常增生且处于危险区域的白斑和重度异常增生白斑应及时手术切除,术后定期复查。对病损已愈的患者仍需追踪观察,根据情况开始 2~3 个月随访 1 次,随访间隔时间至多不能超过 6 个月。

尽管外科切除或激光切除是一种有益的方法,但是否因此可以减少远期的同一部位或其他部位复发或恶变的危险,目前尚存争议。有些学者认为组织病理学检查可能会促进口腔白斑恶性转化,手术切除病变并不能减少复发率和癌变率。P. Holmstrup 等人研究了 96 例口腔白斑患者的 101 个病损:41% 为均质型,51% 为非均质型,9% 为红斑。病损先行组织病理学检查,其后约 10.4 个月后行外科切除术,术后随访 1.5~18.6 年,发现整个组织的组织病理学检查结果有 69% 病例显示一定程度的上皮紊乱或癌。Holmstrup P 等人研究了 236 例患者口腔黏膜癌前病损的远期疗效。分析了 94 个口腔白斑和红斑病损的手术治疗疗效,随访 7.5 年,12% 病例发展为癌,主要由于非均质型白斑有高恶变率,达 20%,而均质型白斑仅有 3% 发展为癌。有轻、中、重度上皮紊乱或无上皮紊乱的病损,手术治疗后癌变率相同,约 9%~11%。非均质型白斑癌变率是均质型的 7 倍,大小超过 200mm² 的白斑病损恶变倾向也提高 5.4 倍。研究还提出:上皮有无紊乱、病损部位、病损边界、是否吸烟以及是否手术切除等因素对白斑是否恶变的影响无明显差异。

癌前病损切除后,同时配合戒除烟酒及避免其他刺激因素,在一定程度上可影响复发率和出现新的病损或恶变的概率。Vladimirov BS 研究了 51 例每日吸烟的口腔白斑或红斑患者手术切除疗效。随访记录患者吸烟习惯的改变和不适反应,发现 31% 戒烟患者中仅有 6% 复发,且无新的病损和恶变出现,而持续吸烟者复发率达 33%,有 8 例新的病损和 5 例癌,提示在手术后戒烟能降低不良事件发生的概率。

3. 口腔黏膜下纤维性变(OSF)手术治疗的疗效评价　口腔黏膜下纤维性变是一种慢性进行性疾病,高发于咀嚼槟榔的地区。临床表现以口腔疼痛、软腭发疱、溃疡、黏膜变白和出现纤维条索、呈亚麻布或皮革状改变等为典型特征,是一种癌前状态。恶变为癌的概率为 1.9%~10%。对于该病的治疗,临床上采用丹参、激素、高压氧等治疗方法。对于张口受限的患者可应用一系列手术方法。最常用的初始手术包括:口内纤维带切除术、冠状突切除术、咀嚼肌切开术以及厚皮片/异种皮片修复软组织整形术。若初步手术治疗失败,则需要更积极的手术治疗。例如,切除口内所有的纤维带及多次咀嚼肌切除术,更大面积的软组织修复术(包括颞肌筋膜皮瓣+皮肤厚皮片移植覆盖,前臂游离皮瓣等)。

Lai DR 研究了 1982—1991 年的 150 例 OSF 患者手术疗效,手术切除纤维变性的组织后分别覆以皮肤厚皮片、新鲜的人羊膜、颊脂垫瓣。随访至少 2 年,每月复查 1 次,发现手术能明显改善牙关紧闭症状。用颊脂垫消除瘢痕效果最好。术后配合戒除咀嚼槟榔,以及早期的每日开口练习效果更好。

Celik N 等人分析了 1997—2001 年的 26 例 OSF 患者接受小前臂皮瓣整形手术的疗效。术前上下切端距离术前平均是 15mm,随访 3~48 个月后增至 35mm。在第 24~36 个月时,其中有 3 例发展为鳞状细胞癌。在随后两年的随访期内有 23% 的患者发展为口腔癌。如此高的癌变率也提示尽早积极治疗及长期随访的重要性。

Mokal NJ 等人用颞浅筋膜瓣和厚皮移植来修复完全切除纤维化的口腔黏膜后的缺损,术后长期随访见疗效良好:患者开口度良好,供区无病变,血供丰富的颞浅筋膜瓣为缺损区的黏膜和肌肉提供良好的血液,促进功能发挥。另有研究指出,颊脂肪垫旋转术疗效优于其他手术方法,且操作简单,术后反应轻,患者易接受,禁忌证少。

国内研究者观察 48 例软腭部小疱反复发作的口腔黏膜下纤维性变患者 Nd∶YAG 激光治疗疗效。治疗 1 个月,追踪观察 3 个月,发现激光总有效率为 95.8%,19 例完全没有复发,5 例有复发,其中 3 例复发小疱数<2 个,均出现在非激光治疗部位,另外 2 例复发小疱数>3 个。所有患者口腔疼痛度和进食后胀感均有明显改善。对照组有效率 75%,22 例患者均有不同程度的复发,复发的小疱数目在 2~18 个不等。口腔疼痛度有改善,但是进食后胀感没有明显改善。用激光配合常规治疗,对起疱型口腔黏膜下纤维性变取得了较为满意的效果。

4. 口腔扁平苔藓(OLP)手术治疗的疗效评价　虽然对口腔扁平苔藓癌变与否争议颇多,但研究显示该病确实存在潜在的恶变可能,而且该病有组织病理学形态变化(上皮可出现不同程度异常增生),故应警惕其癌变。临床表现不典型时可进行组织病理学检查,根据病理表现做出诊断。对于长期糜烂、溃疡的 OLP 病损要追踪观察,必要时进行组织病理学检查。OLP 有一定的癌变率,如果长期正规综合治疗无效,病变范围扩大,病损程度加重,主观症状越来越明显,尤其是糜烂型、萎缩型 OLP,可行手术扩大范围切除,但要严格选择适应证。在病情缓解后,3~6 个月复查 1 次;对病情持续的病例,每 3 个月复查 1 次。研究者观察了 11 例口腔黏膜局限型扁平苔藓手术切除后的疗效,效果良好,总有效率达 100%,治愈率达 90%,术后伤口愈合良好、术区外形、功能不受影响,观察 0.5 年、1 年、2 年局部及其他部位无复发,但要严格选择适应证。

(二) 其他黏膜病手术治疗的疗效评价

目前对重型口疮、正中菱形舌、光化性唇炎等疾病也有手术治疗的个案报道,但未见其疗效评价。对于怀疑可能癌变或已经癌变的光化性唇炎患者可行手术切除。手术要注意对唇红缘的修补。正中菱形舌如果基底出现硬结或其他症状,要及时行组织病理学检查,也有人建议需要追踪观察,以防癌变。对 3 周以上未愈合的重型口腔溃疡,如果溃疡面有颗粒样增生或基底有硬结浸润者,应行组织病理学检查以排除恶变。

四、口腔黏膜病手术治疗的适应证和禁忌证

(一) 适应证

1. 组织病理学检查的适应证

(1) 3 周以上未愈合的溃疡,溃疡面有颗粒样增生或基底有硬结浸润者。

(2) 口腔白斑表面出现颗粒样增生、表面不平整或形成糜烂、溃疡面。

(3) 口腔扁平苔藓长期反复糜烂或表面不平整者。

(4) 顽固性过角化损害,黏膜上有疑为肿瘤的肿块或其他组织增生样病变。

(5) 原因不明的红斑,经抗感染治疗 2 周以上仍无效者。

(6) 慢性或肥厚性口腔念珠菌病。

(7) 盘状红斑狼疮或天疱疮。

(8) 怀疑癌变或已经癌变的光化性唇炎。

(9) 基底出现硬结或其他症状的正中菱形舌。

(10) 根据病史、临床表现及检验等均不能明确诊断的疑难病例。

(11) 对于高度怀疑有癌变的病例,应在活检前做好手术预案。一旦组织病理学检查结果提示癌变,应尽快做进一步处理。

2. 手术治疗的适应证　口腔红斑、口腔白斑、口腔黏膜下纤维性变、局限型扁平苔藓、口腔黏膜恶性黑色素瘤等。

(二) 禁忌证

1. 绝对禁忌证

(1) 活检绝对禁忌证:一般变态反应性疾病、感染性疾病急性期禁忌活检。

(2) 手术治疗绝对禁忌证:①变态反应性疾病:药物过敏性口炎、血管神经性水肿、过敏性接触性口炎;②感染性疾病:口腔单纯性疱疹、手-足-口病。

2. 相对禁忌证

(1) 组织病理学检查相对禁忌证:恶性黑色素瘤不宜行活组织检查,即使是转移性淋巴结亦不应做吸取组织检查,但如果临床上不能区别是否为恶性黑色素瘤时,可行原发灶冷冻

活检并辅助放疗,并且争取一期完成治疗。

（2）手术治疗相对禁忌证

1）念珠菌白斑中的轻度、中度上皮异常增生：一般经过药物治疗可能逆转或消失。但在治疗期间应严格观察白斑的变化,若治疗效果不明显或患者不能耐受药物治疗,应考虑手术切除。

2）光化性唇炎：一般予以局部治疗和物理治疗,但对可疑癌变或已癌变的患者可手术切除治疗,手术注意对唇红缘的修补。

3）沟纹舌：一般不需治疗或局部以抗感染治疗为主,但若患者正中纵深沟裂疼痛难忍受,可考虑手术切除沟裂部位后拉拢缝合,恢复外形。

4）化脓性肉芽肿：一般不需手术,去除刺激因素和消炎治疗后,一般病变可逐渐消退,但对病变较大的增殖性溃疡可予手术治疗。

（程　斌）

第三节　口腔黏膜病生物疗法的适应证选择和疗效评价

一、口腔黏膜病生物疗法概述

生物治疗（biologic therapy）又称生物疗法,是一种应用现代生物技术及其产品（小分子化合物、多肽、多糖、蛋白质、细胞、组织、基因等）直接或间接的治疗疾病的全新治疗方法。虽然从最初记载的生物治疗迄今已有 100 多年的历史,但人们把它用作一种有效的治疗手段却经历了漫长的发展过程。近 20 多年来,由于细胞生物学、分子生物学、免疫学、生物工程学等诸多理论研究的深入和生物工程技术的发展,生物疗法已成为一种新的治疗手段,例如在肿瘤学领域,已成为继手术疗法、化学疗法、放射疗法三大传统疗法之后的第四种治疗模式。

二、生物疗法的分类

（一）生物疗法涉及的领域

生物疗法的涵盖面甚广,大致包括以下领域。

1. 非特异免疫刺激剂及生物应答调节剂的应用。

2. 细胞因子的应用　例如 IFN、TNF、IL-2、CSF 等。

3. 免疫效应细胞的应用　例如 TIL、LAK、CIK、DC、CTL 等。

4. 单克隆抗体治疗与抗体介导治疗。

5. 肿瘤疫苗。

6. 内分泌疗法。

7. 抗血管生成治疗。

8. 信号传导与抗肿瘤治疗　例如细胞表面 CD 分子、黏附分子、受体等。

9. 细胞凋亡的干预治疗。

10. 基因生物疗法　例如基因治疗、基因疫苗等。

11. 生物支持治疗。

12. 组织与细胞移植治疗。

（二） 生物应答调节剂（biological response modifier，BRM）

指具有促进或调节免疫功能的制剂，通常对免疫功能正常者无影响，而对免疫功能异常，特别是免疫功能低下者有促进或调节作用。自1975年美国国立癌症研究所的研究人员首次提出BRM概念以来，BRM的研究发展迅速，在免疫治疗中占有重要地位，已广泛用于肿瘤、感染、自身免疫病、免疫缺陷病等疾病的治疗。制剂包括治疗性疫苗、单克隆抗体、细胞因子、微生物及其产物、合成性分子等。

（三） 免疫治疗

目前在临床上开展的生物治疗绝大多数属于免疫治疗。其基本原则有二：一是免疫反应调节（免疫激动、免疫刺激和免疫修饰等）；二是直接使用免疫相关细胞因子。至于免疫治疗范畴以外的生物疗法，例如内分泌（激素）治疗、凋亡诱导治疗、抗血管生成治疗等，其理论基础是该类生物药物能够通过受体、配体、信号传导分子等发挥作用，对细胞的生长、分化、激活、凋亡、耐药、转移等生物学行为产生影响，或产生间接的生物学效应，减缓、抑制疾病的发生与发展。

三、口腔黏膜病生物疗法的适应证和禁忌证

【适应证】

口腔黏膜病生物疗法的适应证包括天疱疮、良性黏膜类天疱疮、副肿瘤性天疱疮、盘状红斑狼疮、口腔扁平苔藓、舍格伦综合征、白塞病、复发性阿弗他溃疡、单纯疱疹、带状疱疹、放射性口炎、口腔念珠菌病、克罗恩病和恶性黑色素瘤等口腔黏膜病。

【禁忌证】

口腔黏膜病生物疗法的禁忌证包括怀孕或哺乳期妇女、严重心脏衰竭、脱髓鞘疾病患者、活动性肺结核、不可控制的感染性疾病及生物制剂过敏者等。

四、与口腔黏膜病有关的生物疗法（图6-9）

（一） 单克隆抗体治疗

1. 1975年Kohler和Milstein利用杂交瘤技术成功地将骨髓瘤细胞和产生抗体的B淋巴细胞融合为杂交瘤细胞，这种合成的杂交瘤细胞稳定、有致瘤性、能产生抗体，其分泌的抗体是由识别一种抗原决定簇的细胞克隆所产生的均一性抗体，故称为单克隆抗体（monoclone antibody，McAb）。这是20世纪生物领域的一大技术革命。自从鼠源单抗之后，单抗历经了鼠源性抗体、嵌合抗体、人源化抗体、人源性抗体四个发展阶段。

自1997年来，几种人源性单克隆抗体药物的上市与临床应用为生物疗法竖起了一面旗帜。抗体及其介导的治疗有着最佳的理论基础：其一，抗体治疗是真正意义上的治疗，而目前普遍应用的免疫调节分子治疗、基因治疗、疫苗等则多少有间接治疗的概念，因为这些措施是通过免疫调节作用，或是通过基因转录并翻译出活性蛋白后间接发挥作用；其二，抗体有极佳的靶组织特异性，这是任何其他疗法无法比拟的。20世纪70~80年代人源性抗体制备技术方面的限制影响了抗肿瘤单抗真正作用的发挥，随着抗体人源化技术的进步，抗体治

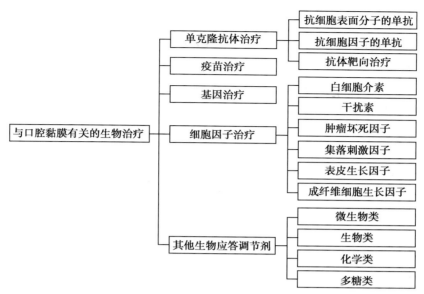

图 6-9 与口腔黏膜病有关的生物治疗
（武汉大学口腔医学院供图）

疗的优势正逐步显现出来。

（1）抗细胞表面分子的单抗：这类抗体在体内能识别表达特定表面分子的免疫细胞,在补体的参与下使细胞溶解。例如,抗 CD3 单抗可特异性破坏 T 细胞,临床已用于心、肝、肾移植时发生的急性排斥反应。在骨髓移植时还用于消除供体骨髓中的成熟 T 细胞,防止移植物抗宿主病的发生。

（2）抗细胞因子的单抗：TNF 是重要的炎症介质。具有中和活性的抗 TNF 单抗可特异阻断 TNF-α 与 TNF-α 受体的结合,减轻炎症反应,临床上已成功用于类风湿关节炎等慢性炎症性疾病的治疗。

（3）抗体靶向治疗：用肿瘤特异性的单抗为载体,将放射性核素、酪氨酸激酶抑制剂、化疗药以及毒素等细胞毒性物质靶向携带至肿瘤病灶局部,可特异地杀伤肿瘤细胞,而对正常细胞的损伤较轻。常用的放射性核素有^{125}I、^{131}I 等,抗瘤药物有甲氨蝶呤、长春新碱等。将毒素与单抗连接常称为免疫毒素,常用毒素包括植物毒素（蓖麻毒素、苦瓜毒素等）和细菌毒素（白喉毒素、绿脓杆菌外毒素等）。

2. 目前,一些单克隆抗体或基因工程抗体已用于肿瘤、感染、自身免疫病、超敏反应性疾病等的治疗。利妥昔单抗（美罗华,rituximab）是第一个被美国 FDA 批准用于临床治疗 B 细胞非霍奇金淋巴瘤的单克隆抗体,它是一种针对 CD20 抗原的人鼠嵌合型单克隆抗体,进入人体后可与 CD20 抗原特异性结合导致 B 细胞溶解,从而起到抑制 B 细胞增殖、诱导成熟 B 细胞凋亡的作用,但是并不影响原始 B 细胞。

3. 治疗天疱疮的主要药物是糖皮质激素等免疫抑制剂,但长期大量应用糖皮质激素将导致免疫抑制等较严重的毒副作用,而利妥昔单抗的应用为治疗严重而顽固的天疱疮开辟了一条崭新途径。Schmidt 等人综合分析了近年在英、法、德三种语言文献上发表的相关论文,结果发现在用该抗体治疗的 136 例病例中,约有 95% 的病例的病损完全或部分消退。

4. 另外,有关试用抗单纯疱疹病毒单克隆抗体治疗疱疹性口炎有效的报道,局部用药,方法简便,未发现明显的不良反应和毒副作用,但尚未得到足够的临床试验的验证。

目前使用的大部分 McAb 是鼠源性的:在人体内会产生 HAMA,其与 McAb 结合,使 McAb 的体内生物学分布改变,与肿瘤结合效率低,干扰其导向治疗。同时,鼠源性的异种蛋白很可能会产生过敏感应。

(二) 细胞因子治疗

细胞因子(cytokine,CK)是主要由活化的免疫细胞(单核/巨噬细胞、T 淋巴细胞、B 淋巴细胞、NK 细胞)或间质细胞(血管内皮细胞、表皮细胞、成纤维细胞)所合成分泌的,具有调节细胞生长、分化成熟、调节免疫应答、参与炎症反应、促进创伤愈合和参与肿瘤消长等功能的多肽类活性分子。由于重组细胞因子的发展,临床上已开始应用细胞因子治疗肿瘤、自身免疫性疾病、免疫缺陷疾病,成为一类重要的生物应答调节剂。自从基因工程技术在生物医学领域中大规模发展使用后,细胞因子是应用最广泛、疗效最明确的一类生物应答调节剂。细胞因子疗法基本分为三大类,即细胞因子补充和添加疗法、细胞因子阻断和拮抗疗法、细胞因子基因疗法。

1. 细胞因子的特点

(1) 产生细胞因子的特点(图 6-10)

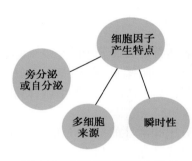

图 6-10　细胞因子的产生特点
(武汉大学口腔医学院供图)

1) 多细胞来源:一种细胞可产生多种不同细胞因子,一种细胞因子也可由多种细胞在不同条件下产生,例如活化 T 细胞可产生 IL-2、IL-6、IL-9、IL-10、IL-13、IFN-γ 和 TGF-β 等;IL-1 可由单核-巨噬细胞、B 淋巴细胞、NK 细胞、成纤维细胞、内皮细胞和表皮细胞等产生。

2) 自分泌或旁分泌:一种细胞所产生的细胞因子作用于本身,称为自分泌(autocrine);若作用于邻近细胞,称为旁分泌(paracrine)。细胞因子多在局部发挥效应,但在一定条件下,某些细胞因子如 IL-2、IL-6 等也可以内分泌形式作用于远端靶细胞。

3) 瞬时性:细胞内无细胞因子前体储存,细胞接受刺激后从激活基团开始至合成、分泌,其过程通常很短暂,而且细胞因子的 mRNA 极易降解,刺激结束后细胞因子的产生随即停止。多数细胞因子由抗原或丝裂原激活的细胞产生,静止细胞一般不产生细胞因子。

(2) 细胞因子生物学作用特点(图 6-11)

1) 高亲和性和高效性:细胞因子与其受体间具有高亲和力,是抗原-抗体亲和力的 100~1000 倍,比 MHC 与抗原多肽的亲和力大 10 000 倍以上。细胞因子一般在 pg(10^{-12}g)水平即有明显生物学作用。

2) 多效性和重叠性:一种细胞因子可作用于多种靶细胞,产生不同功能,此为多效性。例如,IL-6 可诱导 B 淋巴细胞增殖和产生抗体,又可诱导肝细胞产生急性期蛋白。另外,不同细胞因子可作用于同一靶细胞,产生相同或相似的功能,此为重叠性。例如,IL-2、IL-4、IL-7、IL-9 和 IL-12 均可维持和促进 T 淋巴细胞增殖。

3) 多样性和网络性:细胞因子在体内构成十分复杂的调节网络,表现为:①细胞因子间

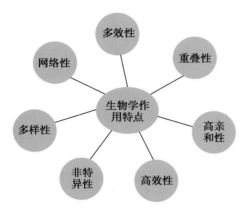

图 6-11 细胞因子的生物学作用特点

可相互诱生,例如 IL-1 能诱生 IFN、IL-1、IL-2 和 IL-4 等;IL-2 能诱生 TNF、IL-2 和 LT 等;②细胞因子可调节细胞因子受体的表达,例如 IL-1、IL-5、IL-6 等可促进 IL-2 受体的表达;IL-1 能降低 TNF 受体的密度;③细胞因子生物活性之间相互影响,例如 B 淋巴细胞和 T 淋巴细胞活化过程中,常需要 2 种以上细胞因子的协同作用或彼此调节;④与激素、神经肽、神经递质共同组成细胞间信息分子系统,调节体内细胞因子平衡和功能。细胞因子在功能上的多样性,表现在介导和调节免疫应答,炎症反应,促进细胞增殖、分化、成熟,刺激造血等。

4)非特异性:细胞因子多由免疫效应细胞在特异性抗原刺激下所产生,但其对靶细胞发挥功能却为非特异性,也不受 MHC 限制。

与口腔黏膜病生物治疗有关的细胞因子主要如下(图 6-12)。

细胞因子	白细胞介素 IL	干扰素 IFN	肿瘤坏死因子 TNF	集落刺激因子 CSF	表皮生长因子 EGF	成纤维细胞生长因子 FGF
晶体结构	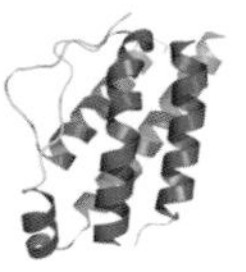 IL-2	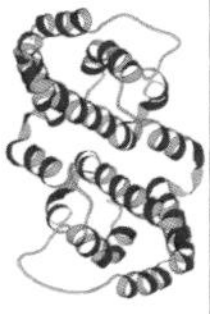 IFN-γ	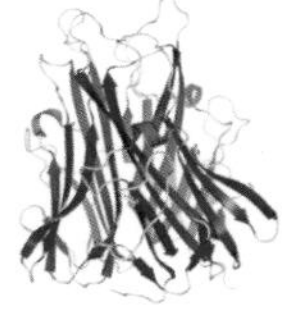 TNF-α	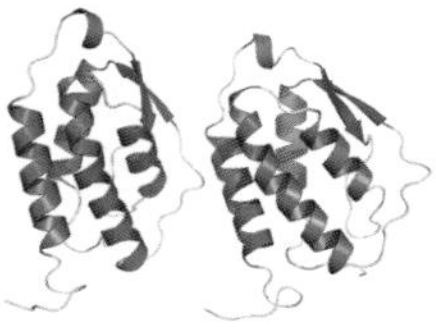 GM-CSF	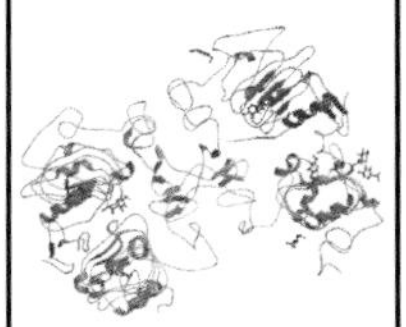	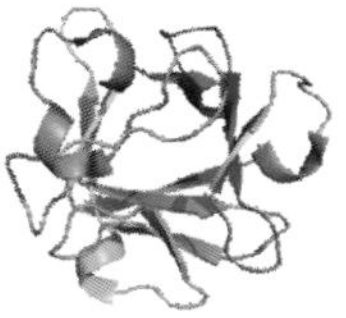 FGF-β
适应证	单纯疱疹 AIDS 白色念珠菌感染 干燥综合征 恶性黑色素瘤等	单纯性疱疹 带状疱疹 疱疹性咽炎 肿瘤等	TNF-α拮抗剂用于治疗 白塞病 复发性阿弗他溃疡 良性黏膜类天疱疮 克罗恩病	放射性口炎 化疗性口咽	口腔溃疡性疾病 疱疹性口炎 放射性口炎	口腔溃疡性疾病 疱疹性口炎 放射性口炎

图 6-12 细胞因子在口腔黏膜病治疗中的应用
(武汉大学口腔医学院供图)

2. 白细胞介素(interleukin,IL) 目前已发现 20 余种 IL,主要由淋巴细胞、单核细胞或其他非单核细胞产生的细胞因子,是介导白细胞间相互作用的细胞因子,可调节细胞间相互作用,参与免疫调节、造血以及炎症过程。其中研究最多的是 IL-2。目前重组 IL-2 广泛用于治疗肿瘤以及感染性疾病等,并可作为免疫佐剂与免疫原性弱的亚单位疫苗联合应用,以提高机体保护性免疫应答水平，用于单纯疱疹、AIDS、白色念珠菌感染、干燥综合征、恶性黑色素瘤等的治疗。

3. 干扰素（interferon，IFN） IFN 由一群具有特异性的蛋白质组成，分为 IFN-α、IFN-β 和 IFN-γ。IFN-α 是第一个用于临床的基因重组细胞因子，于 1981 年开始临床试用，1986 年被美国 FDA 正式批准。重组 IFN 及天然 IFN 在细胞培养系统、动物体内和人体肿瘤异种移植研究中均证明有抗增殖作用，在体外试验具有明显的免疫调节活性，各种 IFN 在体内外试验可阻止病毒的复制。

IFN 一旦与细胞膜结合后，就会在细胞间产生一系列复杂的变化，包括对某些酶的诱导作用，阻止受病毒感染细胞中病毒的复制，及保护未感染的细胞免遭病毒的攻击，此种免疫调节活性亦可增强巨噬细胞的吞噬活性，同时增强淋巴细胞对靶细胞的毒性。临床上可用于治疗单纯性疱疹、带状疱疹、疱疹性咽炎、肿瘤等。

4. 肿瘤坏死因子（tumor necrosis factor，TNF） 最初对 TNF 功能的认识仅限于对肿瘤的特异性杀伤作用，后来发现 TNF 也具有免疫调节作用，而且参与炎症反应的过程。TNF 有两种分子形式，TNF-α 和 TNF-β，TNF-α 可由巨噬细胞、单核细胞、T 淋巴细胞、角质形成细胞、树突状细胞产生，在炎症区高水平表达。TNF-α 通过活化 NF-κB、诱导 IL-1、IL-6 和 IL-8、上调黏附分子，促进炎症反应。

TNF-α 拮抗剂英夫利昔单抗、依那西普、阿达木单抗用于白塞病、复发性阿弗他溃疡、良性黏膜类天疱疮、克罗恩病的治疗。

5. 集落刺激因子（colony stimulating factor，CSF） 集落刺激因子是一个大家族，包括粒细胞集落刺激因子（G-CSF）、巨噬细胞集落刺激因子（M-CSF）、粒-巨噬细胞集落刺激因子（GM-CSF）、多能集落刺激因子（multi-CSF，IL-3）、IL-11、SCF、EPO 和 TPO 等。不同 CSF 可刺激不同发育阶段的造血干细胞和祖细胞增殖、分化，在半固体培养基中形成相应细胞集落，还可促进成熟细胞的功能。

临床上应用最普遍的是 GM-CSF，研究发现，GM-CSF 具有多种生物学活性，除了上述影响干细胞增殖和分化的作用外，还具有调节多种参与急、慢性炎症反应的细胞以及调控免疫反应的功能。20 世纪 90 年代初，GM-CSF 开始用于促进手术创口、烧伤、腿部溃疡等创面的愈合，随后陆续开展了对放射性口炎、化疗性口炎的临床试验研究。在 1995—2006 年间发表的多项临床试验结果一致，局部给予 GM-CSF 可有效预防或治疗放疗性或化疗性口炎，且无明显不良反应和毒副作用。但值得注意的是，放射治疗肿瘤学组（radiation therapy oncology group，RTOG）基于上述前期试验结果，开展了一项随机、双盲、安慰剂对照的多中心三期临床试验，以评估 GM-CSF 皮下注射防治头颈部癌患者放疗性口炎的有效性和安全性。在 2007 年发表的结果却显示，试验药物与安慰剂相比，在减轻放疗性口炎的严重程度和病程方面无显著差异。

6. 其他细胞因子

（1）表皮生长因子（epidermal growth factor，EGF）：具有促进间质及上皮细胞增殖和分化；促进成纤维细胞和内皮细胞增殖；在体内介导上皮生长，促进血管形成；加速伤口愈合。

（2）成纤维细胞生长因子（fibroblast growth factor，FGF）：具有刺激所有中胚层来源的细胞，以及许多神经外胚层、外胚层和内胚层来源的细胞的增殖；体内对内皮细胞有趋化和促有丝分裂作用，促进血管形成；碱性 FGF 介导神经元的分化、存活和再生，刺激神经胶质细胞的移行；参与由细胞过度增殖和血管过度形成所引起的多种病理损害。

上述两种生长因子有溶液剂、凝胶剂等成品制剂，可用于促进口腔溃疡性疾病、疱疹性口炎、放射性口炎等黏膜创面的愈合。

（三）疫苗治疗

当代疫苗的发展和应用不仅仅限于传染病领域，已扩展到许多非传染病领域，而且它已不再是单纯的预防制剂，通过调整机体的免疫功能，成为有前途的治疗性制剂。疫苗具有抗感染、抗肿瘤、计划生育、防止免疫病理损伤的作用。

有报道采用冻干麻疹疫苗或口服脊髓灰质炎活疫苗治疗复发性阿弗他溃疡有效，但其有效性和安全性缺乏严格控制的大样本临床试验验证。

（四）基因治疗

基因治疗一般是指将限定的遗传物质转入患者特定的靶细胞，以达到预防或治疗疾病为目标的方法。基因治疗的基本方法有体内法和体外法。体内法指的是直接将目的基因导入体细胞。此法相对简单，但转导效率不高，基因表达短暂。体外法是指从机体内取出靶细胞，在体外进行培养并插入目的基因，然后将这种经过修饰的细胞移植回患者体内。此种方法转导效率高，并能以稳定的方式表达基因产物。

基因治疗从分子生物学角度可以分为两种方式：一是基因矫正和转换，即是将基因的异常序列进行矫正、置换和精确的原位修复；二是基因添加和增补，即不去除异常基因，而通过具有治疗意义的外源基因的定点整合，使其表达正常产物以补偿缺陷基因的功能。根据针对宿主病变细胞基因采取的措施不同，可分为基因置换、基因修正、基因转移和基因灭活四种方法。

自 1990 年第一个基因治疗人体试验开始，基因治疗技术仍存在安全性、稳定性、免疫性等问题。近年有学者采用重组人腺病毒 p53 注射液局部治疗上皮异常增生性口腔白斑，约 72% 的病例经治疗有效，且无明显不良反应和毒副作用，但由于这只是一项小样本、开放性的一期试验，所以尚需有严格控制的临床试验进一步验证。

（五）其他生物应答调节剂（biological response modifier，BRM）

1. 微生物类　卡介苗（bacillus calmette-guerin，BCG）是牛结核杆菌减毒活疫苗，原本用于结核病的预防。卡介苗具有非特异免疫增强作用，能活化巨噬细胞，增强巨噬细胞的吞噬杀菌功能，促进 IL-1、IL-2、IL-4 和 TNF 等细胞因子的产生，促进 T 细胞增殖，增强抗体反应和抗体依赖性淋巴细胞介导的细胞毒性，增强天然杀伤细胞的活性，已经用于多种肿瘤的治疗。其不良反应包括红肿、过敏反应等。应用 BCG-PSN 可治疗复发性阿弗他溃疡、口腔扁平苔藓（表 6-1）。

2. 生物类

（1）转移因子（transfer factor）：是从健康人外周血白细胞溶解产物中提取的可透析提取物，主要成分为活性多肽。转移因子可将供体的细胞免疫活性转移给未致敏受体，使之获得供体样的特异性和非特异性的细胞免疫功能。临床上不良反应较少，可能有一过性皮疹，发热，局部可有肿痛硬结。可治疗单纯疱疹、带状疱疹、念珠菌病、复发性阿弗他溃疡、白塞病等。

（2）胸腺素（thymosin）：是从小牛或猪胸腺分离的一组活性多肽，少数已提纯，现已成功采用基因工程生物合成。胸腺素对分化中的 T 淋巴细胞敏感，可促进骨髓多能干细胞中的淋巴细胞干细胞分化，使骨髓中和外周血中的前 T 淋巴细胞分化成熟为有免疫活性的 T

表 6-1　生物应答调节剂在口腔黏膜病中的应用

生物应答调节剂（BRM）		作用机制	口腔黏膜病
微生物类	卡介苗	活化巨噬细胞，增强巨噬细胞的吞噬杀菌功能，促进 IL-1、IL-2、IL-4、TNF 等细胞因子的产生，促进 T 细胞增殖，增强抗体反应和抗体依赖性淋巴细胞介导的细胞毒性，增强天然杀伤细胞的活性	复发性阿弗他溃疡、口腔扁平苔藓
生物类	转移因子	促进受体细胞获得细胞免疫功能	单纯疱疹、带状疱疹、念珠菌病、复发性阿弗他溃疡、白塞病
	胸腺素	促进 T 淋巴细胞的成熟，提高巨噬细胞的吞噬能力，提高补体 C_3 及调理素水平	口腔念珠菌病、单纯疱疹
	丙种球蛋白	免疫调节	复发性阿弗他溃疡、天疱疮
化学类	左旋咪唑 西咪替丁	激活吞噬细胞的吞噬功能，促进 T 细胞产生 IL-2 等细胞因子，增强 NK 细胞的活性	复发性唇疱疹、复发性阿弗他溃疡、扁平苔藓
多糖类	黄芪多糖等	免疫调节	

淋巴细胞，还能提高巨噬细胞的吞噬能力，提高补体 C_3 及调理素水平，从而调节和提高人体细胞免疫功能。胸腺素的不良反应较轻，偶见过敏反应。可用于口腔念珠菌病、病毒感染（如单纯疱疹）等的治疗。

（3）丙种球蛋白（γ-globulin）：丙种球蛋白含有健康人群血清所具有的各种抗体，增强机体的抵抗力，可用于复发性阿弗他溃疡的治疗。近年来静脉免疫球蛋白疗法用于天疱疮的治疗。

3. 化学类

（1）左旋咪唑（levamisole）：原为驱虫剂，后来发现其能激活吞噬细胞的吞噬功能，促进 T 细胞产生 IL-2 等细胞因子，增强 NK 细胞的活性。左旋咪唑是第一个化学结构明确且口服有效的免疫调节药物。5%～10% 的长期连续用药者可能发生粒细胞及血小板减少，有时可发生食欲减退、恶心、呕吐、腹痛、头晕、乏力等反应，偶见皮疹。少数患者可出现细胞减少和肝功能障碍。可治疗复发性唇疱疹、复发性阿弗他溃疡、口腔扁平苔藓等。

（2）西咪替丁：原为组胺拮抗剂，可通过阻止组胺对抑制性 T 细胞的活化作用，而增强细胞的免疫功能。

4. 多糖类　中药提取物例如香菇多糖、云芝多糖、人参多糖和黄芪多糖等，具有免疫调节作用。

五、几种生物制剂在口腔黏膜病的适应证外应用

有些生物制剂已在风湿病和皮肤病中广泛应用，主要包括 TNF-α 拮抗剂 infliximab（英夫利昔单抗）、etanercept（依那西普）、adalimumab（阿达木单抗），以及 T 细胞调节剂 efalizumab（依法珠单抗）、alefacept（阿法赛特）。在国外，这些生物制剂已在口腔黏膜病领域进行适应

证外(off-label)应用(表6-2)。

表6-2 生物制剂在口腔黏膜病中适应证外的应用

制剂	类型	作用机理	黏膜病
英夫利昔单抗	TNF-α 人鼠嵌合单克隆抗体	结合并抑制可溶性及膜结合性 TNF-α	白塞病,克罗恩病
依那西普	重组 TNF 受体 IgG 融合蛋白	结合并灭活可溶性 TNF-α	白塞病,复发性阿弗他溃疡,良性黏膜类天疱疮
阿达木单抗	TNF-α 人 IgG1 单克隆抗体	结合 TNF-α 并阻断其与受体间的相互作用	复发性阿弗他溃疡,克罗恩病
依法珠单抗	CD11a 链 LFA-1 的人源化单克隆抗体	阻断 T 细胞与 APC、内皮细胞和活化角质形成细胞上 ICAM 的结合	复发性阿弗他溃疡,扁平苔藓
阿法赛特	LFA-3-IgG 融合蛋白	结合 T 细胞上的 CD2,抑制 T 细胞活化并诱导 T 细胞凋亡	扁平苔藓

六、口腔黏膜病生物疗法的并发症及防治

口腔黏膜病的生物疗法相对安全、毒副作用小,不良反应及并发症较少出现。

其主要的不良反应和并发症有:口腔苔藓样反应、一过性皮疹,发热,红肿、过敏反应、感染;有时可发生食欲减退、恶心、呕吐、腹痛、头晕、乏力等反应;极少数患者可出现细胞减少、肝功能障碍、低丙球蛋白血症、进行性多灶性白质脑病、口腔癌前病变或口腔癌。为避免以上并发症的发生,临床医师应慎重选择病例,针对不同的口腔黏膜疾病选择最适生物治疗方法。应严格遵循治疗原则,控制治疗剂量及时间。治疗前应进行胸部 X 线检查、肝功检查、血常规检查,治疗中每 3 个月进行一次肝功检查和血常规检查。加强随访,定期评估是否有神经损伤和口腔黏膜癌变。

七、口腔黏膜病生物疗法的疗效评价

随着众多生物高新技术的发展和交叉应用,生物疗法已成为 21 世纪疾病治疗的一个重要手段,尤其在肿瘤学领域,已成为第四种治疗方法。可以预见,生物疗法在口腔黏膜病的治疗中将发挥日益重要的作用。

1. 用于白塞病、RAU 的治疗 TNF-α 拮抗剂已被报道可用于治疗对免疫抑制剂反应不佳的白塞病。Arida 等分析了来自 22 个国家的 113 篇关于 TNF-α 拮抗剂治疗白塞病的临床疗效,发现大多数患者在接受英夫利昔单抗、依那西普、阿达木单抗治疗后,分别有 91%(110/122)、80%(8/10)、73%(8/11)的患者口腔溃疡得到了改善。尽管大多数证据表明 TNF-α 拮抗剂可较有效地治疗白塞病患者的口腔病损,但值得注意的是这些证据主要来源

于病例报道和非随机对照研究,仅有 1 项关于依那西普可以有效治疗白塞病患者口腔溃疡的随机对照试验,其远期效果和副作用尚不明确,且缺乏统一的治疗指南。Singh 和 Pardi 研究发现 TNF-α 拮抗剂英夫利昔单抗、阿达木单抗和聚乙二醇化赛妥珠单抗可以有效治疗中重度克罗恩病,包括促进黏膜的愈合、改善患者生活质量等。有报道称英夫利昔单抗可在短期内有效治疗克罗恩病的口腔溃疡和口面部肉芽肿病,其可能的不良反应有急性输注反应、感染和癌变等,因此需仔细权衡利弊、慎重选择病例。Sand 和 Thomsen 通过病例系列(18 位患者)的研究发现 TNF-α 拮抗剂英夫利昔单抗、依那西普、阿达木单抗和戈利木单抗可较有效地治疗对传统治疗方法耐受的重型皮肤黏膜联合性溃疡患者。少数病例报道称依那西普、阿达木单抗和依法珠单抗可用于治疗复发性阿弗他溃疡。然而,Gonzalez-Lopez 等人报道了 1 位 34 岁的男性患者在使用依那西普治疗复发性阿弗他溃疡时,引发了高甘油三酯血症,提示使用 TNF-α 拮抗剂的同时应注意检测甘油三酯的水平,以尽早预防高甘油三酯血症的发生。

2. 用于天疱疮治疗　大量文献表明利妥昔单抗可用于顽固性天疱疮和类天疱疮的治疗。Cianchini 等观察了利妥昔单抗对 42 例天疱疮的治疗效果,随访时间长达 5 年,发现其对 86% 的患者效果显著,且无严重不良反应发生。在大多数研究中,利妥昔单抗能有效治疗具有明显口腔病损的天疱疮。少数研究报道利妥昔单抗在治疗天疱疮时引发了严重的不良反应例如严重感染、低丙球蛋白血症和甚至致死,尽管这些副作用可能源于同时采用的免疫抑制剂,但临床医师仍需谨慎。关于英夫利昔单抗和依那西普治疗天疱疮的研究较少,个别病例报道称英夫利昔单抗和依那西普可减轻天疱疮的症状,另也有病例报道认为英夫利昔单抗和依那西普对天疱疮的治疗作用非常有限。因此,TNF-α 拮抗剂对天疱疮的治疗作用仍有待于进一步观察与验证。

3. 用于口腔扁平苔藓的治疗　周刚等人曾全面综述了口腔扁平苔藓中细胞因子的研究进展,总结了口腔扁平苔藓的生物治疗。目前用于治疗口腔扁平苔藓的生物制剂有阿法赛特、依法珠单抗、TNF-α 拮抗剂(英夫利昔单抗、依那西普、阿达木单抗)、利妥昔单抗、巴利昔单抗和卡介菌多糖核酸等。这些生物制剂治疗难治性口腔扁平苔藓的证据多数来源于单个或小样本病例报道,且尚存在一定争议,因此其疗效及副作用还需进一步证实。

总之,口腔黏膜病的生物疗法还处于起步阶段,大多数证据来源于没有进行随机对照试验的病例报道,且多为适应证外的应用,远期作用有待进一步观察。目前口腔黏膜病生物疗法的应用范围还较局限,大多数仅作为常规治疗效果不佳时的一种辅助疗法。此外,生物治疗价格昂贵,有些治疗不良反应较大,因此有必要开展高质量、大样本、统一疗效评价指标的随机对照试验,以获得更可靠的证据。生物治疗的临床研究应遵循药物临床试验管理规范(GCP)、循证医学原则及个体化原则。

(周　刚)

第四节　口腔黏膜病的饮食和营养调节

一、饮食营养与口腔黏膜病关系的概述

(一) 饮食营养与口腔黏膜病的发生和病情发展

饮食营养是指人体从外界摄取食物,经过消化吸收和代谢,以维持生命活动的整个过

程,与人体健康有着密切联系。饮食营养的不均衡,例如维生素和微量元素的摄入不足,与口腔黏膜病的发生发展有着密切关系。

1. 维生素缺乏与口腔黏膜病(参见第三章第五节)

(1)维生素 A 缺乏与口腔黏膜病:维生素 A 多存在于乳制品、蛋类及动物内脏。动物内脏中以肝脏含量最高,蔬菜中豌豆、苜蓿、胡萝卜、荠菜、菠菜、番茄、辣椒含量较高,水果中以香蕉、柿子、柑橘及杏等含量丰富。维生素 A 由肠道黏膜吸收,但可利用率仅为 20% ~ 40%,因此摄入不足及消化道疾病引起的吸收不足均可引起维生素 A 缺乏。维生素 A 参与机体的代谢活动,例如参与维持细胞膜的结构和功能,保持溶酶体的稳定等,在上皮代谢中起重要作用。因此,维生素 A 缺乏可使上皮组织结构异常,维生素 A 缺乏在口腔黏膜的表现为:口腔黏膜过度角化而形成白色斑块。有学者认为维生素 A 缺乏是口腔白斑的病因之一,而维生素 A 酸已被证明是治疗白斑的有效药物。

(2)维生素 B_1 缺乏与口腔黏膜病:维生素 B_1 缺乏的病因主要有以下三方面:①摄入不足:例如长期吃精白米、面,或烹调不当,在煮稀饭时加入碱等;②需要量增加:例如妇女妊娠期、哺乳期、儿童生长发育期及甲状腺功能亢进、慢性消耗性疾病患者;③吸收或利用障碍:维生素 B_1 广泛分布于各种组织,其吸收主要在小肠,代谢在肝脏,经尿液排泄,胃肠疾患则影响维生素 B_1 吸收,肝脏疾患则影响其合成。此外,烟酸的合成需维生素 B_1,故往往维生素 B_1 缺乏和烟酸缺乏同时存在。维生素 B_1 参与体内葡萄糖和丙酮酸的代谢,维生素 B_1 缺乏的口腔症状明显,表现为口腔黏膜、舌、牙齿、颌骨及面部均敏感,舌光滑水肿、松弛肥大、舌缘有齿痕。

(3)维生素 B_2 缺乏与口腔黏膜病:维生素 B_2 在动物性食品(例如乳类、肉类、肝、蛋及新鲜蔬菜)中含量丰富。可因膳食中的供给不足、需要量增加、吸收及利用障碍等原因引起维生素 B_2 缺乏。维生素 B_2 参与组织的呼吸,其缺乏引起肝线粒体超微结构改变,多种酶活性下降。维生素 B_2 缺乏的口腔症状为口角炎、唇炎和舌炎。口角炎表现为糜烂、皲裂和湿白,张口时疼痛或出血。唇炎早期为唇红红肿、纵裂纹加深,以后则干燥脱屑、皲裂及色素沉着。舌炎表现为舌丝状乳头萎缩、菌状乳头充血肿大,舌由粉红色变成火红色,呈点彩状、杨梅状或光秃成地图状,舌有烧灼痛和进食刺激痛,慢性舌炎则有裂纹及溃疡形成。

(4)维生素 B_3 缺乏与口腔黏膜病:维生素 B_3 缺乏主要为偏食玉米造成。某些胃肠道疾患和长期发热等使维生素 B_3 的吸收不良或消耗增多,亦可诱发维生素 B_3 缺乏。服用大量异烟肼可干扰吡哆醇作用,影响色氨酸转变为维生素 B_3,引起维生素 B_3 缺乏。维生素 B_3 在人体内会转化为烟酰胺,烟酰胺是辅酶 I 和辅酶 II 的组成部分,参与体内脂质代谢,细胞呼吸氧化过程和糖类无氧分解过程。维生素 B_3 缺乏的口腔表现主要为舌炎,舌乳头萎缩成光滑舌、牛肉样舌及裂纹舌,舌面有溃疡,伴唇炎、口炎及龈炎等。

(5)维生素 C 缺乏与口腔黏膜病:人类不能合成维生素 C,只能通过食物摄取,维生素 C 缺乏主要由于饮食中缺乏新鲜水果及蔬菜所致。维生素 C 与胶原蛋白合成关系密切,缺乏维生素 C 会导致胶原蛋白合成障碍,从而导致创口、溃疡不易愈合,骨及牙齿易折断及脱落,毛细血管脆性增加,引起皮肤、黏膜及肌肉出血等症状。维生素 C 缺乏的口腔表现为龈炎、牙龈增生、出血,可发生溃疡及感染。偶在腭、颊、舌边缘有出血点或瘀斑。

(6)其他维生素缺乏与口腔黏膜病:其他维生素,例如维生素 B_6、维生素 B_{12}、叶酸的缺乏也会在口腔黏膜有表现。

维生素缺乏与口腔黏膜病损的关系归纳见表 6-3。

表 6-3　维生素缺乏与口腔黏膜病损

缺乏的维生素	口腔黏膜病损
维生素 A	角化过度
维生素 B_1	口腔黏膜敏感、舌光滑水肿、松弛肥大、舌缘有齿痕
维生素 B_2	口角炎、唇炎、舌烧灼痛、溃疡舌、沟裂舌
维生素 B_3	光滑舌、牛肉样舌及裂纹舌
维生素 C	口炎、龈炎
维生素 B_6	舌烧灼痛、溃疡舌
维生素 B_{12}	光滑舌
叶酸	牛肉样舌、出血

2. 微量元素缺乏与口腔黏膜病　微量元素虽然在人体内的含量不多,但与人的生存和健康息息相关。如果摄入过量、不足、或缺乏都会不同程度地引起人体生理的异常或发生疾病。到目前为止,已被确认与人体健康和生命有关的必需微量元素有 18 种,即铁、铜、锌、钴、锰、铬、硒、碘、镍、氟、钼、钒、锡、硅、锶、硼、铷、砷,尽管它们在人体内含量极小,但它们对维持人体中的一些关键新陈代谢却是十分必要的。口腔黏膜与全身的代谢密切相关。近年来,越来越多学者发现在许多至今病因不清的口腔黏膜疾病中有些口腔黏膜病与微量元素有关,例如复发性口疮、扁平苔藓、沟纹舌、舍格伦综合征、口腔念珠菌病、口角炎、口腔黏膜感觉异常及口腔白斑等。

（二）饮食营养调节在口腔黏膜病防治中的作用

1. 饮食营养调节与复发性口疮　复发性口疮是一类原因不明,口腔黏膜反复发作又有自限性的圆形或椭圆形溃疡。其病因较复杂,目前未明,可能与遗传及免疫功能异常有关。微量元素及维生素、铁、叶酸等缺乏可降低免疫功能,增加复发性口疮发生的可能。对于有微量元素及维生素缺乏的患者应予相应的补充治疗,除了药物补充治疗外,还应包括饮食补充。

2. 饮食营养调节与口腔扁平苔藓　口腔扁平苔藓表现为白色角化丘疹及条纹,可发生充血糜烂。口腔扁平苔藓病因未明,可能与精神、内分泌及免疫因素有关。有报导指出部分患者体内微量元素锌、镍、碘缺乏,但仍处于研究阶段,尚无定论。目前治疗尚无特效疗法,多采取综合治疗。由于有上皮过度角化或角化不全,上皮组织微循环障碍和代谢失调,可进食富含维生素 A、C、E、B_6 等食物进行辅助治疗。局部白色角化明显者,可酌情使用维 A 酸治疗。

3. 饮食营养调节与口腔念珠菌病　口腔念珠菌病是由白色念珠菌感染引起的口腔病损,表现为口腔黏膜白色凝乳状假膜,舌背乳头自后向前萎缩,黏膜发红等。常见的易感因素有使用抗生素激素药物、免疫缺陷、铁代谢异常、维生素 A、维生素 B_{12} 及叶酸缺乏,特别是铁缺乏与该病密切相关。治疗原则是纠正易感因素,停用可疑药物,补充缺乏的维生素及微量元素。同时给予抗真菌药物局部及全身治疗。

4. 饮食营养调节与口腔白斑 口腔白斑指发生在口腔黏膜中的白色斑块,不能被擦掉,临床及组织病理检查不能诊断为其他疾病。口腔白斑的发病机制目前尚不清楚,可能与化学因素(吸烟、饮酒及喜酸辣食物等)、物理因素(机械刺激等)、生物因素(念珠菌感染等)、维生素 A、B_1 及微量元素(锌等)缺乏有关。动物实验证明维生素 A 缺乏能促进非角化口腔黏膜过角化、上皮异常增生性白斑及癌的形成。局部涂用少量维生素 A 可促进上皮增生,而中剂量维生素 A 可抑制角化。因此有学者主张采用主要以维生素 A 和维 A 酸类化合物口服为主,以及维 A 酸软膏局部用药的治疗方案。建议去除口腔刺激因素,合理饮食,特别是注意富含维生素 A 食物的摄入作为白斑的预防措施。

二、食物性状与口腔黏膜疾病辨证施治

(一) 食物性状辨析

食物性状是指食物有"寒、凉、温、热、平"等不同性质,中医称为"性味"。凡适用于热性体质和病症的食物,就属于凉性或寒性食物;适用于寒性体质和病症的食物,就属于温性或热性食物;平性食物的性质介于寒凉和温热性质食物之间,适合于一般体质,寒凉、热性病症的人都可选用,且多为一般营养保健之品。

(二) 口腔黏膜疾病辨证施治中的"忌口"

由于食物对口腔黏膜的不良刺激,可能诱导口腔黏膜病的发生或加重病程,患者需要减少或避免食用这些食物,称为"忌口"。这些食物大概可以分为五类:

1. 具有强烈刺激作用的食物调味品以及温度太高的食物 例如,芥末、茴香、辣椒、花椒、大蒜、醋、胡椒,以及烫食(包括过烫的茶水、汤、火锅等)。因为这些食物过于强烈的理化特性可能造成黏膜损伤,尤其是对已经患有口腔黏膜病患者而言。当然,患者并非绝对不能接触这些调味品,对于患者自幼养成的某些生活习惯,因其黏膜可能已经产生一定的耐受性,能少受或不受其中某些刺激物的影响,但为保健起见,仍然建议这些患者尽量避免强烈刺激物。

2. 过于粗糙的食品 例如,甘蔗、核桃、劣质饼干、硬馒头等。由于在咀嚼这些食物的过程中,过度磨损会造成口腔黏膜的机械性损伤。

3. 具有过敏原性质的食物 例如:海鲜、河虾、河鱼、笋类、鸡、蕈、香菇、羊肉、野味、山珍等。但不是所有个体对前述所有食物都会引起过敏。口腔黏膜病患者因食物引起过敏,必须符合两个条件,即:①患者是过敏体质者;②对某一特殊食物敏感而又恰恰食入了该食物。所以口腔黏膜病患者"忌口"是必要的,但不是所有口腔黏膜病患者对所有可能引起过敏的食物都要"忌口"。正确的做法是,只对曾经引起本人过敏的食物忌口。因为"忌口扩大化"反而会因营养不均衡而加重病情。

4. 已被证实对黏膜可能产生致癌作用的物品 例如:酒精度很高的烧酒、槟榔、香烟、雪茄等,这些物品虽然不属于正常的"食物"范畴,但嗜好者常食不厌,趋之若鹜,其中的有害物质长期作用于口腔黏膜,可能产生致癌作用。

5. 过食而成病 祖国医学历来重视"平衡"。摄食亦不例外,中医的养生法中即有"食不能太过不及"之说。任何正常的食物,即使是营养价值较高的"营养品"也不能饮食太过。

过量则伤身。

三、口腔黏膜病患者饮食营养指导

（一）日常饮食营养指导

1. 日常饮食　口腔黏膜病患者在日常饮食中要注意平衡膳食、合理营养。食物多样，谷类为主，粗细搭配；多吃蔬菜水果和薯类；每天吃奶类、大豆或其制品；常吃适量的鱼、禽、蛋和瘦肉；减少烹调油用量，吃清淡少盐膳食；食不过量，天天运动，保持合适体重；三餐分配要合理，零食要适当；每天足量饮水，合理选择饮料，饮酒应限量。

2. 在患病期间饮食　有针对性的补充相应的营养成分，少吃或不吃"忌口"食物，保持心情愉快。

（二）口腔黏膜病的药膳疗法

药膳疗法是食疗法的主要组成部分。我国传统食疗药膳学的发展源远流长，在中医学发展的同时，我们的祖先就在探索食物与药物的功用，而有"药食同源"之说。食疗保健药膳并非天然药物与食物的机械相加，而是在中医学理论指导下辨证配膳，由药物、食物及调味料三者精制而成的一类既具有保健、益寿、防病之效，又兼有食物美味的特殊食品。中医药膳具有以下特点：一是辨证配膳，重视整体；二是防治结合，重视预防；三是药食合一，食摄方便。

下面举例介绍几种治疗常见口腔黏膜病的民间药膳处方。

1. 复发性口疮的民间食疗处方　复发性口疮从中医角度分析，主要与血、湿、热三者有关，药膳以清热解毒泻火祛湿、消肿止痛为原则。

（1）蜂蜜食疗方：蜂蜜内服具有清热解毒的功效，外敷可敛疮止痛，促进细胞再生。治疗复发性口疮可用 10% 的蜜汁含漱，或将口腔洗漱干净后用消毒棉签蘸蜂蜜涂于溃疡面。

（2）木耳食疗方：取白木耳、黑木耳、山楂各 10g，水煎、喝汤吃木耳，每日 1~2 次。

（3）苹果食疗方：取苹果 1 个（梨也可以）削成片放至容器内，加入冷水加热至沸，待其稍凉后同酒一起含在口中片刻再食用。

（4）姜水漱口食疗方：口腔溃疡用热姜水代茶漱口，每日 2~3 次。

2. 口腔扁平苔藓的民间药膳处方　口腔扁平苔藓属中医"口癣"范畴，治疗以疏肝理气，清热利湿，养阴清热，活血化淤为原则。

（1）珍珠食疗方：珍珠 30g，打细粉备用，取适量涂于黏膜糜烂面。该方具有防腐促愈的功效。

（2）金银花食疗方：金银花 15g，玄参 15g，生地 15g，煎汤 1 大碗，待冷却后用于漱口。每日 3 次，每含 5 分钟后唾弃。该方具有清热解毒的功效。

（3）健脾粥食疗方：莲子 100g，芡实米 100g，糯米 100g，洗净后同煮粥。粥将成时，将新鲜荷叶 1 张盖于粥表面再煮。粥成后去除荷叶，每次食用 1 小碗。该方具有健脾补心清热的功效，尤其适合于口腔扁平苔藓久病不愈者。

3. 口腔念珠菌病的药膳处方　口腔念珠菌病治疗以清热解毒、消肿止痛、祛腐收敛为原则。

（1）竹叶蒲公英绿豆粥食疗方：淡竹叶 10g，蒲公英 10g，绿豆 30g，粳米 30g，冰糖适量。

先将蒲公英、淡竹叶水煎取汁。再将绿豆、粳米共煮糜粥,调入药汁、冰糖即成。食粥,每日 3 次,煎量视食量而定。

（2）苦瓜汁食疗方:苦瓜汁 60ml,冰糖适量,将苦瓜汁放进砂锅内煮开,适量冰糖加入溶化搅匀,即可服用,不拘时服。

4. 口腔黏膜白斑的药膳处方　口腔黏膜白斑治疗一般以清热解毒,活血散淤,健脾利湿为原则。

（1）绞股蓝茶食疗方:绞股蓝全草,晒干,切小段,每日取 20~30g,煎汤代茶饮用。该方具有清热解毒、补气的功效。

（2）童子鸡食疗方:童子鸡 1 只,约 1000g,宰杀去内脏,切块,加附子 15g,肉桂 15g 所煎之水,加葱姜绍酒调味,隔水蒸熟,食鸡喝汤。该方具有补气消斑的功效。

（3）藿香佩兰茶食疗方:藿香、佩兰各 60g,水煎,代茶饮用。该方具有消炎清热解毒的功效。

（4）鱼腥草茶食疗方:鱼腥草 15g 煎汤代茶。或者新鲜鱼腥草 60g,洗净切段,用酱油、麻油拌食。该方具有清热解毒的功效。

（程　斌）

第七章　口腔黏膜病病案讨论

　　口腔黏膜科医师时常会遇到一些复杂的病例,有些病例诊断困难;有些缺乏有效治疗方法;有些已经经过治疗但疗效不佳,从而感到棘手。其中,多数与全身性疾病有关。如何诊疗这些疾病? 本章提供一些病案,从疾病的诊断和鉴别诊断,到疾病的治疗,基本上都采用了多学科会诊和病例讨论的方式,集思广益,整合治疗,既有比较好的疗效,也提高了口腔医师对疾病的认识,有助于对整合医学的理解。

　　提供的病案有些是少见病罕见病,有些则是口腔黏膜科比较常见的典型病例;有些随访记录比较完整,治疗前后变化较大;有些则偏重于鉴别诊断,未能提供治疗前后的照片。好在提供这些病案的目的仅仅是帮助读者理清思路,提高处理能力,所以在每个病案的前后增加了"述评"和关于该病的"研究历史",希望读者能在这些方面有所收获。

　　需要特别指出的是,本章的每个病案都是"个案",所用的治疗方案均为"个体化方案"(包括药物品种、剂量、使用方法等),请勿盲目机械套用。

病案 1　口腔皮肤黑棘皮病(恶性型)

【述评】

　　黑棘皮病分为恶性型、真性良性型、假性型、综合征型及药物型五种类型,良性型在临床皮肤科比较多见,而伴发有口腔黏膜病损的恶性型在临床上较罕见。恶性型黑棘皮病可能是内脏恶性肿瘤的皮肤和/或口腔的表现,但是患者往往因为没有疼痛等自觉症状而容易被忽视。口腔医师也可能因为临床上较少见而难以作出鉴别诊断。所以临床上必须提高恶性黑棘皮病的诊断准确率,加强对潜在危险性的警惕。因而通过学习掌握口腔皮肤黑棘皮病的临床表现,并加以鉴别诊断就十分重要。

　　黑棘皮病的临床特点为皮肤呈天鹅绒样灰黑色,进行性粗糙增厚,伴乳头样丘疹,皮肤纹理增深增宽,多发生于皮肤褶皱的柔软部位。口腔黏膜表现为黏膜乳头状增生呈绒毛样或者湿疣状损害,色素沉着,可致全口黏膜增厚如杨梅状。

【会诊学科】

　　口腔黏膜科、口腔病理科、内科、皮肤科。

【病史采集】

　　(1) 一般情况:某患者,男,57 岁。

（2）主诉：舌疼痛半年余，面部皮肤变黑2年。

（3）现病史：患者家属2年前发现其全身皮肤皱褶处颜色变深，皮肤进行性变黑、变粗，范围逐渐扩大，但无疼痛、瘙痒等不适感。近半年，患者发现口腔黏膜出现粗糙，肥厚。

（4）既往史：有高血压、慢性肾炎病史。追溯家族三代中（除患者外）无皮肤变黑史。否认药物过敏史。

【临床检查】

（1）口腔检查：口腔唇、颊、龈、硬腭黏膜疣状增生呈杨梅刺突状，舌背中央有纵横裂隙。

（2）皮肤病损：面部、颈部、腋下、腹股沟、腘窝、肘窝、脐周、阴部及肛周皮肤呈灰黑色，粗糙变厚，皮纹粗大，有绒毛感，呈散在乳头状突起。以颈部、腋下、腹股沟处皮肤为甚。

【实验室检查】

（1）血常规，血糖，果糖胺，肝肾功能，生化检查无明显异常。

（2）特殊检查

1）B超显示肝胆胰脾肾未见异常。

2）胸部CT诊断纵隔淋巴结肿大，右侧肺门结节影。

3）胃镜诊断：慢性浅表-萎缩性胃炎。

4）电子肠镜诊断：慢性结肠炎。

【组织病理检查】

（1）下唇黏膜：鳞状上皮乳头状增生，上皮内微脓肿形成，未见明显黑色素细胞；

（2）面部皮肤：表皮乳头状瘤样增生，表面过角化。

【会诊诊断意见】

拟诊断为口腔皮肤黑棘皮病。

【诊断依据】

根据患者的病史及临床特征和组织病理表现，可诊断为口腔皮肤黑棘皮病。

【鉴别诊断】

该患者的疾病需要与以下疾病鉴别。

（1）增殖型天疱疮：增殖型天疱疮是寻常型天疱疮的良性型，较少见。患者一般是免疫力较低的年轻人。皮损好发于腋窝、乳房下、腹股沟、外阴、肛门周围、鼻唇沟及四肢等部位。病损最初为薄壁的水疱，尼氏征阳性。破溃后在糜烂面上渐渐出现乳头状的肉芽增殖，边缘常有新生水疱，使病损面积逐渐扩大。尼氏征阳性。皱褶部位温暖潮湿，易继发细菌及念珠菌感染，常有臭味。陈旧的病损表面略干燥，呈乳头瘤状。该病例中患者的皮肤主要表现部位与增殖型天疱疮的皮损好发于腋窝、乳房下、腹股沟、外阴、肛门周围、鼻唇沟及四肢等部位相类似；同时，增殖型天疱疮的病损也有增殖性表现，因此需要鉴别。该病例的皮肤病损为皮肤进行性发黑，呈乳头状增生，皮肤和口腔黏膜均未见尼氏征阳性表现，因而与增殖型天疱疮的临床特点不符合。组织病理学检查是口腔皮肤黑棘皮病与增殖型天疱疮的最终鉴别点。增殖型天疱疮有棘层松解、上皮内疱等特征性表现。而该病例以口腔黏膜、皮肤表皮乳头样增生为主要表现，因此，可以排除增殖型天疱疮。

（2）融合性网状乳头瘤样病：该病多见于青春发育期的男女青年。女性比男性多见。

好发于胸部、腹部或后背肩胛间区。皮损为 1~2mm 直径淡红色小丘疹,互相融合成网纹状。逐渐扩大为 4~5mm 的棕灰色扁平或半球形丘疹,密集融合成大片。皮损境界不清,稍稍高起,可有轻度瘙痒,直接真菌镜检阴性。该病例患者皮肤变黑、变粗,范围逐渐变大,与融合性网状乳头瘤样病的皮损逐渐扩大密集融合成大片,皮损境界不清,稍稍高起相像,但无疼痛、瘙痒等不适感与融合性网状乳头瘤样病的皮肤损害融合成网纹状和有轻度瘙痒不符。通过融合性网状乳头瘤样病组织病理表现为角化过度,乳头瘤样增生,轻度棘层肥厚,用特殊染色可能找到糠秕孢子菌等特征可与黑棘皮病鉴别。

(3) 毛囊角化病:该病是由基因控制的一种常染色体遗传病,有 50% 的概率遗传给下一代,为常染色体显性遗传病,有家族聚集倾向,也可因甲状腺功能不全或维生素 A 缺乏所致。毛周角化病的皮肤损害以正常皮色毛囊性尖顶丘疹为主,丘疹顶部有灰色角质栓塞。有时可见汗毛在中心穿出或蜷曲在内,剥去角质栓,可见微小的杯状凹陷,不久又有新的角质栓长出。皮损不融合,散在分布或簇集成群,似"鸡皮疙瘩"外观。口腔皮肤黑棘皮病的皮肤表现也有粗糙变厚,皮纹粗大,有绒毛感,呈散在乳头状突起与毛囊角化病类似,但并不以皮肤毛囊角化为临床特征。毛囊角化病的组织病理学检查显示有角化不良、圆体、谷粒细胞、有基底层上裂隙等,可与黑棘皮病的鳞状上皮乳头状增生,上皮内微脓肿形成,表皮乳头状瘤样增生、过角化相鉴别。

(4) 艾迪生病:系原发性慢性肾上腺皮质功能减退早期症状之一,色素沉着几乎见于所有病例,无此征象者诊断可疑。但继发于腺垂体功能减退者常无此症状。色素沉着散见于皮肤及黏膜内。全身皮内色素加深,面部、四肢等暴露部分,关节伸屈面、皱纹等多受摩擦之处,乳头、乳晕、外生殖器、肩腋部、腰臀皱襞、下腹中线、痣、瘢痕、雀斑、指(趾)甲根部等尤为显著,色素深者如焦煤,浅者为棕黑、棕黄、古铜色,更浅者似色素较多之常人。面部色素常不均匀,呈块状片状,前额部及眼周常较深。口腔、唇、舌、牙龈及腭黏膜上均有大小不等的点状、片状蓝或蓝黑色色素沉着。偶有小块白斑,见于背部等处。艾迪生病口腔黏膜表现以弥漫性色素沉着为主,而黑棘皮病口腔黏膜表现以乳头状增生为主。通过口腔、皮肤临床表现、患者全身症状、ACTH 刺激试验的不同,可以排除艾迪生病。

【会诊处理意见】

(1) 建议进一步作全身检查以发现相关肿瘤。

(2) 抗病毒治疗和中西医结合治疗。

【会诊意见执行情况】

(1) 治疗

1) 阿昔洛韦片:口服,每次 200mg,每 4 小时 1 次(每日 5 次);

2) 病毒唑注射剂:肌注,每次 0.1g/ml,每日 2 次;

3) 抗病毒口服液:口服,每次 20ml,每日 3 次;

4) 中药方:青蒿、青葙子、茵陈、生甘草、防风、竹叶、荆芥、浮萍、板蓝根、谷麦芽、鱼腥草、山楂炭。

(2) 组织病理学检查

1) 下唇黏膜:鳞状上皮乳头状增生,上皮内微脓肿形成,未见明显黑色素细胞。

2) 面部皮肤:表皮乳头状瘤样增生,表面过角化,结合临床,病理学诊断为黑棘皮病。

　　（3）进一步作全身体检：发现纵隔占位，遂由某医院胸心外科进行纵隔镜的纵隔淋巴结病理学检查，结果示：右肺下叶基底段鳞状上皮化生伴重度不典型增生、癌变；纵隔淋巴结见增生纤维组织，脂肪组织及淋巴组织内见小灶异型上皮细胞团，考虑转移性低分化鳞状细胞癌。

　　（4）遂在外院行肿瘤切除手术。

【最终诊断】

　　口腔皮肤黑棘皮病（恶性型），右下肺癌，纵隔转移。

【治疗前后近期对照】（图7-1～图7-6）

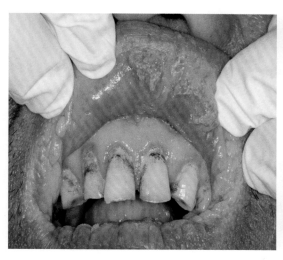

图7-1　黑棘皮病治疗前（唇）
（上海交通大学口腔医学院供图）

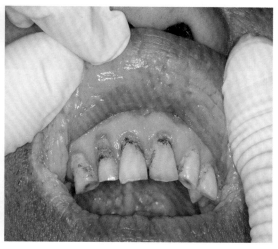

图7-2　黑棘皮病治疗后（唇）
（上海交通大学口腔医学院供图）

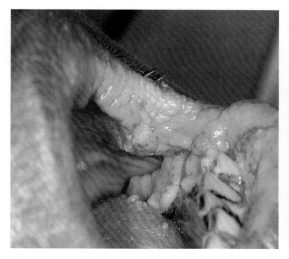

图7-3　黑棘皮病治疗前（颊）
（上海交通大学口腔医学院供图）

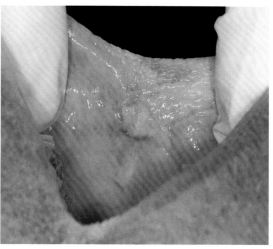

图7-4　黑棘皮病治疗后（颊）
（上海交通大学口腔医学院供图）

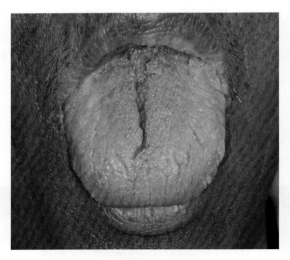

图 7-5　黑棘皮病治疗前(舌)
(上海交通大学口腔医学院供图)

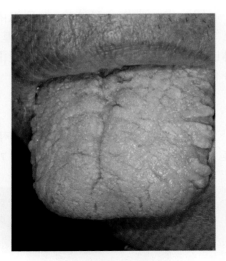

图 7-6　黑棘皮病治疗后(舌)
(上海交通大学口腔医学院供图)

【研究历史】

1890 年,Politzer 和 Janovsky 首先报道并命名黑棘皮病。1958 年 Fladung shouci 首次报道了良、恶性型黑棘皮病症状的不同。1962 年 Curth 报道了 1 例恶性型黑棘皮病与子宫内膜腺癌的联系,同年,Curth 分析了 420 例黑棘皮病患者,发现 49.74% 为恶性型。其中恶性型伴有内脏恶性肿瘤多数为腺癌,91% 位于腹腔内,64% 为胃癌,其他包括肝、胆囊、胰腺、肠、肛门、卵巢和子宫腺癌,腹腔外肿瘤多为肺癌、乳腺癌和淋巴癌。Curth 认为恶性型的发病年龄多在 40 岁以上,但国内文献报道恶性型病例最小发病年龄仅 14 岁。凡 40 岁以后发病者即使检查未发现肿瘤,仍宜定期随访,不能掉以轻心。据文献记载皮肤损害可发生在肿瘤之前、之后或同时,发生率分别为 17%、22% 和 61%,先于肿瘤时间最长者为 18 年。

Fladung 等人报告黑棘皮病 53% 累及口腔,良、恶性两型均可累及口腔黏膜之任何部位,也可发展至舌、会厌、咽喉和食管的黏膜。口腔中最多的罹患部位为唇,尤为上唇、舌及其他部位的黏膜。唇肥厚,伴乳头状增生及沟裂。Mosotfi 认为口腔黏膜虽然粗糙肥厚,但很少有色素沉着。在 Brown 等报道的 17 例恶性型中,6 例有口腔表现,但病损缺乏特征性表现。

1971 年,Curth 将其分为四型,即恶性型、假性型、综合征型、良性型。Hernandez-Perez 的分类法较为简单:非恶性简单型、副肿瘤型。Bork 则将该病分为肿瘤相关型、内分泌型、少年或家族型和药物诱发型四型。1994 年,Robert Schwartz 回顾文献并且作出分类:①良性型、肥胖相关型(假性)、综合征型(A 型综合征或 HAIR-AN 综合征、糖尿病和自身免疫性疾病,诸如红斑狼疮等相关的 B 型综合征);②恶性型、肢端型、单侧型、药物诱发型(皮质类固醇烟酸己烯雌酚、胰岛素等)、混合型。各种分类方法以 1994 年的 Robert 法较权威。

我国将该病分为五型:①良性型:指无任何原因和诱因可查,常起病于儿童期,有遗传倾向;②药物型:指服用某些药物之后出现皮损,例如烟酸、肾上腺皮质激素口服避孕药等;③假性型:常发生于肥胖患者,随体重减轻而好转;④综合征型:指伴有明确综合征或病变,(例如 HAIR-AN 综合征自身免疫性疾病等);⑤恶性型:皮损严重,多于成年后发病,常合并内脏肿瘤。

(姚辉　周曾同)

病案 2 溃疡性嗜酸细胞性肉芽肿

【述评】

嗜酸性淋巴肉芽肿（eosinophilic lymphoid granuloma，ELG）即 Kimura 病（KD）是一种较罕见的慢性炎症性疾病，临床上以头颈部无痛性肿块，外周血嗜酸性细胞和血清总 IgE 水平升高为特征。ELG 病程缓慢，病变貌似炎症又非炎症，似肿瘤又却无肿瘤的病理学特征。早期或症状体征不明显时诊断较为困难，尤其是以肉芽肿临床表现出现时，更需要与唾液腺肿瘤、嗜酸性肉芽肿、良性淋巴上皮病，淋巴瘤化脓性肉芽肿，Kaposi 肉瘤等严重的疾病鉴别。

【会诊学科】

口腔黏膜科、口腔病理科、口腔颌面外科。

【病史采集】

（1）一般情况：某患者，女，40 岁。

（2）主诉：舌部溃疡反复发作 5 年。

（3）现病史：舌部发疱、溃疡反复发作 5 年余，加重 3 年。发病初期舌部发疱，1~2 日后发生溃疡，数日后溃疡面积扩大，溃疡表面时有颗粒样结节增生，表面可有脓性分泌物覆盖，有时可伴出血。舌体肿胀明显，因疼痛不适影响进食、言语。自觉身体不适时或月经期前后易发作，但能自行缓解。

（4）既往史：有夜磨牙史、风湿性关节炎史、宫颈息肉史、乳腺癌史，11 年前曾行乳腺癌手术治疗。

（5）药物过敏史：否认。

（6）个人史：无特殊嗜好。

（7）家族史：母亲及两个妹妹均有口腔溃疡史。

【临床检查】

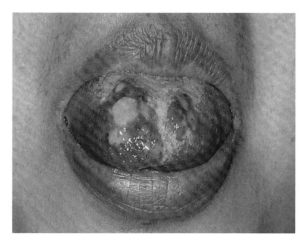

图 7-7 溃疡性嗜酸细胞性肉芽肿
（上海交通大学口腔医学院供图）

舌背黏膜表面有 0.7cm×0.8cm 大小的溃疡面两处，边界不清楚，溃疡基底隆起，不平坦，有颗粒样结节；溃疡表面有假膜及黄白色脓性分泌物覆盖，触痛明显，扪诊质硬，可以扪及硬结；扪及肿大的颏下淋巴结，舌体前份肿胀明显，语言含糊不清，因疼痛伸舌不自如，有特异性口臭（图 7-7）。

【实验室检查】

（1）尿常规：尿血红蛋白阳性（+）。

（2）血常规：红细胞计数 5.24×10^{12}/L，红细胞平均体积 67.2fl，红细胞平均血红蛋白含量 21.6pg，红细胞平均血红蛋白浓度 321g/L，淋巴细胞比值

10.3%,单核细胞比值 2.1%,中性分叶核状细胞比值 87.3%,嗜酸性粒细胞比值 0.2%,中性粒细胞绝对值 8.0×10⁹/L,嗜酸性粒细胞绝对计数 22×10⁹/L。

【组织病理学检查】

病理检查报告:"舌尖部"黏膜溃疡,化脓性炎性肉芽组织形成,溃疡下层炎性组织浸润,密集的炎细胞弥散分布,以嗜酸性粒细胞浸润为主,可见嗜酸性粒细胞颗粒。未见肿瘤细胞。

【会诊诊断意见】

根据患者的典型临床表现及组织病理学检查结果,诊断为舌溃疡性嗜酸性肉芽肿。

【诊断依据】

表现为边缘不整的黏膜溃疡,表面有微黄色渗出,面积较大。有自愈性,可复发。根据患者的病史和临床表现,该患者为溃疡性嗜酸性细胞肉芽肿。

【鉴别诊断】

该患者的疾病需与以下疾病鉴别。

(1)癌性溃疡:癌性溃疡好发于老年人,好发部位为舌腹舌缘、口角区、软腭复合体;溃疡特征呈浸润感,周围质硬,边缘不整齐底部呈菜花状,全身状况较差,体弱或伴有恶病质,无自限性质。该患者溃疡基底隆起,不平坦,有颗粒样结节,触痛明显,扪诊可以扪及硬结,应该与癌性溃疡鉴别,但没有基底浸润感,能自行缓解,故可以排除癌性溃疡。此外,该患者组织病理学检查未见肿瘤细胞,也不符合癌性溃疡的病理特点。

(2)腺周口疮:腺周口疮好发于中青年,好发部位为口腔后部黏膜;溃疡深在,周围伴有炎症,周边整齐,底部微凹,溃疡表面有假膜,有自限性。该患者舌背黏膜表面溃疡面大,表面有假膜及黄白色脓性分泌物覆盖,反复发作,有自限性,因此需与腺周口疮鉴别。但该患者溃疡基底隆起,边界不清楚,可以排除腺周口疮。

(3)韦格纳肉芽肿:韦格纳肉芽肿是一种坏死性肉芽肿,显微镜下为韦格纳肉芽肿病性血管炎,属自身免疫性疾病。临床常表现为鼻和鼻窦炎、肺病变和进行性肾功能衰竭。还可累及关节、眼、皮肤,亦可侵及眼、心脏、神经系统及耳等器官。无肾脏受累者被称为局限性韦格纳肉芽肿。中老年人多发,溃疡特点为溃疡深大,扩展较快,有特异性口臭,无明显疼痛,鼻或口腔炎症痛性或无痛性口腔溃疡,脓性或血性鼻腔分泌物。组织病理学特点为坏死性肉芽肿。胸片示结节、固定浸润病灶或空洞。尿常规示镜下血尿(RBC>5/高倍视野)或出现红细胞管型。该患者为中年,舌背黏膜表面溃疡大小,有假膜及黄白色脓性分泌物覆盖,与韦格纳肉芽肿有相近之处。但该患者的溃疡触痛明显,无特异性口臭,也没有伴发鼻、鼻窦、肺、肾等器官的症状,没有累及关节、眼、耳、皮肤、眼、心脏、神经系统的体征。组织病理学没有血管炎的特征性表现,因此可以排除韦格纳肉芽肿。

(4)嗜酸性肉芽肿:嗜酸性肉芽肿是一种孤立性的组织细胞的非肿瘤性质的异常分化,是朗格汉斯细胞组织细胞增生症的一种表现,以前称为组织细胞增多症 X。嗜酸性肉芽肿多发生于 5~10 岁的儿童,少数有口腔溃疡,主要为骨骼和肺部受累。组织病理学特点可见大量增生的朗格汉斯细胞。该患者虽然临床表现与肉芽肿性疾病相似,组织病理检查见有化脓性炎性肉芽组织形成,但患者是成人,并且全身状况与嗜酸性肉芽肿不同,因此可以排除嗜酸性肉芽肿。

【会诊意见执行情况】

由于该病具有自限性,无需局部切除或根治性外科治疗,可采用内科保守治疗(以全身皮质类激素等免疫抑制剂与抗感染治疗为主),因此给予该患者：

(1) 泼尼松：口服,每次 40mg,每日 1 次；

沙利度胺：口服,每次 2 片,每日 2 次；

硫唑嘌呤：口服,每次 1 片,每日 1 次。

(2) 普鲁卡因青霉素：肌注,每次 80 万 U,每日 2 次,持续 1 周；

红霉素肠溶片：口服,每次 1 粒,每日 1 次,持续 2 周。

【研究历史】

嗜酸性淋巴肉芽肿是由中国金显宅等人 1937 年首先报道,又称金氏病,是发生于皮下组织和淋巴结的肉芽肿性病变,临床上以头颈部无痛性肿块、外周血嗜酸性细胞和血清总 IgE 水平升高为特征。1948 年 Kimura 等人以"伴有淋巴组织增生的特殊肉芽肿(unusual granulation combined with hyperplastic changes of lymphatic tissue)"对该病进行了系统的描述,之后多数作者遂称此病为 Kimura 病。目前病因尚不完全清楚,因病变组织内有大量嗜酸性粒细胞浸润,外周血嗜酸性粒细胞明显升高,血清 IgE 升高,且可合并肾病综合征及支气管哮喘并发症,因此多数学者认为该病是一种免疫介导的炎性反应性疾病,认为可能与 CD4+T 细胞免疫调节紊乱及 IgE 介导的 I 型变态反应有关。

该病的发病有明显的地域性,多见于中国、日本等东南亚国家,以男性居多,尤以青壮年多见,男女发病比例为 3.5∶1。该病常见于颌面部,尤以腮腺区较为多见,达 60.5%,其次为面颊部及颌下区,主要累及皮下组织淋巴结和大唾液腺等组织器官。该病临床表现无特异性,主要表现为：①起病缓慢并且病程漫长,可达数年至十余年；②软组织多发性肿块是最常见的临床表现,75% 位于头颈部的颌面区,多见于耳周、腮腺、颌下及颊部等处。肿块特点为边界不清,无痛,与皮肤粘连,活动度差,直径多为 1～10cm 大小,融合成团块者可超过 10cm 以上,早期质地似软橡皮,随病程延长逐渐变硬韧,肿块增长缓慢,可多年无明显变化；③常见淋巴结肿大,多见于颏下、下颌下、颈部之浅表淋巴结,常多个淋巴结受累,有时也可累及腹股沟、腋下、肺门淋巴结,部分患者有淋巴结消长史,常在机体抵抗力下降时肿大,用消炎药或全身状况改善后可缩小；④皮肤瘙痒及色素沉着,发生率为 40%～100%,多发生于肿块处的皮肤,可有斑点状皮疹和渗出,严重者局部糜烂溃破；⑤主要的实验室检查特点为外周血象中嗜酸性粒细胞比例和计数明显升高,血清 IgE 升高；⑥影像学检查：B 超、CT 和 MRI 无特异表现。

该病早期或症状体征不明显时诊断较为困难,需要鉴别的疾病有唾液腺肿瘤、嗜酸性肉芽肿、良性淋巴上皮病、淋巴瘤化脓性肉芽肿、Kaposi 肉瘤等。临床上对于头颈部无痛性肿块及局部淋巴结肿大者,实验室检查发现外周血象中嗜酸性粒细胞升高和血清 IgE 显著升高时应考虑该病可能。但因该病临床少见,术前误诊率高。组织病理学诊断是确诊该病的主要手段,其特征性改变为真皮皮下组织广泛炎细胞浸润,淋巴细胞形成淋巴滤泡,形成生发中心,可见大量嗜酸性粒细胞,甚至形成嗜酸性微脓肿,血管周围常见纤维化。

该病为良性疾病,预后良好,能自愈,但较易复发。目前尚无标准治疗方案,临床常用的治疗为外科手术切除、小剂量放射治疗以及类固醇类药物治疗。局部肿块手术切除放射治疗可达良好疗效,病灶对放疗较敏感,不适宜手术者可以选用,或者在术前术后应用,以缩小肿块,利于进行手术及减少复发,推荐的总剂量为 26～30Gy,复发病灶对放疗反应仍然良好。当合并有哮喘肾脏病变时可局部或全身应用皮质激素,口服皮质激素是本病伴肾功能损害患者治疗的基础,一般可用激素长时间控制病情,但停用激素后也常致复发。

总之,嗜酸性淋巴肉芽肿是一种病因未明的累及头颈部浅表淋巴结及软组织的慢性炎症性疾病,属少见病。对临床上怀疑该病的患者应作组织切除活检,以利早期诊断和治疗。

(卫婕　周曾同)

病案 3　口腔黏膜黑斑

【述评】

口腔黏膜黑斑是口腔黏膜的一种良性色素异常疾病,一般不需要处理且预后较好。但与多种疾病(色素沉着息肉综合征、原发性慢性肾上腺皮质功能减退症、肾上腺皮质亢进、多发性骨性纤维发育异常、黑棘皮病、恶性黑色素瘤)有相似的临床表现,因此,将口腔黏膜黑斑和这些疾病相鉴别十分重要。

虽然口腔黏膜黑斑是一种良性病损,并且与种族性、系统性疾病、外源性物质所致的口腔黏膜色素沉着无关。但由于少数色素沉着是全身疾病乃至有恶性倾向的疾病的口腔表征,通过观察发生在口腔黏膜的黑色斑状病损的颜色、形态、病变发展情况,能为临床鉴别诊断提供信息,从而及时发现除口腔黏膜黑斑外的一些严重疾病,使患者得到及时正确的治疗,获得最佳疗效。因而在临床中对口腔黏膜黑斑不可轻视。

【会诊学科】

口腔黏膜科、口腔颌面外科、皮肤科。

【病史采集】

(1) 一般情况:某患者,男,61 岁,电子厂工人。

(2) 主诉:腭部黑斑 3 年余。

(3) 现病史:患者于 2006 年 10 月发现腭部黑色斑块,无自觉症状,于某医院口腔外科就诊,行冷冻治疗并活检,术后组织病理学显示:左腭黑斑。2007 年 10 月又发现腭部非原术区又出现浅黑色斑块,遂于某医院行激光治疗。2009 年 10 月患者在进食辣食后,感腭部疼痛不适,随即再次发现腭部非原术区又有浅黑色斑块出现,2010 年 1 月在本院行局部冷冻治疗。随访中发现腭部又有新发黑色斑块,无痛。患者排便正常,无便血或黑便史,无腹泻、便秘史,无贫血史,无腹痛、腹泻、呕吐等症状。未行肠镜检查。

(4) 既往史:有高血压,糖尿病史。否认其他全身系统性疾病史及特殊药敏史。无家族遗传史。

【临床检查】

(1) 口外检查:双侧面部对称,张口度三指,张口型正常。头颈部未及肿大淋巴结。无满月脸、水牛背、向心性肥胖等体征。全身皮肤颜色正常。

(2) 口腔检查:腭部见多处浅黑色斑块,黑斑平伏,表面光滑,无破溃,无隆起,无明显不适感。舌活动自如。左腭见一瘘口,右腭可见术后充血面,约 1.5cm×1cm 大小。其余未见明显异常(图 7-8)。

【实验室检查】

血常规、肝肾功能、尿常规等未见异常。

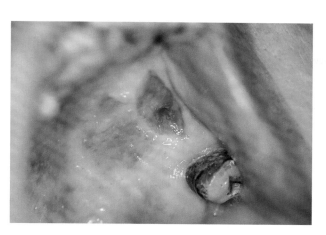

图 7-8　腭部黑斑

（上海交通大学口腔医学院供图）

【会诊诊断意见】

根据患者的临床表现及既往病理结果,该患者为腭部黑斑。

【鉴别诊断】

该患者的疾病需与以下疾病鉴别。

（1）色素沉着息肉综合征(pigmentation polyposis syndrome):又名普杰综合征(Peutz-Jeghers syndrome),为一种常染色体显性遗传疾病,并有家族遗传性。其临床表现特征为:①黑色素斑:多见于唇红、口周皮肤、颊黏膜,黑斑平伏,表面光滑,无明显不适感(图 7-9);②多发性胃肠道息肉,常有黑便、贫血、腹痛、腹泻、呕吐等症状,息肉有恶变倾向;③辅助检查:肠镜,消化道钡餐 X 线检查可见多发性息肉影像。该患者黑斑平伏,表面光滑,无明显不适感与普杰综合征相似,但发病部位不是普杰综合征好发的口腔唇红、口周皮肤;并且患者没有黑便、腹痛、腹泻、呕吐等症状,没有贫血依据,虽然未行肠镜检查,但临床症状与普杰综合征有较大不同,可以排除普杰综合征。

（2）肾上腺皮质功能亢进(adrenocortical hyperfunction):又名库欣综合征(Cushing syndrome),症状和体征与患者性别和疾病开始时年龄有关,临床特征性表现女性较男性明显,

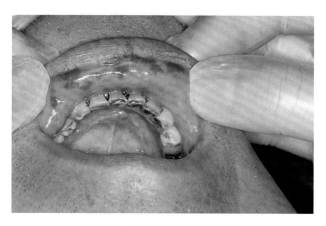

图 7-9　色素沉着息肉综合征

包括：满月脸、水牛背、向心性肥胖。口腔表现为黏膜棕褐色色素沉着，舌、咀嚼肌活动度减退。辅助检查：有血、尿 17-羟醇水平升高。该患者的黏膜黑斑色泽较淡，偏棕褐色，与库欣综合征的口腔黏膜表现相近。但患者无满月脸、水牛背、向心性肥胖体征，舌活动自如，张口度和张口型正常，并且没有肾上腺皮质功能亢进征的其他临床表现，因而可以排除库欣综合征。

（3）慢性肾上腺皮质功能减退症（chronic adrenocortical hypofunction）：分为原发性和继发性，原发性又称为艾迪生病（Addison's disease）。其色素沉着往往发生在易摩擦部位和暴露于日光下的部位。全身皮肤呈棕褐色、古铜色斑块或条纹，伴消瘦、低血压、低血糖症状。口腔黏膜临床表现为蓝黑或暗棕色的斑块、斑点或斑纹，黑斑平伏，表面光滑，无明显不适感（图 7-10）。辅助检查：CT 可见肾上腺增大；ACTH 兴奋试验阳性。该患者的口腔黏膜的黑色斑状损害与慢性肾上腺皮质功能减退症的口腔黏膜损害相似，但全身皮肤正常，不伴低血压、低血糖症状，反而有高血压，糖尿病史。故可以排除慢性肾上腺皮质功能减退症。

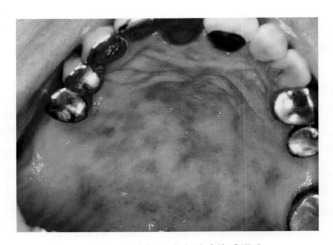

图 7-10　慢性肾上腺皮质功能减退症

（4）多发性骨性纤维发育不良（polyostotic fibrous dysplasia）：又名 McCune-Albright 综合征，是发生于儿童和青少年的一种少见的先天性疾病，进展缓慢，且有自限倾向。其临床表现为特征性"三联征"：①皮肤和黏膜色素沉着，多发生于唇部，表现为褐色斑；②纤维性骨炎，骨质破坏，导致骨畸形和骨折；③性早熟（多见于女性患者）。该患者的口腔黏膜病损属于色素沉着，但没有皮肤色素沉着，并且没有骨骼系统疾病病史，可以排除多发性骨性纤维发育异常。

（5）黑棘皮病（acanthosis nigricans）：该病是以皮肤角化过度、色素沉着及乳头瘤样增生为特征的一种少见的皮肤病。其临床特征性表现为口腔黏膜和皱褶部位皮肤乳头瘤样增生，色素沉着。诸多恶性肿瘤都能诱发黑棘皮病，其中多数为腺癌，胃癌最多见。该患者虽然有口腔黏膜色素沉着，但黑斑平伏，表面光滑，无棘状突起或乳头瘤样增生，并且无皮肤色素沉着，可以排除黑棘皮病。

（6）恶性黑色素瘤（malignant melanoma）：是口腔颌面部恶性程度很高的恶性肿瘤，可发生于皮肤和黏膜，黏膜较皮肤多见。口腔多发生于腭、牙龈、颊，部分患者初期临床表现为黏膜黑色斑状、扁平损害,无自觉症状,其后病损处逐渐发展为黏膜粗糙、隆起、易出血,出现肿块。该患者的黏膜病损与恶性黑色素瘤早期症状相似,并且发生于腭部。但患者目前并无黏膜粗糙、隆起、易出血和肿块出现,此前4次腭部术后组织病理学检查报告除最初报告为"左腭黑斑"外,均未见肿瘤报告,尽管如此,只能说该患者目前不是恶性黑色素瘤。但应高度警惕,密切随访。

(7) 色素痣(pigmented nevus):黑色素是皮肤和口腔黏膜内最常见的内源性色素色沉着,由黑色素细胞产生,并可通过树枝状突起,将黑色素传入角朊细胞内。色素痣是黑色素细胞的良性肿瘤,来源于表皮或真皮内产黑色素细胞。色素痣常出现于出生时或其后若干年。可发生在任何部位的皮肤和黏膜,呈淡褐色、暗褐色或黑色斑片、丘疹或结节。色素痣可分为交界痣(痣细胞位于表皮与真皮间)、皮内痣(在真皮内)、复合痣(交界痣与皮内痣同时存在),其中交界痣易恶变,尤其是位于足底、黏膜交界处及生殖器部位的交界痣更容易发生恶变,一般认为发生在面部的色素痣不易恶变。色素痣恶变往往发生恶性黑色素瘤,而恶性黑色素瘤的早期表现常常是原有的黑痣扩大、色素加深。随之病损增大,隆起呈斑块或结节状,或菜花状,表面易破溃、出血。周围可有不规则的色素晕或色素脱失晕。如果向周围扩散,可出现卫星状病损;另有文献报道:若痣直径大于5mm,或个数超过一定数量(25~49个),恶变风险高达2倍。色素痣属于色素细胞的良性肿瘤,手术治疗时为了不使混合痣切除不彻底而留有复发的可能,所有色素痣样病变切除时切口都宜适当加深扩大,并注意追踪随访。该患者的口腔色素沉着与色素痣临床表现非常吻合,可能是色素痣中的一种,最终鉴别需要组织病理学检查依据。但患者提供的以往术后组织病理学为左腭黑斑。

【会诊处理意见】

全身用药控制病情,结合口腔颌面外科意见密切观察随访。

【会诊意见执行情况】

(1) 药物治疗

斑蝥胶囊:口服,每次3粒,每日3次;

护肝宁:口服,每次4粒,每日3次;

肿痛安胶囊:口服,每次2粒,每日3次。

(2) 结合口腔颌面外科会诊意见:密切观察随访,注意病情变化,必要时行手术治疗。

【研究历史】

由于口腔黏膜黑斑的定义和概念并不明确,本文仅对全身疾病中有口腔黏膜色素沉着表现的部分疾病作研究历史回顾。

(1) Peutz-Jeghers综合征研究历史:该病于1895年由伦敦外科医师Jonathan Hutchinson首次在一对12岁双胞胎姐妹中发现,1921年荷兰学者Peutz报道了一家族三代中有7例多发性肠道息肉伴唇颊黏膜及指、趾黑斑。1949年Dr. Jeghers进一步对该病作了详细介绍,并确定该病是以基因显性遗传方式遗传。1954年医学界即开始使用"Peutz-Jeghers syndrome"这一名称。此后证实此种息肉属于错构瘤。1965年由William首先报道了1例此综合征患者的息肉有恶变。据Vilchis等报道,这一综合征全世界每年平均只有10例。但1987年后藤明彦收集到日本文献共355例,1977年Mcallister收集到欧美文献共320例,孟荣贵等收集1985—1989年国内文献44篇共173例。近年来,随着医学界对该病的逐渐重视,有关该病的文献亦增加不少。

（2） McCune-Albright 综合征研究历史：McCune-Albright 综合征（MAS）又称为多发性骨纤维发育不良伴性早熟综合征，是由 Donovan James McCune 和 Fuller Albright 于 1936 年和 1937 年首先报道的，临床以多发性骨纤维结构不良、皮肤牛奶咖啡斑、性早熟三联征为特征。除性早熟外，该病还可有各种内分泌功能亢进的表现，包括甲状腺功能亢进、甲状旁腺功能亢进、生长激素过多、高催乳素血症、库欣综合征等。国内陈烨等人曾收集 2004 年 3 月—2013 年 3 月收治的 30 例临床诊断为该病的病例进行分析，发现患儿全部为女性，发病年龄 3 个月~8.25 岁。临床表现全部有性早熟；有皮肤牛奶咖啡斑 16 例，多位于躯干、四肢；骨折 4 例。现有研究认为该病属于体细胞基因突变病，Weinstein 等人于 1991 年首次描述 MAS 患者激动型 G 蛋白 α 亚基（Gsa）编码的基因 GNAS1 的突变，没有遗传倾向，所以患儿亲属间不受影响。但由于该病临床表现多种多样，容易造成漏诊、误诊，故提高对该病的认识，争取及早诊断并治疗，可以减轻日后骨损害和性早熟带来的生理和心理问题。

（薛婷君　周曾同）

病案 4　原发性唇腭部淀粉样变性

【述评】

淀粉样变性是一组因特殊蛋白质在细胞外形成不可溶的、具 β 样折叠结构的纤维丝沉积而引起器官功能障碍的疾病。淀粉样变性可累及全身各个器官，临床表现为系统性淀粉样变性或局部淀粉样变性，肾脏和心脏是淀粉样物质沉积最常累及的部位。舌部表现是淀粉样变性口腔内早期临床表现之一。口腔内器官淀粉样变性可能影响进食、吞咽、睡眠，如果继发感染，则可能充血坏死。淀粉样变性若累及全身其他系统和器官，例如心脏、肾脏、肝脾等引起功能异常，则预后较差。历来认为淀粉样变性不能治愈并均为病死转归，新的治疗举措使该病患者的转归得到很大的改善。由于舌部表现是淀粉样变性最重要的早期临床表现之一，加上该病可能发生的全身多脏器损害及其严重后果，因此，对于口腔医师来说，掌握该病的基本知识，具有早期发现该病的能力，无疑有重要意义。该病在临床上比较少见，为了减少漏诊误诊，除了提高对该病的警惕外，还要善于发现该病的早期口腔临床症状，遇见难以确诊的疑似病例，应该通过多学科会诊讨论，依靠刚果红等特殊染色的活组织病理学检查手段明确诊断，并且参与多学科协作治疗该病。

【会诊学科】

口腔黏膜科、免疫科、口腔病理科。

【病史采集】

（1）一般情况：某患者，女，73 岁。

（2）主诉：上、下唇及腭部黏膜结节 1 年余。

（3）现病史：患者因 1 年来上下唇黏膜及腭部出现散在结节，时有疼痛，来本院就诊。患者于 2008 年 4 月自觉咽喉部不适，于当地医院耳鼻咽喉科就诊后未见明显好转。后逐渐出现舌根部伴吞咽疼痛及右颈部包块，收治入当地医院，行"舌根部肿块扩大切术+右颈部淋巴切除术"，术后组织病理报告示："舌根部淀粉样变，刚果红染色阳性。右颈部淋巴结淀粉样变"。同年 12 月患者因左鼻咽部不适，于该院耳鼻咽喉科门诊行活检术，组织病理报告示:"(左侧鼻咽部)黏膜慢性炎伴淀粉样变"。2009 年 1 月以"鼻咽占位""舌根＋右颈部淋巴结淀粉样变术后"入住外院,骨髓穿刺检查提示增生偏低下。鼻咽活检:淀粉样变。并先后 4 次在外院行 MP 方案化疗(美法仑＋泼尼松)。患者自 2008 年术后有明显消瘦,现时有胸闷气急,颈部多处淋巴结肿大,舌部活动略有障碍等临床表现。

(4)既往史:有左束支传导阻滞史及多年贫血病史。否认其他系统性疾病史及药敏史。

【临床检查】

(1)口外检查:明显消瘦,贫血貌。颜面外形对称,张口型和张口度无异常。

(2)口腔检查:上、下唇黏膜及腭部可见绿豆大小散在结节,界清、质中、无触痛、无基底,无扪诊搏动感,听诊吹风样杂音或拉锯声。舌活动度欠佳,质软,发音不清(图 7-11,图 7-12)。

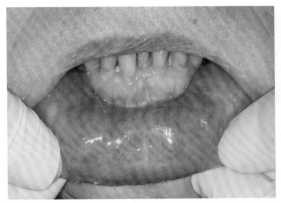

图 7-11　唇部淀粉样变性
(上海交通大学口腔医学院供图)

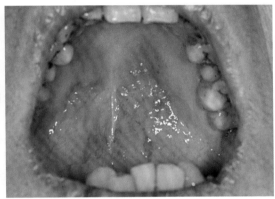

图 7-12　腭部淀粉样变性
(上海交通大学口腔医学院供图)

(3)颈部数个大小不等突起淋巴结,无明显触痛,活动度可。右侧颈淋巴结肿大明显(图 7-13)。

【相关辅助检查】

(1)舌部肿块切除术前 MRI:口咽部舌根部可见一等 T_1 稍长 T_2 肿块信号,边界尚清,其内信号均匀,注射造影剂后呈普遍明显强化,大小约 2.0cm×3.4cm×3.8cm。双侧梨状窝清晰对称,信号未见异常。喉室无变窄,双侧声带未见占位信号。右侧颈部软组织可见肿大淋巴结。

(2)术后组织病理报告:①(舌根部)淀粉样变,刚果红染色阳性,送检组织切缘阴性;②(右颈部)淋巴结淀粉样变。

(3)舌部肿块切除术后 MRI:原"淀粉样变"术后,口咽部软组织普遍肿胀,使其气道狭窄,其中左侧见软组织向气道内突起,信号未见明显异常,左颈动脉鞘内见 1～2 个淋巴结轻度肿胀。

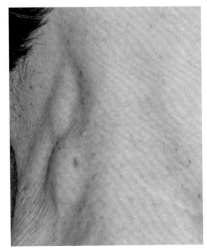

图 7-13　颈部淋巴结肿大
(上海交通大学口腔医学院供图)

（4）电子肠镜：顺利进镜至回盲部，肠腔通畅，腔内少量黄色水样便，回盲瓣呈唇样，舒缩正常，阑尾窝存在。全结肠各肠段黏膜光滑，血管纹理清晰，未见溃疡及赘生物。直肠：近肛缘处可见斑片状出血，黏膜稍肿胀。肛管：未见内外痔。

（5）内镜（术后第1次）：双侧鼻腔黏膜光滑，中鼻道畅，未见明显新生物，鼻咽部黏膜粗糙，高低不平，左侧为甚；内镜（术后第2、3次）：两次无明显变化，左侧口咽侧壁可见黄色局限性肿块突起右侧口咽壁可见略小不规则肿块，舌根部黏膜触之易出血。诊断：咽淀粉样变。

（6）咽部活检报告：（左侧鼻咽部）黏膜慢性炎伴淀粉样变。

（7）骨髓细胞及淋巴细胞检查：骨髓增生偏低下。

（8）多次血生化检查：提示总蛋白、白蛋白、球蛋白均未见异常。血常规：红细胞计数 $3.44×10^{12}$↓；血红蛋白112↓；红细胞比容0.334↓；淋巴细胞16.4%↓；单核细胞13.1%↑。

【会诊诊断意见】

原发性唇腭部淀粉样变性（系统性）。

【诊断依据】

根据临床表现及病理学、特殊染色结果诊断为原发性唇腭部淀粉样变性（系统性）。

【鉴别诊断】

舌淀粉样变性结节状明显应与舌癌、口底癌、血管畸形、淋巴管畸形、神经纤维瘤等疾病鉴别。

（1）舌癌（carcinoma of tongue）：好发于舌侧缘中1/3部位，局部溃疡或浸润块，常有自发痛和触痛。肿瘤广泛浸润时，可波及舌下神经及舌外肌群，有舌感觉麻木与运动障碍。常为鳞状细胞癌。组织病理切片示分化好的鳞状细胞癌中细胞间可见细胞间桥，癌巢中央见角化珠，癌细胞明显异形性并见较多的核分裂象。该患者临床表现为舌部的结节状肿块伴疼痛，首先应该怀疑舌癌，但患者的肿块位于舌根部，与舌癌好发部位不符，且有多次刚果红染色的组织病理学检查阳性，未发现典型的癌变病理表现，可以与舌癌鉴别。

（2）口底癌（carcinoma of mouth floor）：好发于舌系带两侧，有溃疡或浸润块，舌活动度欠佳，发音不清。早期侵犯牙槽骨，伴有牙松动，向上侵犯舌体，向下侵犯舌骨下肌群致舌运动障碍。常为鳞状细胞癌。该患者有舌活动度欠佳，发音不清，应与口底癌鉴别，但该患者的舌体质软，无癌肿特殊的浸润感。且有多次刚果红染色的组织病理学检查阳性，未发现典型的癌变病理表现，可以与口底癌鉴别。

（3）血管畸形（vascular malformation）：好发于婴幼儿，女性多见。其中蔓状动脉瘤好发于成人额颞、颈、颊及下颌骨内，多位于皮下，皮肤色泽不变或呈红斑，亦可形成溃疡出血。扪之有明显搏动感，听诊有吹风样杂音或拉锯声。该患者为舌根部伴吞咽疼痛及右颈部包块，但扪诊无搏动感，无听诊吹风样杂音或拉锯声，因此可以与血管畸形鉴别诊断。

（4）神经纤维瘤（neurofibromatosis）：多见于青少年，好发于皮肤，多见于额颞、头皮、鼻、颈及腮腺，多发于口腔内的舌及颊，肿块质软，大小不一。肿瘤松弛呈悬垂状，扪之柔软，内有多个结节。如果来自感觉神经，则出现明显压痛，并压迫邻近骨壁，引起畸形。该患者临床表现也有多个结节，需要与神经纤维瘤鉴别。但该患者上、下唇黏膜及腭部绿豆大小的结节呈散在分布，质中、无触痛与神经纤维瘤的肿瘤松弛呈悬垂状，扪之柔软不符。并且神经纤维瘤与淀粉样变的病理特征完全不同,因此可以排除神经纤维瘤。

【会诊处理意见】

(1) 无特效药物治疗,全身可试用糖皮质激素和免疫抑制剂缓解病情。

(2) 口腔局部对症治疗。

(3) 请免疫科进一步会诊检查,分析实验室检查结果,以制订进一步治疗计划。

【会诊意见执行情况】

(1) 全身用药:糖皮质激素:泼尼松片,口服,10~30mg/d。

(2) 口腔局部用药:复方硼砂溶液,1∶5稀释,含漱,每次10ml,每日3次。

(3) 免疫科会诊意见:继续全身支持治疗及局部对症治疗,建议临床随访。

【研究历史】

淀粉样变性由 Virehow 在 1860 年命名。该病由不溶性淀粉样物质异常沉积于组织器官中引起,因其接触碘与硫酸时会出现与淀粉相似的反应而得名。原发性系统性淀粉样变病临床少见,国外报道该病发病率为住院患者的 0.09%~0.80%。1872 年,Adams 报道一例"multiple myeloma and amyloidosis(多发性骨髓瘤伴淀粉样变性)"的女性患者。1903 年,Weber 报道了 1 例淀粉样变性患者的情况。次年,Askanazy-Kiinigsherg 在淀粉样变性的临床症状上取得巨大成就。1929 年,Lubarsch 报道了有关淀粉样变性的 3 个病例。美国梅奥诊所分别于 1975 年和 1983 年研究了 132 例和 229 例淀粉样变性的患者情况,得出其平均生存时间为 13 个月。在某个报告中,从 1976 年到 1983 年共 53 个原发性淀粉样变性患者经秋水仙碱治疗平均存活了 17 个月,而 29 名未经临床治疗的患者仅平均存活了 6 个月。

淀粉样变性发病年龄以 40~60 岁为多,受累脏器主要为心脏、肾脏、胃肠道、皮肤、神经系统等,其症状往往反映受累最严重脏器的损害。与口腔黏膜相关的消化系统最常见的体征为肝大、舌大、巨舌症,约见于 20% 的患者,表现为舌体大而僵硬,可引起流涎、言语不清及睡眠呼吸暂停低通气综合征,对该病的诊断有特征性。淀粉样物质本质是一种结合糖蛋白,来自于骨髓内克隆性浆细胞产生的单克隆免疫球蛋白轻链(淀粉样轻链蛋白)。约 70% 的患者尿中可查出单克隆性占优势的轻链,而其来源于浆细胞恶病质的概率大,提示该病与浆细胞增生和浆细胞骨髓瘤相关。也有人认为该病是由局部或全身蛋白代谢障碍导致淀粉样物质沉积引起。淀粉样变性分类以前体蛋白为基础,不同类型的淀粉样变性其前体蛋白和累及器官不同(表 7-1)。

表 7-1　系统性淀粉样变性的几种常见的类型

淀粉样变的类型	前体蛋白	累及部位
淀粉样轻链(AL)	α 或 λ 轻链	心、肾、肝/GI、PNS、软组织
运甲状腺素蛋白淀粉样变性(ATTR)	突变型运甲状腺素蛋白	心、PNS
[老年系统型]	野生型运甲状腺素蛋白	心、肺、PNS
淀粉样 A 前体(AA)[*]	血清淀粉样 A 前体	肾
纤维蛋白原淀粉样变性(AFib)	突变的纤维蛋白原 A	肾、肝
A po-A 1 淀粉样变性	A po 脂蛋白 A1	心、肾、肝/GI、PNS、皮肤

注:GI:胃肠道;PNS:外周神经系统;[*] AA:很罕见,但仍发生在慢性感染、严重痛风、溃疡性结肠炎和转移性肾癌。

该病预后不佳,尤其是心脏、肾脏受累者平均生存期小于1年,主要死因为猝死、心力衰竭;未累及这两个脏器者,其平均生存期相对较长,主要死于因吸收障碍及蛋白丢失过多而造成的营养不良。

(薛婷君　周曾同)

病案5　儿童获得性口腔梅毒

【述评】

成人梅毒大多数是通过性传播而来,而儿童梅毒是通过梅毒母亲传染给胎儿(胎传梅毒),一些国外报道指出性虐待是导致儿童获得性梅毒的主要传播方式。除此之外口腔传播也是一个重要的传染途径,共用餐具、亲吻等均可传播梅毒螺旋体;家庭内与梅毒患者密切接触的儿童易导致感染获得性梅毒。儿童获得性梅毒的主要表现为二期梅毒,扁平湿疣尤其多见,梅毒疹和淋巴结肿大也是较常见的临床表现。

近年来,胎传梅毒的报道常见,而儿童获得性梅毒的报道少见。因为在儿童时期有多种疾病可能表现为类似的皮肤病损,例如鹅口疮、药疹、病毒疹、脓疱疮等;尤其是通过口腔传播的儿童获得性梅毒往往表现为口腔黏膜或舌体上的口腔黏膜白斑或湿丘疹,有时可能酷似鹅口疮,在诊断时会被忽略,导致延误治疗时机。因此,口腔医师能够熟悉并能区分该病,对于能使患儿尽早得到治疗,使其成长影响降到最小有重要意义。

【会诊学科】

口腔黏膜科、儿科、口腔外科。

【病史采集】

(1) 一般情况:某患儿,女,4岁。

(2) 主诉:两颊黏膜不适2个月。

(3) 现病史:据患儿祖母代诉,患儿2个月前双颊黏膜出现白色斑片,疼痛不明显。否认咬颊习惯。外院予以珍珠口疮颗粒、贝复济喷雾剂治疗,未见好转。患儿1岁时有相似病症,后自愈。平时起居由祖父母照顾,其祖父患有梅毒。否认患儿母亲梅毒史。否认皮肤等身体其他部位病损。

(4) 既往史:否认其他系统性疾病,否认过敏史。无咬舌咬颊等不良习惯。

【临床检查】

口腔检查:患儿神清,活泼,发育正常。双侧颊黏膜大面积白色斑,高出黏膜表面,质软,充血不明显,无明显疼痛,右颊部皮肤下可触及一质地中等、可活动的淋巴结。其余口腔黏膜未见异常,乳牙形态正常,咬合关系良好(图7-14)。

【会诊诊断意见】

儿童获得性口腔梅毒

【诊断依据】

根据患儿病史、临床表现,尤其是其家人梅毒病史,拟诊为儿童获得性口腔梅毒(后天获得性梅毒)。

【鉴别诊断】

针对以上临床症状应与以下疾病鉴别。

(1) 梅毒:梅毒是由苍白螺旋体引起的一种全身慢性传染病,主要通过性交传染,侵

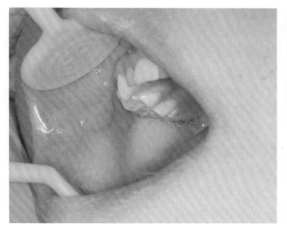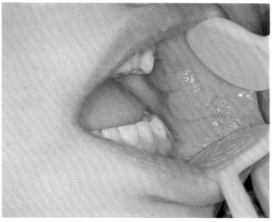

图 7-14 儿童获得性口腔梅毒
（上海交通大学口腔医学院供图）

入部位大多为阴部,同时口腔病损也很常见。根据传染途径不同可分为获得性梅毒和胎传梅毒,胎传梅毒可以通过父母亲患病史(家族史)得出诊断。获得性梅毒的分期诊断主要依据其主要的临床表现做出判断,各型梅毒及其临床分期如下:①胎传梅毒:多不发生硬下疳,晚期先天梅毒在 2 岁后发病,标志性损害为哈钦森牙、桑葚牙。②获得性梅毒:获得性梅毒主要分为一期梅毒、二期梅毒和三期梅毒。其中一期梅毒主要表现为硬下疳,好发于外生殖器,口腔病损主要发生在唇、舌、咽等处,典型硬下疳为圆形或椭圆形,大小约 1~2cm,边缘清楚,周边呈堤状隆起,基底平坦,质中,肉红色,无痛。二期梅毒表现为黏膜斑时黏膜病损呈灰白色、光亮而微隆起黏膜表面,圆形或椭圆形,直径 0.3~1cm 或更大,边界清楚,周围有暗红色浸润,无自觉症状。三期梅毒主要为皮肤病损,表现为结节性梅毒疹和树胶肿,三期梅毒的口腔黏膜病损主要是三期梅毒舌炎、舌白斑和树胶肿,但三期梅毒的诊断需要依据皮肤损害,例如结节性梅毒疹和树胶肿。该患者年龄 4 岁,临床表现为典型的梅毒斑。但其母亲无梅毒史,由祖父母带养,属于亲密接触对象,其祖父有梅毒史,有传播可能。患儿乳牙形态正常,咬合关系良好,因此,可以排除胎传梅毒,而与获得性梅毒符合。

（2）咬合创伤:因局部机械刺激与不良习惯等容易引起口腔黏膜的病损,发生在儿童时主要为李-弗病、贝氏口疮、创伤性溃疡。李-弗病(Riga-Feda)及贝氏口疮(Bednar's aphthae)发病时也可表现为左右对称,Riga-Feda 主要发生于舌系带中央的一侧或两侧,贝氏口疮多发生于腭黏膜,多为吸吮拇指、橡胶乳头或玩具时所致。创伤性溃疡初期黏膜充血发红、逐渐发展形成溃疡,中央凹陷、溃疡底部可有灰白色或黄白色假膜,患者多出现疼痛症状。咬合创伤疾病主要是局部刺激因素所致,当去除局部刺激因素后病情可缓解。该患儿的白色斑块状损害与咬合创伤溃疡底部的白色或黄白色假膜相似,但患者无明显疼痛,并且无咬舌咬颊等不良习惯。故可以排除咬合创伤。

（3）口腔白斑:口腔黏膜上的白色斑块或斑片,多见于 40 岁以上人群,好发于两颊黏膜咬合线附近,表面粗糙,溃烂时疼痛。临床上分为五型:斑块状、皱纹纸状、颗粒状、疣状、溃疡状。其中斑块型白斑为白色或灰白色斑块,表面可有皲裂,平或稍高出于黏膜表面,边界清楚,触之柔软,不粗糙或略粗糙,周围黏膜可正常,无症状或轻度不适。镜下表现为上皮单纯性增生为良性病变及上皮异常增生的癌前病变。该患儿舌的白色斑块状病损与口腔白斑的白色斑块相似,但患者年轻,斑块表面光滑,与口腔白斑有区别。

(4) 口腔扁平苔藓:多见于中年期女性,临床表现以白色条纹、白色斑块为主,有网状,树枝状、环状或半环状,黏膜可发生红斑、充血、糜烂、萎缩和水疱。其中斑块状病损多发生在舌背,大小不一,略呈淡蓝色的白色斑块,形状不规则,类圆形或不规则形,微凹下,舌乳头萎缩致病损表面光滑。扁平苔藓一般伴有全身皮肤病损。镜下固有层见淋巴细胞浸润带,浸润范围一般不达到黏膜下层。该患儿舌的白色损害与扁平苔藓的白色病损相似,但患者年轻,病损呈斑块状,斑块表面光滑,无皮肤等身体其他部位的病损,可以排除口腔扁平苔藓。

(5) 口腔鳞癌:多见于 40 岁以上的成年人,部位以舌、颊、牙龈、腭、上颌窦为常见,初始表现为口腔黏膜白斑,表面粗糙,以后发展为乳头状或溃疡型,有时呈菜花状,边缘外翻。颊黏膜癌常发生于磨牙区附近,呈溃疡型或外生型,生长较快,可发生破溃,后期波及软腭和翼下颌韧带,引起张口受限。镜下观察,癌瘤系鳞状上皮增殖而成,有典型的细胞异型。该患儿舌的白色斑块状损害略高于黏膜,需要与口腔鳞癌鉴别。但患者年轻,斑块表面光滑,没有口腔鳞癌的黏膜粗糙、乳头状增生、或菜花状边缘外翻等特殊症状。因此排除口腔鳞癌。

(6) 白色海绵状斑痣:好发于颊、口底、舌腹黏膜,病损表现为灰白色皱褶或沟纹,故又称为白皱褶病,病损区有特殊的珠光色,表面呈小的滤泡状,皱褶黏膜触之柔软,形似海绵,揭去时疼痛,不出血,有时发生于口腔黏膜以外的部位,例如鼻腔、外阴、肛门等处黏膜。可有家族遗传病史。婴儿或儿童发生该病常常不被注意,至青春期可发展迅速。镜下显示上皮增厚,表层不全角化,棘细胞增大,层次增多,棘细胞空泡变性,胞核固缩消失,基底细胞增多,分化良好。该患儿的年龄与白色海绵状斑痣相符,但该患儿的白色斑块损害表面光滑,无黏膜皱褶或滤泡状病损,无口腔以外的病损,可以排除白色海绵状斑痣。

(7) 白色角化病:长期受到机械或化学因素刺激引起,表现为灰白色或白色斑片或板块,边界不清,质软,一般不高出黏膜表面,去除局部刺激因素后病变可减轻或白色角化完全消退。该患儿的口腔黏膜损害与白色角化病相符,但该患儿的白色斑块病损边界清晰,略高出黏膜,并且无明显的局部刺激因素。可以排除白色角化病。

(8) 鹅口疮:2 岁以内的婴幼儿最多见。好发于颊、舌、软腭及口唇部的黏膜,口腔黏膜出现乳白色、微高起斑膜,斑膜面积大小不等,周围无炎症反应,无痛,白色的斑块不易用棉签或湿纱布擦掉,用力擦去后,可见下方不出血的红色创面。在感染轻微时,白斑不易发现,也没有明显痛感,或仅在进食时有痛苦表情。严重时患儿会因疼痛而烦躁不安、胃口不佳、啼哭、哺乳困难,有时伴有轻度发热。受损的黏膜如果治疗不及时可不断扩大,蔓延到咽部、扁桃体、牙龈等,严重者可蔓延至食管、支气管,引起念珠菌性食管炎或肺念珠菌病,出现呼吸、吞咽困难,少数可并发慢性黏膜皮肤念珠菌病,影响终身免疫功能。甚至可继发其他细菌感染,造成败血症。该患儿的白色斑块病损微高起黏膜,周围无炎症反应,无痛,与鹅口疮相似,但无真菌感染依据。可以排除鹅口疮。

(9) 苔藓样反应:因全身应用某些药物,或口腔修复材料而引起的口腔黏膜类似于扁平苔藓样的病损,亦称苔藓样疹。口腔黏膜上出现白色条纹,呈白色斑块状、放射状、亦可表现为大小不等的糜烂或溃疡。该患儿舌的白色病损与苔藓样反应的白色病损相似,但患者无相关药物使用史或口腔修复体,可以排除口腔苔藓样反应。

【会诊处理意见】

（1）为明确诊断，需要补充实验室检查：甲苯胺红不加热血清试验（TRUST）、梅毒螺旋体抗体明胶颗粒凝集试验（TPPA），以及人类免疫缺陷病毒（HIV检测）。

（2）如果确诊为梅毒，可选用苄星青霉素肌注，5万U/kg，最大剂量240万U，每周1次，共1~3次，或水剂青霉素静脉滴注，5万U/kg，每12小时1次，连续10~15日，或普鲁卡因青霉素肌内注射，5万U/kg，每日1次，连续10~15日。

【会诊意见执行情况】

（1）实验室检查：3天后实验室检查结果：TRUST：阳性（++）；TRUST滴度：1∶128（±），TPPA：阳性（++），HIV：阴性。确诊梅毒。

（2）治疗：苄星青霉素肌注，每次240万U，每周1次，共3次。

（3）嘱治愈后定期随访。

【研究历史】

梅毒在欧洲的最早记载是1493年在哥伦布发现新大陆后带领其全体船员回国时，因船员与当地的Hispaniola族人发生性关系之后被传染上梅毒，之后将梅毒带到西班牙本土，在当时被称为印度麻疹（Indian measles）。1495年法国国王查理八世侵入那不勒斯，在其部队中有当时哥伦布的船员，在该次战役中将梅毒传到意大利等国。最终于1496年将梅毒带回法国巴黎。1498年葡萄牙海员又把梅毒经好望角传到印度，之后于1505年传入中国。

Fernel于1550年提出将梅毒分为一期和二期，认为出现于生殖器的硬下疳是一期，随后出现全身的皮损为二期。1770年Lancisi在此基础提出了梅毒与心血管疾病的关系。1837年，Philippe Ricord提出了将梅毒划分为三期的想法。1880年又由Hutchinson提出了晚期胎传梅毒的三大表现：弥漫性间质性角膜炎，迷路病（神经性耳聋）和Hutchinson牙。以上的发现基本上搞清了获得性梅毒和胎传梅毒的发展过程以及临床特点，至此经历了约400年的时间。

直到19世纪的中期儿童获得性梅毒在国外有较多的报道。婴幼儿梅毒以胎传为主，后天获得性梅毒一般由性虐待、输血及密切接触而传染。国外报道95%的儿童后天获得性梅毒是通过性虐待传播的，国内报道多以通过日常生活密切接触的方式所致。Rees回顾1931—1936年间报道的35例儿童获得性梅毒，年龄平均<5岁，而同期共报道183例先天梅毒，儿童获得性梅毒与先天梅毒之比为1∶5.25。

Lowyt回顾了1973—1991年小于14岁的21例儿童获得性梅毒病例，大多数在4~8岁，女童感染率是男童的2倍。印度在1995年报道16例小于14岁儿童获得性梅毒，占儿童性病的首位，所有的儿童都来自社会低收入家庭，均住在贫民窟，但也有学者认为经济条件对获得性梅毒的影响不绝对。印度近年来成人的梅毒患病率逐年下降，儿童获得性梅毒也逐步下降。我国1995年以后才渐有儿童获得性梅毒的病例报道，近年来报道逐渐增多，国内在1995—2010年间共计报道40余例。钱伊弘、顾昕等回顾分析了2007年7月至2010年12月诊治的14例儿童获得性梅毒患者的临床资料，其中男童12人，女童2人。该病在临床中较少见，主要的临床表现为二期梅毒，扁平湿疣尤其多见，斑疹和淋巴结肿大也是较常见的临床表现。经过早期足量正规治疗后，绝大部分儿童获得性梅毒是可以治愈的。

（赵厚明 周海文 周曾同）

病案 6 副肿瘤性天疱疮伴 Castleman 瘤

【述评】

副肿瘤性天疱疮(paraneoplastic pemphigus,PNP)是一种伴发肿瘤的自身免疫性大疱性皮肤病,最常伴发的是淋巴细胞增生性肿瘤。Castleman 瘤又称血管滤泡性淋巴组织增生、巨大淋巴结增生,是一种原因不明的慢性淋巴组织增生性疾病,是我国副肿瘤性天疱疮伴发的常见肿瘤。该病临床少见。如果临床检查发现口腔黏膜弥漫性糜烂和多形性皮肤病损,就应该怀疑该病,并做全身检查以明确是否存在潜在的肿瘤。由于该病的预后主要取决于早期诊断,因此提高对该病的认识十分必要。副肿瘤性天疱疮多数由 Castleman 瘤诱发,其临床表现、皮损和肿瘤的病理学特点、CT 及免疫学特点较特殊,容易诊断。切除肿瘤对治疗该病、降低术后呼吸道症状的出现、使患者早日康复有益。

近年来,在口腔黏膜科接诊患者中时有该病发现,往往表现为长期无法控制的口腔黏膜弥漫性糜烂,通过作进一步的全身检查才发现肿瘤。切除肿瘤后口腔黏膜糜烂症状得到控制。因此认识和熟悉该病很重要。

【会诊学科】

口腔黏膜科、口腔颌面外科、眼科、皮肤科、妇科。

【病史采集】

(1) 一般情况:某患者,女,32 岁。

(2) 主诉:口腔内疼痛破溃 1 年余,加重 1 周。

(3) 现病史:患者 1 年前开始出现口腔疼痛、破溃,至多家医院就诊,诊为"口腔扁平苔藓",曾服泼尼松每天 10mg,断续治疗数月无效。停药 1 周后疼痛破溃加剧。予地塞米松每天 20mg 及硫唑嘌呤每天 1.5mg。2 周后口腔症状未见缓解,相继出现眼部充血疼痛、尿道口疼痛、鼻腔外侧及腰腹部皮肤红斑。

(4) 既往史:有高血脂史。否认其他系统性疾病史及药物过敏史。

【临床检查】

(1) 口腔检查:口腔两颊、舌、腭、口底黏膜广泛充血、糜烂,探针试验阴性,间杂白色条纹。唇红部见痂皮及白色条纹状损害。

(2) 眼部病损:球结膜充血,分泌物增多。

【实验室检查】

(1) 血常规,尿常规、电解质及肝肾功能正常。

(2) 影像学检查:胸部 X 线片示心影增大。

(3) 盆腔 CT 示宫颈、双输卵管病变。

【会诊诊断意见】

副肿瘤性天疱疮可能。

【诊断依据】

根据患者病史、临床表现及病程发展,特别是对皮质类固醇激素和免疫抑制剂反应不敏感,拟诊为副肿瘤性天疱疮。

【鉴别诊断】

该患者的病症需与以下疾病鉴别。

（1）寻常型天疱疮（pemphigus vulgaris）：是最常见的天疱疮类型，好发于口腔，是一种慢性、复发性、严重性大疱性疾病，普遍认为和自身免疫及病毒感染有关。其临床表现为：口腔病损常为首发部位，多见于软腭、硬腭、咽旁及其他易受摩擦部位。先出现薄壁水疱，易破，遗留不规则的糜烂面，揭疱壁试验及探针试验阳性。皮肤病损多发生在前胸、躯干、腋窝、腹股沟等易受摩擦处。在正常皮肤上出现松弛水疱，以及疱破后的糜烂面，尼氏征阳性。感染后可形成脓血痂，有臭味，愈合后可留下较深的色素。其他部位黏膜：眼、鼻腔、外生殖器、肛门等处黏膜均可受累。组织病理学表现为棘层松解、上皮内疱。直接免疫荧光法检查：可见 IgG 和 C3 沉积于棘细胞间。间接免疫荧光法：血清天疱疮抗体阳性，抗体效价为 1∶50 时即有诊断意义。该病使用肾上腺皮质激素联合免疫抑制剂治疗有效。

该患者口腔两颊、舌、腭、口底黏膜广泛充血、糜烂，与寻常型天疱疮的继发感染临床症状相像，但探针试验阴性，并且肾上腺皮质激素联合免疫抑制剂治疗不能控制病情，可与寻常型天疱疮鉴别。但进一步确诊需要根据病理检查结果判断。

（2）大疱性类天疱疮（bullous pemphigoid，BP）：是好发于老年人的大疱性皮肤黏膜自身免疫性疾病，以张力性大疱为特点，口腔黏膜较少受累。其临床表现为口腔病损：腭、颊黏膜水疱或糜烂面，损害较天疱疮轻，揭疱壁试验、探针试验均为阴性。皮肤病损：以躯干、四肢屈侧为好发部位，为厚壁张力性水疱，不易破溃，水疱不可推动，尼氏征阴性。疱破后遗留糜烂面，愈合后不留瘢痕。组织病理学表现为上皮下疱，疱内及疱下真皮内大量嗜酸性粒为主，也可见中性粒细胞及淋巴细胞细胞浸润。直接免疫荧光：基底膜带有 IgG 及 C3 沉积，可作诊断。

该患者口腔两颊、舌、腭、口底黏膜广泛充血、糜烂，且探针试验阴性，与大疱性类天疱疮的临床症状相像，但肾上腺皮质激素联合免疫抑制剂治疗不能控制病情，可与大疱性类天疱疮鉴别。但进一步确诊需要根据病理检查结果判断。

（3）类天疱疮性扁平苔藓（lichen planus pemphigoides，LPP）：目前多认为该病是一种独立的自身免疫性大疱性皮肤黏膜病，在临床、病理、和免疫荧光方面，表现出典型的扁平苔藓（lichen planus，LP）和大疱性类天疱疮的特征，但循环抗体却是针对一种独特的抗原分子。其临床表现为口腔病损：张力性水疱、糜烂及网状细小白色条纹损害并存。最常见为紧张性小水疱围绕于扁平苔藓样白色条纹和斑块周围。有些损害表现为色素沉着。皮肤病损：多在急性泛发性扁平苔藓之后突然出现，以水疱为主，尼氏征常呈阴性。多发于四肢，伴瘙痒。组织病理学表现为：丘疹、斑块。病损区符合典型的扁平苔藓样特征——基底细胞空泡变性、粒层肥厚、固有层密集的淋巴细胞浸润带、可见胶样小体。水疱病损区有类天疱疮特征——上皮下水疱，疱内可见单核及嗜酸性细胞，结缔组织浅层血管周围中度致密淋巴细胞、组织细胞和嗜酸性细胞浸润，基底细胞完整。直接免疫荧光检查：基底膜带有 IgG、C3 线状沉积。间接免疫荧光法：血清中抗体与抗基底膜带抗原结合发生沉淀反应。约 1/2 的患者血清中可测到循环自身抗体。可作诊断。

该患者口腔两颊、舌、腭、口底黏膜广泛充血、糜烂，且探针试验阴性，与类天疱疮性扁平苔藓的临床症状相似，但口腔病损没有张力性水疱、糜烂及网状细小白色条纹损害并存，紧张性小水疱围绕于扁平苔藓样白色条纹和斑块周围等表现。肾上腺皮质激素联合免疫抑制剂治疗不能控制病情,可与类天疱疮性扁平苔藓鉴别。但进一步确诊需要根据病理检查结果判断。

(4) 多形性红斑(又称 Steven-Johnson syndrome):多急性起病,有感染、药物或其他明显诱因。临床表现为:口腔黏膜出现水疱、大疱、糜烂,皮肤多形性病损,典型病损为靶型或虹膜状红斑,重者累及眼、鼻、肛门等全身多处皮肤黏膜,泛发皮疹。对糖皮质激素治疗反应良好。组织病理学表现为:上皮内疱或上皮下疱,但无棘细胞松解;角质形成细胞坏死;真皮乳头水肿,血管周围单核细胞为主的炎性细胞浸润,红细胞外渗。

该患者口腔颊、舌、腭、口底黏膜广泛充血、糜烂,并相续出现眼部充血疼痛、尿道口疼痛、鼻腔外侧及腰腹部皮肤红斑。与多形性红斑的临床症状相似,但该患者没有感染、药物或其他明显诱因,皮疹不明显,可与多形性红斑鉴别。但进一步确诊需要根据病理检查结果判断。

(5) 变应性口炎(allergic stomatitis):又称过敏性口炎,是指过敏性机体通过不同途径(直接接触、口服、注射等)接触致敏原后口腔黏膜所产生的变态性反应。临床分为速发型(Ⅰ型)(药物过敏性口炎)和迟发型(Ⅳ型)(接触性口炎)。易引发药物过敏性口炎的有抗生素制剂、解热镇痛类药、安眠镇静剂、磺胺药制品等四大类药;常见的接触致敏物质有树脂义齿、自凝树脂、银汞合金等。其临床表现为口腔病损:好发于唇、颊、舌和腭,口腔黏膜局部发热,充血,常见单个或多个水疱,水疱破溃后形成糜烂或溃疡,表面有黄白色渗出物,疼痛明显。接触致敏物质部位表现为炎症反应,充血、水肿、发疱、糜烂、渗出,或有假膜形成。皮肤病损表现为红斑、丘疹、大疱,多为单发。最常见的病损为圆形红斑。有时病损在固定位置出现,又名固定药疹。眼部病损:常为结膜炎。移除致敏物或停用可疑药物后症状可消失。

该患者该患者的口腔临床症状及病损部位,且出现皮肤红斑,与变应性口炎的临床症状相似,但该患者没有感染、药物或其他明显诱因,皮疹不明显,可与多形性红斑鉴别。

(6) 白塞病(Behçet's disease):白塞病是一种慢性血管炎性疾病,以反复性、疼痛性口腔黏膜溃疡为主要特征,并可累及多个系统,包括生殖器溃疡(受累部位为外阴、阴道、肛周、宫颈、阴囊和阴茎等处);眼病变表现(畏光、流泪、异物感、视物模糊、视力减退、眼部充血、眼球痛、飞蚊症等);皮肤损害(表现多样,包括结节性红斑、多形性红斑、环形红斑、疱疹、丘疹、痤疮样皮疹,坏死性结核疹样损害、大疱性坏死性血管炎、Sweet 病样皮损、脓皮病等);以及中枢神经可有头痛、头晕、霍纳综合征、假性延髓性麻痹、呼吸障碍、癫痫、共济失调、偏瘫、失语、不同程度截瘫、尿失禁、双下肢无力、感觉障碍、意识障碍、精神异常等;血管病损为血管炎,临床可有头晕、头痛、晕厥、无脉;关节表现为相对轻微的局限性、非对称性关节炎,多累及大关节。针刺反应试验阳性。白塞病无特异性血清学及组织病理学特点,鉴别诊断主要根据临床症状。

该患者有口腔、眼部、尿道口、皮肤病损与白塞病的多脏器病损相似,但该患者没有明显的反复溃疡病史,可以排除白塞病。

【会诊处理意见】

(1) 完善实验室检查。

(2) 择期行口腔黏膜活检(由于口腔大面积糜烂,会诊当时无法进行活检)。

（3）建议子宫、输卵管及附件 B 超、胸腹部 CT 或全身 PET/CT 检查，寻找可能的隐匿性肿瘤。

（4）继续全身和局部的抗炎、促愈合及免疫抑制治疗，全身支持治疗。

【会诊意见执行情况】

（1）实验室检查：血常规、免疫功能及自身抗体均正常。

（2）免疫抑制及抗炎治疗：甲泼尼龙琥珀酸钠 40mg 静脉滴注，局部对症治疗。

（3）妇科 B 超：发现双侧卵巢轻度多囊性改变。

（4）PET/CT：发现左后纵隔占位性病变。8.8cm×6.8cm×4.0cm，SUV5.0，考虑恶性病变可能。口腔黏膜弥漫性 FDG 代谢轻度增高（SUV10）双侧颈部及颌下多发小淋巴结 FDG 增高（SUV4.2）。

（5）胸部 CT：发现后纵隔占位性病变。

（6）遂在外院行后纵隔肿瘤切除手术，完整切除肿瘤，术后组织病理学报告示：（左后纵隔）巨大淋巴结节组织（Castleman 瘤），透明血管型。

（7）术后 4 个月来院复查，口腔黏膜糜烂情况明显好转。当日给予口服美卓乐（甲泼尼龙）3 片/天，中药五白方和双花方煎汤含服处理。

【最终诊断】

根据手术后组织病理学报告，该病例的最终诊断为副肿瘤性天疱疮伴 Castleman 瘤。

【治疗前后近期对照】

（1）舌、唇（图 7-15，图 7-16）

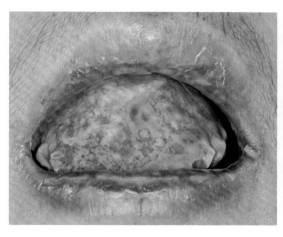

图 7-15　副肿瘤性天疱疮治疗前
（上海交通大学口腔医学院供图）

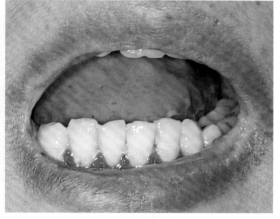

图 7-16　副肿瘤性天疱疮治疗后
（上海交通大学口腔医学院供图）

（2）眼（图 7-17，图 7-18）

【研究历史】

副肿瘤性天疱疮（paraneop lastic pemphigus，PNP）是与自身免疫相关的获得性大疱性疾病，1990 年由 Anhalt 首次正式命名。国内 1999 年由北京大学第一医院皮肤性病科首次报道，2004 年该科对收集的 12 名患者研究发现 PNP 好发于中青年，男女均可罹患；PNP 患者

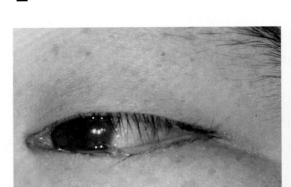

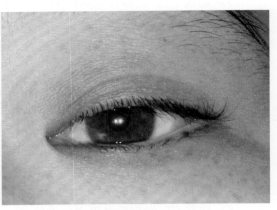

图 7-17　副肿瘤性天疱疮治疗前
（上海交通大学口腔医学院供图）

图 7-18　副肿瘤性天疱疮治疗后
（上海交通大学口腔医学院供图）

伴发的肿瘤以淋巴增生性肿瘤最为多见，可以是良性的，也可以是恶性的。朱学骏等人分析12 例临床病例发现其中 9 例（75%）为限局性 Castleman 瘤，又称巨大淋巴滤泡增生，1 例为胸腺瘤，1 例为非霍奇金淋巴瘤，1 例滤泡树突状细胞淋巴瘤，与国外文献报道有差别。Anhalt 等人报道 PNP 患者发生的肿瘤依次为：①非霍奇金淋巴瘤（42%）；②慢性淋巴性白血病（29%）；③Castleman 瘤（10%）；④良性或恶性胸腺瘤（6%）；⑤肉瘤（6%）；⑥巨球蛋白血症（6%）。国内外研究虽有差别，但 PNP 患者伴发 Castleman 瘤已引起国际学术界的注意。从 2004 年始对 PNP 伴发 Castleman 瘤的病例屡有报道，已非罕见。PNP 皮损具有多形性，2001 年 Nguyen 等人结合临床及病理特点，把各种皮肤表现分为五类，即天疱疮、类天疱疮、多形性红斑、移植物抗宿主病及扁平苔藓样皮损。此外，比较少见的有脓疱样皮损及疱疹样天疱疮样改变。

　　副肿瘤性天疱疮患者血清中存在对各种上皮蛋白的自身抗体，临床以严重疼痛性黏膜糜烂、多形性皮损和伴发肿瘤为特点。口腔病损常为首发症状，其临床表现为严重的口腔黏膜水疱、糜烂、溃疡等天疱疮样病损，尼氏征多为阳性，也有阴性的报道。皮肤病损多样化，常见多形性红斑样皮疹和苔藓样皮疹，也可出现天疱疮样松弛的大疱、水疱及类天疱疮样皮疹等。眼部病损的突出表现是糜烂性、疼痛性结膜炎，表现为眼睑、结膜充血、糜烂及分泌物增多。黏膜及皮肤病损随病情的发展而进行性加重，对类固醇激素及免疫抑制剂反应差。

　　该病常伴发肿瘤，良性肿瘤切除后，病损大多减轻或消退；伴发恶性肿瘤者预后差。

　　PNP 特征性的组织病理学表现为棘层松解、角质细胞坏死，同时有基底细胞变性、真皮浅层致密的淋巴细胞浸润。直接免疫荧光（DIF）显示：IgG、补体同时在棘细胞间和基底膜区域沉积，是 PNP 的重要提示。间接免疫荧光（IIF）：（以鼠膀胱上皮为底物）血清在棘细胞间有荧光沉积，可作为诊断 PNP 的特异性的筛选指标。免疫沉淀法：血清中的抗体能和角质细胞提取物中 250kDa、230kDa、210kDa、190kDa 大分子质量蛋白抗原结合，该指标为目前确诊 PNP 的金标准。

（黄吉燕　周海文　周曾同）

病案 7　口腔、外阴白斑

【述评】

口腔白斑是常见的口腔黏膜斑纹类疾病,属于癌前病变。长期以来,对外阴白色病变的命名和看法不一,不同学者往往冠以不同病名。一般认为伴有不典型增生的外阴白斑有癌变风险。口腔白斑与外阴白斑的病因均尚不明确。现有研究资料尚无关于口腔、外阴联发的病例报道。但是在临床上,偶尔会看到两者同发的病例。复习文献,发现与白斑同为口腔黏膜斑纹类疾病的扁平苔藓有报道"外阴-阴道-牙龈综合征(vulvo-vaginal-gingival syndrome)"的类型,由此得到启发,口腔、外阴白斑也有联发的可能性。本病案提供了一例先后发生外阴白斑、口腔白斑的病例,而且患者的父亲也有口腔白斑史。以往的报道中有人提及口腔白斑或外阴白斑均有家族中多人发病的例子。因此,该例是否可以称为"口腔白斑-外阴白斑综合征"尚不肯定,但对口腔白斑患者常规询问其皮肤及其他亲属是否有相同的黏膜病损,对于制订整体治疗方案很有必要。

【会诊学科】

口腔黏膜科、口腔病理科、皮肤科。

【病史采集】

(1) 一般情况:某患者,女,51 岁。

(2) 主诉:口腔黏膜白色损害半年余。

(3) 现病史:患者半年前自觉口腔黏膜不适,有粗糙感、木涩感。自检发现口腔黏膜有白色病损,外院诊断为"口腔扁平苔藓",给予帕夫林、泼尼松、维生素 A 内服,效果不明显。为进一步诊治前来院求诊。

(4) 既往史:16 年前,患者曾于外院诊断为"外阴白斑",外阴病损局部曾用药膏外涂(药名不详),之后患者未按时随访。5 年前曾于外院行外阴病损的组织病理活检,但诊断书遗失,据患者回忆组织病理学诊断结果为"黏膜炎"。2 年前外阴病损有破溃,再次作组织病理活检,结果为"外阴白斑癌变",遂于外院行"外阴广泛切除术+双侧腹股沟淋巴结清扫术",术后组织病理学诊断为"外阴浸润性鳞状细胞癌,角化型"。有血小板减少症史。否认高血压,糖尿病,心脏系统疾病,肝肾疾病。否认药物过敏史。无长期机械或化学刺激史。

(5) 家族史:患者父亲于 11 年前曾于医院口腔黏膜科临床诊断为"口腔黏膜白斑"(图 7-19,图 7-20),行切除活检,组织病理学诊断:"左颊黏膜白斑,溃疡

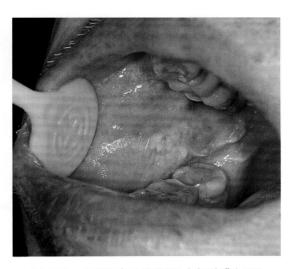

图 7-19　患者父亲口腔病损(右颊黏膜白斑)

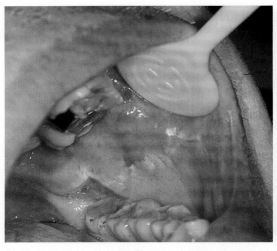

图 7-20　患者父亲口腔病损(左颊黏膜白斑)

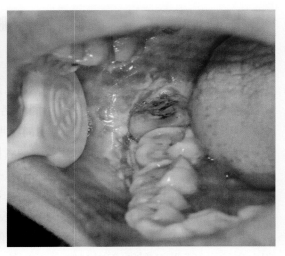

图 7-21　右颊黏膜白斑
(上海交通大学口腔医学院供图)

形成"。定期随访,至今未见复发。其父患口腔白斑前有 20 年吸烟史,每日 20 支。

(6)　个人史:身体状况良好,26 岁时育有一女,无烟酒及咀嚼槟榔等不良嗜好。

【临床检查】

(1)　口腔检查:两颊广泛白色皱纸样病损,右颊颊沟尤甚,14、15 腭侧牙龈对应白色点状病损。口内黏膜少量充血,扪诊质软,无条索感,触痛不明显(图 7-21~图 7-24)。

(2)　外阴病损:外阴术后改变,阴道口狭窄,瘢痕形成,稍有色素减退(图 7-25~图 7-27)。

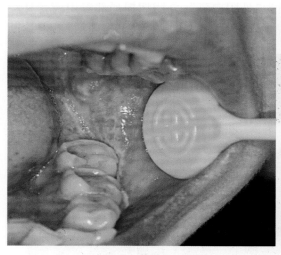

图 7-22　左颊黏膜白斑
(上海交通大学口腔医学院供图)

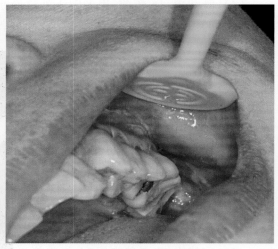

图 7-23　左上后牙牙龈白斑
(上海交通大学口腔医学院供图)

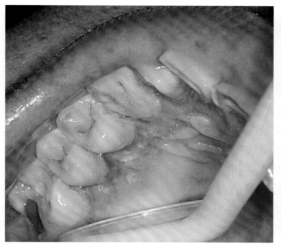

图 7-24　右上前磨牙腭侧牙龈白斑
（上海交通大学口腔医学院供图）

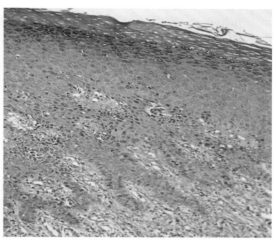

图 7-25　2009 年术前外阴病理（白斑病损）
（上海交通大学口腔医学院供图）

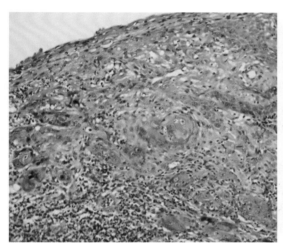

图 7-26　2009 年术前外阴病理（部分癌变）
（上海交通大学口腔医学院供图）

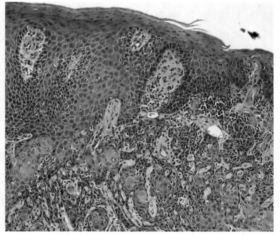

**图 7-27　2009 年术后外阴病理（外阴浸润性鳞状
细胞癌，角化型）**
（上海交通大学口腔医学院供图）

【实验室检查】

（1）肝功能、肾功能、ENA 抗体谱检查：均未见明显异常。

（2）真菌培养：阴性。

（3）血常规：血小板计数 $77×10^9/L$。

（4）免疫球蛋白：IgE 16.8g/L；IgA 4.81g/L。

（5）B 超示：脾脏肿大，肝内未见明显异常。

【会诊诊断意见】

口腔、外阴白斑。

【诊断依据】

根据患者的典型临床表现及病理检查结果,诊断为口腔、外阴白斑。

【鉴别诊断】

(1) 口腔黏膜白斑需要鉴别的疾病

1) 口腔扁平苔藓:扁平苔藓是一种比较常见的表浅性、非感染性、慢性炎症性疾病。扁平苔藓多为形态不规则的白色斑块或斑纹,珠光色,可有充血、糜烂。组织病理学特点为上皮不全角化,基底细胞液化变性,上皮下疱形成及固有层有密集淋巴细胞浸润带。

该患者的口腔病损为两颊广泛白色皱纹纸样病损,未见明显的条纹状病损,可与口腔扁平苔藓鉴别。但进一步确诊需要根据病理检查结果判断。

2) 白色过角化:是由长期机械或化学刺激引起的白色角化斑块或斑片,界限不清,平滑柔软。去除刺激后病损可完全消退。组织病理学表现为上皮过度正角化,轻度增厚或不增厚,固有层无或轻度炎症细胞浸润,不会发生恶变。

该患者的口腔病损为两颊广泛白色皱纹纸样病损,未见明显的条纹状病损,无烟酒及不良嗜好,没有明显的机械或化学刺激因素存在,可与白色过角化鉴别。但进一步确诊需要根据病理检查结果判断。

3) 白色水肿:其临床表现为透明光滑的灰白色,晚期表面粗糙有皱纹。组织病理学表现为上皮增厚,细胞内水肿,空泡性变,不会发生癌变。

该患者有口腔黏膜的白色病损,但白色病损皱纸样病损,并非透明光滑的灰白色损害,可与白色水肿鉴别。但进一步确诊需要根据病理检查结果判断。

4) 白色海绵状斑痣:是一种常染色体显性遗传病。表现为灰白色、水波样皱褶或沟纹,表面有形似海绵的小滤泡,触之柔软,有弹性。白色皱褶可刮去或揭去,无痛,不出血,创面类似正常黏膜。组织病理学表现为过度角化或不全角化,棘细胞增大,层次增多,结缔组织中少量炎症细胞浸润。

该患者的口腔病损为两颊广泛白色皱纸样病损,比较粗糙,并无似海绵的小滤泡,可与白色海绵状斑痣鉴别。但进一步确诊需要根据病理检查结果判断。

5) 口腔黏膜下纤维性变:是一种不明原因的慢性进行性疾病,多与长期咀嚼槟榔或吸烟有关。临床表现为黏膜白色斑纹似云雾状,可触及黏膜下纤维性条索,后期出现舌活动及张口受限、吞咽困难等症状,属于癌前病变。组织病理学检查见过度不全角化,上皮萎缩,钉突消失,上皮下胶原纤维增生及玻璃样变,有时上皮增生和萎缩同时存在。

该患者的口腔存在白色病损,但触诊无条索感,患者没有咀嚼槟榔习惯,可以排除口腔黏膜下纤维性变。但进一步确诊需要根据病理检查结果判断。

6) 念珠菌性白斑:是由念珠菌感染引起的黏膜上皮高度增生,属于癌前病变。病理检查见引起角化不全、棘层肥厚、上皮增生、微脓肿形成以及固有层乳头的炎性细胞浸润,而表层的假膜与上皮层附着紧密,不易剥脱。可见到轻度到中度的上皮不典型增生。

该患者有两颊广泛白色皱纸样病损,并少量白色点状病损,应该警惕伴有白色念珠菌感染。但患者的真菌培养阴性,可排除白斑伴白色念珠菌感染。但进一步确诊需要根据病理检查结果判断。

(2) 外阴白斑需要鉴别的疾病

1) 外阴扁平苔藓:皮肤扁平苔藓的丘疹状损害微高出皮肤表面,粟粒至绿豆大,多角形,多为紫红色,可有色素减退、色素沉着或正常皮色边界清楚。多形性扁平白色丘疹,可融合成白色斑片。女性外阴扁平苔藓常发生于前庭或小阴唇,往往合并口腔、皮肤皮疹,组织病理学特点为角化过度,棘层不规则肥厚,基底层广泛液化变性,表皮下致密带状浸润,以淋巴细胞为主。

该患者曾有外阴白色病损,曾并被外院临床诊断为"外阴白斑",2年前因外阴病损破溃,再次作病理活检,结果为"外阴白斑癌变",故可以排除外阴扁平苔藓。

2) 外阴硬化性萎缩性苔藓:是一种好发于女性外阴部的慢性疾病,好发于阴部及肛门周围,多发于绝经期后的老年妇女。典型表现为淡白色或象牙白色的萎缩性硬化性斑片,界限清楚,边缘有散在小丘疹,阴道口变窄。主要自觉症状为剧烈瘙痒,有时为烧灼样痛。约10%的病例可发生鳞状细胞癌。组织病理学为角化过度伴角质栓塞,基底细胞液化变性。真皮浅层胶原纤维明显水肿和均质化,弹性纤维减少,真皮中部慢性炎性细胞浸润,以淋巴样细胞为主。

该患者有外阴不适病史,并且手术后阴道口狭窄,需与外阴硬化性萎缩性苔藓鉴别。但患者有外阴组织病理检查结果支持外阴白斑的诊断。

3) 白癜风:是一种常见多发的色素性皮肤病,可以发生于外阴。该病以局部或泛发性色素脱失形成白斑为特征,是一种获得性局限性或泛发性皮肤色素脱失症。

临床检查发现该患者的外阴有色素减退,需与白癜风鉴别。但患者无皮肤泛发性色素脱失,并且其外阴有色素减退是继发于外阴手术之后。由此可以排除外阴白癜风。

【会诊处理意见】

(1) 对口腔黏膜白斑病损区行组织病理切取活检,明确白斑诊断和上皮异常增生程度。

(2) 活检前先给予"清热解毒,健脾化湿"中药汤剂调理。

(3) 因患者有外阴白斑癌变史,属于癌肿易感体质,应当积极治疗口腔黏膜白斑,以防癌变,并嘱患者定期随访外阴术后病损状况。

【会诊意见执行情况】

(1) 病理组织学检查:"右颊"黏膜局部病变符合白斑,伴上皮轻度异常增生,黏膜慢性炎,淋巴细胞,浆细胞浸润(图7-28)。

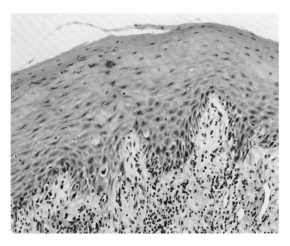

图 7-28 "右颊"黏膜白斑伴上皮轻度异常增生
(上海交通大学口腔医学院供图)

（2）中药五白方和双花方煎：每次 10ml，每日 3 次，含服。

碳酸氢钠含漱液：每次 10ml，每日 3 次，含漱。

【治疗前后近期对照】（图 7-29～图 7-36）

【研究历史】

20 世纪 70 年代世界卫生组织给出的口腔白斑定义为"口腔黏膜上的白色斑块，不能被刮去，也不能被诊断为其他白色病损"。随后于 1983 年和 1996 年进行了两次比较重要的修订。我国的口腔黏膜病学界也对口腔白斑展开了同步研究，对口腔白斑的的统一定义起到积极的指导作用。

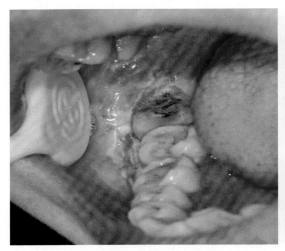

图 7-29　右颊黏膜白斑治疗前
（上海交通大学口腔医学院供图）

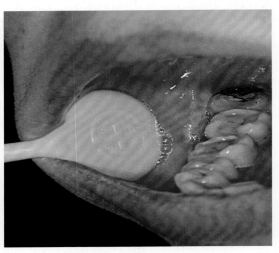

图 7-30　右颊黏膜白斑治疗 1 周后
（上海交通大学口腔医学院供图）

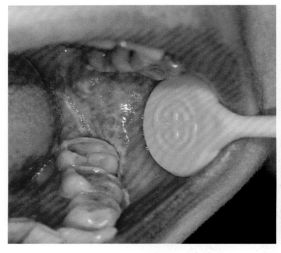

图 7-31　左颊黏膜白斑治疗前
（上海交通大学口腔医学院供图）

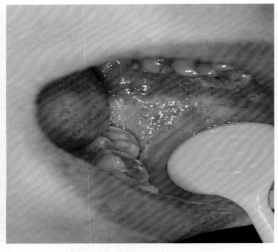

图 7-32　左颊黏膜白斑治疗 1 周后
（上海交通大学口腔医学院供图）

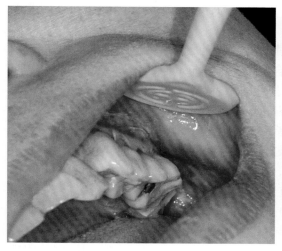

图 7-33　左上后牙牙龈白斑治疗前
（上海交通大学口腔医学院供图）

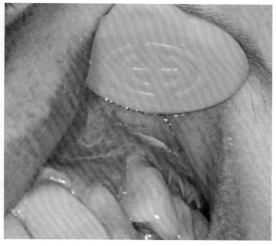

图 7-34　左上后牙牙龈白斑治疗 1 周后
（上海交通大学口腔医学院供图）

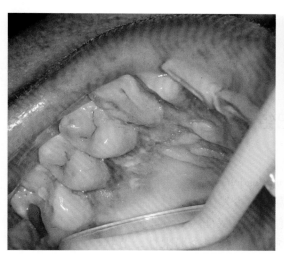

图 7-35　右上前磨牙腭侧牙龈白斑治疗前
（上海交通大学口腔医学院供图）

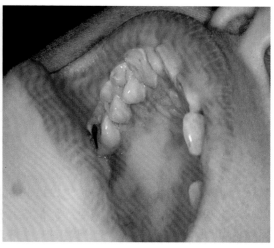

图 7-36　右上前磨牙腭侧牙龈白斑治疗 1 周后
（上海交通大学口腔医学院供图）

外阴白色病变系指女阴皮肤和黏膜组织因局部神经与血管营养障碍引起变性及色素改变的一组慢性疾病。不少临床医师称其为"外阴白斑"，另有些人则诊断为硬化萎缩性苔藓、硬化性苔藓、外阴干枯症或原发性外阴萎缩等。上述诊断和命名上的分歧造成了对该病认识和处理上的混乱。为统一认识，1975 年国际外阴病研究协会决定废用上述各种不同病名，而将此类疾病改称为"慢性外阴营养不良"，并根据其组织病理学变化的不同，进一步分为增生型营养不良、硬化苔藓型营养不良、混合型营养不良等三型。后因此分类不利于临床分类，1987 年国际外阴病研究协会又与国际病理学家讨论，采用新的命名方法：①硬化性苔藓；②鳞状上皮增生（即增生型营养不良）；③其他皮肤病：例如各种特异性皮肤病引起的鳞状上皮细胞增生，包括扁平苔藓、银屑病、神经性皮炎、尖锐湿疣等。若同时有 2 种以上上皮病变存在,则列出诊断。一般认为伴有不典型增生的慢性外阴营养不良有癌变风险。

现阶段国内外尚无口腔、外阴联发的病例报道资料。但是有人报道了扁平苔藓有口腔、外阴联发的类型,称其为"外阴-阴道-牙龈综合征"(vulvo-vaginal-gingival syndrome)。1986 年 Pelisse 报道了 19 例病理确诊为口腔扁平苔藓的患者,外阴也伴有网状白纹。1994 年 Eisen 报道的 22 例患者全部表现为牙龈扁平苔藓,其中有 16 例患者以牙龈糜烂和红斑为主要表现,其余 6 例表现为网状损害,大部分患者均有外阴、阴道的扁平苔藓。在外阴糜烂边缘的白色网状带处所作的组织病理检查结果支持扁平苔藓的诊断,而皮肤糜烂面中心活检则提示非特异性炎症。外阴、阴道可形成瘢痕,并有粘连,出现小阴唇或阴蒂萎缩,使其形态类似女阴硬化性苔藓。2006 年 Yoshida 也报道了相关病例,并称外阴-阴道-牙龈综合征为扁平苔藓的一种亚型。同年 Setterfield 报道对 40 例外阴-阴道-牙龈综合征患者平均随访时间为 8.7 年($s\pm6.8$),并用聚合酶链反应和序列特异性引物(PCR-SSP)对人类白细胞抗原进行分型,结果显示该综合征患者的长期后遗症有食管、泪管和外耳道狭窄;外阴结构缺如;阴道狭窄;口腔黏膜纤维化等。80% 患者存在 HLA II -DQB1 * 0201 等位基因。这也许验证了该病例中黏膜皮肤联发患者具有家族多人发病的原因。因此较早诊断该特殊扁平苔藓亚型,并结合适当的治疗措施将有助于下降该病瘢痕形成相关的严重身心疾病的程度。由此推断,是否可用同样的原理研究同为口腔黏膜斑纹类疾病的口腔白斑与外阴白斑发生于同一患者的现象值得重视。

(柳杨　周曾同)

病案 8　良性淋巴组织增生性唇炎

【述评】

口腔黏膜良性淋巴组织增生病(benign lymphoadenosis of oral mucosa,BLOM)是一种在临床上并不少见的口腔黏膜病。它以口腔黏膜病很少发生的瘙痒为主要症状,组织病理学以结缔组织中密集的淋巴细胞浸润伴淋巴滤泡形成为特征。好发于唇、颊、腭、舌及龈颊沟黏膜,也可多部位发病或伴有皮肤病损,常表现为单个或多个局限性结节状病损,癌变率较高(约为 10%),属于口腔黏膜癌前病变。其中下唇良性淋巴组织增生病最为多见,又名良性淋巴组织增生性唇炎(cheilitis of benign lymphoplasis)。虽然该病临床并不少见,但要确诊较为困难。有时与慢性唇炎等唇部疾病难以区别。又因其病损多种多样,与慢性盘状红斑狼疮和扁平苔藓也难区别,故该病的误诊率高,要依据活体组织检查确诊。剧烈的疹痒是该病常见的临床症状之一,是区别于其他唇部疾病的重要标志。

【会诊学科】

口腔黏膜科、口腔病理科。

【病史采集】

(1) 一般情况:某患者,男,24 岁。

(2) 主诉:下唇瘙痒、脱屑不适 16 年。局部癌变术后 2 年余。

(3) 现病史:18 年前患者无明显诱因下出现下唇唇红瘙痒、脱屑,局部用药可缓解,但反复发作。2 年前下唇局部再次出现唇炎,下唇唇红呈弥漫性质地偏硬,局部溃疡,下唇唇红中份质地偏硬、增厚,于当地某医院手术切取中央质硬膨隆部分(患者自述),组织病理学报告(2011-08-15)为:"(下唇唇红黏膜组织)黏膜表面部分鳞状上皮糜烂,部分鳞状上皮呈假上皮瘤样改变,未见明显的基底细胞液化变性及其基底膜增厚现象,黏膜下大量淋巴细胞、浆细胞浸润及多核巨细胞反应,伴有生发中心的淋巴滤泡形成,建议做免疫组化排除淋巴组织不典型增生"。在当地医院行局部封闭治疗(具体不详)。1年前再次复发,未予积极治疗。6个月前再次复发,遂至医院口腔黏膜科就诊,(2012-05-22)经医院口腔病理科复片会诊,报告为:"下唇唇红黏膜上皮瘤样增生,局部累及肌肉组织,符合小灶性癌变(早期癌)"。患者至某肿瘤医院对同一玻片复片,结果为:"下唇黏膜良性淋巴组织增生病,部分鳞状上皮癌变(鳞癌)"。(2012-05-27)至北京某口腔医院病理科复片,报告为:"下唇符合黏膜良性淋巴组织增生病,部分上皮癌变"。其后,患者回当地医院行放疗30次,具体剂量不详。3个月前,患者下唇局部病变再次复发,至医院就诊,门诊以"下唇鳞癌"收治入院,入院后排除手术禁忌,于3个月前全麻下行下唇病损切取活检术,术后组织病理学(2013-7805)报告为"下唇左中右黏膜、软组织慢性炎,局部鳞状上皮瘤样增生,上皮下纤维结缔组织增生"。术后建议定期随访。来口腔黏膜科门诊就诊。拟诊断:"下唇黏膜良性淋巴组织增生性唇炎,局部上皮癌变术后"。

(4)既往史:否认高血压、心脏病、糖尿病等系统性疾病史;否认结核等传染病史;接受预防接种。5年前被狗咬伤右下肢史、作狂犬病预防接种。

(5)药物过敏史:有头孢菌素类药物过敏,否认食物过敏史。

(6)个人史:否认疫水疫地接触史。外墙保洁操作工作3年。否认有烟酒等不良嗜好。

【临床检查】

口腔检查:面部对称,双侧面部感觉对称,无麻木,表情肌功能未见明显障碍;颞下颌关节无明显弹响、杂音、压痛,张口型正常,张口度三指宽;下唇唇红中份较两侧凹陷,黏膜色泽较上唇浅,局部黏膜可见干燥皮屑,整个下唇唇红质软,活检处可及少量术后瘢痕,表面无破溃、充血、糜烂;口内未及异常肿物,舌运动对称无障碍,前伸居中、无震颤,双侧下颌下、颈部淋巴结未肿大(图7-37)。

【实验室检查】

生化及影像学检查未见明显异常。

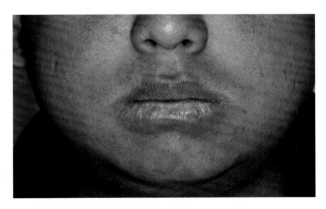

图7-37 良性淋巴组织增生性唇炎
(上海交通大学口腔医学院供图)

【组织病理学检查】

术后组织病理（2013-7805）学报告示下唇左中右黏膜、软组织慢性炎，局部鳞状上皮瘤样增生，上皮下纤维结缔组织增生。

【会诊诊断意见】

诊断为下唇黏膜良性淋巴组织增生性唇炎（cheilitis of benign lymphoplasis），局部上皮癌变术后。

【诊断依据】

根据患者的病史、临床表现和口腔组织病理学所示"黏膜、软组织慢性炎，局部鳞状上皮瘤样增生，上皮下纤维结缔组织增生"，该患者为下唇黏膜良性淋巴组织增生性唇炎，局部上皮癌变术后。

【鉴别诊断】

该患者病损需与以下疾病鉴别。

（1）慢性糜烂型唇炎（chronic erosive cheilitis）：上下唇红部反复有糜烂和渗出，结痂剥脱，但常常以黄白色的炎性假膜覆盖为主，有出血时会凝结成血痂，继发感染时会结为脓痂。痂皮脱落后形成出血性创面，灼热疼痛，或发胀发痒，患者常不自觉咬唇、舔舌或用手揉擦唇部，以致病损部位皲裂、疼痛加重，渗出更加明显，继而又结痂，造成痂上叠痂，唇红部肿胀或慢性轻度增生，下颌下淋巴结肿大。

该患者曾有长期无明显诱因下出现下唇唇红瘙痒、脱屑、局部溃疡史，并有下唇唇红中份呈弥漫性质地偏硬、增厚，需与慢性糜烂性唇炎鉴别。但患者的唇部组织病理切片经多家医院病理科会诊，均报告为："下唇符合黏膜良性淋巴组织增生病，部分上皮癌变"。故可以排除慢性糜烂性唇炎。

（2）盘状红斑狼疮（discoid lupus erythematosus，DLE）：下唇唇红部黏膜是DLE的好发部位。初起为暗红色丘疹或斑块，随后形成红斑样病损，片状糜烂，直径约0.5cm左右，中心凹下呈盘状，周边有红晕或可见毛细血管扩张，在红晕外围呈放射状排列的白色短条纹。病损可相互融合形成较大创面。病变区亦可超出唇红缘而累及皮肤，唇红与皮肤界限消失，此为DLE病损的特征性表现。

该患者的病损位于下唇，与慢性糜烂性唇炎的高发部位相符，需要鉴别。但患者的唇部组织病理切片经多家医院病理科会诊，均报告为："下唇符合黏膜良性淋巴组织增生病，部分上皮癌变"。故可以排除盘状红斑狼疮。

（3）扁平苔藓（oral lichen planus，OLP）：下唇唇红多见，多为网状或环状白色条纹，病损累及部分唇红或波及整个唇红黏膜。但唇部病损一般不超过唇红缘而涉及皮肤，该特征是与慢性盘状红斑狼疮的鉴别要点。病损伴有秕糠状鳞屑，有时花纹模糊不清，用水涂擦后透明度增加，花纹清晰。唇红黏膜乳头层接近上皮表浅部分，基底层炎症水肿常导致水疱发生，黏膜糜烂、结痂。

该患者的病损位于下唇，与唇部扁平苔藓的好发部位相符，需要鉴别。但该患者的唇部病损以剧烈瘙痒为主，白纹并不明显，故可以排除唇部扁平苔藓。但进一步确诊需要根据病理检查结果判断。

（4）腺性唇炎（cheilitis glandularis）：好发于中年。分为：单纯型、浅表化脓型、深部化脓型等三型。唇部腺体肿大硬韧，病损累及多个小腺体，唇部黏膜面可见针头大紫红色中央凹陷的导管开口,有黏液性或脓性分泌物溢出,扣诊有粟粒样结节等临床表现可诊断为单纯型腺性唇炎。浅表化脓型还可见到表浅溃疡及痂皮;深部化脓型可见到唇部慢性肥厚增大及深部脓肿、瘘管形成与瘢痕,必要时需作组织病理学检查排除癌变。

该患者唇部曾有弥漫性质地偏硬、增厚,需与腺性唇炎鉴别。但患者的唇部损害并非以粟粒样结节为主,有别于腺性唇炎。但进一步确诊需要根据病理检查结果判断。

【会诊处理意见】

全身、局部用药和护理,改善患者局部症状。

【会诊意见执行情况】

（1）内服药

1）独一味胶囊:每次 3 粒,每日 3 次,口服。

2）Vit A:每次 1 粒,每日 1 次,口服。

3）Vit C:每次 1 粒,每日 3 次,口服。

（2）局部治疗和护理:1%碳酸氢钠漱口液与生理盐水每日 2 次交替湿敷。禁用纸巾和湿纸巾,饭后清水清洗唇部,用手帕拭干唇部,局部使用唇甘油。避免日光曝晒。

【研究历史】

1980 年 Harsany 等人报道了 4 例腭部黏膜病损,在黏膜固有层中有淋巴样滤泡形成,分别随访 4~12 年均未转变成淋巴瘤。1981 年许国祺等首次报道了 6 例以罕见的唇部瘙痒为主要症状的唇炎,其中 2 例瘙痒明显,唇部损害无特异性。通过活检,发现除了黏膜上皮厚度略有不同外,主要为呈滤泡状排列的淋巴细胞浸润。这种以淋巴增生为特征的组织病理学改变,可见于良性皮肤淋巴细胞增生类疾病,故将这种瘙痒性唇炎命名为良性淋巴增生性唇炎,以便能同时表明疾病的本质及其发病部位。1983 年 Wright 等人报道另 1 例类似腭部黏膜病损,经免疫荧光染色检查发现滤泡内 T 淋巴细胞与 B 淋巴细胞均属于多克隆群体,并证实是淋巴组织反应性增生。1986 年孙开华等人对 70 例发生在口腔黏膜的良性淋巴组织增生病例分析,发现唇部病损占 43%,其余分别发生在颊、腭、舌黏膜。其中 10%发生上皮恶变而形成鳞状上皮癌。故将该病列为口腔黏膜癌前病变。1991 年黄华等报道 14 例口腔黏膜良性淋巴组织增生病患者,发现病损的临床特点有:①多见于下唇唇红部,尤以下唇正中部为好发区。病损反复糜烂溃疡、迁延不愈、伴结痂、脱屑及不同程度的疼痛。在急性期损害与 DLE 相似;②约半数病例伴有不同程度瘙痒,严重时局部有阵发性剧烈瘙痒感,必须抓破病损区直到渗出淡黄色液体方能缓解,复结黄痂,如此反复,每日 1~2 次,病损长期反复发作后,会造成下唇唇红部组织增生。

良性淋巴组织增生性唇炎以青壮年女性较多见。病损与慢性糜烂性唇炎、腺性唇炎等相似。由于急性发作期患者就诊时的临床表现复杂,极易与其他疾病混淆。因此,良性淋巴组织增生性唇炎不能完全依靠主诉与临床检查确诊,必须依赖活检与组织病理学方法确诊,并需与其他疾病相鉴别。该病可能与胚胎发育过程中残留的原始淋巴组织在光辐射下增生有关。该病的病理分类可分为滤泡型和弥漫型两型,滤泡型在上皮下结缔组织中有特征性的淋巴滤泡样结构;弥漫型淋巴滤泡不明显,可见大量淋巴细胞呈灶性聚集。故该病又称为淋巴滤泡性唇炎。该病可伴有上皮异常增生,并有恶变倾向。

（李宏权　周曾同）

病案 9　色素沉着与黑甲综合征

【述评】

色素沉着与黑甲综合征,又名 Laugier-Hunziker 综合征(Laugier-Hunziker syndrome, LHS),Laugier-Hunziker-Baran 综合征,特发性皮肤黏膜扁豆状色素沉着,Laugier-Hunziker 色素沉着。该征是一种获得性口唇黏膜色素沉着疾病,并可伴有纵向黑甲。

色素沉着在临床上常见,但色素沉着与黑甲综合征较少见,且与色素沉着-息肉综合征等多种色素性疾病具有相似的临床表现,在临床上鉴别诊断较困难。由于某些黏膜色素性疾病的黑斑及肠息肉具有癌变潜能,所以患者对此类疾病具有极强的恐惧心理。近年来在口腔黏膜病门诊发现多例色素沉着与黑甲综合征。如果口腔医师熟悉这种综合征,并能在临床上识别和正确地鉴别诊断,一方面能够早期发现具有癌变潜能的色素疾患并早期予以治疗,阻断其恶变;另一方面也有可能通过鉴别诊断排除该综合征而消除患者的恐惧心。因此,通过多学科的会诊讨论认识这种色素性综合征,对于提高口腔黏膜专科医师的鉴别能力十分必要。

【会诊学科】

口腔黏膜科、口腔病理科、皮肤科、内科。

1. 病例一

【病史采集】

(1) 一般情况:某患者,女,45 岁。

(2) 主诉:唇和指甲黑斑 15 年。

(3) 现病史:唇和指甲黑斑大约有 15 年病史,黑斑数量缓慢增多。无自觉症状。

(4) 既往史:无吸烟史,否认服用可能引起色素沉着的药物。经外院消化科转至医院黏膜科。曾在消化科接受胃肠内镜检查,未发现息肉。

【临床检查】

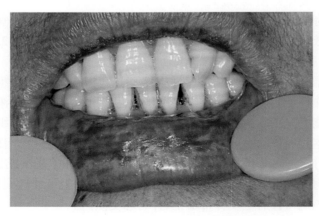

图 7-38　LHS 患者下唇黏膜弥散性黑褐色色素沉着
(南京大学医学院附属口腔医院供图)

口腔检查：发现下唇唇红和内侧黏膜有弥散性黑褐色色素沉着，颊、舌背、牙龈和硬腭黏膜出现多发性黑色素斑块，平伏、界清、表面光滑（图7-38）。右侧拇指指甲可见双股纵向色素带，色素沉着未越过甲床沟，即甲哈钦森征阴性，且右侧拇指甲周及指腹皮肤可见棕色斑块。

【皮肤镜检查】

病损处检查报告为平行嵴模式。左侧拇指指甲可见两个不规则形棕色斑点，表面光滑平伏（图7-39）。

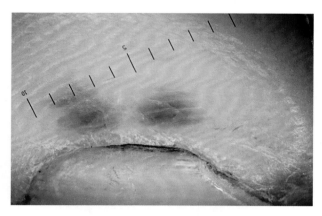

图7-39　LHS患者甲周色素斑皮肤镜检查结果：平行嵴模式
（南京大学医学院附属口腔医院供图）

【实验室检查】

（1）真菌镜检和培养检查：结果阴性。

（2）肝肾功能、甲状腺功能（T3、T4和TSH）和肾上腺功能（ACTH和皮质醇）检查结果都在正常范围。HIV检查结果阴性。

【组织病理学检查】

（下唇色素沉着损害部位）为基底层黑色素聚集，黑色素积聚于上皮钉突处的基底层细胞，未发现痣细胞（图7-40）。

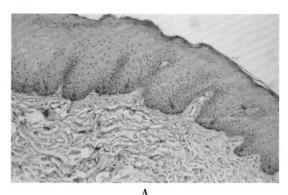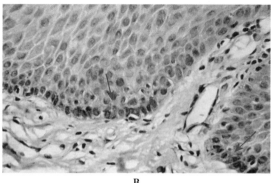

A　　　　　　　　　　　　　　　　　　B

图7-40　LHS患者下唇色素沉着组织病理结果（HE染色）
A. 100×　B. 400×

2. 病例二

【病史采集】

（1）一般情况：某患者，男，71 岁。

（2）主诉：口唇变黑 30 余年，手指脚趾黑斑 20 余年。

（3）现病史：口唇变黑 30 余年，手指脚趾黑斑 20 余年。

（4）既往史：否认吸烟，无长期用药史，因血吸虫病有脾脏切除史，血吸虫病已痊愈 30 年，曾在外院消化内镜检查，未发现息肉。

【临床检查】

口腔检查：上下唇可见弥散性黑褐色色素沉着，双颊、硬腭、牙龈及舌缘黏膜可见多发性棕黑色色素沉着斑。双眼鼻侧结膜可见棕色色素斑（图 7-41，图 7-42）。

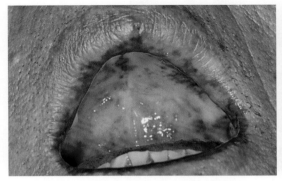

图 7-41　LHS 患者腭黏膜色素沉着
（南京大学医学院附属口腔医院供图）

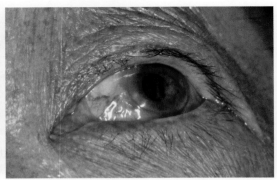

图 7-42　LHS 患者结膜色素斑
（南京大学医学院附属口腔医院供图）

【皮肤镜检查】

下唇唇红色素沉着病损处检查报告为球状模式。多个指（趾）指甲可见纵向色素带，多个手指指背或指腹皮肤可见广泛分布的棕黑色斑（图 7-43，图 7-44）。

【实验室检查】

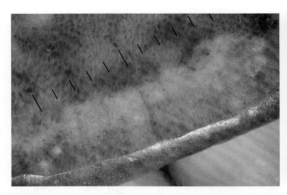

图 7-43　LHS 患者下唇色素沉着皮肤镜检查结果：球状模式
（南京大学医学院附属口腔医院供图）

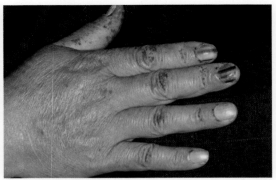

图 7-44　LHS 患者手指皮肤色素沉着和纵向黑甲
（南京大学医学院附属口腔医院供图）

（1）真菌镜检和培养检查阴性。

（2）血清皮质醇和 ACTH 检查结果在正常范围内。

（3）HIV 检查结果阴性。

根据临床表现和实验室检查结果，该患者被诊断为 LHS。

【会诊诊断意见】

根据两位患者的临床表现，拟诊断为色素沉着与黑甲综合征 Laugier-Hunziker 综合征。

【诊断依据】

根据患者病史、口腔皮肤典型损害以及实验室检查结果。

【鉴别诊断】

1. 口腔色素沉着需要鉴别诊断的疾病

（1）色素沉着-息肉综合征（Peutz-Jeghers 综合征）：是一种遗传疾病，表现为皮肤黏膜的色素沉着斑，伴有错构瘤组织病理学表现的胃肠道息肉，最常见于结肠。这些息肉具有很高的癌变潜能，需要尽早在内镜下摘除或手术切除。两个综合征的主要鉴别点见表 7-2。

表 7-2　Laugier-Hunziker 综合征与 Peutz-Jeghers 综合征的鉴别

	Laugier-Hunziker 综合征	Peutz-Jeghers 综合征
遗传背景（家族史）	−	常染色体显性遗传
发病年龄	20~50 岁 青春期后缓慢发展	婴幼儿期 青春期达高峰
胃肠道息肉	−	+
上腭或舌色素斑	常见	罕见
口周、鼻周或眶周雀斑样色素斑	罕见	多见
纵向黑甲	40%~60%	极罕见

（2）艾迪生病：是因肾上腺功能减退引起，具体为肾上腺产生的皮质醇和醛固酮明显不足。艾迪生病的色素沉着病损常见于易受压区（例如指关节和皮肤皱褶）。艾迪生病的典型表现是体毛减少，低血压和腹痛。口腔色素沉着可能是艾迪生病的第一体征。

两位患者除色素沉着与黑甲外，均无体毛减少、低血压和腹痛等艾迪生病的典型临床症状，并且血清皮质醇和 ACTH 检查结果在正常范围内。因此可以排除艾迪生病。

（3）其他需要鉴别诊断的色素性疾病：包括 McCune-Albright 综合征、药物性色素沉着、吸烟性色素沉着、重金属暴露性色素沉着、扁平苔藓和 AIDS。这 2 位患者均无长期用药史，均为非吸烟者，也无色素性疾病、消化道息肉或肿瘤的家族史。消化道内镜检查和垂体-肾上腺功能检查均未发现异常结果。因此，可排除大多数全身性疾病，而得出 LHS 的诊断。

2. 黑甲需要鉴别诊断的疾病　包括甲下出血、念珠菌性甲癣、甲癣、扁平苔藓、创伤后色素沉着、外源性染色、化疗药物、恶性黑色素瘤和 AIDS 等。

（1）甲下出血：是甲色素沉着的最常见病因，可有典型创伤史，例如铁锤砸伤或门挤压伤，血肿上方常可见白甲区域。

（2）细菌性甲色素沉着：主要是由铜绿假单胞菌或变形杆菌引起，具有灰绿色外观，常局限于甲的外侧缘。

（3）真菌性甲癣：常表现为甲变色和甲板表面异常。真菌色素可引起白、黄、绿或黑甲。甲板表面异常主要包括甲肥厚、脆甲、甲剥离和纵裂。真菌镜检和培养对于甲癣的诊断是非常重要的。

（4）皮肤扁平苔藓：因长期炎症可引起甲色素沉着，表现为多发性纵向黑甲，常伴有甲板变薄、甲萎缩、脆甲、甲板纵裂、纵沟或纵嵴。

（5）甲外源性色素沉着：常由于污垢、烟草、高锰酸钾、沥青等引起，不会呈现纵向条带，而且容易被去除。

（6）化疗药物（例如羟基脲和环磷酰胺）可以引起纵向黑甲。甲下或甲床沟的棕黑色色素沉着可扩展到周围皮肤，称为哈钦森征。

（7）恶性黑色素瘤：指（趾）甲恶性黑色素瘤的纵向条带的宽度常超过 5mm，而且形状和颜色常不均匀规则。若伴有甲糜烂、萎缩和出血性肿块强烈提示癌变。

这两位患者均为非吸烟者，也未服用引起色素沉着的药物，均否认指（趾）甲的外伤或出血史，甲板表面均无纵沟或纵脊，哈钦森征呈阴性，而且甲色素沉着的分布和形状并未随着随访时间而改变。真菌镜检和培养结果呈阴性，因此以上绝大多数引起甲色素沉着的疾病可被排除。

【研究历史】

1970 年，Laugier 和 Hunziker 首次报道了 5 例患有获得性色素沉着的患者，其中 2 例患者的指甲出现纵向色素带。1979 年，Baran 报道了 9 例 Laugier-Hunziker 综合征患者，其中 5 例伴有纵向黑甲。1990 年，Dupré 等人认为 LHS 患者中男女比例相当，而 Kemmett 等人则认为总的男女比例为 1:2，后来多数学者均认为该征好发于女性。1989 年，Revuz 和 Clerici 建议 LHS 和外阴黏膜黑变病（色素沉着病）应统称为"原发性黏膜色素沉着"（essential melanotic pigmentation of mucosa）。1990 年，Dupré 和 Viraben 提出，既然色素沉着斑可发生于各种黏膜，那么该综合征改称为"Laugier 病"更妥当，同时预测黑变病可在各种马尔皮基上皮中出现，例如咽部、食管、鼻黏膜、结膜和角膜。后来陆续报道的食管、结膜、阴唇或阴茎色素沉着病损的 LHS 病例进一步证实了这一假设。LHS 累及的范围比最初报道时扩展了许多。1996 年，Gerbig 和 Hunziker 建议使用"特发性皮肤黏膜扁豆状色素沉着"（idiopathic lenticular mucocutaneous pigmentation）这一术语以囊括后续报道的黏膜色素损害。2004 年，Ayoub 等支持"原发性黏膜色素沉着"这一名称，并强调 LHS 存在解剖位置的变异。同样在 2004 年，Moore 等建议在确定相关的身体畸形之前，最好用"Laugier-Hunziker 色素沉着"（Laugier and Hunziker pigmentation）或"Laugier-Hunziker 皮肤黏膜着色斑病"（mucocutaneous lentiginosis of Laugier and Hunziker）代替"Laugier-Hunziker 综合征"。目前，"Laugier-Hunziker 综合征"仍是应用最广泛的名称。迄今为止，世界范围仅报告了 180 余例 LHS 患者，多见于皮肤病学专业期刊，其中多数报道病例为高加索人，尤其以法国和意大利人最多。在我国，北京协和医院皮肤科马东来教授对该征有较深的研究。目前尚不了解该征的确切病因。该征主要表现为唇和口腔黏膜出现的色素沉着损害，50%～60% 的患者伴有纵向黑甲。该征常于成年后起病，病程缓慢，可长达数十年，无癌变倾向，一般不伴有其他系统性疾病，也无家族性遗传。

LHS 的色素沉着不会自然消退，最常见的部位是唇部，特别多见下唇。口腔黏膜，特别是颊黏膜多见,舌、龈、腭色素斑也较多见,口底黏膜罕见。掌跖部和外生殖器也较多见。文献报道了不典型的部位,包括颈、胸、腹、胫前区、巩膜、眉部皮肤和食管黏膜。典型的皮肤或口腔黏膜色素损害表现为灰色、棕色、蓝黑色或黑色色素斑,表面平伏光滑,境界清晰或不清,直径2~5mm,外观呈扁豆状、雀斑样或不规则形,单发或多发,可融合。广泛弥散的色素沉着已经被报道过,例如颊、腭黏膜,下唇和胫前区皮肤。本文报道的两例患者的唇部均可见广泛弥散的色素沉着,这种色素沉着的分布不同于典型的扁豆状或雀斑状色素斑。口腔黏膜色素沉着或者局限或者弥散。局灶病损恶变风险可能更高,需组织病理活检确诊,而弥散性病损可能是全身疾病的第一体征。当发现口腔黏膜色素沉着,必须检查指甲和其他皮肤黏膜是否有色素沉着。色素沉着息肉综合征必须被排除,因为其消化道、生殖道肿瘤和乳腺癌发生率较高。能引起色素沉着的常见药物有四环素类(特别是米诺环素),抗疟药(氯喹、羟氯喹)、胺碘酮、化疗药物(羟基脲)、口服避孕药、齐多夫定、酮康唑。

LHS患者有甲色素改变的发生率为44%~60%。人种因素很重要,亚洲人、黑人和其他有色人种常见生理性色素沉着,与LHS相类似。77%~96%的黑人和11%的亚洲人已被报道纵向黑甲。考虑到这一因素,对于亚洲人而言,口腔和指(趾)甲或口腔和皮肤同时出现色素沉着才可能考虑LHS的诊断。根据Baran的分类,LHS的甲色素表现可分为三类:①1~2mm宽的单股纵向色素条带;②2~3mm宽的双股纵向色素条带;③桡侧或尺侧半个甲板均匀的黑褐色改变。Veraldi增加了第四种,即整个甲板的均匀黑褐色改变。所有四种色素改变可同时累及或单独出现,随着病程的缓慢发展,不同时期可出现不同类型。点状或不规则形指(趾)甲色素沉着可能是获得性口唇色素沉着-黑甲综合征的一个新特征。需要有病例随访和更多新病例的才能证实这一假设。

LHS的组织病理学检查结果表现为上皮或表皮的基底层细胞内黑色素聚集,而黑色细胞的数量、形态和分布正常。这表明该病是由于黑色素细胞的功能增强而不是黑色细胞的数量增多。只有1例报道描述了表皮内黑色素细胞数量的增加和细胞不典型性。我们观察到一个有趣的现象,即黑色素积聚于上皮钉突处的基底层细胞,与复习文献中的一些报道的组织病理检查结果一致。这一现象的原因不明,需要进一步研究。

除非因为美观原因,LHS患者可能寻求对其唇部色素沉着的治疗,否则可随访观察,而不需要任何治疗。LHS的治疗方法包括冷冻、Q开关钕激光或Q开关紫翠宝石激光治疗。治疗后需避免日晒防止复发。

通过文献复习,我国共有42例LHS报告病例。患者年龄范围在18~84岁,平均46岁,女性多见,男女比例为1:5。报告病例的45%出现纵向黑甲。LHS在有色人种的发病率可能被低估,口腔医师应该更加熟悉这种疾病。

(王文梅)

病案10 慢性移植物抗宿主病

【述评】

目前,国内较少见到口腔cGVHD的临床资料报道。主要是这类患者多是在干细胞移植后才出现病症,容易和别的口腔黏膜病相混淆。

对某些患者来讲,口腔黏膜是唯一有 cGVHD 临床表现的部位,口腔黏膜或者唾液腺受累常导致明显疼痛或功能障碍,影响口腔进食和营养摄入,同时增加了龋病以及其他感染性疾病的风险。

cGVHD 的口腔病损表现为:苔藓样病变、白斑、红斑、溃疡、口干、口腔鳞状细胞癌、黏液囊肿、牙周病变、牙发育不全或龋坏、疣状黄瘤、口腔脓性肉芽肿、口腔炎性息肉、乳头状瘤、口周皮肤硬皮病,以及其他如味觉障碍、吞咽困难等症状。

随着器官移植和干细胞移植等领域的发展,cGVHD 的病例有增加的趋势,口腔医师接诊这类患者的可能性显著增加,因此增加这方面的只是很有必要。

【会诊学科】

口腔黏膜科、血液科、皮肤科。

【病史采集】

(1) 一般情况:某患者,女,28 岁。

(2) 主诉:口腔烂痛 3 个多月。

(3) 现病史:患者因白血病行骨髓移植后 1 年多(供体来源为患者之兄),移植后开始服用环孢素,起始用量为每次 150mg、每日 2 次,3 个多月前减到每次 75mg、每日 2 次时开始出现口腔症状,患者口腔疼痛,进食时加重,自检发现全口腔变白,后渐加重,现正服用环孢素每次 50mg、每日 2 次。

(4) 既往史:有白血病史。否认其他系统病史及药物过敏史。

【临床检查】

(1) 口腔检查:口腔黏膜湿润度欠佳,口腔内所有黏膜及唇红部见弥漫白色条纹,双颊中后份、后牙区前庭沟、腭部后份均可见黏膜明显充血,有大面积糜烂面,表面假膜较厚,有触痛,基底软,触之易出血,尼氏征(−),探针试验阴性(图 7-45～图 7-52)。

(2) 全身情况:家属陪同就诊,戴口罩,神清,慢性病容,面色枯槁,皮肤色素斑明显。可视化疼痛尺(VAS)自评分 6 分。

【实验室检查】

(1) 血常规检查:WBC $6.44×10^9$/L,RBC $4.02×10^{12}$/L,HB 136.9g/L PLT $142×10^9$/L。

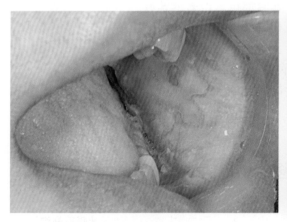

图 7-45　慢性移植物抗宿主病(左颊糜烂)
(广西医科大学口腔医学院供图)

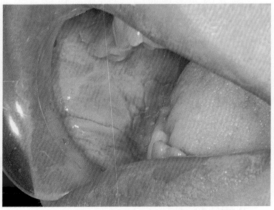

图 7-46　慢性移植物抗宿主病(右颊糜烂)
(广西医科大学口腔医学院供图)

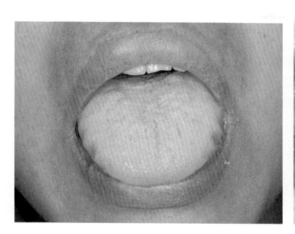

图 7-47　慢性移植物抗宿主病（舌背）
（广西医科大学口腔医学院供图）

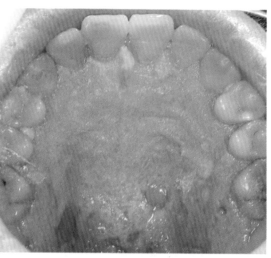

图 7-48　慢性移植物抗宿主病（腭部糜烂）
（广西医科大学口腔医学院供图）

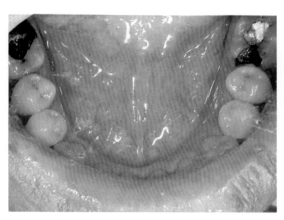

图 7-49　慢性移植物抗宿主病（口底）
（广西医科大学口腔医学院供图）

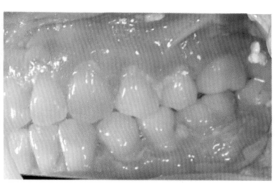

图 7-50　慢性移植物抗宿主病（牙龈前庭沟）
（广西医科大学口腔医学院供图）

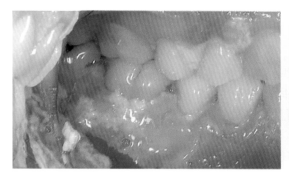

图 7-51　慢性移植物抗宿主病（牙龈前庭沟）
（广西医科大学口腔医学院供图）

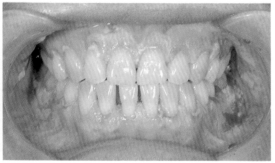

图 7-52　慢性移植物抗宿主病（牙龈前庭沟）
（广西医科大学口腔医学院供图）

（2） T细胞群：CD4$^+$ 18.1% ↓（33.19%～47.85%），CD8$^+$ 52.5% ↑（20.4%～34.7%），NK 6.66%（5%～10%），CD4$^+$/CD8$^+$ 0.345 ↓（0.97～2.31）。

（3） 肝功能：ALT 79U/L↑（0～40U/L），AST 58U/L↑（0～40U/L）。

【组织病理学检查】

（左颊部糜烂面）黏膜上皮轻度过角化，部分基底层细胞空泡形成，固有层纤维素样变性，血管增生，管腔不规整，淋巴细胞、浆细胞浸润，局部溃疡形成，溃疡表面大量坏死渗出物（图7-53，图7-54）。诊断：口腔慢性移植物抗宿主病。

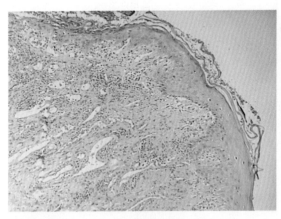
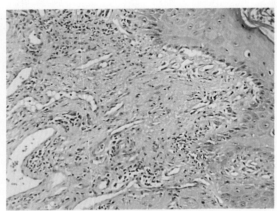

图 7-53　慢性移植物抗宿主病组织病理（100×）　　　图 7-54　慢性移植物抗宿主病组织病理（100×）
（广西医科大学口腔医学院供图）　　　　　　　　　　　（广西医科大学口腔医学院供图）

【会诊诊断意见】

cGVHD 口腔表征。

【诊断依据】

（1） 1 年多前有因白血病行骨髓移植史；

（2） 骨髓移植后 9 个月发病；

（3） 口腔内苔藓样病损伴有溃疡、糜烂；

（4） 有口腔腺体受抑制引起的口干；

（5） 病理报告显示与口腔扁平苔藓表现类似。

【鉴别诊断】

该患者的病症需与以下疾病鉴别：

（1） 口腔扁平苔藓（OLP）：口腔表现、组织病理学表现与该病例基本相似，临床表现均有白纹、糜烂、溃疡等表现；组织病理学表现也同样有基底细胞液化变性，固有层淋巴细胞浸润等表现。该患者有明确的骨髓移植病史，而且在移植后 9 个月发病，口腔反应较重，范围更广，创面更难愈合。

（2） 药物引起的苔藓样反应：服用甲基多巴、米帕林、氯喹、氨苯唑、卡托普利、奎尼丁等药物后，或进行口腔治疗后，与充填材料相对应的口腔黏膜出现呈放射状白色条纹或白色斑块类似 OLP 样病损。

该患者有长时间服用环孢素的病史，该药物无引起苔藓样反应的报道。

（3）大疱类疾病：大疱类疾病的特点是水疱的发生以及水疱破溃后大面积糜烂面，根据典型的组织病理表现上皮内疱或上皮下疱，以及典型的直接免疫荧光检查可进行鉴别。

（4）慢性盘状红斑狼疮：病损特点为圆形或椭圆形红斑糜烂下凹陷似盘状，边缘稍隆，周围有红晕或可见毛细血管扩张，红晕外有呈放射状排列的细短白纹，好发于下唇。皮肤病损有典型的"蝴蝶斑"，组织病理特点是固有层毛细血管扩张，血管内可见玻璃样血栓。血管周围有密集淋巴细胞（T 细胞为主）及少量浆细胞浸润。直接免疫荧光检查可见"狼疮带"。该患者与此组织病理特征不符，可以排除该病。

（5）多形性红斑或过敏性口炎：多形性红斑有发作急、病程短、容易复发、可自愈的特点，过敏性口炎发作急骤、可自愈。这两种疾病在口腔内都可见红斑样病损、水疱、糜烂等表现。临床表现与该病例相像，但该患者无过敏接触史，并且有明确的移植物史，可以排除多形性红斑或过敏性口炎。

【会诊处理意见】

血液内科会诊意见：暂时不增加环孢素的用量，全身用药不变，建议到口腔医院就诊进行局部治疗控制口腔炎症。口腔炎症控制不理想时再增加环孢素的用量。

【会诊意见执行情况】

（1）首先和患者沟通，详细解释病情，告知需要全身治疗和局部治疗结合，长期规律用药控制和预防复发。根据血液内科医师的会诊意见，在血液专科全身用药的基础上，口腔以局部用药为主，消炎、镇痛、抗炎、促上皮愈合。可以短期服用小剂量糖皮质激素。

（2）行口腔颊部黏膜局部活检。

（3）药物治疗

1）甲泼尼龙片（4mg/片）：每次 4 片，每日 1 次，口服；

2）复合维生素 B 片：每次 2 片，每日 3 次，口服；

3）5%碳酸氢钠溶液（250ml/瓶）：10ml 稀释 1 倍后含漱，每日 3 次；

4）复方氯己定含漱液（200ml/瓶）：10ml 含漱，每日 3 次；

5）地塞米松注射液（5mg/支）：8 支加入 500ml 生理盐水后混匀 10ml 含漱，每日 3 次；

6）重组牛碱性成纤维细胞生长因子溶液（15ml/瓶）：局喷，每日 3 次。

（4）医嘱：患者用药如有不适，请及时复诊。

【研究历史】

异体造血干细胞移植（allergenic hematopoietic stem cell transplantation，allo-HSCT）是目前治疗造血系统恶性肿瘤的重要手段，慢性移植物抗宿主病（chronic graft-versus-host disease，cGVHD）是 allo-HSCT 后常见和严重的并发症之一，在存活期超过 100 天者中该病患病率高达 70%，为该群体非复发性死亡的首要原因。

目前，cGVHD 发生的机制尚不明确。cGVHD 常累及的组织器官包括：皮肤、口腔、肝脏、眼和上呼吸道，以及小肠、肺、肌肉骨骼系统、造血系统及心脏等。

文献报道出现 cGVHD 的患者 51%~70% 呈现口腔病损，口腔最常见的临床表现是网状或红斑样病损、溃疡，部分患者口腔甚至发生以鳞状细胞癌为主的肿瘤。

目前认为，急性 GVHD（aGVHD）和慢性 GVHD（cGVHD）的划分不再单纯以移植后 100 天来界定，而是根据 GVHD 临床表现来区分，大于 100 天者凡具有 aGVHD 临床表现（例如皮肤红色丘疹、恶心、大量腹泻、胆汁淤积性肝炎）而无 cGVHD 表现者，被诊断为 aGVHD。病理检查是确诊 cGVHD 的最好的方法,而 cGVHD 的诊断除了要有至少 1 项特征性表现或病理检查排除 aGVHD 和其他可能诊断才可确诊。

积极的常规全身免疫调节疗法是治疗 cGVHD 的疗法,cGVHD 在口腔表现往往比较难治,目前临床上多有药物治疗和物理治疗两种手段。全身治疗主要是血液科调整抗排斥药物的用量。口腔治疗主要以局部治疗为主,主要是局部止痛、消炎、抗真菌、抗炎、促上皮愈合等,必要时可以糖皮质激素或其他免疫抑制剂短期治疗。

(梅国城　陶人川)

病案 11　免疫球蛋白轻链淀粉样变性

【述评】

多发性骨髓瘤(MM)系浆细胞异常增生导致的恶性肿瘤,骨髓内这种异常增生的浆细胞可持续分泌轻链蛋白,而这种轻链蛋白沉积于软组织出现淀粉样变损害则称为"骨髓病相关性全身淀粉样变"。

目前淀粉样变性的整合治疗原则是减少轻链生成、阻止淀粉样纤维的聚集、促进组织中沉积的淀粉样物质的吸收及恢复或改善受累组织与器官的结构与功能。较多用的具体治疗方案仍然是联合化疗,一线方案美法仑加地塞米松(MDex),也可用大剂量美法仑加干细胞移植(SCT)。近年来,一些新的化疗方案及自体外周血干细胞移植大大提高了 AL 型淀粉样变性治疗的有效率、血液学缓解及器官反应率,提高了患者的整体生存期及生活质量。但是,化疗的毒副作用不能忽视,而且很多患者化疗效果并不理想。最近,有学者提出可使用放射治疗,但尚无可信结论。在这种情况下选用中医药治疗或可有意想不到的收获。

【会诊学科】

血液内科,口腔黏膜科,中医科。

【病史采集】

(1) 一般情况:某患者,男性,57 岁。

(2) 主诉:舌体部渐进性肥大 5 年余。

(3) 现病史:2003 年 4 月 21 日来院就诊。

1) 1997 年底体检显示低白蛋白血症,白球比倒置,原因未查明。1998 年 7 月始晨起双侧下颌下区膨出,下午消退,并出现打鼾现象。不久,左下颌角长出一花生大小的肿块,质地中等无压痛及不适。随后,手背眼睑出现小出血点,渐进发展,同时身上及四肢出现皮疹,剧痒,多方检查原因未明。

2) 2000 年元旦后某医学院附属医院确诊为多发性骨髓瘤,依据如下:①舌体增大;②CT 显示头颅左侧骨侵袭性破坏 0.5~0.8cm;③骨髓穿刺检查显示浆细胞 12.5%。留院进行 MP 方案化疗(美法仑每日 5mg/m^2,口服,第 1~7 天;泼尼松每日 40mg/m^2,第 1~7 天)、M2(长春新碱 1.2mg/m^2,静注,第 1 天;卡莫司汀 20mg/m^2,静注,第 1 天;环磷酰胺 400mg/m^2,静注,第 1 天;美法仑每日 8mg/m^2,口服,第 1~4 天;强的松每日 20mg/m^2,第 1~14 天。间歇 5 周重复 1 个疗程)。第 2 疗程结束后,舌体增大,言语不清,多处眼睑出血点。

3) 此后转某医科大学附属医院,确诊为"多发性骨髓瘤",以 M$_2$ 方案化疗+干扰素治疗。效果欠佳。

4）再转北京某医院，再次确诊为"多发性骨髓瘤"。继续化疗。化疗过程中双下肢水肿明显，尿蛋白（++++）。

5）2002 年 6 月某医学院附属医院诊断为"多发性骨髓瘤，全身淀粉样变？睡眠呼吸窘迫综合征"，以中医中药（清热止血）治疗。全身水肿加剧。

【临床检查】

（1）口腔检查：双侧下颌下区及颏部膨隆，质地较软无压痛，左下颌角见一皮脂腺囊肿样肿块，直径约 1cm，周围淋巴结无肿大。言语含糊，半张口状，舌巨大，色淡红，约为正常 2 倍，舌体触之柔软均匀，无痛无结节，舌背较光滑，无舌乳头萎缩（图 7-55～图 7-57）。口底见两个约 2cm×2cm 透明水疱样损害。

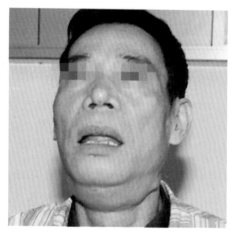

图 7-55　开口呼吸
（同济大学口腔医学院供图）

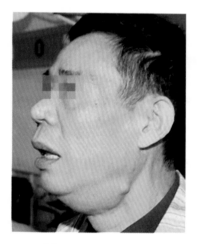

图 7-56　下颌下水肿
（同济大学口腔医学院供图）

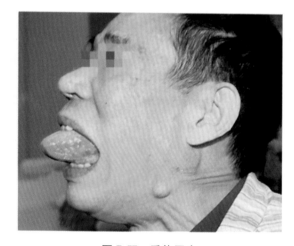

图 7-57　舌体巨大
（同济大学口腔医学院供图）

（2）其他检查：颈部及上肢可见出血性紫红色皮疹伴脱屑，较痒，有明显抓痕。双下肢凹陷性水肿。阴囊肿大。

【实验室检查】

（1）血常规：凝血时间 4 分 30 秒，RBC 2.8×10¹²/L。

（1）血常规：凝血时间 4 分 30 秒，RBC 2.8×10^{12}/L。

（2）尿常规：尿蛋白（+++）。

（3）肝功能：总蛋白 44G/L，白蛋白 12G/L，白球比 0.37。

（4）肾功能、血糖及乙肝两对半：未见异常。

（5）特殊检查

1）本周蛋白：阴性。

2）胸片、脑电图、脑血流图：无异常。

（6）睡眠呼吸监测：显示重度低氧血症、重度阻塞性呼吸暂停综合征。

【组织病理学检查】

局麻下舌右侧中份取样活检，刚果红染色显示部分组织淀粉样变性（图7-58，图7-59）。

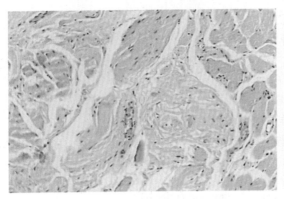
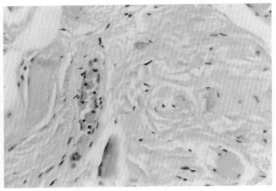

图7-58　部分组织淀粉样变（100×）　　　　图7-59　血管扩张、增生、出血（100×）
（同济大学口腔医学院供图）　　　　　　　（同济大学口腔医学院供图）

【会诊诊断意见】

该患者符合多发性骨髓瘤继发免疫球蛋白轻链淀粉样变性。

【诊断依据】

（1）有非糖尿病性肾病综合征、非缺血性心肌病、不明原因的肝大或没有影像异常但伴碱性磷酸酶增高的肝大、外周和/或自主性神经病、不明原因的面颈部紫癜以及巨舌症。

（2）组织病理学检查有淀粉样物质。

（3）淀粉样变性应与老年性系统性淀粉样变性及家族性淀粉样变性相区别。

【入院后处理】

（1）人血白蛋白静脉滴注，并吸氧以改善低氧血症。

（2）经中医会诊，予温阳利水（附桂八味）治疗后，口底水疱消失，双下肢水肿明显改善。

（3）局麻下行左下颌囊肿摘除术，组织病理学诊断为表皮样囊肿。

（4）应用呼吸机改善低氧血症。中医四次调整药方，患者下颌下、舌体、下肢、阴囊水肿明显改善。病情稳定，予出院后继续调理（图7-60，图7-61）。

【研究历史】

淀粉样变（amyloidosis）是一种少见的疾病。在机体的一些组织内有特殊的蛋白物质沉积，为糖蛋白复合体。该病发病机制尚不明确，可分为原发性与继发性两类。原发性淀粉样变没有先发或并发疾病。继发性淀粉样变见于长期慢性的伴有严重组织分解破坏的传染病、感染之后（例如结核、结缔组织病）；恶性肿瘤也可引起（例如霍奇金病，多发性骨髓瘤）。

（1）舌淀粉样变（lingual amyloidosis）有如下特征：巨舌症，舌体增大，可为正常的2倍；舌发硬，舌两侧有牙痕；舌底及口底也有增厚，显示颏下区膨隆；巨舌引起言语不清，影响进食和吞咽，仰卧时因舌后坠易诱发鼾声。

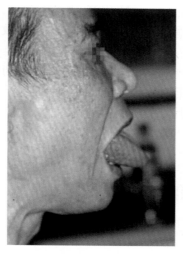

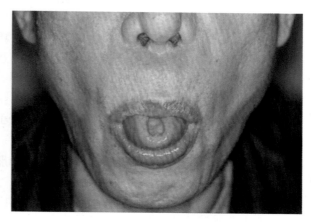

图 7-60 治疗后(下颌下与舌肿消退)
(同济大学口腔医学院供图)

图 7-61 治疗后(患者可以卷舌)
(同济大学口腔医学院供图)

(2) 淀粉样变的病理表现主要有以下几方面:①HE 染色见淀粉样物质成粉染均质化;②刚果红染色部分区域呈砖红色,偏振光下呈黄绿色折(图 7-62,图 7-63);③PAS 染色呈阳性反应;④用硫黄素 T 染色可发生黄色荧光;⑤淀粉样物质的条索或团块边缘部分,着色多较模糊,轮廓渐淡。⑥淀粉样物质沉积于黏膜乳头层及血管周围,在舌肌及间质均可有淀粉样物质浸润。

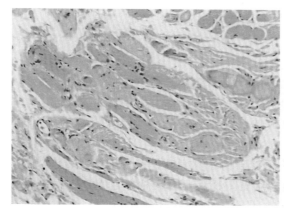

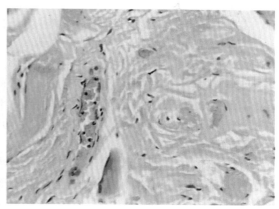

图 7-62 刚果红染色部分区域呈砖红色,偏振光下呈黄绿色折射(400×)
(同济大学口腔医学院供图)

图 7-63 刚果红染色部分区域呈砖红色,偏振光下呈黄绿色折射(400×)
(同济大学口腔医学院供图)

(3) 淀粉样变的诊断:可通过刚果红染色帮助诊断;尿中出现本周蛋白尿有助于确诊;也可用电镜和组织化学方法确诊。免疫组化或免疫金技术可用于鉴别但准确性不高,激光显微切割技术联合质谱分析技术能对 98% 的这类患者进行准确分型。

(4) 淀粉样变的治疗:目前缺少特效治疗方法,主要治疗方法是对症治疗。静脉滴注白蛋白、吸氧等也有一定帮助。中医中药有一定疗效。本例患者先经温阳利水(附桂八味)治疗,双下肢、下颌下及舌水肿情况明显改善。2周后予散结败毒、祛痰化瘀,因不能耐受,水肿加重,第二次调整药方。再2周后,确定以保肾-护肝-利尿来稳定患者病情,治疗效果满意。

(5) 多数 MM 患者 5 年生存率约 12%。目前 MM 一般采用联合化疗。如中医药配合化疗治疗 MM,可贯穿于化疗全过程。化疗前注意扶正培本,健脾补肾。化疗中予活血化瘀,利湿解毒中药。化疗后给予疏肝和胃健脾,养阴清热。中药治疗对缓解病情很有帮助。

(王小平　魏铁力　吴少鹏　陈　琛)

病案 12　多发性内分泌腺瘤病 2B 型

【评述】

多发性内分泌腺瘤病 2B 型是一种常染色体显性遗传病,表现为甲状腺髓样癌或 C 细胞增生、嗜铬细胞瘤和/或肾上腺髓质增生及多发性黏膜神经瘤和类马方体型,在临床上较少见,且病情严重。口腔内发现的多发性神经瘤,很不容易联想到该疾病,经常忽略其全身情况。因此在临床上发现口唇粗厚,眼睑增厚,伴有多发性黏膜神经瘤时,需考虑该疾病的诊断并做其他内分泌腺的检查。因甲状腺受累常表现为甲状腺髓样癌,会危及生命,因此口腔医师需了解这种疾病,及早发现全身其他疾病,早期发现,早期治疗,改善患者预后。

【会诊学科】

口腔黏膜科、口腔病理科、内分泌科、遗传病学。

【病史采集】

(1) 一般情况:魏某某,女,15 岁。

(2) 主诉:口腔内长肿物 15 年。

(3) 现病史:患者家属 15 年前发现患者双颊长肿物,伴唇肿胀,不伴有疼痛、瘙痒等不适,未曾药物治疗。随后逐渐发现舌背起数个肿物,仍不伴有疼痛、麻木等不适。半年前因嘴唇肿胀于外院行"唇部修整术",自述无明显改善。母亲孕 4 个月时打消炎针,现智力正常,发音正常。否认皮肤病损。

(4) 既往史:脑肿物切除术后 7 年,术后病理诊断为右侧额叶先天性细胞发育不良;自述哭时无眼泪,但不伴有眼干症状;否认家族类似病史。否认其他系统病史及传染病史。否认药物过敏史。

【临床检查】

(1) 全身情况:神清语利,体型瘦长。

(2) 口腔检查:颌面部对称,开口度、开口型未见明显异常,双侧颞下颌关节未及明显弹响。上下唇肿胀,可见鳞屑,质软,无结节,上下唇红与唇黏膜交界处可见术后瘢痕,愈合良好。双颊近口角区黏膜分别可见一个乳头状增生物,大小约为 0.8cm×0.6cm,质软,表面光滑,未见充血糜烂,无触痛。双侧舌背前 1/3 可见数个大小不一的乳头状增生物,大的约 1.5cm×0.4cm,小的约 0.5cm×0.5cm,色略白,质软,无糜烂,无触痛。全口口腔卫生尚可,11 与 21 之间牙齿稀疏,龈乳头增生肿胀(图 7-64~图 7-67)。

（3）眼部病损：双侧上眼睑缘均匀增生呈黄白色，下眼睑缘分别可见大小约为 0.3cm×0.3cm 黄色增生物，半圆形，未见破溃（图 7-68）。

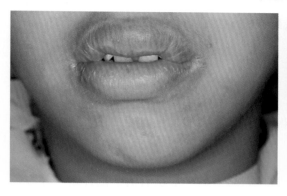

图 7-64　上下唇肿胀
（首都医科大学口腔医学院供图）

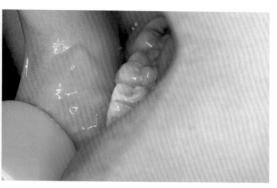

图 7-65　口角区乳头状增生物（右）
（首都医科大学口腔医学院供图）

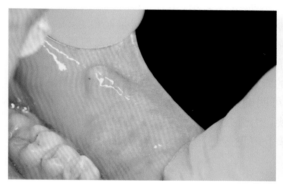

图 7-66　口角区乳头状增生物（左）
（首都医科大学口腔医学院供图）

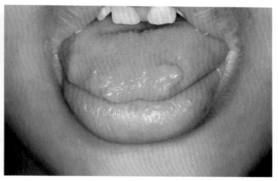

图 7-67　舌背乳头状增生物
（首都医科大学口腔医学院供图）

【实验室检查】

（1）血常规：未见明显异常。

（2）血清检查：降钙素>2000pg/ml。

（3）影像学检查：甲状腺体内多发中低回声及低回声结节。右叶大者约 1.7cm×1.5cm 为低回声结节，边界清，内见多发点块状强回声，大者直径约 0.2cm，结节内可见血流信号。左叶大者约 3.6cm×1.5cm 为中低回声结节，边界清，规则，结节内部及周边可见血流信号。双颈部及甲状腺周边见多发低回声结节，大者位于右侧下颌下，约 2.7cm×1.2cm，边界清，规则，中心回声稍增强，

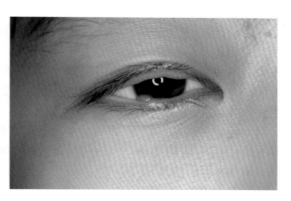

图 7-68　下眼睑缘黄色增生物
（首都医科大学口腔医学院供图）

可见血流信号。

【组织病理学检查】

（左侧舌背）神经瘤。（右侧甲状腺）实性细胞巢构成之实性组织；免疫组织化学结果：TTF-1(+)、Calcitonin(+)、Syn(+)、CD56(+)、MC(−)、CK19(+)、Galectin-3(−/+)、Ki-67<5%，诊断为甲状腺髓样癌。

【会诊诊断意见】

拟诊断为多发性内分泌腺瘤病 2B 型。

【诊断依据】

根据患者病史，临床表现及病理学、特殊染色结果诊断为多发性内分泌腺瘤病。

【鉴别诊断】

该患者的疾病需与以下疾病鉴别。

（1）肉芽肿性唇炎：该病好发于青壮年，进展缓慢，肿胀一般从唇的一侧开始。肿胀区唇红黏膜正常，无痛，无瘙痒，有垫褥感，压之无凹陷性水肿。初发时唇周皮肤呈淡红色，复发后可转为暗红色。

（2）结节病：该病好发于中青年，全身各个系统均可受累，常侵犯肺部，其次是眼、皮肤及淋巴结。口腔颌面部结节病唇组织增厚，肿胀，形成巨唇，肿胀处皮肤呈暗红色，触诊可及结节样物，有硬韧感。颊部有时可见结节样肿物，有时黏膜呈分叶状。病理表现可见上皮样细胞结节，无干酪化，肉芽肿内偶见星状体或舒曼小体。

（3）纤维瘤：纤维瘤一般生长缓慢，口腔的纤维瘤较小，呈圆形或结节状，边界清楚，切面呈灰白色，主要由纤维组织构成。病理检查可明确诊断。

（4）乳头状瘤：好发于唇、舌、腭、牙龈及颊，为外突带蒂肿块，外观如同乳头状或菜花状，边界清晰，大多为孤立的单个病损。组织学上可见棘细胞增生呈乳头状，表面过角化。

【会诊处理意见】

（1）甲状腺髓样癌手术切除。

（2）建议进一步作全身检查以发现其他内分泌腺体肿瘤。

（3）筛查患者及其直系亲属有无基因改变。

（4）口内神经瘤建议观察。

【会诊意见执行情况】

（1）于外院全身体检：彩超报告示：双肾大小正常，回声正常，结构清晰，血流信号丰富。双侧肾盂、肾盏未见扩张。右侧见直径 0.9cm 囊样无回声区，超声提示为右肾囊肿。

（2）电子鼻咽喉镜检：喉部散在多发新生物，色淡黄，表面光滑，双侧声带表面光滑，双侧声带运动对称，发音时闭合尚可。鼻腔、鼻咽部及会厌未见明显异常。

（3）胸片报告示：双肺纹理稍强，双上肺野投影区可见点状高密度影，肺内其余部位未见明显病灶，心膈未见明显异常。

（4）甲状腺肿物已切除，术后病理回报：（右侧）甲状腺髓样癌（多灶），癌瘤局灶侵犯甲状腺被膜，并见脉管内癌栓。（右颈部）淋巴结 4/8 枚、（喉前）淋巴结 1/1 枚，（左侧Ⅵ区）淋巴结 2/2 枚均见癌转移。

（5）口内病损定期复诊。

【研究历史】

多发性内分泌腺瘤病 2 型（multiple endocrine neoplasia type 2，MEN2），又称 Sipple 综合

征,由 Sipple 于 1961 年首次报道,为常染色体显性遗传病,外显率较高。根据临床表现、病理特点和分子遗传学的不同,临床分为 3 种亚型:MEN2A、MEN2B 及家族性甲状腺髓样癌(MTC)。MEN2B 的临床表现有 MTC、嗜铬细胞瘤、多发性黏膜神经瘤以及类马方体型。MEN2B 型约占所有 MEN2 患者的 5%~10%,但是该类型患者的 MTC 却具有侵袭性高,发病年龄早的特点。

MEN2B 为常染色体显性遗传病,家族遗传率为 50%。MEN2B 患者 95% 以上存在 *RET* 原癌基因点突变,突变位点在该基因第 16 号外显子 918 位密码子处,即:蛋氨酸(ATG)突变为苏氨酸(ACC)(M918T 突变)。一些研究报道 *A883F* 基因突变也可以引起 MEN2B,但是其发生率很低,仅约 3%。另一些报道表明 MEN2 型中亦有 *RET* 基因 10、11、13、14、15、16 号外显子 609、611、618、620、768、791、804、891 和 922 突变。至今我国的病例报道 MEN2B 患者均为 M918T 突变。

目前该疾病的治疗方法多为手术治疗。因 MEN2B 的甲状腺髓样癌恶性程度最大,常常早期即有淋巴结转移,因此提倡 MEN2B 应早期行预防性甲状腺全切术可避免淋巴结转移,特别是伴有原癌基因 RET 编码子 883、918、922 突变患者,最早可于 6 个月龄时进行手术。对于已经发生的甲状腺髓样癌应行双侧甲状腺全切术和淋巴结清扫术。由于 MEN 相关肿瘤几乎均有多发性和较高的复发率、转移率,手术的效果常不理想,随着科技医药工程的既不,生物靶向治疗(例如酪氨酸激酶抑制剂)逐渐被人们接受。而对于口面部神经瘤,因其一般不会癌变,可不给予处理,建议定期观察。

(刘瑶 孙正)

病案 13 类脂质蛋白沉积症

【评述】

类脂质蛋白沉积症是一种常染色体隐性遗传病,本病的主要临床表现为声音嘶哑、眼睑串珠样半透明丘疹、皮肤黏膜浸润增厚、脱发、牙齿发育不良、复发性腮腺炎等。其中典型的表现为声音嘶哑和眼睑串珠样半透明丘疹,口腔内病损经常会和口腔白斑病、口腔白色角化病混淆,造成误诊。虽然该疾病病情发展缓慢、一般不危及生命,但若咽喉部病损合并上呼吸道感染可引起窒息死亡,声音嘶哑严重时可导致失声。因此临床上对于口内黄白色病损,不能确定为其他口腔黏膜疾病时,应注意观察眼部病损,辨认有无声音嘶哑,以免发生误诊漏诊。

【会诊学科】

口腔黏膜科、口腔病理科、遗传代谢病学科。

【病史采集】

(1) 一般情况:王某某,男,11 岁。

(2) 主诉:下唇黏膜发白 6 年。

(3) 现病史:患儿家属 6 年前发现患儿下唇黏膜发白,不伴有疼痛、麻木等不适,无消长史,患儿自述偶尔用下牙咬下唇,现已纠正不良习惯,白色病损未见消失;未曾治疗。否认吸烟史及饮酒史。

(4) 既往史:患儿因声音嘶哑于 1 年前于外院耳鼻咽喉科就诊,行“声带肿物切除术”,术后病理回报:黏膜内可见均质粉染沉积物,符合类脂质蛋白沉积症,PAS(+),刚果红(-)。

否认家族类似病史。否认其他系统病史及传染病史。否认药物过敏史。

【临床检查】

（1）全身情况：神清语利。

（2）口腔检查：颌面部对称，开口度、开口型未见明显异常，双侧颞下颌关节未及明显弹响。下唇黏膜可见2块白色增生物，左侧病损大小约1.0cm×0.6cm，右侧病损大小约2.0cm×1.5cm，微突出于黏膜表面，云雾状，界欠清晰，质中，无触痛，未见充血及糜烂（图7-69）。

（3）眼部病损：双侧上眼睑可见串珠样半透明丘疹样改变（图7-70，图7-71）。

（4）皮肤病损：双侧肘关节、膝关节、背部及臀部皮肤可见瘢痕样皮疹。

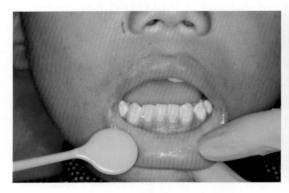

图7-69 下唇黏膜白色增生物
（首都医科大学口腔医学院供图）

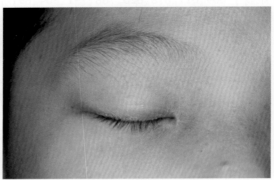

图7-70 眼睑串珠样丘疹（右）
（首都医科大学口腔医学院供图）

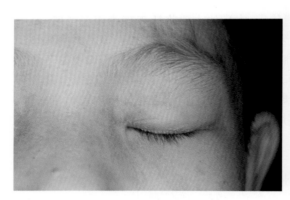

图7-71 眼睑串珠样丘疹（左）
（首都医科大学口腔医学院供图）

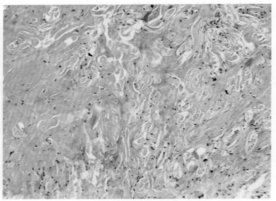

图7-72 病理表现（250×）
（首都医科大学口腔医学院供图）

【实验室检查】

血常规，血清血糖，胸片，肝肾功能，凝血功能未见明显异常。

【组织病理学检查】

（右下唇）黏膜固有层可见均质粉染物质沉淀，符合类脂质蛋白沉积症，特殊染色：PAS（+），PAS-D（+），刚果红（−）（图7-72）。

【会诊诊断意见】

诊断为类脂质蛋白沉积症。

【诊断依据】

根据患者病史,临床表现及病理学、特殊染色结果诊断为类脂质蛋白沉积症。

【鉴别诊断】

该患者的疾病需与以下疾病鉴别。

（1）口腔白色角化病:该病为长期的机械性或化学性因素的刺激而引起的黏膜白色角化斑块。临床表现为灰白色边界不清的斑块或斑片,平滑柔软。去除刺激因素后,病损逐渐变薄,最后可完全消退。组织病理为上皮过度角化,上皮层有轻度增厚或不增厚,固有层无炎症细胞或轻度炎细胞浸润。

（2）口腔白斑:为口腔黏膜上以白色为主的损害,不具有其他任何可定义的损害特征,且一部分口腔白斑可转化为癌。临床表现为白色斑块,粗糙,边界清楚。病理改变主要为上皮增生,伴有过度正角化或过度不全角化;粒层明显,棘层增厚;上皮钉突伸长变粗,固有层和黏膜下层中有炎细胞浸润。

（3）白色水肿:临床表现为透明的灰白色光滑的"面纱样"斑片,可以部分刮去。白色水肿多见于前磨牙及磨牙咬合线部位,牵拉口角可暂时性消失。病理表现为上皮增厚,上皮细胞内水肿,胞核固缩或消失,出现空泡性变。

（4）白色海绵状斑痣:为一种原因不明的遗传性或家族性疾病。表现为灰白色水波样皱褶或沟纹,有特殊的珠光色,表面呈小的滤泡状,形似海绵,柔软,皱褶有时可以刮去,刮去时无痛,不出血,下面为类似正常上皮的光滑面。病理表现为过度角化和不全角化,棘细胞增大,层次增多。

（5）口腔扁平苔藓:扁平苔藓多可见珠白色花纹或斑片,移行沟内多见,病损大多左右对称,常有充血、糜烂,有时会伴有皮肤病损。

【会诊处理意见】

（1）建议进一步全身检查以排查其他器官有无类脂质蛋白沉积。

（2）筛查患者及其直系亲属有无基因改变。

（3）口内病损建议观察。

【会诊意见执行情况】

（1）于外院全身体检,建议观察。

（2）口内病损定期复诊。

【研究历史】

类脂质蛋白沉积症于1929年首次由 Urbach 和 Wiethe 描述,因此也称为 Urbach-Wiethe病。本疾病是一种少见的常染色体隐性遗传病,自1929年以来,全世界范围内共报道250多例。该疾病表现各异,轻重不一,但有明显的共性且非常有特异性,尤其是声音嘶哑、眼睑串珠样丘疹及皮肤瘢痕。其临床表现可以归结为以下五点:①最早出现的特异性表现为声音嘶哑,一般在出生后不久或1岁内发生,持续终生,严重时可完全失声;②另一特异表现为眼睑半透明的念珠样丘疹,上下眼睑均可受累,多数上眼睑更早出现或明显,可以导致睫毛脱落;③皮肤可表现为萎缩性瘢痕或黄色斑块,以面部、四肢多见,该症状在一定年龄段后可好转。散在皮肤增厚,在摩擦部位,如手、肘、膝、臀部、腋窝等皮肤角化过度,可出现黄色疣状丘疹、结节；④其他黏膜常表现：舌增大变硬、舌系带缩短；唇、咽、软腭、腭垂、舌下等黏膜处呈黄白色不规则浸润增厚，触之较硬；声带和会厌也可浸润增厚或有结节，一般不影响呼吸，严重时，尤其合并上呼吸道感染可导致呼吸困难，需气管切开；⑤其他表现：牙齿发育不良、骨骼发育异常、复发性腮腺炎、下颌下腺炎、扁桃体钙化；癫痫及记忆丧失、精神分裂等神经系统表现。

类脂质蛋白沉积综合征为常染色体隐性遗传病，分子遗传学研究表明该病是位于染色体 1q21 的细胞外基质蛋白 1（*ECM1*）基因突变所指，并有研究报道其突变大部分集中在 ECM1 的外显子 6 和 7 上，其类型包括纯合子无义突变和移码突变，且不同家系的突变位点不同。研究表明外显子 7 发生突变的个体表现型要略轻于外显子 6 发生突变的患者。有散在病例报道发现 *ECM1* 基因剪接位点突变，该突变位于该基因内含子 1。*ECM1* 基因编码糖蛋白，与皮肤连接、表皮分化、创伤愈合、瘢痕、血管发生及基底膜的完整性之间关系密切。ECM1 的缺乏可以影响表皮分化，基底膜的稳定性及间质胶原纤维的排列。

该病目前尚无特效治疗方法，可以对症处理以减轻症状。有文献指出可以口服二甲基亚砜 3 年，皮肤、喉部症状显著减轻；阿维 A 酯治疗 3 个月后效果良好，1 年后真皮内 PAS 染色阳性沉积物消失；也可口服糖皮质激素、D-青霉胺，但这些均为个例报道，且疗效不一。咽喉部手术、眼睑整容术、激光治疗均可以改善患者症状。近几年来对 ECM1 基因突变的认识，为分子治疗提供了依据，重组 ECM1 蛋白或成熟的基因疗法也许将来可以用于该疾病的治疗。

（刘瑶　王红健　孙正）

病案 14　慢性皮肤黏膜念珠菌病

【述评】

慢性皮肤黏膜念珠菌病（chronic mucocutaneous candidiasis，CMC）是一种罕见的、由先天性免疫或内分泌异常、出现持续性或复发性白念珠菌引起黏膜、皮肤和甲板的感染。几乎所有病例的菌种都是白色念珠菌。

儿童期 CMC 有四种临床类型：常染色体显性遗传、常染色体隐性遗传、伴有一系列内分泌疾病（最常见甲状旁腺、肾上腺或甲状腺机能减退）和没有可以辨认的遗传因素和内分泌疾病。

成人类型的 CMC 可伴胸腺瘤、多种内分泌系统紊乱以及自身免疫病。在极少数情况下，当伴发有严重的并发症时，（例如引起心内膜炎、脑膜炎或败血症），可在短期内引起死亡。当继发于某些严重原发性免疫缺损（例如遗传性胸腺发育不全、瑞士型无丙种球蛋白血症等）时，预后通常较差。

由于口腔是白色念珠菌的好发部位，而慢性皮肤黏膜念珠菌病又常表现为全身症状伴发念珠菌性鹅口疮、口角炎、甲沟炎、甲真菌病等疾病，因此，口腔黏膜科医师见到口腔白色念珠菌感染时，应该警惕慢性皮肤黏膜念珠病，因为后者的并发症可能引发严重后果。

【会诊学科】

口腔黏膜科、口腔病理科、内科、皮肤科。

【病史采集】

（1）一般情况：某患者，女，76岁。

（2）主诉：唇、手足部红肿脱屑3月，加重3周。

（3）现病史：患者于4个月前先后出现双唇、手足部及外阴多处红肿，无水疱，伴有脱屑症状。球结膜充血明显，右侧内眦见纤维状渗出物。患者主诉曾有食用不明食物加重史。在当地某医院以"扁平苔藓"收治入院，予以"羟基氯喹，帕夫林"内服，外用"新复霜，尿素霜"等涂擦2周后出院。

（4）既往史：有痛风史10年；否认药物过敏史。无肾上腺皮质和甲状腺疾病症状。

【临床检查】

（1）口腔检查：口腔黏膜广泛性充血。口角炎，牙龈萎缩，牙周菌斑牙石堆积（图7-73，图7-74）。

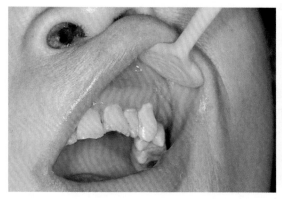 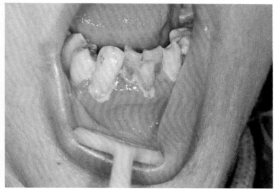

图7-73　慢性皮肤黏膜念珠菌病（牙龈损害）　　　　图7-74　慢性皮肤黏膜念珠菌病（牙龈损害）
（上海交通大学口腔医学院供图）　　　　　　　　（上海交通大学口腔医学院供图）

（2）手部病损：手部红斑状脱屑皮疹、甲板增厚（图7-75～图7-77）。

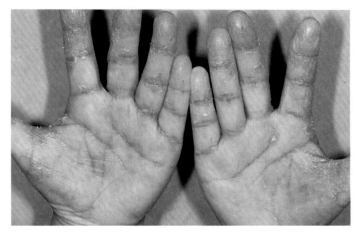

图7-75　慢性皮肤黏膜念珠菌病（手掌病损）
（上海交通大学口腔医学院供图）

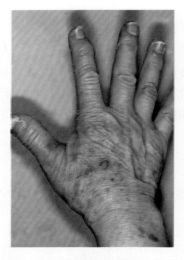

图 7-76 慢性皮肤黏膜念珠菌病
（手背病损）
（上海交通大学口腔医学院供图）

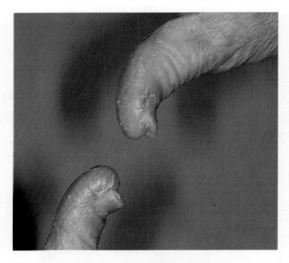

图 7-77 慢性皮肤黏膜念珠菌病
（指甲病损）
（上海交通大学口腔医学院供图）

（3）其他病损：睑缘红肿、内眦有脓性分泌物，球结膜充血；鼻黏膜充血糜烂；肛门周围皮肤黏膜红肿脱屑；脚趾甲增厚发白，趾间红肿渗出脱屑（图7-78～图7-81）。

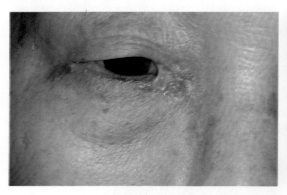

图 7-78 慢性皮肤黏膜念珠菌病（眼睛病损）
（上海交通大学口腔医学院供图）

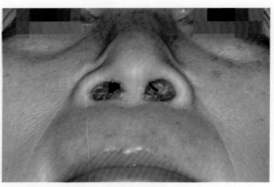

图 7-79 慢性皮肤黏膜念珠菌病（鼻腔病损）
（上海交通大学口腔医学院供图）

【实验室检查】

（1）血常规、血糖、肝肾功能：未见异常。

（2）尿常规：WBC（+++），尿比重1.004。

（3）影像学检查：胸部HRCT平扫：两肺下野纹理增多，见多发小结节影。

（4）真菌培养：白色念珠菌生长。

【会诊诊断意见】

慢性皮肤黏膜念珠菌病。

【诊断依据】

根据临床表现和真菌培养结果，该患者为慢性皮肤黏膜念珠菌病。

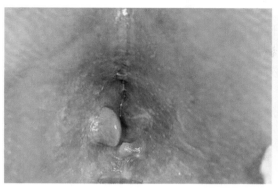

图 7-80　慢性皮肤黏膜念珠菌病（肛门病损）

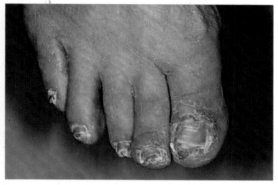

图 7-81　慢性皮肤黏膜念珠菌病（趾甲病损）
（上海交通大学口腔医学院供图）

【鉴别诊断】

该患者的疾病需与以下疾病鉴别。

（1）口腔黏膜和皮肤扁平苔藓（LP）：扁平苔藓是一种比较常见的表浅性、非感染性、慢性炎症性疾病。其口腔临床表现和皮肤临床表现有所不同：口腔扁平苔藓以白色条纹、白色斑块为主，有网状、树枝状、环状或半环状，也可发生黏膜红斑、充血、糜烂、萎缩和水疱。皮肤扁平苔藓的特征是丘疹状损害，微高出皮肤表面，粟粒至绿豆大，多角形，边界清楚。多为紫红色，可有色素减退、色素沉着或正常皮肤色，痒。指（趾）甲病损甲部增厚或变薄。甲部扁平苔藓最多见于姆趾，甲板常有纵沟及变形。甲部损害一般无自觉症状，如果有继发感染，可引起周围组织疼痛。该患者有口腔黏膜、指甲等病损，与口腔黏膜和皮肤扁平苔藓的病损相似。但其口腔损害以唇、手足红肿为主，特征性白纹不明显，皮肤损害也以红肿伴脱屑为主，缺乏皮肤扁平苔藓的丘疹状损害特征。同时患者有球结膜明显充血、纤维状渗出物等临床表现，与弥漫性皮肤黏膜念珠菌病更为接近。由于口腔黏膜扁平苔藓患者容易伴发白色念珠菌病，因此需要鉴别诊断。

（2）瘢痕性类天疱疮：该病好发于口腔、结膜等窍体黏膜，又称黏膜类天疱疮。不同部位病损的临床表现不同：典型的口腔病损为剥脱性龈炎样病损，常伴水疱，多出现于牙龈，常因进食等原因反复出现在同一部位。眼部病损：早期呈持续性的单纯性结膜炎，反复发作后睑、球结膜间有少许纤维附着，发生球-睑粘连。皮肤病损常发生在胸腹、腋下、腹股沟区及四肢屈侧，在皮肤红斑的基础上或正常皮肤上出现张力性大疱。该患者有球结膜充血、右侧内眦纤维状渗出物、外阴红肿等临床症状，与瘢痕性类天疱疮相似。但患者无水疱史，皮肤损害没有张力性大疱出现，其脱屑症状与瘢痕性类天疱疮不符。因此可以排除瘢痕性类天疱疮。

（3）过敏性反应：发病可能与使用药物、食入鱼、虾、蟹、蛋类、奶类等蛋白质有关。临床表现为体表出现对称性红斑、丘疹、风团、水疱、大疱及紫癜等，且多发生在肢体伸侧。靶性皮损或虹膜状皮损是该病的典型表现。口腔病损分布广泛，好发于唇、颊、舌、腭等部位，黏膜充血水肿，有时可见红斑水疱，疱破后有糜烂。重型过敏性反应常伴有严重全身症状，伴多腔孔受累。该患者曾有食用不明食物加重史，有唇、手足部及外阴多处红肿，伴球结膜充血、内眦纤维状渗出物等临床表现，可怀疑过敏性反应。但患者不能明确提供可疑"发物"，并且有真菌培养结果支持为白色念珠菌感染。

【会诊处理意见】

（1）进一步完善实验室检查，包括嗜酸性粒细胞计数、免疫球蛋白检测、癌胚抗原CA-19-9 CA-126 CA-153 AFP CEA 等检测，以明确是否有严重并发症，并排除其他与CMC 有关的疾病［如自身免疫性多内分泌腺病-念珠菌病-外胚层营养不良综合征（APECED）］。

（2）请呼吸内科进一步会诊检查、读片、分析实验室检查结果，以明确肺部病损性质以及是否为 CMC 的并发症。

（3）抗真菌治疗。

【会诊意见执行情况】

（1）实验室检查：化验结果：嗜酸性粒细胞计数值正常；免疫 IgG、IgA、IgM、IgE 值正常；CA-199、CA-126、CA-153、AFP、CEA 值正常。

（2）呼吸内科会诊意见：双肺未闻及干湿啰音，建议临床随访。

（3）抗真菌治疗

1）三维康片：每次 1 片，1 日 1 次，口服。

2）中药五白方和双花方煎汤：每次 10ml，每日 3 次，含服。

3）1% 碳酸氢钠漱口液含漱。

【治疗前后近期对照】

（1）眼睑、内眦（图 7-82）

（2）鼻腔黏膜（图 7-83～图 7-85）

（3）手掌（图 7-86，图 7-87）

（4）指甲（图 7-88，图 7-89）

【研究历史】

1929 年，Thorpe 和 Handle 报道了首例慢性皮肤黏膜念珠菌病（Chronic mucocutaneous candidiasis，CMC），患儿 4 岁半，患甲状旁腺功能减退症和慢性口腔念珠菌病。20 世纪 20～30 年代进一步的报道，证实了浅表性念珠菌病与儿童期发病的内分泌疾病的关系，并注意到同一家族中可有多个成员受累。追溯历史，研究者们发现早在 17 世纪已有慢性皮肤黏膜

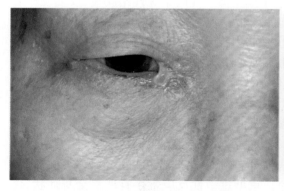

图 7-82　慢性皮肤黏膜念珠菌病（眼睛病损）治疗前
（上海交通大学口腔医学院供图）

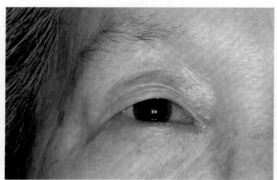

图 7-83　慢性皮肤黏膜念珠菌病（眼睛病损）治疗后
（上海交通大学口腔医学院供图）

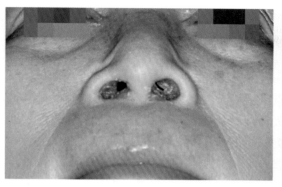

图 7-84 慢性皮肤黏膜念珠菌病（鼻腔病损）治疗前
（上海交通大学口腔医学院供图）

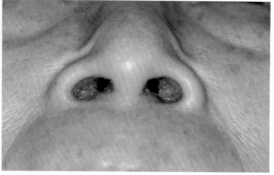

图 7-85 慢性皮肤黏膜念珠菌病（鼻腔病损）治疗后
（上海交通大学口腔医学院供图）

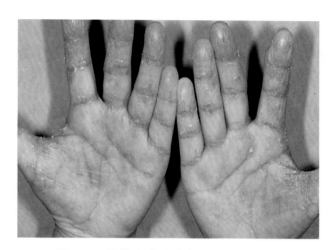

图 7-86 慢性皮肤黏膜念珠菌病（手掌病损）治疗前
（上海交通大学口腔医学院供图）

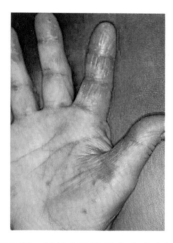

图 7-87 慢性皮肤黏膜念珠菌病（手掌病损）治疗后
（上海交通大学口腔医学院供图）

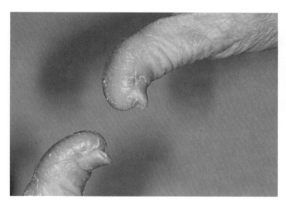

图 7-88 慢性皮肤黏膜念珠菌病（指甲病损）治疗前
（上海交通大学口腔医学院供图）

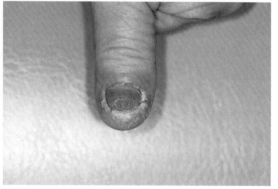

图 7-89 慢性皮肤黏膜念珠菌病（指甲病损）治疗后
（上海交通大学口腔医学院供图）

念珠菌病的记录,他们发现当时 1 名画家 Ferdimand Bol(1616—1680)所作一幅名为"Vier Regenten van Hat Leprozenhuis"的画上,看到所画儿童头皮和手部有类似于慢性皮肤黏膜念珠菌可疑病变显示。

慢性皮肤黏膜念珠菌病(chronic mucocutaneous candidiasis,CMC)是一种少见的慢性进行性念珠菌感染,临床表现为一组综合征,特点为慢性反复性的皮肤、指甲及黏膜的念珠菌感染。50%以上的患者伴有免疫缺陷内分泌疾病,例如甲状腺、甲状旁腺、肾上腺皮质功能低下等,特别是先天性胸腺瘤。其发病机制为免疫缺陷,主要为 T 淋巴细胞功能缺陷所致。目前临床分型为以 Wells 和 Higgs(1972)分型法为公认的临床分型方法。分为:①家族性早发性 CMC:是婴儿期或新生儿阶段发病。在轻型病例中口腔往往是唯一发病部位。②弥漫性 CMC:是最严重的一型,病损可从口腔向下扩延到咽喉,并进入胃肠道。此外,指甲、面部皮肤、头皮及其他部位均可被侵犯易受其他感染,若真菌感染则易引起睑缘炎、咽炎和喉炎,且特别容易罹患复发性细菌性肺炎、支气管扩张症、单纯疱疹和带状疱疹铁质缺乏的发生率较高。③多发性内分泌型 CMC:伴自身免疫、内分泌病,例如:慢性皮肤黏膜念珠菌病、甲状旁腺功能低下和 Addison S 病。④迟发性 CMC:是最常见的类型,多发于 35 岁以上的中老年女性,往往是长期不愈或反复发作的鹅口疮和口角炎,继而在头面部和四肢发生红斑状脱屑皮疹、甲板增厚。

值得注意的是,有人认为慢性皮肤黏膜念珠菌病(chronic mucocutaneous candidiasis,CMC)与自身免疫性多内分泌腺病综合征(autoimmune polyendocrinopathy syndrome,APS)有关。1926 年,Schmidt 首次报道 2 例死于肾上腺皮质功能不全的患者的肾上腺皮质和甲状腺有相同的病理改变,即慢性淋巴细胞浸润导致此两个组织的破坏,此后有不少关于两个以上内分泌腺同时出现自身免疫性病变的文献报道。其中 APS Ⅰ 型常以 CMC 为先发病。该型又称为"自身免疫性多内分泌腺病-念珠菌病-外胚层营养不良综合征(APECED)"。1985 年 Ahonen 等人报道了 42 个家族的 58 例自身免疫性多内分泌腺病-念珠菌病-外胚层营养不良综合征(APECED)患者伴发的 11 种疾病的频率,这 11 种疾病分别是:甲状腺功能减退症、肾上腺皮质功能减退、性腺功能低下、胰岛素依赖型糖尿病、胃壁细胞功能衰竭、甲状旁腺功能减退症、角膜病、白斑、脱发、自身免疫性肝炎、肠吸收不良。47%患者有 4~5 种相关疾患,最常见的内分泌病是甲状旁腺功能减退症(79%),肾上腺皮质功能减退症(艾迪生病)(72%),性腺功能低下(60%)。60%患者有 2 种或 2 种以上的内分泌病。其中大多数患者的首发表现是反复发作的口腔念珠菌病。随后病变扩展,波及头皮、四肢、指(趾)甲,有时波及其他部位的皮肤。APS Ⅰ 型男女发病概率相等,儿童或青少年起病,多数最早出现念珠菌病,通常于 5 岁前发病,继之出现甲状旁腺功能减退,平均年龄 10 岁左右,然后发生肾上腺皮质功能减退,通常于 15 岁之前发病,但是仅有 1/3~1/2 患者出现所有三种表现,并且第一种表现出现越早,越容易出现多种表现,反之其表现相对单纯。由于 CMC 是 APS Ⅰ 型的最早表现,可以看成其超早期标志,因此对 CMC 患者,尤其是儿童,均应该仔细评估,以识别可能发生的内分泌腺功能减退。

(柳杨　马立为　周曾同)

病案15　放疗性吞咽困难、口干（鼻咽癌放疗后后组脑神经损伤延迟反应）

【述评】

放疗被认为是鼻咽癌最有效的治疗方法之一。近年来,随着放射生物学、放射物理学技术的发展和综合治疗手段的临床应用,鼻咽癌患者的生存率逐步提高,但放疗后所致的吞咽困难、口干、声带麻痹、进食呛咳,反复发作吸入性肺炎等并发症严重影响患者的生存质量,鼻咽癌放疗后的并发症也备受关注。放射性后组脑神经损伤(radiation-induced lower cranial neuropathy,RILCN)是鼻咽癌放射治疗后的严重后遗症之一,以言语不清、进食呛咳和吞咽困难、口干为主要表现。其中,有些鼻咽癌放疗后患者为改善放疗后的生存质量,求助于口腔黏膜科。因此,对于口腔黏膜科的医师来说,虽然不可能从根本上解决患者的放疗后遗症问题,但了解其发生原因和发病机制,可以防止误诊和过度治疗。鼻咽癌放疗后遗症的发生以及严重程度与照射剂量、照射技术、放射治疗时间有关。正确掌握这些技术参数对预防鼻咽癌放疗后遗症至关重要。

有关鼻咽癌放射治疗后遗症的治疗至今仍是棘手问题,缺乏有效疗法,神经内科的处理以营养神经药物为主,口腔科以局部用药改善口干症状为主,中医药可用活血化瘀和滋阴生津方面的药物,但疗效均不确切。

关于鼻咽癌放射治疗后的严重后遗症发生率约为1.0%～14.2%。其差异因各家报道的病例总数、随访期、医师重视程度以及患者生存率的不同而不同。

【会诊学科】

口腔黏膜科、口腔外科、五官科、神经内科。

【病史采集】

(1)　一般情况:某患者,女,58岁。

(2)　主诉:鼻咽癌放疗后18年,语音不清4年,伴吞咽困难3年。

(3)　现病史

1)　21年前患者无意中发现左颈上部肿块,于外院手术切除,术后组织病理学报告未见癌细胞,未予特殊治疗。18年前患者又发现左颈部有肿块出现,于外院手术切除,术后组织病理发现癌细胞,遂至某市肿瘤医院放疗2个月(具体剂量不详)。目前患者诉左颈部、口咽部皮肤黏膜糜烂、口干,进食需饮水助吞咽,以流质半流质饮食为主,否认当时有舌运动障碍、语音障碍、吞咽困难症状。放疗后牙呈粉末块状折裂残缺,于5年前开始拔除残冠、残根,目前尚在进行中。

2)　4年前患者出现语音障碍,舌畸形,运动障碍,开始时舌向一侧歪斜,其后舌居中但不能运动,吞咽困难,伴饮水饮食从鼻腔反流,进食易呛咳,鼻腔通气正常。患者自述左耳放疗后即出现听力下降,5年前左耳配助听器,3年前右耳出现耳鸣、听力逐渐减退,否认耳痛、流脓。上下活动义齿修复5年,戴用不适,仅进食时使用。有头晕症状,记忆力减退不明显,否认有嗅觉、味觉丧失,否认视力下降、失明、视野缺损。枕部皮肤麻木1年,否认有面瘫症状,否认有进食呛咳引发的吸入性肺炎。否认张口困难、声嘶、厌食以及怕冷、昏迷、顽固性便秘等甲减症状。3周前至医院黏膜科门诊,诉求缓解口干、吞咽困难、语音不清问题。门诊暂拟诊断:"鼻咽癌放疗后,吞咽困难,口干,腭咽闭合不全,舌肌麻痹,听力下降"。

3)患者神志清,精神可,食欲缺乏3年余,眠略差,体重无异常改变,小便正常,轻度便秘。

(4)既往史:患者诉有低血压史,有头晕症状,测血压略低。否认药物食物过敏史。否认甲状腺等其他内分泌系统疾病史。否认高血压、心脏病、糖尿病等其他系统性疾病史。否认肺结核等其他传染病史。

【临床检查】

口腔检查:患者颅颌面左右基本对称,未见明显表情肌功能障碍。左右眼睑无畸形,眼球运动无异常。外鼻无明显畸形,左右鼻腔通畅。张口度4.3cm,左右颞下颌关节未及弹响杂音,无压痛,左右髁突动度相当。左右腮腺未及明显肿块,挤压腺体腮腺导管口未见明显液体溢出,挤压左右下颌下腺可见左右舌下肉阜处少量清亮液体溢出。唇红干燥无光泽。口腔黏膜略干燥黏滞。上下牙列残缺,残根残冠边缘锐利。舌体表面光滑,舌肌震颤蠕动,不能前伸、上抬,舌中1/3凹陷畸形。左右舌腭弓、咽腭弓及软腭呈质韧条索样感,腭垂及软腭萎缩变短,几无动度。咽后壁可及黄色痰痂。语音含混不清。左颈部可见术后陈旧性瘢痕,颈部未及明显肿大淋巴结(图7-90~图7-95)。舌部肌肉颤动呈波浪状。

【影像学检查】

(1)颌面颈部MRI检查:呈鼻咽癌手术后改变。左侧鼻咽部稍饱满,伴部分颅底骨质破坏,两侧乳突炎,两侧下颌下多发稍肿大淋巴结。

(2)鼻咽纤维镜检查:双侧鼻黏膜充血;右侧鼻咽部大量脓性分泌物,吸除后见一溃疡灶,鼻咽部标志不清,左侧鼻咽部外侧壁脓性分泌物附着,鼻咽部标志不清;双侧声带表面未见明显新生物,双侧声带活动可,闭合尚可;双侧劈裂水肿,活动可,双侧梨状窝积液。

【会诊诊断意见】

鼻咽癌放疗后后组脑神经损伤延迟反应(late complication about posterior group cranial neuropathy following radiotherapy for nasopharyngeal carcinoma)。

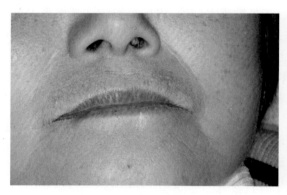

图7-90 鼻咽癌放疗后后组脑神经损伤延迟反应(唇部病损)

(上海交通大学口腔医学院供图)

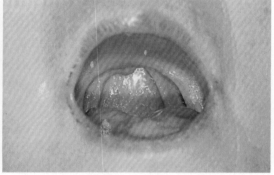

图7-91 鼻咽癌放疗后后组脑神经损伤延迟反应(口内病损)

(上海交通大学口腔医学院供图)

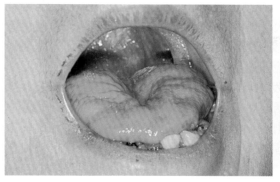

图 7-92 鼻咽癌放疗后后组脑神经损伤延迟反应（口内病损）

（上海交通大学口腔医学院供图）

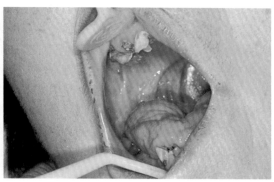

图 7-93 鼻咽癌放疗后后组脑神经损伤延迟反应（口内病损）

（上海交通大学口腔医学院供图）

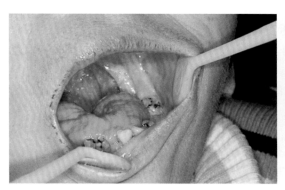

图 7-94 鼻咽癌放疗后后组脑神经损伤延迟反应（口内病损）

（上海交通大学口腔医学院供图）

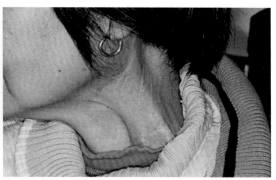

图 7-95 鼻咽癌放疗后后组脑神经损伤延迟反应（颈部病损）

（上海交通大学口腔医学院供图）

【诊断依据】

（1）患者有明确的鼻咽癌放疗史。

（2）患者有明确的后组脑神经损伤的临床表现。

（3）患者的颌面颈部 MRI 及鼻咽纤维镜检查未见明显肿瘤复发迹象。

根据患者的口干、吞咽困难、语音不清和舌肌震颤蠕动，不能前伸、上抬，舌中 1/3 凹陷畸形等典型临床表现，该患者可有诊断为鼻咽癌放疗后后组脑神经损伤延迟反应。

【鉴别诊断】

该患者的疾病需与以下疾病鉴别。

（1）鼻咽癌放疗后肿瘤复发：肿瘤复发所致的后组脑神经损伤距放疗结束的时间短，病情发展快，常合并持续性头痛，而且多在放疗后 2~3 年内发生。鼻咽纤维镜及 MRI 可以明确诊断。

该患者鼻咽癌放疗后出现严重后遗症的间隔时间长达 14 年，病情发展缓慢，每有持续性头痛症状，而且鼻咽纤维镜及 MRI 未发现明显的肿瘤复发迹象，因此可以排除鼻咽癌放疗后肿瘤复发。

（2）鼻咽癌肿瘤复发或转移所致的后组脑神经损伤：肿瘤复发或转移所致的后组脑神经损伤，应见鼻咽及其周围组织肿块、颈部肿大淋巴结伴头痛且临床表现进展缓慢。若患者有明确的放射史和一定的潜伏期，尤其是伴有颈部放射性纤维化或其他放射损伤者一般考虑为放射性损伤。但需要一定的随访时间来验证诊断。

该患者近期的鼻咽纤维镜及 MRI 检查未发现鼻咽及其周围组织有肿瘤复发迹象，并且颈部未及明显肿大淋巴结。因此可以排除鼻咽癌肿瘤复发或转移所致的后组脑神经损伤。

（3）鼻咽癌放疗后脑神经损伤定位：头颈部肿瘤放疗后 12 对脑神经中受损神经的临床表现：①嗅神经损伤可出现嗅觉丧失，视神经损伤可出现视力下降甚至失明，眼球运动损伤少见；②面神经损伤所致的面部感觉障碍临床少见，面部表情肌功能障碍少见，可出现口干、味觉下降甚至丧失；③听神经损伤可致听力下降甚至听力丧失，舌咽神经、迷走神经损伤可出现口干、口咽部感觉下降至完全麻木以及严重的异物感、运动功能协调不良致饮食吞咽困难、呛咳以及味觉障碍、声嘶；④副神经损伤可致斜方肌、胸锁乳突肌功能障碍，耸肩、转颈困难，抬头无力，方肩，肩胛变薄；⑤舌下神经核以下神经干受损可有肌纤维颤动、蠕动，静息肌电图呈纤维波，口咽部味觉下降甚至丧失；⑥舌下神经运动核以上受损，则舌肌纤维无纤颤、舌歪斜（单侧受损），运动神经源病肌肉呈跳动。头颈肿瘤放疗后神经损伤与放射性强度、范围有关。

根据该患者的主要临床症状，可定位于后组脑神经损伤，诊断为"鼻咽癌放疗后后组脑神经损伤延迟反应"。

【会诊处理意见】

（1）向患者及家属解释病情，予以心理支持及安抚。

（2）鼻咽癌放疗后延迟反应为缓慢进展性、不可逆病程，目前尚无有效的治疗方法。可使用营养神经的药物，但疗效不确切。为防止患者出现继发性抑郁症症状，可给予抗抑郁药物。可通过早期康复训练改善患者吞咽困难，后期随患者吞咽困难程度增加而予以鼻饲胃管、胃造瘘等阶梯式处理。

（3）临床随诊，警惕鼻咽癌复发。

（4）辅以扩张血管、营养神经等药物，可考虑辅以中医药治疗。

【会诊意见执行情况】

（1）首先给予扩张血管、营养神经等药物。

1）Vit C 每次 1 粒，每日 3 次，口服。

2）弥可保每次 1 粒，每日 3 次，口服。

3）丹参片每次 1 片，每日 2 次，口服。

（2）给予滋阴生津中药方以期改善口干症状：麦冬 20g，玉竹 18g，玄参 9g，水煎去渣，取汁用于煮半流质粥食用。

【研究历史】

放射性后组脑神经损伤（radiation-induced lower cranial neuropathy，RILCN）发生率较低、潜伏期较长。Lee 等人报道香港 4527 例放疗后脑神经损伤的发生率为 5%。台湾省报道后组脑神经损伤的发生率为 1%。来自国内的 1379 例分析，放射性脑病的发生率为 18.4%，但未提及脑神经损伤的发生率。Lin 等报道 19 例鼻咽癌常规放疗致后组脑神经损伤发生的潜伏期为 1~20 年，中位潜伏期 61 个月。鼻咽癌患者放疗后的吞咽障碍多出现在治疗后 2~20

年,说明吞咽障碍的潜伏期有时可长达数十年。

RILCN 中以舌下神经损伤最为多见。RILCN 的临床表现:吞咽反射的传入神经纤维为舌咽神经、三叉神经和迷走神经,反射中枢在延髓,传出神经为迷走神经,单支舌咽神经受损一般不出现吞咽困难,确诊比较困难,同时也难以和其他神经损伤相区别。迷走神经是混合性脑神经,其损伤会出现软腭反射消失及腭垂偏向患侧,它在颈部发出的喉返神经受损时会出现呛咳、声嘶甚至窒息;副神经损伤时可出现胸锁乳突肌及斜方肌萎缩,进而表现为肩下垂、转头或抬头困难;舌下神经损伤的早期表现为患侧舌肌无力、肥大,继而出现患侧舌肌萎缩、肌束颤动、伸舌偏向患侧,影响言语及吞咽活动。

RILCN 目前尚无标准的诊断方法,多数学者认为诊断该病要有明确的放射史,较长的潜伏期,相应的临床表现。最为关键的是要与肿瘤复发相鉴别。多采用综合临床诊断标准,需同时符合以下 4 个条件:①有放疗病史;②鼻咽或颈部照射剂量≥60Gy;③有较长潜伏期(放疗开始至发病时间≥3 个月),平均潜伏期 61 个月;④有后组脑神经中的任一条或多条神经出现损伤的症状和体征。

RILCN 主要是继发于照射后引起的周围血管损伤及组织纤维化。第一、二度神经损伤,神经外膜及束膜完整,除去压迫后,通过神经轴索再生,功能可自行恢复。第三、四度神经损伤由于神经内膜或束间发生不同程度纤维化,影响再生和修复,导致神经功能恢复不完全。第三、四度神经损伤是不可逆的,临床上治疗放射性神经损伤指的是第一、二度神经损伤,目前尚缺乏有效的治疗手段。

放射性后组脑神经损伤一旦发生,难以治愈,仅能作一般对症及康复治疗。早期使用糖皮质激素可通过减轻颈部纤维化从而减轻神经放射性损伤。高压氧可通过增加血氧含量,改善组织缺氧状态,减轻继发水肿,并可促进周围神经的再生。

现有研究认为,经皮内镜下胃造瘘术及传统胃造瘘术是治疗鼻咽癌放疗后严重吞咽障碍行之有效的外科方法,能保留喉的功能,早期及时治疗可明显改善患者的生活质量,可作为首选治疗方式。

（李宏权　周曾同）

附录　实验室检查正常值及其临床意义

实验室检查是运用物理、化学和生物学等实验技术,对患者的血液、体液、分泌物、排泄物及组织细胞等进行检验,以获得病原体、病理变化及脏器功能状态等资料,从而协助临床进行诊断、病情观察、制订治疗措施和判断预后。

口腔医师应该熟悉的实验室检查有以下各项:

(一) 血常规检查

血常规检查是对血液中主要的有形成分进行计数、定量、形态学分析等检查,以配合临床诊断。血常规检查包括血红蛋白测定、白细胞计数、红细胞计数、血小板计数以及白细胞分类等。

1. 红细胞与血红蛋白　红细胞由骨髓造血干细胞分化产生,主要生理功能是从肺部携带氧气送至全身各组织,并将二氧化碳运送至肺而呼出体外,这一功能主要通过血红蛋白来完成。

【正常参考值】

(1) 红细胞

1) 成年男性:$(4.09 \sim 5.74) \times 10^{12}/L$。

2) 成年女性:$(3.68 \sim 5.13) \times 10^{12}/L$。

3) 儿童:$(4.0 \sim 4.5) \times 10^{12}/L$。

(2) 血红蛋白

1) 成年男性:$131 \sim 172g/L$。

2) 成年女性:$113 \sim 151g/L$。

3) 儿童:$120 \sim 140g/L$。

【临床意义】

(1) 红细胞和血红蛋白减少:血液中红细胞计数、血红蛋白量和红细胞比容(HCT)低于参考下限,称为贫血。贫血有以下几种原因。

1) 生理性:妊娠后期、快速生长发育儿童、老年人等出现的贫血,统称生理性贫血。

2) 病理性:造血原料不足(铁、叶酸、维生素 B_{12} 缺乏)、造血功能障碍(再障、白血病)、红细胞破坏过多、肿瘤、肾病以及失血过多引起的贫血。

(2) 红细胞和血红蛋白增多:血液中红细胞计数和血红蛋白量高于参考上限。增高主要有以下几种原因。

1) 相对性红细胞增高:由于各种原因引起的血浆容量减少造成,如大量出汗、呕吐、腹泻、烧伤等。

2）绝对性红细胞增高：生理性见于新生儿、高山居民等；病理性见于肺气肿、先天性心脏病、真性红细胞增多症。

（3）细胞形态异常：红细胞形态异常主要包括大小异常、大小不均、形态改变、细胞内结构异常等。出现这些变化在不同程度上会影响红细胞的携氧能力，或造成不同程度的贫血。

2. 红细胞比容（HCT）　又称红细胞比积（PCV），是指压积红细胞在血液中所占容积的比值。HCT 主要与血液中红细胞的数量及其大小有关。

【正常参考值】

（1）男性：（0.380~0.508）L/L，即 38.0%~50.8%。

（2）女性：（0.335~0.450）L/L，即 33.5%~45.0%。

【临床意义】

（1）HCT 值增加：各种原因引起血液浓缩，如大面积烧伤、脱水等可使红细胞相对增多而致使 HCT 值增高。临床常对脱水患者行 HCT 测定，以了解血液浓缩的程度，作为计算补液量的参考指标。

（2）HCT 值减少：见于各种贫血疾病。由于不同类型贫血的红细胞体积大小不同，HCT 值的改变与红细胞值不成比例，故需用红细胞、血红蛋白及 HCT 值计算出红细胞平均体积。

3. 红细胞平均体积（MCV）　是指单个红细胞的平均体积。根据测得的红细胞计数及 HCT 值，通过计算公式可以算出 MCV。

【正常参考值】

（1）男性：83.9~99.1 fl（$1L=10^{15}fl$）。

（2）女性：82.6~99.1 fl（$1L=10^{15}fl$）。

【临床意义】

（1）增多：见于大细胞性贫血。

（2）减少：见于单纯小细胞性贫血及小细胞低色素性贫血。

（3）正常：细胞性贫血 MCV 值正常。

4. 红细胞平均血红蛋白含量（MCH）　是指单个红细胞内所含血红蛋白的平均量。根据测得的红细胞计数及血红蛋白值，通过计算公式可以算出 MCH。

【正常参考值】

（1）男性：27.8~33.8pg（$1g=10^{12}pg$）。

（2）女性：26.9~33.3pg（$1g=10^{12}pg$）。

【临床意义】

（1）增多：见于大细胞性贫血。

（2）减少：见于单纯小细胞性贫血及小细胞低色素性贫血。

（3）正细胞性贫血 MCH 值正常。

5. 红细胞平均血红蛋白浓度（MCHC）　是指平均每升红细胞所含血红蛋白量。根据测得的血红蛋白值及 HCT 值，通过计算公式可以算出 MCHC。

【正常参考值】

（1）男性：320~355g/L。

（2）女性：322~362g/L。

【临床意义】

（1）增多：无。

（2）减少：见于小细胞低色素性贫血。

（3）正细胞性贫血、大细胞性贫血及单纯小细胞性贫血 MCHC 值均正常。

6. 白细胞　人体血液中的白细胞包括中性粒细胞、嗜酸性粒细胞、嗜碱性粒细胞、淋巴细胞和单核细胞。白细胞计数是测定血液中各种白细胞的总数，而分类计数则是计算各种类型白细胞占白细胞总数的百分比。由于各种白细胞在外周血中各有其生理功能，所以在不同病理情况下可引起不同类型白细胞数量和质量的变化。

【正常参考值】

（1）白细胞计数

1）成年男性：$(3.97 \sim 9.15) \times 10^9/L$。

2）成年女性：$(3.69 \sim 9.16) \times 10^9/L$。

3）儿童：$(8 \sim 10)10^9/L$。

（2）白细胞分类

1）中性杆状核粒细胞：$1.0\% \sim 36.0\%$。

2）中性分叶核粒细胞：$50\% \sim 70\%$。

3）嗜酸性粒细胞：$0.5\% \sim 5.0\%$。

4）嗜碱性粒细胞：$0\% \sim 1.0\%$。

5）淋巴细胞：$20\% \sim 40\%$。

6）单核细胞：$3.0\% \sim 10.0\%$。

【临床意义】

（1）中性粒细胞：是白细胞中最多的一类。生理性增多见于新生儿和妊娠晚期。病理性变化有两种。

1）增多：急性化脓性感染、急性创伤、急性大出血、急性中毒和白血病以及应用集落细胞刺激因子后等。

2）减少：某些感染（如伤寒或某些病毒感染）、再生障碍性贫血、某些理化因素的损害、自身免疫性疾病、脾功能亢进等。

（2）淋巴细胞

1）增多：某些急性传染病（如风疹、麻疹、腮腺炎、百日咳、非典型肺炎等），某些慢性感染如结核病、肾移植后、淋巴细胞性白血病等。

2）减少：主要见于放射病、应用肾上腺皮质激素等。

（3）嗜酸性粒细胞

1）增多：过敏性疾病、寄生虫病、猩红热、慢性粒细胞性白血病。

2）减少：急性传染病的早期、伤寒和副伤寒、手术后以及应用肾上腺皮质激素。

（4）嗜碱性粒细胞：增多较少见，可见于慢性粒细胞性白血病、真性红细胞增多症等。

（5）单核细胞：增多见于某些感染（结核病、伤寒、疟疾、心内膜炎）、某些血液病（单核细胞白血病、霍奇金淋巴瘤）、急性传染病的恢复期。

7. 血小板　是由巨核细胞产生，其产生受血液中血小板数的调节。血小板在循环血液中的寿命为 7~10 天，每天约有 1/10 的血小板被破坏而由新生的血小板替代。一般情况下，骨髓释放的血小板有 1/3 储存在脾脏中,2/3 在循环血液中,两部分血小板可自由交换。血液中血小板的主要功能是通过黏附、聚集和释放生物活性物质,参与止血和血栓形成。

【正常参考值】

(1) 成年男性:$(85\sim303)\times10^{12}/L$。

(2) 成年女性:$(101\sim320)\times10^{12}/L$。

(3) 儿童:$(100\sim300)\times10^{12}/L$。

【临床意义】

(1) 增多:骨髓增生性疾病、原发性血小板增多症、大出血和术后、脾切除术后(一过性)。

(2) 减少:血小板生成障碍,如急性白血病和再生障碍性贫血等;血小板破坏过度,如特发性血小板减少性紫癜、脾功能亢进、肿瘤化疗、系统性红斑狼疮等;血小板消耗过多如弥散性血管内凝血(DIC)。

(二) 尿常规检查

泌尿系统是人体的重要排泄系统。机体的代谢废物、剩余的水、电解质以及某些有毒物质大部分通过尿液排出体外。尿液检查主要用于:泌尿系统疾病的诊断和疗效观察,如炎症、结石、肿瘤等;其他系统疾病的诊断,如糖尿病、急性黄疸型肝炎等;安全用药监护,如氨基苷类、万古霉素、喹诺酮类、磺胺类等药物引起的肾脏损害。

1. 酸碱度　尿的 pH 可反映肾脏调节体液酸碱平衡的能力。正常人在普通膳食条件下尿液一般为弱酸性,pH 的变化范围是 $4.5\sim8$。尿的 pH 主要由肾小管泌 H^+、分泌可滴定酸、铵离子的形成、重碳酸盐的重吸收等因素决定。尿液的 pH 受饮食种类影响很大,蛋白类食物可使尿液呈酸性;常食水果蔬菜类食物可使尿液呈碱性。运动、饥饿、出汗等生理活动,使体内酸性代谢物增加,尿液 pH 降低。药物和多种疾病因素也影响尿液的 pH。

【正常参考值】

$4.5\sim8$

【临床意义】

(1) pH 增高:见于呼吸性碱中毒、胃酸丢失、服用重碳酸、尿路感染。

(2) pH 降低:见于呼吸性酸中毒、代谢性酸中毒。

2. 比重　尿液的比重受尿液中水分、温度、晶体和胶体性溶质的多少和性质的影响。在病理情况下,还受尿蛋白、尿糖及细胞成分的影响。如果没有水代谢失调,尿液比重变化可粗略反映肾小管的浓缩稀释功能。

【正常参考值】

$1.003\sim1.030$

【临床意义】

(1) 增高:尿少时比重增高见于高热和脱水等血浆浓缩、周围循环衰竭及肾病综合征等。尿量增多同时比重增高,常见于糖尿病。

(2) 降低:临床意义更明显,见于慢性肾炎或肾盂肾炎造成的肾小管浓缩功能障碍以及尿崩症等。

3. 尿蛋白定性定量试验　肾小球滤膜具有孔径屏障和静电屏障作用,正常人肾小球滤液中仅含一些低分子白蛋白,但是通过近端肾小管时绝大多数又被肾小管重吸收,所以尿中仅含极少量蛋白质。正常尿液中排泄的微量白蛋白成分包括白蛋白、糖蛋白、脂蛋白、β2-微球蛋白等,其中一部分来自血浆,另一部分为脱落上皮、腺体分泌物及肾小管分泌的黏蛋白。终尿中蛋白排泄量为 30～100mg/24h;随意尿中为 0～80mg/L;蛋白质定性试验呈阴性反应。

【正常参考值】

(1) 定性:阴性。

(2) 定量:<0.1g/L,或≤0.15g/24h。

【临床意义】

(1) 功能性蛋白尿:如剧烈运动、精神紧张等。

(2) 体位性(直立性的)蛋白尿:以青少年多见。

(3) 病理性蛋白尿

1) 溢出性:如本-周蛋白尿、血红蛋白尿、肌红蛋白尿。

2) 肾病:如肾小球和肾小管疾病(炎症、血管病变、中毒等)。

3) 肾后性:如肾盂、输尿管、膀胱和尿道的炎症、肿瘤、结石等。

4. 葡萄糖(CLU)　正常人尿液中可含微量葡萄糖,定性试验阴性,含量一般<2.8mmol/24h 或 0.5g/24h。当血液中葡萄糖浓度超过肾糖阈(>8.88mmol/24h 或>160mg/dl)时,尿葡萄糖定性为阳性,称为葡萄糖尿。

【正常参考值】

(1) 定性:阴性。

(2) 定量:<2.8mmol/24h(0.5g/24h)。

【临床意义】

(1) 血糖增高性尿糖:饮食性尿糖(一次大量摄取糖类食物);持续性尿糖(如糖尿病);其他原因,包括甲亢、肢端肥大症、嗜铬细胞瘤。

(2) 血糖正常性尿糖:如家族性尿糖。

5. 酮体　酮体包括丙酮、乙酰乙酸、β-羟丁酸,是体内脂肪酸氧化所产生的中间产物。正常人产生的酮体很快被利用,在血液中含量极微。当各种原因引起糖代谢发生障碍、脂肪分解增加,肝脏产生酮体的速度超过肝外组织利用的速度,血液中酮体增加,称为酮血症。过多的酮体从尿中排出,称为酮尿。因酮体中除丙酮外均为强酸,过多的酮体从尿中排出时必须消耗体内碱储,最后导致酮症酸中毒。

【正常参考值】

阴性

【临床意义】

下列情况下酮体阳性。

(1) 糖尿病酮症酸中毒。

(2) 非糖尿病酮症,如感染、饥饿、禁食过久。

(3) 中毒。

(4) 服用某些降糖药物,如苯乙双胍。

需要注意的是尿化学方法不能检测 β-羟丁酸,故糖尿病酮症酸中毒早期由于酮体主要以 β-羟丁酸为主,可能造成酮体估计不足。另外进行酮体检查的尿液试验前不可长期放置或保存,否则乙酸被氧化为丙酮而导致结果假阴性。

6. 尿胆红素(BIL)和尿胆原(UBG)　胆红素是红细胞破坏后的产物。可分为未经肝脏处理的非结合胆红素和经肝脏与葡萄糖醛酸结合形成的结合胆红素。非结合胆红素不溶于水,在血液中与蛋白质结合,不能通过肾小球滤膜。结合胆红素分子量小,在水中溶解度高,可通过肾小球滤膜由尿排出。由于正常人血液中结合胆红素含量很低,滤过量极少,因此尿中检测不出胆红素。如果血液中结合胆红素增加,通过肾小球滤膜使尿中结合胆红素增加,尿胆红素试验呈阳性反应。

尿胆原为胆红素经肠肝循环,在肠道被细菌分解成粪胆原后,又被重新吸收入血,并从尿中排出的代谢产物。由于其分子量小,生理状态下尿中少量排出,故尿液尿胆原试验呈弱阳性。

【正常参考值】

（1）尿胆红素为阴性。

（2）尿胆原为弱阳性。

【临床意义】

下列情况下阳性。

（1）溶血性黄疸:尿胆红素为阴性,尿胆原为阳性。

（2）肝细胞性黄疸:尿胆红素和尿胆原均为阳性。

（3）阻塞性黄疸:尿胆红素为阳性,尿胆原为阴性。

7. 亚硝酸盐　正常人尿中含有来自食物或蛋白质正常代谢产生的硝酸盐。当尿中有大量大肠埃希菌增殖时,可将硝酸盐还原为亚硝酸盐而被检出。

【正常参考值】

阴性

【临床意义】

阳性为大肠埃希菌属、克雷伯杆菌属、变形杆菌属和假单胞菌属引起的尿路感染。阴性不能排除,因为亚硝酸盐阳性需要三个条件,即食物中有硝酸盐、尿液标本在膀胱停留时间超过4小时、感染的细菌有硝酸盐还原酶。另外要求标本新鲜,因为污染可导致试验结果假阳性。

8. 尿检红细胞和尿血红蛋白定性(潜血试验)正常尿液中一般无红细胞,或偶见红细胞。离心后的尿沉渣镜检,每高倍视野均见到红细胞1~2个,即为异常;若每高倍视野超过3个以上,而尿外观无血色,称镜下血尿;尿内红细胞增多,外观呈红色,称肉眼血尿。

尿潜血试验测定尿液中的血红蛋白(破损的红细胞),也可对尿中完整的红细胞发生反应。潜血法与镜检法检出的尿红细胞无绝对对应关系,但二者仍有一定的相关性。与镜检结果比较,尿潜血试验存在约30%的"假阳性"。尿潜血试验的目的是以不漏掉阳性病例为原则,一般只要潜血试验阳性就必须镜检。潜血试验与镜检结果不符时,以镜检计数为准。

【正常参考值】

红细胞≤3/HP,潜血试验阴性。

【临床意义】

（1）尿红细胞增加常见于肾小球肾炎、泌尿系统结石、结核和恶性肿瘤。

（2）红细胞≥3/HP 应考虑血尿,应做尿沉渣镜检。与尿沉渣镜检相比,尿化学检测红细胞的优势在于它可检测红细胞形态遭到破坏后的血尿。

（三）粪便常规检查

正常人的粪便主要由已消化和未消化的食物残渣、胃肠道分泌物、大量的细菌、无机盐和水等组成。粪便检查的主要目的是：了解消化道有无炎症、出血、寄生虫感染、恶性肿瘤等；根据粪便的形态、组成，间接判断胃肠、肝胆系统的功能状况；检查粪便中菌群分布以及有无致病菌以协助诊断肠道传染病。

1. 颜色性状　棕黄色成形软便。

2. 镜检

（1）白细胞：正常粪便无或偶见白细胞。

（2）红细胞：正常粪便无红细胞。

（3）细菌：主要为大肠杆菌和肠球菌。

（四）粪便潜血试验（OB）

潜血是指消化道少量出血时，肉眼无法观察到红色，且因为血液被消化液分解在显微镜下不能发现红细胞的状况。目前 OB 广泛使用单克隆抗体技术，不受动物血红蛋白的影响。单克隆抗体技术测定 OB 对判断下消化道出血更灵敏有效，而对上消化道出血化学法比免疫法阳性率高。对于明显黑便或"柏油便"的标本，需改用化学法测定或将标本稀释后测定。

【正常参考值】

阴性

【临床意义】

潜血阳性见于以下三种情况。

（1）消化道溃疡，多呈间歇性。

（2）消化道肿瘤，呈持续性或间歇性。

（3）其他：任何导致消化道出血的原因或疾病，如肠结核、Crohn 病等。

（五）血清电解质检查

血液中钾、钠、氯、碳酸氢盐、钙、磷以离子形式存在，是主要的电解质，维持细胞内环境稳定和细胞内、外液之间的水电解质平衡、酸碱平衡、神经肌肉兴奋及渗透压平衡。

1. 血清钾　钾是细胞内主要阳离子，参与细胞新陈代谢，保持细胞静息电位、调节细胞内的渗透压和酸碱平衡。测定血清钾实际是测定细胞外液钾离子，间接反映细胞内钾离子的水平。

【正常参考值】

$3.5 \sim 5.2 \text{mmol/L}$。需要注意的是，如检验标本溶血会造成血钾假性升高。

【临床意义】

（1）增高：可见于肾上腺皮质功能减退症、急性或慢性肾功能衰竭、休克、组织挤压伤、重度溶血、口服或注射含钾液过多等。

（2）降低：常见于严重腹泻、呕吐、肾上腺皮质功能亢进、服用利尿剂、胰岛素的应用、钡盐与棉籽油中毒。家族性周期性麻痹在发作时血清钾下降，可低至 2.5mmol/L 左右，但在发作间歇期血清钾正常。大剂量注射青霉素钠盐时肾小管会大量失钾。

2. 血清钠　钠是细胞外（血浆）中主要阳离子了，主要功能是维持渗透压和酸碱平衡，并维持肌肉、神经正常应激性。

【正常参考值】

135~145mmol/L

【临床意义】

（1）增高：血清钠超过147mmol/L为高钠血症，可见于肾上腺皮质功能亢进、严重脱水、中枢性尿崩症等。

（2）降低：胃肠道失钠（幽门梗阻、腹泻、呕吐等）、尿钠排出增多（肾小管严重损害、肾上腺皮质功能不全、糖尿病、应用利尿剂治疗等）、皮肤失钠（大量出汗时、大面积烧伤等）。

3. 血清氯　氯是细胞外液主要阴离子，血浆中氯化物主要是氯化钠，机体通过食盐摄取氯化钠，氯主要经肾随尿液排出体外。氯化物主要功能包括调节机体酸碱平衡、渗透压及水电解质平衡。

【正常参考值】

目前广泛采用电极法，参考值为96~108mmol/L。

【临床意义】

（1）增高：高钠血症；高氯血性代谢性酸中毒；呼吸性碱中毒；过量注射生理盐水等。

（2）降低：氯化钠的异常丢失或摄入减少，如严重腹泻、呕吐，胃液、胰液或胆汁大量丢失，长期限制氯化钠的摄入，抗利尿素分泌增多的稀释性低钠、低氯血症。

4. 血清二氧化碳结合力（CO_2CP）　血清 CO_2CP 代表血浆中结合状态下 CO_2 的含量。即血清中 HCO_3^- 所含 CO^2 的量。间接反映 $NaHCO_3$ 的浓度。CO_2CP 受代谢和呼吸两方面因素的影响，在临床上排除原发呼吸因素的前提下，CO_2CP 可以表示碳酸氢盐的增减，反映代谢性酸碱失衡的情况。

【正常参考值】

22~31mmol/L

【临床意义】

（1）降低

1）代谢性酸中毒：酸性产物排泄障碍、酸性产物生成过多、碱性离子损失过多，如腹泻、肠瘘等。①CO_2CP 22~18mmol/L 时为轻度酸中毒；②18~13.47mmol/L 时，为中度酸中毒；③13.47~4.49mmol/L 为中度酸中毒；④<4.49mmol/L 为极度酸中毒。

2）呼吸性碱中毒：各种原因导致呼吸加深加快，通气换气过度，排出 CO_2 过多，使血中 CO_2、HCO_3^- 降低，继发性导致 HCO_3^- 减少。见于支气管哮喘、脑炎等。

（2）增高

1）呼吸性酸中毒：各种原因引起肺通气障碍导致 CO_2 潴留、H_2CO_3 增多，继发导致 HCO_3^- 增多。常见于肺源性心脏病、阻塞性肺气肿等。

2）代谢性酸中毒：原发性 HCO_3^- 增多见于①剧烈频繁呕吐，导致大量胃酸丢失，引起代谢性碱中毒；②排 K^+ 利尿剂导致低 K^+、低氯性碱中毒；③碳酸氢盐等碱性药物摄入过多。上述情况使体内 $NaHCO_3$ 增加，故结合状态 CO_2 增加。

5. 血清钙　血清钙分为与蛋白质结合的非扩散钙和以离子形式存在的扩散钙。血钙的功能有：降低毛细血管和细胞膜通透性、降低神经肌肉兴奋性；维持心肌传导系统兴奋性和节律性；参与肌肉收缩及神经传导；参与凝血。决定钙吸收的主要因素是维生素 D 和机体对钙的需要量；甲状旁腺激素通过转化维生素 D 活性促进钙吸收。钙主要随粪便和尿液排出体外。

【正常参考值】

2.03~2.54mmol/L(8.11~10.15mmg/dl)

【临床意义】

(1) 降低(血清钙<2.03mmol/L)

1) 摄入不足或吸收不良。

2) 需要增加,如孕妇。

3) 肾脏疾病。

4) 甲状旁腺功能低下。

(2) 增高(血清钙>2.54mmol/L)

1) 摄入过多。

2) 甲状旁腺功能亢进。

3) 维生素 D 过多症。

4) 骨病及某些肿瘤。

(六) 血清脂类检查

血脂是血浆中脂质的总称,主要包括总胆固醇、甘油三酯、磷脂、游离脂肪酸等。脂质不溶于水,血浆脂质主要以脂蛋白的形式存在并转运。主要作为营养水平及心血管事件危险度评估指标。

1. 血清总胆固醇(TC)　总胆固醇包括游离胆固醇和胆固醇脂,胆固醇脂由胆固醇与脂肪酸在肝脏合成。血液中胆固醇10%~20% 从食物摄取,其余主要由肝(70%~80%)和肾上腺等组织合成。胆固醇作为细胞膜成分维持细胞的形态和功能,是类固醇激素和维生素 D 的前体,胆固醇在肝脏中转化为胆汁酸。

【正常参考值】

<5.1mmol/L 为合适水平;5.2~6.2mmol/L 为轻度升高(边缘水平);≥6.21mmol/L 为升高。

【临床意义】

(1) 高胆固醇血症是冠心病的主要危险因素之一。病理状态下高 TC 有原发的与继发的两类。原发的如家族性高 TC 血症(低密度脂蛋白受体缺陷)、家族性 APOB 缺陷症、多源性高 TC、混合性高脂蛋白血症。继发的见于肾病综合征、甲状腺机能减退、糖尿病、妊娠等。

(2) 低胆固醇血症也有原发的与继发的,前者如家族性的无 β 或低 β 脂蛋白血症;后者如甲亢、营养不良、慢性消耗性疾病等。

2. 血清甘油三酯(TG)　甘油三酯在血液中主要存在于乳糜微粒中,直接参与胆固醇、胆固醇脂的合成,为细胞提供和储存能量。TG 是动脉粥样硬化的重要因素之一。因受饮食影响较大,故应空腹采血。

【正常参考值】

0.56~1.7mmol/L

【临床意义】

高 TG 血症有原发的与继发的两类,前者多有遗传因素,其中包括家族性高 TG 血症与家族性混合型高脂(蛋白)血症等。继发的见于糖尿病、糖原累积病、甲状腺功能不足、肾病综合征、妊娠、口服避孕药、酗酒等，但不易分辨原发或继发。高血压、脑血管病、冠心病、糖尿病、肥胖与高脂蛋白血症等往往有家族性集聚现象，其间可能有因果关系，但也可能仅仅是伴发现象；例如糖尿病患者胰岛素与糖代谢异常可继发 TG（或同时有 TC）升高，但也可能同时有糖尿病与高 TG 两种遗传因素。冠心病患者 TG 偏高的比一般人群中多见，但这种患者 LDL-C 偏高与 HDL-C 偏低也多见。一般认为单独有高 TG 不是冠心病的独立危险因素，只有伴以高 TC、高 LDL-C、低 HDL-C 等情况时才有病理意义。

3. 血清脂蛋白　血清脂蛋白由脂质和特异蛋白（载脂蛋白）结合而成。各种脂蛋白分别由蛋白质与甘油三酯、磷脂、胆固醇及胆固醇脂组成。它们所含脂类及蛋白质的量不同，其密度、颗粒大小、表面电荷、电泳行为及免疫性均有不同。电泳法将脂蛋白分为 α-脂蛋白、前 β-脂蛋白、β-脂蛋白及乳糜微粒 4 种，超速离心法按密度从低到高分别为：乳糜微粒、极低密度脂蛋白、低密度脂蛋白和高密度脂蛋白。乳糜微粒含脂肪最多，密度最低。高密度脂蛋白含蛋白质最多，密度最大。

（1）高密度脂蛋白胆固醇（HDL-C）：高密度脂蛋白是含蛋白质最多、体积最小、比重最大的脂蛋白。高密度脂蛋白将周围组织中的胆固醇逆向转移至肝脏并转化为胆汁酸而被清除，因此高密度脂蛋白有抗动脉粥样硬化的作用。常规检查中，通过检测高密度脂蛋白中胆固醇含量的方法间接反映高密度脂蛋白水平。

【正常参考值】

1）高浓度（有利因素，低风险）：>1.6mmol/L。

2）低浓度（不利因素，高风险）：<1.0mmol/L。

【临床意义】

降低具有临床意义。HDL-C 与 TC 呈负相关关系，见于冠心病、动脉粥样硬化、糖尿病、肾病综合征。

（2）低密度脂蛋白胆固醇（LDL-C）：低密度脂蛋白是胆固醇的主要携带者，低密度脂蛋白向组织及细胞运送胆固醇，直接促进动脉粥样硬化症的形成。常规检查中，通过测低密度脂蛋白中胆固醇含量的方法间接反映低密度脂蛋白水平。

【正常参考值】

1）<3.12mmol/L 为正常范围。

2）3.15～3.61mmol/L 为边缘升高。

3）>3.64mmol/L 为升高。

【临床意义】

LDL-C 增高是动脉粥样硬化发生发展的主要脂类危险因素。过去只测 TC 估计 LDL-C 水平，但 TC 水平也受 HDL-C 水平的影响，故最好采用 LDL-C 代替 TC 作为动脉粥样硬化性疾病的危险因素指标。美国国家胆固醇教育计划成人治疗专业组规定以 LDL-C 水平作高脂蛋白血症的治疗决策及其需要达到的治疗目标。

（3）载脂蛋白-A1（Apo-A1）测定：载脂蛋白 A1（Apo-A1）由肝脏和小肠合成，是 HDL 的主要载脂蛋白成分，可将组织细胞内多余的胆固醇运至肝脏处理，对防止动脉粥样硬化的发生和发展有重要意义。

【正常参考值】

1.20～1.76g/L

【临床意义】

是诊断冠心病的敏感指标之一,其血清水平与冠心病的发生呈负相关。即血清 Apo-A1 越低,冠心病发病率越高。HDL 组成中蛋白质占 50%,蛋白质中 Apo-A1 约占 65%~70%,而其他脂蛋白中 Apo-A1 极少,所以血清 Apo-A1 可以代表 HDL 水平,与 HDL-C 呈明显正相关。但 HDL 是一系列颗粒大小与组成不均一的脂蛋白,病理状态下 HDL 亚类与组成往往发生变化,则 Apo-A1 的升降不一定与 HDL-C 成比例,同时测定 Apo-A1 与 HDL-C 对病理生理状态的分析更有帮助。

(4) 载脂蛋白-B(Apo-B)测定:载脂蛋白-B 有 Apo-B100 和 Apo-B48 两种,Apo-B100 由肝脏合成,是 LDL 和 VLDL 的主要载脂蛋白;Apo-B48 在空肠合成,与乳糜微粒输送有关。临床上主要测定 Apo-B100。

【正常参考值】

0.63~1.14g/L

【临床意义】

正常情况下,每一个 LDL、IDL、VLDL 与 Lp(a)颗粒中均含有一分子 Apo-B100,因 LDL 颗粒居多,大约有 90% 的 Apo-B100 分布在 LDL 中,故血清中 Apo-B 主要代表 LDL 水平,它与 LDL-C 呈显著正相关。但当高 TG 血症时(VLDL 极高),Apo-B 也会相应地增高。在流行病学与临床研究中已确认,高 Apo-B 是冠心病危险因素,但还很少有前瞻性研究表明 Apo-B 对冠心病风险的估计价值。多数临床研究指出,Apo-B 是各项血脂指标中较好的动脉粥样硬化标志物。在冠心病高 Apo-B 血症的药物干预实验中,表明降低 Apo-B 可以减少冠心病发病及促进粥样斑块的消退。

(5) 脂蛋白(a)[Lp(a)]:脂蛋白(a)为常染色体显性遗传,其产生完全由基因决定,不受饮食摄入的影响。Lp(a)为纤溶蛋白位点,有抑制纤维蛋白水解作用。所以 Lp(a)与血栓塞疾病、心脑血管疾病密切相关。

【正常参考值】

0.01~0.30g/L

【临床意义】

Lp(a)水平主要决定于遗传,家族性高 Lp(a)与冠心病发病倾向相关。严重肝病 Lp(a)可下降,急性时相反应(如急性心肌梗死、外科手术、急性风湿性关节炎)可上升。高 Lp(a)水平作为动脉粥样硬化性疾病(心脑血管病,周围动脉硬化)的独立危险因素,因为它与高血压、吸烟、高 LDL-C(高 TC)、低 HDL-C 等因素无明显相关。但 LDL-C 较高时,高 Lp(a)的危险性就更高。在动脉粥样硬化病变形成中,高 Lp(a)与 Apo-B 起协同作用。冠状动脉搭桥手术中,高 Lp(a)易引起血管再狭窄。

(七) 血糖检查

血糖主要作用有氧化供能;构成人体结构和维持生理活性。血糖主要来源于饮食在肠道的吸收;肝糖原分解;肝内糖异生。血糖的去路为肝脏形成糖原;各组织消耗供能;参与组织结构形成或形成生理活性物质。血糖的代谢调节由胰岛素促进糖原分解和糖异生,使血糖升高。

1. 空腹血糖　血糖测定受饮食、取血部位和测定方法的影响。因进食可使血糖升高,如果不是特殊试验或特殊情况,血糖测定必须于清晨抽取空腹 12 小时后的静脉血。室温条件下放置全血标本,血糖浓度每小时可下降 5%~7%,所以如果不能立即检测,应立即分离出血清(浆),放置4℃冰箱保存。

【正常参考值】

$3.9 \sim 6.1 \text{mmol/L}(70 \sim 110 \text{mg/dl})$

【临床意义】

(1) 增高

1) 糖尿病。

2) 其他内分泌疾病,如生长激素异常增高、皮质醇增多症、甲状腺功能亢进、嗜铬细胞瘤等。

3) 应激性高血糖,如颅内压增高、心肌梗死等。

4) 药物性,如应用噻嗪类利尿药。

(2) 降低

1) 胰岛素分泌过多,如胰岛细胞瘤。

2) 对抗胰岛素的激素分泌不足,如生长激素和肾上腺皮质激素不足。

3) 严重的肝脏疾病。

4) 生理性血糖降低,如饥饿和剧烈运动后。

(3) 生理性变化

1) 餐后 $1 \sim 2$ 小时;剧烈运动、高糖饮食、情绪激动可引起血糖升高。

2) 饥饿、妊娠期、哺乳期等。

2. 口服葡萄糖耐量试验(OGGT) 葡萄糖耐量试验是检查人体血糖调节功能的一种方法。正常人在服用一定量葡萄糖后,血糖浓度暂时升高(一般不超过 8.88mmol/L),但在 2 小时内血糖浓度又恢复到空腹水平,称为耐糖现象。在服用一定量葡萄糖后,间隔一定时间测定血糖和尿糖,观察血糖水平及有无尿糖出现,称为糖耐量试验。若因内分泌失调等因素引起糖代谢失常时,食入大量糖后,血糖浓度可急剧升高或升高极不明显,短时间内不能恢复原值者即称为耐糖现象失常。临床上常对症状不明显的患者采用糖耐量试验来诊断有无糖代谢异常。

(1) 适应证

1) 无糖尿病症状,随机或空腹血糖异常者。

2) 无糖尿病症状,有一过性或持续性尿糖者。

3) 无糖尿病症状,但有明显糖尿病家族史。

4) 有糖尿病症状,但随机或空腹血糖不够诊断标准者。

5) 妊娠期、甲亢、肝病或感染时出现尿糖者。

6) 不明原因肾病或视网膜病变者。

(2) 方法

1) 实验前 3 天每日食物含糖不低于 150g ,维持正常活动。

2) 试验前病人禁食 $8 \sim 14$ 小时,不限制饮水。

3) 服糖前取血 1 次,之后在 5 分钟内饮入 250ml 含 75g 葡萄糖的糖水,以后在 30 分钟、60 分钟、120 分钟、180 分钟各取血 1 次,共 5 次。

4) 整个试验过程中不可吸烟、喝咖啡、茶和进食。

5) 采血同时留尿测定尿糖。

6）对于胃肠道手术或胃肠道功能紊乱影响糖吸收者,采用静脉葡萄糖耐量试验。

【正常参考值】

正常人葡萄糖耐量在口服葡萄糖后 0.5~1 小时血清葡萄糖水平升高达峰值,在 7.78~8.89mmol/L。2 小时后恢复至空腹时血糖值,每次尿液标本中尿糖检测阴性。

【临床意义】

（1）隐匿糖尿病者,空腹血糖正常或稍高,服糖后急剧上升,>10mmol/L,3 小时后不能降低至正常水平。尿糖阳性。

（2）甲亢、嗜铬细胞瘤、肾上腺皮质功能亢进等疾病使体内升高血糖的激素水平升高,导致糖耐量减低。尿糖阳性。

（3）肝源性低血糖患者,空腹血糖低,服糖后血糖水平超过正常水平,2 小时不能降至正常水平。尿糖阳性。

（4）胰岛 β 细胞瘤患者由于胰岛素分泌过量,导致空腹血糖降低,服糖后血糖上升不明显,2 小时仍处于较低水平,糖耐量升高。

（5）功能性低血糖患者,空腹血糖正常,服糖后血糖高峰也正常,服糖后 2~3 小时出现低血糖反应。

（八）肝功能

肝脏是人体最大的腺体,而且是很重要的代谢器官和防御器官。其主要生理功能有:①代谢功能,参与糖、脂类、蛋白质、维生素、核酸、激素、胆红素、胆酸的代谢;②排泄功能,参与对胆红素、胆酸、药物、某些阴离子染料的转运和排泄;③解毒功能,参与对药、毒物等化合物的氧化、还原、水解、结合;④凝血、纤溶系统因子的合成及清除。

肝脏功能状态的实验室检查统称为肝功能试验,进行肝功能检查的主要目的有:了解肝脏有无损伤及损及程度;黄疸的诊断与鉴别诊断;对肝功能状态进行动态比较,观察疗效估计预后;术前准备和用药监护,指导安全用药;健康普查以检出亚临床肝病等。

1. 血清总胆红素（STB）和结合胆红素（CBSTB）　血液循环中胆红素主要来源于红细胞的破坏,小部分来自含血红素的蛋白（肌红蛋白、细胞色素）。经肝细胞加工后的胆红素,是胆红素与葡萄糖醛酸结合形成的酯化形式,被称为结合胆红素,溶于水,可从肾脏排出。红细胞破坏后形成的胆红素称为非结合胆红素,在血液循环中主要与白蛋白结合,不能直接溶于水,不能从肾脏排出,所以出现在尿液中的胆红素是结合胆红素。总胆红素测定的是血液中各种胆红素的总和。

【正常参考值】

（1）血清总胆红素 3.4~17.1μmol/L（0.2~1.1mg/dl）。

（2）血清结合胆红素 0~3.4μmol/L（0~0.2mg/dl）。

【临床意义】

（1）血清总胆红素增高:肝细胞损害;肝内和肝外胆道阻塞;溶血病;新生儿溶血性黄疸等。

（2）血清结合胆红素增高:肝内和肝外胆道阻塞;肝细胞损害（特别是疾病后期）等。

2. 血清氨基转移酶　氨基转移酶是一类催化氨基酸与 α-酮酸之间氨基转移反应的酶类。用于肝功能检查的氨基转移酶主要是丙氨酸基转移酶（ALT）和天门冬氨酸氨基转移酶（AST）。在肝细胞中,ALT 主要存在于胞质中,AST 存在于线粒体（80%）和胞质中。ALT、

AST 均为非特异性细胞内功能酶,正常时血清含量很低,当肝细胞受损时,肝细胞膜通透性增加,胞质内 ALT、AST 释放入血,使血清 ALT、AST 活性增加。

【正常参考值】

（1）ALT:5~25 卡门单位（比色法）,5~40U/L（连续监测法）。

（2）AST:8~28 卡门单位（比色法）,8~40U/L（连续监测法）。

【临床意义】

ALT 和 AST 增高具有临床意义,见于以下病损。

（1）肝胆疾病:急、慢性病毒性肝炎、肝硬化活动期、肝癌、脂肪肝、胆囊炎和胆管炎。

（2）心肌损伤:急性心肌梗死和心肌炎。

（3）骨骼肌损伤:多发性肌炎。

（4）药物及中毒性肝脏损害:药物性肝炎和酒精性肝炎（后者 AST 升高明显）。

3. 血清碱性磷酸酶（ALP）　ALP 主要分布在肝脏、骨骼、肾、小肠及胎盘,血中 ALP 主要来自肝脏和成骨细胞。肝脏中 ALP 主要分布于肝细胞血窦侧及毛细胆管微绒毛上。ALP 常作为肝脏疾病的检查指标之一。胆道疾病时,ALP 也升高。

【正常参考值】

连续监测法:①成人:40~150U/L;②儿童:<500U/L。

【临床意义】

（1）病理性升高

1）肝胆疾病:主要为肝内、外胆管阻塞性疾病。

2）骨骼疾病。

（2）生理性升高:见于生长期儿童和妊娠中晚期。

4. γ-谷氨酰转移酶（γ-GT）　γ-GT 主要分布于细胞膜和微粒体上,参与谷氨酸代谢。γ-GT 在体内分布较广,按活性强度划分顺序为:肾脏、前列腺、胰腺、肝脏等。但在肾脏疾病时,血液中酶活性增高不明显。血液中 γ-GT 主要来自肝胆系统。γ-GT 在肝脏广泛分布于毛细胆管一侧和整个胆管系统,当合成多或胆汁排出受阻时,血清中 γ-GT 升高。

【正常参考值】

连续监测法（37℃）:男性:11~50U/L;女性:7~32U/L。

【临床意义】

增高具有临床意义,见于以下病损。

（1）胆道阻塞性疾病,肝内、外胆道阻塞性疾病,如原发性胆汁性肝硬化。

（2）急、慢性病毒性肝炎、肝硬化。

（3）药物及中毒性肝脏损害:药物性肝炎和酒精性肝炎。

5. 血清总蛋白、白蛋白（A）、球蛋白（G）及 A/G 比值　肝脏是蛋白质代谢的主要器官,除 γ 球蛋白主要来自浆细胞外,其他蛋白质及凝血因子主要由肝脏产生,测定白蛋白总量及各种蛋白质的含量或比例,可以了解肝脏在蛋白质代谢方面的功能。

【正常参考值】

血清总蛋白 60~78g/L

白蛋白 34~48g/L

球蛋白 20~30g/L

A/G 比值为(1.5~2.5)：1

【临床意义】

（1）血清总蛋白和白蛋白升高：血清水分减少，总蛋白和白蛋白浓度升高。

（2）血清总蛋白和白蛋白减低

1）肝细胞损害，合成减少。

2）营养不良。

3）丢失过多，如肾病综合征。

4）消耗增加，如重症结核、甲亢及晚期肿瘤等。

（3）血清总蛋白和球蛋白升高：主要为 M 蛋白血症。

（4）血清球蛋白减低

1）生理性，如小于 3 岁的幼儿。

2）免疫功能抵制。

3）先天性的低 γ 球蛋白血症。

（九）肾功能

肾脏是排泄水份、代谢产物、毒物、药物，保留人体所需物质，维持体内水、电解质和酸碱平衡的重要器官。此外肾脏还有内分泌功能，如合成分泌肾素、促红细胞生成素。肾功能检查主要目的是了解肾脏功能有无损害及其程度、损害部位、动态观察病情、制订治疗方案及判断预后。

1. 血清尿素氮（BUN）测定　血清尿素氮是血中非蛋白质的主要成分（50%），尿素是蛋白质代谢的最终产物，在肝脏合成。溶于血中的尿素通过血液循环运至肾脏，90%经肾小球滤过随尿排出，少量由肠道和皮肤排出。当肾实质损害时，肾小球滤过率降低，导致血液中尿素浓度升高。因此，血中尿素氮可作为反映肾小球滤过功能的重要指标。

【正常参考值】

2.9~8.2mmol/L(0.8~23mg/dl)

【临床意义】

特异性不如血清肌酐，升高具有临床意义。

（1）肾前性

1）蛋白质代谢增加，大量高蛋白饮食、饥饿、发热等。

2）肾血流量下降，如脱水、休克和心衰等。

（2）肾性：如急、慢性肾衰。

（3）肾后性：肾脏以下的尿路阻塞性疾病。

2. 血清肌酐（Cr）测定　血中肌酐有外源性和内源性两类，人体如果未进行剧烈运动，每天内源性肌酐的生成相当恒定。血中肌酐除少量由肾小管排出外，主要由肾小球滤过至原尿，肾小管不再重吸收。在严格控制外源性肌酐的情况下，血中肌酐浓度取决于肾小球的滤过能力，所以测定血中肌酐浓度或反映肾小球的滤过功能。

【正常参考值】

血清：男：61.9~114.9μmol/24h；女：44.2~97.2μmol/24h。

【临床意义】

肌酐经肾小球滤过后不被肾小管重吸收，通过肾小管排泄。在肾脏疾病初期，血清肌酐值通常不升高,直至肾脏实质性损害,血清肌酐值才增高。在正常肾血流条件下,肌酐值如升高至 $178\sim353\mu$mol/L 时,提示为中度至严重的肾损害。所以,肌酐测定对晚期肾脏疾病临床意义较大。

3. 内生肌酐清除率(Ccr)测定 单位时间肾脏把若干毫升血浆中的内生肌酐全部清除出去,称内生肌酐清除率。肌酐经肾小球滤过后,肾小管不再重吸收,故在严格控制饮食和不增加肌肉活动的情况下,内生肌酐清除率大致等于肾小球滤过率。

【方法】

实验前应禁肉食 3 天,避免剧烈运动。第 4 天早晨 8 时排尽尿后收集 8 时起至第 5 天早晨 8 时共 24 小时的尿液,准确读取尿量。在第 4 天任何时间取静脉血,与 24 小时尿同时送检。测定血、尿肌酐浓度,结合尿量,计算内生肌酐清除率。

(1) 24 小时 Ccr = 尿肌酐浓度(μmol/)L×24 小时尿量(L)/血肌酐浓度(μmol/L)。

(2) 每分钟 Ccr = 尿肌酐浓度(μmol/)L×每分钟尿量(ml)/血肌酐浓度(μmol/L)。

【正常参考值】

健康成年人肌酐清除值:①男:(105±20)ml/min;②女:(95±20)ml/min。

【临床意义】

(1) 在健康状况良好时,内生肌酐排泄方式和菊糖相似,基本上完全由肾小球滤出,肾小管既不再吸收,也不排出。因此内生肌酐清除率可近似代表肾小球滤过率(GFR)。

(2) GFR 升高:高心输出量、妊娠、烫伤、一氧化碳中毒、高蛋白食物、分解代谢过度、贫血等。

(3) GFR 降低:休克、出血、脱水、充血性心力衰竭、肾病综合征、肾盂肾炎、肾后尿路梗阻等内在肾病。另外,疟疾、多发性骨髓瘤、肾上腺皮质功能减退、肝衰竭、惊厥、子痫前期等亦使 GFR 降低。

(3) 肌酐清除率随着年龄的增长而下降。

4. 血清尿酸(UA)测定 尿酸是体内嘌呤代谢最终产物。肾小球滤出的尿酸 98% ~ 100% 在近端小管重吸收。正常情况下尿酸清除率极低。肾脏病早期血中尿酸浓度首先升高,有助于肾功能损害的早期诊断。

【正常参考值】

血清(血浆):男性:$208\sim428\mu$mol/L;女性:$155\sim357\mu$mol/L。

【临床意义】

升高具有临床意义。

(1) 原发性痛风。

(2) 核酸代谢增加,如白血病、骨髓瘤等。

(3) 肾功能损害性疾病,急慢性肾炎时血清尿酸浓度升高早于 BUN、Gr。

(4) 中毒(如氯仿、四氯化碳、铅)和子痫。

(5) 饮食因素:食用动物肝、肾、胰、贝类。

(十) 心肌酶谱

急性心肌梗死后梗死部位心肌细胞内的化学物质可释放到外周血液循环中,通过这些化学物质的测定可对急性心肌梗死的诊断、治疗、预后判断等提供帮助。尤其对于急性心肌梗死早期或临床症状不典型、心电图未出现明显改变的心梗患者能做出及时诊断。同时可指导、监测溶栓治疗,降低急性心肌梗死的死亡率。20世纪60年代兴起的心肌酶谱检查曾对心肌梗死的诊断治疗有很大帮助,但是由于特异性差、出现时间晚、测定方法误差等缺陷,正逐渐被其他项目取代。目前,实验室诊断、监测心肌梗死的指标主要有肌酸激酶及其同工酶、肌红蛋白、心肌肌钙蛋白等。

1. 肌酸激酶(CK)及其同工酶检查　在人体3种肌肉(骨骼肌、心肌、平滑肌)中都含有大量CK。该酶存在于细胞质中,催化肌肉中肌酸与ATP之间高能磷酸转换生成磷酸肌酸和ADP的可逆反应,为肌内收缩提供能量。CK的酶蛋白部分由M和B两种亚基组成,不同亚基的组合将CK分为3种同工酶。骨骼肌几乎只含有CKMM,胎儿肌肉及富含平滑肌的器官中CKBB含量较高,脑中CKBB含量也明显高于其他组织。心肌是唯一含CKMB较高的器官。

(1) 血清肌酸激酶测定:正常人血清CK含量较低,当肌肉或心肌受限损,血中CK含量明显升高。

【正常参考值】

男:38～174U/L;女:26～140U/L。

【临床意义】

1) 急性心肌梗死(AMI)后2～4小时CK活性就开始升高,可高达正常上限的10～12倍。CK对诊断心肌梗死较血清门冬氨酸氨基转移酶(AST)、血清乳酸脱氢酶(LDH)的特异性高,但此酶增高持续时间短,2～4天就恢复正常。病毒性心肌炎时也明显升高,对诊断及预后有参考价值。各种类型的进行性肌萎缩时,血清CK活性增高。神经因素引起的肌萎缩如脊髓灰白质炎时,CK活性正常。皮肌炎时CK活性可轻度或中度增高。

2) CK活力增高还应注意到一些非疾病因素如剧烈运动、各种插管及手术、肌肉注射冬眠灵和抗生素等。脑血管意外、脑膜炎、甲状腺功能低下等患者CK也可增高。

(2) CK同工酶测定:分析CK的不同类型同工酶,对CK升高有鉴别诊断价值。骨骼肌中99%同工酶为CKMM,只有少量CKMB;胎儿肌肉及富含平滑肌的器官中CKBB含量较高;脑组织中CKBB含量也明显高于其他组织;心肌中CKMM占55%,CKMB约占45%,所以心肌是唯一含CKMB较高的器官。CK、CKMB检测对于诊断AMI贡献巨大,是目前世界上应用最广泛的心肌损伤诊断指标。值得注意的是,由于测定CKMB活性的实验方法存在局限性,会有约20%的假性升高,所以一定要结合CK的测定结果以及临床症状作出诊断。

【正常参考值】

1) CKMM活性:97%～100%。

2) CKMB活性:<3%。

3) CKBB活性:极少或0。

【临床意义】

1) CKMB主要来源心肌,对AMI诊断有高度特异常性和敏感性,发病后3~6小时开始升高,活性可达12%~38%,是目前诊断AMI的高度特异性指标。

2) CKMM活性升高,是骨骼肌损伤的特异指标。

3) CKBB升高见于缺氧性神经系统疾病,还可见于肺、肠、胆囊、前列腺等部位肿瘤。

2. 心肌损伤蛋白标志物检查　一般认为,急性心肌梗死症状出现后2~3小时内血液循环中就有明显升高的化学物质,称为早期标志物,其后具有一定心肌特异性的确诊标志物及其他标志物相继升高。决定一种化学物质能否适用于急性冠状动脉综合征的诊断、治疗及预后判断,取决于该物质的分子大小、在细胞内的分布、释放情况、在血液循环中的半衰期以及心肌特异性等。根据患者发病后在血液中升高的早晚以及心肌特异性,被认为是早期标志物的有:肌红蛋白(Mb)、肌酸激酶 MB 质量[CKMB(mass)]等。确诊标志物有:心肌肌钙蛋白 T(cTnT)、心肌肌钙蛋白 I(cTnI)。

肌红蛋白(myoglobin,Mb)是一种由多肽和含铁血红素组成的亚铁血红素氧结合蛋白,广泛在于骨骼肌、心肌和平滑肌中。Mb 分子量为 17.8kD,在心肌及平滑肌、骨骼肌蛋白组成中各占 2%,而且在骨骼肌和心肌中的免疫学性质相同。因为它的分子量相对较小,比 CKMB 和乳酸脱氢酶(LDH)的分子量都小,且存在于细胞质内,因而在肌肉损伤后快速释放入血,大部分呈游离状态,小部分与血清蛋白质结合。

【正常参考值】

<70μg/L

【临床意义】

(1) Mb 相对分子质量小,很快从损伤细胞释放出来进入血液中。AMI 发病后 1~3 小时血中浓度迅速上升,6~7 小时达峰值。12 小时内几乎所有 AMI 患者 Mb 都升高,因此可作为 AMI 早期诊断的标志物。

(2) Mb 半衰期短(15 分钟),胸痛发作后 6~12 小时 Mb 不升高可排除 AMI。

(3) Mb 在 AMI 发病后 18~30 小时几乎完全从肾脏排出而恢复正常水平,故 Mb 测定有助于在 AMI 病程中观察有无再梗死或者梗死再扩展。

(4) 在溶栓治疗过程中 Mb 是判断有无再通的敏感指标。

(5) 肌肉损伤时 Mb 也可升高。

3. 心肌肌钙蛋白(cardiac troponin)测定 心肌肌钙蛋白是由三种不同基因的亚基组成:心肌肌钙蛋白 T(cTnT)、心肌肌钙蛋白 I(cTnI)、肌钙蛋白 C(TnC)。目前用于急性心肌缺血实验室诊断的是 cTnT、cTnI。心肌肌钙蛋白具有高度心肌特异性,与骨骼肌肌钙蛋白无抗原交叉反应。由于分子量小,发病后游离的心肌肌钙蛋白迅速进入血液,有利于 AMI 的早期诊断。而且在血中能够保持较长时间的高浓度,有利于就诊较晚患者的诊断。

【正常参考值】

95%者单侧上限为 0.8μg/L。

【临床意义】

(1) AMI 患者 4~8 小时升高,12~14 小时达到峰值,升高持续时间可达 6~10 天。诊断特异性优于 Mb 和 CKMB。

(2) 对微小心肌损伤有重要临床价值。

(3) 在溶栓治疗过程中是判断有无再通的较敏感指标。

(4) 用于慢性肾衰血透患者心血管事件的预测。心肌肌钙蛋白升高提示患者预后不良。

4. CKMB 质量[CKMB(mass)]测定 20 世纪 90 年代初,CKMB(mass)测定方法建立,只测定酶蛋白的质量,而不管其是否有活性。这样 CKMB(mass)测定避免了 CKMB 活性测定方法的弊端,使检测结果更敏感、更特异,确定了这一指标在诊断 AMI 中的重要地位。

【正常参考值】

CKMB(mass):1.0~4.9ng/ml(免疫双浊法),>5.0ng/ml 有意义。

【临床意义】

同 CKMB 活性测定。

(十一) 乙肝病毒标志物

乙肝病毒为嗜肝 DNA 病毒,是引起乙型肝炎的病原体,目前发现存在至少 7 种嗜肝 DNA 病毒。感染人类完整的乙肝病毒称为 Dane 颗粒,为直径 42nm 的双层壳病毒颗粒。外衣壳含有 HBsAg、前 S1 及前 S2 蛋白。HBsAg 镶嵌在乙肝病毒的外衣壳上,是乙肝病毒的表面抗原,是决定乙肝病毒吸附在易感细胞受体的成分。外衣壳内是一个 20 面体对称的核心结构,直径为 27nm,核心的表面为病毒的内衣壳,由病毒的 C 基因表达,具有抗原性,为乙肝病毒的核心抗原(HBcAg),HBcAg 仅存在于感染的肝细胞内,当它进入细胞质时即被 HBsAg 所覆盖,参与形成完整的 Dane 颗粒。

HBcAg 与前 C 蛋白共同构成 P25c 蛋白,P25c 蛋白经蛋白酶切去前 C 蛋白的一部分及 HBcAg 羧基端的一部分,形成 HBeAg。HBeAg 可被分泌进入血液,易在血液循环中检测到。近年来发现当 C 蛋白发生变异时不能形成 P25c 蛋白,使血液中 HBeAg 阴性,而此时仍能形成 HBeAg 组装成完整的乙肝病毒。故 HBeAg 阴性并不一定代表乙肝病毒停止复制。HBeAg 具有抗原性,可刺激机体产生相应的抗体(HBeAb)。乙肝病毒核心内部含有双股环形 DNA 和 DNA 聚合酶,DNA 聚合酶能以 RNA 和 DNA 为模板合成 DNA,所以乙肝病毒也是一种反转录病毒。

乙肝病毒的传染源为乙肝患者或无症状的 HBsAg 携带者。传播方式主要为血源传染,其次为密切接触、性传播及母婴垂直传染。乙型肝炎病毒标志物的检测常用 ELISA 方法,结果用 P/N 值的高低表示阳性或阴性。

1. HBsAg 及抗-HBs 检测

【正常参考值】

HBsAg:阴性(P/N=2.1);抗-HBs:阴性(P/N=2.1)。

【临床意义】

(1) HBsAg 具有抗原性,不具有传染性,是感染乙肝病毒的标志,其多少与乙肝病毒的生成量相平行。如肝功能正常仅 HBsAg 阳性可能是乙肝病毒携带者或乙型肝炎已恢复正常而 HBsAg 尚未转阴。HBsAg 可存在于肝脏、血液以及各分泌物中。HBsAg 由 226 个氨基酸组成,可刺激机体产生保护性抗体。抗-HBs 一般在急性感染后 3~6 个月才出现,持续时间较长,可阻止乙肝病毒穿过细胞膜进入新的肝细胞。抗-HBs 阳性对患者而言是乙型肝炎临床试验痊愈的标志,对疫苗免疫而言,是免疫接种成功的标志,一般超过 10U 即有保护作用。

(2) 临床上部分患者血液中 HBsAg 与抗-HBs 同时存在,这是由于 HBsAg 发生变异,抗-HBs 不能完全中和 HBsAg 所致。

2. HBeAg 及抗-HBe

【正常参考值】

HBeAg:阴性(P/N=2.1);抗-HBe:阴性(P/N=2.1)。

【临床意义】

HBeAg 是由 P25 蛋白酶切后产生的,因此 HBeAg 阳性常表示 HBcAg 也阳性,表示有乙肝病毒在复制,与乙肝病毒的复制量成正比。

HBeAg 阳性表示以下意义。

(1) 有乙肝病毒复制,具有传染性。

(2) 在乙型肝炎加重时,血液中 HBeAg 升高,故 HBeAg 可作为评估乙型肝炎病情的一项指标。近年发现,如果前-C 基因发生变异,HBeAg 可消失而乙肝病毒持续复制,传染性也不减弱,故 HBeAg 转阴的临床意义还要参考其他资料进行综合判断。

(3) 抗-HBe 见于 HBeAg 转阴的患者,它代表乙肝病毒大部分已被清除或抑制,病毒的生成量减少,是传染性降低的一种表现。抗-HBe 不是一种保护性抗体,它不能抑制乙肝病毒的复制。

3. 抗-HBc 检测

【正常参考值】

抗-HBc:阴性(P/N=2.1)。

【临床意义】

(1) HBcAg 存在于颗粒核心和受感染的肝细胞中,在肝细胞核中复制后释放到肝细胞质中。HBsAg 在肝细胞质中形成,能把进入肝细胞质中的 HBcAg 包裹后装配成完整的乙肝病毒释放入血。所以一般情况下,血液中检测不到游离的 HBcAg。

抗-HBc 不是中和抗体,而是反映肝细胞受到乙肝病毒侵害的一项指标,抗-HBc 分 IgM 和 IgG 两型。抗-HBcIgM 是乙肝病毒感染后血液中出现最早的特异性抗体,效价较高但持续时间短,预后 6~18 个月可消失,是反映乙肝病毒感染急性期的重要指标。对于 HBsAg 已经消失而抗-HBs 未出现的患者,抗-HBcIgM 阳性可以弥补乙型肝炎早期诊断指标的不足。慢性乙型肝炎或病毒携带者,只要体内有乙肝病毒复制,血液抗-HBcIgM 常阳性。抗-HBcIgM 转阴提示乙型肝炎逐渐恢复。抗-HBcIgM 在感染乙肝病毒后一个月左右开始升高,能反映抗-HBc 总体的情况。其效价升高,表明有乙肝病毒复制;抗-HBcIgM 阳性,但是效价偏低,表明是乙肝病毒既往感染。它可在体内长期存在,对流行病学调查有重要意义。

(2) HBsAg、HBeAg、抗-HBc 阳性常被称为“大三阳”,提示乙肝病毒正大量复制,有较强的传染性;HBsAg、抗-HBe、抗-HBc 阳性被称为“小三阳”,提示乙肝病毒复制减少,传染性正逐渐降低。

4. 前 S 抗原(PreS1,PreS2)检测

【正常参考值】

阴性(P/N=2.1)

【临床意义】

前 S 抗原分为前 S1 抗原(PreS1)和前 S2 抗原(PreS2)。PreS1 为乙肝病毒结合肝细胞部位,可提高 HBsAg 的免疫效率,尤其在接种疫苗时,可提高 2%~4% 的免疫保护率。PreS1、PreS2 阳性可提高乙肝病毒检测的临床诊断准确率,一般认为 HBsAg 阴性而前 S 抗原阳性也可确定体内有乙肝病毒感染(附录表 1)。

附录表1　"二对半"乙肝病毒标志物检测的临床意义表

HBsAg	抗-HBs	HBeAg	抗 HBe	抗-HBc	
−	−	−	−	−	过去和现在均未感染 HBV
−	−	−	−	+	曾感染 HBV,急性感染恢复期
−	−	−	+	+	过去和现在均已感染过 HBV
−	+	−	−	−	预防注射疫苗;或 HBV 感染已康复
−	+	−	+	+	既往感染;急性 HBV 感染恢复期
−	+	−	−	+	既往感染;急性 HBV 感染已恢复
+	−	−	−	+	急性 HBV 感染;慢性 HBsAg 携带者
+	−	−	+	+	急性 HBV 感染趋向恢复;慢性 HBsAg 携带者,传染性弱,长期持续易癌变
+	−	+	−	+	急性或慢性乙肝,传染性极强
+	−	−	−	−	急性 HBV 感染早期,HBsAg 携带者
+	−	+	−	−	急性 HBV 感染早期,传染性强
−	−	+	+	+	急性感染中期
−	−	−	+	+	急性感染趋向恢复;慢性携带者
+	−	−	+	−	急性感染趋向恢复
−	−	−	+	−	急性感染趋向恢复
−	+	−	+	−	HBV 感染已恢复
+	−	−	+	−	急性感染趋向恢复

5. 乙肝病毒 DNA 检测　由于分子生物学方法的不断进步,乙肝病毒 DNA 检测已成为临床有价值的常规项目。目前常用荧光实时定量 PCR 方法。

【正常参考值】

阴性

【临床意义】

乙肝病毒 DNA 检测阳性是病毒存在的直接证据。其定量检测对于临床药物治疗及预后评估具有非常重要的价值。动态检测患者血液循环中乙肝病毒 DNA。当患者经抗病毒药物治疗后,乙肝病毒 DNA 含量持续下降,然后维持在低水平,或低至方法能检出的含量(测定下限)以下,则说明治疗有效。

（十二）胰腺功能检查

胰腺是消化系统重要腺体,具有内分泌和外分泌功能,能够分泌多种激素和酶类,如胰岛素、淀粉酶、蛋白酶等。正常时胰腺分泌的酶类几乎全部进入十二指肠,少部分进入血液。如果胰腺部位有炎症水肿或分泌管道阻塞,可导致胰腺外分泌酶进入血液,使血液中这些酶活性升高。因此检查血液中酶活性的高低有助于胰腺疾病的诊断。

1. 淀粉酶(amylase,AMY)测定　AMY 测定是胰腺疾病常用的实验室诊断方法,胰腺疾病尤其是急性胰腺炎或胰腺外分泌功能障碍时,可引起血、尿淀粉酶活性升高或降低。

【正常参考值】

（1）血清 AMY<800~1800U/L。

（2）尿 AMY(随意尿)<1000~12 000U/L。

【临床意义】

（1）AMY 升高

1）急性胰腺炎;发病后 6~12 小时血清 AMY 开始升高,12~24 小时达峰值,2~5 天恢复正常。尿 AMY 在发病后 12~72 小时开始升高,下降比血清 AMY 要慢。

2）胰腺癌:胰腺癌早期 AMY 活性升高。

3）腮腺炎。

4）急腹症:消化性溃疡穿孔、上腹部手术、肠梗阻等。

5）巨淀粉酶血症。

（2）血清、尿淀粉酶降低

1）慢性胰腺炎。

2）胰腺癌。

3）肾功能严重损害,排出障碍。

2.脂肪酶测定　血清中脂肪酶主要来源于胰腺,胃、小肠黏膜、肺也可少量产生。脂肪酶可被肾小球滤过,并被肾小管全部吸收,所以尿中检测不到脂肪酶活性。因为脂肪酶主要来源于胰腺,所以灵敏度与特异性大于 AMY。

【正常参考值】

13~63U/L

【临床意义】

（1）急性胰腺炎:发病后 4~8 小时活性升高,24 小时达峰值,持续 10~15 天。

（2）慢性胰腺炎脂肪酶轻度升高。

（3）胰腺癌或结石引起胰导管梗阻,脂肪酶活性升高。

（十三）浆膜腔积液检查

人体的胸腔、腹腔和心包统称为浆膜腔。正常生理情况下,腔内有小量液体起润滑作用,一般情况下采集不到浆膜腔液体。在病理情况下,浆膜腔内液体的产生和吸收平衡受到破坏,生成过多的液体并积于浆膜腔内,称为浆膜腔积液。这些液体因产生部位不同而分为胸腔积液或胸水、腹腔积液或腹水、心包积液等。由于病因不同,浆膜腔积液又为漏出液和渗出液两类,前者多为非炎症性的,后者多为炎症性的。

1.分类和发生机制　根据浆膜腔积液的形成原因及性质不同,可分为漏出液和渗出液两类(附录表 2)。

（1）漏出液:漏出液属于非炎症性,与压力因素密切相关。形成的主要原因有三点。

1）血浆胶体渗透压减低,如肝硬化、肾病综合征、重度营养不良等。

2）毛细血管内压力增高,如慢性心功能不全、静脉栓塞等。

3）淋巴管阻塞,常见于肿瘤压迫或丝虫病引起的淋巴回流受阻。

（2）渗出液:渗出液是因为血管内皮通透性增加,使蛋白质甚至细胞细菌渗出而形成的积液,多为炎性积液。形成的原因有五点。

1）感染:如胸膜炎、心包炎等。

2）肿瘤:因肿瘤细胞产生血管活性物质及浸润性阻塞等,常引起渗出性积液,如支气管肺癌、淋巴瘤、转移性肿瘤、间皮细胞瘤等。

3）寄生虫病。

4）非感染性疾病:如风湿病、系统性红斑狼疮、结缔组织病等。

5）其他:如胰腺炎、食管穿孔、尿毒症、肺栓塞等。

附录表 2　渗出液与漏出液的鉴别表

	渗出液	漏出液
原因	炎症、肿瘤、物理化学刺激	非炎症所致
外观	可为黄色、脓性、血性、乳糜性	淡黄、浆液性
透明度	多混浊	透明或微混浊
比重	>1.018	<1.018
凝固	能自凝	不自凝
黏蛋白定性	阳性	阴性
蛋白质定量	30g/L 以上	25g/L 以上
葡萄糖定量	常低于血糖水平	与血糖相近
细胞计数	常>500×10^6/L	常<100×10^6/L
细胞分类	可以中性粒细胞或淋巴细胞为主	以淋巴、间皮细胞为主
细菌检查	可找到致病细菌	阴性
细胞学检查	可找到肿瘤细胞	阴性

2. 标本采集　一般以无菌操作对积液部位进行穿刺收集,标本留取后立即送检。

3. 一般性状检查

(1)颜色:漏出液多为淡黄色;渗出液为深色。但由于病因不同,渗出液也可呈其他颜色。

1）渗出液呈红色(血性),多于恶性肿瘤、结核病急性期、风湿性疾病及出血性疾病,也可见于外伤或内脏损伤;

2）黄色浓稠者见于化脓性细菌感染;

3）绿色常见于铜绿假单胞菌感染;

4）乳白色渗出液主要见于淋巴管阻塞等。

(2)透明度:漏出液多为透明;渗出液因含多量细胞、细菌成分而呈不同程度的混浊、云雾状,放置后可见蛛网状物。

(3)比重:漏出液比重多在 1.018 以下;渗出液因含较多的蛋白及细胞成分,比重常高于 1.018。

(4)凝固性:漏出液一般不凝固;渗出液中含较多纤维蛋白原及组织破碎产物,易于凝固。若内含大量纤溶酶,则不凝固。

4. 化学检查

（1）黏蛋白定性试验：浆膜上皮细胞受炎症刺激后，产生大量浆膜黏蛋白，是一种酸性蛋白质，因而可在稀醋酸溶液中析出，产生白色沉淀。漏出液黏蛋白量少，反应多为阴性；漏出液中含有大量黏蛋白而呈阳性。

（2）蛋白质定性试验：测定浆膜腔积液中的蛋白量，常用双缩脲法或染料结合法等。漏出液蛋白质含量多在 25g/L 以下；渗出液蛋白质含量在 30g/L 以上。如蛋白质含量在 25～30g/L 之间，可采用电泳方法进一步鉴别。漏出液电泳可见 α2 和 γ 球蛋白等大分子蛋白质的比例低于血浆，而白蛋白相对较高；渗出液蛋白电泳结果显示，大分子蛋白质显著高于漏出液。

（3）葡萄糖测定：漏出液葡萄糖含量与血浆相似；渗出液中葡萄糖因被细菌或细胞分解而减少，化脓性胸膜炎明显减少，常低于 1.11mmol/L；结核性渗出液、癌性积液、类风湿性浆膜腔积液也可减少。

（4）乳酸测定：浆膜腔积液中乳酸含量稍高于血浆。在感染性疾病时，由于细菌分解葡萄糖产生乳酸而使积液中乳酸含量增加，有助于感染性和非感染性积液的鉴别。当乳酸高于 10mmol/L 时，高度提示为细菌感染。活动风湿、心力衰竭及恶性肿瘤引起的积液中乳酸含量轻度升高。严重感染时，积液中蛋白质含量显著升高，乳酸水平升高并伴有葡萄糖浓度下降。

（5）酶活性测定

1）乳酸脱氢酶（LDH）：LDH 广泛存在于人体各组织，当炎症、组织损伤时，LDH 可以从组织中逸出。测定 LDH 有助于渗出液与漏出液的鉴别。渗出液中 LDH 常大于 200U/L，活性高，表明炎症严重。各种渗出液中 LDH 的活性升高依次为化脓性积液、癌性积液和结核性积液。

2）淀粉酶（AMY）：急性胰腺炎引起的腹腔积液 AMY 活性明显升高；食管破裂时胸腔积液、恶性肿瘤所致积液中的 AMY 也可升高。

3）溶菌酶（lzsoyzme，LZM）：溶菌酶主要存在于单核细胞、巨噬细胞、中性粒细胞及类上皮细胞的溶酶体中。正常胸、腹腔积液中 LZM 含量为 0～5mg/L 炎症时，由于上述细胞释放 LZM 而使浆膜腔液中的 LZM 含量增加；化脓性积液、结核性积液中 LZM 含量明显增加。

4）腺苷脱氨酶（ADA）：ADA 在红细胞和 T 淋巴细胞中含量最丰富。浆膜腔积液中 ADA 的升高，对结核性积液的诊断及疗效具有重要价值，当 ADA 活性大于 40U/L 时应考虑为结核性。结核药物治疗有效时，ADA 活性随之下降。

5. 显微镜检查

（1）细胞计数

1）一般漏出液中细胞数量较少，常低于 $100×10^6/L$；

2）渗出液细胞数量较多，常高于 $500×10^6/L$。

（2）细胞分类：漏出液中主要为间皮质细胞和淋巴细胞；在渗出液中，如果以中性粒细胞为主，多见于急性化脓性炎症或结核病感染早期；以淋巴细胞为主多见于慢性感染，如结核、梅毒等；嗜酸性粒细胞增多，见于过敏性疾病或寄生虫病；红细胞为主多见于恶性肿瘤和结核；浆膜受刺激或损伤时，间皮质细胞增多；狼疮性浆膜炎时，偶见狼疮细胞；如积液中检出肿瘤细胞，则是诊断原发性或转移性肿瘤的重要依据。

6. 细菌学检查　用离心沉淀法查找病原体,必要时可进行细菌培养鉴定以明确诊断(见附录表2)。

(十四) 脑脊液检查(cerebrospinal fluid,CSF)

由脑室系统内脉络丛等产生。正常为一种无色透明液体,循环和流动于脑室及蛛网膜下腔,包绕于脑和脊髓四周。健康成年人脑脊液容量为90～150ml,新生儿10～60ml,脑脊液经脑内静脉系统而进入体循环。脑积液的主要功能有:缓冲外力振荡,保护脑和脊髓;调节颅内压;为脑、脊髓供应营养物质及排泄代谢产物;调节神经系统碱储量,维持酸碱平衡。

生理状态下血液和脑脊液之间存在血-脑屏障。炎症、损伤、肿瘤、出血、缺氧等病理状态下,血-脑屏障破坏,通透性增加,可引起脑脊液性状、成分等发生改变。因此脑脊液检查对神经系统疾病的诊断、病情观察、指导治疗等方面具有重要意义。

1. 适应证及禁忌证

(1) 适应证

1) 有脑膜刺激症状需明确诊断者;

2) 怀疑有颅内出血;

3) 怀疑有中枢神经系统恶性肿瘤;

4) 有剧烈头痛、昏迷、抽搐及瘫痪等表现而原因未明者;

5) 中枢神经系统手术前的常规检查;

6) 中枢神经系统疾病需椎管内给药者。

(2) 禁忌证:若颅内压明显增高或伴显著视盘(视乳头)水肿者,禁忌穿刺,以免发生脑疝。如怀疑有颅内压增高而又需通过脑脊液检查明确诊断者,应于穿刺前使用脱水剂,并谨慎操作(慢放、少取)。

2. 标本采集　一般常用腰椎穿刺术采取标本,特殊情况下可采用小脑延髓池或脑室穿刺。穿刺后先作压力测定,然后将脑脊液收集于3个无菌试管中,每管1～2ml,总量不超过5ml。第1管作细菌学检查,第2管作化学及免疫学检查,第3管座细胞学检查。收集后立即送检,以免放置过久细胞破坏、葡萄糖分解或形成凝块等影响检查结果。

3. 一般检查

(1) 压力测定:正常人侧卧位的初压为70～180mmH$_2$O,随呼吸波动在10mmH$_2$O之内,坐位可比卧位高1倍左右。也可根据脑脊液从穿刺针滴出的滴数来估计压力的高低:每分钟45～60滴,表示颅内压大致正常;每分钟60滴以上则提示颅内压增高。颅内压增高常见于脑肿瘤和脑膜或脑实质有炎症。压力低见于脊髓-蛛网膜下腔阻塞、脱水、循环衰竭及脑脊液漏者。

(2) 颜色:正常脑脊液为无色液体。如为穿刺时损伤出血,则仅最初数滴为血性,随后流出的脑脊液渐清,离心后上清液无色透明。若为蛛网膜下腔出血或脑出血则脑脊液呈均匀红色(血性),离心后上清液呈淡红或黄色。当脑实质或蛛网膜下腔陈旧性出血以及因脊髓肿瘤压迫引起蛛网膜下腔梗阻时,因脑脊液浓缩,蛋白质含量增高而呈黄色,称"黄变症"。淡黄色多见于结核性脑膜炎;乳白色多见于急性化脓性脑膜炎;黑色素瘤时脑脊液可呈黑色;微绿色多见于铜绿假单胞菌性脑膜炎。

(3) 透明度:正常脑脊液清澈透明。若细胞数量中等量增多,可见毛玻璃样混浊,多见于结核性脑膜炎;若细胞数显著增加则呈脓样甚至出现凝块,多见于化脓性脑膜炎。

（4）凝结性：正常脑脊液不凝结。化脓性脑膜炎时，静置1~2小时即可出现凝块；结核性脑膜炎时，静置12~24小时后在其表面可见薄膜形成。若脑脊液同时出现胶冻样凝结、黄变症及蛋白-细胞分离现象（蛋白明显增加而细胞数轻度增高），提示脊髓受压，蛛网膜下腔梗阻，见于脊髓肿瘤等。

4. 化学检查

（1）蛋白质定量及定性试验

【正常参考值】

1）蛋白定性试验（Pzacw试验）：阴性。

2）蛋白定量试验：①儿童0.20~0.40g/L；②成人0.14~0.45g/L。

【临床意义】

脑脊液中蛋白质总量增高主要见于中枢神经系统炎症，如化脓性脑膜炎为高度，结核性脑膜炎为中度，脊髓灰质炎和病毒性脑炎、脑膜炎为轻度，其他如脑肿瘤、脑出血、蛛网膜下腔出血及梗阻、多发性神经炎、神经梅毒等均可致蛋白质含量升高。以上各种神经系统疾患其定性试验可呈不同程度的阳性反应。

（2）葡萄糖测定

【正常参考值】

2.5~4.5mmol/L

【临床意义】

化脓性脑膜炎时因大量细菌分解葡萄糖，脑脊液中葡萄糖含量显著减少或缺如；结核性脑膜炎时多减低，但是不如化脓性脑膜炎时显著；病毒性脑膜炎、脑脓肿（未破裂时）及其他神经系统疾患则葡萄糖多正常。

（3）氯化物定量检查

【正常参考值】

119~129mmol/L

【临床意义】

脑脊液中氯化物常随血清中氯化物的改变而变化。由于脑脊液中蛋白质含量较少，为维持脑脊液和血浆渗透压平衡，健康人脑脊液中氯化物的含量常较偏高。当脑脊液中蛋白质含量增加时，为维持渗透压平衡，氯化物含量则减低。脑脊液氯化物含量减低常见于细菌性脑膜炎，特别是结核性脑膜炎更显著，可降低致102mmol/L以下。其他中枢神经系统疾患，如病毒性脑炎、脑脓肿等则多正常。此外，如大量呕吐、腹泻、水肿等情况使血液中氯化物减低，则脑脊液中氯化物也随之减低。

（4）酶学检查：正常脑脊液中含量有多种酶，但是因血-脑屏障的存在，其活性明显低于血清。如因脑组织受损或缺氧，脑细胞内的酶逸出，血-脑屏障、血-脑脊液屏障通透性增加及脑脊液酶清除率下降等，均可使脑脊液中酶活性增高。恶性肿瘤时，与肿瘤有关的酶逸出，也可使脑脊液中酶的活性增高。

1）乳酸脱氢酶（LDH）：正常脑脊液中LDH的量低于血清中的1/10。成人低于40U/L。脑脊液中LDH活性测定的意义在于：①鉴别中枢神经系统炎症的性质：细菌性脑膜炎脑脊液中LDH活性增高，同工酶以LDH4、LDH5为主，主要来自粒细胞；病毒性脑炎LDH活性多正常,少数可轻度升高,以 LDH1、LDH2 为主,来自受损的脑组织。②鉴别颅脑外伤与脑血管疾病:颅脑外伤时红细胞新鲜、完整,脑脊液中 LDH 活性正常;脑血管疾病时,LDH 活性多明显升高。③中枢神经系统恶性肿瘤、脱髓鞘病的进展期,脑脊液中 LDH 活性增高,缓解期下降。

2)肌酸激酶(CK)测定:在脑脊液中存在的 CK 全部是其同工酶 CKBB,其活性约为血清 CK 的 1/50。化脓性脑膜炎时 CKBB 明显增高;结核性脑膜炎、出血性脑血管病、脑肿瘤及脑损伤等也可升高;病毒性脑膜炎时 CKBB 常不高或轻度升高。测定 CKBB 有助于中枢神经系统细菌性与病毒性感染的鉴别诊断。

3)溶菌酶(lysozyme):正常人脑脊液中溶菌酶含量甚微或缺如。脑脊液中溶菌酶活性增高,主要见于结核性脑膜炎,其次为化脓性脑膜炎和病毒性脑膜炎。

4)腺苷脱氨酶(ADA):脑脊液中 ADA 范围为 0~8U/L,结核性脑膜炎时显著升高,常用于该病的诊断及其他化脓性脑膜炎的鉴别诊断。

5. 显微镜检查

(1)细胞计数

1)正常脑脊液中不含红细胞。

2)有少量白细胞:①成人(0~8)×10^6/L;②儿童(0~10)×10^6/L。

(2)白细胞分类:用高倍显微镜直接分类。主要分为单个核细胞(包括淋巴细胞和单核细胞)和多核细胞(中性粒细胞)两类。正常脑脊液中以淋巴细胞和单核细胞为主。白细胞增多是中枢神经系统感染的重要指标。化脓性脑膜炎时,脑脊液中的白细胞数显著增加,可达 1000×10^6/L 以上,以中性粒细胞为主。结核性脑膜炎时,白细胞数增加,但是多不超过 500×10^6/L 以上,早期以中性粒细胞为主,其后以淋巴细胞增多为主。真菌性脑膜炎、病毒性脑膜炎或结核性脑膜炎,细胞总数增多以淋巴细胞为主。急性脑膜白血病时,白细胞数增加,可见相应的原始及幼稚细胞。脑室和蛛网膜下腔出血超过 2~3 天,可发现含铁血黄素细胞。

(3)细胞学检查:将脑脊液离心、涂片、染色后查找癌细胞。

6. 细菌学检查　一般采用直接涂片法,也可用细菌培养鉴定方法。在病理情况下,如细菌性脑膜炎时可发现葡萄球菌、脑膜炎双球菌、肺炎链球菌、结核杆菌等。如怀疑为新型隐球菌性脑膜炎,应用墨汁染色,观察未染色的夹膜。

7. 免疫学检查

(1)免疫球蛋白检测:脑脊液中免疫球蛋白测定对许多发病机制的研究、血-脑屏障功能的判断及确诊某些疾病具有重要意义。正常脑脊液中主要含有 IgG 和少量 IgA。IgG 增加见于多发性硬化症、亚急性硬化性全脑炎、结核性脑膜炎和梅毒性脑膜炎等。IgA 增加见于各种脑膜炎及脑血管疾病。正常脑脊液中 IgM 不能测出,若出现 IgM,提示中枢神经系统近期感染及活动性变态反应性疾病的持续存在。

(2)结核性脑膜炎的结核杆菌抗体检测:通常用 ELISA 方法检测结核性脑膜炎患者血清及脑脊液中抗结核杆菌 IgG 抗体,若脑脊液中抗体水平高于自身血清中的抗体水平,有助于结核性脑膜炎的诊断。PCR 技术可检测出脑脊液中微量结核杆菌,是目前最敏感的方法,但易出现假阳性。

（3）乙型脑炎病毒抗原检测：用荧光素标记的特异性抗体检测细胞内的乙型脑炎病毒抗原，可对乙型脑炎做出早期诊断，但检出率不高。

　（4）用单克隆抗体技术检测脑脊液中的癌细胞：当常规细胞学检查脑脊液中的癌细胞形态已肯定或出现假阴性结果时，可采用单克隆抗体技术检测脑脊液中的癌细胞。此项检查不仅有助于中枢神经系统癌性病变的早期诊断，还可以对恶性细胞的来源进行鉴定。

（沈雪敏　孙洪）

参 考 文 献

1. 魏慧.未来医学模式:新世纪医学模式的思考探索和应用.未来与发展,2009(10):2-6.

2. 李升伟.系统生物医学展望:李·胡德博士谈未来十年个性化医学发展愿景.世界科学(生命科学),2011(6):50-51.

3. 王锡民.未来医学的先进模式:自然-生物-心理-社会系统医学模式.未来与发展,2011(12):19-20.

4. 刘典恩,吴炳义,王小芹.生态医学模式及其主要特征探析.医学与哲学,2013,34(1):14-18.

5. 徐治鸿.中西医结合口腔黏膜病学.北京:人民卫生出版社,2008.

6. 吴敦序.中医基础理论.上海:上海科技出版社,1995.

7. 段富津.方剂学.上海:上海科技出版社,2007.

8. 陈燮君.当代新学科的系统推进及其整体理论研究.社会科学,1996(7):68-71.

9. 陈燮君.论学科结构的演进规律.上海社会科学院季刊,1991(1):5-12.

10. 陈燮君.对于当代新学科发展的理论思考.社会科学,1990(4):48-52.

11. 许国祺.口腔癌性病变:白斑与扁平苔藓.北京:中国医药科技出版社,1992.

12. 国家自然科学基金委员会.2009年国家自然科学基金.北京:科学出版社,2008.

13. 张举之.口腔内科学.北京:人民卫生出版社,1995.

14. LANCET. Criteria for diagnosis of Behçet's disease. International Study Group for Behçet's Disease,1990,335(8697):1078-1080.

15. 中华口腔医学会口腔黏膜专业委员会.复发性阿弗他溃疡疗效评价的试行标准.中华口腔医学杂志,2002,37(3):234.

16. 中华口腔医学会口腔黏膜病专业委员会.口腔扁平苔藓萎缩型、糜烂型疗效评价标准(试行).中华口腔医学杂志,2005,40(2):92-93.

17. ZHAO Z Z,SUGERMAN P B,ZHOU X J. Mast cell degranulation and the role of T cell in oral lichen planus. Oral Dis,2001,7(4):246-251.

18. KLANRIT P,THONGPRASOM K,ROJANAWATSIRIVEJ S,et al. Hepatitis C virus infection in Thai patients with oral lichen planus. Oral Dis,2003,9(6):292-297.

19. CARROZZO M,UBOLDI DE CAPEI M,DAMETTO E,et al. Necrosis factor-alpha and interferon-gamma polymorphisms contribute tosusceptibility to oral lichen planus. J Invest Dermatol,2004,122(122):87-94.

20. 刘伟,周曾同.口腔白斑的中医药治疗现状及研究进展.临床口腔医学杂志,2009,25(1):53-54.

21. 周曾同.从"学科学"角度理解《口腔内科学》新概念.临床口腔医学杂志,2014,6(30):378-380.

22. 周曾同.口腔内科学.上海:世界图书出版公司,2012.

23. 陈燮君.关于开创学科学的思考.社会科学,1987(12):56-61.

24. 周学东,唐洁,谭静.口腔医学史.北京:人民卫生出版社,2013.

25. PINTO A. Considerations forplanning and designing meta-analysisinoral medicine. Oral Surg Oral Med Oral Pathol Oral Radio,2013,116(2):194-202.

26. STOOPLER E T,SHIRLAW P,ARVIND M,et al. An international survey of oral medicine practice:proceedings from the 5th World Workshop in Oral Medicine. Oral Dis,2011,17(suppl)1:99-104.

27. 范志朋,余湜,杨东梅.国内外口腔医学教育比较分析.北京口腔医学,2012,20(3):170-171.

28. SOLLECITO T P,ROGERS H,PRESCOTT-CLEMENTS L,et al. Oral Medicine:Defining an Emerging Specialty in the United States. J Dent Educ,2013,77(4):392-4.

29. 周曾同.口腔黏膜病学.北京:人民卫生出版社,2012.

30. 郑际烈.口腔黏膜病诊断学.南京:江苏科学技术出版社,1999.

31. 周曾同.口腔内科学.上海:上海世界图书出版公司,2012.

32. 于世凤.口腔组织病理学.7版.北京:人民卫生出版社,2012.

33. 段小红.口腔遗传病学.北京:人民卫生出版社,2012.

34. ZHANG L W,POH C,WILLIAMS M,et al. Loss of Heterozygosity(LOH) profiles-Validated Risk Predictors for Progression to Oral Cancer. Cancer Prev Res,2012,5(9):1081-1089.

35. 李小秋.关于淋巴瘤病理分类的一些新认识.中华病理学杂志,2013,42(9):577-579.

36. 王娟,戴耀晖,贾丽华,等.口腔黏膜白斑的基因表达谱分析.中华口腔医学研究杂志,2010,4(6):35-39.

37. METGUD R,BAJAJ S. Evaluation of salivary and serum lipid peroxidation,and glutathione in oral leukoplakia and oral squamous cell carcinoma. J Oral Sci,2014,56(2):135-142.

38. SRIVASTAVA K C,AUSTIN R D,SHRIVASTAVA D,et al. Oxidant-antioxidant status in tissue samples of oral leukoplakia. J Oral Pathol Med,2014,11(2):180-186.

39. XIA R H,SONG X M,WANG X J,et al. The combination of SMAD4 expression and histological grade of dysplasia is a better predictor for the malignant transformation of oral leukoplakia. Plos one,2013,8(6):e66794.

40. 吴彬,刘玮玮,史培荣,等.口腔黏膜组织癌变趋势的判别.中华实用诊断与治疗杂志,2012,26(4):352-357.

41. 陈显久,刘玮玮,史培荣,等.口腔白斑组织癌变标志性基因筛查.中国生物化学与分子生物学报,2011,27(7):679-686.

42. WEI L M,FENG J Q,SHEN X M,et al. Two Stem Cell Markers,ATP-Binding Cassette,G2 Subfamily(ABCG2) and BMI-1,Predict the Transformation of Oral Leukoplakia to Cancer.

Cancer,2012,118:1693-1700.

43. JAR B,CAROLINA C G,ANDRÉ L S G,et al. Relationship between microRNA expression levels and histopathological features of dysplasia in oral leukoplakia. J Oral Pathol Med,2014, 43:211-216.

44. YANG C Z,MA J,LUO Q Q,et al. Elevated level of serum growth differentiation factor 15 is associated with oral leukoplakia and oral squamous cell carcinoma. J Oral Pathol Med,2014, 43:28-34.

45. LIU W,WU L,SHEN X M,et al. Expression patterns of cancer stem cell markers ALDH1 and CD133 correlate with a high risk of malignant transformation of oral leukoplakia. Int J Cancer, 2013,132:868-874.

46. FERNÁNDEZ-MESTRE M,SÁNCHEZ K,BALBÁS O,et al. Influence of CTLA-4 gene polymorphism in autoimmune and infectious diseases. Hum Immunol,2009,70(7):532-535.

47. GAZIT E,SLOMOV Y,GOLDBERG I,et al. HLA-G is associated with pemphigus vulgaris in Jewish patients. Hum Immunol,2004,65(1):39-46.

48. KRESTY L A,MALLERY S R,KNOBLOCH T J,et al. Frequent alterations of p16INK4a and p14ARF in oral proliferative verrucous leukoplakia. Cancer Epidemiol Biomarkers Prev,2008, 17(11):3179-3187.

49. TAKESHIMA M,SAITOH M,KUSANO K,et al. High frequency of hypermethylation of p14, p15 and p16 in oral pre-cancerous lesions associated with betel-quid chewing in Sri Lanka. J Oral Pathol Med,2008,37(8):475-479.

50. GIARETTI W,PENTENERO M,GANDOLFO S,et al. Chromosomal instability,aneuploidy and routine high-resolution DNA content analysis in oral cancer risk evaluation. Future Oncol, 2012,8(10):1257-1271.

51. GASCHE J A,GOEL A. Epigenetic mechanisms in oral carcinogenesis. Future Oncol,2012,8 (11):1407-1425.

52. GOMES C C,DE SOUSA S F,GOMEZ R S. MicroRNAs:small molecules with a potentially role in oral squamous cell carcinoma. Curr Pharm Des,2013,19(7):1285-1291.

53. TAO X A,LI C Y,XIA J,et al. Differential gene expression profiles of whole lesions from patients with oral lichen planus. Journal of oral pathology & medicine,2009,38(5):427-433.

54. YANG L L,LIU X Q,LIU W,et al. Comparative analysis of whole saliva proteomes for the screening of biomarkers for oral lichen planus. Inflammation Research,2006,55(10):405-407.

55. LEBLOND F. DeGowin's临床诊断学.9版.北京:人民军医出版社,2012.

56. TEJA C R,DEVY A S,NIRMAL R M,et al. Cytomorphometric analysis of exfoliated cells in oral lichen planus. CytoJournal,2014,11(1):3.

57. SCHWARTZ S. Clinical utility of single nucleotide polymorphism arrays. Clinics in laboratory medicine,2011,31(4):581-594.

58. CARROZZO M,DAMETTO E,FASANO M E,et al. Cytokine gene polymorphisms in hepatitis C virus related oral lichen planus. Experimental dermatology,2007,16(9):730-736.

59. KONDOH N, OHKURA S, ARAI M, et al. Gene expression signatures that can discriminate oral leukoplakia subtypes and squamous cell carcinoma. Oral oncology, 2007, 43 (5): 455-462.

60. HE H, SUN G, PING F. Laser-capture microdissection and protein extraction for protein fingerprint of OSCC and OLK. Artificial Cells, Blood Substitutes and Biotechnology, 2009, 37(5): 208-213.

61. LÓPEZ C R, BASSI D E, PAGE R, et al. Furin expression in squamous cell carcinomas of the oral cavity and other sites evaluated by tissue microarray technology. Acta odontologica latino-americana: AOL, 2001, 15(1-2): 29-37.

62. WANG Z, FENG X, LIU X, et al. Involvement of potential pathways in malignant transformation from oral leukoplakia to oral squamous cell carcinoma revealed by proteomic analysis. BMC genomics, 2009, 10(1): 383.

63. CHAI Y L, WANG J, LIU Z. Metabonomics-a useful tool for individualized cancer therapy. Journal of Zhejiang University. Medical sciences, 2013, 42(6): 705-710.

64. 李影, 李源, 王柳苑, 等. 先天性角化不良 1 例. 青岛大学艺学院学报, 1989, 20(3): 199-200.

65. BARONI A, PALLA M, AIELLO F S, et al. Hereditary benign intraepithelial dyskeratosis: case report. International journal of dermatology, 2009, 48(6): 627-629.

66. 陈思林, 胡欣. 副肿瘤性天疱疮的诊疗进展. 现代临床医学, 2013, 39(6).

67. 郭生红, 李薇, 王琳, 等. 线状 IgA 大疱性皮病 15 例分析. 中国皮肤性病学杂志, 2012, 26(10): 896-899.

68. 马帅军, 刘玲, 吕雅洁, 等. 大疱性表皮松解性药疹伴胃穿孔 1 例. 中国皮肤性病学杂志, 2009, 23(10): 664-665.

69. ODANI T, ITO D, LI M H. Gene expression profiles of oral leukoplakia and carcinoma: genome-wide comparison analysis using oligonucleotide microarray technology. International journal of oncology, 2006, 28(3): 619-624.

70. KNEZEVIC V, LEETHANAKUL C, BICHSEL V E. Proteomic profiling of the cancer microenvironment by antibody arrays. Proteomics, 2001, 1(10): 1271-1278.

71. ABDEL RAHMAN A M, PAWLING J, RYCZKO M, et al. Targeted metabolomics in cultured cells and tissues by mass spectrometry: Method development and validation. Analytica chimica acta, 2014(845): 53-61.

72. COURANT F, ANTIGNAC J P, DERVILLY-PINEL G, et al. Basics of mass spectrometry based metabolomics. Proteomics, 2014(21-22): 2369-2388.

73. SCANO P, MURGIA A, PIRISI F M, et al. A gas chromatography-mass spectrometry-based metabolomic approach for the characterization of goat milk compared with cow milk. Journal of dairy science, 2014, 97(10): 6057-6066.

74. YU T, JONES D P. Improving peak detection in high-resolution LC/MS metabolomics data using preexisting knowledge and machine learning approach. Bioinformatics, 2014, 30(20): 2941-2948.

75. 郑际烈. 口腔黏膜病诊断学. 南京:江苏科技出版社,1999.

76. 魏克立. 口腔黏膜病学. 北京:科学出版社,2006.

77. 郑麟蕃,吴奇光. 口腔病理学. 上海:上海科技出版社,1992.

78. 王松灵. 口腔疾病误诊误治与防范. 北京:科学技术文献出版社,2007.

79. 王文梅. 口腔黏膜疑难疾病诊断思路及案例分析. 中国实用口腔科杂志,2012,5(3):136-141.

80. 张英. 舌诊及其在口腔黏膜病诊治中的意义. 中国实用口腔科杂志,2012,5(3):150-154.

81. 李金忠,李鑫,郑家伟. 早期口腔癌检查及诊断方法的研究进展. 中国口腔颌面外科杂志,2012,10(6):516-521.

82. SARODE S C,SARODE G S,KARMARKAR S. Early detection of oral cancer:detector lies within. Oral Oncol,2012,48(3):193-194.

83. 陈永春,史平,刘洁. 口腔干燥症的诱发因素和相关问题探讨. 临床误诊误治,2012,25(4):88-90.

84. 李秉琦. 实用口腔黏膜病学. 北京:科学技术文献出版社,2011.

85. 周红梅. 口腔黏膜病药物治疗精解. 北京:人民卫生出版社,2010.

86. REGEZI J A,JAMES J S,RICHARD C K. Jordan. Oral Pathology:Clinical Pathologic Correlations. 6th ed. 2011.

87. NEWLAND J R,MEILLER T F,RICHARD L. Wynn. Oral Soft Tissue Diseases. A reference manual for diagnosis and management. 5th ed,2010.

88. 葛均波. 内科学. 8 版. 北京:人民卫生出版社,2013.

89. BURKET L W. Burket's Oral Medicine:Diagnosis and Treatment. 11th ed. New York:BC Decker Inc,2008.

90. 杨宝峰. 药理学. 7 版. 北京:人民卫生出版社,2010.

91. 余宗颐. 神经内科学. 北京:北京大学医学出版社,2003.

92. 沈渔邨. 精神病学. 5 版. 北京:北京大学出版社,2009.

93. 姜佐宁. 精神病学简明教程. 北京:科学出版社,2003.

94. MALAMED S F. 口腔急症处理. 6 版. 北京:人民卫生出版社,2010.

95. 卫生部心血管病防治研究中心. 中国心血管病报告 2012. 北京:中国大百科全书出版社,2013.

96. THOMAS G,SHISHEHBOR M,BRILL D,et al. New hypertension guidelines:one size fits most?. Cleve Clin J Med,2014,81(3):178-188.

97. HABBAB K M,MOLES D R,PORTER S R. Potential oral manifestations of cardiovascular drugs. Oral Dis,2010,16(8):769-773.

98. NAJAFIPOUR H,MALEK M T,RAHIM F,et al. Association of oral health and cardiovascular disease risk factors "results from a community based study on 5900 adult subjects". ISRN Cardiol,2013,2013:782126.

99. AJWANI S,MATTILA K J,NARHI T O,et al. Oral health status,C-reactive protein and mortality—a 10 year follow-up study. Gerodontology,2003,20(1):32-40.

100. ROSE L F,MEALEY B,MINSK L,et al. Oral care for patients with cardiovascular disease

and stroke. J Am Dent Assoc,2002,133(Suppl):37-44.

101. JOWETT N I,CABOT L B. madical matters:Patients with cardiac disease:considerations for the dental practitioner. Br Dent J,2000,189(6):297-302.

102. 周璇,陈鲁原. 心脏白塞病临床分析. 中华风湿病学杂志,2001,5(6):403-404.

103. REDMOND A M,MEIKLEJOHN C,KIDD T J,et al. Endocarditis after use of tongue scraper. Emerg Infect Dis,2007,13(9):1440-1441.

104. BROOK I,GOBER A E. Persistence of group A beta-hemolytic streptococci in toothbrushes and removable orthodontic appliances following treatment of pharyngotonsillitis. Arch Otolaryngol Head Neck Surg,1998,124(9):993-995.

105. SCANNAPIECO F A. Role of oral bacteria in respiratory infection. J Periodontol,1999,70(7):793-802.

106. SHI Z,XIE H,WANG P,et al. Oral hygiene care for critically ill patients to prevent ventilator-associated pneumonia. Cochrane Database Syst Rev,2013,8(8):997-1005.

107. SIMONS D,KIDD E A,BEIGHTON D. Oral health of elderly occupants in residential homes. Lancet,1999,353(9166):1761.

108. RUOSPO M,PALMER S C,CRAIG J C,et al. Prevalence and severity of oral disease in adults with chronic kidney disease:a systematic review of observational studies. Nephrol Dial Transplant,2014,29(2):364-375.

109. MARSICANO J A,DE MOURA-GREC P G,BONATO R C,et al. Gastroesophageal reflux, dental erosion,and halitosis in epidemiological surveys:a systematic review. Eur J Gastroenterol Hepatol,2013,25(2):135-141.

110. YOSHIKAWA H,FURUTA K,UENO M,et al. Oral symptoms including dental erosion in gastroesophageal reflux disease are associated with decreased salivary flow volume and swallowing function. J Gastroenterol,2012,47(4):412-420.

111. VAVRICKA S R,MANSER C N,HEDIGER S,et al. Periodontitis and gingivitis in inflammatory bowel disease:a case-control study. Inflamm Bowel Dis,2013,19(13):2768-2777.

112. BRITO F,ZALTMAN C,CARVALHO A T,et al. Subgingival microflora in inflammatory bowel disease patients with untreated periodontitis. Eur J Gastroenterol Hepatol,2013,25(2):239-245.

113. NAGAO Y,SATA M. Disappearance of Oral Lichen Planus After Liver Transplantation for Primary Biliary Cirrhosis and Immunosuppressive Therapy in a 63-year-Old Japanese Woman. Hepat Mon,2014,14(3):81-82.

114. MCCARTHY F M,MALAMED S F. Physical evaluation system to determine medical risk and indicated dental therapy modifications. J Am Dent Assoc,1979,99(2):181-184.

115. PAN M,XU R C,YUEN T,et al. A case of lead poisoning manifesting as oral mucosal erosions and crusted skin lesions. J Am Acad Dermatol,2012,67(6):295-296.

116. SUN T W,XU Q Y,ZHANG X J,et al. Management of thallium poisoning in patients with delayed hospital admission. Clin Toxicol(Phila),2012,50(1):65-69.

117. GUILL M F. Allergic drug reactions:identification and management. Hosp Formul,1991,26

（7）:582-584,587-589.

118. MERK H F. Drug skin metabolites and allergic drug reactions. Curr Opin Allergy Clin Immunol,2009,9(4):311-315.

119. BLANCA M,THONG B Y. Allergic drug reactions:from basic research to clinical practice. Curr Opin Allergy Clin Immunol,2011,11(4):285-291.

120. OZKAYA E. Oral mucosal fixed drug eruption:characteristics and differential diagnosis. J Am Acad Dermatol,2013,69(2):51-58.

121. FERREIRA A O,MARINHO R T,VELOSA J,et al. Geographic tongue and tenofovir. BMJ Case Rep,2013,11(10):1-2.

122. 刘萍花,张喜丽. 36 例新生儿脓疱疮感染及预防对策. 中国感染控制杂志,2013,12(4):313.

123. 孙志平,叶维珍,江浩波,等. 炉甘石联合百多邦治疗小儿脓疱疮疗效研究. 现代诊断与治疗,2012,23(12):2093-2094.

124. GLER M T,SKRIPCONOKA V,SANCHZ-GARAVITON E,et al. Delamanid for multidrug-resistant pulmonary tuberculosis. N Engl J Med,2012,366(23):2151-2160.

125. LEE M,LEE J,CARROLL M W,et al. Linezolid for treatment of chronic extensively drug-resistant tuberculosis N Engl J Med,2012,367(16):1508-1518.

126. SINGLA R,CAMINERO J A,JAISWAL A,et al. Linezolid:an effective,safe and cheap drug for patients failing multidrug-resistant tuberculosis treatment in India. Eur Respir J,2012,39(4):956-962.

127. TAHLAN K,WILSON R,KASTRINSKY D B,et al. SQ109 targets MmpL3,a membrane transporter of trehalose monomycolate involved in my colic acid donation to the cell wall core of My cobacterium tuberculosis. Antimicrob Agents Chemother,1989,32(7):1299-1308.

128. ZHANG Y,LIU J,WANG Y,et al. Immunotherapy using IL-2 and GM-CSF is a potential treatment for multidrug-resistant Mycobacterium tuberculosis. Sci China Life Sci,2012,55(9):800-806.

129. CAYABYAB M J,KASHINO S S,CAMPOS-NETO A. Robust immune response elicited by a novel and unique Mycobacterium tuberculosis protein using an optimized DNA/protein heterologous prime/boost protocol. Immunology,2012,135(3):216-225.

130. LEE H S,LEE Y,LEE S O,et al. Adalimumab treatment may replace or enhance the activity of steroids in steroid-refractory tuberculous meningitis. J Infect Chemother,2012,18(4):555-557.

131. 祝斌,陶成春,金柱,等. 免疫治疗在初治肺结核中的作用. 临床肺科杂志,2012,17(2):271-272.

132. LIANG Y,WU X,ZHANG J,et al. Immunogenicity and therapeutic effects of Ag85A/B chimeric DNA caccine in mice infected with Mycobacterium tuberculosis. FEMS Immunol Med Mi-cro-biol,2012,66(3):419-426.

133. LUO Y,JIANG W,DA Z,et al. Subunit vaccine candidate AMM down-regulated the regulatory T cells and enhanced the protective immunity of BCG on a suitable schedule. Scand J Im-

munol,2012,75(3):293-300.

134. 张景熙,白冲,黄海东,等.经气管镜冷冻联合药物灌注对透壁型纵隔支气管旁淋巴结结核的治疗作用.中华结核和呼吸杂志,2012,34(12):898-903.

135. 宋言峥,王旭,刘保池,等.结核病灶内定点清除术的临床应用.中华结核和呼吸杂志,2012,35(5):380-381.

136. FATAHZADEH M,SCHWARTZ R A. Human herpes simplex virus infections:epidemiology,pathogenesis,symptomatology,diagnosis and management,J Am Acad Dermotol,2007,57(5):764-766.

137. 施伟民.生殖器疱疹及治疗,上海医药,2012,3(1):4-7.

138. 关瑞娟,亢泽峰,李凌.HSK 的包膜糖蛋白 gB 和 gD 与疫苗的研究新进展,国际眼科杂志,2012,12(6):1076-1077.

139. BADER M S. Herpes zoster:diagnostic,therapeutic,and preventive approaches,Postgrad Med,2013,125(5):78-91.

140. SENGUPTA S. Cutaneous herpes zoster,Curr Infect Dis Rep,2013,15(5):432-439.

141. COHEN J I. Clinical practice:Herpes zoster,N Engl J Med,2013,369(3):255-263.

142. 覃耀真,王力宁,张玉蛟.中医药治疗小儿手足口病临床研究综述,广西中医学院学报,2009,12(3):70-71.

143. 冷建武.重症手足口病的研究进展.淮海医药,2012,30(6):564-566.

144. 万敏朝.徐爱丽.手足口病的研究进展.中华妇幼临床医学杂志:电子版,2009,5(2):4-6.

145. 白天玺,张庆华.现代口腔念珠菌病学.北京:人民军医出版社,1995.

146. 张震康,俞光岩.实用口腔科学.3 版.北京:人民卫生出版社,2009.

147. 徐岩英,胡碧琼.口腔念珠菌病诊断的研究.中华口腔医学杂志,1993,28(6):368-371.

148. HOYER L L. The ALS gene family of Candida albicans. Trends in Microbiol,2001,9(4):176-180.

149. HUBE B,NAGLIK J. Candida albicans proteinases:resolving themystery of a gene family. Microbiology,2001,147:1997-2005.

150. CARLA B,ANTONELLA T,CHIANI P,et al. Interplay between protective and inhibitory antibodies dictates the outcome of experimentally disseminated candidiasis in Recipients of a Candida albicans vaccine. Infect Immun,2002,70(10):5462-5470.

151. POLONELLI L,MAGLIANI W,CONTI S,et al. Therapeutic activity of an engineered synthetic killer antiidiotypic antibody fragment a gainst experimental mucosal and systemic candidiasis. Infect Immun,2003,71(11):6205.

152. TAVARES D,SALVADOR A,FERREIRA P,et al. Immunological activities of a Candida albicans protein which plays an important role in the survival of the microorganism in the host. Infect Immun,1993,61(5):1881.

153. CATEAU E,RODIER M H,IMBERT C. In vitro efficacies of caspofungin or micafungin catheter lock solutions on *Candida albicans* biofilm growth. J Antimicrob Chemother,2008,62(1):153-155.

154. GULAT M,BAJAD S,SINGH S,et al. Development of liposomal amphotericin B formulation. J Microencap sul,1998,15(2):137-151.

155. SCHMID J,HUNTER P R,WHITE C G,et al. Physiological traits associated with success of *Candida albicans* strains as commensal colonizers and pathogens. J Clin Microbiol,1995,33(11):2920-2926.

156. ITERNATIONAL C. Global report:UNAIDS report on the global AIDS epidemic 2013. Geneva Switzerland Unaids,2013(7):553-556.

157. PATTON L L. Oral lesions associated with human immunodeficiency virus disease. Dent Clin North Am,2013,57(4):673-698.

158. YOHANNES E,GHOSH S K,JIANG B,et al. Proteomic signatures of human oral epithelial cells in HIV-infected subjects. PLoS One,2011,6(11):e27816.

159. PATTON L L,RANGANATHAN K,NAIDOO S,et al. Oral lesions,HIV phenotypes,and management of HIV-related disease:workshop 4A. Adv Dent Res,2011,23:112-116.

160. SPAGNUOLO V,GALLI L,SALPIETRO S,et al. Ten-year survival among HIV-1-infected subjects with AIDS or non-AIDS-defining malignancies. Int J Cancer,2012,130(12):2990-2996.

161. JIANG L,YONG X,LI R,et al Dynamic analysis of oral Candida carriage,distribution,and antifungal susceptibility in HIV-infected patients during the first year of highly active antiretroviral therapy in Guangxi,China. J Oral Pathol Med,2014,43(9):696-703.

162. 邓华颉,陶人川,黄光武,等. HIV 感染者口腔念珠菌负荷及生物型研究. 中华口腔医学杂志,2007(7):428-429.

163. 雍翔智,蒋兰岚,卢祥婵,等. 广西地区 18 岁及以上 HIV/AIDS 患者口腔病变特点的临床观察. 中华口腔医学杂志,2014,49(8):459-463.

164. KHATIBI M,MOSHARI A A,JAHROMI Z M,et al. Prevalence of oral mucosal lesions and related factors in 200 HIV+/AIDS Iranian patients. J Oral Pathol Med,2011,40(8):659-664.

165. GLICK M,MUZYKA B C,LURIE D,et al. Oral manifestations associated with HIV-related disease as markers for immune suppression and AIDS. Oral Surg Oral Med Oral Pathol,1994,77(4):344-349.

166. GUGNANI H C,BECKER K,FEGELER W,et al. Oropharyngeal carriage of Candida species in HIV-infected patients in India. Mycoses,2003,46(8):281-288.

167. CHATTOPADHYAY A,CAPLAN D J,SLADE G D,et al. Incidence of oral candidiasis and oral hairy leukoplakia in HIV-infected adults in North Carolina. Oral Surg Oral Med Oral Pathol Oral Radiol Endod,2005,99(1):39-47.

168. GHATE M,DESHPANDE S,TRIPATHY S,et al. Incidence of common opportunistic infections in HIV-infected individuals in Pune,India:analysis by stages of immunosuppression represented by CD4 counts. Int J Infect Dis,2009,13(1):1-8.

169. SILVA S,NEGRI M,HENRIQUES M,et al. Candida glabrata,Candida parapsilosis and Candida tropicalis:biology,epidemiology,pathogenicity and antifungal resistance. Fems Microbiol

Rev,2012,36(2):288-305.

170. MARTINS M D,LOZANO-CHIU M,REX J H. Point prevalence of oropharyngeal carriage of fluconazole-resistant Candida in human immunodeficiency virus-infected patients. Clin Infect Dis,1997,25(4):843-846.

171. SANGLARD D,ODDS F C. Resistance of Candida species to antifungal agents:molecular mechanisms and clinical consequences. Lancet Infect Dis,2002,2(2):73-85.

172. REX J H,WALSH T J,SOBEL J D,et al. Practice guidelines for the treatment of candidiasis. Infectious Diseases Society of America. Clin Infect Dis,2000,30(4):662-678.

173. LATTIF A A,BANERJEE U,PRASAD R,et al. Susceptibility pattern and molecular type of species-specific Candida in oropharyngeal lesions of Indian human immunodeficiency virus-positive patients. J Clin Microbiol,2004,42(3):1260-1262.

174. KHATIBI M,MOSHARI A A,JAHROMI Z M,et al. Prevalence of oral mucosal lesions and related factors in 200 HIV+/AIDS Iranian patients. J Oral Pathol Med,2011,40(8):659-664.

175. SCULLY C. Clinical practice. Aphthous ulceration. N Engl J Med,2006,13:355(2):165-172.

176. 中华医学会风湿病学分会.白塞病诊治指南(草案).中华风湿病杂志,2003,7(12):762-764.

177. NATAH S S,KONTTINEN Y T,ENATTAH N S,et al. Recurrent aphthous ulcers today:a review of the growing knowledge. Int J Oral Maxillofac Surg,2004,33(3):221-234.

178. BARRONS R W. Treatment strategies for recurrent oral aphthous ulcers. Am J Health Syst Pharm,2001,58(1):41-50.

179. BOLOGNIA J L. 皮肤病学.2版.朱学俊,译.北京:北京大学医学出版社,2011.

180. PADOVANI M C,BARBOSA P S,BAEDER F,et al. Oral manifestations of systemic alterations in early childhood. Contemp Dent Pract,2013,14(2):327-331.

181. CHAIDEMENOS G,APALLA Z,KOUSSIDOU T,et al. High dose oral prednisone vs. prednisone plus azathioprine for the treatment of oral pemphigus:a retrospective,bi-centre,comparative study. J Eur Acad Dermatol Venereol,2011,25(2):206-210.

182. HORVÁTH B,HUIZINGA J,PAS H H,et al. Low-dose rituximab is effective in pemphigus. Br J Dermatol,2012,166(2):405-412.

183. KARAGOZ G,BEKTAS-KAYHAN K,UNÜR M. Evaluation of pemphigus cases involving oral mucosa. Oral Health Dent Manag,2014,13(3):605-609.

184. 陈谦明.口腔黏膜病学.4版.北京:人民卫生出版社,2012.

185. 张学军.现代皮肤病学基础.北京:人民卫生出版社,2010.

186. GREENBERG M S,GLICK M. Burket's Oral medicine:diagnosis and treatment. 10th ed. Hamilton,Ontario.:B. C. Decker Inc,2008.

187. MASLYANKOV S,TRIFONOV G,KYOSEVA D,et al. Peutz-Jeghers syndrome—a rare case and a literature review. Khirurgiia(Sofiia),2014,1:43-48.

188. CHAE H D,JEON C H. Peutz-Jeghers syndrome with germline mutation of STK11. Ann Surg

Treat Res,2014,86(6):325-330.

189. ZHOU F,LV B,DONG L,et al. Multiple genital tract tumors and mucinous adenocarcinoma of colon in a woman with Peutz-Jeghers syndrome:a case report and review of literatures. Int J Clin Exp Pathol,2014,7(7):4448-4453.

190. 华红,刘宏伟. 口腔黏膜病学. 北京:北京大学医学出版社,2014.

191. 张震康,俞光岩. 实用口腔科学. 3版. 北京:人民卫生出版社,2009.

192. AMAGASA T,YAMASHIRO M. Oral premalignant lesions:from a clinical perspective. Int J Clin Oncol,2011,16(1):5-14.

193. SCHEPMAN K P,MEIJ E H V D,SMEELE L E,et al. Malignant transformation of oral leukoplakia:a follow-up study of a hospital-based population of 166 patients with oral leukoplakia from The Netherlands. Oral Oncol,1998,34(4):270-275.

194. LIU W,SHI L J,WU L,et al. Oral cancer development inpatients with leukoplakia-clinicopathological factors affecting outcome. Plos One,2012,7(4):e34773.

195. 张学军. 皮肤性病学. 8版. 北京:人民卫生出版社,2013.

196. 冯海兰. 老年患者的口腔修复治疗. 北京:北京大学医学出版社,2014.

197. SHIP J A. Diagnosing,managing,and preventing salivary gland disorders. Oral Dis. 2002,8(2):77-89.

198. 邱蔚六. 口腔颌面外科理论与实践. 北京:人民卫生出版社,1998.

199. WIJERS O B,LEVENDAG P C,BRAAKSMA M M,et al. Patients with head and neck cancer cured by radiation therapy:a survey of the dry mouth syndrome in long-term survivors. Head Neck,2002,24(8):737-747.

200. WOTMAN S,MANDEL I D. Salivary indicators of systemic disease. Postgrad Med,1973,53(3):73-78.

201. ANTTILA S S,KNUUTTILA M L,SAKKI T K. Depressive symptoms as an underlying factor of the sensation of dry mouth. Psychosom Med,1998,60(2):215-218.

202. PAPAS A S,SHERRER Y S,CHARNEY M,et al. Successful Treatment of Dry Mouth and Dry Eye Symptoms in Sjögren's Syndrome Patients With Oral Pilocarpine:A Randomized,Placebo-Controlled,Dose-Adjustment Study,2004,10(4):169-177.

203. DIRIX P,NUYTS S,POORTEN V V,et al. Efficacy of the BioXtra dry mouth care system in the treatment of radiotherapy-induced xerostomia. Support Care Cancer,2007,15(12):1429-1436.

204. HAY K D,MORTON R P. Optimal nocturnal humidification for xerostomia. Head Neck,2006,28(9):792-796.

205. 王中和,郭高. 三维放疗计划优化技术减少头颈部癌放射性口干症. 实用口腔医学杂志,2002,18(6):488-490.

206. FIELD E A,FEAR S,HIGHAM S M,et al. Age and medication are significant risk factors for xerostomia in an English population,attending general dental practice. Gerodontology,2001,18(1):21-24.

207. 周红梅,周刚,周威,等. 口腔黏膜病药物治疗精解. 北京:人民卫生出版社,2010.

208. SCULLY C. Oral and Maxillofacial Medicine：The Basis of Diagnosis and Treatment. 3rd ed. London：churchill Livingstone，Elsevier Medicine，2013.

209. PAYERAS M R，CHERUBINI K，FIGUEIREDO M A，et al. Oral lichen planus：Focus on etiopathogenesis. Arch Oral Biol，2013，58（9）：1057-1069.

210. RADWANOCZKO M. Topical application of drugs used in treatment of oral lichen planus lesions. Adv Clin Exp Med，2013，22（6）：893-898.

211. FELIX D H，LUKER J，SCULLY C. Oral medicine：7. Red and pigmented lesions. Dent Update，2013，40（3）：236-238.

212. GASSLING V，HAMPE J，AÇIL Y，et al. Disease-associated miRNA-mRNA networks in oral lichen planus. PLoS One，2013，8（5）：e63015.

213. YOITHAPPRABHUNATH T R，MAHESWARAN T，DINESHSHANKAR J，et al. Pathogenesis and therapeutic intervention of oral submucous fibrosis. J Pharm Bioallied Sci，2013，5（1）：85-88.

214. GRÖNHAGEN C M，NYBERG F. Cutaneous lupus erythematosus：An update. Indian Dermatol Online J，2014，5（1）：7-13.

215. OKON L G，WERTH V P. Cutaneous lupus erythematosus：diagnosis and treatment. Best Pract Res Clin Rheumatol，2013，27（3）：391-404.

216. BOY S C. Leukoplakia and erythroplakia of the oral mucosa：a brief overview. SADJ，2012，67（10）：558-560.

217. VILLA A，VILLA C，ABATI S. Oral cancer and oral erythroplakia：an update and implication for clinicians. Aust Dent J，2011，56（3）：253-256.

218. LIN H P，CHEN H M，YU C H，et al. Topical photodynamic therapy is very effective for oral verrucous hyperplasia and oral erythroleukoplakia. J Oral Pathol Med，2010，39（8）：624-630.

219. ARAKERI G，BRENNAN P A. Oral submucous fibrosis：an overview of the aetiology，pathogenesis，classification，and principles of management. Br J Oral Maxillofac Surg，2013，51（7）：587-593.

220. GUPTA T，KANSAL N K. Medical image. A benign glossal lesion. Geographic tongue. N Z Med J，2014，127（1394）：88-90.

221. ZHOU G，ZHANG J，REN X W，et al. Increased B7-H1 expression on peripheral blood T cells in oral lichen planus correlated with disease severity. J Clin Immunol，2012，32（4）：794-801.

222. DUCASSE D，COURTET P，OLIE E. Burning mouth syndrome：current clinical，physiopathologic，and therapeutic data. Regional Anesthesia and Pain Medicine，2013，38（5）：380-390.

223. CORSALINI M，VENERE D D，PETTINI F，et al Temporomandibular Disorders in Burning Mouth Syndrome Patients：An Observational Study. Int J Med Sci，2013，10（12）：1784-1789.

224. IRUNE E，DWIVEDI R C，NUTTING C M，et al. Treatment-related dysgeusia in head and neck cancer patients. Cancer Treat Rev，2014，40（9）：1106-1117.

225. ALESSIO B,GIUSEPPE S,STEFANIA B,et al. The effects of psychotherapy on brain func-
   tion:A systematic and critical review. Progress in Neurobiology,2014,114:1-14.

226. 张志愿. 口腔颌面外科. 7 版. 北京:人民卫生出版社,2012.

227. 樊明文. 牙体牙髓病学. 4 版. 北京:人民卫生出版社,2012.

228. 孟焕新. 牙周病学. 4 版. 北京:人民卫生出版社,2013.

229. 葛均波,徐永健. 内科学. 8 版. 北京:人民卫生出版社,2013.

230. 陈孝平,汪建平. 外科学. 8 版. 北京:人民卫生出版社,2013.

231. 贾建平. 神经病学. 7 版. 北京:人民卫生出版社,2013.

232. NASRI-HEIR C,KHAN J,HEIR G M. Topical medications as treatment of neuropathic orofa-
   cial pain. Dent Clin North Am,2013,57(3):541-553.

233. KUMAR A,BRENNAN M T. Differential diagnosis of orofacial pain and temporomandibular
   disorder. Dent Clin North Am,2013,57(3):419-428.

234. ROMERO-REYES M,UYANIK J M. Orofacial pain management:current perspectives. J Pain
   Res,2014,7:99-115.

235. MACEA D D,GAJOS K,CALIL Y A D,et al. The efficacy of Web-based cognitive behavioral
   interventions for chronic pain:A systematic review and meta-analysis. J Pain, 2010, 11:
   917-929.

236. SHEPHARD M K,MACGREGOR E A,ZAKRZEWSKA J M. Orofacial pain:a guide for the
   headache physician. Headache,2014,54(1):22-39.

237. VIET C T,CORBY P M,AKINWANDE A,et al. Review of Preclinical Studies on Treatment
   of Mucositis and Associated Pain. J Dent Res,2014,93(9):868-875.

238. THOPPAY J R,DE ROSSI S S,CIARROCCA K N. Burning mouth syndrome. Dent Clin
   North Am,2013,57(3):497-512.

239. ZAKRZEWSKA J M. Differential diagnosis of facial pain and guidelines for management. Br J
   Anaesth,2013,111(1):95-104.

240. ZAKRZEWSKA J M. Multi-dimensionality of chronic pain of the oral cavity and face. J Head-
   ache Pain,2013,14(1):79-87.

241. STURGEON J A. Psychological therapies for the management of chronic pain. Psychol Res
   Behav Manag,2014,7:115-124.

242. YANG H W,HUANG Y F. Treatment of burning mouth syndrome with a low-level energy di-
   ode laser. Photomed Laser Surg,2011,29:123-125.

243. SANTOS LDE F,CARVALHO ADE A,LEÃO J C,et al. Effect of low-level laser therapy in
   the treatment of burning mouth syndrome:a case series. Photomed Laser Surg,2011,29:793-
   796.

244. MELIS M. The role of physical therapy for the treatment of temporomandibular disorders. J
   Orthod Sci,2013,2(4):113-114.

245. NAVRÁTIL L,NAVRATIL V,HAJKOVA S,et al. Comprehensive treatment of temporoman-
   dibular joint disorders. Cranio,2014,32(1):24-30.

246. PRAKASH S,PATELL R. Paroxysmal Hemicrania:An Update. Curr Pain Headache Rep,

2014,18(4):1-8.

247. PAREJA J A,ÁLVAREZ M,MONTOJO T. SUNCT and SUNA:Recognition and Treatment. Curr Treat Options Neurol,2012,15(1):28-39.

248. LAMBRU G,MATHARU M S. SUNCT and SUNA:medical and surgical treatments. Neurol Sci,2013,34(S1):75-81.

249. JONG A D,PALEFSKY J M,STITES D P,et al. Human immunodeficiency virus-positive individuals with oral hairy leukoplakia are able to mount cytotoxic T lymphocyte responses to Epstein-Barr virus. Oral Dis,2000,6(1):40-47.

250. 李秉琦.口腔黏膜病学.北京:人民卫生出版社,2000.

251. 林仲民.中西医结合诊治口腔黏膜疾病.北京:新华出版社,2009.

252. 来红.解毒生津漱口液治疗干燥综合征并发萎缩性舌炎的疗效观察.中国中医药科技,2013,20(2):196.

253. 严齐会,金晓丹,戴杰.康复新液治疗沟纹舌30例.福建中医药,2011,42(5):30-31.

254. 张庆翔,周维国,李光飞,等.鼻内镜辅助等离子射频治疗舌扁桃体肥大的初步研究.临床耳鼻咽喉头颈外科杂志,2013,27(14):787-789.

255. 胡建斌,胡美红,曹卫霞.低温等离子射频消融术治疗62例舌扁桃体肥大的疗效.实用临床医学,2013,14(8):65-67.

256. 张庆丰,佘翠平,王慧,等.低温等离子治疗舌扁桃体肥大所致的咽异感症.临床耳鼻咽喉头颈外科杂志,2014(3):185-187.

257. 胡文静,魏晓萍,刘宇,等.喉内窥镜下低温数字等离子系统消融后治疗舌扁桃体肥大.重庆医学,2011,40(11):1084-1085.

258. 黄伟欣,许凤山,何振锋,等.舌扁桃体肥大治疗分析.中国耳鼻咽喉头颈外科,2010,17(6):328-329.

259. 严齐会,金晓丹,戴杰.康复新液治疗沟纹舌30例.福建中医药,2011,42(5):30-31.

260. 矫凌梅.浅谈萎缩性舌炎的治疗.世界最新医学信息文摘,2012(10):274-275.

261. 李武德.中西结合治疗萎缩性舌炎28例临床体会.中医临床研究,2010,2(24):81.

262. 康媛媛,张英.康复新液治疗复发性阿弗他溃疡效果评价.中国实用口腔科杂志,2009,2(7):421-422.

263. 于世凤,高岩.口腔组织病理学.北京:北京大学医学出版社,2005.

264. 王长皓.中药治疗慢性糜烂性唇炎50例疗效观察.山东医药,2005,45(17):55-56.

265. 汪俊芳,李丽君,庾荣萍.高能中波紫外光治疗慢性脱屑性唇炎疗效观察.中国美容医学,2013,22(7):754-755.

266. 匡德芳,李慧.氦氖激光治疗慢性唇炎临床观察.中国实用医药,2007,2(23):67-68.

267. ROVERONI-FAVARETTO L H,LODI K B,ALMEIDA J D. Topical Calendula officinalis Lsuccessfully treated exfoliative cheilitis:a case report. Cases journal,2008,2(1):1-3.

268. 刁志虹,张子健,李敏,等.肿痛安丁香油糊剂治疗慢性糜烂性唇炎21例临床观察.河北中医药学报,2012,27(1):30.

269. 刘井华,郭艳华.蜂蜜配合益气健脾汤治疗唇炎23例报道.中国实用医药,2012,7(30):169-170.

270. 徐玉萍,李振鲁. 他克莫司软膏治疗剥脱性唇炎 65 例疗效观察. 中国麻风皮肤病杂志, 2012,26(12):883-884.

271. 韦无边,卢柳伊,覃崇宁. 综合疗法治疗剥脱性唇炎疗效观察. 亚太传统医药. 2013,9 (3):134-135.

272. 郭玉,王甲一,曾昕,等. 肉芽肿性唇炎的治疗进展. 临床口腔医学杂志,2008,24(12): 755-756.

273. 李芸,毛笑非,杜伟,等. 浆细胞性唇炎一例. 实用皮肤学杂志,2012,5(6):375.

274. SZYLD P,JAGIELLO P,CSERNOK E,et al. On the Wegener granulomatosis associated region on chromosome 6p21. 3. BMC Med Genet,2006,7(1):1-11.

275. BIRCK R,SCHMITT W H,KAELSCH I A,et al. Serial ANCA determinations for monitoring disease activity in patients with ANCA. associated vasculitis:systematic review. Am J Kidney Dis,2006,47(1):15-23.

276. 中华医学会风湿病学分会. 韦格纳肉芽肿病诊断和治疗指南. 中华风湿病学杂,2011,15 (3):194-196.

277. TSUJI T,NISHIDE Y,NAKANO H,et al. Imaging findings of necrotizing sialometaplasia of the parotid gland:case report and literature review. Dento maxilla fac Radiol,2014,43(6): 288-295.

278. GILOWSKI Ł,WIENCH R,POLAKIEWICZ-GILOWSKA A,et al. Necrotizingsialometaplasia of the palatal mucosa in patient with history of anorexia:review and case report. Am J Otolaryngol,2014,35(3):400-401.

279. COMARMOND C,CACOUB P. Granulomatosis with polyangiitis(Wegener):Clinical aspects and treatment. Autoimmun Rev,2014,13(11):1121-1125.

280. LI D M,LUN L D. Mucorirregularis infection and lethal midline granuloma:a case report and review of published literature. Mycopathologia,2012,174(5-6):429-439.

281. OWOSHO A A,BILODEAU E A,SURTI U,et al. Large B-cell lymphoma of the base of the tongue and oral cavity:a practical approach to identifying prognostically important subtypes. Oral Surg Oral Med Oral Pathol Oral Radiol,2014,118(3):338-347.

282. MEDEL N,HAMAO-SAKAMOTO A. A case of oral plasmablastic lymphoma and review of current trends in oral manifestations associated with human immunodeficiency virus infection. J Oral Maxillofac Surg,2014,72(9):1729-1735.

283. CHERNIAK W,SILVERMAN M. Images in clinical medicine:Syphilitic gumma. N Engl J Med,2014,371(7):667.

284. DIMAKA K,MALLIS A,NAXAKIS S S,et al. Chronicrhinocerebralmucormycosis:a rare case report and review of the literature. Mycoses,2014,57(11):699-702.

285. 朱友家,王继华. 口腔黏膜皮肤病学. 黄冈:湖北科技出版社,2003.

286. 吴志华. 现代性病学. 广州:广东人民出版社,1996.

287. 岳松龄. 口腔内科学. 2 版. 北京:人民卫生出版社,1987.

288. 樊明文. 口腔医学新进展. 黄冈:湖北科技出版社,1993.

289. 朱学骏. 皮肤病的组织病理诊断. 北京:北京医科大学出版社,1991.

290. 冯新为.病理生理学.北京:人民卫生出版社,1989.

291. 邱丙森.皮肤组织病理学.上海:上海科学技术出版社,1981.

292. 江启元.功能组织学与胚胎学图谱.济南:山东科技出版社,1982.

293. 中华医学会风湿病学分会.白塞病诊断和治疗指南.中华风湿病学杂志,2011,15(5):345-347.

294. 中华医学会风湿病学分会.干燥综合征诊断及治疗指南.中华风湿病学杂志,2010,14(11):766-768.

295. 中华医学会感染病学分会艾滋病学组.艾滋病诊疗指南(2011版).中华传染病杂志,2011,29(10):321-330.

296. 中华医学会风湿病学分会.赖特综合征诊治指南(草案).中华风湿病学杂志,2004,8(2):111-113.

297. 中华医学会儿科学分会心血管学组.川崎病冠状动脉病变的临床处理建议.中华儿科杂志,2012,50(10):746-749.

298. SAKLY K,LAHMAR R,NEFZI F,et al. Phenotypic abnormalities of peripheral blood mono-nuclear cells in patients with Behcèt's disease and association with HLA-B51 expression. Immunol Invest,2014,43(5):463-478.

299. SALEH Z,ARAYSSI T. Update on the therapy of Behcet disease. Ther Adv Chronic Dis,2014,5(3):112-134.

300. STEINFELD S,SIMONART T. New approaches to the treatment of Sjögren's syndrome:soon beyond symptomatic relief?. Dermatology,2003,207(1):6-9.

301. FOX R I,MICHELSON P. Approaches to the treatment of Sjogren's syndrome. J Rheumatol Suppl,2000,61:15-21.

302. DUCASSE D,COURTET P,OLIE E. Burning mouth syndrome:current clinical,physiopatho-logic,and therapeutic data. Reg Anesth Pain Med,2013,38(5):380-390.

303. NAVAZESH M. Thirty Years of HIV/AIDS and Related Oral Manifestations and Manage-ment. J Dent Hyg,2014,88(3):153-155.

304. BOUGUEN G,LEVESQUE B G,FEAGAN B G,et al. Treat to Target:A Proposed New Para-digm for the Management of Crohn's Disease. Clin Gastroenterol Hepatol,2013,13(6):1042-1050.

305. HUGOT J P,CHAMAILLARD M,ZOUALI H,et al. Association of NOD2 leucine-rich repeat variants with susceptibility to Crohn's disease. Nature,2001,411(6837):599-603.

306. The International Criteria for Behcet's Disease(ICBD):a collaborative study of 27 countries on the sensitivity and specificity of the new criteria. J Eur Acad Dermatol Venereol,2014,28(3):338-347.

307. GREENSTEIN A J,JANOWITZ H D,SACHAR D B. The extra-intestinal complications of Crohn's disease and ulcerative colitis:a study of 700 patients. Medicine(Baltimore),1976,55(5):401-412.

308. LIU J Z,ANDERSON C A. Genetic studies of Crohn's disease:Past,present and future. Best Pract Res Clin Gastroenterol,2014,28(3):373-386.

309. KURTZMAN D J,JONES T,LIAN F,et al. Metastatic Crohn's disease：A review and approach to therapy. J Am Acad Dermatol,2014,71(4):804-813.

310. MAYBERRY J F,LOBO A,FORD A C,et al. NICE clinical guideline(CG152):the management of Crohn's disease in adults,children and young people. Aliment Pharmacol Ther,2013,37(2):195-203.

311. SCHNEIDER J M,MATTHEWS J H,GRAHAM B S. Reiter's syndrome. Cutis,2003,71(3):198-200.

312. WU I B,SCHWARTZ R A. Reiter's syndrome:the classic triad and more. J Am Acad Dermatol,2008,59(1):113-121.

313. WANG L,JIN X,ZHAO X,et al. Focal dermal hypoplasia:updates. Oral Dis,2014,20(1):17-24.

314. GLICKMAN L T,GRUSS J S,BIRT B D,et al. The surgical management of Melkersson-Rosenthal syndrome. Plast Reconstr Surg,1992,89(5):815-821.

315. ZIMMER W M,ROGERS R S,REEVE C M,et al. Orofacial manifestations of Melkersson-Rosenthal syndrome. A study of 42 patients and review of 220 cases from the literature. Oral Surg Oral Med Oral Pathol,1992,74(5):610-619.

316. PARRAY F Q,SYED A W,YATOO G N,et al. Peutz-jeghers syndrome. N Am J Med Sci,2012,4(11):613-614.

317. GUDE D,BANSAL D,MALU A. Revisiting plummer vinson syndrome. Ann Med Health Sci Res,2013,3(1):119-121.

318. DIMITRIADES V R,BROWN A G,GEDALIA A. Kawasaki disease:pathophysiology,clinical manifestations,and management. Curr Rheumatol Rep,2014,16(6):1-7.

319. NEWBURGER J W,TAKAHASHI M,GERBER M A,et al. Diagnosis,treatment,and long-term management of Kawasaki disease:a statement for health professionals from the Committee on Rheumatic Fever,Endocarditis and Kawasaki Disease,Council on Cardiovascular Disease in the Young,American Heart Association. Circulation,2004,110(17):1708-1733.

320. AYUSAWA M,SONOBE T,UEMURA S,et al. Revision of diagnostic guidelines for Kawasaki disease(the 5th revised edition). Pediatr Int,2005,47(2):232-234.

321. 万宏程,陈凯. 多形红斑、Stevens-Johnson 综合征及中毒性表皮坏死松解症的发病机制和治疗,中国中西医结合皮肤性病杂志,2011,10(6):401-403.

322. SAMIM F,AULUCK A,ZED C,et al. Erythema multiforme:a review of epidemiology,pathogenesis,clinical features,and treatment,Dent Clin North Am,2013,57(4):583-596.

323. JOSEPH R H,HADDAD F A,MATTHEWS A L,et al. Erythema multiforme after orf virus infection:a report of two cases and literature review. Epidemiol Infect,2015,143(2):385-390.

324. 陈学军,穰真,谢军,等. 重症药疹的若干问题. 实用医院临床杂志,2009,6(2):52-54.

325. 徐治鸿. 实用中医口腔病学. 天津:天津科技翻译出版公司,1991.

326. 夏涵,张玉萍. 实用中医口腔病学. 上海:上海中医学院出版社,1992.

327. SILVERMAN S JR,EVERSOLE LR,EDMOND L. Trudlove:Essentials of Oral Medicine. BC

Decker Inc. ,2001.

328. 高英茂,李和. 组织学与胚胎学. 北京:人民卫生出版社,2010.

329. 段小红. 口腔遗传病学. 北京:人民卫生出版社,2012.

330. 唐军民,张雷. 组织学与胚胎学. 北京:北京大学医学出版社,2009.

331. DUDEK R W. 胚胎学. 4 版. 北京:中信出版社,2004.

332. SOAMES J V. Oral Pathology. 3rd ed. Oxford University Press,1998.

333. BERKOVITZ B K B,HOLLAND G R,MOXHAM B J. A Color Atlas and Text of Oral Anatomy:histology and Embryology. 2nd ed. London:Wolfe,1992.

334. ODELL E W. Clinical Problem Solving in Dentisry. New York:Churchill Livingstone,2004.

335. RABERDURLACHER J E,ELAD S,BARASCH A. Oral mucositis. Oral Oncology,2010,46 (6):452-456.

336. TOBITA T,IZUMI K,FEINBERG S E. et al. Development of an in vitro model for radiation-induced effects on oral keratinocytes. Int J Oral Maxillofac Surg,2010,39:364-370.

337. DONETTI E,BEDONI M,CAPONE P,et al. An in vitro model of human oral explants to study early effects of radiation mucositis. Eur J Oral Sci,2009,117:169-174.

338. SONIS S T,PETERSON R L,EDWARDS L J,et al. Defining mechanisms of action of inter-leukin-11 on the progression of radiation-induced oral mucositis in hamsters. Oral Oncology, 2000,36(4):373-381.

339. BARRETT A W. DORREGO M V. HODGSON T A,et al. The histopathology of syphilis of the oral mucosa. J Oral Pathol Med,2004,33(5):286-291.

340. KRISHNA RAO S V,MEJIA G,ROBERTS-THOMSON K,et al. Epidemiology of oral cancer in Asia in the past decade—an update(2000-2012). Asian Pac J Cancer Prev,2013,14 (10):5567-5577.

341. WOLFF K D,FOLLMANN M,NAST A. The diagnosis and treatment of oral cavity cancer. Dtsch Arztebl Int,2012,109(48):829-835.

342. MONROE M M,GROSS N D. Evidence-based practice:management of the clinical node-negative neck in early-stage oral cavity squamous cell carcinoma. Otolaryngol Clin North Am, 2012,45(5):1181-1193.

343. ORD R A. Surgical management of the N0 neck in early stage T1-2 oral cancer:a personal perspective of early and late impalpable disease. Oral Maxillofac Surg,2012,16(2): 181-188.

344. LUBEK J E,CLAYMAN L. An update on squamous carcinoma of the oral cavity,oropharynx, and maxillary sinus. Oral Maxillofac Surg Clin North Am,2012,24(2):307-316.

345. BESSELL A,GLENNY A M,FURNESS S,et al. Interventions for the treatment of oral and oropharyngeal cancers:surgical treatment. Cochrane Database Syst Rev,2011,4(9):169-184.

346. DENG H,SAMBROOK P J,LOGAN R M. The treatment of oral cancer:an overview for dental professionals. Aust Dent J,2011,56(3):244-252.

347. FURNESS S,GLENNY A M,WORTHINGTON H V,et al. Interventions for the treatment of

oral cavity and oropharyngeal cancer：chemotherapy. Cochrane Database Syst Rev，2010，65（4）：1399-1400.

348. VAN DER WAAL I，DE BREE R，BRAKENHOFF R，et al. Early diagnosis in primary oral cancer：is it possible？ Med Oral Patol Oral Cir Bucal，2011，16（3）：e300-305.

349. ZYGOGIANNI A G，KYRGIAS G，KARAKITSOS P，et al. REVIEW Open Oral squamous cell cancer：early detection and the role of alcohol and smoking. Head Neck Oncol，2011，3（2）：1-12.

350. COUGHLIN A，RESTO V A. Oral cavity squamous cell carcinoma and the clinically N0 neck：the past，present，and future of sentinel lymph node biopsy. Curr Oncol Rep，2010，12（2）：129-135.

351. 中华口腔医学会口腔颌面外科专业委员会肿瘤学组. 口腔颌面部恶性肿瘤治疗指南. 中国口腔颌面外科杂志，2010，8（2）：395-403.

352. 邱蔚六. 口腔颌面外科理论与实践. 北京：人民卫生出版社，1998.

353. PINBORG J J，REICHART P A. Histological typing of cancer and precancer of the oral mucosa. 2nd ed. WHO，1997：21-31.

354. 陈谦明，SAMARANAYAKE L P，李秉琦. 口腔白斑病：新概念及 LSCP 分期体系. 临床口腔医学杂志，1998（3）：189-190.

355. IVD WAAL I，SCHEPMAN K P，VAN DER MEIJ E H，et al. Oral leukoplakia：a clinicopathological review. Oral Oncol，1997，33（5）：291-301.

356. SILVERMAN S，GORSKY M. Proliferative verrucous leukoplakia：a follow-up study of 54 cases. Oral Surg Oral Med Oral Pathol Oral Radial Endod，1997，84：154-157.

357. 方祥忠. 我国部分地区 134 492 人中口腔黏膜白斑病流行病学调查报告. 临床口腔医学杂志，1986（1）：1-5.

358. BOUQUOT J E，GORLIN R J. Leukoplakia，lichen planus，and other oral keratoses in 23，616 white Americans over the age of 35 years. Oral Surg Oral Med Oral Pathol，1986，61（4）：373-381.

359. SCHEIFELE C，REICHART P A，DIETRICH T. Low prevalence of oral leukoplakia in a representative sample of the US population. Oral Oncol，2003，39：619-625.

360. REICHART P A. Oral mucosal lesions in a representative cross-sectional study of aging Germany. Community Dent Oral Epidemiol，2000，28（5）：390-398.

361. KAHN M A. Demonstration of human papilloma virus DNA in a peripheral ameloblastoma by in situ hybridization. Hum Pathol，1992，23：188-191.

362. ZHOU Z T，TANG G Y，ZHONG W J，et al. Experimental study on microwave radiation in blocking leukoplakia carcinogenesis in golden hamster cheek pouch. Acta Shanghai Second Medical University，1998，10：43-45.

363. SUDBO J，KILDAL W，RISBERG B，et al. DNA content as a prognostic marker in patients with oral leukoplakia. N Engl J Med，2001，344（17）：1270-1278.

364. DRAGNEV K H，RIGAS J R，DMITROVSKY E. The retinoids and cancer prevention mechanisms. The Oncologist，2000，5：361-368.

365. MASFERRER J L,LEAHY K M,KOKI A T,et al. Antiangiogenic and antitumor activities of cyclooxygenase-2 inhibitors. Can Res,2000,60(5):1306-1311.

366. 李萍,孙正. Celecoxib 和 Cileuton 对实验性口腔癌预防作用. 中华口腔医学会全国口腔黏膜病学术会议,2004.

367. ARMSTRONG W B,KENNEDY A R,WAN X S,et al. Clinical modulation of oral leukoplakia and protease activity by Bowman-Birk inhibitor concentrate in a phase II a chemoprevention trial. Clin Cancer Res,2000,6(12):4684-4691.

368. 张为新,胡慧芳,李伟国,等. 7 种中药对实验性口腔癌阻断作用的研究. 上海口腔医学,2004,13(1):34-37.

369. 孙正,李宁,刘晓勇,等. 增生平对口腔癌预防作用的动物实验和临床研究. 北京口腔医学,2005,13(3):168-171.

370. 邱蔚六. 口腔颌面外科学. 上海:上海科学技术出版社,2008.

371. 史宗道. 口腔临床药物学. 4 版. 北京:人民卫生出版社,2012.

372. 谢惠民. 合理用药. 5 版. 北京:人民卫生出版社,2008.

373. 隋忠国,苏乐群,孙伟. 临床合理用药指导. 北京:人民卫生出版社,2010.

374. 中华人民共和国国家卫生和计划生育委员会. 合理用药健康教育核心信息释义,2013.

375. PICKETT F A,TEREZHALMY G T. Basic principles of pharmacology with dental hygiene applications. Baltimore:Wolter Kluwer Health,2009.

376. 周红梅,周刚,周威,等. 口腔黏膜病药物治疗精解. 北京:人民卫生出版社,2010.

377. 王荣梅. 药物治疗原则与方案. 北京:北京科学技术出版社,2003.

378. 史宗道. 循证口腔医学. 2 版. 北京:人民卫生出版社,2008.

379. 李幼平. 循证医学. 2 版. 北京:高等教育出版社,2009.

380. 夏培元,修清玉,马金昌. 药物临床试验实施与质量管理. 北京:人民军医出版社,2009.

381. 金丕焕,邓伟. 临床试验. 上海:复旦大学出版社,2004.

382. 国家食品药品监督管理局. 药物临床试验管质量理规范. 2003.

383. 国家食品药品监督管理局. 药品注册管理办法. 2007.

384. 刘川. 药物临床实验与方法学. 北京:化学工业出版社,2011.

385. 周宏灏,袁洪. 药物临床实验. 北京:人民卫生出版社,2011.

386. 邓伟,贺佳. 临床实验设计与统计分析. 北京:人民卫生出版社,2012.

387. 田少雷,邵庆翔. 药物临床实验与 GCP 实用指南. 2 版. 北京:北京大学医学出版社,2009.

388. ICH. Guideline for Good Clinical Practice. E6(R1). 2005.

389. KORNMAN K S,POLVERINI P J. Clinical application of genetics to guide prevention and treatment of oral diseases. Clin Genet,2014,86(1):44-49.

390. LIU C,ZHOU Z,LIU G,et al. Efficacy and safety of dexamethasone ointment on recurrent aphthousulceration. The American journal of medicine,2012,125(3):292-301.

391. ZHANG J,ZHOU G,DU G F,et al. Biologics,an alternative therapeutic approach for oral lichen planus. Journal of Oral Pathology & Medicine,2011,40(7):521-524.

392. SANKAR V,HEARNDEN V,HULL K,et al. Local drug delivery for oral mucosal diseases:

challenges and opportunities. Oral Diseases,2011,17(s1):73-84.

393. LIU C X,XIE B,YANG Y,et al. Efficacy of intralesional betamethasone for erosive oral li-
chen planus and evaluation of recurrence:a randomized,controlled trial. Oral Surg Oral Med
Oral Pathol Oral Radiol,2013,116:584-590.

394. SHERIDAN C. Vaccine market boosters. Nature Biotechnology,2009,27(6):499-501.

395. 燕铁斌. 物理治疗学. 北京:人民卫生出版社,2008.

396. 乔志恒,华桂茹. 理疗学. 2 版. 北京:华夏出版社,2005.

397. 陈景藻. 现代物理治疗学. 北京:人民军医出版社,2001.

398. 梁新华,毛祖彝. 口腔物理治疗学. 成都:四川大学出版社,2013.

399. DOSTALOVA T,JELINKOVA H. Lasers in dentistry:overview and perspectives. Photomed
Laser Surg,2013,31(4):228-232.

400. VIVEK V,JAYASREE R S,BALAN A,et al. Three-year follow-up of oral leukoplakia after
neodymium:yttrium aluminum garnet(Nd:YAG)laser surgery. Lasers Med Sci,2008,23
(4):375-379.

401. VAN DER HEM P S,EGGES M,VAN DER WAL J E,et al. CO_2 laser evaporation of oral li-
chen planus. Int J Oral Maxillofac Surg,2008,37(7):630-633.

402. VAN DER HEM P S,NAUTA J M,VAN DER WAL J E,et al. The results of CO_2 laser sur-
gery in patients with oral leukoplakia:a 25 year follow up. Oral Oncol,2005,41(1):31-37.

403. BROUNS E R,BAART J A,KARAGOZOGLU K H,et al. Treatment results of CO_2 laser va-
porisation in a cohort of 35 patients with oral leukoplakia. Oral Dis,2013,19(2):212-216.

404. GUYOT A D,FARHI D,INGEN-HOUSZ-ORO S,et al. Treatment of refractory erosive oral li-
chen planus with extracorporeal photochemotherapy:12 cases. Br J Dermatol,2007,156(3):
553-556.

405. YU C H,LIN H P,CHENG S J,et al. Cryotherapy for oral precancers and cancers. J Formos
Med Assoc,2014,113(5):272-277.

406. SOBANIEC S,BERNACZYK P,PIETRUSKI J,et al. Clinical assessment of the efficacy of pho-
todynamic therapy in the treatment of oral lichen planus. Lasers Med Sci,2013,28(1):
311-316.

407. MROZ P,HASHMI J T,HUANG Y Y,et al. Stimulation of anti-tumor immunity by photody-
namic therapy. Expert Rev Clin Immunol,2011,7(1):75-91.

408. AGOSTINIS P,BERG K,CENGEL K A,et al. Photodynamic therapy of cancer:an update.
CA Cancer J Clin,2011,61(4):250-281.

409. TAMBUWALA A,SANGLE A,KHAN A,et al. Excision of Oral Leukoplakia by CO_2 Lasers
Versus Traditional Scalpel:A Comparative Study. J Maxillofac Oral Surg,2014,13(3):
320-327.

410. JERJES W,UPILE T,HAMDOON Z,et al. Photodynamic therapy outcome for T1/T2 N0 oral
dysplasia. Lasers Surg Med,2011,43(3):192-199.

411. SHAFIRSTEIN G,FRIEDMAN A,SIEGEL E,et al. Using 5-aminolevulinic acid and pulsed
dye laser for photodynamic treatment of oral leukoplakia. Arch Otolaryngol Head Neck Surg,

2011,137(11):1117-1123.

412. WONG S J,CAMPBELL B,MASSEY B,et al. A phase I trial of aminolevulinic acid-photody-namic therapy for treatment of oral leukoplakia. Oral Oncol,2013,49(9):970-976.

413. PIETRUSKA M,SOBANIEC S,BERNACZYK P,et al. Clinical evaluation of photodynamic therapy efficacy in the treatment of oral leukoplakia. Photodiagnosis Photodyn Ther,2014,11(1):34-40.

414. DILLENBURG C S,MARTINS M A,MUNERATO M C,et al. Efficacy of laser phototherapy in comparison to topical clobetasol for the treatment of oral lichen planus:a randomized controlled trial. J Biomed Opt,2014,19(6):068002.

415. KASSEM R,YAROM N,SCOPE A,et al. Treatment of erosive oral lichen planus with local ultraviolet B phototherapy. J Am Acad Dermatol,2012,66(5):761-766.

416. CAFARO A,ARDUINO P G,MASSOLINI G,et al. Clinical evaluation of the efficiency of low-level laser therapy for oral lichen planus:a prospective case series. Lasers Med Sci,2014,29(1):185-190.

417. SADAKSHARAM J,NAYAKI K P,SELVAM N P. Treatment of oral lichen planus with methylene blue mediated photodynamic therapy-a clinical study. Photodermatol Photoimmunol Photomed,2012,28:97-101.

418. KVAAL S I,ANGELL-PETERSEN E,WARLOE T. Photodynamic treatment of oral lichen planus. Oral Surg Oral Med Oral Patho Oral Radiol Endod,2014,117(2):62-70.

419. PAVLIC V,VUJIC-ALEKSIC V. Phototherapy approaches in treatment of oral lichen planus. Photodermatol Photoimmunol Photomed,2013,30(1):15-24.

420. PRASAD R S,PAI A. Assessment of immediate pain relief with laser treatment in recurrent aphthous stomatitis. Oral Surg Oral Med Oral Pathol Oral Radiol,2013,116(2):189-193.

421. TEZEL A,KARA C,BALKAYA V,et al. An evaluation of different treatments for recurrent aphthous stomatitis and patient perceptions:Nd:YAG laser versus medication. Photomed Laser Sur,2009,27(1):101-106.

422. ALBREKTSON M,HEDSTRÖM L,BERGH H. Recurrent aphthous stomatitis and pain management with low-level laser therapy:a randomized controlled trial. Oral Surg Oral Med Oral Pathol Oral Radiol,2014,117(5):590-594.

423. YE X,ZHANG J,LU R,et al. HBO:A possible supplementary therapy for oral potentially malignant disorders. Med Hypotheses,2014,83(2):131-136.

424. 陈英新,王雷,董海英. 口腔扁平苔藓老年患者脉冲 YAG 激光疗效观察. 中国老年学杂志,2006,26(9):1198-1199.

425. 桑桂花. CO_2 碳激光与干扰素联合治疗口腔扁平苔藓效果观察. 中国现代药物应用,2008,2(14):74-75.

426. 周肇庸. 现代关节镜外科学. 费起礼,译. 天津:天津科学技术出版社. 2005.

427. GILLENWATER A,PAPADIMITRAKOPOULOU V,RICHARDS-KORTUM R. Oral Premalignancy:New Methods of Detection and Treatment. Curr Oncol Rep,2006,8(2):146-154.

428. LODI G,PORTER S. Management of potentially malignant disorders:evidence and critique. J

Oral Pathol Med,2008,37(2):63-69.

429. HOLMSTRUP P,VEDTOFTE P,REIBEL J. Oral premalignant lesions:is a biopsy reliable? J Oral Pathol Med,2007,36(5):262-266.

430. 孙正,李宁,刘晓勇,等.增生平对口腔癌预防作用的实验和临床研究.北京口腔医学,2005,13(3):168-171.

431. LIPPMAN S M,LEE J J,MARTIN J W,et al. Fenretinide Activity in Retinoid-Resistant Oral Leukoplakia. Clin Cancer Res,2006,12(10):3109-3114.

432. HOLMSTRUP P,VEDTOFTE P,REIBEL J,et al. Long-term treatment outcome of oral pre-malignant lesions. Oral Oncol,2006,42(5):461-474.

433. VLADIMIROV B S,SCHIODT M. The effect of quitting smoking on the risk of unfavorable events after surgical treatment of oral potentially malignant lesions. Int J Oral Maxillofac Surg,2009,38(11):1188-1193.

434. LODI G,SARDELLA A,BEZ C,et al. Interventions for treating oral leukoplakia. Cochrane Database Syst Rev,2006,18(4):27-36.

435. 吴颖芳.口腔黏膜下纤维性变的治疗研究进展.中国实用口腔科杂志,2011,4(2):76-80.

436. 吴颖芳,彭解英,阙国鹰,等.中西医结合治疗口腔黏膜下纤维化的疗效.中南大学学报:医学版,2010,35(4):358-364.

437. MOKAL N J,RAJE R S,RANADE S V,et al. Release of oral submucous fibrosis and recon-struction using superficial temporal fascia flap and split skin graft:a new technique. Br J Plast Surg,2005,58(8):1055-1060.

438. CHEN C M,YANG C F,SHEN Y S,et al. The use of artificial dermis for surgical defects in the treatment of oral premalignant lesions. J Surg Oncol,2008,97:291-293.

439. MEHROTRA D,PRADHAN R,GUPTA S. Retrospective comparison of surgical treatment modalities in 100 patients with oral submocous fibrosis. Oral Surg Oral Med Oral Pathol Oral Radiol En dod,2009,107(3):1-10.

440. COX S,ZOELLNER H. Physiotherapeutic treatment improves oral opening in oral submucous fibrosis. J Oral PatholMed,2009,38(2):220-226.

441. 高山,白连营,张春生.口腔粘膜局限型扁平苔藓的手术疗法.实用口腔医学杂志,2002,18(1):79-80.

442. 谢小华,朱志高.微波热凝治疗口腔扁平苔藓的临床应用.实用临床医学,2005,6(5):100.

443. LEE J,HONG W K,WALTER N,et al. Predicting cancer development in Oral Leukoplakia:ten years of translational Research. Clinical Cancer Research,2000,6(5):1702-1710.

444. GONZALEZ-MOLES M A,SCULLY C,GIL-MONTOYA J A. Oral lichen planus:controver-sies surrounding malignant transformation. Oral Diseases,2008,14(3):229-243.

445. 朱家恺,黄洁夫,陈积圣.外科学辞典.北京:北京科学技术出版社,2003.

446. CSCO 黑色素瘤专家委员会.中国黑色素瘤诊治指南(2011 版).临床肿瘤学杂志,2012,17(2):159-171.

447. 罗荣城,韩焕兴.肿瘤生物治疗学.北京:人民卫生出版社,2006.

448. 金伯泉.医学免疫学.5 版.北京:人民卫生出版社,2008.

449. 陈慰峰.医学免疫学.4 版.北京:人民卫生出版社,2006.

450. 郭伟.口腔疾病的生物学诊断与治疗.上海:上海世界图书出版公司,2008.

451. NICKOLOFF B J,STEVENS S R. What have we learned in dermatology from the biologic therapies? J Am Acad Dermatol,2006,54(3 Suppl 2):S143-151.

452. O'NEILL I D. Off-label use of biologicals in the management of inflammatory oral mucosal disease. J Oral Pathol Med,2008,37(10):575-581.

453. SFIKAKIS P P,MARKOMICHELAKIS N,ALPSOY E,et al. Anti-TNF therapy in the management of Behcet's disease:review and basis for recommendations. Rheumatology,2007,46(5):736-741.

454. SCHMIDT E,GOEBELER M,ZILLIKENS D. Rituximab in severe pemphigus. Ann N Y Acad Sci,2009,1173:683-691.

455. RYU J K,SWANN S,LEVEQUE F,et al. The impact of concurrent granulocyte macrophage-colony stimulating factor on radiation-induced mucositis in head and neck cancer patients:a double-blind placebo-controlled prospective phase Ⅲ study by Radiation Therapy Oncology Group 9901. Int J Radiat Oncol Biol Phys,2007,67:643-650.

456. ZHANG S,LI Y,LI L,et al. Phase I study of repeated intraepithelial delivery of adenoviral p53 in patients with dysplastic oral leukoplakia. J Oral Maxillofac Surg, 2009, 67:1074-1082.

457. PERRA D,ALBA M A,CALLEJAS J L,et al. Adalimumab for the treatment of Behçet's disease:experience in 19 patients. Rheumatology(Oxford),2012,51(10):1825-1831.

458. ARIDA A,FRAGIADAKI K,GIAVRI E,et al. Anti-TNF agents for Behçet's disease:analysis of published data on 369 patients. Semin Arthritis Rheum,2011,41(1):61-70.

459. AIKAWA N E,GONÇALVES C,SILVA C A,et al. Late response to anti-TNF-α therapy in refractory mucocutaneous lesions of Behçet's disease. Rheumatol Int,2011,31(8):1097-1099.

460. DRETZKE J,EDLIN R,ROUND J,et al. A systematic review and economic evaluation of the use of tumour necrosis factor-alpha(TNF-α)inhibitors,adalimumab and infliximab,for Crohn's disease. Health Technol Assess,2011,15(6):1-244.

461. LONDHE P J,KALYANPAD Y,KHOPKAR U S. Intermediate doses of rituximab used as adjuvant therapy in refractory pemphigus. Indian J Dermatol Venereol Leprol,2014,80(4):300-305.

462. O'NEILL I D,SCULLY C. Biologics in oral medicine:ulcerative disorders. Oral Dis,2013,19(1):37-45.

463. MA D,ZHANG C J,WANG R P,et al. Etanercept in the treatment of intestinal Behcet's disease. Cell Biochem Biophys,2014,69(3):735-739.

464. ZHAO B H,OSWALD A E. Improved clinical control of a challenging case of Behçet's disease with rituximab therapy. Clin Rheumatol,2014,33(1):149-150.

465. JUNG B Y,LEE S H,CHUNG S K,et al. Successful primary infliximab treatment of orofacial

Crohn's disease without gastrointestinal manifestation. Korean J Gastroenterol,2012,59(6):437-440.

466. ELLIOTT T,CAMPBELL H,ESCUDIER M,et al. Experience with anti-TNF-α therapy for orofacial granulomatosis. J Oral Pathol Med,2011,40(1):14-19.

467. O'NEILL I D,SCULLY C. BIOLOGICS in oral medicine:oral Crohn's disease and orofacial granulomatosis. Oral Dis,2012,18(7):633-638.

468. SAND F L,THOMSEN S F. Efficacy and safety of TNF-α inhibitors in refractory primary complex aphthosis:a patient series and overview of the literature. J Dermatolog Treat,2013,24(6):444-446.

469. GONZALEZ-LOPEZ M A,BLANCO R,GARCIA-IBARBIA C,et al. Etanercept-induced hypertriglyceridemia during the treatment of recurrent aphthous stomatitis. Indian J Dermatol Venereol Leprol,2013,79(3):432-433.

470. GEORGAKOPOULOU E A,ANDREADIS D,ARVANITIDIS E,et al. Biologic agents and oral diseases—an update on clinical applications. Acta Dermatovenerol Croat,2013,21(1):24-34.

471. SINGH S,PARDI D S. Update on Anti-Tumor Necrosis Factor Agents in Crohn Disease. Gastroenterol Clin North Am,2014,43(3):457-478.

472. RYU H J,SEO M R,CHOI H J,et al. Infliximab for refractory oral ulcers. Am J Otolaryngol,2014,35(5):664-668.

473. KASPERKIEWICZ M,SHIMANOVICH I,LUDWIG R J,et al. Rituximab for treatment-refractory pemphigus and pemphigoid:a case series of 17 patients. J Am Acad Dermatol,2011,65(3):552-558.

474. CIANCHINI G,LUPI F,MASINI C,et al. Therapy with rituximab for autoimmune pemphigus:results from a single-center observational study on 42 cases with long-term follow-up. J Am Acad Dermatol,2012,67(4):617-622.

475. FIORENTINO D F,GARCIA M S,REHMUS W,et al. A pilot study of etanercept treatment for pemphigus vulgaris. Arch Dermatol,2011,147(1):117-118.

476. GARCÍA-RABASCO A,ALSINA-GIBERT M,PAU-CHARLES I,et al. Infliximab therapy failure in two patients with pemphigus vulgaris. J Am Acad Dermatol,2012,67(5):196-197.

477. ZHANG J,ZHOU G,DU G F,et al. Biologics,an alternative therapeutic approach for oral lichen planus. J Oral Pathol Med,2011,40(7):521-524.

478. LU R,ZHANG J,SUN W,et al. Inflammation-related cytokines in oral lichen planus:an overview. J Oral Pathol Med,2013,44(1):1-14.

479. 顾景范,杜寿玢,郭长江. 现代临床营养学. 2版. 北京:科学出版社,2009.

480. LODI G,SARDELLA A,BEZ C,et al. Interventions for treating oral leukoplakia. Cochrane Database Syst Rev,2006,8(4):27-36.

481. 曹军,邓海平,曹新,廖贵清. 维甲酸糊剂治疗白斑、扁平苔藓. 实用临床医学,2009,10(4):82-83.

482. 朱敬慈,王宇峰,盛净,等.萎缩性舌炎与维生素 B_{12} 缺乏之间的关系.上海口腔医学, 2013,22(1):58-62.

483. 刘婷,吕晨,冯晓蕾,等.复发性阿弗他溃疡与相关的营养因素研究进展.广东微量元素 科学,2009,16(13):1-10.

484. 高小兰,周曾同.口腔白斑治疗的循证医学研究进展.口腔临床医学杂志,2010,26 (12):758-760.

485. 陈海琼,陈祥华,钱关庆,等.黑棘皮病伴发胰腺癌及其口腔损害.口腔医学,1984,4 (4):186-187.

486. 姚辉,周曾同.口腔黏膜黑棘皮病(附二例报告).临床口腔医学,2010,26(5):297-299.

487. FLADUNG G,HEITE H J. Symptomatological differences between benign and malignant ac-anthosis nigricans. Dermatol Wochenschr,1958,137(1):1-13.

488. CURTH H O,HILBERG A W,MACHACEK G F. The site and histology of the cancer associ-ated with malignant acanthosis nigricans. Cancer,1962,15:364-382.

489. KONRAD B,NIKOLAUS H,KORTING G W,et al. Diseases of the Oral Mucosa and the Lips. Philadelphia:W. B. Saunders Company,1996,272-273.

490. SCHWARTZ R A. Acanthosis nigricans. J Am Acad Dermatol,1994,31(1):20-22.

491. HERNANDEZ-PEREZ E. On the classification of acanthosis nigricans. Int J Dermatol,1984, 23(9):605-606.

492. MURAO K,SADAMOTO Y,KUBO Y,et al. Generalized malignant acanthosis nigricans with "deck-chair sign". Int J Dermatol,2013,52(3):377-378.

493. KRAWCZYK M,MYKAFA-CIESLA J,KOFODZIEJ-JASKULA A. Acanthosis nigricans as a paraneoplastic syndrome. Case reports and review of literature. Pol Arch Med Wewn,2009, 119(3):180-183.

494. KIM H T,SZETO C. Eosinophilic hyperplastic lymphogranuloma,comparison with Mikulicz's disease. Chin Med J,1937,23:699-700.

495. CHIM C S,FUNG A,SHEK T W,et al. Analysis of clonality in Kimura's disease. Am J Surg Pathol,2002,26(8):1083-1086.

496. CHEN H,THOMPSON L D,AGUILERA N S,et al. Kimura disease:a clinicopathologic study of 21cases. Am J Surg Pathol,2004,28(4):505-513.

497. 刘斌,蒋凯苓,江育玲.头颈部嗜酸性淋巴肉芽肿诊断与治疗.山东大学耳鼻喉眼学报, 2012,26(4):21-23.

498. OBATA Y,FURUSU A,NISHINO T,et al. Membranous nephropathy and Kimura's disease manifesting a hip mass. A case report with literature review. Intern Med,2010,49(14): 1405-1409.

499. 千建峰,严文洪,周仲文,等.木村病三例.中华耳鼻咽喉头颈外科杂志,2011,46(12): 947-948.

500. 董科,李波.黑斑息肉综合征的研究进展.中国普外基础与临床杂志,2005,12(2):195-198.

501. 陈烨.儿童 McCune-Albright 综合征的临床特点.临床儿科杂志,2013,31(12):1188-

1189.

502. 张蓉,李军,李昊,等. McCune-Albright 综合征 1 例报告并文献复习. 实用口腔医学杂志,2010,26(2):220-222.

503. 聂艳萍,林梅. 口腔黏膜色素异常与恶性病变. 临床口腔医学杂志,2005,21(012):760-762.

504. BUCHNER A,MERRELL P W,CARPENTER W M. Relative frequency of solitary melano-cytic lesions of the oral mucosa. J Oral Pathol Med,2004,33(9):550-557.

505. WEINSTEIN L S,SHENKER A,GEJMAN P V,et al. Activating mutations of the stimulatory G protein in the McCune-Albright syndrome. N Engl J Med,1991,325(24):1688-1695.

506. 林洁,段云,武永吉. 原发性系统性淀粉样变性的诊断及治疗,中华血液学杂志,2003,24(6):335-336.

507. 王学文,淀粉样变治疗学研究的最新进展. 现代肿瘤医学,2011,19(1):172-176.

508. KYLE R A,LINOS A,BEARD C M,et al. Incidence and natural history of primary systemic amyloidosis in Olmsted County,Minnesota,1950 through 1989. Blood,1992,79(7):1817-1822.

509. 曲贞,刘刚. 肾淀粉样变病诊断的新认识及治疗进展. 诊断学理论与实践,2007,6(6):502-504.

510. HUERTER M E,HAMMADEH R,ZHOU Q,et al. Primary Amyloidosis of the Breast Presen-ting as a Solitary Nodule:Case Report and Review of the Literature. Ochsner J,2014,14(2):282-286.

511. ALI M F,PATEL A,MULLER S,et al. Rare presentation of primary(AL)amyloidosis as gas-trointestinal hemorrhage without systemic involvement. World J Gastrointest Endosc,2014,6(4):144-147.

512. 钱伊弘,顾昕,陆海空,等. 儿童获得性梅毒 14 例分析. 中华皮肤科杂志,2011,44(12):865-866.

513. 韩志敏,王文氢,张燕,等. 小儿获得性二期梅毒 1 例. 中国皮肤性病学杂志,2012,26(2):144-145.

514. 马兰,崔永鹏,张琦,等. 婴幼儿获得性梅毒 12 例分析. 浙江实用医学,2009,14(3):228.

515. REES E. Acquired syphilis in children;report of six case. Br J vener Dis,1954,30(1):19-23.

516. LOWY G. Sexually transmitted diseases in children. Pediatr Dermatol,1992.9(4):329-334.

517. WOODS C R. Syphilis in Children:Congenital and Acquired. Seminars in Pediatric Infectious Diseases,2005,16(4):245-257.

518. 张锡宝. 获得性梅毒诊断、治疗的发展与现状. 广州医药,2000,31(2):59-62.

519. ANHALT G J,KIM S C,STANLEY J R,et al. Paraneoplastic pemphigus:An autoimmune mucocutaneous disease associated with neoplasia. N Engl J Med,1990,323(25):1729-1735.

520. 李丽,朱学骏,陈喜雪,等. 副肿瘤性天疱疮合并局灶性 Castleman's 病和呼吸系统损害.中国皮肤性病学杂志,2002,16(5):300-303.

521. 李浩,谭雪晶,韩世新,等.副肿瘤性天疱疮1例.中国皮肤性病学杂志,2010,24(8):743-746.

522. 朱学俊,王京,陈喜雪,等.伴发副肿瘤性天疱疮的Castleman瘤:附10例报告.中华皮肤科杂志,2005,38(12):745-747.

523. 马雷,郑松,张丽,等.副肿瘤性天疱疮伴腹膜后Castleman瘤.临床皮肤科杂志,2008,37(7):448-450.

524. 于洪芝.副肿瘤性天疱疮的研究进展.医学综述,2008,14(8):1194-1196.

525. MURPHY F R,LIPA M,HABERMAN H F. Familial vulvar dystrophy of lichen sclerosus type. Archives of dermatology,1982,118(5):329-331.

526. 周曾同.口腔黏膜病临床治疗Ⅰ.口腔白斑、红斑和黑斑的诊断与治疗.中华口腔医学杂志,2006,41(8):502-505.

527. EISEN D. The vulvovaginal-gingival syndrome of lichen planus. The clinical characteristics of 22 patients. Arch Dermatol,1994,130(11):1379-1382.

528. 王惠琳,阎衡,向明明,等.外阴-阴道-牙龈综合征型扁平苔藓1例.临床皮肤科杂志,2006,35(3):142-143.

529. PELISSE M. The vulvo-vaginal-gingival syndrome. Int J Dermatol. 1989,28(6):381-384.

530. YOSHIDA M,MAEYAMA Y,YASUMOTO S,et al. Vulvo-vaginal-gingival syndrome of lichen planus. Int J Dermatol,2006,45(10):1252-1254.

531. SETTERFIELD J F,NEILL S,SHIRLAW P J,et al. The vulvovaginal gingival syndrome:a severe subgroup of lichen planus with characteristic clinical features and a novel association with the class Ⅱ HLA DQB1 * 0201 allele. J Am Acad Dermatol,2006,55(1):98-113.

532. LI S X,YU S F,SUN K H. Characteristics of benign lymphoadenosis of oral mucosa. World J of Gastroenterol,2005,11(29):4536-4540.

533. 许国祺,郝以明,史慧宝,等.罕见的瘙痒性唇炎:良性淋巴增生性唇炎.口腔医学,1981,1(2):59-62.

534. 黄华,韩桃娟,陈有祥.14例口腔黏膜良性淋巴组织增生症的临床与病理分析.实用口腔医学杂志,1991,7(2):92-94.

535. HARSANY D L,ROSS J,FEE W E JR. Follicular lymphoid hyperplasia of the hard palate simulating lymphoma. Otolaryngology:head and neck surgery,1980,88(4):349-356.

536. WRIGHT J M,DUNSWORTH A R. Follicular lymphoid hyperplasia of the hard palate:a benign lymphoproliferative process. Oral Surg Oral Med Oral Pathol,1983,55(2):162-168.

537. BARAN R. Longitudinal melanotic streaks as a clue to Laugier-Hunziker syndrome. Arch Dermatol,1979,115:1448-1449.

538. REVUZ J,CLERICI T. Penile melanosis. J Am Acad Der matol,1989,20:567-570.

539. DUPRÉ A,VIRABEN R. Laugier's Disease. Dermatologica,1990,181:183-186.

540. KEMMETT D,ELLIS J,SPENCER M J,et al. The Laugier-Hunziker syndrome:a clinical review of 6 cases. Clin Exp Dermatol,1990,15:111-114.

541. GERBIG A W,HUNZIKER T. Idiopathic lenticular mucocutaneous pigmentation or Laugier-

Hunziker syndrome with atypical features. Arch Dermatol,1996,132:844-845.

542. AYOUB N,BARETE S,BOUAZIZ J D,et al. Additional conjunctival and penile pigmentation in Laugier-Hunziker syndrome:a report of two cases. Int J Dermatol,2004,43:571-574.

543. MOORE R T,CHAE K A,RHODES A R. Laugier and Hunziker pigmentation:a lentiginous proliferation of melanocytes. J Am Acad Dermatol,2004,50(5):70-74.

544. YAGO K,TANAKA Y,ASANAMI S. Laugier-Hunziker-Baran syndrome. Oral Surg Oral Med Oral Pathol Oral Radiol Endod,2008,106(2):20-25.

545. BEGAN D,MIROWSKI G. Perioral and acral lentigines in an African American man. Arch Dermalol 2000,136(3):417-422.

546. ZUO Y G,MA D L,JIN H Z,et al. Treatment of Laugier-Hunziker syndrome with the Qs-witched alexandrite laser in 22 Chinese patients. Arch Dermatol Res,2010,302(2):125-130.

547. SIPONEN M,SALO T. Idiopathic lenticular mucocutaneous pigmentation(Laugier-Hunziker syndrome):a report of a case. Oral Surg Oral Med Oral Pathol Oral Radiol Endod,2003,96(3):288-292.

548. KO J H,SHIH Y C,CHIU C S,et al. Dermoscopic features in Laugier-Hunziker syndrome. J Dermatol,2011,38(1):87-90.

549. MA D L,VANO-GALVAN S. Hyperpigmentation in Laugier-Hunziker syndrome. CMAJ, 2012,183(12):1402.

550. LAMPE A K,HAMPTON P J,WOODFORD-RICHENS K,et al. Laugier-Hunziker syndrome:an important differential diagnosis for Peutz-Jeghers syndrome. J Med Genet 2003,40(6):528-538.

551. HANEKE E,BARAN R. Longitudinal melanonychia. Dermatol Surg,2001,27(6):580-584.

552. MIGNOGNA M D,LO MUZIO L,RUOPPO E,et al. Oral manifestations of idiopathic lenticular mucocutaneous pigmentation(Laugier-Hunziker syndrome):a clinical,histopathological and ultrastructural review of 12 cases. Oral Dis 1999,5(1):80-86.

553. ALIAGAOGLU C,YANIK M E,ALBAYRAK H,et al. Laugier-Hunziker syndrome:diffuse large hyperpigmentation on atypical localization. J Dermatol 2008,35(12):806-807.

554. GERBIG A W,HUNZIKER T. Idiopathic lenticular mucocutaneous pigmentation or Laugier-Hunziker syndrome with atypical features. Arch Dermatol,1996,132(7):844-845.

555. YAMAMOTO O,YOSHINAGA K,ASAHI M,et al. A Laugier-Hunziker syndrome associated with esophageal melanocytosis. Dermatology 1999,199(2):162-164.

556. VERALDI S,CAVICCHINI S,BENELLI C,et al. Laugier-Hunziker syndrome:a clinical histopathologic and ultrastructural study of four cases and review of the literature. J Am Acad Dermatol,1991,25(4):632-636.

557. WANG W M,WANG X,DUAN N,et al. Laugier-Hunziker syndrome:a report of three cases and literature review. International Journal of Oral Science,2012,4(4):226-230.

558. 马东来,刘克英,李军,等. Laugier-Hunziker 综合征. 临床皮肤科杂志,2006,35(12):

757-759.

559. 张莉莎,张慧娟,宋芳吉. Laugier-Hunziker 综合征一例. 中华皮肤科杂志,2009,42 (4):280.

560. 夏清,宋琳毅. Laugier-Hunziker 综合征 1 例. 中国皮肤性病学杂志,2010,24(8): 749-750.

561. 陶玥,刘排,孙建方. Laugier-Hunziker 综合征 1 例. 中国麻风皮肤病杂志,2011,27(9): 656-657.

562. 夏清,孙亚荣,宋琳毅. Laugier-Hunziker 综合征 1 例及家系调查. 临床皮肤科杂志, 2011,40(10):618-620.

563. 吕蓉,陶丁. 755nm 激光治疗 Laugier-Hunziker 综合征唇黏膜色素沉着的疗效观察. 中国激光医学杂志,2013,22(6):341-343.

564. LEE S J. New approaches for preventing and treating chronic graft-versus-host disease. Blood,2005,105(11):4200-4206.

565. 陶人川,杨亦萍,肖丽婷. 异基因造血干细胞移植术后口腔慢性移植物抗宿主病一例. 中华口腔医学杂志,2009,44(10):639-640.

566. 陶人川,肖丽婷,赖永榕. 慢性移植物抗宿主病口腔表征的临床及诊断分析. 临床口腔医学杂志,2011,27(1):28-31.

567. 申曼,黄仲夏. 系统性淀粉样变性的诊断治疗及预后,临床药物治疗杂志,2014,12(1): 25-27.

568. MERLINI G,SELDIN D C,GERTZ M A. Amyloidosis:pathogenesis and new therapeutic options,J Clin Oncol,2011,29(14):1924-1933.

569. 马峰,孙世仁. 免疫球蛋白轻链淀粉样变性的治疗进展,新医学,2014,45(1):1-4.

570. SANCHORAWALA V,WRIGHT D G,SELDIN D C,et al. High-dose intravenous melphalan and autologous stem cell transplantation as initial therapy or following two cycles of oral chemotherapy for the treatment of AL amyloidosis:results of a prospective randomized trial, Bone Marrow Transplant,2004,33(4):381-388.

571. LEBOVIC D,HOFFMAN J,LEVINE B M,et al. Predictors of survival in patients with systemic light-chain amyloidosis and cardiac involvement initially ineligible for stem cell transplantation and treated with oral melphalan and dexamethasone,Br J Haematol,2008,143 (3):369-373.

572. NIEOLE E,DIETRICH K,WOLFANG H,et al. Typical ocular findings in a patient with multiple endocrine neoplasia type 2b syndrome. Craefe's Arch Clin Exp Ophthalmol,2001,239: 391-394.

573. 周瑜琳,赵咏桔,成昌友,等. 五个多发性内分泌肿瘤 2B 家系的临床分析和 RET 原癌基因突变研究. 中华内分泌代谢杂志. 2006,22(6):549-553.

574. RAUE F,FRANK-RAUE K. Update multiple endocrine neoplasia type 2. Familial Cancer, 2010,9:449-457.

575. YASEN H F,VAN DER FELTZ M,RAUE F,et al. The natural course of multiple endocrine

neoplasia type Ⅱb. Arch Intern Med:1992,152:1250-1252.

576. LODISH M B,STRATAKIS C A. RET oncogene in MEN2,MEN2b,MTC,and other forms of thyroid cancer. Expert Rev Anticancer Ther,2014,8:625-632.

577. 茅江峰,王志新,李梅,等.RET 基因突变导致的多发性内分泌腺瘤病 2B 型患者的临床特点及诊治经验.中华医学杂志,2013,93(6):445-448.

578. 林忆阳,蔡德鸿.多发性内分泌肿瘤 2 型的分子生物学进展.中华内分泌代谢杂志,2001,17(3):190-192.

579. 张翼飞,洪洁,赵咏桔,等.RET 原癌基因点突变所致多发性内分泌腺瘤病 2B 型一例家系研究.中华内科杂志,2003,42(1):20-23.

580. CARLSON K M,DOU S,CHI D,et al. Single missense mutation in the tyrosine kinase catalytic domain of the RET protooncogene is associated with multiple endocrine neoplasia type 2B. Proc Natl Acad Sci USA,1994,91:1579-1583.

581. RM,LANDSVATER R,CECCHERINI I,et al. A mutation in the RET protooncogene associated with multiple endocrine neoplasia type 2B and sporadic medullary thyroid carcinoma. Nature,1994,367:375-376.

582. 张永侠,张彬,刘文胜等.行 RET 原癌基因检测的多发性内分泌肿瘤 2B 型一例.中华耳鼻喉头颈外科杂志,2014,49(5):422-424.

583. ELISEI R,CASCI B,ROMEI C,et al. Prognostic significance of somatic RET oncogene mutations in sporadic medullary thyroid cancer:a 10-year follow-up study. J Clin Endocrinol Metab,2008,93:682-687.

584. WELLS S A JR,GOSNELL J E,GAGEL B F,et al. Vandetanib for the treatment of patients with locally advanced or metastatic hereditary medullary thyroid cancer. J Clin Oncol,2010,28:767-772.

585. 郑燕慧,陈年慧,张小凯,等.多发性内分泌腺瘤病六例临床分析.中华内分泌代谢杂志,2013,29(6):470-473.

586. YIP L,COTE G J,SHAPIRO S E,et al. Multiple endocrine neoplasia type 2:evaluation of the genotype-phenotype relationship. Arch Surg,2003,138:409-416.

587. 王吉耀.内科学.北京:人民卫生出版社,2005.

588. HAMADA T. Lipoid proteinosis. Clinical and Experimental Dermatology,2002,27:624-629.

589. CHAN I,LIU L,HAMADA T,et al. The molecular basis of lipoid proteinosis:mutations in extracellular matrix protein 1. Experimental Dermatology,2007,16:881-890.

590. HAMADA T,WESSAGOWIT V,SOVTH A P,et al. Extracellular Matrix Protein 1 Gene (ECM1)Mutations in Lipoid Proteinosis and Genotype-Phenotype Correlation. Journal of Investigative Dermatiology,2003,120:345-350.

591. 王晓鹏,刘艳,王万卷,等.类脂质蛋白沉积症家系 ECM1 基因突变检测.中华皮肤科杂志,2010,43(2):121-122.

592. 王昌媛,章平肇,张福仁,等.类脂质蛋白沉积症一家系的基因突变检测.中华皮肤科杂志,2005,38(11):659-661.

593. 彭诗韵,熊霞,徐基祥. 类脂质蛋白沉积症. 临床皮肤科杂志,2013,42(10):590-591.

594. 吴洁,毕新岭,顾军,等. 细胞外基质蛋白1与皮肤病. 国际皮肤性病学杂志,2007,33(4):239-241.

595. VALL HOUGENHOUCK-TULLEKEN W,CHAN I,HAMADA T,et al. Clinical and molecular characterization of lipoid proteinosis in Namaqualand,South Africa. Br J Dermatol,2004,151(2):413-423.

596. HOREV L,POTIKHA T,AYALON S,et al. A novel splice-site mutation in ECM-1 gene in a consanguineous family with lipoid proteinosis. Exp Dermatol,2005,14(12):891-897.

597. LUPO I,CEFALU A B,BONGIORNO M R,et al. A novel mutation of the extracellular matrix protein 1 gene(ECM1)in a patient with lipoid proteinosis(Urbach-Wiethe disease)from Sicily. Br J Dermatol,2005,153(5):1019-1022.

598. DESMET S,DEVOS S A,CHAN I,et al. Clinical and molecular abnormalities in lipoid proteinosis. Eur J Dermatol,2005,15(5):344-346.

599. 刘文斌,徐文,张丽,等. 类脂质蛋白沉积症临床分析. 中国医刊,2012,47(9):48-50.

600. NANDA A,ALSALEH Q A,AL-SABAH H,et al. Lipoid proteinosis:report of four siblings and brief review of the literature. Pediatr Dermatol,2001,18:21-26.

601. BOZDAG K E,GUL Y,ARAMAN A. Lipoid proteinosis. Int J Dermatol,2000,39:203-204.

602. 周曾同,沈雪敏. 口腔黏膜病临床治疗 V. 口腔念珠菌病诊断与治疗进展. 中华口腔医学杂志,2006,41(12):767-769.

603. AHONEN P. Autoimmune polyendocrinopathy—candidosis—ectodermal dystrophy(APECED):autosomal recessive inheritance. Clin Genet,1985,27(6):535-542.

604. 王爱平,张黎黎,段周英,等. 慢性皮肤黏膜念珠菌病1例. 中国真菌学杂志,2011,6(6):352-357.

605. 廖万清,王爱平,徐晓光. 皮肤念珠菌病诊治. 中国感染与化疗杂志,2011,11(2):124-127.

606. JAASKELAINEN J,PERHEENTUPA J. Autoimmune polyendocrinopathy-candidosis-ectodermal dystrophy(APECED):a diagnostic and therapeutic challenge. Pediatr Endocrinol Rev,2009,7(2):15-28.

607. SAN FILIPPO J. Chronic mucocutaneous candidiasis associated with malignant thymoma and systemic lupus erythematosus with hypergammaglobulinemia:a case report and literature review. Cutis,2006,78(1):57-60.

608. SIIKALA E,BOWYER P,RICHARDSON M,et al. ADH1 expression inversely correlates with CDR1 and CDR2 in Candida albicans from chronic oral candidosis in APECED(APS-I)patients. FEMS Yeast Res,2011,11(6):494-498.

609. 孔琳,张有望,吴永如,等. 鼻咽癌放射治疗后颅神经损伤影响因素研究. 中华放射肿瘤学杂志,2005,14:10-14.

610. LIN Y S,JEN Y M,LIN J C. Radiation-related cranial nervepalsy in patients with nasopharyngeal carcinoma. Cancer,2002,95:404-409.

611. LEE A W M,LAW S C K,NG S H,et al. Retrospective a nalysis of nasopharyngeal carcino-
    ma treated during 1976-1985：late complications following megavoltage irradiation. Br J Radi-
    ol,1992,65(778)：918-928.

612. 朱盛修. 周围神经显微修复学. 北京：科学出版社,1991.

613. 朱盛修. 现代显微外科学. 长沙：湖南科学技术出版社,1999.

614. 魏宝清. 从鼻咽癌放疗后颅神经损伤探讨当前放疗技术上的问题. 中华放射肿瘤学杂
    志,1994,3(3)：164.

615. 黄晓明,卢星,彭解人,等. 手术治疗鼻咽癌放射性后组颅神经麻痹的严重吞咽困难：附
    15 例经验. 中国神经肿瘤杂志,2007(3)：186-189.

616. 叶应妩,王毓三,申子瑜. 全国临床检验操作规程. 3 版. 南京：东南大学出版社,2006.

48检